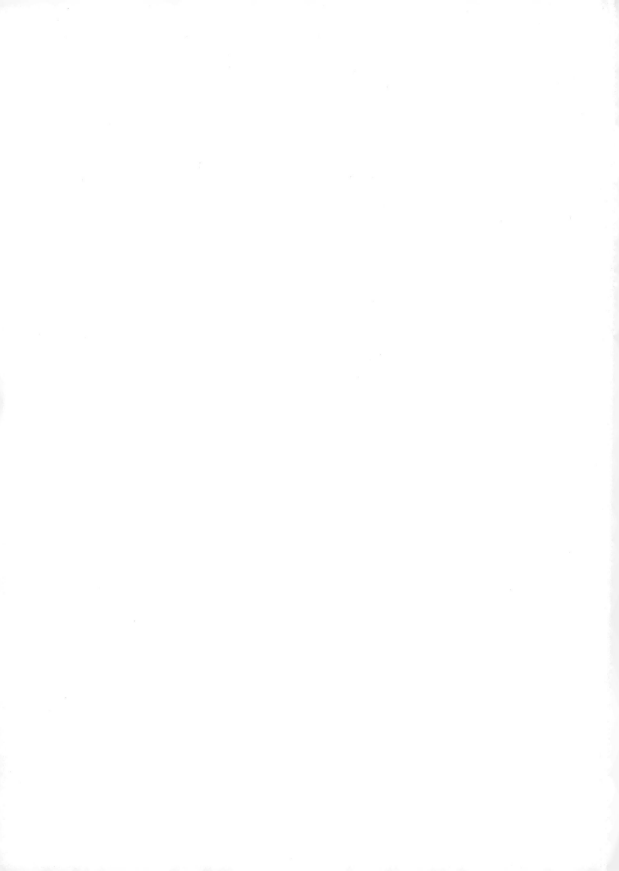

Lehrbuch der
Speziellen Chirurgie
für Tierärzte und Studierende

Silbersiepe/Berge/Müller

Lehrbuch der Speziellen Chirurgie
für Tierärzte und Studierende

16. Auflage, neu bearbeitet von

Heinrich Müller

Unter Mitarbeit von Friedbert Reinhard

860 Abbildungen, 8 Tafeln mit 80 Farbabbildungen

Ferdinand Enke Verlag Stuttgart 1986

Prof. emerit. Dr. Heinrich Müller
ehemaliger Direktor der Chirurgischen Veterinärklinik
der Justus-Liebig-Universität Gießen
Frankfurter Straße 108
D-6300 Gießen

Dr. Friedbert Reinhard
Akademischer Direktor
Chirurgische Veterinärklinik
der Justus-Liebig-Universität Gießen
Frankfurter Straße 108
D-6300 Gießen

CIP-Kurztitelaufnahme der Deutschen Bibliothek

Silbersiepe, Erich
Lehrbuch der speziellen Chirurgie für Tierärzte
und Studierende / Silbersiepe ; Berge ; Müller.
– 16. Aufl. / neu bearb. von Heinrich Müller
unter Mitarb. von Friedbert Reinhard.
– Stuttgart : Enke, 1986.
   ISBN 3-432-85206-1
NE: Berge, Ewald; Müller, Heinrich:

 1. Auflage 1898 (Fröhner)
 2. Auflage 1900 (Fröhner)
 3. Auflage 1905 (Fröhner)
 4. Auflage 1910 (Fröhner)
 5. Auflage 1915 (Fröhner/Eberlein)
 6. Auflage 1920 (Fröhner/Eberlein)
 7. Auflage 1924 (Fröhner/Silbersiepe)
 8. Auflage 1939 (Silbersiepe/Berge)
 9. Auflage 1941 (Silbersiepe/Berge)
10. Auflage 1943 (Silbersiepe/Berge)
11. Auflage 1950 (Silbersiepe/Berge)
12. Auflage 1954 (Silbersiepe/Berge)
13. Auflage 1958 (Silbersiepe/Berge)
14. Auflage 1965 (Silbersiepe/Berge/Müller)
15. Auflage 1976 (Silbersiepe/Berge/Müller)

Medizin als Wissenschaft ist ständig im Fluß. Forschung und klinische Erfahrung erweitern unsere Kenntnisse, insbesondere was Behandlung und medikamentöse Therapie anbelangt. Soweit in diesem Werk eine Dosierung oder eine Applikation erwähnt wird, darf der Leser zwar darauf vertrauen, daß Autoren, Herausgeber und Verlag größte Mühe darauf verwandt haben, daß diese Angabe genau dem Wissensstand bei Fertigstellung des Werkes entspricht. Dennoch ist jeder Benutzer aufgefordert, die Beipackzettel der verwendeten Präparate zu prüfen, um in eigener Verantwortung festzustellen, ob die dort gegebene Empfehlung für Dosierungen oder die Beachtung von Kontraindikationen gegenüber der Angabe in diesem Buch abweicht. Das gilt nicht nur bei selten verwendeten oder neu auf den Markt gebrachten Präparaten, sondern auch bei denjenigen, die vom Bundesgesundheitsamt (BGA) in ihrer Anwendbarkeit eingeschränkt worden sind.

Geschützte Warennamen (Warenzeichen®) werden *nicht* besonders kenntlich gemacht. Aus dem Fehlen eines solchen Hinweises kann also nicht geschlossen werden, daß es sich um einen freien Warennamen handelt.

Das Werk, einschließlich aller seiner Teile, ist urheberrechtlich geschützt. Jede Verwertung außerhalb der engen Grenzen des Urheberrechtsgesetzes ist ohne Zustimmung des Verlages unzulässig und strafbar. Das gilt insbesondere für Vervielfältigungen, Übersetzungen, Mikroverfilmungen und die Einspeicherung und Verarbeitung in elektronischen Systemen.

© 16. Auflage 1986 Ferdinand Enke Verlag, P.O. Box 101254, D-7000 Stuttgart 10 – Printed in Germany
Satz und Druck: C. Maurer Druck, D-7340 Geislingen/Steige. Filmsatz 9/10 Times, Linotron 202

Vorwort zur sechzehnten Auflage

Eugen Fröhner, der Begründer des erstmals im Jahre 1898 als *Kompendium der speziellen Chirurgie für Tierärzte* erschienenen Buches, schreibt im Vorwort zur ersten Auflage „Bei der Bearbeitung bin ich bemüht gewesen, aus dem überreichen Material der speziellen Chirurgie nur das wissenschaftlich und praktisch Wichtigste herauszugreifen. Aus eigener Erfahrung ist mir bekannt, wie schwierig es für den Studenten und insbesondere für den Examinaden ist, sich in den großen Lehrbüchern zurechtzufinden und hiebei das Wesentliche vom Unwesentlichen zu scheiden. Auch erschien es mir zweckmäßig, die gesamte spezielle Chirurgie in möglichster Einheitlichkeit und Kürze zu berücksichtigen." Diesem auch heute noch aktuellen Konzept sind die nachfolgenden Autoren, deren Verdienste um die Weiterführung des Werks im Vorwort der 14. und 15. Auflage in Erinnerung gebracht wurden, treu geblieben. Auch die nunmehr vorliegende 16. Auflage bemüht sich, den Bedürfnissen der jetzigen Zeit in diesem Sinne gerecht zu werden.

Bezüglich der chirurgischen Erkrankungen des Pferdes gilt immer noch das im Vorwort der früheren Auflagen bereits Gesagte. Sie sind zwar schwieriger und differenzierter geworden, stellen aber wieder einen wichtigen Teil der tierärztlichen kurativen Tätigkeit dar, so daß es unbedingt notwendig und geboten erscheint, die chirurgischen Erkrankungen des Pferdes in einem Lehrbuch so zu behandeln, wie es den Bedürfnissen der gegenwärtigen Zeit entspricht. Außer dem Pferd finden auch alle anderen Tierarten, besonders das Rind, der Hund und die Katze, mit ihren chirurgischen Leiden entsprechend ihrer Bedeutung die notwendige Berücksichtigung. Dabei mag die vergleichende Darstellung des Gemeinsamen und des Unterschiedlichen in Ätiologie, Pathogenese und Therapie bei den einzelnen Tierarten das medizinische Verständnis des Studierenden ansprechen und zum kritischen Denken anregen.

Das Lehrbuch will den Studierenden eine Übersicht über die vorkommenden chirurgischen Erkrankungen vermitteln und auch dem praktizierenden Tierarzt ein zuverlässiger Ratgeber in allen auftauchenden Fragen sein. Die neue Auflage wurde in allen Abschnitten textlich und inhaltlich genau überarbeitet und teilweise erweitert. Dabei wurden die im tierärztlichen Schrifttum der letzten Jahre veröffentlichten neuen Erkenntnisse und Erfahrungen berücksichtigt und nach Möglichkeit an eigenem Patientengut kritisch überprüft. Eine differenzierte und eingehende Darstellung haben erfahren die Knochenwachstumsstörungen der Jungtiere, die Osteochondrosis aller Gelenke, die intraartikulären Absprengungsfrakturen, die aseptischen Knorpelknochennekrosen, die Arthropathien, die Patellaluxation des Hundes, die neuzeitliche Osteosynthese, die Podotrochlose, der Spat, die Hufrehe, der Ileus des Pferdes u. a.; dabei wurde im gegebenen Zusammenhang auch auf die forensische Bedeutung und ihre Folgen für den behandelnden Tierarzt besonders hingewiesen. Die Zahl der Abbildungen wurde um 150 neue Bilder auf 860 vermehrt, einige ausgeschieden und durch neue instruktivere ersetzt. Um einige Krankheitsbilder eindrucksvoller und wirklichkeitsechter darstellen zu können, erhielt das Buch erstmals 80 Farbabbildungen nach den vom Autor selbst erstellten Vorlagen.

Um in einem Lehrbuch den darzustellenden Stoff in einem überschaubaren Umfang und in einem für den Studierenden zu bewältigenden Rahmen zu halten, muß verständlicherweise auf viele Einzelheiten verzichtet und muß vieles verkürzt und vereinfacht in didaktisch ansprechender Form wiedergegeben werden. Deshalb wurde einer öfter geäußerten Anregung folgend eine Übersicht des neuen tierärztlichen Schrifttums aufgenommen, um es demjenigen, der sich über Einzelheiten bestimmter Fragen näher unterrichten will, zu ermöglichen, seine Kenntnisse anhand des Schrifttums zu vertiefen. Das Buch will und kann aber nicht ins einzelne gehende medikamentöse Therapiepläne und ausführliche Beschreibungen von Operationen bringen. Dazu mögen die entsprechenden Operationslehren dienen.

Der Konzeption des Buches folgend wird mit der neuen Auflage wiederum angestrebt, die chirurgischen Erkrankungen unserer Haustiere ihrem Wesen, ihrer Ätiologie, Pathogenese und Symptomatik nach abzuhandeln und gesicherte therapeutische Ratschläge und Hinweise zu gebe. Auf

Zweifelhaftes, Unausgereiftes und Modisches wird verzichtet. Dem praktizierenden Tierarzt soll ein auf gesicherten Erfahrungen beruhendes Nachschlagewerk und dem Studierenden eine überschaubare und zum Studium geeignete Übersicht und Einführung in das Wesen und die therapeutischen Möglichkeiten der chirurgischen Erkrankungen zur Hand gegeben werden, das auch Anregungen zum eigenen kritischen Studium gibt.

Mit der 16. Auflage tritt das Buch in ein neues, das neunte Jahrzehnt seines Bestehens ein mit dem Wunsch des Herausgebers, daß sich die „Spezielle Chirurgie" auch in ihrem neuen Gewand die alten Freunde im In- und Ausland erhalten und unter den Adepten der Veterinärmedizin neue hinzugewinnen möge.

Herr Dr. F. Reinhard, Akademischer Direktor in der Chirurgischen Veterinärklinik, konnte erfreulicherweise als erfahrener klinischer Mitarbeiter gewonnen werden. Der Akademischen Rätin Frau Dr. Karin Leppert und den Herren Dr. B. Tellheim und Dr. W. Neumann danken wir für die Mithilfe bei der Beschaffung und Erstellung neuer Röntgenbilder aus dem Archiv der Klinik. Dank gebührt auch dem jetzigen verantwortlichen Leiter der Klinik, Herrn Professor R. Fritsch, für die freundliche Bereitstellung des Archivs der Klinik.

Dem Ferdinand Enke Verlag, der sich seit über 80 Jahren in ununterbrochener Folge der Herausgabe des Buches widmet, gebührt aufrichtiger Dank dafür, daß er den vielen Wünschen zur Erweiterung und Ausstattung des Buches, insbesondere dem vielfach geäußerten Wunsch nach Aufnahme farbiger Abbildungen in verständnisvoller Weise entgegengekommen ist und erfüllt hat. Die hervorragende neuzeitliche Gestaltung, Ausstattung und Betreuung des Buches möge zu dem hohen Ansehen des Verlags weiterhin beitragen.

Gießen, im März 1986　　　　　　　　Heinrich Müller

Inhalt

Krankheiten des Kopfes

I. Augenkrankheiten 1

A. Krankheiten der Augenlider 1
    1. Wunden der Augenlider 1
    2. Entzündung der Augenlider,
       Blepharitis 2
    3. Lageveränderungen der Augenlider,
       Entropium, Ektropium, Ptosis 3
    4. Tumoren der Augenlider 5
    5. Angeborene und erworbene
       Anomalien der Augenlider
       und Zilien 6

B. Krankheiten der Lidbindehaut 8
    1. Die Entzündung der Lidbindehaut,
       Konjunktivitis 8
    2. Tumoren der Lidbindehaut 10
    3. Krankheiten der Nickhaut 11
    4. Krankheiten der Tränenorgane 12

C. Krankheiten der Kornea 13
    1. Wunden der Kornea 13
    2. Die Entzündung der Kornea,
       Keratitis 15
    3. Keratoconjunctivitis infectiosa,
       infektiöse Augenentzündung
       des Rindes 30
    4. Hornhauttrübung, Leukom 31
    5. Andere Krankheiten der Kornea ... 32

D. Krankheiten der Iris 34
    1. Die Entzündungen der Iris, Iritis ... 34
    2. Andere Krankheitszustände der Iris . 36

**E. Krankheiten des Ziliarkörpers und der
Chorioidea** 38
    1. Die Entzündung des Ziliarkörpers,
       Cyclitis 38
    2. Die Entzündung der Chorioidea,
       Chorioiditis 39
    3. Die periodische Augenentzündung .. 39
    4. Tumoren der Chorioidea 42
    5. Glaskörpertrübungen 42
    6. Verflüssigung des Glaskörpers 43
    7. Membrana arteriae hyaloideae
       persistens 43

F. Krankheiten der Linse 44
    1. Der graue Star, die Cataracta 44
    2. Luxation der Linse, Luxatio lentis .. 48
    3. Linsenreflexe und Sklerose der Linse 50
    4. Astigmatismus der Linse 51

**G. Krankheiten der Netzhaut
und des Sehnerven** 51
    Amblyopia, Amaurosis 51

H. Andere Erkrankungen des Bulbus 56
    1. Das Glaukom 56
    2. Hydrophthalmus 61
    3. Eitrige Panophthalmitis 61
    4. Atrophia und Phthisis bulbi 62
    5. Augentuberkulose 62

J. Krankheiten der Orbita 62
    1. Phlegmone der Orbita (retrobulbäre
       Phlegmone) 62
    2. Tumoren der Orbita 63
    3. Exophthalmus 64
    4. Schielen, Strabismus 66
    5. Augenzittern, Nystagmus 66

II. Krankheiten der Weichteile des Kopfes 67

A. Krankheiten der Haut und der Unterhaut 67
    1. Wunden und Wundinfektions-
       krankheiten 67
    2. Hautentzündung, Dermatitis 70
    3. Neubildungen 71

B. Krankheiten des Kehlganges 73
    1. Entzündungen der Kehlgangs-
       lymphknoten 73
    2. Neubildungen der Kehlgangs-
       lymphknoten 73
    3. Branchiogene Kiemenfisteln
       im Kehlgang 73

C. Krankheiten der Muskeln und Nerven ... 73
    1. Fazialislähmung 73
    2. Trigeminuslähmung oder
       Kaumuskellähmung 75
    3. Myositis eosinophilica 76

III. Krankheiten der Nase, der Nasenhöhle und der Nebenhöhlen 78

A. Krankheiten der Nase und der Nasenhöhle 78
1. Chronischer Nasenkatarrh 78
2. Nekrose der Nasenmuscheln 78
3. Neubildungen in der Nasenhöhle ... 78
4. Fremdkörper in der Nasenhöhle ... 81
5. Parasiten in der Nasenhöhle 82
6. Fraktur der Nasenbeine 82
7. Nasenbluten 82
8. Geschwüre und Narben der Nasenschleimhaut 82
9. Fisteln auf dem Nasenrücken 82
10. Enzootische Siebbeingeschwülste .. 82

B. Krankheiten der Kieferhöhle und Stirnhöhle 83
1. Hydrops der Kieferhöhle 83
2. Sinusitis, Empyem der Kiefer- und Stirnhöhle 84
3. Neubildungen in Kiefer- und Stirnhöhle 85
4. Osteodystrophia fibrosa 87
5. Frakturen der Oberkieferbeine 90
6. Frakturen der Joch-, Tränen- und Stirnbeine 90
7. Krankheiten der Hörner 90

IV. Krankheiten der Zähne 91

A. Fehlerhafte Zustände am ganzen Gebiß . 91
1. Kantiges Gebiß 91
2. Scherengebiß 91
3. Treppengebiß 92
4. Kurvengebiß 92
5. Glattes Gebiß 92
6. Rauhes Gebiß 93
7. Hechtgebiß und Karpfengebiß 93
8. Abnorm weite Zahnstellung, Diastasis dentium 94
9. Schweinsgebiß 94
10. Schiefes Schneidezahngebiß 94
11. Kreuzgebiß 95
12. Wetzergebiß 95
13. Koppergebiß 95

B. Krankheiten der einzelnen Zähne 96
1. Die Zahnkaries 96
2. Die Schmelzhypoplasie 98
3. Die Pulpitis 100
4. Die Periodontitis, Parodontose 100
5. Die Zahnfistel 102
6. Die Zahnfraktur 104
7. Zahnstein 106
8. Polyodontie und Oligodontie 106
9. Neubildungen an den Zähnen 110

C. Krankheiten des Zahnfleisches 111
1. Wunden 111
2. Entzündungen des Zahnfleisches, Gingivitis 111
3. Neubildungen des Zahnfleisches, Epuliden 112

V. Krankheiten des Unterkiefers ... 113
1. Der Ladendruck 113
2. Die Frakturen des Unterkiefers 114
3. Die Aktinomykose der Kieferknochen 115
4. Die Entzündung des Kiefergelenks .. 119
5. Die Luxation des Unterkiefers..... 120
6. Entzündliche Exostosen am Unterkiefer 120
7. Neubildungen am Unterkiefer 121

VI. Krankheiten der Mundhöhle ... 122

A. Die Krankheiten der Zunge 122
1. Die Entzündung der Zunge, Glossitis 122
2. Die Aktinomykose der Zunge 123
3. Die Fraktur des Zungenbeins 124
4. Andere Erkrankungen der Zunge .. 124

B. Krankheiten der Mundschleimhaut 127
1. Stomatitis 127
2. Neubildungen der Mundschleimhaut 127
3. Retentionszysten an den Lippen ... 128
4. Fremdkörper in der Mundhöhle 128
5. Tonsillitis 128

VII. Krankheiten der Rachenhöhle und des Luftsackes 129

A. Krankheiten der Rachenhöhle 129
1. Pharyngitis 129
2. Fremdkörper in der Rachenhöhle... 129
3. Neubildungen in der Rachenhöhle .. 130
4. Zysten am Kehldeckel 130
5. Zungengrundzysten in der Rachenhöhle 130

B. Krankheiten des Luftsacks 131

VIII. Krankheiten des Ohres und der Speicheldrüsen 132

A. Krankheiten des Ohres 132
   1. Krankheiten der Ohrmuschel 132
   2. Krankheiten des äußeren Gehörgangs 134
   3. Krankheiten des Mittelohrs und inneren Ohrs 138
   4. Die Ohrfistel 138
   5. Lähmung des Nervus staticus s. vestibularis 139

B. Krankheiten der Speicheldrüse und ihrer Gänge 140
   1. Entzündungen der Speicheldrüse ... 140
   2. Die Speichelfistel 141
   3. Ektasie des Speichelganges 141
   4. Speichelsteine 142
   5. Neubildungen 142
   6. Retentionszysten der Speichelgänge . 142
   7. Abszesse in der Parotisgegend 143

IX. Krankheiten des Schädels und Gehirns 144

A. Krankheiten des Schädels 144

B. Krankheiten des Gehirns 145

Krankheiten des Halses

I. Die Verletzungen der Weichteile . 146

   1. Hautverletzungen 146
   2. Verletzungen der Halsmuskulatur . . 146
   3. Verletzungen der Gefäße 148
   4. Eitrige Thrombophlebitis der V. jugularis externa (Aderlaßfistel) 148
   5. Phlebektasie der V. jugularis externa 150
   6. Verletzung der Nerven 151
   7. Neubildungen und spezifische Entzündungen 151

II. Entzündung der Weichteile 152

   1. Die Genickbeule und die Genickfistel 153
   2. Die Furunkulose des Kammes 154

III. Der Kropf, Struma 155

IV. Krankheiten des Kehlkopfes und der Luftröhre 157

A. Krankheiten des Kehlkopfes 157
   1. Die Rekurrenslähmung (Kehlkopfpfeifen) 157
   2. Neubildungen im Kehlkopf 157
   3. Laryngitis 159
   4. Glottisödem 159
   5. Lähmung des Gaumensegels, Paresis veli palatini, Verlängerung und Erschlaffung des Gaumensegels 160

B. Krankheiten der Luftröhre 161
   1. Die Stenosen der Luftröhre 161
   2. Pathologische Veränderungen an der Trachea nach der Tracheotomie 162

V. Krankheiten der Speiseröhre ... 163

   1. Die Verstopfung und die Verengerung der Speiseröhre 163
   2. Die Erweiterung der Speiseröhre, Schlunddivertikel 168
   3. Die Zerreißung der Speiseröhre, Schlundperforation 170
   4. Schlundlähmung, Paralysis oesophagi 171

Krankheiten der Brust

I. Brustwunden 172

II. Die Brustbeule 174

III. Druckschäden am Widerrist und Widerristfistel 179

IV. Krankheiten der Rippen und des Brustbeins 182

   1. Die Frakturen der Rippen 182
   2. Die Rippenfistel 183
   3. Die Brustbeinfistel 184
   4. Fisteln in der Brustgegend 185

Krankheiten des Bauches

I. Verletzungen der Bauchdecken . . 186
    1. Oberflächliche Bauchwunden 186
    2. Perforierende Bauchwunden 187
    3. Darmfistel 188
    4. Abszesse und Tumoren
       an der Bauchwand 188

**II. Fremdkörper in Magen
und Darm** 190
    1. Rind 190
    2. Hund und Katze 195

**III. Lageveränderungen des Magens
und des Darmes** 198
    1. Torsio (Volvulus) ventriculi
       beim Hund 198
    2. Die Erweiterung, Verlagerung und
       Drehung des Labmagens beim Rind . 200
    3. Invaginatio intestini,
       die Darminvagination 205
    4. Ileus intestini,
       der Darmverschluß (beim Pferd) . . . 205
    5. Tumoren in der Bauchhöhle 209

**IV. Die Eingeweidebrüche,
Hernien** 210
    1. Der Zwerchfellbruch,
       Hernia diaphragmatica 210
    2. Der Nabelbruch, Hernia umbilicalis . 211
    3. Der Leistenbruch, Hernia inguinalis . 213
    4. Der falsche Leistenbruch,
       Hernia inguinalis interstitialis 219
    5. Der Bauchbruch, Hernia ventralis . . 219
    6. Der Dammbruch, Hernia perinealis . 222
    7. Der Schenkelbruch, Hernia cruralis . 223
    8. Der innere Bruch des Ochsen 224

V. Krankheiten des Mastdarms 224
    1. Die Verletzung des Mastdarms 224
    2. Der Mastdarmvorfall, Prolapsus recti 225
    3. Andere Erkrankungen
       des Mastdarms und der Analgegend . 226

VI. Krankheiten der Harnorgane . . 230
    1. Harnsteine, Harnkonkremente,
       Harnsteinkrankheit, Urolithiasis . . . 230
    2. Die Lähmung der Harnblase 235
    3. Andere Erkrankungen der Harnblase 235
    4. Krankheiten der Harnröhre 238

**VII. Krankheiten der männlichen
Geschlechtsorgane** 238
  A. Krankheiten der Hoden 238
    1. Der Kryptorchismus 238
    2. Die Hodenentzündung, Orchitis . . . 245
    3. Neubildungen im Hoden 245
    4. Die Hodenzyste 246
  B. Krankheiten des Samenstrangs 246
    1. Die Samenstrangfistel 246
    2. Hydrozele 249
    3. Zyste des Scheidenhautfortsatzes
       (Vaginalsackzyste) 250
  **C. Krankheiten des Skrotums
und des Präputiums** 251
    1. Wunden, Entzündungen und
       Tumoren am Skrotum und Präputium 251
    2. Vorhautentzündung, Posthitis,
       Balanitis 253
    3. Phimosis und Paraphimosis 256
  D. Krankheiten des Penis 257
    1. Wunden am Penis 257
    2. Die Penislähmung der Pferde 257
    3. Neubildungen am Penis 259
    4. Fraktur des Penisknochens
       beim Hund 260
  E. Krankheiten der Prostata 261

**VIII. Krankheiten der weiblichen
Geschlechtsorgane** 263
  **A. Krankheiten an Vulva, Vestibulum
und Vagina** 263
    1. Verletzungen der Vulva und Vagina . 263
    2. Tumoren an Vulva, Vestibulum
       und Vagina 264
  B. Krankheiten des Euters 265
    1. Tumoren 265
    2. Botryomykose 267
    3. Aktinomykose 267

Krankheiten der Vordergliedmaßen

I. Krankheiten der Schulter und des Oberarmes 269

1. Die Schulterlahmheit 269
2. Die Kontusion, Distorsion und akute Entzündung des Schultergelenks, Omarthritis acuta 269
3. Die Luxation im Schultergelenk, Subluxatio humeri, Luxatio humeri . 270
4. Die chronische deformierende Omarthritis des Pferdes 272
5. Die traumatische Myositis der Schultermuskeln 273
6. Die Bursitis intertubercularis beim Pferd 273
7. Die Frakturen der Skapula und des Humerus 274
8. Eosinophile Panostitis des Junghundes 280
9. Osteochondrosis dissecans capitis humeri, aseptische Nekrose des Humeruskopfes des Junghundes und des Fohlens 281
10. Tumoren an Skapula und Humerus . . 283
11. Die Lähmung des Nervus suprascapularis 284
12. Die Thrombose der Achselarterie und Armarterie 284
13. Die Lähmung des Armgeflechts (Plexus brachialis) 285

II. Krankheiten am Ellbogen und Unterarm 286

1. Die Radialislähmung, Ankonäenlähmung 286
2. Die Ellbogenbeule oder Stollbeule . . 288
3. Die Entzündung des Ellbogengelenks 289
4. Dysplasie des Ellbogengelenks beim Hund 290
   a) Isolierter Processus anconaeus 290
   b) Isolierter Processus coronoideus 292
5. Die Luxatio antebrachii 292
6. Die Frakturen des Radius und der Ulna 293
7. Tumoren der Unterarmknochen ... 297
8. Akropachie 299
9. Kalkgicht in der Gegend des Ellbogengelenks 301
10. Liegeschwielen, Pachydermie 301

III. Krankheiten am Karpalgelenk . 301

1. Wunden und Kontusionen an der Dorsalfläche des Karpalgelenks 301
2. Die Hygrome am Karpus 303
3. Die akute eitrige Entzündung des Karpalgelenks 306
4. Die chronische deformierende Entzündung des Karpalgelenks des Pferdes 307
5. Die Fraktur des Erbsenbeines des Pferdes (Os carpi accessorium) 309
6. Kniehängigkeit 311
7. Luxation des Karpalgelenks 311
8. Gliedmaßenverkrümmungen im Karpalbereich beim Fohlen und Junghund, Fehlstellungen (X-beinige bzw. O-beinige Stellung) der Vordergliedmaßen 311

IV. Krankheiten am Metakarpus ... 314

1. Die Überbeine am Metakarpus des Pferdes, Supraossa 314
2. Überbeine am Metakarpus des Rindes 316
3. Periostitis am Metakarpus und Metatarsus des Pferdes, die „Schienbeinkrankheit" des jungen Vollblutpferdes 316
4. Die Entzündung der Beugesehnen, Tendinitis 317
5. Der Stelzfuß der erwachsenen Pferde 325
6. Der Stelzfuß der Fohlen 326
7. Die Hyperextension des Fesselgelenks 331
8. Die Zerreißung der Beugesehnen ... 331
9. Sehnenwunden 333
10. Onchozerkose................ 334
11. Die Frakturen des Metakarpus 334
12. Die Frakturen der Griffelbeine 335

V. Krankheiten an Fesselgelenk und Fessel 339

1. Die eitrige Sehnenscheidenentzündung des Pferdes 339
2. Die Mauke der Pferde, Dermatitis in der Fesselbeuge 342
3. Die Gleichbeinlahmheit des Pferdes . 344
4. Die Fraktur der Sesambeine (Gleichbeine) des Pferdes 345

5. Die Distorsion des Fesselgelenks ... 348
6. Die Entzündung des Fesselgelenks ... 349
7. Die Luxation im Fesselgelenk 350
8. Die Frakturen des Fesselbeins des Pferdes 351
9. Die Periostitis an der Dorsalfläche des Fesselbeins beim Pferd 356
10. Polydaktylie 357
11. Lymphangitis epizootica 358

VI. Krankheiten an der Krone 358
1. Der Kronentritt 358
2. Die koronäre Phlegmone 360
3. Die Distorsion des Krongelenks 361
4. Die Entzündung des Krongelenks .. 362
5. Die Luxation im Krongelenk 362
6. Die Krongelenkschale 362
7. Der Leist 365
8. Die Fraktur des Kronbeins 366

Krankheiten der Hals- und Rückenwirbelsäule, des Beckens und des Schwanzes

1. Die Frakturen der Halswirbel 368
2. Die Frakturen der Brust- und Lendenwirbel 370
3. Die Luxationen (Diastasen) der Brust- und Lendenwirbel 372
4. Die Kreuzschwäche und Kreuzlähmung 373
5. Die Frakturen des Beckens 379
6. Die Frakturen des Kreuzbeins 383
7. Die Diastase des Kreuz-Darmbein-Gelenks 383
8. Die Entzündung der Rücken-, Lenden- und Kruppenmuskeln 384
9. Die Thrombose der Darmbein-, Schenkel- und Beckenarterien, intermittierendes Hinken 385
10. Andere Erkrankungen der Wirbelsäule und des Schwanzes 386

Krankheiten der Hintergliedmaßen

I. Krankheiten des Oberschenkels .. 391
1. Wunden und Wundinfektionskrankheiten 391
2. Die Hüftlahmheit 392
3. Die angeborene Dysplasie des Hüftgelenks beim Hund 393
4. Die Distorsion, Kontusion und Entzündung des Hüftgelenks, Coxitis 396
5. Die aseptische Nekrose des Caput ossis femoris, die Calvé-Perthessche Erkrankung 397
6. Die Luxatio femoris 397
7. Die Frakturen des Femur 400
8. Die Epiphysenlösung am Femurkopf, die Epiphysiolysis capitis femoris ... 404
9. Muskelzerreißung und Muskelentzündung im Oberschenkel 405
10. Die Quadrizepslähmung beim Pferd . 406
11. Nervenlähmungen 407
12. Die Bursitis trochanterica 408
13. Hämatome am Oberschenkel 408
14. Tumoren am Oberschenkel 410
15. Eosinophile Panostitis der Junghunde 410

II. Krankheiten am Knie 411
1. Die akute Entzündung des Kniegelenks, Gonitis acuta 411
2. Die chronische deformierende Gonitis 411
3. Die Ruptur der Ligamenta decussata s. cruciata 415
4. Die Arthritis chronica deformans des Kniescheibengelenks bei Fohlen, Gonotrochlitis, Gonotrochlose 417
5. Die Verrenkung der Kniescheibe, Luxatio patellae 418
6. Frakturen der Kniescheibe 423
7. Die Bursitis subpatellaris 424
8. Die Bursitis bicipitalis femoris 425

III. Krankheiten am Unterschenkel . 425
1. Wunden und Phlegmonen 425
2. Die Frakturen der Tibia und der Fibula 426

3. Die Zerreißung des Musculus
   fibularis tertius (peronaeus) 429
4. Die Ruptur bzw. Durchschneidung
   des Fersensehnenstranges 430
5. Die spastische Parese der Hintergliedmaßen bei Kälbern und
   Jungrindern 431
6. Hahnentritt 432
7. Tumoren am Unterschenkel 433

IV. Krankheiten des Sprunggelenks 434

1. Der Spat beim Pferd 434
2. Der Spat beim Rind 440
3. Rehbein 440
4. Die Verletzung und Entzündung des
   Sprunggelenks und der Sehnenscheiden 441
5. Frakturen der Sprunggelenksknochen 443
6. Die Periarthritis des Sprunggelenks . 443
7. Der Hydrops des Sprunggelenks ... 444
8. Die intraartikuläre Absprengungsfraktur im Talokruralgelenk
   (Articulus talocruralis) beim Pferd,
   Osteochondrosis dissecans im
   Talokruralgelenk 445
9. Der Hydrops der Sehnenscheiden
   und Schleimbeutel am Sprunggelenk . 446

10. Luxation der Sehne des ober-
    flächlichen Zehenbeugers 447
11. Die Piephacke 448
12. Die Hasenhacke 449

V. Krankheiten an Metatarsus und Fessel 451

1. Der Einschuß des Pferdes 451
2. Die Lymphangitis epizootica
   (Pseudorotz) des Pferdes 452
3. Das Streichen des Pferdes 454
4. Das Einhauen des Pferdes 454
5. Die Erkrankungen der distalen
   gemeinsamen Sehnenscheide des
   oberflächlichen und tiefen Zehenbeugers 455
6. Bursitis der Bursa des M. ext. dig.
   pedis longus am Fesselgelenk
   des Pferdes 458
7. Zusammenhangstrennungen der
   Beugesehnen am Metatarsus (Durchschneidungen und Zerreißungen) ... 458
8. Wunden am Metatarsus 459
9. Die Frakturen des Metatarsus 462
10. Polydaktylie 462
11. Kalkgicht und Liegebeulen
    am Sprunggelenk 463

Krankheiten des Hufes, der Klauen und der Zehen bei Kleintieren

I. Krankheiten des Hufes 464

1. Die Entzündung des Hufgelenks,
   Podarthritis 464
2. Die Subluxation im Hufgelenk 467
3. Die Hufrollenentzündung, Podotrochlitis, Podotrochlose 467
4. Die Fraktur des Hufbeins 473
5. Die Fraktur des Strahlbeins 476
6. Die Entzündung der Huflederhaut,
   Pododermatitis 477
7. Die Steingallen 478
8. Die Rehe oder der Hufverschlag,
   Pododermatitis aseptica diffusa 480
9. Die eitrige Huflederhautentzündung,
   Pododermatitis purulenta 485
10. Der Nageltritt 487
11. Die Vernagelung 490
12. Die Nekrose der Huflederhaut 491
13. Die Hufknorpelfistel 493

14. Die Hufknorpelverknöcherung 494
15. Der Hufkrebs 495
16. Die Hornsäule 498
17. Die Hornspalten 500
18. Die lose Wand 502
19. Die hohle Wand 502
20. Der Flach- oder Platthuf 503
21. Der Vollhuf 503
22. Der Zwanghuf 504
23. Der Bockhuf 506

II. Krankheiten der Klauen 506

A. Die Entzündung der Klauenlederhaut, Pododermatitis 506

1. Die aseptische Klauenlederhautentzündung, Pododermatitis
   aseptica circumscripta 506

2. Die Klauenrehe, Pododermatitis
   aseptica diffusa 508
3. Die eitrig-nekrotisierende Klauenlederhautentzündung 509
4. Pododermatitis suppurativa (purulenta) s. necroticans (Rusterholz) . . . 512
5. Die Ballenlederhautentzündung
   des Rindes 516
6. Die chronische Ballenlederhautentzündung des Schweines 516

B. Das Panaritium 517

C. Der Nageltritt der Klaue 523

D. Die Fraktur des Klauenbeins 525

**III. Krankheiten der Zehen bei
   Kleintieren** 525
   1. Panaritium und Tumoren an der Zehe 525
   2. Die Fraktur der Zehenknochen
      beim Hund 526
   3. Ekzem der Zwischenzehenhaut,
      Intertrigo 527
   4. Furunkulose der Zwischenzehenhaut 527
   5. Kalkgicht an den Zehen 527
   6. Fremdkörper in den Ballen der Zehe . 528

Literatur 529

Sachverzeichnis 535

Krankheiten des Kopfes

I. Augenkrankheiten

A. Krankheiten der Augenlider

1. Wunden der Augenlider

Vorkommen. Beim *Pferd* und *Rind* findet man Quetsch-, Riß- und Lappenwunden (Abb. 1, 2 u. Tafel I, Abb. A, S. 21), entstanden durch Hautabschürfungen, Anstoßen mit dem Kopf, Halfterdruck beim Abstreifen der Halfter, Dekubitus (Abb. 3) bei Kolik, Gehirnkrankheiten, Lumbago u. a. Die Rißwunden ereignen sich durch Verletzungen an vorstehenden spitzen Gegenständen (Nägel, Haken usw.). Dabei wird gewöhnlich ein Teil des Lidrandes aus seinem Zusammenhang getrennt und bildet einen abstehenden Lappen. Seltener werden der Lidrand oder ein Teil von ihm ganz abgerissen. Verletzungen am oberen Lidrand weisen manchmal Splitterungen des knöchernen Augenbogens auf. Beim *Hund* und bei der *Katze* kommen namentlich Biß- und Kratzwunden vor. Das obere Augenlid ist sehr viel häufiger betroffen als das untere.

Behandlung. Die Behandlung der Lidwunden weicht von der sonst üblichen Wundbehandlung nicht ab. Da die Lidwunden gewöhnlich nicht ganz frisch zur Behandlung gelangen und meist bereits eine Exsudatabsonderung im Lidsack besteht, muß dieser zunächst gereinigt werden. Bei Pferden erfolgt das Ausspülen des Lidsackes am reizlosesten für die Konjunktiva durch den Tränennasenkanal unter Verwendung der Tränenkanüle *(Neumann-Kleinpaul)*. Man benutzt körperwarmes abgekochtes Wasser oder physiologische NaCl-Lösung oder eine Augenreinigungslösung (Rp. Borax 3,7, Natriumchlorid 3,7, Natriumhydrogencarbonat 3,7, Glycerin 15,0, Cetylpyridiniumchlorid 0,1, Aqua purificata ad 1000,0). Die *Lidlappenwunden* behandle man *möglichst konservativ*. Keinesfalls darf man sie sofort abschneiden, sondern eine Heilung p. p. anstreben, die infolge der günstigen Heilungstendenz meistens auch erreicht wird. Dazu reinigt man die Wundlappen, entfernt etwa vorhandene Knochensplitter des knöchernen Augenbogens, frischt die oft schon mit eingetrocknetem Blut bedeckten Wundränder mit dem scharfen Löffel, dem Skalpell oder der Schere an und vereinigt sie nach der Versorgung mit einem Sulfonamid oder Antibiotikum durch eng liegende Knopfhefte. Die Bindehautwunden näht man gesondert mit dünnen Katgutfäden. Es ist dabei zu beachten, daß die Wundflächen mit ihren anatomischen Schichten, besonders im Bereich des Lidrandes, genau aneinander gelegt und miteinander vereinigt werden. Damit werden eine Defektbildung am Lid *(Lidkolobom;* Abb. 4 u. Tafel I, Abb. C, S. 21) oder eine

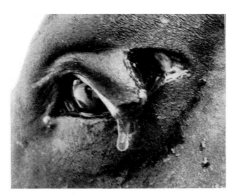

Abb. 1 *Rißwunde* am oberen Augenlid, Pferd.

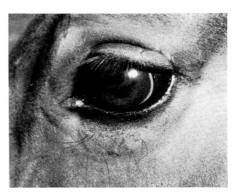

Abb. 2 Wunde der Abb. 1 nach der Heilung.

I. Augenkrankheiten

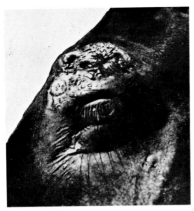

Abb. 3 *Dekubituswunde* und *Phlegmone* am oberen Augenlid, Pferd.

Verschiebung der Lidränder und Erweiterung der Lidspalte und eine bleibende Entstellung des Auges *(Lagophthalmus, Hasenauge)* vermieden (s. Abb. 2 u. Tafel I, Abb. B. S. 21). Die genähte Wunde wird mit einer Deckpaste (Rp. Bismuti oxyjodogallici 0,5, Glycerini 10,0, Mucilag. Gummi arabic. 10,0, Bol. alb. qu. sat. ut ft. pasta mollis) oder einem anderen reizlosen Deckmittel bedeckt. Quetschwunden bzw. Phlegmonen der Lider behandelt man mit 10proz. Ichthyolsalbe oder einer Salbe, die ein Antibiotikum bzw. ein Sulfonamid oder ein Gemisch beider enthält. Bei größeren verbleibenden Hautdefekten oder bei Lappennekrose können plastische Operationen zu gegebener Zeit angezeigt sein *(Blepharoplastik)*. – Um das Scheuern der Tiere an den Wunden zu verhindern, bindet man Pferde an zwei Anbindeketten verkehrt im Stande aus. Bei Hunden und Katzen muß das Reiben oder Kratzen an der genähten Wunde verhütet werden. Deshalb verordnet man eine gut sitzende Augenkappe bzw. einen Halskragen. Besondere Verbände sind nicht unbedingt erforderlich.

2. Entzündung der Augenlider, Blepharitis

Vorkommen. Man kann die oberflächliche Entzündung der Haut *(Ekzem, Dermatitis)* und eine tiefere Entzündung des Unterhautbindegewebes *(Phlegmone)* unterscheiden. Während die Phlegmone gewöhnlich bei Hunden nach Bißwunden und bei Großtieren nach tiefen Riß- und Stichwunden als Wundinfektionskrankheit auftritt und zuweilen zu Abszedierung und Nekrose führt, werden das Ekzem und die Dermatitis durch verschiedene Reize veranlaßt (eitriger Bindehautkatarrh, Staupeinfektion, bei Hunden durch Demodex canis oder Sarcoptes canis verursachte Räude, Dekubitus, Scheuern, Druck der Halfter, Reiben an Gegenständen, die mit Karbolineum, Teer usw. bestrichen sind). Beim Hund tritt sie meist in Form der Dermatitis am Lidrand auf *(Belpharitis marginalis* und *ciliaris;* Abb. 5). Greift sie bei längerem Bestehen auf die Umgebung über, entwickelt sich eine *Blepharitis marginalis erythematosa et squamosa* (Tafel I, Abb. D, S. 21). Bei pyogener Infektion entsteht eine *Blepharitis marginalis ulcerosa,* die über den Lidrand hinaus auf die angrenzende Haut übergreifen kann (Tafel 1, Abb. E, S. 21).

Nicht selten beobachtet man beim *Hunde* eine eitrige Entzündung in Form einzelner, kleiner,

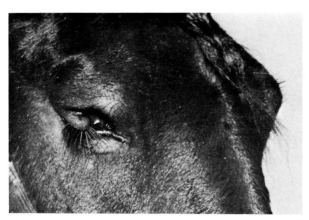

Abb. 4 *Lidkolobom* nach unbehandelter Lidlappenwunde, Pferd.

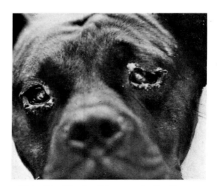

Abb. 5 *Blepharitis marginalis*, Boxer.

A. Krankheiten der Augenlider

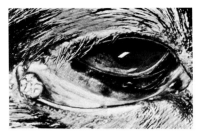

Abb. 6 *Chalazion* (Hagelkorn) am unteren Lidrand neben dem temporalen Augenwinkel, Hund.

umschriebener, schmerzhafter Eiterknötchen *(Hordeolum, Gerstenkorn)*. Es handelt sich entweder um eine durch pyogene Erreger verursachte Entzündung der Haarbalgdrüsen *(Hordeolum externum)* oder einer Tarsaldrüse *(Hordeolum internum)*. Eine dem Gesternkorn ähnliche Erkrankung ist die *Furunkulose* des Lidrandes, bei der eine eitrige Infektion der Haarfollikel vorliegt. Als *Hagelkorn* oder *Chalazion* bezeichnet man eine durch granulierende Wucherungen gekennzeichnete chronische Entzündung (Adenitis und Periadenitis) der *Meibomschen* Drüsen und deren Umgebung (Abb. 6).

Behandlung. Die Behandlung der Blepharitis erfolgt mit antiphlogistischen Augensalben oder einer Antibiotikum-Sulfonamid-Augensalbe. Bei Hordeolum, Furunkulose und Chalazion sind die unter Infiltrationsanästhesie vorzunehmende Inzision und Ausräumung der entzündlichen Herde mit dem scharfen Löffel angezeigt. Beim Hordeolum internum und beim Chalazion ist die Operation von der Bindehaut aus vorzunehmen. Beim Chalazion muß der Drüsenbalg mit exstirpiert werden.

3. Lageveränderungen der Augenlider, Entropium, Ektropium, Ptosis

Entropium. Die häufigste Lageveränderung besteht in einer *Einstülpung* des *Lidrandes*, der sich nach innen, gegen den Bulbus zu, umbiegt, so daß die Wimperhaare die Lidbindehaut und die Hornhaut berühren und reizen. Infolge der Reizwirkung der Haare entsteht eine verschieden hochgradige Entzündung der Binde- oder auch der Hornhaut mit Lichtscheue, vermehrter Tränenabsonderung und glasig-schleimiger, manchmal auch eitriger Exsudation aus dem Lidsack. Die Lidspalte ist unterschiedlich stark verengt, manchmal werden die Lider fast geschlossen gehalten. Am meisten betroffen sind der untere Lidrand und beide Lider in der Nähe des lateralen Augenwinkels. Am häufigsten findet man das Entropium beim Hund, namentlich beim Chow-Chow und bei Vorstehhunden, viel seltener dagegen beim Pferd und Rind.

Die *Ursachen* der Häufigkeit des Entropiums beim Hund sind in der bei dieser Tiergattung so häufig vorhandenen *chronischen Konjunktivitis* (Conjunctivitis follicularis chronica) zu suchen. Infolge des andauernden, durch den Reiz des chronischen Bindehautkatarrhs hervorgerufenen krampfhaften Lidschlusses *(Blepharospasmus)* kommt es zu einer Hypertrophie des Musculus orbicularis palpebrarum und des M. retractor bulbi und damit zur Einwärtsstülpung des Lidrandes und Zurückziehung des Bulbus. *Das Entropium des Hundes ist daher gewöhnlich ein Entropium spasticum* (Tafel I, Abb. F, S. 21). Beim Pferd ist das Entropium meist durch Narbenretraktion der Konjunktiva und der Lider im Anschluß an Verletzungen entstanden *(Entropium cicatriceum, Narbenentropium)*. Sekundär entwickelt sich das Leiden nach Atrophie, Phthisis und Exstirpation des Bulbus *(Entropium bulbare)*. Sehr selten ist das Entropium angeboren *(Entropium congenitum)*. Nach Beobachtungen von *Jakob* kann die Anlage zum Entropium vererbt werden. Bei manchen Hunderassen, besonders beim Chow-Chow und Rottweiler, ist diese Anlage erbbedingt. Auch bei bestimmten Schafrassen sowie beim Rind *(Leuthold, Thier u. Bay)* wird das gehäufte bzw. gelegentliche Auftreten auf eine rezessive erbliche Anlage ursächlich zurückgeführt (Tafel I, Abb. K, L u. M, S. 21). Zuweilen kommt ein *Entropium congenitum* auch beim Fohlen vor (Tafel I, Abb. G, H u. I, S. 21).

Behandlung. Die Behandlung des Entropiums ist besonders dann dringend notwendig, wenn durch den Reiz der nach einwärts gerichteten Haare *(Trichiasis, Distichiasis)* die Konjunktiva und Kornea entzündliche Veränderungen erleiden (Konjunktivitis, Keratitis, Hornhautgeschwür). Die Behandlung des Entropiums erfolgt durch eine Operation, die im Prinzip in der Exzidierung eines entsprechend breiten und länglichen oder rundlichen Streifens aus der Haut des oberen und unteren Augenlids besteht (Operation nach *Fröhner, Schleich, Smythe*). Durch die Naht der Wundränder werden infolge der Verkürzung die Haut und die eingerollten Lidränder aufgerichtet (Tafel

I, Abb. H, I, L u. M, S. 21). Die konservativen Behandlungsmethoden mit intrapalpebraler Injektion verschiedener Medikamente (Paraffin, Dondren) wie auch die in der Humanmedizin übliche Elektrokoagulation haben sich nicht bewährt. Nicht unterlassen werden darf anschließend die Behandlung der etwa vorhandenen *Conjunctivitis follicularis chronica*, s. dort.

Ektropium. Die mit diesem Namen bezeichnete *Auswärtsstülpung* des *Lidrandes* hat in der tierärztlichen chirurgischen Praxis eine geringere Bedeutung. Man findet sie als angeborene *Rasseeigentümlichkeit*, die vererbbar ist, bei deutschen Hühnerhunden, Bernhardinern, Deutschen Boxern, Deutschen Doggen, Bloodhounds, Bassets und Spaniels gewöhnlich am unteren Augenlid (zu weicher Tarsus?, »offenes Auge«); *E. hereditare* (Abb. 7). Seltener bildet sich das Ektropium infolge Verdrängung des Lides nach außen durch Neubildung oder nach Narbenzug *(E. cicatriceum s. mechanicum;* Abb. 8). Das *Ektropium paralyticum* ist ein Symptom der Lähmung des N. facialis. Die Folge des Ektropiums ist eine Konjunktivitis. Beim partiellen Ektropium steht das untere Augenlid taschen-, trichter- oder winkelförmig vom Bulbus ab, so daß die Konjunktiva in unterschiedlich großer Ausdehnung sichtbar ist (»offenes Auge«). Infolge des unvollständigen Lidschlusses ist die Konjunktiva durch ständig einwirkende äußere Schädlichkeiten entzündlich gerötet, verbunden mit vermehrtem ständigen Tränenfluß (Tränenträufeln, Epiphora) u. U. mit seröser bis eitriger Exsudation. In seltenen hochgradigen Fällen (E. paralyticum) kann der Zustand zur Austrocknung (Xerosis), Entzündung oder Ulzeration der Hornhaut führen.

Behandlung. Eine operative Behandlung des *angeborenen* Ektropiums ist nicht immer angezeigt. Man beschränke sich vielmehr zunächst auf die symptomatische Behandlung der gleichzeitig vorhandenen Konjunktivitis. Sollte sie ohne Erfolg bleiben, so käme die Operation nach *Hobday, Frick, Szymanowski* oder *Smythe* in Betracht, die in einer Tarsorrhaphie bzw. Blepharorrhaphie bestehen. Das durch Neubildungen oder entzündliche Hypertrophie der Lidbindehaut bedingte *mechanische* Ektropium wird durch Exstirpation des Blastoms oder durch Exzision einer Schleimhautfalte behandelt. Das *Narbenektropium* ist nur schwer durch *Blepharoplastik* zu beseitigen. Man exzidiert an der betr. Stelle ein Stück Haut und vernäht die Wundränder so, daß der Lidrand seine normale Lage erhält. Eine allgemeingültige Operationsmethode gibt es nicht. Sie muß der jeweiligen Form des Ektropiums angepaßt sein.

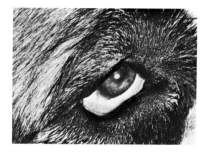

Abb. 7 *Ektropium hereditare,* Bernhardiner.

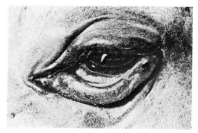

Abb. 8 *Ektropium cicatriceum,* Pferd.

Ptosis. Als *Ptosis* oder *Blepharoptosis* bezeichnet man das *Herabsinken* des *oberen Augenlids* infolge Lähmung, Schwellung oder Tumoren. Man unterscheidet eine *wahre* und eine *falsche Ptosis.* Die *wahre* Ptosis (Ptosis vera s. paralytica) wird durch *Lähmung* der Muskeln des oberen Augenlides bedingt, und zwar liegt entweder eine Lähmung des Nervus oculomotorius mit Paralyse des Musculus levator palpebrae superioris (innerer Heber des oberen Augenlides) oder eine Lähmung der Nervus facialis mit Paralyse des Musculus corrugator supercilii (äußerer Heber des Augenlides) vor. Am häufigsten findet man die wahre Ptosis beim Rind im Verlauf der Gebärtetanie; seltener wird sie beim Pferd als Symptom der zentralen Fazialislähmung und der Beschälseuche beobachtet. Die *falsche Ptosis* oder *Pseudoptosis* (Ptosis spuria) entsteht bei Neubildungen (Abb. 9) und bei einer umfangreichen, namentlich *phlegmonösen Blepharitis* infolge erheblicher *Schwellung* des oberen Augenlides und Verkleinerung der Lidspalte.

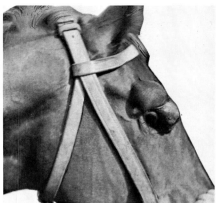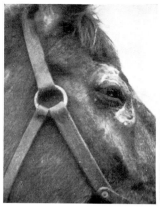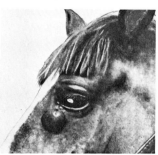

Abb. 9 *Pseudoptosis* des oberen Augenlides infolge von Papillomen, Pferd.

Abb. 10 Fall der Abb. 9 nach der Operation.

Abb. 11 *Atherom* nasal vom unteren Augenlid, Pferd.

Behandlung. Sie richtet sich nach dem Grundleiden. Tumoren sind operativ zu entfernen (Abb. 9 und 10).

4. Tumoren der Augenlider

Vorkommen. An den Augenlidern und in ihrer unmittelbaren Umgebung kommen beim *Pferd* und *Rind*, seltener bei anderen Tieren, gutartige (Abb. 9, 11, 12) und bösartige (Abb. 13, 14) Blastome vor. Bei den gutartigen Neubildungen handelt es sich um *Fibrome, Papillome* oder um *Narbenkeloide* im Anschluß an Verletzungen, um *Atherome,* die sich gern in der Nähe des unteren

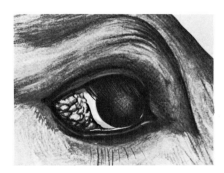

Abb. 13 *Karzinom* am unteren Augenlid, Pferd.

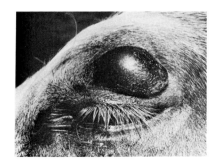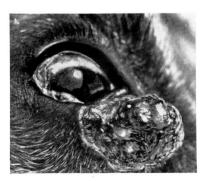

Abb. 12 *Atherom* am oberen Augenlid, Pferd.

Abb. 14 *Basaliom* am unteren Augenlid, Deutscher Schäferhund.

oder oberen Augenlides finden, u. a. (Abb. 15, 16). Die malignen Geschwülste der Lider sind beim *Pferd* und *Rind* in der Mehrzahl der Fälle *Karzinome*, und zwar *Plattenepithelkarzinome* (Kankroide), seltener sind es *Sarkome, Sarkoide*, bei Schimmeln *Melanosarkome*. Die bösartigen Neubildungen sind dadurch gekennzeichnet, daß sie sich nicht auf die Lider beschränken, sondern daß sie expansiv nach außen wachsen und gleichzeitig infiltrierend in die Orbita hineinwuchern oder auf den Bulbus und in die an die Augenhöhle angrenzenden Knochen und Kopfhöhlen übergreifen können.

Behandlung. Sie ist rein *operativ* und besteht in der Totalexstirpation der Blastome in Infiltrationsanästhesie am unteren Augenlid oder in Leitunganästhesie des N. frontalis bzw. des N. ophthalmicus, je nach der Tiefenausdehnung der Geschwulst am oberen Augenlid. Bei den gutartigen Geschwülsten ist die Prognose günstig. Bei den bösartigen Tumoren ist dagegen nur bei frühzeitigem Eingreifen mit einem Erfolg zu rechnen, sonst treten leicht Rezidive auf (vgl. Tumoren in der Orbita).

5. Angeborene und erworbene Anomalien der Augenlider und Zilien

Als *Atresia palpebrarum* wird das *Fehlen der Lidspalte* bei regelrechter Anlage aller Anteile der Augenlider bezeichnet. Sie kann total oder partiell vorhanden sein. Man unterscheidet die angeborene Verwachsung der Lidränder *(Atresia palpebrarum)*, die bei Karnivoren und Kaninchen einige Tage hindurch physiologisch ist, die durch Entzündung und Vernarbung erworbene Verengerung *(Blepharophimosis)*, die Verwachsung der Lidränder *(Ankyloblepharon)* und die narbige Verwachsung der Innenfläche der Lider mit der Kornea *(Symblepharon)*. Ankyloblepharon und Symblepharon entstehen nach Verätzungen, Verbrennungen oder entzündlich-geschwürigen Prozessen an gegenüberliegenden Lidrändern. Ein *Ankyloblepharon artificiale* wird als Wundverschluß nach Exenteratio orbitae zu therapeutischen Zwecken angelegt (Abb. 17, 18, 19 u. 70, 71).

Die *Behandlung* der Verwachsungen kann nur rein operativ sein und besteht im Freipräparieren der verwachsenen Gewebspartien und Überdeckung mit einem Bindehautlappen, soweit sich ein solcher herstellen läßt. Ist dies nicht möglich, so kann nach dem Lösen der Verwachsung ein Versuch mit Salbenbehandlung gemacht werden: 2proz. Pellidolsalbe oder Bepanthensalbe.

Als *Lagophthalmus*, sog. *Hasenauge* bezeichnet man das Unvermögen, die Lidspalte vollständig zu schließen. Ursachen sind angeborene Lidverkürzung oder Lidkolobome, Defekte nach Verletzung der Lider, Fazialislähmung (Orbikularis), Ektropium, Exophthalmus, retrobulbäre Blastome. Häufig entstehen danach Austrocknung *(Xerosis)* und Ulzeration der Hornhaut. Defekte an den Lidern können u. U. durch *Blepharoplastik* beseitigt werden.

Die *Distichiasis congenita* stellt eine Etwicklungsanomalie dar, bei der neben einer Reihe regelrecht gestellter Zilien eine zweite Reihe feinster Wimperhärchen vorhanden ist, die am inneren

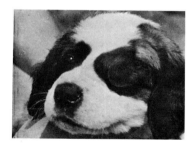

Abb. 15 *Hämangiom* (Phlebektasie) des linken oberen Augenlids, 3 Monate alter Bernhardiner.

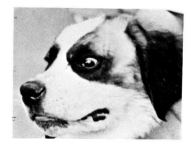

Abb. 16 Fall der Abb. 15 nach der Exstirpation und Heilung.

Lidrand aus den Ausführungsöffnungen der *Meibom*schen Drüsen entspringen und meistens kornealwärts gerichtet sind. Sie finden sich öfters am oberen Augenlid, nur selten am unteren oder an beiden gleichzeitig (Tafel II, Abb. A, S. 22). Die Härchen stehen unregelmäßig, sind weich und legen sich auch bei geöffneter Lidspalte dem Bulbus an und führen infolge der dauernden Reizung der Konjunktiva und Kornea zu schmerzhaften Entzündungserscheinungen (Blepharospasmus, Epiphora, Konjunktivitis, Keratitis). – Die Anomalie kommt häufiger bei bestimmten Hunderassen vor (Collie, Pudel, Bedlington-Terrier, Pekinese u. a. brachyzephalen Hunderassen). Sie ist auch bei Kaninchen und Vögeln beobachtet worden. Die *Feststellung* der zarten, feinen, überzähligen, zuweilen nicht pigmentierten Zilien wird durch günstige Beleuchtung mit Benutzung einer Lupe ermöglicht und erleichtert.

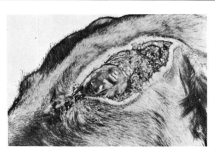

Abb. 17 Granulierende *Brandwunde* mit Zerstörung des Auges, Hund.

Die *Behandlung* besteht in der Epilation der fehlerhaft angelegten, überzähligen Zilien. Durch einfaches, wiederholtes Auszupfen mit einer flachen Pinzette läßt sich in einfachen Fällen ein erträglicher Zustand erreichen. Wegen des Nachwachsens der Zilien wird jedoch ein dauernder Erfolg nur durch die Elektroepilation mit elektrolytischer oder diathermischer Zerstörung der Haarfollikel erzielt. Im Falle einer ausgedehnten Distichiasis empfiehlt sich die operative Exstirpation der Haarwurzeln. Dazu werden unmittelbar vor dem Ausführungsgang der Meibomschen Drüsen ein intermarginaler Longitudinalschnitt angelegt, die Haarfollikel durch Kürettieren oder Elektrokoagulation zerstört und die Wundflächen mit Katgutknopfheften vereinigt. Nach der Epilation sind die entzündlichen Reaktionen entsprechend zu behandeln.

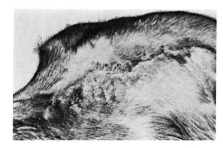

Abb. 18 Wunde der Abb. 17 nach der Heilung; totale Exzision der Brandwunde und Exenteratio orbitae mit Anlegen eines *Ankyloblepharon arteficiale*.

Gegenüber der vorübergehenden Stellungsabweichung der *normalen* Zilien im Zusammenhang mit entzündlichen Zuständen an den Lidern und der Konjunktiva bezeichnet man als *Trichiasis* eine bleibende Stellungsänderung einzelner oder mehrerer Zilien, die durch umschriebene Narbenbildung am Lidrand nach Verletzungen, Verätzungen, Verbrennungen u. a. entsteht. Die Zilien können auswärts oder einwärts gerichtet sein und wie bei der Distichiasis zu entzündlichen Reizerscheinungen führen. Die gegebenenfalls notwendige *Behandlung* erfolgt wie bei dieser.

Als *Tylosis* wird eine Verdickung des Lidrandes bezeichnet, die verschiedene Ursachen haben kann. Als *Madarosis* wird der Verlust der Zilien benannt.

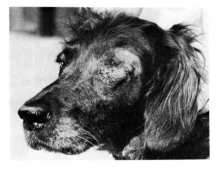

Abb. 19 *Ankyloblepharon arteficiale* nach Exenteratio orbitae wegen Karzinom des Bulbus, Hund.

B. Krankheiten der Lidbindehaut

1. Die Entzündung der Lidbindehaut, Konjunktivitis

Man unterscheidet nachstehende *Formen* der Konjunktivitis:
1. Die *Conjunctivitis catarrhalis*. 2. Die *Conjunctivitis purulenta s. blennorrhoica*. 3. Die *Conjunctivitis sicca*. 4. Die *Conjunctivitis parenchymatosa*. 5. Die *Conjunctivitis follicularis*.

1. Conjunctivitis catarrhalis. Die katarrhalische Konjunktivitis (Conjunctivitis simplex, Bindehautkatarrh) besteht in einer *oberflächlichen* Entzündung der Lidbindehaut mit vorwiegender Beteiligung der Epithelschicht. Sie kommt bei allen Tieren vor, am häufigsten beim Hund und Pferd und regionär bei Wiederkäuern. Ihre *Ursachen* sind mechanische, chemische, thermische und infektiöse. Von *mechanischen* Ursachen sind besonders *Fremdkörper* (Getreidegrannen, Spreu, Lohe, Sand, Strohteile, Holzsplitter, Haare, Staub, Blütenstaub, Distichiasis, Trichiasis) und Parasiten (Nematoden, Ixodes ricinus, Insekten) zu nennen. Sie veranlassen meist eine einseitige Konjunktivitis. *Chemische* Reize sind stark ammoniakalische Stalluft, Kalkstaub, Rauch, SO_2-Gas, Schwaden von Geländekampfstoffen (Gelbkreuz), reizende oder zersetzte Augenwässer (Atropin-Konjunktivitis), Scharfsalben, Fliegenstich (Regenbremse). Als *thermische* Einflüsse sind Erkältung und Verbrennung zu erwähnen. Endlich erzeugen zahlreiche *infektiöse* Reize einen enzootisch und epizootisch auftretenden symptomatischen Bindehautkatarrh (Hundestaupe, Brustseuche, bösartiges Katarrhalfieber, Pocken, Druse, ansteckender Katarrh der Luftwege, Geflügeldiphtherie, periodische Augenentzündung, seuchenhafte Konjunktivitis bei Pferden, Rindern, Schafen, Ziegen und Gemsen). Auch die schon normal im Lidsack vorhandenen Eiterbakterien wirken unter gewissen Umständen pathogen (Alterserscheinung bei Hunden). Schließlich werden die Epithelschichten der Konjunktiva auch infolge des Fehlens von Vitamin A entzündlich verändert, indem es bei dieser Avitaminose zu einer Auflockerung und Degeneration des Lidepithels kommt (*Seifried* und *Westhues*). Die *Erscheinungen* bestehen in einem anfangs serösen, später schleimigen Augenausfluß, höherer Rötung und Schwellung der Lidbindehaut, etwas Lichtscheue und Schmerzhaftigkeit. Der Verlauf ist akut oder chronisch; häufig entwickelt sich ferner aus der katarrhalischen eine eitrige, parenchymatöse oder follikuläre Entzündung.

Behandlung. Die Behandlung erfolgt mit Augenreinigungslösung, schwach adstringierenden bzw. desinfizierenden Mitteln, z. B. ½–1proz. Lösung von Zincum sulfuricum, 2–5proz. Targesinlösung oder andere entsprechende handelsübliche Medikamente. Weiterhin können ölige oder wäßrige Augentropfen und -salben indiziert sein, die eine Kombination von Sulfonamiden, Antibiotika und Glukokortikoiden darstellen. Da der Bakteriengehalt des Konjunktivalsacks sehr mannigfaltig ist, können Erregernachweis und Resistenzbestimmung zur Erzielung einer optimalen therapeutischen Wirkung notwendig sein. Unbedingt kontraindiziert ist jede *Glukokortikoid*applikation bei gleichzeitig bestehenden Korneadefekten! *Fremdkörper* sind unbedingt zu entfernen, u. U. nach vorausgegangener Anästhesierung der Bindehaut mit 5–10proz. Cocain-, 1–2proz. Pantocain-Adrenalin-, 0,5proz. Tetracain-Lösung, 0,4proz. Novesine-Lösung, Ophthocain-Lösung, Conjuncain oder 0,5proz. Proxymetacain-Lösung. Bei Vitamin-A-Mangel wird die Lidbindehaut mit Vogan behandelt, das tropfenweise aufgeträufelt wird, auch mit Olivenöl vermischter Lebertran ist verwendbar. Außerdem ist für Zufuhr von Vitamin A mit der Nahrung zu sorgen.

2. Conjunctivitis purulenta. Die eitrige Konjunktivitis (Blennorrhoe) ist entweder auf die gewöhnlichen *Eiterbakterien* oder auf eine *spezifische Infektionskrankheit* (Augenstaupe der Hunde, enzootische Augenentzündung der Rinder, Listeriose bei Rindern, Schafen, Ziegen, Kaninchen) zurückzuführen. Man erzeugt sie ferner zu diagnostischen Zwecken als allergische Reaktion bei der Malleïnprobe *(Augenprobe)*. Dem Eindringen der Eiterbakterien gehen häufig *mechanische* oder *chemische* Reize voraus. Oft entwickelt sich eine einseitige Blennorrhoe im Anschluß an *Fremdkörper* (häufig bei Rindern) oder bei Tumoren an den Augenlidern (Pferd, Hund), seltener bei Stenosen der tränenableitenden Wege. Die *Erscheinungen* bestehen in eitrigem Ausfluß, Verklebung der Lider, Ansammlung von eitrigem Exsudat im Lidsack, blasser Schleimhaut. Zuweilen greift der eitrige Prozeß auf die Außenfläche der Lider (Ekzem) oder auf die Hornhaut über (Keratitis, Korneageschwür). Der Verlauf ist meist chronisch und oft sehr hartnäckig (Tafel II, Abb. B, S. 22).

Behandlung. Die Behandlung besteht in Reinigung und Desinfektion des Lidsackes mit den auf S. 1 genannten Mitteln, die täglich mehrmals wiederholt werden muß. Die Ausspülung des Lidsackes geschieht beim Pferd bei besonderer Schmerzhaftigkeit unter Benutzung der *Tränakanüle nach Neumann-Kleinpaul* durch den Tränennasenkanal von dessen Ausmündungsöffnung in der Nasenhöhle her. Auch beim Hund empfiehlt sich die Ausspülung von den beiden Tränenpunkten aus. Die Lidbindehaut wird dann mit warmen Lösungen von physiologischer NaCl-Lösung oder mit 5proz. Lösungen von Targesin oder mit anderen, aus desinfizierenden und adstringierenden Mitteln hergestellten Salben und Augentropfen behandelt. Empfehlenswert sind ferner Antibiotikum-Sulfonamid-Augensalben. In hartnäckigen Fällen verwendet man rote Präzipitatsalbe oder Ätzungen der Konjunktiva mit dem Kupferalaunstift oder mit 1–2proz. Höllensteinlösungen (sofortiges Nachspülen mit Kochsalzlösung!) Die *chronische* Verlaufsform ist therapeutisch oft sehr schwer zu beeinflusen. In solchen Fällen kann nach Erregernachweis und Resistenzbestimmung auch die subkonjunktivale Injektion der wäßrigen Lösung eines antibiotischen Chemotherapeutikums versucht werden (Cave Kortikosteroidzusätze!) Bei einseitiger Blennorrhoe versäume man nie, *nach einem Fremdkörper zu suchen* und *ihn zu entfernen* (Lokalanästhesie). Desgleichen ist die Innenfläche der Lider auf Ulzerationen als Initialstadium von bösartigen Tumoren zu untersuchen.

3. Conjunctivitis sicca. Die trockene *Bindehautentzündung* wird vornehmlich beim *Hund* beobachtet und ist durch eine abnorme Trockenheit der entzündlich veränderten Konjunktiva gekennzeichnet. Sie tritt ein- oder beiderseitig auf und verläuft meistens chronisch. Die Ursache der Trockenheit beruht auf einer verminderten oder völlig sistierenden Sekretion der Tränendrüsen, und zwar nicht nur der Gl. lacrimalis, sondern auch der akzessorischen Tränendrüsen, auf zu schnellem Abfluß der Tränenflüssigkeit (Lagophthalmus, Lidkolobom, Ektropium u. a.), auf Vitamin-A-Mangelzuständen oder auf chronischen Entzündungszuständen der Augenlider und Konjunktiva (Blepharitis, Conjunctivitis pur. chron.), auf Atrophie des senilen Drüsenparenchyms, Trigeminusparalyse, Intoxikationen sowie auf angeborener verringerter Tränensekretion.

Die *Erscheinungen* bestehen anfangs in Reizerscheinungen, Blinzeln, Juckreiz, stärkerer Füllung der subkonjunktivalen Blutgefäße und später in Lichtscheue, Blepharospasmus und stumpfer, ziegelroter Verfärbung der in Falten gelegten verdickten Konjunktiva, die mit einem spärlichen, graubraunen, fest in den Bindehautfalten haftenden klebrigen, pappigen Exsudat belegt ist. Im weiteren Verlauf führt der Verlust des präkornealen Tränenfilms zu Reibungen und mechanischen Irritationen, die auch auf die Kornea übergreifen (Kerato-Conjunctivitis chronica sicca). Das Exsudat haftet auch den Lidrändern an, verkrustet diese und verlegt die tränenableitenden Wege (Verkrustung des Nasenspiegels und Nasenlochs). Weitere Folgen sind Bulbusretraktion und spastisches Entropium. Die sekundäre Infektion mit pyrogenen Erregern kompliziert das Krankheitsbild, wie auch umgekehrt die Conjunctivitis sicca sich aus der chronischen eitrigen Konjunktivitis allmählich entwickeln kann.

Behandlung. Die Behandlung ist schwierig, langwierig und nicht immer erfolgreich. Sie muß auf die Wiederherstellung der Tränensekretion bzw. die Regeneration der geschädigten, aber noch vorhandenen Drüsenanteile ausgerichtet sein. Gegenüber den bakteriell bedingten Entzündungen empfehlen sich nach Erregernachweis und Resistenzbestimmung antibiotisch wirksame Chemotherapeutika, die über längere Zeit als ölige Augentropfen oder -salben appliziert oder subkonjunktival injiziert werden. Weiterhin kann die lokale und parenterale Verabreichung von Vitamin-A- und Vitamin-B-Präparaten zur Regeneration der Drüsen und Nerven nützlich sein. Als symptomatische Maßnahmen gegenüber der fortschreitenden Austrocknung sind ölige Augentropfen und künstliche Tränenflüssigkeit indiziert. Diesem Zweck dient auch die operative Verpflanzung der Ausführungspapille des Ductus parotidicus in den ventrolateralen Anteil des Bindehautsacks des betroffenen Auges. Durch das in den Bindehautsack geleitete Sekret der Ohrspeicheldrüse, das dem der Gl. lacrimalis physikalisch und chemisch annähernd entspricht, sollen Konjunktiva und Kornea ständig befeuchtet werden.

4. Conjuncitivitis parenchymatosa. Die Entzündung der *tieferen Schichten* der Lidbindehaut und der *Submukosa* wird als *parenchymatöse* und *phlegmonöse* Konjunktivitis bezeichnet. Sie stellt entweder einen höheren Grad der einfachen Bindehautentzündung dar *(traumatische, chemische, thermische, infektiöse* Reize von außen) oder sie entwickelt sich hämatogen im Verlauf von *Infektionskrankheiten,* namentlich als Symptom des ansteckenden Katarrhs der Pferde. Auch durch Übergreifen einer *Blepharitis* oder anderer *benachbarter Entzündungsprozesse* (Orbita, Augenbogen, Bulbusvorfall) auf die Konjunktiva kommt sie zustande. Die wichtigste *Erscheinung* der parenchymatösen Konjunktivitis bildet die *starke, wulstige, glasige Schwellung der Konjunktiva,* die am Übergang auf die Sklera besonders deutlich in Erscheinung tritt *(Chemosis);* daneben besteht seröser oder schleimiger Ausfluß. Der Verlauf ist akut. Entweder bildet sich die Schwellung rasch zurück oder die Entzündung führt, namentlich wenn sie hämorrhagischer Natur ist (Petechialfieber), zur Nekrose der Schleimhaut (Conjunctivitis diphtherica).

Behandlung. Die Behandlung besteht in der Anwendung antiseptischer und adstringierender Augenwässer oder der Applikation von Antibiotikum- bzw. Sulfonamid- oder Glukokortikoid-Augensalbe.

5. Conjunctivitis follicularis. Eine mit starker Schwellung der *Lymphfollikel* verlaufende *chronische,* dem *Hund* eigentümliche Bindehautentzündung, hauptsächlich an der Innenfläche der *Nickhaut* (Untersuchung in Lokalanästhesie!), die sich häufig auch auf die Conjunctiva palpebrarum fortsetzt. Man findet die Schleimhaut mit zahlreichen rundlichen, *hirsekorn- bis stecknadelkopfgroßen,* deutlich prominierenden, glasigen oder dunkelroten, zuweilen zu granulationsartigen Geschwülsten konfluierenden *Knötchen* (den geschwollenen Lymphfollikeln) besetzt, so daß die Nickhautoberfläche ein himbeerähnliches Aussehen erhält (Tafel II, Abb. C, S. 22). Der chronische Entzündungsreiz führt allmählich zur Ausbildung des *Entropiums,* manchmal auch zu einer Keratitis. Meist sind Augenausfluß und Juckreiz vorhanden, so daß die Tiere zum Scheuern und Bekratzen der Augengegend veranlaßt werden. Die Ursache ist nicht bekannt. Das Leiden ist außerordentlich häufig (40–60 Prozent aller Hunde sind daran erkrankt).

Behandlung. Die Behandlung des Leidens besteht in der Anwendung adstringierender Mittel. In chronischen Fällen führen nur die Ausrollung der Follikel mit der Rollpinzette nach *Knapp,* das Ausquetschen mit dem Expressor nach *Kuhnt* oder das Abschaben der Lymphfollikel mit dem scharfen Löffel bzw. einem schmalen Skalpell zur Heilung. Nachbehandlung mit einer Antibiotikum-Sulfonamid-Augensalbe oder mit 5proz. Noviformsalbe. Die Indikation zur Exstirpation der Nickhaut ist auch bei hochgradigen oder rezidivierenden Fällen *nicht* gegeben, denn durch die Exstirpation der Nickhaut wird dem Auge ein wichtiges Hilfsorgan genommen. Es entsteht eine Lücke und ein Hohlraum (Ektropium) zwischen Konjunktiva und Kornea, so daß sich hier Fremdkörperteilchen ansammeln können, die auch durch einen vermehrten Tränenfluß nicht beseitigt werden. Es entwickelt sich eine chronische eitrige Konjunktivitis mit allen ihren Folgen. Eine totale Exstirpation der Nickhaut ist nur dann angezeigt, wenn Tumoren mit breiter Basis an der Nickhaut entstanden sind oder diese völlig tumorös verändert ist. Die nicht indizierte Exstirpation der Nickhaut muß als ein Fehler angesehen werden.

2. Tumoren der Lidbindehaut

An der Lidbindehaut kommen ähnliche Blastome wie an den Augenlidern und an der Nickhaut vor, bei Pferden insbesondere *Karzinome* (Plattenepi-

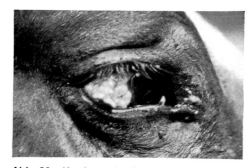

Abb. 20 *Karzinom* der Conjunctiva bulbi, Pferd.

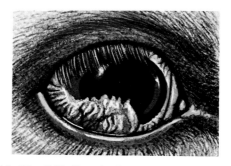

Abb. 21 *Epitheliom* der Conjunctiva bulbi, Ochse.

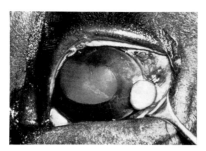

Abb. 22 *Chronisch-entzündliche Drüsenhyperplasie* der Conjunctiva sklerae am Limbus, Pferd.

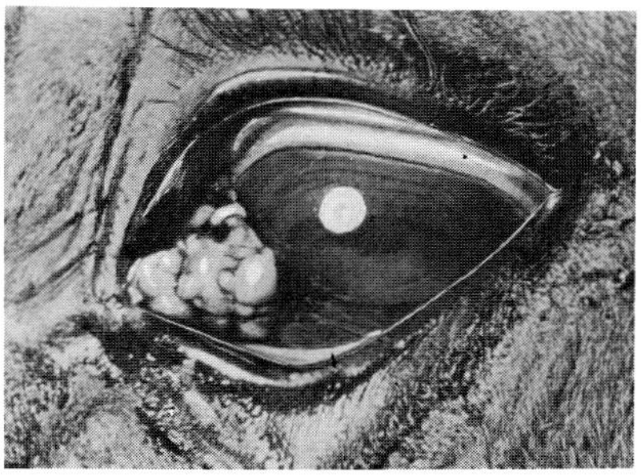

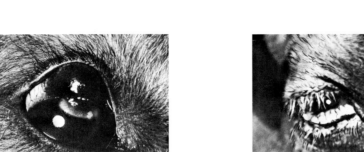

Abb. 24 *Karzinom* der Nickhaut, Pferd.

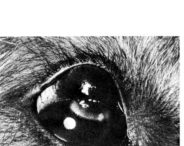

Abb. 23 *Melanom* der Conjunctiva sklerae, Airedaleterrier.

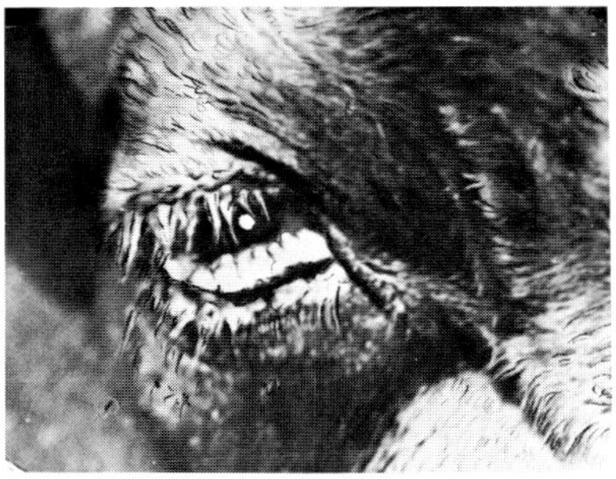

Abb. 25 *Karzinom* der Nickhaut, Kuh.

thelkrebs, Abb. 20) und *Sarkome*. Abb. 21 stellt ein weiches *Epitheliom* der Conjunctiva bulbi bei einem Ochsen dar, Abb. 22 eine chronisch-entzündliche Drüsenhyperplasie beim Pferd und Abb. 23 ein *Melanom* der Conjunctiva sklerae beim Hund.

Behandlung: Exstirpation.

3. Krankheiten der Nickhaut

Außer *Verletzungen* kommen *chronisch-entzündliche Veränderungen* an der Palpebra tertia vor: Conjunctivitis follicularis chronica (vgl. Tafel II, Abb. C, S. 22); plasmazelluläre Infiltration der Nickhaut beim Hund mit wulstiger, grauroter bis graublauer Verdickung des Nickhautrandes (*Teichert*, 1966). Nicht selten sind ferner echte *Blastome* an der Palpebra tertia: Plattenepithelkarzinome bei Pferden (Abb. 24) und Rindern (Abb. 25), Melanosarkome bei Schimmeln, Dermoide, Adenome bzw. Hyperplasie der Nickhautdrüse an der Hinterfläche der Nickhaut bei Hunden (Tafel II,

Abb. D, S. 22), Papillome, Fibrome, Lipome, Zysten. Die Behandlung besteht in der in Infiltrationsanästhesie vorzunehmenden Exstirpation des Tumors aus der Schleimhaut und Naht der Schleimhaut mit Katgut. Beim Karzinom muß stets die Nickhaut mit dem Blinzknorpel in toto entfernt werden.

Bei *Hunden* ist gelegentlich eine *Umstülpung* des freien Nickhautrandes nach außen zu beobachten, die auch einen Teil des Blinzknorpels betrifft (*Ektropium marginis palpebrae tertiae* (Tafel II, Abb. E, S. 22). Da der Knorpel etwa 2–4 mm von seinem äußeren Rand entfernt umgestülpt und in umgekehrter Konvexität gebogen ist, kann die Nickhaut ihre Funktion nicht mehr völlig erfüllen, so daß eine Konjunktivitis entsteht, die erst mit Beseitigung der Umstülpung wieder abklingt. Die Lageveränderung des Lidrandes läßt sich nur operativ beseitigen, indem an der medialen Fläche der Nickhaut ein entsprechend dem Grad der Umstülpung großes rechteckiges Stück der Schleimhaut der Lidbindehaut unter vorsichtiger Schonung des Knorpels reseziert wird. Durch eine

Raffnaht der Schleimhaut-Wundränder wird der freie Rand der Nickhaut wieder aufgerichtet und die Stellung wird korrigiert. In hochgradigen Fällen ist es erforderlich, den gekrümmten Knorpel auf der Höhe der Krümmung nach Abpräparieren der Bindehaut unter Erhaltung des freien Nickhautrandes zu durchschneiden und einen Teil desselben zu resezieren. Anschließend kann der freie Rand der Nickhaut mit einigen Katguthheften an der Conjunctiva sclerae der oberen Hälfte des Bulbus für die Dauer der Heilung fixiert werden. Die Hefte lösen sich nach einigen Tagen meistens spontan *(Christoph)*.

Einfachen *Vorfall* der Nickhaut *(Protrusio)* beobachtet man bei starker Retraktion des Bulbus, namentlich bei *Katzen*, bei *Hunden* und bei Tetanus beim *Pferde*. Der Grad der Protrusion ist sehr verschieden, u. U. ist die Nickhaut über den ganzen Bulbus vorgelagert. Meist ist die Verlagerung nur partiell, so daß die Kornea nicht ganz verdeckt ist. Der Zustand kann angeboren oder erworben sein. Die Ursachen sind verschieden. Es kommen die mannigfaltigsten Reize in Betracht, die die Bindehaut betreffen, ferner nervöse Einflüsse (Lähmungen der die Nickhaut innervierenden Zweige des 5. und 7. Gehirnnerven). Die Protrusio tritt ferner auf bei Tumoren an der Nickhaut (Tafel II, Abb. D, S. 22), bei der Bulbusatrophie und als charakteristisches Symptom bei der *Myositis eosinophilica* des Hundes. Die mitunter bei der Protrusio beobachteten Sehstörungen hängen von dem Grad der Nickhautverlagerung ab. Die *Prognose* richtet sich nach der Ursache. Bei Tumoren ist deren Exstirpation angezeigt. Im übrigen versuche man eine Behandlung mit adstringierenden Augenwässern oder mit Augensalben. In hartnäckigen Fällen muß man die Resektion eines Teiles der Nickhaut nach ihrem freien Rand zu vornehmen, möglichst aber *nicht* die Totalexstirpation, da sonst ein Entropium die Folge sein kann, das dann meist irreparabel ist. Ist man genötigt, einen Teil des Blinzknorpels mit zu resezieren, so vernäht man die beiderseitigen Schleimhautwundränder mit dünnen Katgutfäden über dem durchtrennten Knorpel.

4. Krankheiten der Tränenorgane

Stenose und *Obliteration* oder *Atresie* der tränenableitenden Wege infolge von Schleimhautentzündung, eingedrungenen Fremdkörpern, Kompression von der Nachbarschaft, namentlich von der Nasenhöhle (Tumoren) aus, oder als angebo-

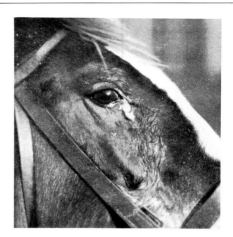

Abb. 26 Eitriger Exsudatabfluß aus dem Lidsack bei *Verschluß* des *Tränennasenkanals*, Pferd.

rene Anomalie findet man vereinzelt bei Pferden und Hunden. Die Verstopfung bzw. der Verschluß der Ausführungsgänge hat *anhaltenden Tränenfluß* (Epiphora) *aus dem inneren Augenwinkel, eitrige Konjunktivitis* (Abb. 26), *Haarausfall und eitrige Dermatitis unter dem betreffenden Auge* und starke Entstellung zur Folge. Zuweilen lokalisiert sich der Entzündungsprozeß auch auf den Tränensack *(Dakryozystitis)*, der dann in Form einer weichen Anschwellung unmittelbar unter dem inneren Augenwinkel hervortritt. Bei Pferden kommt es infolge von Abszedierung auch zur Ausbildung einer *Tränensackfistel* oder *Tränenfistel*. Bei Hunden wird gewöhnlich eine *Zahnfistel* mit der *Tränenfistel* verwechselt.

Behandlung. Die Behandlung besteht in Sondieren und Ausspülen der tränenableitenden Kanäle von der Nasenhöhle aus oder durch die Tränenröhrchen (feiner Harnleiterkatheter für Hunde, Abb. 27, feine Sonden oder Kanülen, physiologische NaCl-Lösung, abgekochtes Wasser). Auch die Spaltung der Tränenröhrchen *(Bolle)* oder des Tränennasenkanals von der Nasenhöhle her ist beim Pferd in Einzelfällen angezeigt. In 2 Fällen von beiderseitiger katarrhalischer Verstopfung der Tränennasenkanäle, die seit ½ bis 1 Jahr bestanden hatte, trat nach diesem Verfahren bald vollständige Heilung ein. Bei einer Atresie der Ausmündungsöffnung des Tränennasenkanals in der Nasenhöhle ist in der Gegend, wo die Öffnung liegen soll, eine längliche, wurstförmige Anschwellung vorhanden, gleichzeitig bestehen Rückstauung und Exsudation eines dickflüssigen

Eiters aus dem Lidsack (Abb. 26). Man sondiert den Tränennasenkanal von dem Tränenpunkt her, und an der Stelle, wo sich die Sonde (Katheter) in der Nasenhöhle verwölbt, wird ein spindelförmiges Hautstück von mehreren Millimetern Breite exstirpiert, und die Schleimhaut des Tränennasenkanals wird mit feinen Seidenheften mit der Haut vernäht. Man kann auch auf die Naht verzichten, die Schleimhaut verwächst mit der äußeren Haut, wenn man bis zur Heilung den Katheter im Tränenkanal liegen läßt, der unterhalb vom Auge durch ein Seidenheft in der Haut fixiert wird (Abb. 27). Bei Hunden kann man mit den beim Menschen gebräuchlichen dünnen Knopfkanülen, die gleichzeitig als Sonde dienen, die tränenableitenden Kanäle von den Tränenpunkten her durchspülen. Bei Dakryozystitis spritzt man einige Tropfen Supronalemulsion oder eine geringe Menge einer Sulfonamid- oder Antibiotikumaugensalbe durch die Tränenröhrchen in den Tränensack. Wiederholung der Behandlung bis zum Erfolg in 1–2tägigen Abständen. In chronischen Fällen können Spülungen mit dem fibrinolytisch wirkenden Chymotrypsin (1:5000) die Auflösung eitriger zäher Sekretmassen beschleunigen. – Sehr selten sind Neubildungen der *Tränenkarunkel* (Karzinom bei Rindern, Angiom, Melanosarkom, Papillom). Ihre *Behandlung* ist rein operativ.

Augenfilarien. Beim Pferd, Rind, Büffel kommen im Lidsack in den Ausführungsgängen der Tränendrüse bzw. im Tränensack *Nematoden* vor. Es handelt sich beim Pferd um Thelazia lacrimalis, beim Rind um Thelazia rhodesii, Thelazia gulosa und Thelazia alfortensis. Sie verursachen Konjunktivitis und u. U. Keratitis. Die *Behandlung* besteht in Entfernung der Parasiten, Spülung mit physiologischer Kochsalzlösung oder in Verwendung einer Augensalbe oder eines wasserlöslichen Chemotherapeutikums. *Immandi* und *Teclu* behandeln die Helminthen-Konjunktivitis mit Thymol-Glyzerin.

C. Krankheiten der Kornea

1. Wunden der Kornea

Vorkommen und Ursachen. *Hornhautwunden* kommen am häufigsten bei Pferden und Hunden, seltener bei Rindern und anderen Tieren vor. Ihre *Ursachen* sind äußere Verletzungen durch Anstoßen an spitze Gegenstände, Peitschenhiebe, eingedrungene Fremdkörper, Scheuern, Katzenkrallen (Hund). Seltener sind Verätzungen (gebrannter Kalk, Säuren, Ammoniak- oder Senfspiritusdämpfe) und Verbrennungen der Hornhaut. Je nach der Tiefe unterscheidet man *oberflächliche, tiefe* und *perforierende* Korneawunden (Eröffnung der vorderen Augenkammer). Die Richtung der Wunden ist häufig eine längliche (Rißwunden, Peitschenhiebe). Perforierende Wunden findet man namentlich am Übergang in die *Sklera*. Seltener sind Berstungen (Zerreißungen) der Sklera. Oberflächliche Abschürfungen des Korneaepithels bezeichnet man als *Erosio corneae*.

Symptome. Als erste *Erscheinung* einer Hornhautwunde beobachtet man große Lichtscheue, Tränenfluß und Schmerzhaftigkeit an dem verletzten Auge. Je nach Form und Tiefe der Wunde findet man ferner, namentlich bei seitlicher Betrachtung, verschiedene Defekte in Form von Vertiefungen in der Kornea. Kleinste Defekte, *Erosionen,* macht man sichtbar durch Einträufeln einiger Tropfen einer 2proz. Fluoreszeïn-Lösung-Merck in den Lidsack. Beim Nachspülen mit klarem Wasser erscheint der Substanzverlust nach etwa 1 Minute leuchtend smaragdgrün gefärbt (Tafel II, Abb. F, S. 22). *Tiefe* Wunden lassen einen unterschiedlich großen, bis in das Stroma reichenden Gewebsdefekt erkennen oder ein Fremdkörper steckt noch fest im Gewebe der Kornea, der u. U. erst mit einer Lupe festgestellt werden kann (Abb. 28 u. Tafel II, Abb. G, S. 22). Sehr bald stellt sich in der Umgebung und in der Tiefe der Wunde eine zellige Infiltration mit Trübung ein *(Keratitis traumatica),* die unter Umständen einen eitrigen Charakter annimmt und schließlich unter Gefäßneubildung vom skleralen

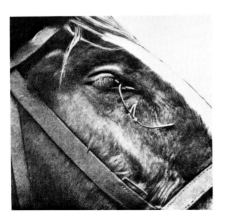

Abb. 27 Lage eines Katheters im *Tränennasen*kanal, Pferd.

I. Augenkrankheiten

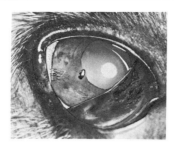

Abb. 28 *Tiefe Wunde der Kornea* mit eingespießtem *Fremdkörper*, Hund.

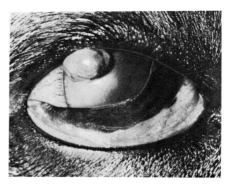

Abb. 30 *Perforierende* Hornhautwunde und *Prolapsus iridis*, Hund.

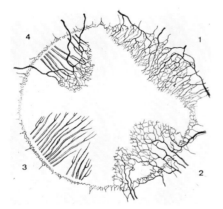

Abb. 29 *Vaskularisationsformen der Hornhaut.* Die Blutgefäße dringen vom Limbus her in die Kornea ein, und zwar in Höhe des pathologischen Prozesses. Die *oberflächlichen* Gefäße gehen von der Konjunktiva aus, verzweigen sich unregelmäßig baumastförmig und liegen intraepithelial und subepithelial zwischen Basalmembran und Bowmanscher Membran. Die *tiefe* Vaskularisation geht von den vorderen Ziliararterien aus und ist auf die Parenchymschicht der Kornea begrenzt. Die Gefäße werden deshalb erst am Hornhautrand sichtbar. Sie sind purpurrot, verlaufen gerade gestreckt und verzweigen sich besenreiserförmig. Erst bei ausgedehnten pathologischen Veränderungen beobachtet man eine *Anastomisierung* der beiden Gefäßschichten miteinander. – 1 oberflächliche Vaskularisation bei Pannusbildung, 2 einfache oberflächliche Vaskularisation, 3 tiefe Vaskularisation, 4 Anastomisierung zwischen oberflächlicher und tiefer Vaskularisation.

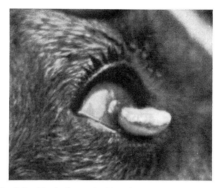

Abb. 31 *Perforierende* Hornhautwunde und *Prolapsus lentis*, Hund.

Rande her abheilt *(Vaskularisation;* Abb.29). Die Vaskularisation der Kornea ist als Kennzeichen beginnender Heilung zu werten und deshalb zu begrüßen. Erwünscht ist aber, daß sich die Gefäße später wieder rückbilden. Bei *perforierenden* Korneawunden kommt es zum Ausfließen des Kammerwassers und zum Vorfall der Iris *(Prolapsus iridis;* Abb. 30), mitunter auch der *Linse* (Abb. 31). Die vorgefallene Iris zeigt große Neigung zu Blutungen und später zu granulomartigen Wucherungen *(Irisstaphylom)* oder zur Verwachsung mit der Hornhaut *(vordere Synechie).* In schweren Fällen führen die perforierenden Verletzungen, namentlich die Wunden der Sklera, zur eitrigen Infektion der Iris und Chorioidea *(eitrige Endophthalmitis* und *Panophthalmitis).* Nach der Abheilung der Hornhautwunden bleiben streifige oder fleckige, grauweiße Narben *(Leukome)* zurück, die häufig pigmentiert sind. Zuweilen findet auch an der vernarbten Stelle eine stärkere Hervorwölbung der Kornea statt *(Hornhautstaphylom, Narbenstaphylom).*

Behandlung. Bei der Behandlung von Hornhautwunden ist zunächst der Lidsack mit warmem abgekochtem Wasser, physiologischer Kochsalzlösung oder anderen reizlosen Desinfektionsmitteln (vgl. S. 1) zu reinigen, unter Umständen unter Verwendung eines Lokalanästhetikums (vgl. S. 8). Dann ist *stets* nach einem etwa vorhandenen *Fremdkörper* zu suchen (Hinterfläche der Nickhaut), der mit der Pinzette oder einer kleinen Kürette zu entfernen ist. Oberflächliche Epitheldefekte heilen oft spontan ab. Die Epithelbildung kann durch Bepanthensalbe wirksam gefördert werden. Nicht perforierende tiefe Verletzungen werden mit regenerationsfördernden Medikamenten (Actihaemyl-Augen-Gel®, Regepithel-Salbe®, Actoregin-Augen-Gel®, Corneal-Augentropfen®) behandelt, um die Vaskularisation anzuregen. Bei heftigen und schmerzhaften Reizerscheinungen haben warme Kompressen eine mildernde und schützende Wirkung. Gegebenenfalls kann auch ein Lokalanästhetikum, das die Epithelisierung nicht stört, appliziert werden (Oxybuprocain-HCl als Salbe oder Lösung). Zur Verhütung von Sekundärinfektionen werden antibiotisch wirkende Chemotherapeutika als Augentropfen oder -salben appliziert. *Keine Glukokortikoide!*

Da Glukokortikoide die Wundheilung beeinträchtigen und außerdem eine Infektion, speziell mit Pilzen, begünstigen, sollte man sich zur Regel machen, bei allen Hornhautschäden, die mit Epitheldefekten verbunden sind, diese Mittel nicht anzuwenden. Auf die Gefahr der lokalen Therapie mit Glukokortikoiden muß immer wieder hingewiesen werden, da zwar diese Mittel das Auge äußerlich reizfrei machen, die Wundheilung aber deutlich beeinträchtigen. Bei unsachgemäßer Anwendung sind Perforationen der Kornea infolge fortschreitenden Gewebszerfalls zu befürchten. Besonders verheerend können die Folgen einer kombinierten Behandlung mit Lokalanästhetika und Glukokortikoiden sein. Im allgemeinen sind Glukokortikoide dann anzuwenden, wenn bei schweren Entzündungszuständen allergische Faktoren im Vordergrund stehen und wenn eine Vaskularisation der Hornhaut vermindert oder verhindert werden soll. In solchen Fällen ist durch eine gezielte lokale Glukokortikoidbehandlung ein erstaunlicher Rückgang von einer schon ausgedehnten Vaskularisation zu beobachten. Ein weiteres Anwendungsgebiet sind die interstitiellen Keratitiden mit unversehrtem Epithel, bei denen Glukokortikoide ebenfalls in vielen Fällen die Mittel der Wahl darstellen. Auch zur Aufhellung von Hornhautnarben (Leukome) sind die Glukokortikoide in der Resolution und Resorption der Infiltrate allen anderen Mitteln überlegen.

Bei durchdringenden Wunden sind die etwa durch die Wunden nach außen vorgefallenen Teile der Iris sorgfältig zu resezieren, da sie die Heilung der Hornhautwunde verzögern und aus dem Bindehautsack oder von außen infiziert werden können. Die Hornhautwunde kann dann mit feinen Seidenheften oder mit synthetischen Fäden (Ethilon® 0,3 EP-1,9-0 USP) unter Benutzung besonderer Hornhautnadeln genäht oder mit einem vom Sklerarande freipräparierten Bindehautlappen (Bindehautschürze nach *Kuhnt*) überdeckt werden (Tafel II, Abb. H, S. 22). Zur Verhütung einer Infektion des Bulbusinneren injiziert man mit einer dünnen Kanüle zwischen die vernähten Wundränder bzw. unter den Bindehautlappen 1 ml Penizillinlösung *(Leuthold)*. Dann tritt eine rasche Verklebung der Hornhautwunde ein. Der Bindehautlappen zieht sich später wieder zurück, oder er kann von der Hornhaut leicht operativ abgelöst werden. Nachbehandlung mit einer Augensalbe mit einem Antibiotikum oder Sulfonamid. Nach Irisresektion instilliert man 1proz. Atropinlösung in den Lidsack, um eine vordere Synechie zu verhindern. Ferner sind zur Steigerung der Abwehrvorgänge intramuskuläre Milchinjektionen (Protoplasmaaktivierung) angezeigt. Pferde bindet man verkehrt im Stande aus, Hunde und Katzen erhalten Halskragen oder Augenkappe. Bei älteren Wunden kann zur Umstimmung der verzögerten Granulation eine vorsichtige Elektrokauterisation nützlich sein.

2. Die Entzündung der Kornea, Keratitis

Einteilung. Die *Hornhautentzündung* ist ein klinischer Begriff, der zahlreiche, untereinander sehr verschiedene Krankheitsbilder umfaßt, die sich nicht immer gegeneinander und auch gegenüber einer Konjunktivitis scharf abgrenzen lassen. Die klinischen *Erscheinungen* der Keratitis sind durch eine perikorneale und ziliare stärkere Füllung der Blutgefäße, Schwellung der Konjunktiva (Chemosis), Trübungen der Kornea (Infiltrat), Geschwürsbildung (Ulkus), Proliferation von Blutgefäßen in die Hornhaut (Vaskularisation) sowie durch Schmerzen, Tränenfluß, Lichtscheue, Lidkrampf und Sehstörungen gekennzeichnet. Nach dem Vorschlage *Bayers* trennt man die Hornhautentzündungen zweckmäßigerweise in 2 Hauptgruppen, und zwar in eine *Keratitis non suppurativa* und *Keratitis suppurativa*.

Bei der *nichteitrigen* Hornhautentzündung führen die entzündlichen Infiltrationen zu Trübungen in den verschiedenen Schichten der Kornea, die wieder vollständig resorbiert werden können, so daß eine restlose Aufhellung und Durchsichtigkeit der Hornhaut hergestellt werden kann. Bei der *eitrigen* Hornhautentzündung wird dagegen stets Hornhautgewebe zugrunde gehen. Bei der Heilung wird dann ein Ersatzgewebe gebildet, das als *Narbe immer eine dauernde Trübung der Kornea* zurücklassen wird. Zu den eitrigen Entzündungen gehört auch das *Hornhautgeschwür*.

Die *nichteitrigen* Hornhautentzündungen kann man nach folgenden Formen unterscheiden:

1. Keratitis superficialis. Die auch als *Keratitis conjunctivalis* bezeichnete *superfizielle*, d. h. oberflächliche Hornhautentzündung betrifft die äußere sog. Konjunktival- oder Kutanschicht der Kornea, also ihr Plattenepithel. Sie wird hauptsächlich durch *äußere Ursachen* veranlaßt, insbesondere durch Verletzungen, *Fremdkörper* (Haferspelzen), chemische Reize und von außen eindringende Infektionsstoffe, die entweder direkt oder indirekt durch Vermittlung einer vorausgehenden Konjunktivitis auf die Hornhaut gelangen. Selten sind hämatogene Infektionen (Staupe, Listeriose). Andere Ursachen s. u. Bezüglich der *Erscheinungen* lassen sich folgende Unterarten der Keratitis superficialis unterscheiden:

a) Die *Keratitis superficialis s. simplex* ist gekennzeichnet durch einen oberflächlichen Zerfall, eine Schwellung und Neubildung des Hornhautepithels. Die Korneaoberfläche ist dabei uneben, glanzlos und spiegelt nicht mehr. Ferner besteht immer eine partielle oder mehr diffuse *Trübung* der Hornhaut, die weißlich, grauweißlich oder bläulichweiß gefärbt erscheint.

b) Die *Keratitis pannosa* ist eine oberflächliche Entzündung der Kornea, bei der es zu einer Einsprossung von Blutgefäßen in die Hornhaut kommt. Die Gefäße entstammen zumeist dem konjunktivalen Gefäßsystem, und man sieht, wie sich erweiterte Bindehautgefäße in die Kornea fortsetzen und dort verzweigen. Andere Gefäße, die erst in der Tiefe am Limbusrande der Sklera sichtbar werden und sich besenreiserartig in der Kornea verästeln, kommen aus den Gefäßen des Ziliarkörpers (*Vaskularisation;* Abb. 29 u. Tafel II, Abb. G, S. 22).

Die in die Kornea eingewucherten Blutgefäße dienen zur Beschaffung des Reparationsmaterials und zur Ernährung der sonst gefäßlosen Hornhaut. Die *Keratitis pannosa* kommt vor bei Hornhautverletzungen aller Art, als allergische Reaktion und nach *Magrane* bei Riboflavinmangel. Die Korneaoberfläche ist rauh, glanzlos, nicht spiegelnd. Die Kornea selbst ist mehr oder weniger deutlich gerötet und erscheint manchmal wie von einem Fell *(Pannus)* überzogen. Bei Korneadefekten in ihrem Zentrum zeigt sich ein dichter Gefäßwall um den Defekt, während am Limbusrande bereits eine Aufhellung der Kornea zustande gekommen ist und nur einzelne Gefäße noch bis an das Zentrum zu verfolgen sind. In anderen Fällen ist neben den Gefäßen eine grau-gelblichrötliche Verdichtung der Kornea zu sehen, die als eine Art Granulationsgewebe aufzufassen ist. Wenn sich die Gefäße vollständig rückbilden, wird die Hornhaut wieder normal durchsichtig, das Epithel wieder spiegelnd glatt. Bei sehr dichtem Pannus, der zudem noch in der Tiefe über die Bowmansche Membran in das Hornhautparenchym reicht, bleiben dauernde Trübungen zurück, vgl. *Leukom*.

Das *klinische Bild* und der *Verlauf* der beiden Formen der Keratitis superficialis sind somit nicht einheitlich. In günstig verlaufenden Fällen mit einer geringen Schädigung des Epithels kommt es nur zu einer zirkumskripten oder diffusen Ödematisierung des Epithels und der oberflächlichen Stromaanteile mit einer alsbald einsetzenden oberflächlichen Vaskularisation. Nach Beseitigung der Noxe klingen die entzündlichen Reaktionen unter Rückbildung der proliferierten Blutgefäße wieder ab, da die Regenerationsfähigkeit des Hornhautepithels sehr groß ist. Bei ungünstigem und verzögertem Verlauf greift der entzündliche Vorgang auf die tieferen Hornhautschichten über, besonders bei auftretenden Sekundärinfektionen (K. parenchymatosa). In seltenen Fällen regeneriert sich das Epithel wieder oder bleibt intakt, aber im oberflächlichen Stroma befinden sich punktförmige, feine grauweiße Trübungen (K. punctata superficialis).

Behandlung. Sie erstreckt sich auf die Beseitigung der Ursachen und auf die Förderung der Regenerationsfähigkeit der Hornhaut sowie auf die Verhütung von Sekundärinfektionen. Sie erfolgt nach den Richtlinien, wie sie für die Behandlung der Conjunctivitis catarrhalis und der Korneawunden dargestellt sind.

c) *Keratitis superficialis chronica (Überreiter, 1959).* Sie stellt eine Sonderform beim *Hunde* dar, die besonders häufig beim Deutschen Schäferhund zu beobachten ist. Die Entzündung beginnt in Limbusnähe meist temporal, gelegentlich auch nasal und mit rötlichen Flecken, an dem die Hornhaut undurchsichtig ist und in den von der Oberfläche der Konjunktiva Blutgefäße über den Limbus hineinziehen. Die Oberfläche dieser Veränderung ist zwar uneben, das Epithel der Kornea aber völlig erhalten. Der weitere Verlauf der Entzündung ist dadurch gekennzeichnet, daß sich von dieser Stelle aus allmählich ein dichtes, rötliches, reichlich vaskularisiertes und sich unregelmäßig ausbreitendes, scheinbares Granulationsgewebe gegen die Mitte der Hornhaut vorschiebt. Vielfach sind die roten Bezirke von einem hellgrauen, noch durchscheinenden Saum umgeben, zuweilen finden sich auch schon in dem durchsichtigen Teil der Kornea einzelne graue Punkte und Flecken (Tafel II, Abb. I, S. 22). Charakteristisch ist das *stetige Fortschreiten* der Entzündung, so daß schließlich dieses rote, wie Granulationsgewebe aussehende Gewebe die ganze Hornhaut überzieht. Manchmal beginnt der Entzündungsprozeß auch temporal und nasal zugleich, und in der Mitte vereinigen sich die beiden zu einer Fläche. Die Oberfläche der Hornhaut verliert ihren spiegelnden Glanz und wird uneben, teilweise körnig hervorragend, und über den Limbus sprossen in den Entzündungsherd große Blutgefäße, die sich zunächst strauchartig und dann oft ganz fein verästeln. Bei längerer Krankheitsdauer wandert auch Pigment vom Rand her in die Trübungszonen ein, so daß schließlich einzelne Bezirke oder die ganze Hornhaut schwarzbraun erscheinen. Die Tiere erblinden schießlich völlig, da die Entzündung in der Regel beide Augen befällt. In seltenen Fällen beginnen die entzündlichen Veränderungen in der Mitte der Kornea, und die Randzonen bleiben zunächst noch klar und durchsichtig, jedoch ziehen auch hier über den Limbus Blutgefäße von der Konjunktiva her nach dem Herd hin. Die Konjunktiva ist diffus und ramiform gerötet, und vielfach befinden sich in Limbusnähe kleine entzündliche, knotige Infiltrate in der Conjunctiva bulbi sowie in der Innenfläche der Nickhaut solche der Lymphfollikel. Zuweilen besteht auch gleichzeitig eine plasmazelluläre Infiltration der Nickhaut *(Teichert,* 1966) mit wulstiger, grauroter oder graublauer Verdickung des Nickhautrandes. Der seröse Augenausfluß ist auffällig gering. Der ganze entzündliche Prozeß spielt sich unter dem intakten Hornhautepithel im Bereich der Bowmanschen Membran ab. Die herdförmigen oder diffusen leukozytären Infiltrate sowie die reichlich neugebildeten, eingewachsenen Blutgefäße bleiben immer auf die oberen Teile der Parenchymschicht beschränkt.

Die *Ursache* dieser für den Hund typischen Keratitis ist noch nicht geklärt. Ob ein virusähnlicher Erreger, der der Psittakose-Lymphogranulomatose-Trachom-Gruppe nahesteht, als ursächliches Agens in Frage kommt *(Voigt* et al., 1966), wird von anderen Autoren *(Überreiter* et al., 1971) in Frage gestellt.

Nach den statistischen Erhebungen der *Gießener Kinik (Tellhelm,* 1981) ist die Erkrankung geschlechtsunabhängig. Mehr als die Hälfte der Hunde erkrankt im Lebensalter von 3 bis 5 Jahren. Die hochsignifikante Häufung der Erkrankungsfälle in den Sommermonaten unterstützt die Vermutung anderer Autoren, daß die UV-Strahlung einen wesentlichen, zumindest einen auslösenden Faktor bei der Pathogenese darstellt. Es könnte eine Überempfindlichkeit gegen UV-Strahlen bei gleichzeitigem Riboflavinmangel vorliegen, vielleicht auch in Verbindung mit autoimmunologischen Vorgängen *(Krähenmann,* 1977). Dies könnte auch erklären, daß bei fast allen Hunden der temporale Quadrant der Kornea, in dem der Limbus corneae der stärksten Lichteinwirkung ausgesetzt ist, zuerst erkrankt und den Ausgangspunkt der fortschreitenden Entzündung bildet.

Behandlung. Sie ist mit Augenwässern, Antibiotika oder Glukokortikoidpräparaten meist erfolglos und führt nur zu vorübergehenden leichten Besserungen. Nur mit einer operativen Behandlung kann im Anfangsstadium der Entzündung völlige Heilung und in älteren Fällen dem fortschreitenden Prozeß zumindest Einhalt geboten werden, so daß die noch durchsichtigen Bezirke der Hornhaut erhalten bleiben. Am besten hat sich das operative Abtragen der entzündlich veränderten Hornhautteile in Form einer *Abrasio corneae* oder *Keratektomie* mit nachfolgender vorsichtiger und sorgfältiger Kauterisation der Schnittfläche am Limbus zur sicheren Blutstillung der hier durchtrennten Blutgefäße bewährt *(Überreiter; Ammann).* Zur Nachbehandlung empfehlen sich intramuskuläre Milchinjektionen (0,5 bis 1,0 ml jeden 3. Tag, 4mal wiederholt) oder subkutane Injektionen von Eigenblut (20,0 ml jeden 3. Tag, 4mal wiederholt), außerdem Applikation zunächst von antibiotischen Augensalben oder -tropfen. Sobald es der Zustand der Operationswunde erlaubt, können zur Beeinflussung eines günstigen Heilungsverlaufs und zur Aufhellung der getrübten Kornea glukokortikoidhaltige antibiotische Augensalben oder -tropfen in den Lidsack appliziert werden. Nach *eigenen* Erfahrungen kann die Applikation bereits 6 bis 8 Tage nach der Keratektomie beginnen und mit 2–3maliger täglicher Verabreichung bis zur Heilung fortgesetzt werden. Bewährt hat sich das mit Dexamethason kombinierte Breitbandantibiotikum Isoptomax® (Alcon-Pharma). Die gesamte Dauer der Behandlung erstreckt sich auf 4–6 Wochen. In frischen, geringgradig ausgebreiteten Fällen läßt sich eine völlige Aufhellung der Kornea erreichen. In älteren Fällen mit größerer Ausbreitung verbleiben in der Kornea zartgraue Trübungen, die sich zum Limbus hin etwas verdichten und in die einzelne feine Blutgefäße hineinziehen. Später kann es auch zu Pigmenteinlagerungen kommen. *Rezidive* mit akuten entzündlichen Reaktionen sind in keinem Fall auszuschließen. Mehr als die Hälfte der erstmals behandelten Patienten erleidet innerhalb eines Jahres ein Rezidiv. Sorgfältige Überwachung des Patienten über längere Zeit ist deshalb zweckmäßig, um Rezidiven rechtzeitig vorbeugen zu können. Das Auftreten von Rezidiven wird nämlich wesentlich gefördert durch eine zu wenig konsequente und intensive Nachbehandlung seitens der Tierbesitzer. Die Nachbehandlung muß gegebenenfalls lebenslang durchgeführt werden, um die drohende Erblindung zu verhüten.

d) *Keratitis ulcerosa superficialis chronica*. Die eine Sonderform darstellende chronische ulzerierende Hornhautentzündung ist bisher nur beim Deutschen Boxer, Franz. Bulldogge und Boston-Terrier beobachtet worden. Sie besteht in einem schleichenden Zerfall der oberflächlichen Hornhautschichten, die keine Tendenz zur spontanen Regeneration zeigen. Sie wird deshalb auch als *rezidivierende Hornhaut-Erosion, Erosio recidiva corneae* bezeichnet (*Krähenmann*, 1976).

Die *Symptome* sind anfangs unauffällig. Die Erkrankung beginnt gewöhnlich an einem Auge mit ständigem Tränenfluß, Lichtscheue und Blinzeln, später zeigt sich die Konjunktiva gerötet, ödematös geschwollen und mit serös-schleimigem Exsudat behaftet. Der Blepharospasmus führt schließlich zu einem Entropium spasticum. Erst durch die Untersuchung mit der Lupe bei günstiger Beleuchtung werden unregelmäßig geformte kleine oberflächliche Hornhautdefekte mit einem blaugrau getrübten Saum erkannt, die meistens im unteren äußeren Quadranten liegen und sich mit Fluoreszeïn anfärben und kenntlich machen lassen. Die erkrankten Bezirke, die keine Neigung zur weiteren Ausbreitung erkennen lassen, sind hyp- bis anästhetisch. Das teilweise von seiner Grundlage abgelöste Epithel zeigt keine Heilungstendenz, es fehlen auch zunächst reaktive Entzündungserscheinungen. Erst später beginnt vom Limbus her eine oberflächliche Vaskularisation (Tafel II, Abb. K u. L, S. 22). Spontanheilungen sind selten. Sekundärinfektionen können hinzukommen. Nach einer gewissen Zeit kann auch das andere Auge erkranken.

Die *Ursache* ist nicht geklärt. Wegen der Hypästhesie liegt möglicherweise eine Keratitis neuroparalytica vor.

Behandlung. Die *Prognose* ist günstig, aber eine alleinige medikamentöse Behandlung verspricht wenig Erfolg. Eine alsbaldige Regeneration der zerstörten Epithelbezirke läßt sich auf verschiedene Weise erzielen. Wenn diese einschließlich ihrer aufgewulsteten Ränder mit dem Starmesser tangential abgetragen und angefrischt sowie anschließend mit 3proz. Jodtinktur betupft werden, läßt sich eine sofortige Umstimmung des Gewebes beobachten. Sehr wirksam ist auch die oberflächliche punktförmie Kauterisation mit einem spitzen Platinbrenner. Dieser darf nur so warm sein, daß er bei der Hitzeprüfung weiße Watte gerade anbräunt. Das koagulierte Gewebe stößt sich nach einigen Tagen ab, und der Defekt wird unter Zurückbleiben einer oft kaum sichtbaren Narbe epithelisiert. Auch durch Betupfen mit 7proz. Jodtinktur läßt sich die Regeneration des Epithels anregen. Postoperativ werden antibiotische Augensalben oder -tropfen appliziert. Unterstützend wirken unspezifische Eiweißtherapie (Milchinjektion, 0,5–2ml in 4tägigen Abständen) sowie Vitamin-A- und -B-Präparate. Nach 5 bis 7 Tagen ist der Wundbezirk epithelisiert. Noch bestehende Trübungen können mit Glukokortikoiden aufgehellt werden (Tafel II, Abb. L, S. 22).

e) Die *Keratomalazie* ist meist mit einer entsprechenden Konjunktivitis verbunden und äußert sich an der Kornea in einer Hyper- und Parakeratosis. Sie ist die Folge von Vitamin-A-Mangel. Die Tiere können u. U. erblinden. *Behandlung* s. u.

2. Keratitis parenchymatosa. Sie spielt sich in den mittleren und tieferen Schichten der Hornhautlamellen ab und wird meist durch *innere Ursachen* bedingt. Wir sehen sie bei der Staupe der Hunde, der Influenza der Pferde, beim bösartigen Katarrhalfieber der Rinder u. a. Es kommt dabei zu einer Infiltration der Parenchymschicht *(Hornhautinfiltrat)* mit oft massenweise eingedrungenen *Rundzellen,* die nach *Überreiter* zwischen den Hornhautlamellen gleichsam zusammengepreßt sind und deshalb auch vielfach eine Ausbreitung in die Länge zeigen. Die Herde sind häufig disseminiert. Von der Konjunktiva und auch vom Ziliarkörper her sprießen Blutgefäße in die Hornhaut ein, vgl. *K. pannosa.* Bei der tiefen Vaskularisation kann die Hornhaut wie eine graurote Masse erscheinen. Es findet aber *keine Einschmelzung* von Hornhautsubstanz statt, es handelt sich vielmehr um eine temporäre Schädigung der Hornhaut, in der sich wahrscheinlich ein Eiweißabbau vollzieht. Das auffallendste Symptom ist die *Trübung* der Hornhaut, die wolkig oder ganz dicht sein kann und sich als Flecken oder in Punktform zeigt *(K. maculosa, punctata;* Tafel II, Abb. M, S. 22). Nicht selten wechseln die Trübungen oder sie hellen sich am Limbusrand auf, und einzelne Inseln bleiben zurück. Die Hornhautoberfläche kann glatt bleiben oder matt aussehen. Im Laufe von Wochen oder Monaten können sich die entzündlichen Veränderungen vollständig zurückbilden, und die Hornhaut wird wieder durchsichtig. In anderen Fällen kann eine Pigmentierung der Kornea *(Keratitis pigmentosa),* namentlich bei Hunden, zurückbleiben, die so mächtig werden kann, daß die Tiere erblinden.

Behandlung. Sie richtet sich nach den jeweilig vorhandenen Veränderungen an der Kornea. Auf alle Fälle ist nach einem etwa vorliegenden Fremdkörper zu suchen, der sich hinter der Nickhaut verbergen kann, vgl. Hornhautwunden. Indiziert sind stets heiße Umschläge und intramuskuläre Injektionen von artfremdem Eiweiß (Milch). Bei allen *ohne Epitheldefekte* ablaufenden Keratitiden sind *Glukokortikoidpräparate* das Mittel der Wahl. Sie sind in öliger oder in Salbenform in kürzeren oder längeren Abständen in den Lidsack bzw. auf die Kornea zu bringen oder als Depot subkonjunktival zu injizieren, je Auge 25 mg. Zur Anregung fehlender Vaskularisation empfiehlt sich die Applikation von regenerierungs- und epithelisierungsfördernden Medikamenten (wie Actihaemyl-Augen-Gel®, Regepithel®, Corneal-Augentropfen® u. a.; s. o. bei Korneawunden). Auch die oberflächliche punktförmige Kauterisation kann wirksam sein. Manchmal ist auch ein Wechsel mit antibiotischen oder sulfonamidhaltigen Salben angebracht. Bei Mangelkrankheiten kommen Voganeinträufelungen in den Lidsack und innerliche Vogan- oder Lebertrangaben in Frage, desgleichen ist Riboflavin oral oder parenteral in Dosen von täglich 10–25 mg zu verabreichen. Bei der mit Granulationen einhergehenden *K. pannosa* muß die *Abrasio corneae* mit einem schmalen Skalpell oder einer Augenlanzette vorgenommen werden. 5–6 Tage nach der Operation kann eine Behandlung mit Glukokortikoiden angezeigt sein. Bilden sich in die Kornea eingesproßte Gefäße nicht zurück, so können sie am Limbusrand durchschnitten *(Peritomie)* oder mit dem Elektrokauter kauterisiert werden. Beim chronischen Verlauf sind Hornhautinfiltrate mit gelber Präzipitatsalbe (Hydrarg. oxydat. via humida parat. 0,1, Vasel. americ. alb. ad 10,0) oder durch Einpudern mit reduziertem Kalomel (Hydrarg. chlorat. mite) oft noch recht günstig zu beeinflussen. Pigmenteinlagerungen trotzen bislang jeder Behandlung.

Die *Keratitis parenchymatosa chronica des Langhaarteckels* wurde bisher nur in Mitteleuropa beobachtet, sie ist durch einen typischen Verlauf gekennzeichnet, der fast immer mit völliger Erblindung abschließt.

Verlauf und **Symptome.** Die Erkrankung beginnt meistens gleichzeitig an beiden Augen erstmalig schon im Lebensalter von 1 bis 3 Jahren mit Lichtscheue, geringem schleimig-eitrigem Ausfluß und perikornealer episkleraler Blutgefäßinjektion. Da diese Erscheinungen häufig vom Besitzer übersehen werden, kommen die Hunde erst dann in tierärztliche Behandlung, wenn die Hornhaut zirkumskript oder diffus getrübt ist und deutliche entzündliche Erscheinungen bestehen. Nunmehr ist bereits eine gemischte Vaskularisation der Kornea erkennbar. Die Fluoreszeinprobe ergibt eine glatte Oberfläche der Hornhaut, während der intraokuläre Druck etwas erhöht erscheint. Unter Abklingen der akuten entzündlichen Erscheinungen geht die Erkrankung in einen chronischen Zustand über. Die Blutgefäße proliferieren weiter und vergrößern sich zu langgestreckten, die ganze Hornhaut durchziehenden, deutlich erkennbaren Strängen, die, wie mit der Lupe zu sehen ist, durch tiefliegende feine netzartige Gefäße miteinander verbunden sind. In der anfangs durch Ödembildung diffus grau getrübten Kornea entstehen nunmehr durch zellige Infiltrationen bedingte rundliche oder streifenförmige Trübungen entlang den Blutgefäßen. Die zelligen Infiltrationen sind im weiteren Verlauf von dichten Pigmenteinlagerungen begleitet, so daß schließlich die Hornhaut im gesamten ein graurötliches bis braunrötliches oder dunkelbraunes Aussehen annimmt und undurchsichtig wird. Zwischenzeitlich treten immer wieder akute Entzündungsanfälle auf, die die zelligen Infiltrationen und Pigmentablagerungen verdichten und die völlige Erblindung zur Folge haben.

Die *Diagnose* ergibt sich aus dem typischen Verlauf, kann aber gelegentlich durch sekundäre Läsionen der Hornhaut erschwert werden.

Die *Ursache* ist nicht geklärt. Äußere sekundäre als Hilfsursachen zu bewertende Einwirkungen, wie helles Sonnenlicht, Staub und dgl. können den Verlauf beeinflussen.

Behandlung. Die Prognose ist zweifelhaft bis ungünstig, denn eine Heilung im Sinne einer völligen Aufhellung der Hornhaut durch Resolution und Resorption der entzündlichen Infiltrationen ist nicht zu erwarten. Die Behandlung besteht in der Anwendung von Glukokortikoiden und antibiotischen Augensalben und -tropfen, besonders während eines akuten Anfalls, bei dem die Applikation mehrmals am Tage erfolgen muß. Wenn dies regelmäßig geschieht, lassen sich die akuten Anfälle in ihrer Intensität wesentlich mildern, und der Verlust des Sehvermögens läßt sich eine gewisse Zeit lang aufhalten. Auch über längere Zeit zu verabreichende adstringierende Augentropfen, z. B. ½–1proz. Lösung von Zincum sulfuricum oder andere entsprechende handelsübliche Mittel sowie die gelegentliche Applikation von 1–2proz. Lösung von Argentum nitricum (sofortiges Nachspülen mit phys. Kochsalzlösung!) können mit der Glukokortikoidanwendung kombiniert werden. Auch eine unspezifische Eiweißtherapie (Milchinjektionen) sowie Vitamin-A-Präparate (Vogan, Lebertran) sind indiziert.

3. Keratitis posterior. Als solche oder auch als *Keratitis chorioidealis, Uveïtis anterior* oder *Descemetitis* wird die Entzündung der hinteren Hornhautschicht *(Descemetsche Haut)* bezeichnet. Da ihr Endothel auf die Iris übergreift, findet man die Keratitis posterior häufig als Begleiterscheinung der Iritis, überhaupt bei inneren, hämatogenen Augenentzündungen, so namentlich bei der periodischen Augenentzündung des Pferdes (Trübung, Exsudat). Endothelwucherungen und andere Veränderungen, die eine Fleckung der Hornhaut hervorrufen, wurden von *Krauer* beim Schwyzer Braunvieh beobachtet. Eigentümlich ist die bei Rindern vorkommende *verminöse* Descemetitis. Sie wird durch die in der vorderen Augenkammer gewöhnlich in einem einzigen Exemplar parasitierende *Thelazia rhodesii* verursacht.

Behandlung. Die Behandlung der Keratitis posterior erfolgt mit Atropininstillationen (½proz. wäßrige Lösung). Die parasitäre Form wird operativ behandelt (Inzision der Kornea am Limbusrande, Extraktion der Fadenwürmer).

Die *eitrigen* Hornhautentzündungen treten in folgenden Formen auf.

1. Keratitis purulenta. Die *eitrige Hornhautentzündung* ist durch eine sich *im* Hornhautgewebe abspielende Eiterbildung und -ansammlung gekennzeichnet, die diffus die ganze Hornhaut erfaßt oder in Form von zirkumskripten, verschieden großen Infiltrations- und Eiterherden im Parenchym der Kornea (Hornhautabszeß) auftritt oder in Form von Geschwüren an der Hornhautoberfläche (K. ulcerosa) vorliegt. Die pyogene Infektion erfolgt entweder primär von außen her über Wunden, eitrige Konjunktivitis und andere Noxen (unsachgemäße Anwendung von Glukokortikoiden!) oder metastatisch auf hämatogenem Wege.

Symptome. Neben den allgemeinen Erscheinungen einer akuten eitrigen Entzündung mit Lichtscheue, Blepharospasmus, Schmerzhaftigkeit, eitrig-schleimigem Augenausfluß, ausgedehnter, meist die ganze Zirkumferenz der Kornea umfassender oberflächlicher und tiefer perikornealer ziliarer Vaskularisation und Störung des Allgemeinbefindens zeigt sich die diffus erkrankte Kornea im Bereich der entzündlichen Infiltrationen mehr oder weniger undurchsichtig, ihre Oberfläche erscheint matt, glanzlos und uneben. Die zirkumskripten stecknadelkopf- bis linsengroßen eitrigen Infiltrationsherde haben eine graugelbliche Farbe, ihre Umgebung ist rauchig getrübt, und sie sind von einem Blutgefäßkranz umgeben (Tafel III, Abb. A, S. 23). Vielfach befindet sich gleichzeitig in der vorderen Augenkammer ein gelbgrünliches Exsudat (Hypopyon), das auf eine Mitbeteiligung der vorderen Uvea an der Erkrankung hinweist. Im weiteren Verlauf kann es an einer oder mehreren Stellen zur Abszedierung oder Konfluenz mehrerer Abszesse mit spontanem Durchbruch nach außen hin unter Gewebseinschmelzung kommen, die das Epithel, die Bowmansche Membran und das Parenchym be-

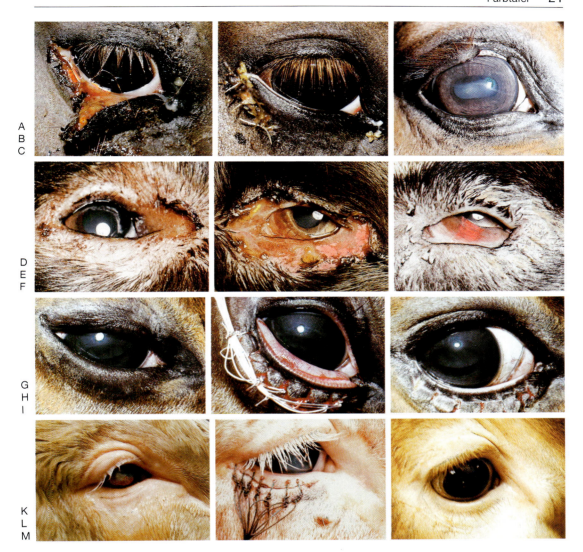

Tafel I

- **A** *Rißlappenwunde* des unteren Augenlids, Pferd.
- **B** Wunde der Abb. A *6 Tage nach der Naht*, Pferd.
- **C** *Traumatisches Lidkolobom* des oberen Augenlids, angeborene *Bändertrübung* (Leukom), Pferd.
- **D** *Blepharitis marg. erythematosa et squamosa*, Entropium spasticum, Hund.
- **E** *Blepharitis marg. ulcerosa*, Hund.
- **F** *Entropium spasticum* mit Blepharospasmus und Protrusio (Vorfall) der Nickhaut, Hund.
- **G** *Entropium congenitum*, 5 Wochen altes Fohlen.
- **H** Entropium der Abb. G *post op*.
- **I** Entropium der Abb. H *7 Tage post op*.
- **K** *Entropium congenitum* mit Keratitis ulcerosa, 1jähr. Bulle.
- **L** Entropium der Abb. K *post op*.
- **M** Entropium der Abb. L *nach 1 Jahr*.

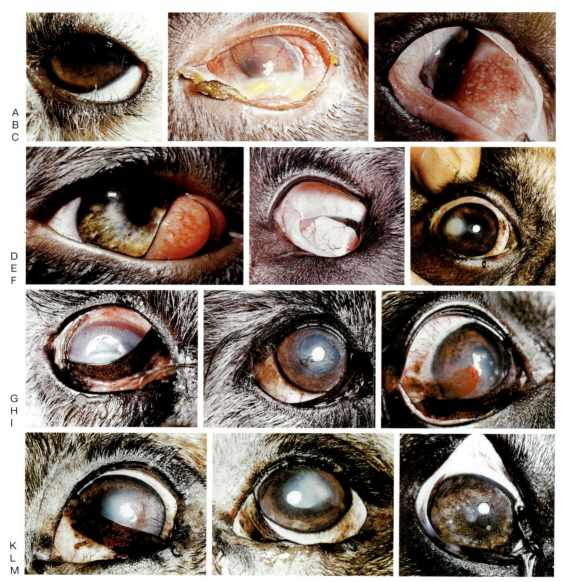

Tafel II

- **A** *Distichiasis* am oberen und unteren Augenlid, Kleinpudel.
- **B** *Conjunctivitis purulenta chronica,* Hund.
- **C** *Conjunctivitis follicularis chronica* an der Innenfläche der Nickhaut, Hund.
- **D** *Hyperplasie (Adenom)* der Nickhautdrüse (Gland. membranae nictitantis), Hund.
- **E** *Ektropium marginis palpebrae tertiae* (Umstülpung der Nickhaut nach außen), Dogge.
- **F** Oberflächlicher *Korneadefekt* (Erosio corneae), angefärbt mit Fluorescein-Lösung, D. Boxer.
- **G** *Tiefe Korneawunde,* 5 Tage bestehend, mit perikornealer Vaskularisation, Hund.
- **H** Kornea der Abb. G nach der *Heilung* mit verbliebenem zartgrauen Leukom und einzelnen Pigmentflecken.
- **I** *Keratitis superficialis chronica (Überreiter),* D. Schäferhund.
- **K** *Keratitis ulcerosa superficialis* (neuroparalytica), D. Boxer.
- **L** Kornea der Abb. K *3 Wochen* nach der *Behandlung.*
- **M** *Keratitis punctata,* Hund.

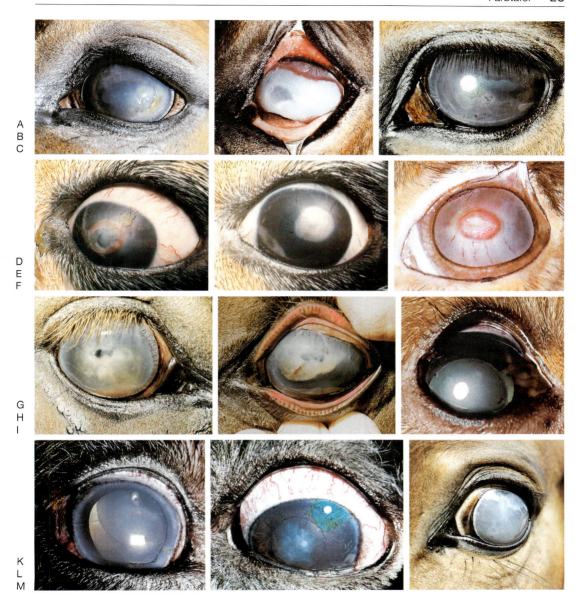

Tafel III

- **A** *Keratitis purulenta traumatica* (Hornhautabszeß), Pferd.
- **B** *Ulcus corneae* nach tiefer Korneawunde infolge unsachgemäßer Glukokortikoid-Applikation, Pferd.
- **C** Ulkus der Abb. B nach der *Heilung* und Behandlung mit einer *Bindehautplastik nach Kuhnt* und abschließender Glukokortikoid-Anwendung.
- **D** *Ulcus corneae* mit Deszemetozele im Zentrum, Japan-Chin.
- **E** Ulkus der Abb. D nach 20 Tagen in *Heilung*.
- **F** *Keratoconjunctivitis infectiosa,* 1jähr. Rind.
- **G u. H** Beiderseitige *Periodische Augenentzündung,* akuter Anfall, 2jähr. Pferd.
- **I** *Luxatio lentis anterioris,* Foxterrier.
- **K** *Luxatio lentis posterioris,* 6jähr. Pudel.
- **L** *Sekundärglaukom* infolge Iritis mit hinterer zirkulärer Synechie (Napfkucheniris), Hund.
- **M** *Hydrophthalmus* mit Leukom nach Trauma, Pferd.

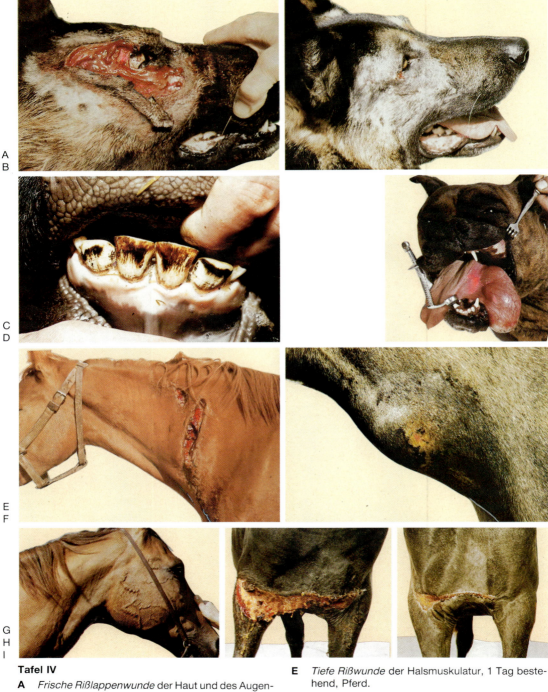

Tafel IV

- **A** *Frische Rißlappenwunde* der Haut und des Augenlids, Hund.
- **B** Wunde der Abb. A nach *primärer Heilung* durch Wundnaht.
- **C** *Schmelzhypoplasie* der Schneidezähne durch Fluoreinwirkung (Fluorose), 2jähr. Rind.
- **D** *Ranula* (Unterzungenzyste), D. Boxer.
- **E** *Tiefe Rißwunde* der Halsmuskulatur, 1 Tag bestehend, Pferd.
- **F** *Eitrige Thrombophlebitis* der V. jugularis ext. nach fehlerhafter Injektion, Pferd.
- **G** Beiderseitige *Thrombose* der Vv. jug. ext. mit *Phlebektasien* (Varizen) an Hals und Kopf, Pferd.
- **H** Querverlaufende *Rißwunde* an der Vorderbrust, 11 Tage bestehend, Pferd.
- **I** Wunde der Abb. H nach 8 Wochen in *sekundärer Wundheilung*.

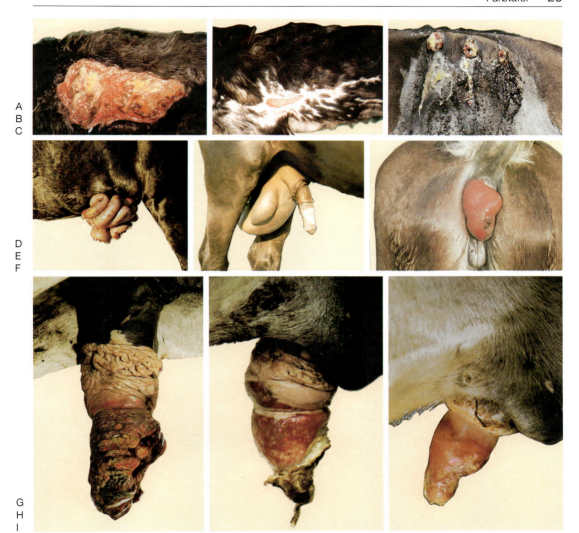

Tafel V

- **A** *Dekubituswunde* an der Seitenbrust, Hund.
- **B** Wunde der Abb. A nach 56 Tagen *sekundärer Wundheilung*.
- **C** *Widerristfistel* mit Nekrose des Schulterblattknorpels und Eiterversenkung, 7jähr. Pferd.
- **D** *Perforierende Bauchwunde* mit Vorfall des Dünndarms, Pferd.
- **E** *Hernia scrotalis*, Pferd.
- **F** *Mastdarmvorfall*, Pferd.
- **G** *Karzinom* des Penis, 9jähr. Wallach.
- **H** *Karzinom des Penis* der Abb. G 10 Tage nach *lokaler Hyperthermie*, Pferd.
- **I** Fall der Abb. G *Heilung* nach *lokaler Hyperthermie* vor 10 Wochen.

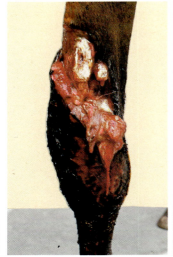
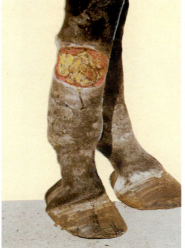
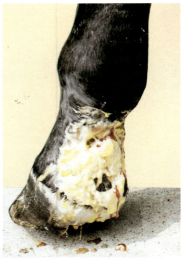
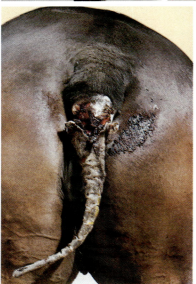
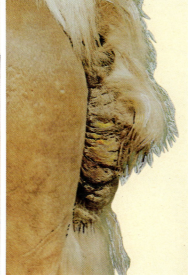
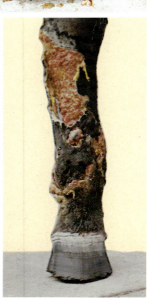
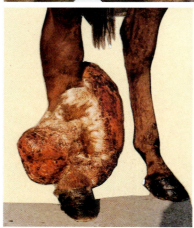

Tafel VI

A *Rißwunde am Karpus* mit Durchtrennung der Strecksehnen (M. ext. carpi rad. u. M. ext. digit. comm.) durch Weidezaun-Knotengitter, 2jähr. Pferd.

B Wunde am Metakarpus mit *Nekrose der Beugesehnen* durch Röntgenstrahlen-Verbrennung, Pferd.

C *Eitrige Tendovaginitis* der distalen gemeinsamen Sehnenscheide der Zehenbeuger nach Stacheldrahtverletzung, Pferd.

D *Strangulationswunde* des Schwanzes, Pferd.

E *Botryomykose* des Schwanzes, Pferd.

F *Abszedierende Phlegmone* einer Hintergliedmaße mit ausgedehnter Hautnekrose, Pferd.

G Monströses *Keloid* an der Plantar- und den Seitenflächen des Metatarsus, entstanden nach einer Beugesehnenverletzung durch Stacheldraht, Pferd.

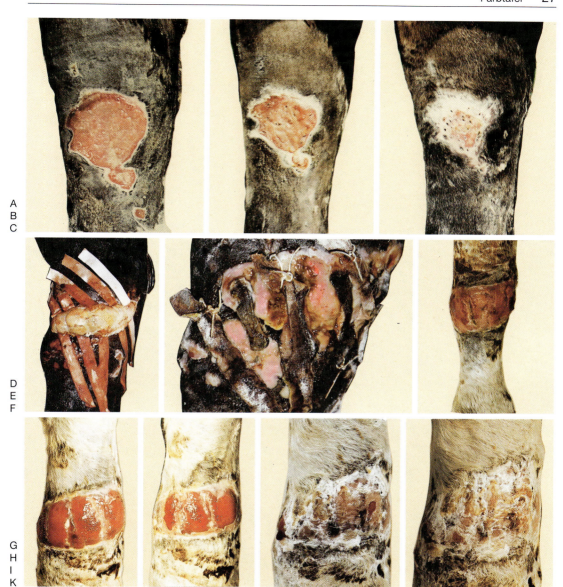

Tafel VII

A *Granulierende Wunde* am Metatarsus vor der *Hauttransplantation* nach Braun-Ammann, Pferd.

B Wunde der Abb. A 10 Tage nach der *Hauttransplantation;* die Implantate sind als helle Epithelflecke mit dunklen Pigmentflecken sichtbar, Pferd.

C Wunde der Abb. B *4 Wochen* nach der *Transplantation* in Heilung, Pferd.

D *Granulom* am Metatarsus mit *Tunnelplastik* nach *Obel,* 5 Hautstreifen implantiert, Pferd.

E Wunde der Abb. D 4 Tage post op., überstehendes *Granulationsgewebe* abgetragen, Implantate sichtbar.

F Wunde der Abb. D 13 Tage post op.

G Dieselbe Wunde 25 Tage post op., eingeheilte Implantate als helle Streifen sichtbar, die Epidermis ist abgestoßen.

H Dieselbe Wunde nach 36 Tagen.

J . . . nach 52 Tagen.

K . . . nach 60 Tagen, geheilt.

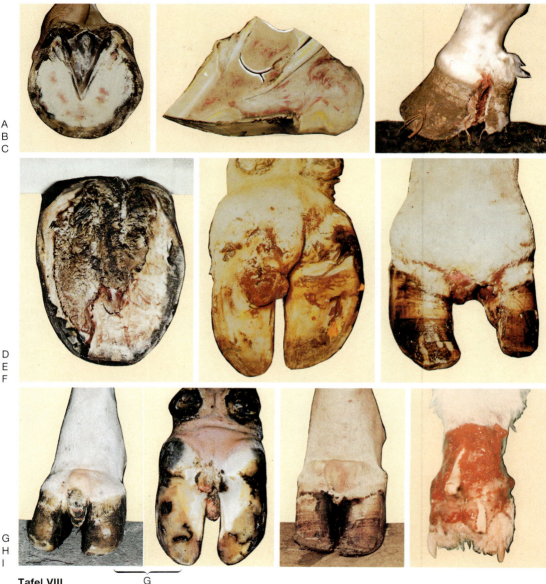

Tafel VIII

A *Eckstreben- und Sohlensteingallen,* Pododermatitis aseptica, Pferd.

B *Nageltritt* mit Perforation des Strahlpolsters, der Beugesehne und Verletzung des Strahlbeins; Phlegmone des Strahlpolsters, Nekrose der Sehne, Osteomyelitis suppurativa des Strahlbeins u. Bursitis podotrochlearis suppurativa, Sagittalschnitt eines Präparats.

C *Partieller Abriß* des *Hornschuhs* durch Hängenbleiben in Stacheldraht, Pferd.

D *Hufkrebs* des Strahls, der Sohle, Eckstreben und Seitenwand; die unterminierten Teile des Sohlenhorns sind abgetragen, Pferd.

E *Klauengeschwür* nach *Rusterholz* mit Wucherung von Granulationsgewebe, Kuh.

F *Panaritium articulare* ausgehend von einem *Zwischenklauen-Panaritium* mit subkoronärer, abszedierender Phlegmone, Kuh.

G *Tylom* des Zwischenklauenspalts bei einem Bullen mit Impotentia coeundi; von vorn (links), Sohlenfläche (rechts).

H Die Klaue der Abb. G nach der *Operation des Tyloms;* die Deckfähigkeit war wiederhergestellt.

I *Quetschwunde* der *Pfote* mit *ungedeckten Frakturen* der Zehenknochen, vor 10 Tagen durch Rolltreppe verursacht, Foxterrier.

trifft. Es entsteht ein *Ulcus corneae*. In günstigen Fällen wird die Infektion beherrscht, der fortschreitende Verlauf kommt zum Stillstand, die Infiltrationen werden resorbiert, und es verbleiben infolge Ausbildung eines reparatorischen Narbengewebes mehr oder weniger dichte Trübungen (Leukome).

Behandlung. Die *Prognose* ist zweifelhaft, vielfach kann zwar das Auge erhalten werden, aber das Sehvermögen geht verloren oder das Auge wird völlig zerstört. Die Behandlung besteht vornehmlich in der unverzüglichen Anwendung von antibiotisch wirkenden Chemotherapeutika, die konjunktival, subkonjunktival und auch parenteral zu applizieren sind, gegebenenfalls nach Erregernachweis und Resistenzbestimmung. Glukokortikoide sind kontraindiziert! Unterstützend wirken das gleichzeitige häufige Reinigen und Ausspülen des Konjunktivalsacks mit milden Desinfizienzien sowie die Anwendung von feuchtwarmen Kompressen. Die körpereigenen Abwehrkräfte können durch eine unspezifische Eiweißtherapie (Milchinjektionen, Eigenblut) angeregt werden. Atropin verhütet Synechien, lindert die Schmerzen und fördert die Resorption. Ist eine Keratozele entstanden oder droht eine Perforation des Geschwürsgrundes, die beim Hund nicht selten zu befürchten ist, so empfiehlt sich das Anlegen einer Bindehautplastik nach *Kuhnt*. Die Punktion der vorderen Augenkammer mit der Lanzettenkanüle nach *Amsler* ermöglicht es, den intraokulären Druck herabzusetzen und die Gefahr einer Perforation zu verringern, weiterhin durch die Neubildung von Kammerwasser körpereigene Abwehrstoffe in erhöhter Konzentration an den Krankheitsherd heranzubringen und außerdem ein wasserlösliches Antibiotikum zusätzlich zu injizieren (vgl. Ulcus corneae).

2. Ulcus corneae, Hornhautgeschwür. Das Hornhautgeschwür ist als ein meist etwa in der Hornhautmitte vorkommender *Substanzverlust* der Kornea mit fortschreitender *eitriger Einschmelzung* der Hornhautzellen *(eitrige Keratitis)* aufzufassen. Es entwickelt sich sehr schnell und breitet sich auch innerhalb kurzer Zeit nach der Tiefe zu aus. Am häufigsten findet man es als *symptomatisches* Geschwür bei der *Hundestaupe;* es entsteht hier als eine sekundäre Erscheinung. In ähnlicher Weise kommen symptomatische Hornhautgeschwüre vereinzelt beim *Diabetes* der Hunde, bei der *Influenza* der Pferde, beim *bösartigen Katarrhalfieber*, bei der *Baumwollsamenvergiftung* der Rinder und bei Mangel an Vitamin A *(Keratomalazie)* vor. Tiefgehende Geschwüre bilden sich ferner, wenn ätzende Chemikalienspritzer auf die Hornhaut gelangen. Außerdem können sich Geschwüre auf der Hornhaut im Anschluß der *Verletzung* der Kornea (Tafel III, Abb. B, S. 23) oder im Verlauf der *eitrigen Keratitis* und im Anschluß an *Hornhautabszesse* entwickeln, wie dies namentlich bei der enzootischen infektiösen Augenentzündung des Rindes beobachtet wird. Werden alle Hornhautschichten eingeschmolzen, so fließt das Kammerwasser aus, und es kann ein Vorfall der Iris oder der Linse eintreten (s. Abb. 30 und 31), oder die Linse legt sich der Hinterfläche der Kornea an, und der entzündliche Prozeß greift auf die Linsenkapsel über und führt zu einer Verdickung der Linsenkapsel. In anderen Fällen kommt es zu einer eitrigen Infektion des Bulbusinneren, zu einer Panophthalmitis.

Symptome. Bei einem Ulkus sind stets eine Lichtscheue und ein teilweiser oder totaler Lidschluß und eitrig-schleimiger Ausfluß aus dem Lidsack vorhanden. Meist besteht gleichzeitig eine Konjunktivitis. Je nach der Tiefe des Substanzverlustes sieht man an der Hornhaut nur eine oberflächliche Erosion in der Epithelschicht der Kornea oder eine mehr kraterförmige oder eine „wie mit dem Locheisen ausgeschlagene" Vertiefung, die meist eine rundliche oder mehr unregelmäßig längliche Form hat, getrübt ist und nekrotische Gewebstrümmer enthält. Die glatten Ränder sind gewöhnlich etwas verdickt, und in ihrer Umgebung ist die Hornhaut grauweißlich infiltriert und gleichzeitig durch Blutgefäße, die vom Limbusrand einsprossen, vaskularisiert und deshalb rot gefärbt (Abb. 32 u. Tafel III, Abb. B u. D, S. 23).

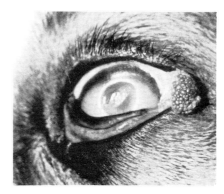

Abb. 32 *Ulcus corneae* und Tumor am lateralen Lidwinkel, Hund.

Sind die Geschwürsränder nicht glatt, sondern graugelblich infiltriert und uneben rauh, so ist mit einem Fortschreiten des Gewebszerfalls zu rechnen. Werden die Ränder wieder glatt und durchsichtiger, so tritt ein Stillstand der Nekrose ein, wir finden ein „gereinigtes Geschwür" vor. Wenn der Substanzverlust fast die ganze Dicke der Hornhaut umfaßt, dann bietet die resistente Descemetsche Membran noch einen Schutz vor einer vollständigen Perforation. Die Membran wölbt sich manchmal infolge des Druckes der Kammerflüssigkeit in dem Ulkus bläschenförmig nach außen vor *(Descemetozele, Keratozele)*. Ist die Perforation eingetreten, dann zeigt sich ein *Irisprolaps*, der an der Pigmentierung des im Ulkus befindlichen Gewebes zu erkennen ist. Ferner kann sich eine eitrige Entzündung der *Iris* anschließen mit einer eitrigen Exsudation in die vordere Augenkammer. Das gelbliche Exsudat sammelt sich in ihrem ventralen Teile an *(Hypopyon)*.

Abb. 32 zeigt ein Ulcus corneae bei einem Hund, der gleichzeitig am lateralen Lidwinkel ein breitgestielt aufsitzendes, höckeriges Papillom hat. Beim Lidschluß legte sich die höckerige Oberfläche des Tumors der Hornhaut an und verursachte hier die geschwürige Veränderung.

Nach der Abheilung bleibt oft eine Eindellung *(Hornhautfacette, Hornhautabschliff)* an der Ulkusstelle zurück, die sich aber allmählich ausfüllen kann. Die Hornhaut wird wieder spiegelnd glatt. Bei tiefergehenden Ulzera resultiert stets eine undurchsichtige Narbe, die weiß gefärbt ist *(Leukom)* oder zeitlebens dunkel pigmentiert bleibt (Tafel III, Abb. C u. E, S. 23).

Behandlung. Hornhautgeschwüre sind wie ältere Hornhautwunden zu behandeln. Nach Ausspülen des Lidsackes mit warmer physiologischer NaCl-Lösung werden Jodoformpuder oder 10proz. Jodoformsalbe im Wechsel mit antibiotischen oder Sulfonamid enthaltenden Augensalben verwendet. Bei einer drohenden Perforation (Keratozele) empfiehlt sich das Anlegen einer *Kuhnt*schen Bindehautplastik. Bei *Irisprolaps* muß die vorgefallene Regenbogenhaut reseziert werden. Nachbehandlung mit 1proz. Atropinlösung, um eine Verklebung von Iris und Kornea zu verhindern. Nach der Irisresektion wird die Heilung des Hornhautdefektes durch Überdecken mit einem Bindehautlappen gefördert. Damit werden gleichzeitig die vordere Augenkammer verschlossen und die Gefahr einer Panophthalmitis gemindert. Bei Keratomalazie Einträufeln von Vogan in den Lidsack und orale Gaben von Vogan, ferner Fütterung mit Vitamin A enthaltender Nahrung.

3. Keratoconjunctivitis infectiosa, infektiöse Augenentzündung des Rindes (Weidekeratitis)

Ein in Deutschland und anderwärts beobachtetes seuchenhaftes Auftreten einer ansteckenden Augenentzündung (Konjunktivitis und Keratitis) bei *Rindern* ist schon in früheren Jahren in verschiedenen deutschen Landesteilen (Preußen, Sachsen, Bayern) in größerer Verbreitung festgestellt worden. In besonders großer Ausdehnung herrscht die infektiöse Augenentzündung in Nordamerika, wo sie in allen Staaten verbreitet sein soll und von wo sie durch importierte Rinder nach Europa (Frankreich) eingeschleppt worden ist. Aber auch aus anderen Ländern (Jugoslawien, Rumänien, Rußland, Schweiz, Afrika, Asien) liegen Berichte über das gehäufte Auftreten vor. In Australien dürfte das enzootisch bei *Schafen* vorkommende „Pink eye" *(Murray-Jones)* dem in Nordamerika unter Kälbern beobachteten „Pink eye" *(Kinsley)* entsprechen. Unter ähnlichen klinischen Symptomen können auch Ziegen, Gemsen, Steinböcke und Rentiere erkranken. Man findet die Entzündung namentlich beim Weidevieh, besonders auf Genossenschaftsweiden, aber auch bei Stallrindern.

In Europa tritt sie gehäuft in den Monaten Mai/Juni und Juli/August auf und befällt vornehmlich solche Rinderbestände, die sich auf tiefer gelegenen, feuchten Weiden aufhalten. Es erkranken Tiere aller Altersstufen, häufiger aber jüngere Tiere. In Anbetracht einer Morbidität von 60 und mehr Prozent können die wirtschaftlichen Verluste sehr erheblich sein.

Die *Ätiologie* ist noch nicht völlig geklärt und vielleicht auch nicht einheitlich. Während nach neueren Untersuchungen einige Autoren beim Rind das hämophile Bakterium *Moraxella bovis* für den alleinigen Erreger ansehen, bezeichnen andere Autoren die Erkrankung als *Rickettsiose* und halten *Rickettsia (Ricolesia) conjunctivae bovis* mit oder ohne Sekundärinfektion durch *Moraxella bovis* für den Erreger. Ob beim Schaf, bei der Ziege und beim Steinbock dieselben Erreger ursächlich in Frage kommen, ist noch nicht geklärt.

Von *Wagener, Krüger* und *Köhler* ist durch experimentelle Untersuchungen festgestellt worden, daß eine dem *„Pink eye"* ähnelnde *Keratokonjunktivitis* bei Hunden und Katzen nach Berührung bzw. oraler Aufnahme mit einem *Holzschutzmittel* auftreten kann. *Klingler* wies als Erreger der Keratokonjunktivitis bei *Gemsen* (Gemsblindheit) in der Schweiz atypische Bruzellen nach. Gleichzeitig besteht auch an der Haut eine Hyperkeratose, wie sie in den USA bei der *„X-Disease"* bei Rindern beobachtet worden ist. Die Erkrankung wird nach den genannten Untersuchern durch eine *A-Avitaminose* bedingt, die durch die Schadwirkung von bestimmten Industrieprodukten ausgelöst werden kann.

Die Übertragung erfolgt von Tier zu Tier. Das hochinfektiöse Konjunktivalsekret wird entweder als Tröpfcheninfektion unmittelbar von Tier zu Tier übertragen oder gelangt mittelbar auf dem Wege über Gegenstände, mit denen die Tiere in Berührung kommen, auf andere Tiere. Außerdem sind auch Fliegen (Musca domestica, Stomoxys calcitrans) sehr häufig an der Übertragung beteiligt.

Für das Haften des Erregers und das Angehen einer Infektion ist weiterhin der Zustand der Lidbinde- und Hornhaut nicht ohne Bedeutung. Schwächende Belastungsfaktoren verschiedener Art wirken als Hilfsursachen mit und begünstigen die Häufigkeit des Befalls und die Schwere der Krankheitserscheinungen. Die Inkubationszeit liegt zwischen 2 Tagen und 3 Wochen und hängt vor allem von der Außentemperatur sowie der Ausgangslage des Tieres ab.

Symptome. Die Krankheit beginnt mit ein- oder beiderseitiger *Konjunktivitis* (starker Tränenfluß und Lichtscheue), an die sich bald eine *Keratitis* mit milchiger Hornhauttrübung anschließt. in leichten Fällen tritt nach 3–6 Wochen Heilung ein. Häufig kommt es jedoch zu *Hornhautgeschwüren*, Leukombildung, Korneaperforation, eitriger Panophthalmitis und *Erblindung* (Tafel III, Abb. F, S. 23). Die Tiere verlieren auf der Weide die Orientierung, stürzen, rennen an, u. U. ertrinken sie.

Die *Prognose* ist zweifelhaft. In Nordamerika sollen bis 80 Prozent der erkrankten Rinder erblinden.

Die *Behandlung* besteht in der Anwendung antibiotisch wirkender Augenwässer und Augensalben (Tetrazyklin, Chloromyzetin, Penizillin, Streptomyzin), Abtrennung der Kranken, Aufstallung, Quarantäne der neueingestellten Rinder und Stalldesinfektionen.

Leukoma corneae binoculare hereditarium, erbliche Hornhauttrübung. *Rosenberger* (1955) beschreibt eine bei Kälbern beobachtete diffuse milchige Trübung der Kornea. Nach seinen Untersuchungen ist diese Erkrankung schon bei der Geburt vorhanden oder tritt einige Wochen später auf. Entzündungserscheinungen oder andere Veränderungen fehlen. Mittels Infrarotphotographie ist die Pupillenreaktion nachzuweisen. Das Sehvermögen ist stark herabgesetzt; die Tiere können sich am Tage noch, ohne an Hindernissen anzustoßen, bewegen, während sie sich in der Dämmerung wie Blinde verhalten. Da dieses Leiden nur bei Nachkommen bestimmter Blutlinien auftrat, sieht *Rosenberger* es als eine erbbedingte Mißbildung an, die durch rezessive Anlagen vererbt wird. Bei der histologischen Untersuchung waren alle Teile der Kornea normal. Ihr Epithel, Endothel und ihre Descemetsche Membran zeigten ebenfalls keine Veränderungen, dagegen war in der Propria (Parenchym) ein *Ödem* mit Auflockerung und Auseinanderweichen der Faserbündel und Flüssigkeitsansammlungen nachzuweisen *(Cohrs). Weber* (1960) hat dieselbe Erkrankung in der Schweiz festgestellt.

Eine Behandlung ist nicht möglich, da die Trübung irreversibel ist und sich therapeutisch nicht beeinflussen läßt. Mit diesem Erbfehler behaftete Vatertiere sind von der Zucht auszuschließen, um die selten vorkommende Erkrankung der Kornea zu verhüten.

4. Hornhauttrübung, Leukom

Als Hornhauttrübungen *(Hornhautflecken, Leukome)* werden verschiedenfarbige, meist weißliche, seltener schwärzliche *Einlagerungen* im Parenchym der Hornhaut bezeichnet, die meist als die Residuen einer abgelaufenen Entzündung, Verletzung oder Geschwürsbildung *(Narben)* anzusehen sind. Sie können auch angeboren sein. Im Gegensatz zu den bei der akuten Keratitis auftretenden Hornhauttrübungen sind die Leukome von Entzündungserscheinungen (Lichtscheue, Augenausfluß, Vaskularisation) nicht begleitet (Abb. 33). Dunkle, braune und schwarze Trübungen der Hornhaut werden durch *Pigmentierung* (Blutpigment nach Keratitis pannosa, Irispigment) und auch durch unbekannte Ätiologie bedingt. Je nach Sitz, Größe und Farbe haben die

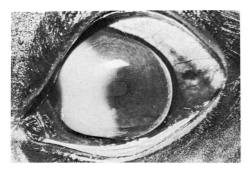

Abb. 33 *Traumatisches Leukom* der nasalen Korneahälfte, angeborene sichelförmige Trübung am lateralen Rand der Kornea, Pferd.

Hornhauttrübungen verschiedene Benennungen erhalten (Macula, Nubecula, Nebelflecke, Wölkchen, Kreideflecke). Als *Leukoma adhaerens* bezeichnet man die gleichzeitige Verwachsung eines Teils der Iris mit der weißen Narbe. Der Grad der dadurch bedingten Sehstörung hängt von ihrer Ausdehnung und ihrer Lage zur Pupille ab.

Beim *Pferd* ist die genaue Unterscheidung der verschiedenen Formen der Hornhauttrübung, ob angeboren oder erworben, insofern von klinischer Bedeutung, als eine differentialdiagnostische Abgrenzung gegenüber der periodischen Augenentzündung (p. A.) unerläßlich ist.

Zu den *angeborenen* Hornhauttrübungen gehören die Melanosis corneae congenita, die Bändertrübung und die sichelförmige Trübung. Die angeborenen Hornhautflecken (Melanosis) sind meist im Epithel, seltener im Mesenchym oder im Endothel lokalisiert; sie sind frei von jeglichen gleichzeitigen, begleitenden grauen Trübungen. Die Bändertrübungen ziehen als etwa 1 bis 1,5 Millimeter breite, doppelt konturierte, zartgraue Streifen quer über die Hornhaut hinweg (s. Tafel I, Abb. C, S. 21). Sie sind an der Innenfläche der Kornea lokalisiert und beruhen auf einer angeborenen, scharf umschriebenen Verdünnung der Descemetschen Membran, bei der entzündliche Veränderungen oder Residuen einer solchen fehlen. Die sichelförmige Trübung läßt sich am lateralen und medialen Rand der Kornea in mehr oder weniger ausgeprägter Form bei fast allen Pferden feststellen (s. Abb. 2, 33, 45, 52, 53 u. 56). Der nach oben und unten sichelförmig spitz auslaufende, schmale, grauweiße Saum ist ebenfalls an der Innenfläche der Kornea lokalisiert und kommt durch die Anheftung der Irisfortsätze an der Descemetschen Membran zustande, während

an den klaren Teilen der Kornea die Irisfortsätze noch im Gebiet der Sklera ansetzen *(Heusser, 1921)*.

Die *erworbenen* Hornhauttrübugen beruhen entweder auf früheren traumatischen Einwirkungen oder stellen Residuen der p. A. dar oder haben eine anderweitige Ätiologie, wie Phthisis bulbi, Glaukom o. a. Am häufigsten sind die traumatisch bedingten Trübungen, gekennzeichnet durch unregelmäßige Lokalisierung, variierende Form und Dichte sowie durch Entzündungsmerkmale und ihre Folgezustände, in die auch Pigment eingelagert sein kann. Die Hornhauttrübungen der p. A. dürfen nur in Verbindung mit den irreversiblen Folgezuständen dieser Erkrankung an Iris, Pupille, Ziliarkörper und Linse als solche diagnostiziert werden.

Behandlung. *Angeborene* Hornhauttrübungen bedürfen keiner Behandlung, sie sind *unheilbar*. Auch *alte erworbene Leukome sind unheilbar.* Bestehen sie noch nicht zu lange, so können über längere Zeit fortgesetzte Behandlungen mit 1proz. gelber Präzipitatsalbe oder durch Einstäuben von reduziertem *Kalomel* (Rp. Hydrargyri chlorati vapore parati, Sacchari lactis āā 5,0; M.f.pulv., D.S. Augenpulver), Punktieren mit dem Höllensteinstift (Nachspülen mit physiol. Kochsalzlösung) noch Aufhellungen zustande bringen. Leukome, die erst seit kurzer Zeit bestehen, lassen sich durch eine *Glukokortikoid*behandlung (Salben oder subkonjunktivale Injektion; vgl. S. 19) erfolgreich beeinflussen.

5. Andere Krankheiten der Kornea

Keratozele. *Hervorwölbung* der *Descemet*schen Membran aus dem Grunde eines Hornhautgeschwürs oder einer tiefen Hornhautwunde, weil die Descemetsche Membran dem intraokulären Druck nicht mehr standhält. Der Zustand findet sich am häufigsten im Verlauf der Hornhautgeschwüre bei der Staupe des Hundes.

Irisstaphylom. Eine *Wucherung* der durch die perforierte Hornhaut *vorgefallenen Iris*. Sehr häufig bei Hornhautgeschwüren im Verlauf der Staupe und nach Verletzungen der Hornhaut. Operative *Behandlung* (Irisresektion) möglichst früh, damit die vorgefallene Iris sich nicht infiziert und die Eiterung nicht auf das Innere des Bulbus übergreift. Überdecken des Hornhautdefektes mit einer Bindehautschürze, vgl. S. 15.

C. Krankheiten der Kornea 33

Hornhautstaphylom. Eine partielle oder totale *Ausbuchtung* der nach Verwundung oder Ulzeration *narbig* veränderten, getrübten Hornhaut *(Narbenektasie, Narbenstaphylom)*. Der Gegensatz bildet die partielle oder totale *Abflachung* der Hornhaut *(Hornhautfacette, Aplanatio corneae)*. Behandlung besteht im operativen Entfernen des Staphyloms mit anschließender Naht der Kornea oder mit Anlegen einer Bindehautschürze (Bindehautplastik nach *Kuhnt*) zum Verschluß der Perforationsöffnung. Unter Umständen ist die Exstirpation des Bulbus erforderlich.

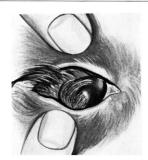

Abb. 35 *Dermoid der Konjunktiva und der Kornea*, Hund.

Keratokonus. *Kegelförmige Hervorwölbung der normalen*, ungetrübten Hornhaut *(Staphyloma pellucidum)*. Die Ursache ist eine Nachgiebigkeit der mittleren Hornhautpartie unter Einwirkung des intraokulären Druckes. Die *gleichmäßige* Ausdehnung der normalen Hornhaut in allen Durchmessern beim Buphthalmus (Hydrophthalmus) heißt *Keratoglobus*. Unter *Keratektasie* ist eine unregelmäßig gestaltete Ausdehnung der Hornhaut nach Ulzerationen usw. zu verstehen (Abb. 34), bei der stets eine narbige Trübung der ausgebuchteten Hornhaut vorhanden ist.

Xerosis corneae. Durch *Austrocknung* entstandene *Epithelnekrose* der Hornhaut (Staupe, Trigeminuslähmung, Fazialislähmung, Ektropium, Lagophthalmus, Exophthalmus). Durch *Verhornung* des Korneaepithels bei *Vitamin-A-Mangel*.

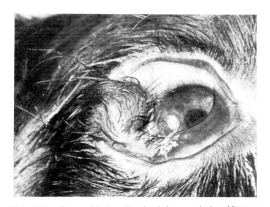

Abb. 36 *Dermoid der Konjunktiva und der Kornea*, Hund.

Korneadermoid. Angeborene *behaarte Kutisbildung* in der Konjunktiva bzw. auf der Kornea bei Kälbern, Hunden, Fohlen, Schweinen und Schafen, meist im äußeren Augenwinkel (Abb. 35, 36, 37). Die *Behandlung* ist operativ. In Lokal- oder Allgemeinanästhesie wird das Dermoid von der

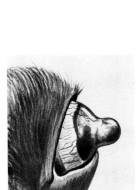

Abb. 34 *Keratektasie*, Bulldogge.

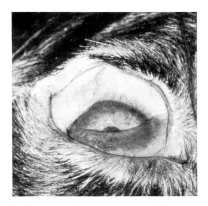

Abb. 37 Fall der Abb. 36 geheilt, 12 Tage nach der Operation.

I. Augenkrankheiten

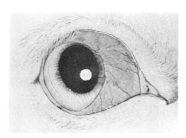

Abb. 38 *Pterygium congenitum*, Kaninchen.

Kornea bzw. aus der angrenzenden Konjunktiva mit der Augenlanzette oder mit einem schmalen Skalpell abgetragen bzw. exzidiert. Dabei ist darauf zu achten, daß auch die in die Tiefe reichenden Haarfollikel entfernt werden. Gegebenenfalls müssen diese mit dem Elektrokauter zerstört werden, um ein Nachwachsen einzelner Haare und die damit verbundenen Reizerscheinungen zu verhüten. (Cave perforationem!) Nachbehandlung mit einer ein Antibiotikum oder Sulfonamid enthaltenden Augensalbe.

Pterygium. *Angeborene* keilförmige Fortsetzung der *Konjunktiva* auf die Vorderfläche der Kornea (sog. Flügelfell; Abb. 38) oder im Anschluß an abgeheilte Korneageschwüre *erworbene Pannusbildung* (Narbenpterygium) oder zipfelförmige Verwachsung einer Bindehautfalte mit der Hornhaut nach Bindehautplastik (Pseudopterygium; Abb. 39). *Behandlung* ist operativ wie beim Korneadermoid, desgleichen die Nachbehandlung.

Perikorneale Injektion. Starke Füllung der *episkleralen Gefäße* in Form eines roten, skleralen Gefäßringes um die Kornea herum; Symptom der Keratitis profunda, Iritis und Zyklitis (nicht zu verwechseln mit Keratitis pannosa!).

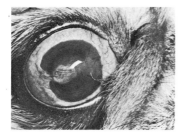

Abb. 39 *Pseudopterygium* nach Bindehautplastik bei Ulcus corneae, Pekinese.

D. Krankheiten der Iris

Die Iris ist der vordere Teil der Gefäßhaut, der *Uvea* oder *Tunica vasculosa oculi*. Diese zwischen der Tunica fibrosa und Tunica nervosa gelegene Hülle des Bulbus besteht aus der Regenbogenhaut (Iris), dem Ziliarkörper (Corpus ciliare) und der Aderhaut (Chorioidea). Der Uvea ist in ihrer gesamten Ausdehnung mit einer dichten Pigmentierung und einem vielgestaltigen und reichhaltigen Gefäßnetz ausgestattet, das der Ernährung des Bulbus dient. Iris und Ziliarkörper, die man als Uvea anterior zusammenfaßt, haben die motorischen Funktionen der Pupillenbewegung und Akkomodationstätigkeit zu erfüllen und die Augenflüssigkeit (Kammerwasser, Humor aquosus) zu erzeugen, während die Chorioidea als Uvea posterior vornehmlich dem Stoffwechsel der Retina dient. Die aus dem gleichen Keimblatt entstandenen, anatomisch sehr dicht aneinandergefügten und ineinander übergehenden Teile der Uvea antworten auf Schädigungen verschiedener Art mit sehr ähnlichen entzündlichen Reaktionen. Sie können entprechend ihrer Lokalisation als Iritis, Zyklitis oder Chorioiditis für sich allein vorkommen. Häufiger jedoch treten sie wegen der zwei an der Uvea vorhandenen Gefäßsysteme Aa. ciliares anteriores und Aa. ciliares posteriores als Iridozyklitis (Uveïtis anterior) und Chorioiditis (Uveïtis posterior) oder bei Mitbeteiligung aller drei Anteile der Uvea als Iridozyklochorioiditis auf (Panuveïtis, Endophthalmitis).

Eine klare *klinische* Unterscheidung ist deshalb vielfach nicht möglich, zumal Ziliarkörper und Chorioidea der ophthalmoskopischen Untersuchungen schwer zugänglich sind.

1. Die Entzündung der Iris, Iritis

Einteilung. Nach dem anatomischen Charakter, den Ursachen, der Ausdehnung und dem Verlauf gibt es verschiedene *Formen* der Iritis:

1. Nach der *anatomischen* Beschaffenheit des entzündlichen Exsudates bzw. der pathologisch-anatomischen Veränderungen unterscheidet man eine *seröse, fibrinöse, eitrige, hämorrhagische* und *adhäsive Iritis*.

2. Nach den Ursachen unterscheidet man eine *traumatische* (idiopathische) und *symptomatische, allergische* oder *spezifische Iritis* (Brustseuche, Druse, Fohlenlähme, Malleüs, Petechialfieber, Pyämie, infektiöse Anämie, respiratorische Virusinfektionen [Influenza], periodische Augen-

entzündung beim *Pferde;* Maul- und Klauenseuche, bösartiges Katarrhalfieber beim *Rind* und Omphalophlebitis [Koli-Septikämie] beim *Kalb;* Leptospirose beim *Schwein;* Staupe, Hepatitis contagiosa, Mykosen, Leptospirose beim *Hund;* infektiöse Laryngotracheitis, Toxoplasmose, Hämobartonellose bei der *Katze).*

3. Nach der *Ausdehnung* und dem *Verlauf* spricht man von einer *Iritis simplex, Iridozyklitis, Iridozyklochorioiditis* (periodische Augenentzündung), *Iritis anterior* und *posterior, acuta* und *chronica.*

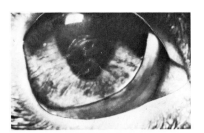

Abb. 40 *Iritis fibrinosa,* Katze.

Symptome. Die wichtigste Erscheinung der Iritis bildet das *Exsudat in der vorderen Augenkammer.* Die *fibrinöse* Iritis ist durch ein graugelbes, flockiges Exsudat gekennzeichnet (Abb. 40), das bei gleichzeitig hämorrhagischem Charakter der Entzündung eine rote Farbe zeigt (periodische Augenentzündung, Brustseuche). Bei der *eitrigen* Iritis (Traumen, Pyämie) ist das am Boden der vorderen Augenkammer angesammelte Irisexsudat gelbgrün *(Hypopyon).* Die *seröse* Iritis ist durch Umfangsvermehrung des Bulbus (Hydrophthalmus), die *tuberkulöse* durch hirsekorngroße, graugelbe Knötchen in der Iris gekennzeichnet.

Die *Iris* und die *Pupille* zeigen ebenfalls charakteristische Veränderungen. Bei der *akuten* Iritis findet man Schwellung, Verfärbung, Gefäßinjektion und entzündlichen Belag bei gleichzeitiger Pupillenverengerung (Miosis) und Pupillenträgheit bzw. Unbeweglichkeit der Pupille. Bei der *chronischen adhäsiven* Iritis (periodischen Augenentzündung) ist die *Iris mit der Vorderfläche der Linse verwachsen* (sogenannte hintere Synechie). Die *Pupille* ist daher dauernd *verengt,* oft auch gleichzeitig verzerrt und von *unregelmäßiger Form.* Der Pupillarrand der Iris ist *zerrissen und zerfranst,* und es ist häufig *Irispigment in Form von braunen oder schwarzen Punkten, Flecken* (hintere Synechie, Abb. 41) *und Fäden,* die sehr zart sein können, von der Iris abgelöst und mit der vorderen Linsenkapsel verwachsen. Bei der traumatischen Iritis kommt es häufig zur Verwachsung der Iris mit der Kornea (sog. vordere Synechie). Beim Sekundärglaukom wird nach *Überreiter* die Iris durch das Kammerwasser buckelartig vorgetrieben, so daß eine *Napfkucheniris* entsteht (Tafel III, Abb. L, S. 23).

An den äußeren Teilen des Auges fallen bei der akuten Iritis *starke Lichtscheue, Tränenfluß,* manchmal auch Trübungen der Kornea in ihren Randbezirken und eine *starke Füllung der episkleralen Gefäße* auf (perikorneale ziliare Injektion).

– Der *Verlauf* der Iritis ist teils *akut* (Resorption der Exsudate oder eitrige Endophthalmitis bzw. Panophthalmitis), teils chronisch (Synechie).

Behandlung. Das Hauptmittel bei der Behandlung der Iritis ist das *Atropin.* Es erweitert die Pupille, löst und verhütet die Verklebung der Iris mit der Linsenkapsel. Außerdem fördert das Atropin die Resorption des Exsudates in der vorderen Augenkammer. *Das Atropin muß jedoch in starker,* ½–1proz. *Lösung verschrieben und öfters instilliert werden* (Rp. Atropini sulfurici 0,05 bzw. 0,1; Aquae dest. ad 10,0; M. D. in vitro nigro. S. Augentropfen). Ähnlich wirkt das *Eumydrin* und das *Skopolamin* 0,2–0,5proz. Ferner ist eine Behandlung mit *Glukokortikoid*präparaten und mit intramuskulären Injektionen von Milch angezeigt – vgl. S. 19 –, die bei akuter Iritis schnelle Heilungen erzielen läßt. Beim Vorliegen einer symptomatischen Uveïtis anterior im Gefolge von Infektionskrankheiten, besonders bei pyogenen Infektionen, sind antibiotisch wirkende Chemotherapeutika lokal und parenteral zu applizieren. Außerdem kann die Resorption des Exsudates durch feuchtwarme Umschläge gefördert werden. Weiterhin empfehlen sich die Ruhigstellung des Auges durch Verband oder Augenkappe

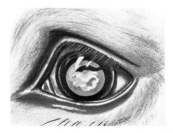

Abb. 41 *Hintere Synechie* in Form eines länglichen Fleckes, Totalstar. Bildung eines sog. „dritten Augenwinkels", Pferd.

und das Fernhalten äußerer optischer und akustischer Reize durch Isolierung des Patienten und Unterbringung in einem abgedunkelten Raum.

2. Andere Krankheitszustände der Iris

Aniridie. Von *Eriksson* sind 65 Pferde mit beidseitigem, angeborenem, vollständigem *Fehlen* der Iris festgestellt worden. Etwa 2 Monate nach der Geburt setzt in der Linse Starbildung ein, wodurch das Sehvermögen stark beeinträchtigt wird. Die 65 Pferde stammten sämtlich von einem Hengst, der selbst mit dieser Anomalie behaftet war. Bei den Müttern wurde die Erkrankung nicht beobachtet. Demnach handelt es sich um eine dominant vererbte Mißbildung. – Der angeborene Mangel der Iris wird auch als *Irideremie* bezeichnet.

Iriskolobom. *Angeborene Spaltbildung* der Iris in Form von rundlichen oder schlitzförmigen Defekten in derselben (gewissermaßen mehrfache Pupillenbildung oder Polykorie; Abb. 42). Bei Hunden künstliche Kolobombildung bei Iridektomie.

Nicht selten sind auch die angeborenen Pigmentdefekte (Albinismus, Leukosis, Glasauge, Birkauge) zu beobachten (Abb. 43, 44).

Zysten der Iris. Sie werden nach *Szutter* in 4,4 Prozent bei volljährigen *Pferden* an der hinteren, seltener an der Vorderfläche (Abb. 45, 46) festgestellt. Auch beim *Hund* kommen Iriszysten vor, die entweder dem Pupillarrand der Iris fest anhaften oder sich später auch von diesem lösen und dann als freie Iriszysten in der Vorderkammer schwimmen und ihre Lage verändern können. Die histologische Untersuchung der Zystenwand läßt darauf schließen, daß diese vom pigmentierten Epithel des retinalen Anteils der Iris ausgehen (*Roberts*, 1959; *Teichert*, 1963). Die an der Hinterfläche der Iris befindlichen Zysten werden erst nach einer diagnostischen Mydriasis sichtbar. *Behandlung* ist operativ.

Tumoren der Iris. Sie kommen selten vor. Sie sind als unterschiedlich große, höckrige, braunrötliche oder fleischfarbene Gebilde zu erkennen, die große Teile der Iris erfassen können und die

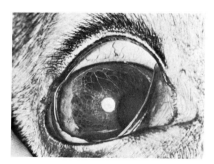

Abb. 42 *Iriskolobom* in Form von schlitzförmigen Defekten, Hund.

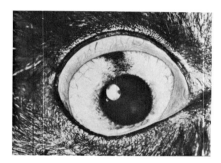

Abb. 44 *Pigmentdefekt der Iris,* Albinismus iridis ext., Hund.

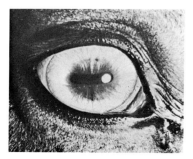

Abb. 43 *Pigmentdefekt der Iris,* Albinismus iridis ext., Glasäugigkeit, Birkauge, Pferd.

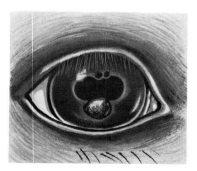

Abb. 45 *Zyste* an der *Vorderfläche* der Iris, Pferd.

D. Krankheiten der Iris

vordere Augenkammer fast völlig ausfüllen (Abb. 47). Die *Behandlung* ist rein operativ und dürfte wohl meist die Exstirpation des Bulbus indizieren.

Iridodonesis. Flottierende, wellenförmige Bewegung der Iris nach Luxation oder Extraktion der Linse (Iris tremulans).

Synechie. Man versteht darunter die Verwachsung der Iris mit der Hornhaut *(vordere Synechie)* oder mit der Linse *(hintere Synechie)* (s. Abb. 41). Die Synechien werden zuweilen nur durch zarte, feine Stränge gebildet, gewöhnlich sind sie aber mehr oder weniger ausgedehnt (s. Abb. 41). Durch Mydriatika wieder gelöste Verklebungen der Iris oder zerrissene Synechien hinterlassen meist *Pigmentflecke* auf der Hinterfläche der Hornhaut oder auf der Vorderfläche der Linse (falscher grauer Star). Den vollständigen Verschluß der Pupille durch Verwachsungen der Pupillarränder untereinander oder durch ausgedehnte hintere Synechie nennt man *Pupillarverschluß (Occlusio pupillae, Seclusio pupillae),* den unvollständigen Verschluß dieser Art *Pupillarsperre.*

Hyperplasie der Traubenkörner. Die Traubenkörner zeigen bei Pferden nicht selten geschwulstartige Hyperplasien und können dann Scheuen der Tiere bedingen. Die *Behandlung* besteht in operativer Entfernung der Traubenkörner, sofern sie Sehstörungen verursachen. Abb. 48 zeigt ein derart vergrößertes Traubenkorn, das die Pupille überspannt.

Membrana pupillaris persistens. *Reste der fetalen Pupillarmembran* in Form von weißlichen oder schwach pigmentierten Fäden und Strängen, die von der Vorderfläche der Linsenkapsel nach der Vorderfläche der Iris oder von einem Pupillarrand zum anderen ziehen oder nach den Feststellungen *Überreiters* mit der Spaltlampe auch von der Iris nach der Hornhauthinterfläche verlaufen, zuweilen auch mit dem freien Ende in der vorderen Augenkammer flottieren (nicht mit periodischer Augenentzündung und Iritis verwechseln!) (Abb. 49). Gleichzeitig liegt manchmal eine angeborene Katarakt vor. Als *Behandlung* käme in geeigneten Fällen die operative Entfernung der flottierenden Membran in Frage.

Miosis. Eine *Verengerung der Pupille* (Miosis) beobachtet man außer bei akuter und chronischer *Iritis* auch als Reflexerscheinung bei anderen *schmerzhaften Augenentzündungen* (Keratitis, Zyklitis, Chorioiditis, Retinitis) oder bei *Meningi-*

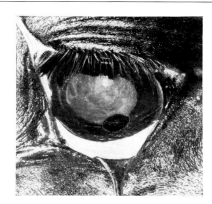

Abb. 46 *Zyste* an der *Hinterfläche* der Iris, den Pupillarrand überragend und flottierend. (Verursachte Scheuen des Pferdes.) Durch Operation geheilt.

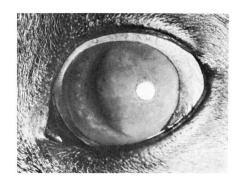

Abb. 47 *Sarkom der Iris*, Hund.

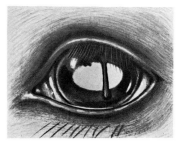

Abb. 48 *Hyperplasie* eines *Traubenkornes,* die Pupille überspannend, Totalstar, Pferd.

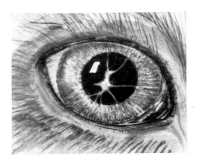

Abb. 49 *Membrana pupillaris persistens,* Hund (nach Zeichnung von E. *Mayer*).

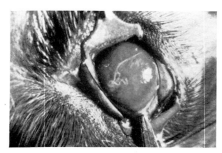

Abb. 50 *Dirofilaria immitis* in der vorderen Augenkammer, 4jähriger Setter *(Schnelle* und *Jones).*

tis spinalis (der Dilatator pupillae entspringt aus dem ersten Dorsalsegment des Rückenmarks). Sie läßt sich ferner künstlich durch *grelles Licht* (Reflex von der Retina) und durch miotisch wirkende *Arzneimittel (Eserin, Pilokarpin, Arekolin)* herbeiführen, die durch Reizung des Nervus oculomotorius eine Kontraktion des Schließmuskels der Pupille (Sphincter pupillae) bedingen; Atropin beseitigt dies.

Mydriasis. Eine *Erweiterung der Pupille* (Mydriasis) findet physiologisch im Dunkeln statt. Ihre pathologischen Ursachen sind namentlich Lähmungszustände der Sehnerven und der Retina *(Amaurosis)* oder des Okulomotorius (Vergiftungen, Infektionskrankheiten, Gehirnleiden). Mydriatisch wirkende *Arzneimittel* sind *Atropin, Skopolamin, Eumydrin;* sie lähmen den Nervus oculomotorius und damit den Sphincter pupillae. Für die *diagnostische* Pupillenerweiterung eignen sich besonders die kurzzeitig wirkenden *Mydriatika* Mydriaticum-Roche (Hoffmann-La Roche), 0,5–1proz. Tropicamid (Alcon), 2,5proz. Mydrial-Augentropfen (Dr. Winzer), 1–2proz. Homatropin u. ä. Ihre Wirkung ist nach 2 bis 6 Stunden abgeklungen.

Blutung in die vordere Augenkammer. Entweder *traumatischen* Ursprungs (Verletzung, Parasiten) oder Symptom einer hämorrhagischen *Entzündung* (periodische Augenentzündung) oder Folge einer sog. hämorrhagischen *Diathese* (Petechialfieber beim Pferd, Leukose beim Hund). Die *Behandlung* besteht in Verabreichung innerlicher Resorbentien und Abführmittel.

Parasiten in der vorderen Augenkammer. Die bei Hunden vorkommende *Dirofilaria immitis,* deren Mikrofilarien (Larven) massenhaft im Blut kreisen, findet sich gelegentlich in Zysten im subkutanen Gewebe, selten auch in der vorderen Augenkammer. Abb. 50 zeigt einen solchen von *Schnelle* und *Jones* beschriebenen Fall.

E. Krankheiten des Ziliarkörpers und der Chorioidea

1. Die Entzündung des Ziliarkörpers, Cyclitis

Begriff und Symptome. Der zwischen Iris und Chorioidea gelagerte Ziliarkörper (Strahlenkranz, Faltenkranz) erkrankt entzündlich entweder primär nach Verletzungen am Übergang der Kornea in die Sklera *(traumatische eitrige Zyklitis)* oder sekundär im Anschluß an Iritis und Chorioiditis, namentlich im Verlauf der periodischen Augenentzündung *(symptomatische Zyklitis).* Die Erkennung der Zyklitis ist wegen der verborgenen Lage des Ziliarkörpers schwierig. Sie ist durch hochgradige *Schmerzhaftigkeit* und *Lichtscheue* (Reizung des Ziliarmuskels), starke *episklerale Gefäßinjektion* (Anastomosierung der konjunktivalen perikornealen Gefäße mit den Ziliararterien) oder zuweilen auch durch eine *Vorwölbung der Iris* am Ziliarrande (zyklitisches Exsudat in der hinteren Augenkammer) charakterisiert. Diese Erscheinungen sind namentlich dann für die Zyklitis von pathognostischer Bedeutung, wenn eine Iritis nicht nachweisbar ist. Außerdem führt die Zyklitis später häufig zur diffusen *Trübung* und zur *Luxation der Linse* (gestörte Ernährung von seiten des Ziliarkörpers), *zu Glaskörpertrübungen* (eingedrungene Exsudatmassen) und *zyklitischen Schwarten,* zu totaler *hinterer Synechie* und zur *Atrophie* des Bulbus.

Behandlung. Die Behandlung besteht in Verwendung von *Glukokortikoid*präparaten und in der *Atropinisierung* des Auges (Entspannung des Ziliarmuskels). Die Behandlung entspricht im allgemeinen der der Iritis.

2. Die Entzündung der Chorioidea, Chorioiditis

Ursachen und Formen. Die Entzündung der Chorioidea (Aderhaut) entwickelt sich meist im Anschluß oder gemeinsam mit einer Iritis und Zyklitis. Am häufigsten und wichtigsten ist die *symptomatische*, im Verlauf der *periodischen Augenentzündung* des Pferdes, Brustseuche, Influenza, Hundestaupe, des bösartigen Katarrhalfiebers auftretende Chorioiditis. Außerdem kommt eine *traumatische* und eine *eitrige* Chorioiditis bei der eitrigen Panophthalmitis, eine *metastatische* im Verlauf der Pyämie und *Druse* und eine *spezifische* Chorioiditis bei der *Tuberkulose* vor.

Je nach dem anatomischen Charakter der Entzündung kann man eine *nichteitrige* (exsudative) und *eitrige* Chorioiditis unterscheiden. Bei der periodischen Augenentzündung handelt es sich im wesentlichen um eine sero-fibrinöse und hämorrhagische, bei der Pyämie und traumatischen Panophthalmitis um eine eitrige Chorioiditis. Ferner unterscheidet man eine herdförmig umschriebene, einfache oder mehrfache *(Chorioiditis disseminata)* und einen *diffuse* Chorioiditis. Man spricht endlich, je nach der Ausbreitung, von einer *Zyklochorioiditis*, *Iridozyklochorioiditis* (periodische Augenentzündung) und *Chorioretinitis*.

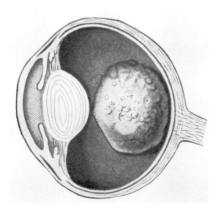

Abb. 51 *Abszeß* der *Chorioidea* infolge eitriger Chorioditis, Pferd.

Symptome. Neben einer starken Injektion der episkleralen Gefäße findet man als Symptome der *nichteitrigen* Chorioiditis bei der Untersuchung mit dem Augenspiegel höhere *Rötung, hämorrhagische* Stellen oder fleckige *Trübungen* in der *Chorioidea, Trübung* des *Glaskörpers* (Exsudate, Ernährungsstörungen), Verflüssigung des Glaskörpers, *Atrophie* des Bulbus oder zuweilen eine *Netzhautablösung*. Die *eitrige* Chorioiditis führt dagegen in der Regel zur *eitrigen Panophthalmitis* und schließlich zur *Phthisis bulbi*. In seltenen Fällen kann sich die eitrige Chorioiditis auch abkapseln und einen *Abszeß* der Chorioidea bilden (Abb. 51).

Behandlung. Die Behandlung der nichteitrigen Chorioiditis besteht in der Anwendung von *Glukokortikoid*präparaten und von *Atropin* oder *Eumydrin* (vgl. S. 35). Die Behandlung der eitrigen Erkrankung ist die der eitrigen Panophthalmitis.

3. Die periodische Augenentzündung

Begriff. Die *periodische Augenentzündung* (p.A.) ist ein für *Equiden spezifischer, nichteitriger Entzündungszustand*, der unter dem klinischen Bilde einer *Iridozyklochorioiditis* verläuft und häufig rezidivierend beobachtet wird. Als *Synonyma* sind im Gebrauch „Mondblindheit", „Rezidivierende Uveïtis", „Panophthalmitis infectiosa (toxica) recidiva equi", „recurrent ophthalmia, fluxion periodic", „specific ophthalmia", „recurrent lymphocytic iridocyclitis" u.a.

Ursachen. Die periodische Augenentzündung wurde früher und zum Teil auch in neuerer Zeit als eine Infektionskrankheit angesprochen. *Sicher ist die Ursache der p. A. zur Zeit noch nicht geklärt*, obwohl die Krankheit seit Jahrhunderten bekannt ist und ohne Zweifel die am meisten untersuchte Augenkrankheit des Pferdes, besonders in ätiologischer Hinsicht darstellt.
Die Krankheit ist schon immer dadurch gekennzeichnet gewesen, daß sie stationär gehäuft aufgetreten ist, andererseits aber auch besonders häufig in niederschlagsreichen Gegenden und Jahren beobachtet wurde. Mondblindheitsdistrikte fanden sich in Ostpreußen, der Rheinprovinz, im Saartal, in Hessen (Hofgeismar), Bayern, Württemberg. Auch in anderen Staaten (Frankreich, Italien, Rußland, Jugoslawien, Schweiz, Spanien, Ungarn) hat man beobachtet, daß die p.A. an bestimmte Örtlichkeiten und Gestüte gebunden

ist und namentlich in sumpfigen Niederungsgegenden und auf Ton- und Lehmböden vorkommt. Früher nahm man an, daß ein im Futter bzw. Wasser vorhandener Infektionserreger die Krankheit verursache, und man hat durch Ortswechsel die Krankheit mit Erfolg zum Erlöschen bringen können. In den nordeuropäischen Ländern soll die p. A. unbekannt sein.

Manche Autoren halten die p. A. für eine *allergische Erkrankung*, andere für eine *Autointoxikationskrankheit*, bei der die Resorption der Toxine, vornehmlich *Eiweißabbauprodukte*, vom Darmkanal her bei Verdauungsstörungen nach der Aufnahme von verdorbenem und gärendem Heu, verschimmeltem und verfaultem Hafer usw. erfolgt. Dabei sollen auch *Histamine* oder histaminähnliche Substanzen ätiologisch mitwirken. Andere Autoren bezeichnen *Parasiten*, und zwar Mikrofilarien der *Onchocerca reticulata Diesing* 1841 als die Erreger der p. A. Weiterhin wird einer Infektion mit *Leptospiren* (L. grippotyphosa, L. pomona, L. icterogenes) von mehreren Autoren eine erhebliche ätiologische Bedeutung beigemessen. Außer *bakteriellen* Infektionen sollen auch *Virusinfektionen*, insbesondere Viruserkrankungen der oberen Luftwege, ursächlich in Frage kommen.

Aufgrund der zahlreichen Untersuchungen und der gewonnenen klinischen Erfahrungen neigt man in neuerer Zeit der Ansicht zu, daß den bei der p. A. auftretenden pathologischen Veränderungen vorwiegend *allergische Vorgänge in Form einer anaphylaktischen Reaktion* des Organismus und des Auges auf das wiederholte und latente Auftreten bestimmter Stoffe, wie Stoffwechsel- oder Eiweißzerfallsprodukte, Histamine, Erreger oder ihrer Toxine ursächlich zugrunde liegen. Allen angeführten möglichen Kausalfaktoren dürfte somit eine mehr oder weniger große krankheitsauslösende Bedeutung beizumesen sein. Die p. A. wird demnach nicht unmittelbar von den im Auge angesiedelten lebenden Erregern, sondern von ihren Toxinen und von Eiweißzerfallsprodukten ausgelöst, unter deren Wirkung der Organismus allergisch wird. Dabei scheint der Leptospireninfektion eine besondere Bedeutung zuzukommen. Nach *Rimpau* (1947), *Kathe* (1950) und *Gsell* (1950) ist das Entstehen der p. A. abhängig von der Allergisierung des Organismus durch eine frühere Allgemeininfektion mit Leptospiren. Somit ist das Leptospiren-Antigen als der auslösende Faktor und die Iridozyklochorioiditis als eine allergische Reaktion anzusehen. Da jedoch die Umstimmung des Organismus von verschiedenen Allergenen ausgehen kann, ist die *Ätiologie der periodischen Augenentzündung nicht als einheitlich* anzusehen, obwohl sie sich in dem einheitlichen klinischen Symptom einer serofibrinösen Iridozyklochorioiditis zeigt.

Da vereinzelt bei neugeborenen Fohlen angeborene periodische Augenentzündung beobachtet worden ist, so können diese Fälle in der Weise erklärt werden, daß das Agens von dem akut erkrankten Muttertier während der Trächtigkeit auf den Fetus übergegangen ist. *Eine erbliche Übertragung vom Vatertier ist dagegen nicht erwiesen.* Die Bedeutung der Vererbung als ätiologisches Moment wurde früher überschätzt (Verwechslung mit der viel häufigeren Erkrankung der Fohlen nach der Geburt). Junge Pferde scheinen überhaupt eine *Prädisposition* zur Erkrankung an p. A. zu haben. Man findet wenigstens die Krankheit am häufigsten bei Pferden im Alter von 3–7 Jahren. Nach *Scende* kam die p. A. in Ungarn bei einjährigen Fohlen in 13,3 Prozent, bei vierjährigen Pferden in 20,2 Prozent, bei siebenjährigen in 25 Prozent, bei über 7 Jahre alten in 29,7 Prozent vor. Nach *Scende* sollen graue Pferde, und nach *Ebeling* sollen Schimmel besonders anfällig sein.

Symptome. Das komplizierte Krankheitsbild der periodischen Augenentzündung setzt sich hauptsächlich aus den Erscheinungen einer *serofibrinösen Iritis*, *Zyklitis* und *Chorioiditis* zusammen, zu denen noch die einer leichten Keratitis und Konjunktivitis hinzukommen können. Man hat ferner den *akuten* Anfall und die durch wiederholte Rezidive hervorgerufenen *chronischen* Veränderungen zu unterscheiden.

1. Der *akute Anfall* setzt gewöhnlich plötzlich, häufig über Nacht, ein. Die ersten auffallenden Erscheinungen bestehen in großer *Lichtscheue*, reichlichem Tränenfluß, erheblicher *Schmerzhaftigkeit* und vermehrter *Wärme* des Auges (iritische und zyklitische Initialsymptome). Diese Erscheinung beobachtet man in der Regel nur an *einem* Auge, in seltenen Fällen an *beiden* Augen gleichzeitig. Außerdem findet man die Konjunktiva höher gerötet und die Pupille erheblich verengt *(Miosis)*. Oft besteht auch eine serös-schleimige Exsudation aus dem Lidsack.

Nach Ablauf etwa eines Tage lassen sich am *Boden der vorderen Augenkammer* die Produkte einer fibrinösen oder fibrinös-hämorrhagischen Iritis in Form eines *gelbrötlichen* oder *gelbgrünlichen, flockigen, voluminösen, beweglichen Ge-*

rinnsels feststellen. Die *Regenbogenhaut* selbst ist gelbbraun verfärbt, mit Gerinnseln besetzt, geschwollen und zeigt eine rauhe Oberfläche ohne scharfe Zeichnung; die *Pupille* ist spaltenförmig verengt und schimmert zuweilen grünlich, mitunter ragt aus der hinteren Augenkammer etwas Gerinnsel hervor. Gleichzeitig erscheint die *Hornhaut* am Rand schwach *rauchig getrübt* und ödematisiert. Auch besteht ausgeprägte episklerale Injektion, an die sich zuweilen eine randförmige Vaskularisation der Kornea anschließt (Tafel III, Abb. G u. H, S. 23).

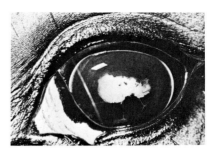

Abb. 52 *Periodische Augenentzündung* mit chronischen irreversiblen Veränderungen, 5jähriges Pferd.

Unter Steigerung der Lichtscheue und des Tränenflusses erreichen die entzündlichen Erscheinungen nach einigen Tagen ihren Höhepunkt. In einzelnen Fällen ist die innere Körpertemperatur um ½ bis 1 Grad Celsius erhöht. Von da ab beginnt unter Nachlassen der Schmerzhaftigkeit die *Resorption* des *Exsudates* in der vorderen und hinteren Augenkammer; nach durchschnittlich 14 Tagen ist der Anfall abgelaufen und das Auge scheinbar wieder gesund. Ausnahmsweise sind die Entzündungserscheinungen beim akuten Anfall so gering, daß sie vom Eigentümer übersehen werden.

2. Die *chronischen Veränderungen,* die zuweilen schon nach dem ersten Anfall, in der Regel jedoch mit zunehmender Intensität erst nach mehreren Anfällen an dem erkrankten Auge bei genauerer Untersuchung wahrnehmbar sind, bestehen vor allem in einer *adhäsiven Iritis* mit Bildung von *Synechien.* Später ist die *Pupille* infolge der Verwachsung der Iris mit der Linsenkapsel *verengt* und *verzerrt,* unbeweglich *(starr),* von unregelmäßiger, eckiger und winkeliger Gestalt. Der Pupillarrand ist häufig zerrissen und zerfranst, und von der Iris haben sich pigmentierte Gewebsinseln abgelöst, die in Form von Punkten, Fetzen oder Streifen der Vorderfläche der Linsenkapsel aufliegen. Die *Iris* ist rostgelb verfärbt, an der Oberfläche matt, einem verwelkten Blatt ähnlich *(Atrophie der Iris).* Die *Linse* zeigt punktkförmige oder diffuse Trübungen, erstere namentlich in der Umgebung der Pigmentinseln *(grauer Star;* Abb. 52. 53). Zuweilen ist sie auch in die vordere oder hintere Augenkammer verlagert und gleichzeitig getrübt *(Luxatio lentis).* Mit dem Augenspiegel lassen sich *Glaskörpertrübungen,* seltener *Netzhautablösungen* (flottierende, trichterförmige Trübung) und Atrophie der Papille nachweisen. Die *Konsistenz* des *Bulbus* wird allmählich *weicher* (Synchysis) und der ganze Augapfel *kleiner* (Atrophia bulbi). Infolgedessen sinkt das Auge

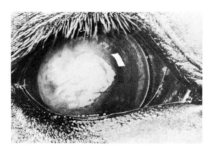

Abb. 53 *Periodische Augenentzündung* mit fortgeschrittenen irreversiblen Veränderungen, 12jähriges Pferd.

tiefer in die Orbita zurück, und das *obere Augenlid* wird *faltig* und *winkelig aufgezogen* (sog. dritter Augenwinkel; s. Abb. 41). Die Sehkraft ist *erloschen.* Zuweilen ist auch die Kopfhaltung schief.

Prognose und Verlauf. Die p. A. setzt gewöhnlich zunächst auf *einem* Auge ein. Oft bleibt es beim ersten Anfall, oder es folgt in ganz *unregelmäßigen* Zwischenräumen (Wochen, Monate) der zweite, dritte, vierte usw.; die anfallsfreie Zeit beträgt durchaus nicht immer einen Monat („Mondblindheit"). Die ersten Anfälle folgen sich im allgemeinen schneller, die späteren langsamer. In der Regel wird durch die wiederholten Anfälle das betroffene Auge blind. Häufig schließt sich ferner auch noch die Erkrankung des anderen Auges an. Der Verlauf ist übrigens insofern sehr verschieden, als eine Atrophie des Bulbus bei den meisten Pferden erst nach Monaten, bei manchen dagegen schon nach einem einzigen Anfall zustande kommt. Das *Rezidivieren* ist an sich *nicht charakteristisch* für die Erkrankung.

Differentialdiagnose. Die Diagnose der p. A. ist in vielen Fällen, auch ohne daß ein akuter Anfall beobachet wird, nicht schwer. Zur Feststellung des Leidens genügt speziell in gerichtlichen Fällen der Nachweis der oben beschriebenen chronischen Veränderungen im Auge. Zuweilen ist jedoch die Unterscheidung von anderen Augenentzündungen schwierig. Dies gilt namentlich für die *Brustseuche-Iritis* und für gewisse Formen der *traumatischen* Iritis.

Die bei der *Brustseuche* zuweilen auftretende Iritis befällt im Gegensatz zur p. A. häufig gleichzeitig *beide Augen*. Es folgt ferner in der Regel *kein zweiter Anfall*, vielmehr tritt nach der Resorption des gewöhnlich *graugelben* oder *hämorrhagischen Exsudats* meist völlige Wiederherstellung des Auges ein. Bleiben jedoch nach der Brustseuche ausnahmsweise Veränderungen, z. B. Katarakt, im Auge zurück, dann ist eine sichere Unterscheidung unmöglich. Forensisch liegt dann übrigens gleichfalls periodische Augenentzündung vor.

Die *traumatische* Iritis ist im Gegensatz zur periodischen Augenentzündung durch ein *eitriges, grüngelbes* Exsudat in der vorderen Augenkammer charakterisiert. Von Wichtigkeit ist ferner der Nachweis von *Verletzungen* an der Hornhaut oder der Sklera.

Behandlung. Eine zuverlässige Therapie gibt es nicht. Von *Mintschew* wurde der schon von *Bayer* empfohlene Aderlaß von etwa 2 l Blut angeraten. Die Blutentziehung kann am 2. oder 3. Tage des akuten Anfalls wiederholt werden. Das Pferd wird im Futter knapp gehalten, innerlich werden tägliche Gaben von 10–15 g von A.lacticum bzw. A.phosphoricum im Trinkwasser empfohlen, um eine Änderung der alkalischen Reaktion im Darm herbeizuführen. Ferner können in schweren Fällen $CaCl_2$-Lösungen – 10,0:500,0 – intravenös verabreicht werden. Gegen die Schmerzhaftigkeit finden feuchtwarme Umschläge mit warmem Wasser oder anderen Lösungen Verwendung. Die Resorption des iritischen Exsudates kann durch subkutane Injektionen von Arekolin – 0,02–0,05:10.0 Aqu.dest. – oder Eserin angeregt werden. Um die Verklebung und Verwachsung der Iris mit der Linse zu verhindern, werden Mydriatika verwendet, und zwar Atropin oder Skopolamin (Rp. Atropini sulfurici 0,1; Aqu. dest. ad 10,0 bzw. Scopolamini hydrobromici 0,05; Aqu. dest. ad 10,0 M.D.S. Augentropfen). Die 1proz. Atropinlösung kann auch zur intensiveren Wirkung subkonjunktival als sog. Sprengspitze injiziert werden (0,2 ml Cocain. hydrochlor. 5%ig; 0,2 ml Suprarenin 1:1000; 0,2 ml Atropin. sulfuric. 1%ig). Sehr wirksam ist auch das Einbringen von einer weizenkorngroßen Menge fein pulverisierten reinen Atropin. sulfuric. unmittelbar in den Lidsack. *Witmer, Löhrer* und *Wiesmann* haben ermutigende Versuche in der Behandlung der p. A. mit *Aureomyzin* ausgeführt. Sie verwenden für den Konjunktivalsack eine 1proz. Aureomyzin-Atropin-Salbe und wäßrige Lösungen des Aureomycin ophthalmic. Davon injizierten sie 0,1 ml intraokulär in die vordere Augenkammer und 1–2 ml subkonjunktival. Ferner sollte nach den Erfahrungen der Iridozyklitisbehandlung beim Menschen ein Versuch mit *Glukokortikoid*präparaten gemacht werden, die subkonjunktival (1 ml) in Abständen von 3 bis 4 Tagen mit ein- bis zweimaliger Wiederholung injiziert werden oder als Dexamethason-Antibiotikum-Augensalbe 3mal täglich appliziert werden. *Dimič* empfiehlt eine einmalige Injektion von 30 000–50 000 E. Omnacillin in die vordere Augenkammer und eine einmalige parenterale Gabe von 2 Mill. E. Omnacillin. Hiernach sollen die akuten Erscheinungen innerhalb kurzer Zeit abklingen. Nur selten wurden in der Beobachtungszeit von 6–12 Monaten Rezidive gesehen; dagegen sollen sonst auf dem Balkan unbehandelte Pferde in der Regel 1 Jahr nach dem ersten Anfall erblindet sein.

In *prophylaktischer* Hinsicht empfiehlt sich, wenn ausführbar, die *Dislozierung* in gesunde Gegenden oder wenigstens ein *Futterwechsel,* außerdem Melioration des Bodens durch Drainage (Erfahrungen in den Gestüten). Hinsichtlich der Leptospirenprophylaxe sind eine Ratten- und Mäusebekämpfung und die Verhütung der Verunreinigung von Futter und Trinkwasser zu fordern.

4. Tumoren der Chorioidea

Sie sind selten. Metastatische Rundzellensarkome sind von *Jakob, Veenendaal* und *Leone* beim Hunde, ein beiderseitiges großzelliges Sarkom bei der Katze ist von *Freese* beschrieben worden. Als *Behandlung* kommt nur die Exstirpation des Bulbus in Frage.

5. Glaskörpertrübungen

Sie sind entweder osmotisch in den Glaskörper eingedrungene *Entzündungsprodukte* (Exsudate, Extravasate) einer Zyklitis, Chorioiditis und Retinitis (periodische Augenentzündung) oder Produkte der regressiven Stoffmetamorphose infolge von *Ernährungsstörungen* des Glaskörpers (Cholesterin- und Tyrosinkristalle), die ebenfalls meist durch die periodische Augenentzündung bedingt sind, übrigens auch Involutionsprozesse nichtentzündlichen Ursprungs darstellen können, oder sie sind in sehr seltenen Fällen *angeboren* (Arteria hyaloidea persistens; vgl. diese). *Nieland* hat bei einer größeren Zahl unter gleichen Bedingungen gehaltener Pferde (Militär- und Zivilpferde) in 29 Prozent Trübungen des Glaskörpers beobachtet, und zwar am häufigsten beim Kaltblut. Schimmel waren in stärkerem Maße betroffen als Braune und Füchse. Die Trübungen nahmen mit fortschreitendem Alter zu und dürften auf Rückbildungsvorgänge zurückzuführen sein. Die Glaskörpertrübungen können als solche zuweilen schon mit bloßem Auge, besser jedoch mit dem *Augenspiegel* gesehen werden. Sie stellen im Gegensatz zur Linsentrübung häufig *bewegliche, staubförmige, flockige, membranöse oder streifenförmige Trübungen* dar, die oft in großer Zahl vorhanden sind und zuweilen bei jeder Bewegung des Auges sedimentartig aufgewirbelt werden, weil meistens gleichzeitig eine Verflüssigung des Glaskörpers besteht. Bei kristallinischer Beschaffenheit (Cholesterin, Tyrosin) beobachtet man lebhaftes Glitzern und Glänzen der zahlreichen, in wirbelnder Bewegung befindlichen Körperchen *(Synchysis scintillans)*. Eine besondere Form von Glaskörpertrübungen beim Pferd (zarte, spinnwebenartige, teils fixe, teils flottierende Membranen) hat *Th. Schmidt* beschrieben. Im Gegensatz zu den ebenfalls beweglichen Trübungen in der vorderen Augenkammer bewegen sich die Glaskörpertrübungen nach der entgegengesetzten Seite des Auges, weil sie hinter der Linse gelegen sind. Durch die Glaskörpertrübungen wird der Schimmer aus dem Augenhintergrund in der Weise geändert, daß die Pupille verfärbt (grau) erscheint. Ältere Glaskörpertrübungen verschwinden in der Regel nicht mehr, dagegen können frische, bei einem Anfall der periodischen Augenentzündung entstandene, ähnlich wie die Exsudate in der vorderen Augenkammer, resorbiert werden.

6. Verflüssigung des Glaskörpers

Die als *Synchysis* bezeichnete Verflüssigung des Glaskörpers ist meist eine Folge von *exsudativer Chorioiditis* und daher gleichzeitig mit Glaskörpertrübungen verbunden. Außerdem kann sie auf Involutionszuständen beruhen. Sehr selten ist sie angeboren. Am häufigsten beobachtet man die Synchysis in älteren Fällen von *periodischer Augenentzündung* beim Pferd. Klinisch läßt sie sich durch die *weiche Konsistenz des Bulbus* bei der Palpation und durch das freie Herumschwimmen bzw. die wirbelnde *Bewegung der Glaskörpertrübungen* nachweisen. Sie ist unheilbar und endet in der Regel mit Hydrophthalmus oder Atrophia bulbi.

7. Membrana arteriae hyaloideae persistens

Reste der fetalen Glaskörperarterie (Persistenz des Cloquetschen Kanals) in Form faden- oder strangförmiger Trübungen, die von der Papille zum hinteren Linsenpol laufen (Abb. 54, 55).

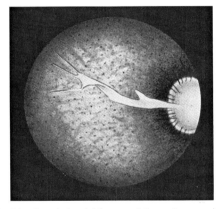

Abb. 54 *Arteria hyaloidea persistens*, Augenspiegelbefund.

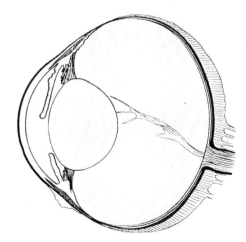

Abb. 55 *Arteria hyaloidea persistens*, Längsschnitt durch den Bulbus, schematisiert.

Nach *Lindenau* und *Reiche* findet man sie fast regelmäßig bei neugeborenen Kälbern, nach *Szutter* bei etwa 70 Prozent der Fohlen unmittelbar nach der Geburt, zu 77 Prozent bei 1–3jährigen Schafen und zu 40 Prozent bei 1–3jährigen Ziegen (*Schebitz* und *Reiche*). Bei jungen Katzen läßt sich die Arteria hyaloidea kurz nach der Geburt noch als Arterie deutlich in der Mitte der Sehnervenscheibe wahrnehmen. Bei Tierarten, die mit einem Ankyloblepharon geboren werden, sind die Rückbildungsvorgänge der A. hyaloidea zur Zeit der Lidtrennung i. d. R. weiter fortgeschritten. Im allgemeinen verläuft die Rückbildung umgekehrt proportional zur Länge der Trächtigkeit; d. h. je kürzer die Gravidität, desto länger sind Reste der A. hyaloidea im Glaskörper nachweisbar. Für die *Diagnose* „Persistenz der A. hyaloidea" müssen deshalb die Tierart und das Alter des Tieres berücksichtigt werden. Die Diagnose ist nur dann gerechtfertigt, wenn die Rückbildungs- und Resorptionsvorgänge über einen für diese Tierart hinausgehenden Zeitraum nicht abgeschlossen sind. Durch die Untersuchung mit dem Augenspiegel sind die Gefäßreste als band- oder röhrenförmige, von der Papille gegen den hinteren Linsenpol ziehende, bei der Bewegung undulierende, dunkel erscheinende Stränge zu beobachten. Meist ragt nur ein heller Zapfen in den Glaskörper hinein. Der fadenförmige Rest der Arterien verschwindet frühestens nach 2–3 Wochen, meist erst nach Monaten, und auch später lassen sich manchmal noch Reste als flockige Trübungen im Glaskörper nachweisen. Das Sehvermögen scheint nur bei größeren persistierenden Membranen beeinträchtigt zu sein. Bei Pferden können sie u. U. Scheuen verursachen. Eine *Therapie* ist nicht möglich.

F. Krankheiten der Linse

1. Der graue Star, die Cataracta

Begriff. Jede *Trübung* der *Kristallinse*, d. h. jede *optische Inhomogenität* der Linse wird als *grauer Star* oder als eine *Katarakt* (Cataracta) bezeichnet. In der Linse handelt es sich meistens um *regressive Prozesse* und *Ernährungsstörungen* mit Sklerose, Zerfall, Schrumpfung und Trennung der Linsenfasern, Bildung von Spalträumen (Vakuolen), Ansammlung von Flüssigkeit (Morgagnische Kugeln), Zellzerfall, bindegewebiger Entartung und Einlagerung undurchsichtiger Substanzen (*Verfettung, Verkalkung, Cholesterin,*

Hämatoidin), *Erweichung, Schrumpfung*. In der Kapsel und im vorderen Linsenepithel sind entzündliche Prozesse die Veranlassung der Trübung (vorderer und hinterer Kapselstar).

Ursachen. Man unterscheidet gewöhnlich folgende *Arten* des grauen Stars:

1. *Cataracta symptomatica;* 2. *Cataracta traumatica;* 3. *Cataracta senilis;* 4. *Cataracta congenita;* 5. *Cataracta diabetica;* 6. *Cataracta verminosa.*

1. Die *Cataracta symptomatica* entsteht sekundär im Anschluß an entzündliche Zustände in den der Linse benachbarten inneren Organen des Auges, namentlich in der Iris und im Ziliarkörper *(Iritis, Zyklitis, periodische Augenentzündung)*. Hierher gehören auch einige mit inneren Augenentzündungen verlaufende *Infektionskrankheiten* (Brustseuche, Influenza, Beschälseuche, Hundestaupe, bösartiges Katarrhalfieber, Escherichiainfektionen bei Kälbern), bei denen vereinzelt auf iridozyklitischer Grundlage grauer Star als Nachkrankheit zurückbleibt. In allen diesen Fällen bildet die den grauen Star bedingende Ernährungsstörung der Linse nur eine Komplikation oder Folgeerscheinung der primären Krankheit (Cataracta consecutiva oder complicata). Die Iritis besonders veranlaßt eine umschriebene, partielle Trübung der Linsenkapsel infolge von Verwachsung und Übergreifen des entzündlichen Prozesses auf die Kapsel und das Linsenepithel, die Zyklitis dagegen diffuse, totale Trübungen der eigentlichen Linse durch Störung der Ernährungszufuhr (Cataracta chorioidealis). *Der nach periodischer Augenentzündung auftretende partielle oder totale graue Star bildet beim Pferd die häufigste Form des grauen Stars überhaupt.*

2. Als *Cataracta traumatica* bezeichnet man die Fälle von grauem Star, die durch eine direkte oder indirekte Verletzung der Linse hervorgerufen werden. Solche Verletzungen werden meist durch Erschütterung und Lageveränderungen der Linse, seltener durch perforierende Wunden der Linse, Fremdkörper und Parasiten (Nematoden) bedingt. Insbesondere vermag auch die Einwirkung *stumpfer* Gewalten auf das Auge (Schläge, Stöße, Quetschungen, Anrennen) Linsentrübung zu erzeugen. In den letztgenannten Fällen handelt es sich oft um eine *Zerrung* oder *Zerreißung* des die Ernährung der Linse vermittelnden *Aufhängebandes* der Linse. Entsprechend der plötzlichen Einwirkung der Ursache entwickelt sich der traumatische Star schnell, unter Umständen schon in

24–48 Stunden. Die durch das Trauma bedingten Ernährungsstörungen der Linse (Trübungen) können sich z. T. wieder zurückbilden.

3. Als *Cataracta senilis* oder *Altersstar* wird die durch höheres Alter bedingte, auf regressiven, degenerativen Veränderungen der Linsenfasern beruhende Linsentrübung bezeichnet. Sie entwickelt sich ganz allmählich vom Zentrum aus, ist meist diffus und wird als reifer Altersstar (C. senilis matura) am häufigsten bei alten Hunden beobachtet. Die Trübung der Linse beginnt aber auch manchmal schon verhältnismäßig früh, etwa vom 6. Lebensjahr an.

4. Als *Cataracta congenita* (adnata, hereditaria, Embryonalkatarakt) wird der *angeborene* graue Star bezeichnet, der meist auf Bildungsanomalien der Linsenfasern im fetalen Leben zurückzuführen, zuweilen auch vererbt ist. Er kommt namentlich bei Fohlen, Hunden und beim Rind nicht selten vor, und zwar meist in umschriebener Form (Punkte, scharfbegrenzte Platten, Kreise oder Bläschen, Achter-, Leier-, Stern-, Ypsilonform; Abb. 56). Die Trübungen liegen nach *Überreiter* nicht in der Linsenkapsel, sondern subkapsulär in der Kortikalis. Beim Y-Star liegen die Trübungen meist in Kapselnähe in der vorderen und hinteren Kortikalis, sie kommen aber auch in Kernnähe im Bereich der Kittlinien der Linse vor. Meist verändert sich die angeborene Katarakt im späteren Leben nicht. Eine besondere Form des angeborenen Stars bildet der Bläschenstar, C. vesicularis.

Über den Y-Star (Embryonalstar) beim Pferde liegen genauere Untersuchungen von *Dreier* und *Überreiter* vor (Wien. tierärztl. Mschr. 1940, 1).

5. Die *Cataracta diabetica* findet sich als Symptom des *Diabetes* zuweilen bei Hunden (toxische Einwirkung des Traubenzuckers und anderer Stoffe; Abb. 57). Ähnlich entsteht der experimentell zu erzeugende Naphthalinstar.

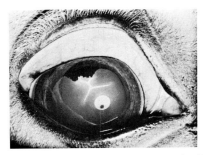

Abb. 56 Sternförmige *Cataracta congenita*, Pferd.

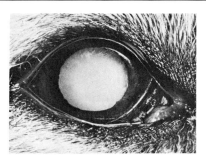

Abb. 57 *Cataracta diabetica totalis*, Hund.

6. Eine *Cataracta verminosa* kommt bei Fischen vor und wird durch Larven von Saugwürmern (Hemistomum spathaceum) hervorgerufen, die bei Wasservögeln im Darm vorkommen, oft zu Hunderten in das Auge eindringen und sich von der Linsensubstanz ernähren. Die Linse zerfällt und wird trübe.

Ätiologie des grauen Stars beim Pferd

1. Die *Cataracta symptomatica* bildet beim Pferd die häufigste Form und ist gewöhnlich durch *periodische Augenentzündung*, seltener durch Brustseuche, Beschälseuche oder Influenza verursacht (C. chorioidealis). Meist handelt es sich entweder um vorderen Kapselstar (umschriebene Iritis) oder um diffuse Linsentrübungen (Zyklitis). Häufig zeigt das Auge außerdem noch Erscheinungen der periodischen Augenentzündung (Synechien, Glaskörpertrübungen, Atrophie; s. Abb. 41, 52, 53).

2. *Cataracta congenita*, nicht selten, gewöhnlich umschrieben in Form von Punkten, Ypsilon, Bläschen, seltener diffus als Schichtstar (s. Abb. 56). Ursachen: Hemmungsbildungen. Vereinzelt ist der angeborene Star vererbt (hereditär).

3. *Cataracta traumatica*, selten und nur zu diagnostizieren, wenn Verletzungen oder Narben vorliegen. In der Regel ist der Nachweis des traumatischen Ursprungs schwer, da Wunden und Narben gewöhnlich fehlen (stumpfe Traumen) und Linsenluxationen auch ohne Trauma (Zyklitis) zustande kommen können.

4. *Cataracta senilis*, als reifer Altersstar im Sinne der Humanmedizin äußerst selten, nur vereinzelt bei 20–45jährigen Pferden beobachtet (diffuser, beiderseitiger Star). Dagegen findet man nach den Erfahrungen der Wiener Chirurgischen Klinik *(Schmidt, Pardubsky)* bei jedem über 12 Jahre alten Pferde beginnenden Altersstar (Pupillener-

weiterung, Grauwerden der Pupille, rauchartige, wolkige Trübung in der hinteren Rindenschicht, negative Sternfigur). Im Gegensatz zur C. senilis des Menschen, die vom Äquator ausgeht, lokalisiert sich der Altersstar des Pferdes in der hinteren Rindenschicht.

Ätiologie des grauen Stars beim Hund

1. *Cataracta senilis* bildet im Gegensatz zum Pferd die häufigste Form (6.–15. Jahr) und ist durch eine beiderseitige, zentrale, diffuse, allmählich zunehmende Trübung charakterisiert.

2. *Cataracta juvenilis,* nicht selten (1.–3. Jahr), meist Schichtstar (C. zonularis), oft beiderseitige, diffuse, rasch zunehmende (1 Woche) starke Trübung der Linse bei sonst gesundem Auge.

3. *Cataracta congenita,* seltener, meist partiell, scharf umschrieben und grellweiß, oder auch als Schichtstar.

4. Die übrigen Formen: *Cataracta symptomatica* (Staupe), *traumatica* und *diabetica* kommen nur vereinzelt vor (s. Abb. 57).

Formen. Man unterscheidet den *Linsenstar* (C. lentis) und den *Kapselstar* (C. capsularis). Der Linsenstar wird eingeteilt in *Kernstar* (C. nuclearis) und *Rindenstar* (C. corticalis) sowie in *vorderen* und *hinteren Zentralstar* (C. centralis anterior und posterior). Ebenso unterscheidet man einen *vorderen* und *hinteren Kapselstar* (C. capsularis oder polaris anterior und posterior). Außerdem spricht man von *Kapsel-Linsenstar* (C. capsulolenticularis).

Nach der Ausdehnung unterscheidet man ferner den *Totalstar* (C. totalis), den *partiellen Star* (C. partialis) und den *Starpunkt* (C. punctata). Eine besondere Form ist der *Schichtstar* (C. zonularis) bei jungen Tieren (C. juvenilis), bei dem sich eine schichtweise Trübung zwischen Rinde und Zentrum der Linse befindet.

Westhues hat unter 120 Hunden 34mal Schichtstar (Cataracta zonularis, s. perinuclearis) festgestellt, der neben dem Altersstar die hauptsächliche klinische Bedeutung hat. Geschlecht und Rasse spielen bei dem Vorkommen keine Rolle. Klinisch zeigt sich beim Schichtstar eine 4–6mm breite „Trübungsscheibe" im hinteren Abschnitt der Linse. Bei seitlicher Betrachtung sieht man der „Trübungsscheibe" vorn eine „Trübungskuppel" aufgelagert, die die Linsenmitte umgibt. Der Linsenkern ist demnach von einer schmalen Trübungszone umgeben, während die Linsenperipherie frei von Trübungen ist. An Abarten des Schichtstars beschreibt W. den mehrfachen, den partiellen Schichtstar, den Kernstar, den Spindelstar und gleichzeitig vorhandene Kortikalistrübungen und Reste der Pupillarmembran. Die Beeinflussung des Sehvermögens schwankt von kaum merklicher Beeinträchtigung bis zur völligen Aufhebung des Sehvermögens. Eine Veränderung der Starform mit zunehmendem Alter wurde nicht beobachtet, der Schichtstar ist demnach stationär. Die Entstehung des Schichtstars liegt in der Embryonalzeit oder in den ersten Lebenstagen. Histologisch wurden in einer perinukleär liegenden Zone feinste Tröpfchen und Fasertrümmer und Ca-Ablagerungen sowie zerfallene Zellkerne im hinteren Starabschnitt ermittelt. Der Schichtstar ist erblich. Die Vererbung wurde in 4 Familien in mehreren Generationen nachgewiesen. Die Erblichkeit des Schichtstars bei Hunden wurde auch von *v. Hippel* bestätigt.

Nach der Konsistenz spricht man von *hartem* (C. dura) und von *weichem* Star (C. mollis, fluida, cystica). Früher bezeichnete man wohl auch verschiedene Starformen nach der *Farbe* (C. argentea, calcarea, eretacea, cholesterinica, gypsea, lactea, lapida, nigra, pigmentosa).

Endlich unterscheidet man den *wahren* Star (C. vera), die eigentliche Inhomogenität der Kristallinse, von dem *falschen* Star (C. spuria), bei dem die Trübung der Linse durch bloße Auflagerungen von Irispigment und Entzündungsprodukten auf die Außenfläche der Linsenkapsel erzeugt wird.

Symptome. Der *Totalstar* ist an der diffusen *Verfärbung* der gewöhnlich erweiterten *Pupille* leicht zu erkennen. Die Pupille erscheint je nach Intensität und Alter des Prozesses *rauchig getrübt, hellgrau, grauweiß* (s. Abb. 48), *gelbweiß, milchglasähnlich, milchweiß, kreideweiß* oder *marmoriert* (s. Abb. 41, 52, 53, 57, 61).

Die *Starpunkte* erscheinen als größere oder kleinere, vereinzelte oder in Gruppen beisammenstehende, unbewegliche, *hellgraue, grauweiße, gelbweiße* oder *kreideweiße Punkte, Bläschen, Sterne* o. ä. (s. Abb. 56) im Gebiet der Linse. Am sichersten lassen sie sich durch die seitliche fokale Beleuchtung (Pristleylampe, elektrische Taschenlampe, Glaslinse) feststellen. Der Augenspiegel eignet sich dagegen im allgemeinen weniger zum Nachweis der Starpunkte; jedenfalls darf nicht bei sehr heller Beleuchtung untersucht werden. Jedoch ist es zweckmäßig, dem mit der fokalen Beleuchtung erhobenen Befund mit dem Augenspiegel, namentlich mit Bezug auf die Lage der Starpunkte, zu kontrollieren. Sie erscheinen hierbei (im durchfallenden Licht) als *dunkle* Punkte, Flecken usw. Zuweilen empfiehlt sich die künstliche Erweiterung der Pupille durch ein kurzzeitig wirkendes *Mydriatikum* (vgl. S. 38) zum Nachweis peripher gelegener Linsentrübungen.

Die *Sehstörungen* sind von dem Grad und dem Alter des grauen Stars abhängig. Totaler und ausgedehnter Star verursachen Blindheit. Umschriebene Trübungen und Starpunkte können Scheuen verursachen.

Differentialdiagnostisch ist besonders die *Sklerose der Linse* (Berlinsche Ringe) zu beachten (vgl. S. 50).

Mikroskopischer Befund. Bei der histologischen Untersuchung kataraktöser Pferdelinsen *(Mette, Schulz)* trifft man gewöhnlich mehrere charakteristische Veränderungen nebeneinander an.

1. In der *Linsensubstanz* findet man *Zerfall* und *Sklerose* der *Linsenfasern*, die dick aufgequollen sind und einen geschlängelten, wellenförmigen Verlauf zeigen. Außerdem sieht man *Vakuolenbildung* und sog. *Morgagnische Kugeln*, strukturlose, kugelige, mit Morgagnischer Flüssigkeit und Detritusmassen gefüllte Gebilde. Daneben beobachtet man *fettige* Degenerationen der Linsenfasern, Einlagerung von *Kalksalzen*, *Cholesterinkristallen* und *Hämatoidinkristallen;* selten ist eine bindegewebige Entartung der Linse.

2. In der *Linsenkapsel* bestehen die Veränderungen hauptsächlich in *fibrösen* Verdickungen der Kapsel und in *Wucherungen* des *Epithels* der vorderen Linsenkapsel, das zuweilen zapfenförmig und perlschnurartig in die Linsensubstanz hineinwuchert, die Linse durchsetzt und streifenartig durchzieht, so daß strichförmige Trübungen entstehen. Außerdem findet man *pigmentierte Auflagerungen* an der vorderen Kapsel (Iritis) und neugebildetes fibröses Gewebe. In vorgeschrittenen Fällen von grauem Star ist häufig die Linsensubstanz gleichzeitig mit der Linsenkapsel in der beschriebenen Weise verändert.

Behandlung. Eine erfolgreiche Behandlung des grauen Stars ist bei den Haustieren, insbesondere bei Pferden, in der Regel nicht erreichbar, da bei *Pferden* der Star meist symptomatischer Natur ist und sich nach Entfernung der Linse Mikrophthalmus einstellt. Außer den Trübungen der Linse liegen deshalb gewöhnlich noch die Folgezustände der inneren Augenentzündung vor, durch die die Ausführung der Operation erheblich erschwert wird (Synechien) oder das Sehvermögen ohnehin aufgehoben ist (Atrophia bulbi, Glaskörpertrübungen). Bei *Hunden* sind die Aussichten der Operation günstiger, da der Star hier angeboren ist oder sich gewöhnlich langsam entwickelt und erst nach längerem Bestehen destruktive Veränderungen der übrigen Teile des Bulbus nach sich zieht. Als Operationsmethoden kommen die beim Menschen üblichen in Betracht, nämlich 1. die *Diszission*, 2. die *Extraktion* und 3. die *Reklination* oder *Depression* der Linse.

Technik der Staroperation. Bei allen Staroperationen ist der Hund auf einen Tisch, das Pferd niederzulegen. Zur *Vorbereitung ist nach den Operationsverfahren von Überreiter* und *Westhues* Narkose, strenge Aseptik, Erweiterung der Lidspalte durch Kanthotomie (Spaltung des lateralen Augenwinkels), Fixation des Bulbus durch Pinzetten oder zwei Fadenzügel, Atropinisierung (schon tags vorher) und Lokalanästhesie erforderlich. In der *Nachbehandlung* ist dem Auge absolute Ruhe zu geben, zweckmäßig in einem verdunkelten Raume. Als Schutz sind bei Hunden Verband und Kopfkappe angezeigt. Fütterung der Hunde mit flüssiger oder breiiger Nahrung.

1. Die *Diszission* der Linse besteht in einer Spaltung der Linsenkapsel, damit die Kammerflüssigkeit in das Linsengewebe eindringen, dasselbe aufquellen und allmählich zur Resorption bringen kann. Diese Methode ist nur für weiche Stare bei jungen Hunden bis zu 4 Jahren oder bei der Cataracta cystica älterer Hunde geeignet. Man sticht die Diszissionsnadel dicht hinter dem Limbusrande durch die Sklera und schiebt die Nadel bis an die Linsenkapsel, die nun in einem Kreuzschnitt durchtrennt wird. Bei älteren Tieren mit etwas härterer Linsensubstanz kann diese noch durch rührende Bewegungen der Diszissionsnadel am Linsenpol weiter zerstört werden *(Überreiter)*.

2. Bei der *Extraktion* der Linse handelt es sich um eine Entfernung des Inhaltes der Linsenkapsel durch eine entsprechend große Öffnung der Kornea oder Sklera. Man führt die *lineare* Extraktion bei weichen und membranösen, die *Lappenextraktion* bei Staren mit hartem Kern oder bei harten Staren aus. Die Extraktion gibt zwar bessere und schnellere Resultate, schließt aber wegen der Schnitte auch größere Gefahren in sich (Vorfall der Iris, Vorfall des Glaskörpers, Infektion, Panophthalmitis).

a) Um die *lineare Extraktion* auszuführen, legt man in der oberen Hälfte der Kornea 3–4 mm vom Korneararnde entfernt mit dem Starmesser einen geraden Schnitt an. Nun wird mit einer Diszissionsnadel oder mit einer Kapselpinzette die Linsenkapsel geöffnet und durch massierenden Druck auf den Bulbus mit dem Finger oder vermittels des Davielschen Löffels der Inhalt aus der Linsenkapsel herausgedrückt (entbunden) und durch die Korneawunde hervorgeschoben. Etwa vorgefallene Teile werden zurückgeschoben oder dicht an der Sklerawunde mit der Schere abgetragen.

b) Bei der *Lappenextraktion* wird die Kornea in ihrer oberen Hälfte durch einen Lappenschnitt durchtrennt, um hierdurch eine größere Öffnung zu erhalten. Im übrigen wird wie bei der vorigen Methode die Linsenkapsel gespalten, der Linsenkern entbunden und durch die Lappenöffnung hervorgedrängt. Unter Umständen ist auch die Iridektomie erforderlich.

c) Bei der *skleralen* linearen oder Lappenextraktion werden die Schnitte in der Sklera einige Millimeter hinter dem Kornearande angelegt, sonst wird wie oben verfahren. *Überreiter* bevorzugt den skleralen Lappenschnitt (ausführliche Literatur: Arch. Tierheilk., Bd. 72).

3. Die *Reklination* oder *Depression* der Linse ist die älteste und ungefährlichste Methode. Man sticht die Nadel (wie bei der Diszission, aber von der Seite her) durch die Kornea oder Sklera ein, schiebt ihre Spitze bis auf die Vorderfläche der Linse vor, löst dann die Linse durch Druck mit der Nadel nach hinten aus ihrer Verbindung und drängt sie nach hinten in den Glaskörper zurück (Reklination) oder versenkt sie nach unten (Depression). Taucht die reklinierte Linse wieder auf, so drängt man sie sofort wieder zurück und entfernt die Nadel erst, wenn die Linse sich nicht mehr hebt.

2. Luxation der Linse, Luxatio lentis

Als *Luxatio lentis* bezeichnet man die durch Zerrung oder Schrumpfung und Zerreißung des Aufhängebandes verursachte *Lageveränderung der Linse* sowie ihr Herabfallen in die vordere Augenkammer *(Luxatio lentis anterioris;* Abb. 58, 59, 60) oder in die hintere Augenkammer bzw. in den Glaskörperraum *(Luxatio lentis posterioris).* Hängt die Linse noch zum Teil mit ihrem Aufhängeband zusammen, so wird von einer *Subluxatio lentis* gesprochen (Abb. 61). Gleichzeitig besteht häufig Kataraktbildung.

Die *Ursachen* der Luxation sind anamnestisch nicht immer eindeutig zu klären. Direkte stumpfe traumatische Einwirkungen und Erschütterungen des Bulbus kommen als primäre Ursachen nur selten in Frage. *Primär* liegen vielmehr einer Luxation immer Defekte ihres Aufhängeapparates zugrunde, die *sekundär* durch geringe traumatische Insulte zur völligen Lösung aus ihrem Halteband und zur Luxation führen. Als primäre Ursachen der Schwäche des Halteapparates sind anzuführen infektiöse und toxische Schädigung, Entzündung des Ziliarkörpers mit Bildung zyklitischer Schwarten im Verlauf der Bulbusatrophie (periodische Augenentzündung), Blutungen und Exsudate. Bei manchen Hunderassen, besonders beim Drahthaarfoxterrier, Welsh- und Jagdterrier, Sealyham u. a., tritt die Linsenluxation fami-

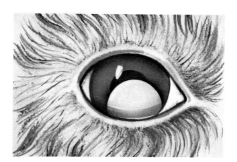

Abb. 58 *Luxation* der Linse in die *vordere* Augenkammer, Foxterrier.

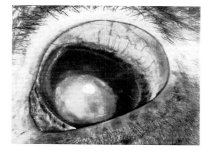

Abb. 60 *Luxation* der getrübten Linse in die *vordere* Augenkammer, Rind.

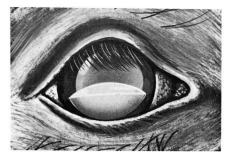

Abb. 59 *Luxation* und *Drehung* der Linse in der *vorderen* Augenkammer, Pferd.

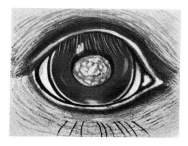

Abb. 61 *Subluxation* der Linse in die *hintere* Augenkammer, *Totalstar,* Pferd.

F. Krankheiten der Linse

liär gehäuft auf. Hier liegt sicherlich eine *angeborene* Schwäche des Aufhängeapprates vor *(Überreiter, Westhues)*. Meistens tritt bei diesen Hunden alsbald auch eine Luxation der Linse des anderen Auges auf. Sehr häufig läßt sich bei einseitiger Luxation schon ein Schlottern der Linse (Lentidonesis) des anderen Auges feststellen, so daß die bevorstehende Luxation zu befürchten ist und vorausgesagt werden kann. Beim Glaukom kann sekundär durch die intraokuläre Drucksteigerung und die damit verbundene Vergrößerung des Bulbus eine Zerrung und Dehnung der Zonulafasern die völlige Abtrennung und Luxation der Linse zu Folge haben.

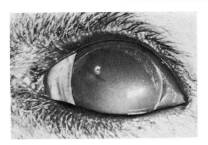

Abb. 62 *Luxation der Linse* in die *vordere* Augenkammer, Linse klar mit reflektierendem Äquatorialrand, Foxterrier.

Symptome. Die Luxation der Linse ist in den Fällen, bei denen bereits eine Trübung der Linse erfolgt ist, leicht zu diagnizieren. – Nachweis des getrübten, vorgefallenen Linsenkörpers in der vorderen Augenkammer, Beweglichkeit der vorgefallenen Linse, Nachweis einer Linsenkante in der hinteren Augenkammer, Formveränderungen der Pupille und Iris sowie intraokuläre Drucksteigerung, zuweilen verbunden mit zentraler, scheibenförmiger Hornhauttrübung.

Die Diagnose kann aber auch schwierig sein. Beim *Hund* besteht das klinische Bild einer *frischen* Luxation der Linse in einer serösen Konjunktivitis, Lichtscheue, verändertem allgemeinen Verhalten verbunden mit einer mehr oder weniger deutlich ausgeprägten Füllung der Skleralgefäße. Meistens werden die Tiere aber erst vorgestellt, wenn diese Symptome abgeklungen sind und die Störungen des Sehvermögens für die Besitzer offensichtlich geworden sind. Nur wenn die Linsenkapsel an ihrem Rand eingerissen ist, kommt es in kürzester Zeit zur Eintrübung. Geschieht dies nicht, kann die Linse lange Zeit glasklar bleiben. Sie läßt sich erst bei genauer Betrachtung mit seitlichem, wechselndem Lichteinfall in der Form erkennen, daß der Linsenrand (Äquator) in der vorderen Augenkammer durch seine unterschiedlichen Brechungsverhältnisse reflektierend schwach aufleuchtet (Abb. 62 u. Tafel III, Abb. I, S. 23). Nicht selten fällt mit der in die Vorderkammer luxierten Linse auch noch ein Teil des Glaskörpers vor. Weiterhin bewirkt der durch die verlagerte und aufgequollene Linse auf die Iris ausgeübte Druck eine Erweiterung der Pupille (Drucklähmung der Nervenendigungen des M. sphincter iridis). Die Mydriasis und die vorgefallene, die ganze Vorderkammer ausfüllende Linse behindern infolge Verengerung des Kammerwinkels den Abfluß des Kammerwassers und verursa-

chen eine intraokuläre Druckerhöhung, die zu einer Vergrößerung des Bulbus führen kann (Sekundärglaukom). Der Nachweis der luxierten Linse kann auch noch durch eine rasch einsetzende Trübung der Hornhaut erschwert werden, die teils durch Anlagerung der Linse an die Kornea, teils durch die Drucksteigerung bedingt ist. In einzelnen Fällen verbleibt eine Trübung der Hornhaut, obwohl die Linse in die hintere Augenkammer zurückgefallen ist, aus der sie auch wieder in die Vorderkammer reluxieren kann.

Bei der Luxatio lentis posterioris ist die verlagerte Linse hinter der Pupille nur zum Teil sichtbar. Sie füllt entweder als grauweiße elliptische Scheibe die Pupillaröffnung teilweise aus, während der darüberliegende linsenfreie Teil der Pupille als sichel- bis halbmondförmiger, im auffallenden Licht dunkler Streifen erscheint, oder die ungetrübte, klare Linse leuchtet mit einem Teil ihrer äquatorialen Begrenzung als konvexer Bogen bei seitlicher, wechselnder Beleuchtung reflektierend auf (Tafel III, Abb. K, S. 23).

Bei allen Formen der Linsenluxation ist das Sehvermögen durch die Trübung der Linse und durch die Veränderung der Dioptrik beeinträchtigt.

Behandlung. Die Prognose hinsichtlich der Wiederherstellung des Sehvermögens ist zweifelhaft bis ungünstig, besonders beim *Pferd* und *Rind*, da bei diesen eine Lageveränderung der Linse fast ausschließlich die Folge anderer intraokulärer Schäden ist (periodische Augenentzündung). Deshalb ist bei diesen Tieren eine Behandlung auch kaum indiziert. Dagegen erscheint die Prognose beim *Hund* günstiger, wenn die Luxation rechtzeitig diagnostiziert wird, bevor sich irreversible Schäden am Bulbus entwickelt haben. Eine konservative Behandlung der Luxatio lentis posterioris bzw. der L. lentis anterioris mit Rücklagerung der Linse (Reklination) und Anwendung von Miotika kann versucht werden. Erfolgversprechender ist in jedem Fall die Linsenextraktion. Zur Behandlung der *Luxatio lentis anterioris* bei Hunden empfehlen *Überreiter* die Extraktion mit dem skleralen, *Westhues* mit dem kornealen Lappenschnitt.

3. Linsenreflexe und Sklerose der Linse

Als *Linsenreflexe oder -reflexionen* bezeichnet man diejenigen bei der ophthalmoskopischen Untersuchung in der Pupillaröffnung sichtbaren Linien, Kreise oder Flecke, die nur aus einer gewissen Richtung und oft nur aus einer bestimmten Entfernung wahrgenommen und beobachtet werden können. Sie beeinträchtigen nicht die Untersuchung des Augenhintergrunds und verursachen auch keine Verzerrung einzelner Abschitte desselben. Man unterscheidet *regelmäßige* und *unregelmäßige* Linsenreflexe. Eine allgemein bekannte und häufig zu beobachtende Form der regelmäßigen Reflexe ist der *ringförmige* Linsenreflex beim Pferd (*Berlin*sche Ringe), der von einem oder mehreren, zuweilen von 6–8 entweder hellen, auch glitzernden oder dunkleren konzentrischen Ringen gebildet wird. Bei den unregelmäßigen Linsenreflexen handelt es sich meistens um waagrechte, seltener schräg oder senkrecht verlaufende, zuweilen etwas gebogene Linien oder Flecke. Bei der Untersuchung aus der Nähe oder mit sehr hellem Licht treten sie nicht in Erscheinung. Die *Ursachen* dieser optischen Erscheinungen sind in verschiedener Weise gedeutet worden.

Die zuerst von *Berlin* beschriebene *Sklerose der Linse*, die sog. *Berlin*schen *Ringe* kommen bei Pferden und Hunden nicht selten vor, und zwar nicht nur bei älteren Tieren, sondern auch schon bei jungen Individuen. Sie können leicht mit beginnendem grauen Star verwechselt werden. Bei der Betrachtung der damit behafteten Augen fällt eine etwas erweiterte Pupille und eine lichte, *grauweiße* oder *graubläuliche* Farbe der *Linse* auf, durch die eine Trübung derselben vorgetäuscht wird. Die Untersuchung mit dem Augenspiegel aus einiger Entfernung ergibt bald dunkle, bald leuchtende *konzentrische Linien* oder *butzenscheibenähnliche Kreise,* die blau, grün, braun oder rot aufleuchten, je nachdem, welcher Teil des Augenhintergrunds hinter ihnen liegt, und die sich bei heller Beleuchtung und näherem Herangehen mit dem Augenspiegel immer mehr aufhellen und schließlich den Augenhintergrund völlig deutlich erkennen lassen, also keine Trübungen darstellen. *Berlin* hielt diese Erscheinung für eine Spiegelung und totale Reflexion an der Grenze des Kernes und der Rinde der Linse,

die dadurch bedingt sein soll, daß die Linsenfasern an Wassergehalt einbüßen und härter werden (*sklerosieren*). Auch *Schmidt* erklärte sie als die Folge des verschiedenen Wassergehaltes der jüngeren und älteren Schichten der Linse. *Berrár* jedoch hält nach seinen Untersuchungen die Bildung der Berlinschen Ringe nicht durch die Sklerose der Linse verursacht, sondern einfach für eine optische Augenspiegelreflexerscheinung infolge der *Myopie*. *Berrár* stellte sogar bei 35 Prozent der untersuchten Pferde die Berlinschen Ringe fest und fand jedes damit behaftete Auge myop. Er trennt zwischen „physiologischen" und „myopischen" Ringen und benutzt letztere, um auf einfache Weise nicht nur das Vorhandensein, sondern auch den Grad der Myopie festzustellen. *Viele mit Linsensklerose behaftete Tiere zeigen keine Sehstörungen,* so daß bei diesen die Veränderung unerheblich ist. Nach den Untersuchungen, die *v. Schalscha* an 2000 Pferden der verschiedensten Rassen vorgenommen hat, kommen die Berlinschen Ringe bei 55 Prozent der Pferde an beiden Augen vor, im höheren Alter (über 14 Jahre) bis zu 100 Prozent. Die Ringe können sich schnell entwickeln, wobei die Stallhaltung, Futterwechsel und Arbeitsleistung eine Rolle spielen sollen. Die Berlinschen Ringe sind eine Besonderheit des Pferdes und keine Alterserscheinung. *Hartmann* hat in 52 Prozent der untersuchten Pferde Berlinsche Ringe festgestellt. Auch er sah eine Zunahme auf 100 Prozent bei über 14 Jahre alten Pferden. Die Seh- und Gebrauchsfähigkeit des Pferdes wird nicht beeinträchtigt. Nach *Wittmann* sind die Berlinschen Ringe keine Alterserscheinungen, sondern bei Myopie besonders ausgeprägte Reflexerscheinungen der Linse bei Tieren mit einem Tapetum lucidum (Pferd, Rind, Hund). Bei anderen Tieren beobachtet man *Akkommodationsstörungen* und *Ametropien,* unter Umständen auch *Scheuen*. So hat *Biesterfeld* in einem Regiment bei 12 Prozent aller Pferde Linsensklerose festgestellt und bei einem Drittel dieser Tiere Sehstörungen wahrgenommen.

Eine *Beeinträchtigung des Sehvermögens* scheint weder von den regelmäßigen noch von den unregelmäßigen Linsenreflexen verursacht zu werden. Dennoch sollte man sich bei ihrer Wahrnehmung über die Ursachen, ihr Wesen und ihre Bedeutung im klaren sein, damit man sie nicht mit einer Katarakt oder dem myopischen Fleck oder einer anderen Erkrankung verwechselt bzw. ihr Vorhandensein überbewertet. Von den tatsächlichen pathologischen Zuständen können die Linsenreflexe differentialdiagnostisch leicht abgetrennt werden, da sie ihre Lokalisation, Form, Färbung und ihr Licht verändern, wenn der Augenspiegel langsam in seiner Längsachse um den Haltegriff gedreht wird. Von der Linsensklerose lassen sie sich in der Weise unterscheiden, daß die Sklerose mit einer Vermehrung der Purkinje-Sansonschen Reflexbilder einhergeht.

4. Astigmatismus der Linse

Man versteht darunter die *Ungleichheit der Wölbung der Oberfläche* der Linse in den einzelnen Meridianen, welche bald stärker, bald schwächer gekrümmt sind, so daß die Oberfläche nicht gleichmäßig glatt erscheint. Ein *physiologischer* Astigmatismus findet sich bei den meisten Pferden (der Vertikalmeridian ist stärker gekrümmt als der Horizontalmeridian). Wichtiger ist der *pathologische* Astigmatismus, bei dem ein und derselbe Meridian ungleich gekrümmt ist und daher wellenförmig verläuft. Ungefähr 30 Prozent aller untersuchten Pferde im Alter von 1–21 Jahren fand *Götz* mit Linsenastigmatismus behaftet, davon ⅘ beiderseitig, ⅕ einseitig und etwa ⅔ hochgradig, ⅓ schwächer astigmatisch. Die Hälfte der Pferde war gleichzeitig myopisch, und zwar um so stärker, je höher der Grad des Astigmatismus war. *Tervoert* hat dies bestätigt; er fand Linsenastigmatismus mit Myopie gepaart am häufigsten beim Kaltblut (Belgier).

Ähnliche physiologische und pathologische Meridianasymmetrien kommen auf der Hornhaut als *Astigmatismus der Hornhaut* vor (Untersuchung mit dem Keratoskop, Gestaltsveränderungen des Reflexbildes).

G. Krankheiten der Netzhaut und des Sehnerven

Amblyopia, Amaurosis

Begriff. *Amblyopia* und *Amaurosis* sind Sammelbezeichnungen für zahlreiche *Lähmungszustände* unterschiedlicher Ätiologie im Gebiete der *Netzhaut* und des *Sehnerven,* denen die Abwesenheit äußerlich erkennbarer Veränderungen an den durchsichtigen Augenmedien gemeinsam ist (sog. *Schönblindheit*). Während man unter *Amaurosis* den völligen Verlust des Sehvermögens versteht, bezeichnet man mit dem Ausdruck *Amblyopie* eine Verringerung des Sehvermögens oder eine Schwachsichtigkeit, der die unvollständige Lähmung (Parese) des Sehnerven oder andere Retinopathien ursächlich zugrunde liegen. In der modernen Augenheilkunde werden die Sammelbegriffe mit der Verbesserung der Untersuchungsverfahren durch die speziellen anatomischen Krankheitszustände ersetzt.

Anatomische Veränderungen. Die der Amblyopie und Amaurose zugrunde liegenden außerordentlich mannigfaltigen anatomischen Veränderungen des Sehnervenapparates betreffen entweder die *Netzhaut* oder den *Nervus opticus* oder das *Sehzentrum* im Gehirn.

1. Von *Krankheiten* der *Netzhaut* kommen in Betracht: Entzündung der Netzhaut und Papille (Retinitis, Papillitis); Anämie, Hämorrhagie, Embolie, Atrophie, Neubildungen, Ablösung und Erschütterung der Netzhaut; toxische Einwirkungen, namentlich Bleivergiftung (Amaurosis saturnina), Fleischvergiftung, Leuchtgas-, Kohlenoxyd-, Tabak-, Optochin- und Chininvergiftung; Infektionskrankheiten, besonders Hundestaupe, Brustseuche, Influenza, Zerebrospinalmeningitis, Bornasche Krankheit, Tuberkulose und Septikämie; außerdem Gebärtetanie.

2. Die *Krankheiten* des *Sehnerven* sind: Neuritis retrobulbaris, Kompression des Nervus opticus durch Blutungen, phlegmonöse Entzündungen, Exostosen, tuberkulöse Granulome, Sarkome und andere Tumoren in der Orbita oder im Sehloch, Fissuren und Frakturen des Keilbeins, Zerrungen und Zerreißungen des Sehnerven.

3. Von *Krankheiten* des *Sehzentrums* (Hinterhauptslappen des Großhirns) sind zu nennen: Leptomeningitis, Pachymeningitis, Enzephalitis, Hydrozephalus (Dummkoller), Gehirnabszesse, Blutungen, Neubildungen, Parasiten im Gehirn (Coenurus, Echinokokkus), toxische und infektiöse Einwirkungen (vgl. unter 1), angeborener Defekt (sog. Seelenblindheit).

Ursachen. *Mechanische* Einwirkungen auf das Auge oder den Schädel in Form verschiedenartiger Traumen (Stoß, Schlag, Sturz, Gegenrennen, Frakturen, namentlich Brüche der Schädelbasis nach dem Überschlagen bei Pferden) veranlassen zuweilen ganz plötzlich durch *Erschütterung, Anämie, Blutung, Zerrung* und *Zerreißung* der Netzhaut, des Sehnerven oder des Sehzentrums eine vollständige oder unvollständige Lähmung des optischen Nervenapparates, die vorübergehend oder bleibend sein kann. Vereinzelt hat man auch Amblyopie und Amaurose nach schweren Blutverlusten, z. B. nach der Kastration bei Hengsten und nach starker Lungenblutung, beobachtet (anämische Nekrose der Netzhaut).

Entzündliche Zustände der Netzhaut (Retinitis, Papillitis), des Nervus opticus (Neuritis retrobulbaris) und des Gehirns (Leptomeningitis, Pachymeningitis, Gehirnabszeß) bilden noch häufiger die Ursache der Amaurose. Insbesondere können auch die im Verlauf der periodischen Augenentzündung auftretende Chorioretinitis und Netzhautablösung zur dauernden Lähmung der Retina führen.

Die bei manchen *Infektionskrankheiten* (Hundestaupe, Brustseuche, Influenza, Bornasche Krankheit, Zerebrospinalmeningitis, Druse, Pyämie, Septikämie) zuweilen auftretende Amaurose ist teils durch toxische Substanzen (Toxine), teils durch embolische Prozesse (Embolie der Zentralgefäße der Netzhaut, metastatische Gehirnabszesse) bedingt.

Unter den *Vergiftungen* hat die chronische Bleivergiftung (Saturnismus) besondere praktische Bedeutung, indem sie bei Pferden und Rindern infolge fettiger Degeneration und Bindegewebswucherung in der Retina das typische Bild der „Schönblindheit" bedingt (Amblyopia und Amaurosis saturnina). Ähnliches beobachtet man nach der Aufnahme von Wicken und bei der sog. Kleekrankheit, ferner bei Nikotin-, Chinin-, Optochin-, Salizylsäure-, Kohlenoxyd- und Fleischvergiftung. Auch die bei der Gebärtetanie und chronischen Nephrose zuweilen vorkommende Amaurose dürfte auf toxische Ursachen zurückzuführen sein.

Seltener sind *Neubildungen* die Veranlassung der Amblyopie und Amaurose (Gliome der Retina, Sarkome, Karzinome der Orbita, zerebrale Tumoren).

Die *angeborene* Amaurose ist sehr selten und wird durch verschiedene Umstände bedingt (Defektbildung im Auge, am Sehnerven oder im Gehirn). Sie kommt vereinzelt bei Fohlen und Hunden vor und ist zuweilen mit einer angeborenen Verkleinerung des Bulbus verbunden (wichtig für den forensischen Nachweis).

Symptome. Amblyopie und Amaurose sind an der abnorm *weiten* und *unbeweglichen* (starren) *Pupille* zu erkennen. Mitunter ist auch der Pupillenreflex heller, graublau. Die *Sehprobe* ergibt *Schwachsichtigkeit* oder vollständige *Erblindung*. Mit dem *Augenspiegel* lassen sich bei voller Durchsichtigkeit der Medien je nach der anatomischen Ursache Atrophie der Papille (Weißfärbung), Ablösung der Netzhaut (flottierender Trichter) usw. nachweisen. Bei der Untersuchung hat man sich vor einer Verwechslung mit einer durch Mydriatika erzeugten Pupillenerweiterung zu hüten (vorübergehende, aber lange Zeit andauernde Wirkung des Atropins, also wiederholte Untersuchung; negativer Augenspiegelbefund). Die Beweglichkeit der Pupille prüft man durch abwechselndes Auflegen und Entfernen der Hand auf das Auge (dunkel, hell) bei bedecktem gesunden Auge. Zuweilen ist das gestörte Sehvermögen schon an der auffallenden schiefen Kopfhaltung zu erkennen. Die Sehprobe selbst wird bei verbundenem gesunden Auge in der Weise vorgenommen, daß man die Pferde an langem Zügel gegen vorgelegte Hindernisse (Stangen usw., Hunde zwischen Stühle) führt. Unzweckmäßig und trügerisch ist das drohende Bewegen der Hand oder des ausgestreckten Fingers gegen den Kopf. Eine Amblyopie ist bei den Tieren u. U. schwer festzustellen, höchstens läßt sich aus dem Verhalten des Tieres (Ängstlichkeit, Unsicherheit, Schreckhaftigkeit) auf ihr Vorhandensein schließen. Bis zu einem gewissen Grade vermag in solchen Fällen das positive oder negative Ergebnis des *Netzhautreflexes (S. T. Roberts,* 1956) über das Sehvermögen Aufschluß zu geben, der folgendermaßen ausgeführt wird. Vor das zu untersuchende Auge wird eine durchsichtige Plastikplatte gehalten, während das andere Auge abgedeckt wird. Gegen die durchsichtige Platte werden Watteklümpchen geworfen. Wenn die Netzhaut des Auges funktionsfähig ist, so blinzelt das Tier reflektorisch bei jedem Wurf. Das Ausbleiben des Blinzelns oder des Lidschlusses ist ein Zeichen dafür, daß das untersuchte Auge die Watteklümpchen nicht sieht oder daß der Lidreflex aus irgendeinem anderen Grund (z. B. Fazialislähmung) behindert ist.

Behandlung. Liegen leichtere anatomische Veränderungen vor, z. B. eine einfache traumatische Netzhautblutung oder nur eine Erschütterung der Netzhaut, dann kann eine Heilung infolge Resorption des Blutes eintreten. Auch die als Amblyopie sich äußernde unvollständige Lähmung der Retina, bei der ophthalmoskopisch nur eine beginnende Atrophie der Papille nachweisbar ist, läßt sich unter Umständen durch *Strychnin* oder *Elektrizität* bessern und heilen (eigene Erfahrungen bei Brustseuche und Hundestaupe). Dagegen ist die eigentliche Amaurose, also die vollständige Lähmung des Sehnervenapparates, *unheilbar*, sofern eine ausgebildete Atrophie der Papille oder eine Netzhautablösung besteht.

Die Erkrankungen der *Netzhaut*, die durch degenerative oder entzündliche Vorgänge gekennzeichnet sind, wurden früher unter der gemeinsamen Bezeichnung *Retinitis* zusammengefaßt. Aufgrund einer verbesserten Diagnostik bezeichnet man neuerdings den pathologischen Prozeß, wenn er mit degenerativen Erscheinungen beginnt und auch weiterhin von diesen beherrscht wird, als *Retinopathie*. Setzt dagegen die Krankheit mit entzündlichen Symptomen ein und wird auch in ihrem weiteren Verlauf von diesen gekennzeichnet, so spricht man von einer *Retinitis*. Klinisch sind beide Formen, besonders wenn sie im weiteren Verlauf zur vollen Entfaltung ihres Krankheitsbildes gekommen sind, nicht immer gegeneinander differentialdiagnostisch abzugrenzen.

Retinitis. Die *Entzündung der Netzhaut* kommt namentlich bei Pferden als Chorioretinitis im Verlauf der Chorioiditis (periodische Augenentzündung) vor; außerdem findet man sie im Verlauf von Infektionskrankheiten (Brustseuche, Petechialfieber, Tuberkulose) bei den sog. konstitutionellen Krankheiten (Leukose, Anämie, Diabetes), bei Nephrosen (Retinitis albuminurica) und bei Überreizung der Netzhaut (Sonnenblindheit, Schneeblindheit). Man hat die akute und chronische Retinitis zu unterscheiden. 1. Die *akute* Retinitis ist durch *Pupillenverengerung*, Lichtscheue, Sehstörungen, starke Gefäßinjektion, Blutungen und Trübungen der Netzhaut, zuweilen auch durch Glaskörpertrübung gekennzeichnet. 2. Bei der *chronischen* Retinitis findet man *Pupillenerweiterung* und Blindheit (Amaurosis). Sie ist durch ophthalmoskopisch nachweisbare Flecken und Streifen der Retina charakterisiert. Beurteilung und Behandlung wie oben.

Eine beim Hund beobachtete *Retinochorioiditis maculosa disseminata* wird von *Überreiter* (1968) beschrieben. Klinisch finden sich meistens weite Pupillen mit verzögerter und völlig aufgehobener Pupillarreaktion. Das Sehvermögen ist vermindert. Die Untersuchung mit dem Augenspiegel ergibt einen charakteristischen Befund. Es lassen sich rundliche oder ovale gelbe Flecken nachweisen, die verstreut, meist an Gefäße der Aderhaut gebunden auftreten. Der Glaskörper ist opaleszierend und nicht klar durchsichtig. Im weiteren Verlauf kommt es in der Mitte der Flecke zu Pigmentanhäufungen. Als Rest bleibt ein kleiner Pigmentfleck zurück. Die Blutgefäße in diesen Bereichen erscheinen dünner, blutleerer oder verschwinden ganz. Die Papille wird atrophisch, kleiner und ausgezahnt. In solchen Fällen stellt sich dann auch eine Cataracta complicata ein. Die Einzelbefunde weisen auf einen schubweisen Verlauf, somit auf ein rezidivierendes Leiden hin. Die *Ursachen* sind nicht bekannt. Als *Therapie* wird von *Überreiter* neben einer symptomatischen Behandlung der vielfach gleichzeitigen Erkrankung der Nieren und des Darmes Glanoide retinale® (Dispersa) empfohlen, das den Verlauf der Erkrankung günstig beeinflußt und zu einer sichtlichen Verbesserung des Sehvermögens führte. Dieses organspezifische, aus der Retina gesunder Tiere gewonnene Präparat beeinflußt den Zellstoffwechsel und bewirkt eine Abdichtung der Zellmembranen (Lipoidhülle). Ein Erfolg ist nur dann zu erwarten, wenn noch lebensfähige Netzhautteile vorhanden sind.

Retinopathien oder *Degenerationen der Netzhaut* aufgrund einer angeborenen Disposition kommen beim *Rind*, bei der *Katze* und vor allem beim *Hund* vor, bei dem sie als *progressive Retinadystrophie* oder *-atrophie (PRA)* bekannt sind. Die Degenerationen entwickeln sich postnatal und sind durch einen progressiven Verlauf zunächst mit den Erscheinungen der Nachtblindheit (Hemeralopie), später mit solchen der zunehmenden Tagblindheit (Nyktalopie) gekennzeichnet.

Beim *Hund* läßt sich die erbliche Form der progressiven Retinadystrophie oder -atrophie nach der Ausdehnung der degenerativen Veränderungen in einen *peripheren* und *zentralen* Typ unterscheiden.

Im Schrifttum werden folgende Rassen als disponiert bezeichnet: Beagle, Bedlington Terrier, Chesapeake Bay Retriever, Cockerspaniel, Collie, English Setter, Golden Retriever, Gordon Setter, Irish Setter, Labrador Retriever, Norweg. Elchhund, Pointer, Pudel, Springer Spaniel, Welsh Corgi.

Symptome. Der Besitzer bemerkt gewöhnlich zuerst nur Nachtblindheit; aber das Sehvermögen verschlechtert sich laufend weiter bis zur völligen Erblindung, da beide Augen gleichzeitig betroffen sind. Bei extremer Mydriasis und Pupillenstarre weisen die Augen einen helleren Lichtreflex in Form eines rötlichen oder grünlichen Schimmers auf. Außerdem zeigen die erblindeten Hunde einen eigenartigen Gang, die Gliedmaßen werden beim Laufen höher angehoben. Der Gesichtsausdruck ist leblos und teilnahmslos. Der Augenspiegelbefund ergibt eine aufgehellte blaugraue bis graue Papille und dünne, fadenförmige Blutgefäße sowie ein verändertes Tapetum nigrum. Es wird grau oder braun und wirkt verwaschen, zuweilen finden sich auch hellere Flecken. Das Tapetum lucidum wird fleckig und nimmt einen rotorangen Farbton an.

Die Symptome sind im einzelnen nicht einheitlich und entwickeln sich bei der *peripheren* Dystrophie etwa folgendermaßen. Im Anfangsstadium, etwa bis zur 6. Lebenswoche, ist die Pupillarreaktion zwar noch nachweisbar, aber bereits unvollständig und träge. Der Augenhintergrund ist noch ohne besonderen Befund. In der 6. bis 8. Lebenswoche zeigt sich die beginnende und zunehmende Verringerung des Sehvermögens in Form der Nachtblindheit verbunden mit einer fortschreitenden Pupillenträgheit, die schließlich mit mydriatischer Pupillenstarre endet und die genannten Reflexe des Tapetum lucidum entstehen läßt. Die Untersuchung mit dem Augenspiegel ergibt je nach dem Status der Entwicklung ein wechselndes Bild. Die fein gezeichnete Struktur verliert sich allmählich. Meistens treten anfangs peripher, später auf die Papille zustrebende perivaskulär angeordnete, unregelmäßig begrenzte Pigmentflecken auf. Der tapetumfreie Teil des Augenhintergrundes nimmt eine aschfarbene bis weißgraue Farbe an. Auffällig und charakteristisch ist die fortschreitende Rückbildung der Blutgefäße, die sich zwischen dem 3. und 9. Lebensmonat abspielt. Die größeren aus der Papille austretenden Blutgefäße verlieren ihre pralle Füllung und verengen sich, und die kleineren Arteriolen und Venolen werden fadenförmig; im Endstadium der progressiven Dystrophie sind sie völlig verschwunden und die in der Papille noch vorhandenen Gefäße sind nur noch schattenhaft erkennbar. Die Papille erscheint als eine helle, blaugraue bis graue Scheibe mit unklaren, verschwommenen Rändern. – Die progressive Dystrophie beruht auf einer Destruierung aller Retinaschichten und steigert sich letztlich bis zur Atrophie.

Die *zentrale* Dystrophie, die sich vornehmlich beim Pudel, Labrador Retriever und Collie findet, zeigt sich mit ihren klinischen Symptomen erst in einem Lebensalter von 4 bis 6 Jahren an. Die Gefahr einer weiteren Vererbung ist deshalb größer. Das Sehvermögen ist in der Weise gestört, daß die Tiere im Dämmerlicht besser als im hellen Tageslicht sich bewegende Objekte schneller als ruhende wahrnehmen und erkennen (Tagblindheit). Mit dem Augenspiegel lassen sich Verlust und Rückbildung der Blutgefäße sowie kleine Pigmentinseln im Tapetum lucidum feststellen, die eine Tendenz zur weiteren Ausbreitung aufweisen. Außer der Ganglienzellschicht gehen schließlich alle anderen Schichten des Neuroepithels zugrunde. Der degenerative Prozeß beginnt in den zentralen Bezirken der Retina und verliert sich allmählich, ohne scharfe Begrenzung in den noch gesund erscheinenden peripheren Teilen der Netzhaut. Im Endstadium steht die Atrophie, an die sich auch noch eine Kataraktbildung (Cataracta secundaria) anschließen kann.

Eine erfolgversprechende *Behandlung* ist nicht bekannt. Die Prognose ist ungünstig. Die Verabreichung von Vitamin A und Vitamin B vermag lediglich die Erblindung zeitlich etwas zu verzögern, die Krankheit aber nicht zu heilen.

Als eine weitere beim *Hund* vorkommende angeborene *Retinopathie* ist zu nennen das *Collie-Ektasie-Syndrom (Sehnervensyndrom, Collie Eye Anomaly [CEA])*, eine rezessiv vererbbare Fehlentwicklung des Augenhintergrunds, die beim Collie, bei dem Sheltie und den verwandten Hunderassen vorkommt. In den USA sollen bis zu 80 Prozent der Collies befallen sein.

Die Fehlentwicklung besteht in einer mangelhaften Ausbildung der Dicke und Stärke der Bulbushinterwand im und neben dem Sehnerveneintritt und der Papille, so daß sich die Wandung nach außen hin als Ektasie ausbuchtet mitsamt den angrenzenden Teilen der Retina und Papille. Je nach dem Grade der Veränderung und Ausbuchtung entstehen verschiedene Formen des Collie-Ektasie-Syndroms, die man aus praktischen Erwägungen in fünf verschiedene Schweregrade einteilen kann. Die ophthalmoskopischen (Augenspiegel) feststellbaren Veränderungen reichen von Gefäßschlängelung über Pigmentverluste und -einlagerungen temporal von der Papille bis zu grubenähnlichen Vertiefungen im oder neben dem Sehnervenkopf, deren Tiefe bis zu 30 Dioptrien betragen kann. Gleichzeitig entstehen als komplizierende Begleiterscheinungen lokale Blutungen und Ablösung der Netzhaut. Die *klinischen Erscheinungen* bestehen in einer Beeinträchtigung des Sehvermögens, die graduell sehr verschieden sein kann und zwischen einer kaum bemerkbaren Sehstörung bis zur völligen Erblindung liegt.

Eine *Behandlung* ist nicht möglich. Die betroffenen Hunde sollten von der Zucht ausgeschlossen werden.

Nach den Untersuchungen von *Roberts* soll das Ektasie-Syndrom beim Collie mit dem Auftreten von Fehlfarben in der Iris und mit Farbveränderungen des Haarkleids genetisch gekoppelt sein.

Eine auf einer *A-Hypovitaminose* beruhende *Retinopathie* beim *Rind* hat *Rosenberger* (1955) beschrieben. Die *klinischen Erscheinungen* zeigen sich bei den vorher gesunden Tieren im Lebensalter von 6–15 Monaten, bei männlichen Tieren besonders zur Zeit des stärksten Wachstums. Es bestehen die typischen Symptome der *Amaurose* – klare, durchsichtige Augenmedien, Mydriasis und Pupillenstarre, grünlich-bläulich schimmernder Augenhintergrund, pralle Füllung des Bulbus mit geringem Keratokonus und Exophthalmus; Frühsymptom Nachtblindheit. Außerdem zeigen sich noch allgemeine Störungen in Form von Gleichgewichtsstörungen, Ataxien, Paresen und Krämpfen.

Der Vitamin-A-Mangel entwickelt sich als Folge von Ernährungsfehlern bei der Umstellung von der Milchernährung auf andere Vitamin-A-arme Futtermittel (Magermilch, Haferschrot, Trockenschnitzel).

Eine *Behandlung* mit Applikation von Vitamin-A-Präparaten ist erfolglos, da die Ganglienzellen zugrunde gegangen sind und sich nicht regenerieren können. Die *Prophylaxe* besteht in der Fütterung karotinreicher Futtermittel (Grünfutter, Silage, Mohrrüben, Lebertran, Vitamin-A-Präparate).

Netzhautablösung. Als Netzhautablösung oder Netzhautabhebung *(Amotio, Ablatio retinae)* bezeichnet man die *Ablösung der Netzhaut* von der Aderhaut. Sie kommt am häufigsten beim *Pferd* im Verlauf der periodischen Augenentzündung vor und ist entweder *partiell* (Abb. 63) oder *total*. Bei der Untersuchung mit dem Augenspiegel findet man in der Gegend des Glaskörpers die abgelöste Netzhaut als einen flottierenden, grauen *Trichter* oder eine *gardinenartig* bewegliche, zeltartige, graugelbe Masse oder als ein undulierendes *blasenarti-*

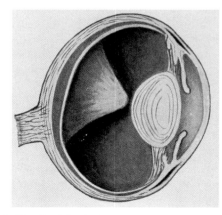

Abb. 63 *Partielle Netzhautablösung* infolge exsudativer Chorioiditis, Pferd.

ges Gebilde. Bezüglich der Pathogenese der Netzhautablösung kommen zwei Möglichkeiten in Betracht:

1. Nach der *Exsudationstheorie* wird die Netzhaut durch ein flüssiges Exsudat (Ödem) von der Chorioidea abgehoben (akute periodische Augenentzündung); ähnlich wirken Blutungen und Neubildungen.

2. Nach der *Retraktionstheorie* zieht der schrumpfende Glaskörper die Netzhaut mit sich von der Choroidea ab (chronische periodische Augenentzündung).

Außer beim Pferde hat die Netzhautablösung noch beim *Hund* eine klinische Bedeutung. Sie tritt bei manchen Hunderassen (Collie, Bedlingtonterrier) als selbständiges Leiden oder als Sekundärerscheinung nach hinterer Skleralektasie oder im Zusammenhang mit degenerativen Veränderungen der Netzhaut auf. Beim *Collie* stellt sie die Hauptursache der bei der Fundusanomalie entstehenden Erblindung dar. *Westhues* hat beim Hund die Vererbung einer totalen Amotio festgestellt. Auch bei Fohlen wurde die Netzhautablösung als ein rezessiver Erbfehler nachgewiesen.

Netzhautblutungen. Die teils traumatisch (Stoß, Schlag, Wurf, Anrennen, Überschlagen), teils symptomatisch (Infektionskrankheiten, Vergiftungen, konstitutionelle Krankheiten) auftretenden Netzhautblutungen erzeugen je nach ihrer Ausdehnung verschiedenartige Sehstörungen und werden mit dem Augenspiegel als strich- oder fleckförmige rötliche Trübungen nachgewiesen, die mit der Zeit eine bräunliche, gelbliche und schließlich weißliche Farbe annehmen.

Netzhauttumoren. Sehr selten sind *Gliome* und *Rundzellensarkome* der Retina (Amaurosis, perforierende Bulbuswucherung); etwas häufiger findet man *Zysten* in der Netzhaut.

Atrophie des Sehnerven. Die *Atrophie des Sehnerven* oder *Atrophie der Papille* ist die Folge verschiedener Krankheitszustände der Netzhaut, des Sehnerven, des Gehirns und des Primär- oder Sekundärglaukoms (glaukomatöse Exkavation). Man unterscheidet namentlich eine *retinale* (Retinitis, Netzhautablösung, periodische Augenentzündung, Infektionskrankheiten) und eine *neurale* Atrophie (Neuritis intraocularis und retrobulbaris, Traumen, Neubildungen). Außerdem spricht man von *entzündlicher* (Retinitis, Neuritis), nicht entzündlicher oder *einfacher* (Anämie, Intoxikationen, Neubildungen) und *angeborenen* Atrophie (sehr selten). *Thomassen* sah in 2 Fällen Druckatrophie des Chiasma und des N. opticus auftreten infolge Entzündung der Keilbeinhöhle nach Influenza und Hervorwölbung der Wandungen durch das Exsudat. Eine kongenitale Optikusatrophie beobachtete *Andersen* bei 7 Jerseykälbern desselben Stalles, als deren Ursache eine Atrophie der nervösen Elemente, begleitet von einer Bindegewebshyperplasie in den Sehnerven festgestellt wurde. *Westhues* stellte bei einer Dachshündin eine angeborene und vererbte Hypoplasie des Sehnerven fest, wobei anstelle des Sehnerven eine homogene, glaskörperähnliche Masse vorhanden war. *Sonnenbrodt* hat Netzhaut- und Optikusatrophie als echten Erbfehler in einem Warmblutzuchtgebiet festgestellt. Das ophthalmoskopische Bild der Sehnervenatrophie äußert sich in einer Entfärbung der Papille; daneben besteht Amaurosis. *McNutt* und *Wall* beobachteten bei Jungrindern nach Verfüttern verdorbenen Rauhfutters in Verbindung mit Kraft- bzw. Maisfutter eine völlige Zerstörung der Sehnervenfasern und Erblindung. Es ist fraglich, ob hierbei Vitamin-A-Mangel die Ursache war. Von *Lahiri* wurden eine Pigmentdegeneration der Netzhaut und Blindheit als Folge von Vitamin-A-Mangel festgestellt. Die Prognose ist in der Regel ungünstig. Bei Avitaminosen kann durch entsprechende Vitaminzufütterung die Sehkraft in manchen Fällen wiederhergestellt werden. Vgl. Retinopathien.

Drusenbildung im Sehnervenkopf. Das unter diesem Namen beschriebene, ziemlich seltene Leiden ist durch das Auftreten von rundlichen oder warzigen, schwammigen, *glänzendweißen, stark Licht reflektierenden Erhabenheiten am Sehnervenkopf*, vornehmlich an den Randpartien der Papille und den ihr angrenzenden Teilen der Netzhaut, charakterisiert. Nach den makroskopischen und mikroskopischen Untersuchungsbefunden ist die Drusenbildung der Folgezustand einer *Neuritis optica exsudativa*, vornehmlich *retrobulbaris*. Die Drusen stellen mithin *Exsudate* der *Neuritis* dar, die die Papille und die benachbarte Netzhaut emporgehoben und dadurch die an ihnen feststellbaren unregelmäßigen Erhabenheiten gebildet haben. Sie werden wahrscheinlich durch Störungen in der Lymphbildung und Lymphzirkulation der Durascheide des N. opticus herbeigeführt. Bestimmte Ursachen sind nicht bekannt; in mehreren Fällen waren die Pferde vorher an Kolik erkrankt gewesen. Das Leiden setzt meist sehr schnell ein und ist gewöhnlich mit plötzlicher Erblindung verbunden. Die Prognose lautet im allgemeinen ungünstig, da in der Regel eine dauernde Erblindung durch Atrophie der Papille und der nächstliegenden Abschnitte des Sehnerven zu folgen pflegt. Zur *Behandlung* sind ableitende Mittel (Arekolin, Pilokarpin usw.) zu versuchen, um eine möglichst schnelle Resorption des Exsudates zu erreichen.

Papillitis. Als *Papillitis* oder *Neuritis intraocularis* bezeichnet man die Entzündung der Eintrittsstelle des Sehnerven in das Innere des Auges, also der *Sehnervenpapille* (Papilla nervi optici). Nerv und Retina sind gewöhnlich gleichzeitig erkrankt *(Neuroretinitis)*. Der Entzündungsprozeß verläuft jedoch nicht in der eigentlichen Nervensubstanz, sondern im Bindegewebe der Nervenscheide und in der Gerüstsubstanz. Mit dem Augenspiegel findet man zunächst Hyperämie und Schwellung der Papille, indem die Blutgefäße bei ihrem Durchtritt durch die Lamina cribrosa der Sklera (Eintrittsstelle des Sehnerven) durch die entzündliche Schwellung der Nervenscheiden des Sehnerven komprimiert werden *(entzündliche Stauungspapille)*. Findet im weiteren Verlauf der Entzündung Wucherung von Bindegewebe in der Papille statt, so werden dadurch die Gefäße der Papille komprimiert und schließlich atrophisch *(entzündliche Atrophie der Papille).* Mit dem Augenspiegel läßt sich die Papillenatrophie in Form einer weißen (statt rötlichen) Färbung der Papille nachweisen, wobei sie oft dem Durchschnitt eines Rettichs gleicht; weniger wichtig sind die zuweilen nachweisbaren Formveränderungen der Papille. Die Ursachen der Papillitis sind im allgemeinen dieselben wie die der Retinitis, desgleichen die Beurteilung und Behandlung.

Stauungspapille. Neben der *entzündlichen* Stauungspapille der Papillitis (vgl. oben) wird auch bei Entzündung und Geschwulstbildung im Gehirn zuweilen eine *einfache* Stauungspapille infolge Hemmung des physiologischen Lymphabflusses durch die Optikusscheiden nach dem Gehirn, Anschwellung des Nervus opticus in der Lamina cribrosa und Kompression der Zentralgefäße der Retina beobachtet. Beim Dummkoller der Pferde besteht jedoch in der Regel keine Stauungspapille (Verwechslung mit Tapetumkolobomen!)

Asthenopie. Unter Asthenopie versteht man die bei längerer Überbeanspruchung der Augen beim *Menschen* auftretenden subjektiven Beschwerden in Form von verschwommenem Sehen, Ermüdungszeichen der Augen, Kopfschmerzen usw. Eine Verminderung der Sehschärfe ist mit ihnen nicht verbunden. Die Astenopenie darf somit nicht der Amblyopie gleichgesetzt werden. Bei Tieren dürfte sie wohl kaum objektiv nachweisbar sein.

Hemeralopie. Eine Form der *Amblyopie,* bei der die Sehstörungen besonders am Abend bei eintretender Dunkelheit hervortreten *(Nachtblindheit).* Das bei Pferden und Hunden beobachtete Leiden wird auf eine Trübung der durchsichtigen Medien in der Peripherie zurückgeführt (Pupillenerweiterung im Dunkeln). Der Augenspiegelbefund ist meist negativ. Nach *Seifried* kommt Nachtblindheit bei Vitamin-A-Mangel vor, weil dabei der Aufbau des für das Sehvermögen unentbehrlichen Pigments leidet. Die Retina gilt als das an Vitamin A reichste Organ.

Nyktalopie. Eine weitere Form der *Amblyopie,* die sich umgekehrt namentlich bei hellem Tageslicht äußert *(Tagblindheit).* Man führt die Tagblindheit auf zentrale Trübungen der durchsichtigen Medien zurück (enge Pupille bei hellem Licht), selten bei Pferden, Augenspiegelbefund negativ.

Hemiopie. Die *Hemiopie* oder *Hemianopsie* ist eine *Halbblindheit* infolge halbseitiger Netzhautlähmung, bei der die Hälfte des Gesichtsfeldes (rechte, linke, obere, untere) ausfällt.

Über Beziehungen zwischen Herabsetzung der Sehfähigkeit und Beeinträchtigung der Leistungsfähigkeit hat *Freudenberg* an Wehrmachtspferden Untersuchungen angestellt. Er kommt zu dem Ergebnis, daß gering- und mittelgradige einseitige Sehstörungen die Leistungsfähigkeit der Wehrmachtspferde nicht beeinträchtigen. Hochgradige einseitige Sehstörungen können die Leistungsfähigkeit bei Reit-, Gelände-, Dressur-, Spring- und Rennpferden beeinflussen. Einseitig blinde Tragtiere, Zug-, Reit- und Dressurpferde sind voll leistungsfähig. Einseitig blinde Geländepferde sind voll leistungsfähig. Der Reiter muß die Behinderung des Blickfeldes dieser Pferde berücksichtigen. Einseitig blinde Springpferde sind leistungsfähig. Sie können bei engem Parcours mit scharfen Wendungen und dicht darauffolgendem Hindernis behindert sein, wenn die Blindheit auf der Innenseite liegt. Rennpferde mit einseitiger Erblindung sind leistungsfähig. Da in Deutschland die Rennen meist rechts herum geritten werden, so werden rechts erblindete Pferde eher behindert sein als linkseitig blinde.

H. Andere Erkrankungen des Bulbus

1. Das Glaukom

Begriff. Als *Glaukom* oder *grüner Star*[1] werden alle Krankheitsvorgänge des Auges bezeichnet, bei denen als Haupt- oder Leitsymptom eine *pathologische intraokuläre Drucksteigerung* besteht, in deren Folge es zu verschiedenen Veränderungen und Funktionsstörungen im Auge kommt, die zwar je nach Art der Drucksteigerung mit verschiedenen Krankheitsbildern einhergehen, stets aber die große Gefahr unheilbarer Erblindung in sich bergen.

Ursache. Der Drucksteigerung liegt keine einheitliche Ursache zugrunde. Deshalb unterscheidet man allgemein zwischen einem *primären* und *sekundären* Glaukom. Beim *primären Glaukom* sind die Ursachen der Drucksteigerung mit den üblichen Untersuchungsmethoden nicht ohne weiteres feststellbar und erkennbar. Die früher meist gebrauchte Definition, daß beim sekundären Glaukom die Ursache bekannt sei, beim primären Glaukom dagegen nicht, entspricht jedoch nicht mehr dem heutigen Stand des Wissens. Beim *Menschen* liegen den Ursachen des primären Glaukoms gewisse lokale, mit Verengerung des Kammerwinkels einhergehende Altersveränderungen und Abnutzungserscheinungen zugrunde, die eine Behinderung des Kammerwasserabflusses bedingen; mitunter tritt es auch familiär gehäuft auf (Glaukomfamilien), so daß man eine

---

[1] Nach dem Griechischen γλαυκός = blaugrün.

erbliche Disposition annehmen muß, ohne daß in allen Fällen des primären Glaukoms eine sonstige sichtbare Krankheit des Auges im Spiele ist oder war.

Das *sekundäre Glaukom* entwickelt sich auf der Grundlage einer anderen, erkennbaren und feststellbaren, bestehenden oder vorausgegangenen Krankheit des Auges, die die Drucksteigerung, meist ebenfalls durch Behinderung des Kammerwasserabflusses, bedingt. Es wird deshalb nach Verletzungen der Kornea mit vorderer Synechie, bei Iritis mit hinterer zirkulärer Synechie, Linsenluxation in die Vorderkammer, Quetschungen des Bulbus, Thrombose der Zentralvene der Netzhaut u. a. beobachtet.

Einteilung und Vorkommen. Entsprechend der Einteilung, dem Vorkommen und Verlauf beim Menschen unterscheidet man beim primären Glaukom, das nach den eingehenden klinischen und histologischen Untersuchungen von *Überreiter* nicht selten beim *Hund* in analoger Weise zu beobachten ist, zwischen dem *Glaucoma acutum congestivum (s. inflammatorium)* (akutes Primärglaukom; Glaukomanfall), dem *Glaucoma chronicum congestivum (s. inflammatorium)* und dem *Glaucoma chronicum simplex* (chronisches Primärglaukom). Ob beim *Pferd* und den *anderen Tieren* ein echtes, primäres Glaukom vorkommt, ist fraglich und noch nicht eindeutig nachgewiesen. Die periodische Augenentzündung des Pferdes ist kein Glaukom (vgl. die Symptome).

1. Glaucoma acutum congestivum (s. inflammatorium)[2]

Symptome. Beim akuten Glaukomanfall ist das Allgemeinbefinden der Tiere mehr oder weniger gestört. Auch der *Vorbericht* weist schon darauf hin. Die Tiere sind traurig, lustlos und weniger lebhaft, vermeiden Bewegung, Laufen und Springen, verkriechen sich oft und suchen einen dunklen Platz auf. Anamnestisch läßt sich auch ermitteln, daß ein oder beide Augen plötzlich Tränenfluß zeigen, die Augenlider krampfhaft geschlossen werden und Lichtscheue besteht. Nicht selten sind die Tiere schon irrtümlich wegen Konjunktivitis und Keratitis vorbehandelt. In manchen Fällen wird außerdem berichtet, daß schon mehrere derartige Anfälle vorausgegangen und wieder abgeklungen sind. Das Sehvermögen ist beeinträchtigt. Bei offener Lidspalte erscheint der Bulbus zuweilen größer. Manchmal sind die Lider geschwollen und die Konjunktiva zeigt eine diffuse und ramiforme Rötung. Bei oberflächlicher Betrachtung scheint eine Konjunktivitis vorzuliegen, jedoch die genaue Untersuchung ergibt einen prall gefüllten episkleralen Gefäßkranz sowie eine deutliche Füllung und Erweiterung der ziliaren Venen. Diese Stauungshyperämie in den Ziliargefäßen erstreckt sich infolge der Anastomosen auch auf die Bindehautgefäße. Die Rückstauung im vorderen venösen Abflußgebiet kommt dadurch zustande, daß die schief die Sklera durchdringenden Vortexvenen infolge der intraokulären Drucksteigerung ebenfalls komprimiert werden, und der venöse Abfluß behindert wird. Weitere Folgen derselben sind die Ödematisierung der Kornea und Iris, ferner Transsudation in die Vorderkammer mit erhöhtem Eiweißgehalt, so daß die Kornea eine rauchartige, in der Mitte liegende, punkt-, komma- oder scheibenförmige Trübungszone erkennen läßt. Ihre Oberfläche erscheint matt und ohne spiegelnden Glanz. Im Gegensatz zu der bei einer Keratitis auftretenden Trübung werden die Mattigkeit und Trübung teilweise durch das infolge der Drucksteigerung entstehende Stauungsödem mit Quellung der Epithel- und Parenchymzellen bewirkt, teilweise durch die bei plötzlicher Drucksteigerung sich bildenden Konstitutionsveränderungen der lamellären Grundsubstanz mit den fixen Zellen selbst, die mit der Druckherabsetzung (Punktion der Vorderkammer und Miotika!) wieder schlagartig verschwinden. Bei längerem Bestehen kann es später aber zu zelligen Infiltrationen und zur Vaskularisation kommen. Die *Pupille* ist weit und hat ein grünlich schimmerndes Aussehen, sie ist zuweilen auch etwas verzogen. Der *Pupillarreflex* ist erheblich verzögert oder aufgehoben. Der *Iris* fehlt infolge der Ödematisierung ihre feine Oberflächenstruktur, manchmal zeigt sie einen feinen Fibrinbelag. Bei bestehender Korneatrübung sind ihre Farbe und Struktur nicht immer deutlich zu erkennen, jedoch lassen sich die Erweiterung und der fehlende Pupillarreflex immer nachweisen. Die Vorderkammer kann durch die vorgedrängte Iris sehr flach sein. Die Linse und der Glaskörper erscheinen nicht ganz klar. Der Augenhintergrund ist bei Beginn des Anfalls, sofern die Trübung der anderen Medien es zuläßt, noch zu

---

[2] Da die Hyperämie im Auge, besonders in den vorderen Augenabschnitten, nicht auf entzündlichen Vorgängen beruht, sondern zumindest anfangs eine Stauungshyperämie darstellt, ist die Benennung *Glaucoma inflammatorium* nicht zutreffend und mit Recht zugunsten von *Glaucoma congestivum* verlassen worden.

erkennen. Die *Papille* ist unscharf begrenzt, die Venen erscheinen erweitert. *Das auffallendste und beherrschende Symptom ist aber die intraokuläre Drucksteigerung;* der Bulbus fühlt sich bei der Fingerpalpation ganz hart und gespannt an. Die genaue instrumentelle Druckmessung ist beim Hund mit Schwierigkeiten verbunden, liefert auch keine genauen Ergebnisse und ist für praktische Zwecke entbehrlich. Diese Symptome des akuten Glaukomanfalls gleichen völlig denen des Menschen. Abweichend von diesen läßt sich zuweilen schon während des ersten Anfalls beim Hund eine mit Erweiterung der Lidspalte einhergehende mäßige Vergrößerung des Bulbus bemerken, die nach Abklingen des Anfalls wieder völlig verschwinden kann. Da auch noch im höheren Alter die Augenhäute des Hundes elastisch und dehnungsfähig bleiben, kann eine Drucksteigerung sehr schnell eine Bulbusvergrößerung verursachen, die nach Abklingen der Drucksteigerung rasch wieder verschwinden kann. Diese meist gleichzeitig einhergehende Bulbusvergrößerung ist als eine besondere Erscheinungsform beim Hund zu werten.

Differentialdiagnostisch müssen die *Keratitis parenchymatosa* und die *Iritis* berücksichtigt werden. Nicht selten wird der akute Glaukomanfall als Keratitis parenchymatosa diagnostiziert und die für diese zutreffende, aber für das Glaukom kontraindizierte Therapie eingeleitet. Bei jeder diffusen Korneatrübung ist deshalb an ein Glaukom zu denken und die Druckprüfung vorzunehmen. In zweifelhaften Fällen ist auch eine diagnostische Therapie zweckmäßig, da nach der Applikation von kalten Kompressen und der Instillation von Miotika die Korneatrübung beim Glaukom meist rasch aufhellt und die akuten Erscheinungen verschwinden. Diagnostisch sehr wichtig ist die erweiterte Pupille. Auch die *Iritis* läßt sich, sofern noch nicht vorher ein Mydriatikum eingeträufelt wurde, durch die verengte Pupille leicht ausschließen. Da meist der erste und die unmittelbar nachfolgenden akuten Glaukomanfälle vom Besitzer übersehen oder auch bei Behandlungsversuchen nicht richtig gedeutet werden, kommen sehr häufig diese Patienten erst in einem fortgeschrittenen Stadium des Glaukoms zur Untersuchung und Therapie.

Verlauf. Wenn beim akuten Glaukomanfall rechtzeitig eine druckvermindernde Therapie eingeleitet wird, verschwinden meist in einigen Tagen, zuweilen sogar nach Stunden, die akuten Erscheinungen, und das Auge zeigt wieder normale Verhältnisse mit Ausnahme einer etwas träger reagierenden Pupille. Bleibt der Anfall unbehandelt, so steigern sich die akuten Symptome, der Bulbus wird größer und tritt aus der Orbita hervor. Nach etwa 14 Tagen können diese Erscheinungen spontan zurückgehen und nur geringe Restsymptome zurückbleiben. Die Pupille bleibt manchmal länger verzogen und reagiert sehr träge. Aber das Sehvermögen stellt sich wieder ein, da infolge der Dehnbarkeit der Sklera die nervösen Elemente der Netzhaut nicht so nachhaltig geschädigt werden, wie das beim Menschen regelmäßig der Fall ist. Beim Hund liegen also vorteilhaftere Verhältnisse vor. Neben diesen günstig verlaufenden Fällen bleibt jedoch bei einigen Patienten ohne Behandlung und zuweilen auch trotz Anwendung von Miotika die Drucksteigerung bestehen. Als Folge derselben wird die Kornea total getrübt, der Bulbus wird immer größer und seine inneren anatomischen Strukturen gehen zugrunde. Einem günstig verlaufenen Glaukomanfall kann sich oft ein anfallfreies, monatelanges Intervall ohne jegliche Symptome und mit ungestörtem Sehvermögen anschließen. Diese scheinbare Heilung veranlaßt sehr häufig die Tierbesitzer, von einer druckableitenden Operation abzusehen. Aber nach einer gewissen Zeit wiederholt sich der Anfall, nicht selten in einem höheren Maße und stürmischeren Verlauf. Es entwickelt sich dann die chronische Form.

2. Glaucoma chronicum congestivum (s. inflammatorium)

Symptome. Das chronische Primärglaukom ist durch einen protrahierten Verlauf gekennzeichnet. Während eines akuten Anfalls sind die Erscheinungen meist dieselben wie beim akuten Glaukom. Der Bulbus tritt jedoch etwas mehr hervor, die Korneatrübung ist dichter. Manchmal sind schon die Blutgefäße oder Pigment vom Rand her eingesproßt, was schon auf frühere Anfälle und längeres Bestehen schließen läßt. Auch der Vorbericht weist darauf hin. Meist ist der Anfall in seinem Verlauf hartnäckiger sowie resistenter gegenüber einer medikamentösen druckherabsetzenden Behandlung, so daß in bedrohlichen Fällen zur sofortigen Druckherabsetzung die Punktion der Vorderkammer erforderlich wird. Ist die Kornea noch durchsichtig, so zeigt sich eine maximale Mydriasis bei starrer Pupille. Die Iris ist dunkelgrau und neigt zur Atrophie. Nach dem Abklingen eines akuten Anfalls ändert sich dieser Zustand der Pupille nur wenig. Die Linse zeigt nicht selten eine diffuse Trübung. Der Bulbus ist in fortgeschrittenen Fällen vergrößert, so daß es zu strukturellen Veränderungen im Inneren mit Abreißen der Zonulafasern, Subluxation und Luxation der Linse kommen kann. Der Glaskörper enthält nicht selten diffuse oder flockige Trübungen, so daß der Augenhintergrund nicht deutlich sichtbar ist. *Die intraokuläre Drucksteigerung ist auch hier das charakteristische Symptom* sowie die dadurch bedingte Stauungshyperämie in den vorderen Augenabschnitten, die oft sehr augenfällig ist. Die Drucksteigerung bleibt auch nach dem Abklingen des akuten Anfalls in mehr oder weniger deutlichem Grade bestehen. Sofern die Untersuchung des Augenhintergrundes möglich ist, lassen sich typische Veränderungen im Bereich der *Papille* ermitteln. Da der Zustand wechselt, ist es empfehlenswert, sowohl vor einem akuten Anfall wie auch während und nach einem solchen zu untersuchen, um einen umfassenden Befund zu erhalten. Charakteristisch ist eine *pathologische Exkavation der Papille*. Sie ist blaß; in ihrer Mitte oder bis zum Rande reichend findet sich eine Vertiefung verschiedenen Grades, die ein bläuliches Aussehen hat. Die Äste der Zentralgefäße sind verdrängt, teilweise unterbrochen, in älteren Fällen reichen sie bis zum Rand der Papille, sind dünn oder überhaupt nicht mehr sichtbar, während die ganze Papille bläulichweiß erscheint. Die Erhebung eines genauen, umfassenden und objektiven Augenspiegelbefundes des Augenhintergrundes ist allerdings beim Hund nicht einfach, da abgesehen von der Behinderung durch vorhandene Trübungen der durchsichtigen Medien, beim Hund die Form und das Aussehen der normalen Papille individuell sehr variieren. Bei einigen Hunderassen, besonders den glaukomdisponierten (Foxterrier, Pekinese, Boxer u.a.), besteht außerdem eine tiefe physiologische Exkavation im Zentrum ohne Veränderungen der Blutgefäße. In älteren, fortgeschrittenen Fällen eines chronischen Primärglaukoms fällt besonders die Stauungshyperämie in den vorderen Augenabschnitten auf mit prall gefüllten episkleralen Blutgefäßen, die dann auch über den Limbus in die Kornea einwachsen und eine dichte Trübung entstehen lassen. Es entwickelt sich ein *Pannus glaucomatosus* mit erheblichen pathologischen Veränderungen der gesamten Kornea. Die akuten Anfälle wiederholen sich immer häufiger, was für die Tiere immer einen sehr schmerzhaften Zustand mit sich bringt. Der Bulbus vergrößert sich mehr und mehr und

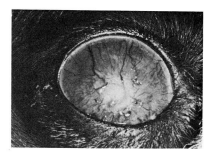

Abb. 64 *Glaucoma absolutum*, Hund.

tritt aus der Orbita und der Lidspalte heraus. Er kann eine solche Größe erreichen, daß die Lidspalte nicht mehr dicht geschlossen werden kann, was wiederum Verletzungen, Geschwürsbildung und Austrocknung zur Folge hat. Diese Zustände werden als *Glaucoma absolutum* und *Glaucoma degenerativum* bezeichnet (Abb. 64). Sie können meist durch eine rechtzeitige Therapie verhütet werden, weshalb eine frühzeitige Diagnose sehr wertvoll ist.

3. Glaucoma chronicum simplex

Diese Form ist der Hauptvertreter des chronischen Glaukoms des *Menschen* und dadurch charakterisiert, daß keine hochakuten Anfälle auftreten, sondern anfangs eine schleichende, zeitlich schwankende, mäßige intraokuläre Drucksteigerung besteht, die später zu einer glaukomatösen Exkavation der Papille und zu langsamer Erblindung infolge schwerwiegender, fortschreitender Veränderungen in den nervösen Anteilen der Netzhaut führt. Da das klinische Erscheinungsbild bei dieser Form neben der Drucksteigerung durch typische Funktionsstörungen in Form von Gesichtsfeldausfall gekennzeichnet ist, und ein solcher beim Tier in objektiver Weise nicht nachgewiesen werden kann, ist diese Glaukomform beim Hund und den anderen Tieren mit Sicherheit noch nicht festgestellt worden, aber in analoger Form nicht völlig auszuschließen.

4. Sekundärglaukom

Ursache. Alle Krankheitszustände, die eine Behinderung des Kammerwasserabflusses verursachen, können ein Sekundärglaukom herbeiführen. Es kommt deshalb nicht nur beim Hund, sondern bei allen Tieren vor. Eine *Keratitis paren-*

chymatosa und *Skleritis* können mit einer Verengerung und Verklebung des Kammerwinkels und einer abflußbehindernden hinteren Synechie einhergehen. Derselbe Zustand kann bei einer durchdringenden *Korneawunde* oder einem perforierenden *Korneageschwür* mit Irisvorfall und -einheilung entstehen. Beim Hund ist es meist die Folge einer *Luxation der Linse* in die Vorderkammer mit Verlegung des Kammerwinkels, nicht selten auch eine *Iritis* mit Entwicklung einer hinteren zirkulären Synechie, zuweilen auch gleichzeitig einer vorderen peripheren Synechie und Ausbildung einer Napfkucheniris, die den Abfluß des Kammerwassers fast völlig unterbinden (Tafel III, Abb. L, S. 23). *Intraokuläre Tumoren* im Bereich der Abflußwege können ebenfalls zu Drucksteigerungen führen. Gelegentlich kann es im Gefolge der *Diszission* oder *Extraktion* der Linse wegen Katarakt zur Verstopfung oder Verklebung der Abflußwege kommen.

Die *Symptome* sind ähnlich denen des primären Glaukoms. Außer den die Drucksteigerung verursachenden pathologischen Veränderungen finden sich Tränenfluß, Stauungshyperämie in den vorderen Augenabschnitten, Schmerzen, harte und gespannte Konsistenz des Bulbus mit Störung des Allgemeinbefindens. In älteren Fällen entwickeln sich eine Exkavation der Papille und eine Vergrößerung des Bulbus mit allen Folgezuständen wie bei dem chronischen Primärglaukom. Die genaue Kenntnis und Ermittlung der die Drucksteigerung auslösenden Erkrankung sind besonders im Hinblick auf eine geeignete und erfolgversprechende Therapie wichtig, da sie in erster Linie gegen diese gerichtet sein und sie berücksichtigen muß.

Behandlung. Die Therapie muß sich in erster Linie gegen die Drucksteigerung richten, da von ihr die schwerwiegenden Funktionsstörungen und irreversiblen Schäden des Auges zu befürchten sind. Beim akuten Anfall aller *primären* Glaukomformen muß zunächst versucht werden, mit wirksamen Mitteln eine Druckherabsetzung zu erreichen. Dazu eignen sich verschiedene Miotika, wie *Eserinum salicylicum* und *Pilocarpinum hydrochloricum* in 1proz. Konzentration als Augentropfen oder Salben. *Ullrich* empfiehlt, wenn die einzelnen Komponenten versagen, folgendes Rezept: Rp. Eserin. salicyl. 0,02, Pilocarpin. hydrochloric. 0,1, Aqu. dest. ad 10,0 M.D.S. Augentropfen. Weiterhin kann *Mintacol* sehr wirksam sein (Rp. Mintacoli solubil. [Bayer] 0,1, Aqu. redest. ad 10,0 recenter et frigide par. D.S. Mintacol-Augentropfen). Diese Mittel müssen im Anfallstadium mehrmals täglich eingeträufelt werden. Gleichzeitig wirken kalte Kompressen sehr günstig sowie die perorale Applikation von *Diamox* (Acetazolamid [Lederle]) – 1–2 Tabl. tgl., 125 mg alle 4 Stunden –, das als ein *Carboanhydrasehemmer* ebenfalls zu einer Herabsetzung der Drucksteigerung im Auge führt, denn die Carboanhydrase ist ein bei der Kammerwasserbildung wichtiges Ferment, mit dessen Ausschaltung die Bildung des Kammerwassers verringert wird. Zur allgemeinen Beruhigung und Herabsetzung des Blutdrucks können auch noch *Neuroplegika* verabreicht werden. Mit dieser Behandlung gelingt es meist, in einigen Tagen bedrohliche Anfälle zu beseitigen. Oft sind schon am nächsten Tag die Kornea wieder klar, die Pupille eng und der Druck nicht mehr erhöht. Wird die Therapie unterbrochen, so kommt es zuweilen wieder schnell zu einer Drucksteigerung, und in manchen Fällen, besonders des chronischen primären Glaukoms, wird die Druckerhöhung durch diese Behandlung nicht oder nur wenig beeinflußt. In bedrohlichen, hoch akuten Fällen ist es dann zweckmäßig, die Vorderkammer mit der Lanzettenkanüle nach *Amsler* zu punktieren, um eine sofortige Druckherabsetzung zu erreichen. Meist zeigen danach auch die druckherabsetzenden Mittel eine Wirkung. Man muß sich jedoch darüber im klaren sein, daß durch eine konservative Behandlung wohl manchmal bedrohliche Glaukomanfälle zum Abklingen gebracht werden, und bei längerer Applikation geeigneter Mittel der intraokuläre Druck normal oder zumindest in unschädlichen Grenzen gehalten werden kann, aber eine endgültige Heilung des Glaukoms damit nicht erreicht wird. Als wirkliche *kausale Therapie* kann nur ein druckableitender, operativer Eingriff angesehen werden. Wenn auch eine konservative Behandlung schnell und erfolgreich angesprochen hat, so sollte doch von einer Operation nicht abgesehen werden, da weitere Anfälle nicht ausbleiben und schwerwiegende Folgen nach sich ziehen. Es hat sich als vorteilhaft erwiesen, die druckableitenden Operationen nach Abklingen eines akuten Anfalls auszuführen. Als sehr zweckmäßig hat sich die Zyklodialyse nach *Heine* gezeigt. Geeignet sind auch die Iridektomie nach *von Graefe,* die Trepanation nach *Elliot* u. a. (vgl. *Überreiter:* Arch. Tierheilk. Bd. 74, S. 262).

Beim *Sekundärglaukom* kann in vielen Fällen eine kausale, durch die ursprüngliche Krankheit vorgezeichnete Therapie eingeleitet werden. Es ist deshalb unbedingt notwendig, die Ursache im Einzelfalle zu klären und die Behandlung darauf abzustellen. Bei der Luxation der Linse in die Vorderkammer, die die weitaus häufigste Ursache des Sekundärglaukoms des Hundes darstellt, kann die rechtzeitige Extraktion der Linse das Auge erhalten. Beim Glaucoma absolutum verspricht die Extraktion keinen Erfolg mehr, und es ist besser, das Auge zu entfernen; in geeigneten Fällen kann die Zyklodialyse die Entfernung des Auges ersparen und den Bulbus weich und beschwerdefrei erhalten. Das durch Perforation der Kornea, Iritis und Skleritis verursachte Sekundärglaukom verlangt andere Operationsmethoden. Es kann bei diesen Formen mit vorderer oder hinterer Synechiebildung versuchsweise *Links-Glaukosan* (O. P. Woelm mit 2proz. L-Adrenalin und 2proz. Stryphnon) angewendet werden, denn es erzeugt eine maximale Mydriasis, hilft dadurch die bestehenden Synechien zu sprengen und führt außerdem durch die primäre Vasokonstriktion und die anschließende, mehrere Tage andauernde Lähmung der Kammerwassersekretion auch zu einer Herabsetzung des intraokulären Druckes.

2. Hydrophthalmus

Als *Hydrophthalmus* (Buphthalmus, Megalophthalmus) wird die *Augapfelwassersucht* bezeichnet. Man beobachtet sie bei Hunden, Katzen, Pferden und Rindern. Sie äußert sich in einer auffallenden *Vergrößerung des Bulbus,* dessen Volumen um das Doppelte vergrößert sein kann (sog. Ochsenauge). Besonders stark ist zuweilen die Kornea vorgewölbt und vergrößert (Cornea globosa) (Tafel III, Abb. M, S. 23). Nicht selten besteht gleichzeitig Luxation der Linse. Das Leiden ist entweder angeboren oder erworben. Die *Ursachen* sind meist in einer Iritis und Chorioiditis serosa (periodische Augenentzündung) zu suchen oder stellen einen Folgezustand des Glaukoms dar (Glaucoma absolutum s. degenerativum). In *therapeutischer* Beziehung ist bei anfallsweise auftretenden, schmerzhaften intraokulären Drucksteigerungen die Punktion der vorderen Augenkammer zu empfehlen. Der Erfolg ist aber nur vorübergehend. Eine länger anhaltende Druckentlastung läßt sich nur durch eine druckableitende Operation – Zyklodialyse u. a. – erzielen. In Einzelfällen läßt sich die Exenteratio orbitae mit Bildung eines Ankyloblepharon artefíciale nicht umgehen.

Im Gegensatz zum Megalophthalmus besteht der *Mikrophthalmus* in einer angeborenen Kleinheit des Bulbus (erbsen-, haselnuß-, kirschengroß).

3. Eitrige Panophthalmitis

Eine durch Infektion mit *Eitererregern* bedingte *allgemeine Augenentzündung* namentlich bei Pferden, Rindern und Hunden. Die Infektion geht in der Regel von penetrierenden Wunden des Augapfels oder von perforierenden Korneageschwüren aus (ektogene Infektion). In seltenen Fällen gelangen die Erreger auf hämatogenem Wege (endogene Infektion) in das Augeninnere (Pyämie, Druse). Die Erscheinungen bestehen in diffuser umfangreicher Schwellung der Augenli-

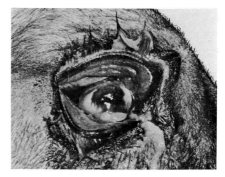

Abb. 65 *Eitrige Panophthalmitis* nach perforierender Korneawunde, Pferd.

der und eitrigem Ausfluß. Die Kornea läßt eine diffuse, gelblichweiße Trübung erkennen. Der Bulbus ist infolge der Eiteransammlung in der Regel vergrößert, kann jedoch auch verkleinert sein, wenn Eiterabfluß besteht. Die Eiterung verläuft vornehmlich an der Uvea (Iridocyclochorioiditis suppurativa), führt aber sehr schnell zu einer eitrigen Einschmelzung der Gewebe, auch der Retina und des Glaskörpers, oder zur Trübung und Luxation der Linse, während die Kornea und Sklera ziemlich resistent sind. Der Ausgang ist stets eine *Phthisis bulbi,* weshalb die Prognose ungünstig lautet (Abb. 65). Außerdem besteht immer die Gefahr, daß der Prozeß sich weiter ausbreitet (Phlegmone der Orbita, Meningitis, Septikämie, Pyämie). Die *Behandlung* muß deshalb für ausreichenden Abfluß des Eiters bzw. Entfernung der infizierten Gewebsteile Sorge tragen. Zu diesem Zweck sind ergiebige Spaltung der Kornea durch Kreuzschnitt und *Ausräumung des Bulbus* (Exenteratio bulbi) oder die Exstirpation des Bulbus und das Anlegen eines Ankyloblepharon artefíciale angezeigt (vgl. S. 64).

4. Atrophia und Phthisis bulbi

Als *Atrophie* bezeichnet man eine langsame Verkleinerung des Bulbus infolge entzündlicher Vorgänge mit *Erhaltung* der einzelnen Teile des Auges, während *Phthisis* durch einen raschen und hochgradigen Schwund des Augapfels mit mehr oder weniger ausgedehnter regressiver *Veränderung* der Gewebe charakterisiert ist.

1. Die *Atrophie* ist beim Pferd in der Regel die Folge einer periodischen Augenentzündung und vollzieht sich meist allmählich. Auch in den hochgradigsten Fällen sind makroskopisch und mikroskopisch die einzelnen Teile trotz erheblicher Veränderungen immer noch nachweisbar. Klinisch erscheint der Augapfel verkleinert und von weicherer Konsistenz. Der Bulbus ist tiefer in die Orbita zurückgezogen, so daß es am oberen Augenlid durch Fältelung und winkelige Aufziehung zur Bildung eines sogenannten „dritten Augenwinkels" (s. Abb. 41) und zuweilen auch eines Entropiums kommt. An der Linse beobachtet man kataraktöse Trübung und Luxation. Durch Bindegewebsneubildung am Ziliarkörper und Verwachsung desselben mit den Ziliarfortsätzen entsteht eine „zyklitische Schwarte", die dann gleich einer Platte hinter der Linse liegt, diese nach vorne in die vordere Augenkammer drängt (luxiert) und die vordere Augenkammer nach hinten abschließt.

2. Bei der *Phthisis* geht gewöhnlich eine Zerstörung der einzelnen Teile, namentlich der Uvea, durch eine eitrige Endophthalmitis voraus. Die Größenabnahme ist in der Regel ganz bedeutend. Der Bulbus weist eine unebene, höckerige Oberfläche und eine feste Beschaffenheit auf. Der Augapfel liegt tief in der Orbita, die Nickhaut ist vielfach vorgefallen, die Augenlider sind gefaltet und eingerollt (Abb. 66). – Atrophie und Phthisis des Bulbus sind *unheilbar*.

5. Augentuberkulose

wird nach *Nieberle* als selteneres Leiden bei allen Tieren, namentlich aber beim Rind, Schwein, dem Hund und der Katze, angetroffen. Dabei sind pathogenetisch 2 Möglichkeiten zu unterscheiden. Entweder kommt es im Rahmen der Frühgeneralisation eines primären tuberkulösen Herdes zur Ansiedlung der hämatogen in das Auge gelangten Tuberkelbakterien in der Chorioidea, der Iris oder dem Ziliarkörper in Form einer *Miliartuberkulose* oder es entsteht, und dies nur beim Rind und nach Art der chronischen Lungentuberkulose, eine sogenannte *chronische Augentuberkulose*. Diese Form von Tuberkulose bedeutet klinisch dann den vollständigen Verlust des Auges.

J. Krankheiten der Orbita

1. Phlegmone der Orbita (retrobulbäre Phlegmone)

Vorkommen und Symptome. Die phlegmonöse Entzündung des orbitalen Bindegewebes zwischen den einzelnen Faszien (Periorbita, Fascia superficialis und profunda) und den Augenmuskeln entwickelt sich bei tieferen Verletzungen der Weichteile, ungedeckten Frakturen des Augenbogens, metastatischer Druse usw. Sie ist durch starke Schwellung der Lider, der Konjunktiva (Chemosis) und der Haut in der Gegend der Augengrube, zuweilen auch durch Abszedierung und Vordrängen des Bulbus und schließlich durch Druckempfindlichkeit gekennzeichnet. Manchmal ist die Futteraufnahme gestört, weil der Druckschmerz der Schwellungen auf das Kiefergelenk ausstrahlt. Der sehr schmerzhafte Zustand ist auch mit Fieber und Apathie verbunden. Die Prognose ist zweifelhaft zu stellen (Gefahr der eitrigen Panophthalmitis, eitrigen Meningitis, Sepsis). Die orbitale Infektion setzt sich nicht dem N. opticus entlang in das Innere der Schädelhöhle fort, sondern über Venenplexus.

Behandlung. Die Behandlung erfolgt mit feuchtwarmen Umschlägen, 10proz. Ichthyolsalbe auf die Lider und ihre Umgebung, oder sie ist rein operativ: tiefe Inzisionen nach Abklingen der

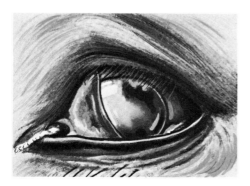

Abb. 66 *Phthisis bulbi* mit erheblicher Schrumpfung des Augapfels, *Vorfall* der *Nickhaut* und *Leukom* der *Kornea*, Pferd.

akut entzündlichen Schwellungen, Entfernen etwa vorhandener Splitter am knöchernen Augenbogen, Nachbehandlung mit Wasserstoffsuperoxyd und Jodoformäther oder Antibiotika bzw. Sulfonamiden. Unter Umständen müssen der Bulbus und die übrigen Weichteile der Orbita exstirpiert werden. Bei fieberhafter Temperaturerhöhung sind parenterale Gaben von Antibiotika in entsprechend hohen Dosen angezeigt.

2. Tumoren der Orbita

Vorkommen und Symptome. Praktische Bedeutung haben die *Sarkome* und *Karzinome* der Orbita namentlich beim Pferd und Rind, seltener bei Hund und Katze. Bezüglich der Häufigkeit des Vorkommens von Karzinomen bei den einzelnen Tierarten stehen die Karzinome am Auge beim Rind an erster, beim Pferd an dritter Stelle *(Dobberstein)*. Sie nehmen ihren Ausgang gewöhnlich an der Nickhaut oder den Augenlidern und wuchern entweder sichtbar durch die Lidspalte und daneben in Form einer fleischähnlichen, höckerigen, zerklüfteten und ulzerierenden Masse nach außen und bedecken den Bulbus (Abb. 67, 68), oder sie wachsen infiltrierend in den Bulbus und die übrigen Weichteile der Orbita bis in den retrobulbären Raum und treten dann als kugelige oder knollenartige Tumoren im Bereich der Augengrube hervor. Mit dem fortschreitenden Wachstum verdrängen sie den Bulbus nach der Seite (Schielen, Strabismus) oder nach vorne (Exophthalmus), wuchern in die benachbarten Knochen (Tränenbein, Jochbein, Oberkieferbein, Keilbein) ein und dringen selbst in die Kieferhöhle (Abb. 69), Nasenhöhle und Schädelhöhle vor. Tumorähnliche Wucherungen in der Orbita und im retrobulbären Raum finden sich auch bei der *Leukose* des Rindes (s. Abb. 72).

Behandlung. Die Tumoren der Orbita sind nur bei frühzeitigem Erkennen (histologische Untersuchung) durch Operation, d.h. durch eine Exenteration der Orbita zu beseitigen (vgl. S. 64). Beim Einbruch der Tumoren in den Knochen bzw. die Kopfhöhlen ist eine restlose operative Entfernung der Geschwulstzellen nicht mit Sicherheit möglich. Deshalb ist in solchen Fällen mit Rezidiven zu rechnen, und aus diesem Grunde ist die Verwendungsfähigkeit solcher Patienten zeitlich beschränkt.

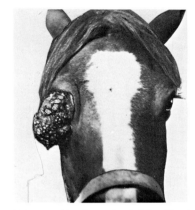

Abb. 67   *Karzinom* der Orbita, Pferd.

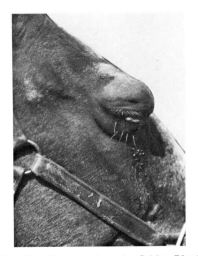

Abb. 68   *Melanosarkom* der Orbita, Pferd.

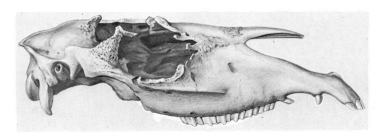

Abb. 69   Zerstörung der Kopfknochen durch ein von der Orbita ausgehendes *Karzinom,* Pferd.

3. Exophthalmus

Begriff und Ursachen. Als *Exophthalmus, Prolapsus bulbi* oder *Luxatio bulbi* bezeichnet man den *Vorfall des Augapfels* ohne und mit Zerreißung der Konjunktiva oder der Augenmuskeln. Er kommt häufig bei Hunden (Abb. 70, 71) und Rindern nach *Verletzungen* vor. Außerdem kann er durch *phlegmonöse Schwellungen* und *Tumoren* (Sarkome, Karzinome, Schwellung der retrobulbären Lymphknoten bei der Rinderleukose; Abb. 72) in der Orbita bedingt sein, durch die der Bulbus aus seiner Lage verdrängt wird. Vereinzelt kommt Exophthalmus auch als Symptom der *Luxation des Unterkiefers* oder der bei den Haustieren sehr seltenen *Basedowschen Krankheit* vor.

Behandlung. Die Therapie des traumatischen Exophthalmus besteht, sofern der Bulbus noch erhalten und der Sehnerv nicht zerrissen ist, in der Reposition des Bulbus, eventuell nach vorausgegangener operativer Erweiterung der Lidspalte; nach der Reposition wird die Lidwunde wieder durch Knopfhefte geschlossen. Zeigen jedoch der Bulbus bzw. die ihn umgebenden Muskeln usw. schwere Verletzungen und phlegmonös-eitrige Entzündungszustände, ist ferner die Hornhaut schon völlig vertrocknet und undurchsichtig (Xerosis), so muß entweder die *Enukleation* oder die *Exstirpation* des Bulbus vorgenommen werden. Um eine starke Entstellung der Tiere zu vermeiden, kann man sich darauf beschränken, nur einen Teil des Bulbus zu entfernen *(Stumpfbildung)* oder den Bulbus auszuräumen *(Exenteratio bulbi)*. Später kann bei Pferden ein künstliches Auge (Prothese aus Glas, Hartgummi o. a.) eingesetzt werden. Bei Hunden und Katzen empfiehlt sich das Anbringen von Prothesen im allgemeinen nicht, da sie gewöhnlich als Fremdkörper empfunden werden und die Tiere immer wieder versuchen, sie durch Kratzen zu entfernen. Dadurch entstehen Reizungen oder Verletzungen der Lider und der Bindehaut. Das Einsetzen von Augenprothesen kommt daher nur bei ganz ruhigen, nicht temperamentvollen Tieren in Frage.

Enucleatio bulbi. Die Operation besteht in der Entfernung des Bulbus allein *ohne Weichteile*. Sie ist leicht ausführbar, namentlich wenn Exophthalmus vorliegt. Die Ausführung geschieht möglichst unter Narkose, mindestens aber unter Lokalanästhesie. Hunde werden auf einen Tisch gebracht, Pferde am besten niedergelegt. Mit einer Pinzette wird die Konjunktiva dicht am Hornhautrande erfaßt und rings um den Bulbus eingeschnitten. Nun löst man mit der Schere, indem man der Oberfläche des Bulbus folgt, die Konjunktiva und die Muskeln dicht am Bulbus ab und durchtrennt zum Schluß mit einem Scherenschlag den Sehnerv. Bei ausnahmsweise großem Bulbus muß die Lidspalte am äußeren Lidwinkel erweitert werden. Zum Zwecke der Blutstillung wird die Höhle tamponiert und die Lage des Tampons durch eine Naht gesichert. Zum Schutz gegen Scheuern und Infektion gibt man Verband, Augenkappe oder Augengitter. Nachbehandlung mit Antibiotika bzw. Sulfonamiden.

Exstirpatio bulbi. Hierbei werden die *Weichteile mit dem Augapfel* herausgenommen und damit eine *Ausräumung der Orbita (Exenteratio orbitae)* ausgeführt. Wenn

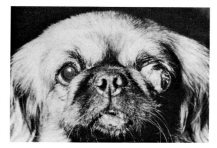

Abb. 70   *Exophthalmus* links, Pekinese.

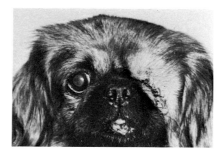

Abb. 71   Fall der Abb. 70 nach Exstirpation des Bulbus und Anlegen eines *Ankyloblepharon arteficiale*, Pekinese.

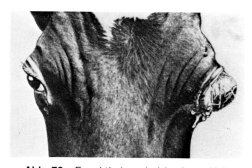

Abb. 72   *Exophthalmus* bei *Leukose*, Kuh.

man auf das Einsetzen von künstlichen Augen (Prothesen) verzichten und den späteren, dauernd sich absondernden schleimig-eitrigen Ausfluß aus der Augenhöhle und die Ausbildung eines Entropiums vermeiden will, so führt man die Operation so aus, daß sie mit einem künstlichen Verschluß der Lidspalte (*Ankyloblepharon arteficiale*; s. Abb. 19 u. 71) endet. In einer Entfernung von ½–1 cm vom freien Lidrande wird ein parallel zum Lidrande des oberen und unteren Augenlides rings um die Lidspalte gehender Schnitt durch die Haut bis in die Submukosa der Bindehaut geführt. Die dabei auftretenden Blutungen werden durch Abklemmen bzw. Ligatur gestillt. Dann wird die Konjunktiva durch stumpfes Präparieren bis an den Bulbus heran von der Orbita abgelöst, so daß der Bulbus noch mit der Bindehaut in Verbindung bleibt. Darauf werden die den Bulbus umgebenden Muskeln, das orbitale Fettgewebe und die Tränendrüse von der knöchernen Orbita stumpf abgetrennt, bis der Bulbus nur noch mit dem M. retractor bulbi und dem Optikus zusammenhängt. Muskel und Nerv werden durchschnitten, und nun werden der Bulbus und die an ihm befindlichen Weichteile bzw. vorhandenen Geschwulstmassen in toto entfernt. Die Blutung aus den Augengefäßen wird durch Tamponade mit langen Mullstreifen, die aneinandergeknüpft werden, gestillt. Dann werden die Lidwundränder mit Knopfheften bis auf eine Öffnung im medialen Wundwinkel vernäht. Sollte diese Naht nur unter starker Spannung möglich sein, so wird sie durch zwei parallel zu den Wundrändern verlaufende Entspannungsschnitte behoben. Durch die Öffnung im medialen Wundwinkel wird an den nächsten Tagen die Tamponade entfernt. Nachbehandlung mit 2–3proz. Wasserstoffsuperoxydlösung und 10proz. Jodoformäther oder Antibiotika bzw. Sulfonamiden. Heilung nach 2–3 Wochen. Beim Pferd und Rind kommt es nicht selten vor, daß später infolge der narbigen Retraktion die Haut in die Augenhöhle einsinkt und eine tiefe überhäutete Höhle entsteht (Abb. 73). Die dadurch verursachte Entstellung kann durch eine plastische Operation mit der Implantation eines geeigneten Kunststoffs behoben werden (Abb. 74).

Exenteratio bulbi. Unter Lokalanästhesie oder Allgemeinnarkose werden die Kornea entweder durch Kreuzschnitt gespalten oder mit einem zirkulären Schnitt an ihrem Rande abgetragen und der Bulbus mit dem scharfen Löffel ausgeräumt. Hiernach folgt wie oben Tamponade, Lidnaht, evtl. Verband, Augenkappe, Augengitter. Nachbehandlung mit Antibiotika oder Sulfonamiden. Dadurch, daß die Sklera erhalten bleibt, wird ein größerer Stumpf gebildet, so daß leichter ein künstliches Auge (Prothese) eingelegt werden kann und das Tier weniger entstellt ist. Solche Augenprothesen in Form einer Plastikschale stellt die Firma Müller Söhne F. Ad. OHG, Taunusstraße 44, 6200 Wiesbaden her (Abb. 75; *von Salis*, 1976). Außerdem gibt die Prothese den sich nach innen einrollenden Augenlidern *(Entropium bulbare)* eine Stütze und verhütet damit die dauernden Reizerscheinungen mit Konjunktivitis und Tränenfluß.

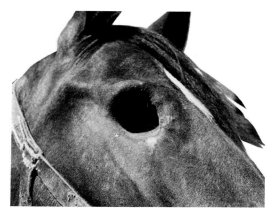

Abb. 73 *Eingesunkene Augenhöhle* infolge narbiger Retraktion nach *Exenteratio orbitae* vor 1 Jahr, Pferd.

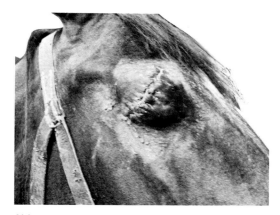

Abb. 74 Zustand des Auges der Abb. 73 9 Tage nach der *plastischen Operation* mit Implantation des schnellhärtenden Kunststoffs Palacos-Kulzer®, Pferd.

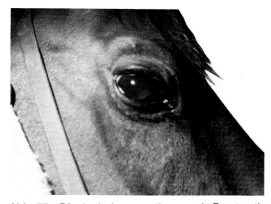

Abb. 75 Pferd mit *Augenprothese* nach *Exenteratio bulbi*.

4. Schielen, Strabismus

Begriff. Als *Schielen* oder *Strabismus* (Strabopathie) bezeichnet man eine abnorme Stellung der Blicklinien infolge Störung im Antagonismus der Augenmuskeln. Meist handelt es sich um ein Überwiegen des inneren (*Strabismus convergens;* Abb. 76) oder äußeren Augenmuskels *(Strabismus divergens)* mit Verdrehen des Bulbus nach innen bzw. außen. Zuweilen wird indessen die Sehachse auch nach oben und unten gedreht, so daß der Blick aufwärts bzw. abwärts gerichtet ist *(Strabismus sursum* und *deorsum vergens).*

Ursachen. Die Ursachen des Schielens bei den Haustieren sind verschieden und zum Teil andere als beim Menschen, bei dem sie meist durch Verschiedenheiten in der Refraktion oder der Sehkraft beider Augen bedingt sind. Am häufigsten wird das Schielen durch *Neubildungen* in der Orbita (Sarkome, Karzinome, Leukose bei Rindern) bedingt, die den Bulbus einseitig verschieben. In zweiter Linie kommen, ähnlich wie beim Menschen, periphere oder zentrale einseitige *Augenmuskellähmungen* in Betracht (Strabismus paralyticus), dabei wird das Auge nach der Seite des nicht gelähmten Muskels hingezogen. Zuweilen ist der Strabismus *angeboren*. Ob auch, wie beim Menschen, einseitige Kontrakturen der Augenmuskeln bei Tieren Strabismus verursachen, ist nicht sicher festgestellt.

Behandlung. Die Behandlung des paralytischen Schielens besteht in der Durchschneidung des Muskels auf der entgegengesetzten Seite (Myotomie, Strabotomie).

5. Augenzittern, Nystagmus

Begriff und Ursachen. Als *Augenzittern* oder *Nystagmus* bezeichnet man eine nervöse Unruhe der Augenmuskeln, in deren Gefolge sich das Auge in fortwährender zitternder *(Nystagmus oscilatorius)* oder stetiger rollender *(N. rotatorius)* Bewegung befindet. Am häufigsten findet man diese eigentümliche Krampfform bei Hunden, sie kommt jedoch auch bei Pferden, Rindern und Schweinen vor. Die *Ursachen* sind gewöhnlich zerebralen Ursprungs. Zunächst beobachtet man Nystagmus bei sehr *nervösen* Tieren, bei *Epilepsie* und im Verlauf verschiedener *Gehirnkrankheiten* (Leptomeningitis, Zerebrospinalmeningitis, Staupe, Frakturen der Schädelbasis). Sodann ist Nystagmus ein Symptom verschiedener *Vergiftungen* (Kochsalz- und Lakevergiftung der Schweine). In manchen Fällen ist der Nystagmus wie

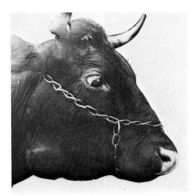

Abb. 76 *Strabismus convergens,* Kuh.

beim Menschen angeboren (Hunde mit mangelhafter Entwicklung des Bulbus). Endlich kommt er bei ganz gesunden Kühen häufig vor.

Refraktionsanomalien. In dem normalen Auge werden die Lichtstrahlen in den durchsichtigen Augenmedien, namentlich in der Linse, so gebrochen (Refraktion), daß das scharf gezeichnete Bild direkt auf die Netzhaut fällt. Die Brechung der Lichtstrahlen bzw. die Brennweite des dioptrischen Apparates (Linse, Hornhaut) ist somit gleich der Länge der Augenachse *(Normalsichtigkeit, Emmetropie).* Von diesem normalen Verhältnis kommen auch bei den Haustieren nach 2 Richtungen Abweichungen vor *(Ametropie):*

1. Die *Myopie* oder *Kurzsichtigkeit* besteht darin, daß die in das Auge eindringenden parallelen Lichtstrahlen schon *vor* der Netzhaut sich zu dem Bild vereinigen. Hierbei ist entweder die Lichtbrechung, insbesondere der Linse, zu stark oder die Augenachse zu lang. Infolgedessen entstehen oft Sehstörungen (*Scheuen* der Pferde). Die Korrektur der Myopie erfolgt beim Menschen durch eine Konkavlinse.

2. Die *Hypermetropie* oder *Weitsichtigkeit* besteht darin, daß die Lichtstrahlen infolge zu schwachen Brechungsvermögens der Linse oder zu kurzer Augenachse erst *hinter* der Netzhaut sich zum Bilde vereinigen. Die Korrektur der Weitsichtigkeit geschieht beim Menschen durch eine Konvexlinse.

Die von *H. Weber* (1961) mit Hilfe der *Skiaskopie* ermittelten Refraktionsanomalien bei *Hunden* ergaben Differenzen zwischen −3,5 und +2.5 Dioptrien. Von 360 untersuchten Augen wiesen 55,5 Prozent Myopie, 22,2 Prozent Emmetropie und 22,3 Prozent Hyperopie auf. Die meisten Hunde sind also *myop*. Im höheren Alter nimmt die Myopie zu, denn im Alter bis zu 4 Jahren betrug sie bei den untersuchten Augen durchschnittlich −0,25 Dioptrien und bei über 8 Jahre alten Hunden −1,13 Dioptrien. Die gleichzeitig bei diesen Hunden versuchten Sehschärfebestimmungen ergaben keine unbedingte Abhängigkeit derselben von dem Refraktionszustand der Augen.

II. Krankheiten der Weichteile des Kopfes

A. Krankheiten der Haut und Unterhaut

1. Wunden und Wundinfektionskrankheiten

Wunden der Weichteile. An den Lippen, Nasenflügeln, Backen, in der Gegend des Nasenrückens und der Stirn, in der Umgebung der Augen, Ohren und in der Schläfengegend kommen namentlich bei Pferden und Hunden vielfach Wunden aller Art vor (Abb. 77, 78 u. Tafel IV, Abb. A u. B, S. 24). Am häufigsten sind bei Pferden Riß-, Schäl- und Quetschwunden (Lippenbremse, Dekubitus). In seltenen Fällen beobachtet man in der warmen Jahreszeit Sommerwunden, die im Anschluß an kleine Verletzungen oder Hautabschürfungen durch Einwanderung von *Habronemalarven* (Abb. 79) entstehen (vgl. Sommerwunden). Bei Zugrindern handelt es sich oft um Quetschungen, die durch das Stirnjoch veranlaßt sind. Bei Hunden sind Bißwunden nicht selten.

Behandlung. Da die Haut und die übrigen Weichteile des Kopfes sehr gefäßreich sind, heilen die Wunden an und für sich gut, wenn für sorgfältige Reinigung, Desinfektion und Naht gesorgt wird. *Insbesondere bei den Lappenwunden (Nüstern, falsches Nasenloch, Lippen, Augen) soll man daher immer die Heilung per primam durch Anlegung einer Naht versuchen.* Wird sie unterlassen, so können sich umfangreiche Granulome (Caro luxurians; Abb. 80) entwickeln. Als Naht dient bei kleineren Wunden die einfache Knopf- oder Kürschnernaht. Bei größeren Wunden kann eine Entspannungsnaht mit Anlegen von Entspannungsschnitten vorteilhafte Anwendung finden. Auch eiternde und granulierende Wunden können nach Anfrischen der Wundränder und Applikation von Antibiotika oder Sulfonamiden noch genäht werden. Pferde sind danach umgekehrt in den Stand zu stellen und 8 bis 14 Tage an zwei Anbindeketten auszubinden. Hunde erhalten einen Halskragen, um das Kratzen an der Wunde zu verhindern. Ein gutes Deckmittel für die genähten Wunden ist das *Matisolpflaster, Deckpaste*, vgl. S. 1, oder ein anderes gut haftendes Wundabdeckmittel, für die Dekubituswunden außerdem *Jodtinktur* oder 10proz. Ichthyolsalbe.

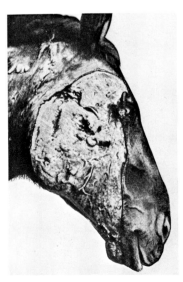

Abb. 77 *Schälwunde.* Die Haut ist durch das Hufeisen der in der Anbindekette verfangenen rechten Hintergliedmaße abgelöst worden, Pferd.

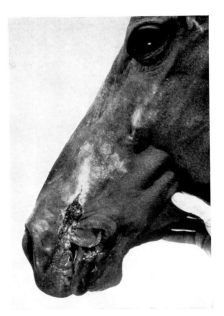

Abb. 78 17 Tage alte *Rißwunde* an Oberlippe und Backe in Heilung, Pferd.

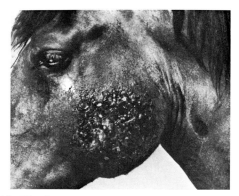

Abb. 79 *Sommerwunde* in der Massetergegend (Invasion von Habronemalarven), Pferd.

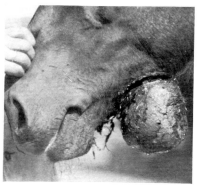

Abb. 80 *Granulom* (Caro luxurians) ausgehend von einer Hautwunde am Unterkiefer, Pferd (erfolgloser Behandlungsversuch mit Ligatur durch Laien).

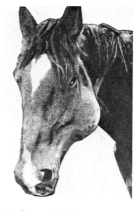

Abb. 81 *Abszedierende Phlegmone* des M. masseter, Pferd.

Wundinfektionskrankheiten. Die durch Infektion mit *Eitererregern* hervorgerufene *Phlegmone* ist bei den Haustieren die häufigste Wundinfektionskrankheit. Meist handelt es sich um eine subkutane, zuweilen aber auch eine subfasziale, intermuskuläre oder periostale Phlegmone (Zahnkrankheiten). Häufig ist die Phlegmone abszedierend (Abb. 81, 82), zuweilen auch jauchig und emphysematös. Infektion durch das Nekrosebakterium führt zu umschriebener *Nekrose* und Bildung perforierender Geschwüre an der Oberlippe und an den Backen beim Pferd. Lieblingsstellen der Phlegmone sind bei Pferden der Kehlgang, die Lippen, Backen und die *Massetergegend*, bei Hunden die Schläfengegend und die Augenlider, bei Rindern die Stirngegend (Quetschungen durch das Stirnjoch). Besondere Bedeutung haben beim *Pferd* die in der Massetergegend vorkommenden Phlegmonen, die sich an äußere Wunden (Zahnoperationen) oder an Verletzungen der Backenschleimhaut durch Zahnspitzen, schräg stehende Zähne (Exsuperantia, Scherengebiß) anschließen. Die Massetergegend zeigt in solchen Fällen eine diffuse, sehr schmerzhafte Anschwellung von bretthartar Konsistenz, so daß eine Verwechslung mit Tumoren möglich ist. Bei der Phlegmone ist aber stets das Allgemeinbefinden gestört; es bestehen erhebliche Kaustörungen, oder die Futteraufnahme ist ganz unterdrückt, und es ist Fieber vorhanden.

Außer der phlegmonös-abszedierenden Erkrankung kommt zuweilen noch eine *Myositis der Massetermuskulatur* als Ursache einer perakuten, beiderseits auftretenden, deutlichen, sehr schmerzhaften und bretthartan Schwellung in Frage, die sich zu Beginn von der septischen Form schwerlich unterscheiden läßt. Sie beruht auf einer Zerreißung einzelner Muskelfasern, die durch eine passive extreme Öffnung der Mundspalte mit dem Maulgatter bei einer Intubationsnarkose als Komplikation verursacht wird. Das Pferd nimmt zwar Wasser auf, verweigert wegen der Schmerzen aber festes Futter. Es tritt keine Abszedierung auf.

Behandlung. Sie erfolgt bei der Phlegmone durch Einreiben mit 10proz. Kampfersalbe, Ichthyolsalbe oder Scharfsalben (Hydrarg. bijodat. 1 Teil, Vasel. alb. 5 Teile) und mit langen Inzisionen, sobald eine Abszeßreifung eingetreten ist. In der Massetermuskulatur finden sich oft umfangreiche Nekrosen an den Insertiones tendineae, die auch den Eiterungsprozeß manchmal lange unterhalten. Nachbehandlung mit Spülungen von

2–3proz. Wasserstoffsuperoxydlösung, anschließend Antibiotikum- oder Sulfonamidpuder oder 10proz. Jodoformäther. Solange Fieber besteht, müssen parenterale Injektionen von Antibiotika oder Sulfonamiden in entprechend hohen Dosen gegeben werden. Bei Kaubeschwerden empfiehlt sich, Kleientrank oder anderes Weichfutter zu geben, u. U. ist künstliche Ernährung mit der Nasenschlundsonde erforderlich. Oberflächliche Phlegmonen werden mit 10proz. Ichthyolsalbe behandelt. Die fibrilläre Myositis läßt sich durch Einreibungen mit zerteilenden und resorptionsfördernden Mitteln, wie Kampferspiritus, Mobilatgel®, Hirudoidsalbe®, Hepathrombinsalbe® o. ä. Mitteln innerhalb von 2–3 Tagen zum Abklingen bringen; auch Glukokortikoide sind indiziert.

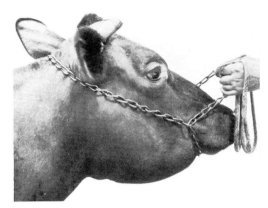

Abb. 82 *Abszedierende Phlegmone* des Mundhöhlenbodens und des Kehlganges, Kuh.

Anaerobierinfektionen (Clostridium septicum und emphysematosum usw.) kommen beim Rind, zuweilen auch beim Pferd als eine spezifische Wundinfektionskrankheit am Kopf vor. Sie sind durch eine plötzlich auftretende und rasch über den Kopf sich verbreitende, umfangreiche ödematöse, zuweilen knisternde Anschwellung bei gleichzeitiger fieberhafter Allgemeininfektion ausgezeichnet. Die Prognose ist ungünstig zu stellen, da regelmäßig nach 1–3 Tagen tödlicher Ausgang infolge Septikämie, durch Erstickung oder unter den Erscheinungen von Lungenödem eintritt.

Behandlung. Eine Behandlung der Gasödeme durch tiefe Inzisionen, mit Wasserstoffsuperoxyd usw. bietet nur geringe Erfolgsaussichten. Prophylaktisch müßten hohe Dosen von Gasödemserum (25–30 ml i. v.) gegeben werden.

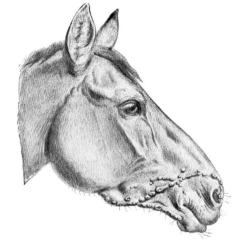

Abb. 83 *Lymphangitis epizootica*, Pferd.

Andere spezifische Infektionen. Eine *Rotzinfektion* mit nachfolgender chronischer rotziger Phlegmone und Sklerose (rotzige Elephantiasis, Nilpferdkopf) wird nur noch selten beim Pferd beobachtet, ebenso die Veränderungen der *Lymphangitis epizootica* (Abb. 83). Ferner können spezifische Wundinfektionen im Anschluß an Kopfwunden auftreten: *Tetanus, Aktinomykose* beim Rind (Abb. 84), sehr selten beim Pferd (Abb. 85) und häufiger *Botryomykose* beim Pferd (Abb. 86). Bei russischen Rindern scheinen *Lippenaktinomykome* (erbsen- bis walnußgroße Knoten in der Schleimhaut) besonders häufig zu sein. Vereinzelt hat man endlich beim Pferd in der Oberlippe *Sarkosporidien* gefunden (bretthärte, knotige Verdickung, gleichzeitig mit Glossitis sarkosporidica).

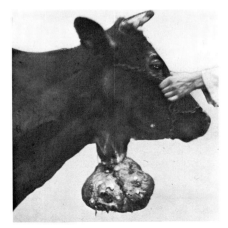

Abb. 84 *Aktinomykose* der Unterhaut, Kuh.

Oedema capitis. Außer malignen Ödemen als Folge einer Infektion mit Gasbranderregern (vgl. oben), bei Petechialfieber u. a. kommen bei den Haustieren und namentlich beim Pferd auch *traumatische Ödeme* am Kopf vor, die sehr erhebliche Verunstaltungen des Kopfes (Nilpferdkopf) bedingen können. Wir sehen dieses Ödem bei Pferden, die sich im Stall in der Halfterkette verfangen und in diesem Zustande mehrere Stunden in der Nacht liegen bleiben (vgl. Torticollis). Bei jungen Hunden kommt nicht selten ein diffuses, über den ganzen Kopf reichendes Ödem oder eine multiple Quaddelbildung (Urticaria) vor. Es handelt sich um eine *allergische Reaktion* (Überempfindlichkeit) gegen irgendein Nahrungsmittel, das die Tiere zum ersten Male genossen haben. Eine *Behandlung* der bei Junghunden vorkommenden Anschwellungen ist nicht erforderlich. Innerhalb einiger Stunden ist das Ödem resorbiert.

Emphysema capitis. Ein bei Pferden zuweilen im Anschluß an Wunden in der *Augengrube* vorkommendes, selten über größere Abschnitte des Kopfes ausgebreitetes traumatisches Emphysem, bei dem die Haut puffig aufgeblasen ist (Aspirationsemphysem infolge der Bewegungen des Kiefers). Eine besondere *Behandlung* ist meist nicht notwendig. Sollte sich in einem besonderen Falle eine Phlegmone mit Abszedierung – *retrobulbärer Abszeß* – entwickeln, so muß dem Eiter Abfluß aus dem retrobulbären Raum geschaffen werden. Zu diesem Zwecke legt man vom Lidsack aus neben dem Bulbus eine Öffnung an, die bis in den Eiterherd reicht. Zum Offenhalten des Abflußweges kann man ein Drainrohr einlegen; Behandlung mit Wasserstoffsuperoxyd 3proz. und Antibiotika bzw. Sulfonamiden oder 10proz. Jodoformäther.

2. Hautentzündung, Dermatitis

Oberflächliche Dermatitis. Sie entsteht an verschiedenen Stellen des Kopfes durch den Druck der Bremse, der Halfter, des Maulkorbes, des Stirnjochs der Rinder, durch Scheuern, Dekubitus, Verätzung und Verbrennung oder Infektion (Eitererreger, Infektionskrankheiten, Hautparasiten). Sie ist entweder *erythematös* oder *eitrig* oder *hyperplastisch* (verruköse Dermatitis nach Bremsendruck, Schwielenbildung nach Druck der Halfter und des Maulkorbs). Praktisch wichtig ist namentlich die *eitrige Dermatitis des Hundes*, die durch fortgesetztes Scheuern mit nachfolgender Infektion (pyogene Mikrokokken) verursacht wird. Die Haut ist dabei sehr schmerzhaft, höher temperiert, erheblich verdickt, zuweilen auch blutrünstig und an der Oberfläche mit schmierigem, grünlichgelbem, eitrigem Exsudat bedeckt, das die Haare miteinander verklebt. Von chirurgischer Bedeutung ist besonders diese Dermatitis, wenn sie an den Lippen lokalisiert ist und auch die Lippenfalten (Lefzenfalte oder -grube) ergriffen hat. Diese auch als *Lefzenekzem* bezeichnete Form kommt am häufigsten beim Spaniel, aber auch bei anderen Hunderassen in den Lippenfalten der Unterlippe vor (Cheilitis). An der Oberlippe kommen beim Pekinesen zuweilen ähnliche entzündliche Veränderungen in der Hautfalte unterhalb des medialen Augenwinkels vor.

Behandlung. Die Behandlung dieser eitrigen Dermatitis besteht zunächst im Entfernen der Ursachen (Maulkorb, Räudebehandlung, Reinigung, Verband); von Arzneimitteln empfehlen sich antibiotische oder antimykotische Präparate, auch mit Glukokortikoidzusatz. Bei Stillstand des Heilvorgangs und Rezidiven empfiehlt sich Wechsel der Präparate. Beim hartnäckigen und oft rezidivierenden *Lefzenekzem* ist die operative Behandlung erfolgversprechender. Sie besteht in dem elliptischen oder parallelogrammförmigen Umschneiden der Hautfalte, dem Exzidieren des umschnittenen erkrankten Hautbezirks und dem Vereinigen der Wundränder mit dicht liegenden Knopfheften (Exzision der Lefzengrube, *Cheiloplastik*). Eine plastische Exzision der Hautfalte kann auch beim Pekinesen notwendig sein.

Eitrige Follikulitis. Man versteht darunter eine eitrige Entzündung der *Haarbälge* und *Talgdrüsen* oder eine *Furunkulose*, die namentlich in der Umgebung der Lippen und der Nasenöffnungen, auf dem Nasenrücken und auf der Stirn (Stirnjoch) vorkommt und teils durch die gewöhnlichen Eitererreger, teils durch Drusestreptokokken verursacht wird. Von praktischer Bedeutung sind besonders:

a) Die *Furunkulose des Nasenrückens* beim *Hund*. Sie wird durch den dauernden Druckreiz des Maulkorbs mit nachfolgender eitriger Infektion der Talgdrüsen veranlaßt (Micrococcus pyogenes) und äußert sich durch zahlreiche derbe oder fluktuierende, blaurote, schmerzhafte Eiterpusteln in der Tiefe der Haut und durch starke, diffuse Hautverdickung. Zuweilen sind größere Bezirke der Haut erkrankt. Im Gegensatz zur pustulösen Form der Demodexräude erhält der ausgedrückte Furunkeleiter keine Milben.

Behandlung. Die Behandlung besteht in Inzision sämtlicher Pusteln, Auskratzen und Nachbehandlung mit antibiotischen oder Sulfonamidsalben bzw. -pulver, Kauterisieren mit dem Paquelin oder nötigenfalls in Exstirpation des ganzen Hautstückes mit nachfolgender Naht. Die operative Behandlung kann durch orale Gaben von Aureomycin- oder Hefetabletten unterstützt werden. Sehr wichtig ist ferner die Prophylaxe (Entfernung oder Polstern des Maulkorbs).

b) Die *Follikulärentzündung der Nase* und *Lippen* bei der *Pferdedruse*. Sie bildet ebenfalls eine multiple eitrige Entzündung der Hauttalgdrüsen, die sich an die analoge Schwellung der Schleimdrüsen der Nasenschleimhaut anschließt und zuweilen auch unabhängig von der Druse vorkommt; manchmal handelt es sich um *Botryomykose* mit multiplen knotigen Verdickungen in der Haut bzw. Schleimhaut der Lippen. Die Eiterherde abszedieren, dann bilden sich oberflächliche Hautgeschwüre, an die sich zuweilen eitrige Lymphangitis und Lymphadenitis in Form rosenkranzförmiger Schwellung der Lymphgefäße und Abszedierung der *Kehlgangs-* und *Halslymphknoten* anschließen.

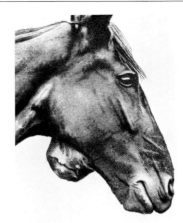

Abb. 85 *Aktinomykose* des Kehlgangslymphknotens, Pferd.

Behandlung. Die Behandlung besteht in Inzision und Desinfektion (lokale und parenterale Applikation von Antibiotika bzw. Sulfonamiden).

c) Bei Hunden beobachtet man eine *Follikulitis der Lippen*. Sie kommt selten und meist nur bei jungen Hunden vor und besteht in einer multiplen Furunkulose bzw. eitrigen Follikulitis mit Bildung zahlreicher Eiterpusteln, Abszeßbildung, Ausbreitung über die Haut der Backen und des Kehlgangs, abszedierender Lymphangitis und Lymphadenitis.

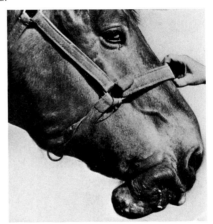

Abb. 86 *Botryomykose* der Backen und Lippen, Pferd.

Behandlung. Die Behandung besteht ebenfalls in multiplen Inzisionen und in entsprechender Wundbehandlung (Sulfonamide, Antibiotika).

3. Neubildungen

Am häufigsten sind *Papillome* der Lippen, meist am Nasenflügel (junge Hunde, Fohlen, Kälber), *Atherome* (Lippen, Nase, Stirn, falsches Nasenloch beim Pferd), *Hauthörner* (bei Pferden, Rindern, Ziegen, Papageien), *Aktinomykose* (Lippen, Ohrgegend, Backe, Kehlgang beim Rind und Pferd; s. Abb. 84, 85), *Botryomykose* (Lippen, Backe beim Pferd; s. Abb. 86), *Melanosarkome* (Backe, Ohrgegend bei Schimmeln; s. Abb. 87,

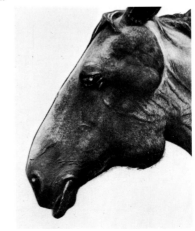

Abb. 87 *Melanosarkome* in der Parotisgegend und in den Kehlgangslymphknoten, Fazialislähmung, Pferd.

II. Krankheiten der Weichteile des Kopfes

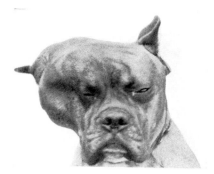

Abb. 88 *Sarkom* in der Unterhaut, durch Operation geheilt, Boxer.

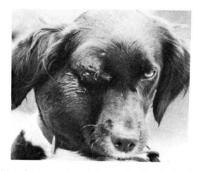

Abb. 89 *Sarkom*, das sich von der Backe in die Orbita ausdehnt, unheilbar, Dachshund.

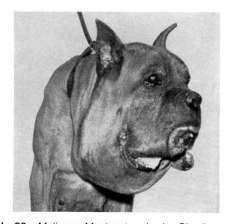

Abb. 90 *Malignes Mastozytom* in der Oberlippe mit Metastasen in Leber und Milz, Lymphstauung an Kopf und Hals, 8jähriger Boxer.

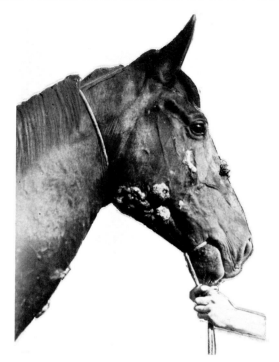

Abb. 91 *Sarkoide* an Kopf und Hals, Pferd.

seltener bei Rindern), *Basaliome, Sarkome, Sarkoide, Mastozytome* in der Unterhaut (Stirngegend, Backe, Lippe bei Hunden und Pferden Abb. 88, 89, 90, 91). Außerordentlich selten kommt echter *Hautkrebs* vor (ein Fall von Lippenkrebs beim Pferd wurde von *Hell* aus der Leipziger Klinik beschrieben; ein anderer Fall von Basalzellenkrebs am Kinn eines Vollblüters wurde von *Berge* beobachtet). Außerordentlich häufig sind dagegen beim *Pferd Papillome* und *Sarkoide* anzutreffen, die am ganzen Körper, aber bevorzugt an bestimmten Körperstellen lokalisiert sind. Ob es sich um Papillome oder Sarkoide handelt, ist im Einzelfall oft schwer zu entscheiden und kann gewöhnlich erst durch die histologische Untersuchung geklärt werden. Für die in multipler Form auftretende *Papillomatose* wird eine Virusätiologie angenommen; Übertragungsversuche gelingen jedoch nur zum Teil. Während in den europäischen Ländern eine Trennung in eine infektiöse und nichtinfektiöse Papillomatose beibehalten wird, wird im amerikanischen Schrifttum nur eine infektiöse Papillomatose anerkannt, die auf einer Infektion mit einem equinen Papillomavirus beruht. Das bovine Papillomavirus (BPV) kann beim Pferd ein sarkomähnliches Blastom hervorrufen. Die *Sarkoide* sind Neoplasmen, die vorwiegend aus fibrösem Gewebe bestehen. Anfangs sind sie den Papillomen sehr ähnlich, auch in ihrem histologischen Aufbau. Aber mit dem Fortschreiten der Fibroblastenwucherung wird die Epidermis durchbrochen und die Oberfläche ulzeriert, so daß bakterielle Sekundärinfektionen und Entzündungen folgen können. Die Tumoren sind übertragbar und können nach ihrer Exzision häufig rezidivieren, sie metastasieren dagegen nicht. Bei der equinen Sarkoidose, die erstmals von *Jackson* (1936) in Südafrika und später auch in anderen Ländern (*Olson*, 1948) beschrieben wurde, handelt es sich weder um ein gutartiges Fibrom noch um ein malignes Fibrosarkom der Haut und Unterhaut, sondern um ein Neoplasma eigener Art. Die *Behandlung* der Tumoren besteht in der möglichst frühzeitigen Exstirpation. Bei den zu Rezidiven neigenden Tumoren, bes. den Sarkoiden, ist darauf zu achten, daß alle Tumorteile restlos entfernt werden, gegebenenfalls durch Kauterisieren der Wundfläche.

B. Krankheiten des Kehlganges

1. Entzündungen der Kehlgangslymphknoten

Meist handelt es sich um metastatische entzündliche Veränderungen im Anschluß an Infektionskrankheiten (Malleus, Druse, Aktinomykose, Botryomykose, Tuberkulose, Wundinfektionen, Empyeme der Nasennebenhöhlen). Da die Kehlgangslymphknoten die das Kopfgebiet versorgenden Lymphgefäße aufnehmen, gestattet ihre Miterkrankung Rückschlüsse auf den primären Sitz der betreffenden Erkrankung am Kopf. Man unterscheidet eine einfache Lymphadenitis mit ödematöser Durchtränkung und Auflockerung des Parenchyms, reaktive Veränderungen an den Retikuloendothelien und Wucherung des Sinusendothels. Bei der häufig vorkommenden eitrigen Lymphadenitis steht eine leukozytäre Exsudation mit herdförmiger Abszeßbildung im Vordergrund. Bei der chronischen Lymphadenitis liegen ein einfacher Sinuskatarrh oder lymphatische Hyperplasie und bindegewebige Induration vor. Bei den spezifischen Entzündungen zeigen sich die entsprechenden typischen pathologisch-anatomischen Veränderungen. Die klinischen Symptome bestehen in Vergrößerung einzelner oder mehrerer Lymphknoten, die Konsistenz ist entweder weich oder derb oder fluktuierend (Abszesse). Die *Behandlung* richtet sich nach dem Grundleiden. Bei eitrigen Entzündungen sind zerteilende bzw. abszeßreifende Mittel angezeigt: Ichthyolsalbe 10proz., Jodoform-, Kampfersalbe 10proz., feuchte Wärme. Bei Abszeßbildung rechtzeitige ausgiebige Inzision, allgemeine Wundbehandlung mit Sulfonamid- oder antibiotischen Präparaten.

2. Neubildungen der Kehlgangslymphknoten

Sie stellen fast regelmäßig metastatisch bedingte Erkrankungen dar und kommen bei Karzinomen, Sarkomen und Melanosarkomen am Kopf vor (s. Abb. 87), ferner bei Aktinomykose beim Rind und Pferd (s. Abb. 85), bei Botryomykose usw. Die *Behandlung* besteht in Exstirpation der Lymphknoten. Diese Operation wird auch zu diagnostischen Zwecken (histologische Untersuchung) angezeigt sein. Sie wird, je nach dem Umfang der Erkrankung, in Infiltrationsanästhesie am stehenden oder in Allgemeinnarkose am liegenden Tier ausgeführt.

3. Branchiogene Kiemenfisteln im Kehlgang

Bei Pferden kommen gelegentlich Fisteln im Kehlgang vor, aus denen sich eine schleimigeitrige oder glasig-wäßrige Flüssigkeit entleert. Es handelt sich um teratoide Mißbildungen mit Ektodermanlagen, die von den Kiemenfurchen ausgehen. Die Fistelgänge sind mit Plattenepithel ausgekleidet. Die *Behandlung* besteht, soweit sie technisch durchführbar ist, in Exstirpation des Fistelganges.

C. Krankheiten der Muskeln und Nerven

1. Fazialislähmung

Vorkommen und Ursachen. Der als 7. Gehirnnerv bezeichnete *N. intermediofacialis* bildet nach seinem Durchtritt aus dem Foramen stylomastoideum den *motorischen N. facialis*, der die gesamte mimische Kopfmuskulatur innerviert, also Ohren, Augenlider, Backen, Lippen und Nüstern. Die Ursachen der hauptsächlich beim Pferd und Rind, seltener bei Hunden vorkommenden Fazialislähmung (Paralysis nervi facialis) sind sehr verschieden. Die Lähmung kann entweder vom Fazialiszentrum im Gehirn ausgehen (*zentrale* Fazialislähmung) oder den peripheren Teil des Nerven, speziell von der Umschlagstelle am Unterkieferast ab, betreffen (*periphere* Fazialislähmung). Die zentrale Fazialislähmung kann sich ferner entweder als beiderseitige (*zentrale Diplegie*) oder als einseitige Lähmung (*zentrale Monoplegie*) äußern. Die periphere Fazialislähmung ist meist eine einseitige (*periphere Monoplegie*). Diese Form ist die häufigste.

a) Die Ursachen der *peripheren* Fazialislähmung (gewöhnliche Form) sind namentlich *Quetschungen des Nerven an der Umschlagstelle* durch die Halfterringe, speziell durch die auf der linken Seite befindliche Halfterschnalle, durch unzweckmäßig angebrachte Verzierungen (Metallrosetten) am Kopfgeschirr bei Reit- und Wagenpferden, durch das gewohnheitsmäßige Abstreifen der Halfter oder durch Liegen am Boden (Kolik, Lumbago und andere schwere Erkrankungen, Niederlegen bei Operationen). Seltener sind Verletzungen, Erkältung und Infektion (Beschälseuche), Schwellung der Lymphknoten und Tumoren in der Parotisgegend (s. Abb. 87), Durchtrennung der Nerven bei Operationen oder spontane Verletzungen die Ursache der peripheren Fazialismonoplegie.

b) Die Ursachen der *zentralen* Fazialislähmung (seltenere Form) sind entweder Neubildungen, Abszesse, Hämorrhagien, Thrombosen, infektiöse oder toxische Prozesse *im Gehirn* = zentrale Diplegie (Brustseuche, Druse, Beschälseuche) oder Krankheitszustände im Bereich des *zwischen Gehirnbasis und Umschlagstelle* am Unterkiefer gelegenen Fazialisteils (Krankheiten des Felsenbeins, Ohrkrankheiten, namentlich eitrige Otorrhoe, Zahnzysten).

Symptome. Die Erscheinungen und der Verlauf sind verschieden, je nachdem eine periphere oder zentrale Fazialislähmung vorliegt.

a) Die *periphere* Fazialislähmung ist gewöhnlich eine einseitige und meist traumatischer Natur. Sie äußert sich beim Pferd durch einseitige Lähmung der Muskulatur der *Lippen* (schiefe, nach der gesunden Seite verzogene und herabhängende Unterlippe; s. Abb. 87, 92, Freßstörungen, Schwierigkeiten beim Trinken, mangelhafter Schluß der Lippen, Heraushängen der Zunge auf der gelähmten Seite), der *Nase* (Verengerung eines Nasenloches, nasale Dyspnoe) und der *Backen* (Kaustörungen infolge Steckenbleibens der

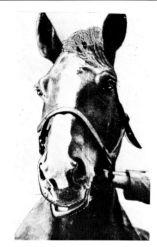

Abb. 92 Rechtsseitige *periphere Fazialislähmung*, Pferd.

Bissen zwischen den gelähmten Backen und den Backenzähnen der kranken Seite). Beim Tränken wird der Kopf sehr tief in das Wasser gehalten. Bei der beiderseitigen Lähmung hängt die ganze Unterlippe schlaff herab, u. U. besteht beiderseitige Verengerung der Nüstern. Bei *Rindern* sind diese Erscheinungen weniger auffällig. Charakteristisch ist das Fallenlassen des Futters aus dem Mundwinkel der gelähmten Seite beim Wiederkauen. Der Verlauf der einseitigen, traumatischen peripheren Fazialislähmung ist meist günstig, indem nach etwa einem Monat die Lähmungserscheinungen oft von selbst verschwinden. Ungünstiger ist die doppelseitige periphere Fazialislähmung, weil wegen der Verengerung beider Nasenöffnungen eine schwere Dyspnoe eintreten kann, die nach Anstrengungen und schneller Gangart zur Erstickung führen kann.

b) Die *zentrale* Fazialislähmung ist dadurch charakterisiert, daß außer der Lähmung der *Lippen-, Nasen-* und *Backenmuskulatur* auch noch Muskellähmungen am *Ohr* und *Auge* als Folge der Erkrankung des vor der Umschlagstelle des N. facialis am Kieferwinkel abzweigenden N. auriculopalpebralis bestehen. Die Lähmung der *Augenmuskulatur* äußert sich in zwei verschiedenen Formen, nämlich erstens in der Lähmung des *M. orbicularis palpebrarum*, des Kreismuskels der Augenlider; sie hat zur Folge, daß die Lider nicht geschlossen werden können, sondern offenstehen (Lagophthalmus); zweitens in der Lähmung des *M. corrugator supercilii*, des äußeren Hebers des oberen Augenlides; sie bedingt ein Herunterhängen des oberen Augenlides (Ptosis). Die Lähmung der *Ohrmuskeln* ist an dem Abstehen (Abb. 93) eines Ohres, dem schlaffen Herunterhängen einer oder beider Ohrmuscheln oder dem unphysiologischen, ungleichmäßigen Ohrenspiel zu erkennen. Die Prognose der zentralen Fazialislähmung ist viel ungünstiger; die Lähmung ist namentlich dann unheilbar, wenn sie durch zentrale Geschwülste oder eitrige Prozesse in der Nähe des Fazialisursprungs bedingt ist.

Behandlung. Die Anwendung von *Massage* (Selbstmassage durch Kaubewegungen bei Weidegang) und *reizenden Einreibungen* (Kampferspiritus, Terpentinöl, Scharfsalben) oder von *Elektrizität,* und zwar mit Hochfrequenzströmen, ferner subkutane Injektionen von *Strychnin* ($^1/_{10}$ mg pro kg Kgw.) in Abständen von 3 Tagen, *Veratrin* (0,05–0,1 g) und Vitamin-B-Komplex (vgl. Trigeminuslähmung), ebenfalls in mehrtägigen Abständen, fördern die Wiederherstellung der Nervenleitung. Gegen die nasale Dyspönoe ist das Heben der eingesunkenen Nüster durch Nähte oder unter Umständen die Tracheotomie angezeigt. War der Nerv durchschnitten, so sind seine Stümpfe durch dicht liegende Hefte mit feinstem Katgut wieder zu vereinigen. Bei Erkrankungen der Lymphknoten, Tumoren usw. in der Parotisgegend kommt eine entsprechende kausale, operative Behandlung in Betracht. Zentrale Lähmungen sind unheilbar.

Zur Verhütung von peripheren Fazialislähmungen, die sich bei Operationen am niedergelegten Pferde durch den Druck des Halfterringes am Backenstück der Halfter auf den Fazialis in der Gegend des M. masseter der unten liegenden Kopfseite ereignen können, empfiehlt sich die Unterpolsterung des betreffenden Halfterringes mit einem zusammengelegten Tuch oder mit Schwammgummi.

2. Trigeminuslähmung oder Kaumuskellähmung

Vorkommen und Ursachen. An dem dritten *motorischen* Ast des Nervus trigeminus, dem Unterkieferast (Ramus mandibularis), der die Kaumuskeln innerviert, treten bei den verschiedenen Haustieren, namentlich beim Hund, eigenartige Lähmungszustände auf, die als *motorische Trigeminuslähmung, Kaumuskellähmung, mastikatorische Gesichtslähmung* bezeichnet werden. Diese Lähmung kommt zuweilen auch in Verbindung mit der Fazialislähmung vor und kann einseitig oder beiderseitig auftreten. Wie bei Fazialislähmung können die Ursachen der Lähmung *zentral* (im Gehirn) oder *peripher* einwirken.

a) Die *zentrale* Kaumuskellähmung wird durch *Gehirnkrankheiten* veranlaßt. Besonders die *Tollwut* verläuft beim Hund regelmäßig mit Trigeminuslähmung. Außerdem kommt diese Lähmung zuweilen bei der zerebralen Form der *Hundestaupe* vor. Auch andere Krankheitszustände im Gehirn können Kaumuskellähmungen im Gefolge haben, so Abszesse, Blutungen, Tuberkulose und Neubildungen (Sarkome).

b) Die *periphere* Kaumuskellähmung ist entweder *traumatischen* oder *rheumatischen* Ursprungs und kommt namentlich bei Hunden vor (Überanstrengung der Kaumuskeln beim Zerbeißen von Knochen).

Erscheinungen. Die motorische vollständige, beiderseitige Trigeminuslähmung äußert sich durch *Herunterhängen des Unterkiefers* und Heraushängen der Zunge. Die Mundhöhle kann von den Tieren freiwillig nicht geschlossen werden (Abb. 94). Dagegen ist es leicht möglich, den Unterkiefer durch Druck der Hand an den Oberkiefer anzudrücken (zum Unterschied von der Luxation des Unterkiefers und bei Fremdkörpern [Knochen, lockere, dislozierte Molaren] zwischen den Zahnreihen des Ober- und Unterkiefers bei Fleischfressern). Die Folge sind *Freß- und Kaustörungen.* Bei der einseitigen Lähmung werden die Kaubewegungen nur auf der nicht gelähmten

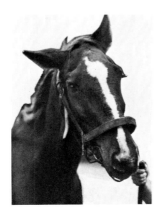

Abb. 93 Rechtsseitige *zentrale Fazialislähmung,* Pferd.

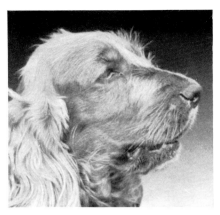

Abb. 94 *Trigeminuslähmung.* Herabhängen des Unterkiefers, Spaniel.

Seite ausgeführt. Da sich beim Kauen die Backenzahnreihen der gelähmten Seite kaum berühren, so schiebt sich Futter in den freien Raum und sammelt sich dann zwischen der Backe und den Zahnreihen an, wo es manchmal in großen Mengen liegenbleibt. Besteht die Lähmung längere Zeit, so entwickelt sich eine hochgradige *Atrophie* der *Massetermuskulatur* und der *Schläfenmuskeln*. Bei der Tollwut folgt auf die Trigeminuslähmung innerhalb weniger Stunden oder Tage der Tod, bei der Lähmung im Anschluß an die Staupe kann der Zustand wochen- oder monatelang anhalten. Während bei der zentralen Form die Prognose im allgemeinen ungünstig ist, kann bei der peripheren Form Heilung eintreten.

Behandlung. Sie kann versucht werden mit Massage, Elektrisieren mit Hochfrequenzströmen beim Pferd, subkutanen Strychnininjektionen ($^1/_{10}$ mg pro kg Kgw. in Abständen von 3 Tagen), oder bei Pferden mit subkutanen Gaben von Veratrin (0,05–0,1 g in Abständen von 3–4 Tagen), bei Hunden mit Injektion des Vitamin-B-Komplexes, ebenfalls in Abständen von 2–3 Tagen. Oft tritt schon nach der 2. Injektion eine wesentliche Besserung ein, so daß die Hunde flüssige Nahrung wieder selbständig aufnehmen können. Außerdem ist tägliches Elektrisieren mit faradischem Strom angezeigt. Bei Pferden kommt ferner die künstliche Ernährung mit Kleientrank usw. mit der Nasenschlundsonde, bei Hunden durch Einführen flüssiger Nahrung in die Backentasche oder von Fleischstücken auf den Zungengrund in Frage.

Trismus. Man versteht darunter einen tetanischen *Krampf* der *Kaumuskeln* (Maulsperre) im Verlauf des Starrkrampfs und der Strychninvergiftung. Nicht zu verwechseln mit Arthritis und Ankylose des Kiefergelenks, Fremdkörper zwischen den Backenzahnreihen des Unter- und Oberkiefers bei Hund und Katze! Dabei kann die Mundspalte aktiv und passiv nicht geschlossen werden.

3. Myositis eosinophilica

Begriff und Vorkommen. Bei Hunden, vorzugsweise bei Deutschen Schäferhunden, wird eine gleichzeitig an den Masseteren, den Schläfenmuskeln und den Mm. pterygoidei auftretende Myositis beobachtet, deren Ätiologie zur Zeit noch ungeklärt ist. In den erkrankten Muskelpartien finden sich massenhaft eosinophile Zellen. Auch das Blutbild ist durch eine hohe Eosinophilie gekennzeichnet, es wurden Fälle mit über 40 Prozent Eosinophilen verzeichnet.

Symptome und Verlauf. Im *akuten* Anfall sind am auffallendsten die Veränderungen an den Augen. Es besteht ein Vorfall der Nickhaut, die den Bulbus weitgehend verdeckt. Der Bulbus wird ähnlich wie bei einem Hydrophthalmus aus der Orbita gedrängt; die Bindehaut ist höher gerötet, und aus dem medialen Augenwinkel entleert sich serös-schleimiges Exsudat. Die drei genannten Muskelgruppen treten stärker hervor (Abb. 95), fühlen sich derb an und sind leicht druckempfindlich. Die Öffnung der Mundhöhle wird von den Patienten unangenehm empfunden, vielfach gelingt es selbst mit größerer Gewalt nicht, die Kiefer in der üblichen Weite zu öffnen. Die Futteraufnahme ist mit Schmerzen verbunden, deshalb ist die Freßlust eingeschränkt. Schluckbeschwerden sind nicht vorhanden. Dem ersten akuten Anfall folgen gewöhnlich weitere Anfälle in unregelmäßigen Abständen von mehreren Wochen oder einigen Monaten. Nur ausnahmsweise fehlt ein Rezidivieren. Mit der Häufung der Anfälle treten *chronische* Veränderungen auf, die zu einer zunehmenden und schließlich vollständigen Atrophie der Kopfmuskeln, namentlich im Bereich der Masseteren und der Schläfenmuskeln, führen, so daß die Tiere infolge des Hervortretens der Knochenkonturen ein fremdartiges Aussehen erhalten (Abb. 96). An der Kornea treten irreversible Veränderungen in Gestalt von Xerosis, Ulzera und Leukomen auf, die das Sehvermögen beschränken. In einem Falle wurde in Gießen Erblindung ohne nachweisbare Veränderungen

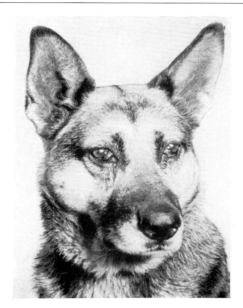

Abb. 95 *Myositis eosinophilica,* akuter Anfall mit Muskelschwellung und Vorfall der Nickhaut, Deutscher Schäferhund.

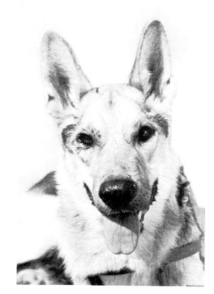

Abb. 96 *Myositis eosinophilica,* chronischer Zustand mit hochgradiger Muskelatrophie, Deutscher Schäferhund.

an den äußeren Teilen des Auges und ohne bestimmten Augenspiegelbefund festgestellt. Mit der fortschreitenden Atrophie der Kopfmuskeln wird die Beweglichkeit des Unterkiefers immer mehr eingeschränkt, so daß schließlich die Mundspalte nur ganz beschränkt oder fast gar nicht mehr geöffnet werden kann. Die Futteraufnahme wird dementsprechend beeinträchtigt. Für die Diagnose ist die Blutuntersuchung wichtig und oft ausschlaggebend. Charakteristisch ist die hohe *Eosinophilie* mit Werten zwischen 9 und 63 Prozent. Elektrophoretische Untersuchungen im Gießener Vet.-Physiol. Institut durch *Boguth* haben ergeben, daß bei den kranken Hunden das Serumalbumin zugunsten der Serumglobuline bis um 50 Prozent vermindert sein kann, die Globuline sind entsprechend vermehrt. Die Blutsenkungsreaktion ist immer erhöht. Die anomalen Werte des akuten Anfalls ändern sich auch nicht in der Zeit der scheinbar klinischen Gesundung. Daraus geht hervor, daß die anfallsfreie Zeit bis zum Rezidiv nur ein Zwischenstadium zum chronischen Endstadium darstellt. Die Untersuchungsbefunde sprechen gegen einen allergischen Zustand. In einem zum Exitus gekommenen Fall in Gießen wurden tuberkulöse Veränderungen am Darm ermittelt, in einem anderen Fall eine Vergrößerung der Hypophyse.

Behandlung. Eine Behandlung mit Antihistaminen, wie sie versuchsweise von *Ullrich* durchgeführt wurde, war ohne Wirkung. Die Erscheinungen am Auge wurden durch Einträufeln von Eserinlösung in den Lidsack schnell behoben, dagegen nicht die Veränderungen in der Muskulatur. Die Veränderungen am Auge klingen auch schnell ab nach lokaler Behandlung mit Glykokortikoidaugenpräparaten. In der *Gießener* Klinik wurde überraschendes Abklingen der akuten Erscheinungen einschließlich der Muskelschwellungen durch Bluttransfusionen (200–300 ml) mit dem Braunschen Bluttransfusionsapparat gesehen; Rezidive sind auch dadurch nicht aufzuhalten. *Schulze* und *Habura* haben eine rasche Besserung und vollständiges Abklingen der Krankheitserscheinungen nach iv-Injektionen von *Macrodex*-Knoll innerhalb von 3–5 Tagen gesehen. Die Injektionen sind mit 80 ml in ein- bzw. zweitägigen Abständen zu verabreichen. Ähnliche Erfolge erzielt man auch mit Applikation von *Kortikosteroid*präparaten. Das Blutbild wurde durch die Injektionen nicht beeinflußt.

III. Krankheiten der Nase, der Nasenhöhle und der Nebenhöhlen

A. Krankheiten der Nase und der Nasenhöhle

1. Chronischer Nasenkatarrh

Vorkommen und Ursachen. Der *einseitige* chronische Nasenkatarrh *(einseitiger Nasenausfluß)* hat namentlich beim *Pferd* nicht selten chirurgische Bedeutung. In der Regel handelt es sich nicht um einen gutartigen primären Katarrh, sondern um ein sekundäres Symptom verschiedenartiger, meist schwer zu beseitigender Krankheitszustände. Als Ursachen dieses einseitigen Nasenausflusses kommen beim Pferd insbesondere in Betracht: *Malleus, Nekrose der Nasenmuscheln, chronische Entzündungen der Schleimhaut, Empyem, Neubildungen, Follikularzysten* in der Nasenhöhle, den Nebenhöhlen und im Luftsack, *Fremdkörper* in der Nasenhöhle, *Knochenbrüche* und *Zahnkrankheiten*.

Zur Feststellung der genaueren Diagnose bedient man sich der *Inspektion* (Nasenspiegel, Pristleylampe, Rhinoskop), *Palpation* (Finger, Sonden, Katheter, Nasenschlundsonde), *Trepanation* (Nasenhöhle, Kiefer- und Stirnhöhle), *Malleïnisierung* und der *Blutuntersuchung* (Rotzverdacht!).

Behandlung. Die Behandlung des nicht rotzigen chronischen Nasenkatarrhs richtet sich nach dem Grundleiden (Entfernung von Neubildungen, nekrotischen Teilen, Fremdkörpern, kranken Zähnen). Außerdem läßt sich die Nasenschleimhaut durch die *Nasendusche* (Einführen eines Gummischlauches von unten), durch Einbringen von Pulver mit einem Zerstäuber, durch trockene und feuchte Inhalation mit Chloraminlösungen oder durch die antiseptische Irrigation (Bespülung durch eine Trepanationsöffnung von oben) örtlich behandeln.

2. Nekrose der Nasenmuscheln

Vorkommen und Ursachen. Im Anschluß an tiefergehende Entzündungsprozesse der Nasenschleimhaut (Druse, Petechialfieber, chronische eitrige Katarrhe) und der Knochen (Frakturen, Zahnkrankheiten) entwickelt sich beim Pferd nicht selten eine eitrige, nekrotisierende Entzündung der Nasenmuscheln, insbesondere der vorderen Abteilung der ventralen Nasenmuschel. Sie ist durch einen *chronischen, einseitigen, eitrigen oder jauchigen, stinkenden Nasenausfluß*, einseitige Lymphknotenschwellung im Kehlgang, zuweilen außerdem durch einseitige nasale Dyspnoe und durch eine äußerlich sichtbare Anschwellung in der Nasengegend gekennzeichnet. In selteneren Fällen wird die vergrößerte Nasenmuschel im Naseneingang sichtbar (Abb. 97). Ähnliche nekrotische Prozesse kommen im Siebbein und in der Nasenscheidewand vor.

Behandlung. Die Behandlung besteht in Exstirpation der nekrotischen Nasenmuschel nach vorausgegangener mehrfacher *Trepanation* und ausreichender Aufmeißelung der Nasenhöhle mit nachfolgender antiseptischer Irrigation. Die Eiterungen und Nekrosen im Siebbein sind prognostisch ungünstig zu beurteilen.

3. Neubildungen in der Nasenhöhle

Vorkommen und Symptome. An den Nüstern des Pferdes, am blinden Ende der Nasentrompete, finden sich im Korium oder im Unterhautbindegewebe walnuß- bis hühnereigroße *Balggeschwülste (Atherome,* Dermoidzysten, Abb. 98, 99), deren Inhalt eine grützeartige Masse ist, die aus abgestoßenen Epithelien, fettigen Substanzen,

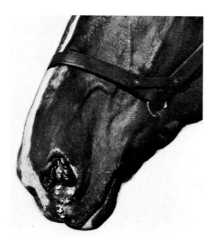

Abb. 97 *Nekrose* der ventralen Nasenmuschel, Pferd.

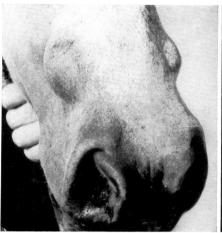 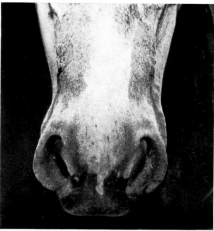

Abb. 98 und 99   *Dermoidzysten in der Nasentrompete* vor und nach der Exstirpation, 5jähriges Pferd.

Cholesterin und feinen Härchen besteht. Andere und für die Praxis wichtige Neubildungen in der Nasenhöhle des Pferdes sind die *Nasenpolypen* oder *Schleimpolypen*. Sie sind einfache, ödematöse, weiche *Fibrome* oder *Myxofibrome* (schleimig erweichte Fibrome), bei denen bald das eigentliche Schleimdrüsengewebe wuchert und zuweilen zahlreiche zystös erweiterte Schleimdrüsen zeigt (adenomatöse Polypen), bald das gefäßhaltige Schleimhautgewebe in den Vordergrund tritt (teleangiektatische Polypen). Sie bedingen einen einseitigen schleimig-eitrigen, beim Zerfall mitunter auch jauchig-blutigen Nasenausfluß, einseitige nasale Dyspnoe und einseitige mäßige Lymphknotenschwellung im Kehlgang. Bei der Palpation und rhinoskopischen Untersuchung stellen sie sich als lappige, schleimig weiche, glatte oder etwas höckerige, mitunter leicht blutende, bewegliche Geschwülste dar, die der Schleimhaut gestielt oder mit breiter Basis aufsitzen. Ferner kommen, meist im vorderen Teil der Nasenhöhle, *Adenofibrome* und *Angiofibrome* vor, die als polypoide Neubildungen auftreten. Seltener werden bei Pferden flächenhafte, teils knotig-höckerige, teils ulzerierende Hyperplasien der Schleimhaut der Nasenscheidewand und der Nasenmuschel beobachtet, die auf einer Lymphangitis beruhen und durch Sproßpilze hervorgerufen werden: die *Blastomykose*, die sich auch in die Nasennebenhöhlen erstrecken kann. Von *Resat Akün* wurde eine durch hefeähnliche Pilze an der Nasenscheidewand verursachte *Chromoblastomykose* beschrieben. Ferner kommt beim Pferde im Nasenvorhof die *tumorförmige lokale Amyloidosis* (Abb. 100) in Gestalt blumenkohlartiger Wucherungen an der Nasenscheidewand und an den Nasenmuscheln vor. Selten ist ebenfalls die Tuberkulose der Nasenhöhle, die sich in Form von

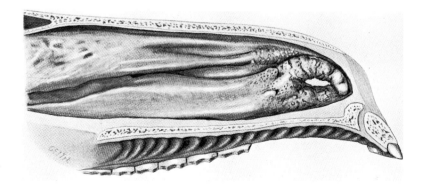

Abb. 100   *Tumorförmige Amyloidosis* der Nasenmuscheln, Pferd.

III. Krankheiten der Nase, der Nasenhöhle und der Nebenhöhlen

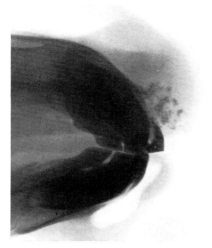

Abb. 101 *Osteosarkom* am Naseneingang, Pferd, Röntgenbild.

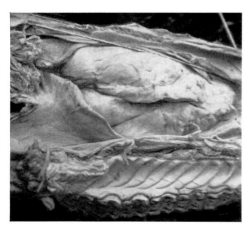

Abb. 102 *Sarkom* der Nasenhöhle, Pferd.

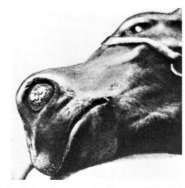

Abb. 103 *Osteom* der Nasenhöhle, Pferd.

Wucherungen oder Geschwüren an den Nasenmuscheln oder an der Nasenscheidewand zeigen kann.

Seltener sind auch die kavernösen *Angiome* der Nasenscheidewand mit flächenförmiger bis handtellerbreiter Ausdehnung; sie zeigen Neigung zu Geschwürsbildung und zu fortgesetztem, oft jahrelangem Nasenbluten und sind wegen ihrer hohen Lage meist unheilbar, auch während des Lebens gewöhnlich nicht mit Sicherheit zu diagnostizieren (Sektionsdiagnose bei Rotzverdacht).

Die *Sarkome* und *Karzinome* der Nasenhöhle (Abb. 101, 102) sind meist sekundäre, von den Alveolen der Mundhöhle, aus der Orbita oder den Nasennebenhöhlen in die Nasenhöhle vorgewucherte Neubildungen (auch metastatische Melanosarkome der Nasenmuschel kommen bei Pferden vor). Sie besitzen meist eine derbe, knollige Beschaffenheit mit Neigung zu Knochenauftreibung, Blutung und jauchigem Zerfall. Die Karzinome sind außerdem durch eine starke Schwellung der zugehörigen Kehlgangslymphknoten charakterisiert (Exstirpation zum Zwecke der Diagnose). Abb. 101 zeigt das Röntgenbild eines am Naseneingang infiltrativ wachsenden *Osteosarkoms* beim Pferd. Die malignen Tumoren sind in der Regel unheilbar, da wegen des infiltrierenden Wachstums eine restlose operative Entfernung des Geschwulstgewebes technisch undurchführbar ist und infolgedessen Rezidive auftreten.

Außerdem beobachtet man bei *Fohlen* nach den Kieferhöhlen übergreifende *Schleimzysten* (monostotische Form der Osteodystrophia fibrosa, Follikularzysten bei Kaltblutfohlen; s. Abb. 107, 108, 109), ferner beim Pferd *Dermoidzysten, Botryomykome, Lipome, Fibrome, Osteome* (Abb. 103, 104), *Chondrome* und *Odontome,* beim Rind aktinomykotische Granulome. Neubildungen in der Nasenhöhle bedingen hochgradige Atembeschwerden bis zur vollständigen Stenose eines Nasenganges.

Behandlung. Die Behandlung dieser Erkrankungen ist, soweit sie technisch durchführbar ist, rein operativ und besteht im Abtragen (Totalexstirpation) oder Abquetschen (Ekraseur, Drahtschlinge, Fistelschere, Schleifenmesser, Kürette usw.). Unter Umständen muß vorher der Nasenflügel gespalten oder die Nasenhöhle durch Trepanation und Aufmeißelung eröffnet werden.

Auch beim *Hund* kommen Neubildungen meist malignen Charakters in der Nasenhöhle vor. Sie kennzeichnen sich durch blutigen Nasenausfluß,

A. Krankheiten der Nase und der Nasenhöhle 81

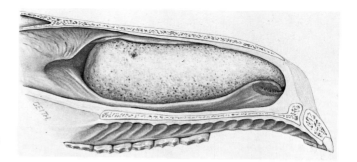

Abb. 104 *Osteom* der Nasenhöhle, Längsschnitt durch die Nasenhöhle des Pferdes von Abb. 103.

schnarchende, dyspnoische Geräusche und durch allmählich zunehmende Umfangsvermehrungen seitlich von der Nasenmitte. Dann hat sich der Tumor von der Nasenhöhle aus in die angrenzenden Knochen (Nasenbein, Maxilla, harten Gaumen) ausgebreitet. Die Röntgenuntersuchung (Abb. 105, 106) sichert die Diagnose, daß es sich um einen Tumor handelt und welche Ausdehnung er hat. Unter ähnlichen klinischen Erscheinungen verläuft auch eine von Aspergillus fumigatus *Fresenius* verursachte *Rhinitis mycotica*, die nur durch die röntgenologische Untersuchung differentialdiagnostisch gegenüber den malignen Blastomen und chronischen Entzündungen anderer Ätiologie abgegrenzt werden kann. Das Röntgenbild ist insofern charakteristisch, als sich innerhalb der pathologischen Veränderungen viele kleine punktförmige Aufhellungen erkennen lassen *(Rudolph, Küpper u. Weber, 1974)*. Die *Behandlung* besteht, solange der Tumor seinen Sitz nur in der Nasenhöhle hat, in Eröffnung der betr. Nasenhöhle von der Incisura nasomaxillaris aus und Entfernung des Tumors. Tamponade der Nasenhöhle für 48 Stunden. Unter Umständen ist eine Trachetomie auszuführen, damit die Atmung nicht behindert wird. Hat sich der Tumor auf die Kopfknochen ausgebreitet, so ist jede Therapie aussichtslos. Man sollte die Tiere baldmöglichst erlösen.

4. Fremdkörper in der Nasenhöhle

Vorkommen und Ursachen. Beim Pferd findet man *Futterteilchen, abgebrochene Knochenstücke, Zähne, Holzstücke, Tampons* in der Nasenhöhle. Sie unterhalten einen einseitigen eitrigen oder blutigen Nasenausfluß.

Behandlung. Die Behandlung besteht in Extraktion der Fremdkörper.

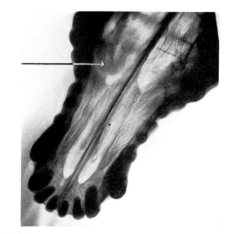

Abb. 105 *Tumor* in der Nasenhöhle, Spaniel. Der Pfeil zeigt den Sitz des Tumors im Röntgenbild.

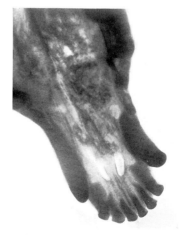

Abb. 106 *Osteochondrom* der Nasenmuscheln, 5jähriger Deutscher Schäferhund, Röntgenbild.

5. Parasiten in der Nasenhöhle

Beim *Hund* und *Schaf* bedingen Parasiten Entzündungen der Nasenschleimhaut, die sich in einseitigem, schleimig-eitrigem Nasenausfluß äußern. Beim *Schaf* handelt es sich um *Östruslarven*, beim Hund um Linguatula rhinaria. Die *Behandlung* besteht in operativer Eröffnung der Nasenhöhle und Entfernung der Parasiten.

6. Fraktur der Nasenbeine

Vorkommen und Ursachen. Brüche der Nasenbeine und der Nasenscheidewand kommen am häufigsten beim Pferd vor (Hufschläge, Gegenrennen, Verfangen in Stacheldraht, Stürze). Meistens handelt es sich um gedeckte oder ungedeckte oder offene Infraktionen, die sich durch sichtbare Verletzung, Vertiefung, Deformierung, Nasenbluten, Nasenausfluß, Dyspnoe nasalis, Emphysem kenntlich machen und zuweilen eine dauernde Stenosierung der Nasenhöhle, Nekrose der Nasenmuscheln sowie Fistelbildung hinterlassen.

Behandlung. Die Behandlung besteht in Entfernung der gelösten Splitter, Hebung der eingedrückten Teile (Elevatorium), Trepanation, antiseptischer Irrigation oder bei großer Atemnot in der Tracheotomie (Tracheotubus nach *Pape*).

7. Nasenbluten

Dem Nasenbluten (Epistaxis, Rhinorrhagie) liegen am häufigsten *traumatische* Einwirkungen zugrunde (Sturz, Schläge, Knochenbrüche, Fremdkörper, Parasiten, Rhinoskop, Laryngoskop, Nasenschlundsonde). Sodann können hämorrhagische und ulzeröse *Rhinitis*, *Rotz* (periodisches Nasenbluten), ulzerierende *Neubildungen* (Angiome, Myxofibrome, Sarkome, Melanosarkome, Karzinome), *Infektionskrankheiten* (Milzbrand, Staupe der Hunde, infektiöse Anämie der Pferde, Katarrhalfieber), *Vergiftungen* (Merkurialismus, Phosphorvergiftung) oder starke Blutdrucksteigerungen (Jagdpferde, Rennpferde) Nasenbluten bedingen. In der Vollblutzucht ist die herabgesetzte Widerstandsfähigkeit der Blutgefäße im Respirationstraktus seit langem als Erbfehler bekannt (*Sonnenbrodt*). Endlich findet man blutigen Ausfluß aus der Nase bei Blutungen der Lunge, der Luftröhre, des Kehlkopfes und bei Lungenentzündungen (Brustseuche). Eine *Behandlung* ist meist überflüssig, bzw. zunächst abwartend; bei stärkeren Blutungen sind jedoch Tamponade der Nasenhöhle mit langen Mullbinden und Injektionen von *Hämostyptika* angezeigt.

8. Geschwüre und Narben der Nasenschleimhaut

Sie kommen namentlich in der Nasenscheidewand bei Pferden vor und sind entweder *traumatischen* (länglich, ein- oder beiderseitig) oder *katarrhalischen* (oberflächliche Erosionsgeschwüre) oder *spezifischen* Ursprungs (kallöse *Rotzgeschwüre*, sternförmige *Rotznarben*, kraterförmige tuberkulöse Geschwüre). Bei Verdacht auf Malleus sind die Malleïnaugenprobe und eine Blutuntersuchung vorzunehmen.

9. Fisteln auf dem Nasenrücken

Bei *Hunden* kommen gelegentlich Fisteln auf dem Nasenrücken vor, die in ähnlicher Weise wie die auf S. 73 beschriebenen Fisteln im Kehlgang *teratoide Mißbildungen* sind. Es ist eine winzig kleine Fistelöffnung vorhanden, aus der sich zeitweise eine glasig-schleimige oder fast wäßrige Flüssigkeit entleert. Mit einer feinen Sonde läßt sich von der Öffnung aus ein mehrere Zentimeter langer Kanal in der Subkutis bis in die Nähe der Augengegend bzw. der Stirn verfolgen. Der Fistelkanal ist mit Plattenepithel ausgekleidet. Manchmal befinden sich in der Ektodermanlage auch einzelne Haare. Die *Behandlung* besteht in der Totalexstirpation des Fistelkanals in Allgemeinnarkose, Hautnaht. Heilung p.p., wenn das Bekratzen der Wunde durch einen Halskragen verhindert wird.

10. Enzootische Siebbeingeschwülste

Bei *Rindern* und *Pferden* sind seuchenhaft auftretende, sog. endemische, maligne Tumoren des *Siebbeins* in Schweden mehrfach beobachtet worden (*Stenström, Magnusson, Herne, Stenersen, Forssell*). Die Erkrankungen treten unter dem Bilde *krebsähnlicher*, von der Siebbeinregion ausgehender Wucherungen von mächtigem, expansivem Wuchse und seuchenhaft ansteckendem Charakter (Stallenzootie) auf. Sie veranlassen Nasenbluten, blutgemischten, schleimig-eitrigen, übelriechenden Nasenausfluß, Strecken, Schütteln und Rückwärtsbiegen des Kopfes, krampfartige Drehungen der Augäpfel, Schlenkern und Lecken mit der Zunge um die Nasenlöcher herum sowie schnarchende, stenotische Atmung. Im weiteren

Verlaufe dringt die Tumormasse in die Stirn-, Kiefer- und Augenhöhlen vor und ruft hier Konturveränderungen (Auftreibungen) und Deformierungen (Erweichung des Knochens) hervor. Durch Verbringen kranker Tiere in Gehöfte mit gesunden Tieren kann die Erkrankung dort eingeschleppt werden. Die Ätiologie der Krankheit ist noch nicht geklärt, Impf- und Transplantationsversuche sind negativ ausgefallen. Das Leiden ist unheilbar.

Von *Cohrs* wurden gehäuft in Schafherden an der Riechschleimhaut auftretende *Adenopapillome* festgestellt. Diese Tumoren ließen sich experimentell durch eine Aufschwemmung und durch zellfreie Filtrate mittels Instillation in der Siebbeingegend auf gesunde Schafe übertragen. Es wird vermutet, daß es sich bei dem infektiösen Agens um ein Virus handelt. *Gußmann* hat dieselbe Erkrankung in mehreren Herden des rauhwolligen Landschafes diagnostiziert und benennt sie in Anlehnung an *Cohrs* enzootische, infektiöse *Adenopapillomatose* der Nasenschleimhaut des Schafes.

B. Krankheiten der Kieferhöhle und Stirnhöhle

1. Hydrops der Kieferhöhle

Vorkommen und Ursachen. Der Hydrops der *Kieferhöhle* besteht in einer Ansammlung von *serös-schleimiger*, geruchloser Flüssigkeit. Er tritt beim Pferd in zwei Formen auf: als *echter* oder *Retentionshydrops*, d. h. als Ansammlung katarrhalischen Exsudats in der Kieferhöhle infolge erworbenen Verschlusses der Kommunikationsöffnung zwischen Kiefer- und Nasenhöhle, und als *falscher* oder *Pseudohydrops*, d. h. als angeborene Schleimzyste der Oberkieferhöhle. Nach *Joest* handelt es sich bei diesen Zysten um sog. *Follikularzysten*, die als nicht rückgebildete Zahnsäckchen aufzufassen sind. Die epitheliale Auskleidung der Zyste ist als krankhaft veränderter Rest des Schmelzorganes erhalten geblieben. Die Zyste, deren Wand u. U. verknöchert ist, ist angefüllt mit einer gelbrötlichen, wäßrigen bis schleimigen Flüssigkeit, in der reiskornähnliche Gebilde manchmal in großen Mengen vorhanden sind. Außerdem können sich in diesen Zysten heterotope Zahnanlagen vorfinden, aber vielfach kommen die Zysten auch ohne Zahnanlage vor. Der Zusammenhang zwischen den Schleimzysten und der zystisch-tumorförmigen bzw. der hypostotisch-porotischen Form der *Osteodystrophia fibrosa* (vgl. S. 87) ist noch nicht restlos geklärt. Die Erkrankung kennzeichnet sich durch Erweiterung der Kieferhöhle (Abb. 107) mit Schwund der Scheidewände und mit Hervorwölbung des usurierten und nachgiebigen Knochens nach außen (Abb. 108). Die Zysten erstrecken sich auch in die Nasenmuscheln, fast regelmäßig in die ventrale Muschel, erweitern sie, verlegen die Na-

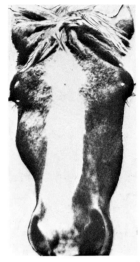

Abb. 107 *Follikularzyste* der Kieferhöhle rechts, Pferd.

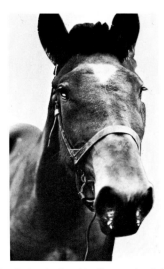

Abb. 108 *Osteodystrophia fibrosa* der linken Kiefer- und Nasenhöhle, Pferd.

III. Krankheiten der Nase, der Nasenhöhle und der Nebenhöhlen

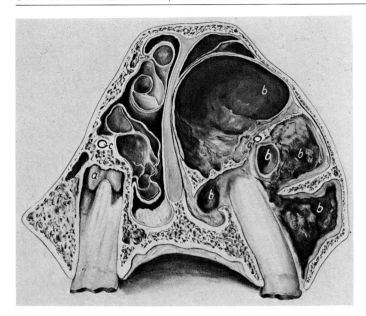

Abb. 109 *Follikularzyste* in den Kieferhöhlen, ausgehend von dem Zahnfach des M_1. a) Rest des Zahnsäckchens in der Alveole des normalen M_1. b) Ausdehnung der Zyste in die Kieferhöhlen und Nasenmuscheln. c) Canalis infraorbitalis, Querschnitt durch den Kopf des Pferdes.

sengänge und drängen die Nasenscheidewand in die gesunde Nasenhöhle hinein (Abb. 109). Infolgedessen kommt es zu Atembeschwerden, die sich meist in inspiratorischen Schnarchtönen äußern. Bei der Untersuchung der ausgebuchteten Knochenpartie läßt sich neben einer Dämpfung des Perkussionsschalls zuweilen eine auffallend weiche, ballotierende Beschaffenheit des Knochens nachweisen. Lymphknotenschwellungen im Kehlgang fehlen (Unterscheidung von Empyem und von bösartigen Neubildungen). Nasenausfluß kann vorhanden sein; vielfach fehlt er jedoch.

Behandlung. Die Behandlung besteht in der operativen Eröffnung der Kieferhöhle und der Nasenhöhle und in der Entfernung der angesammelten Schleimmassen, der Zystenmembran, der betroffenen Nasenmuschel und der u. U. vorhandenen Zahnanlagen.

2. Sinusitis, Empyem der Kiefer- und Stirnhöhle

Vorkommen und Ursachen. Als *Sinusitis* bezeichnet man katarrhalisch-eitrige Erkrankungen der Kieferhöhlen, die hauptsächlich beim Pferd im Anschluß an infektiöse Erkrankungen der oberen Luftwege vorkommen. Als *Empyem* der Kiefer- und Stirnhöhle wird die Ansammlung von *Eiter* in diesen Höhlen bezeichnet. Das Empyem der Kieferhöhle ist namentlich beim Pferd häufig und von erheblicher klinischer Bedeutung. Ursachen sind vor allen Dingen *eitrige Katarrhe* (Druse, Katarrh der oberen Luftwege), die entweder in der Oberkieferhöhle selbst entstanden oder von der Nasenhöhle ausgegangen sind, ferner *Zahnkrankheiten* (Periodontitis, Wurzelabszesse, Zahnfrakturen). Bei den eitrigen Entzündungen des Periodontiums wird die nur dünne, die Zahnalveole von der Oberkieferhöhle scheidende Knochenplatte durch den Eiterungsprozeß zerstört, so daß es zu einer Verbindung zwischen Zahnfach und Kieferhöhle kommt. Da bei der Periodontitis häufig Futtereinschiebungen in das Zahnfach erfolgen, so werden diese Futterpartikelchen im Laufe der Zeit in die Kieferhöhle gelangen. *Berge* hat in einem Fall reichlich 1100 g kleingekauten Futters aus der Kieferhöhle entfernt *(dentales Empyem)*. *Deshalb ist* beim Empyem der Kieferhöhle *stets das Gebiß eingehend zu untersuchen*. Außerdem geben *offene Frakturen* des Oberkieferbeins, Jochbeins, Tränenbeins und des Stirnbeins, *Fremdkörper* in den Höhlen (neben Futter: abgebrochene und trepanierte Knochenstücke, Zahnreste), ulzerierende *Neubildungen* (Karzinome, Sarkome) oder *Rotz* die Veranlassung. Bei *Rindern* kommen Empyeme der Stirnhöhle namentlich nach offenen *Frakturen des Hornzapfens* vor. In einem Fall wurden Schimmelpilze (Mucor) als Ursache nachgewiesen.

Die *Erscheinungen* des Empyems sind: einseitiger, eitriger, bei gleichzeitiger Zahnerkrankung oft sehr übelriechender und mißfarbiger *Nasenausfluß*, der sich bei gesenkter Kopfhaltung zuweilen in größeren Mengen entleert, einseitige *Lymphknotenschwellung* im Kehlgang, *Knochenauftreibung* über der Kiefer- oder Stirnhöhle und *Dämpfung des Perkussionsschalls*. Im Beginn der Erkrankung besteht auf der kranken Seite eine Konjunktivitis mit eitriger Exsudation, die manchmal wieder an Stärke nachläßt oder sich ganz verliert, aber sie kann auch während der ganzen Krankheitsdauer bestehenbleiben (Abb. 110). Bei Rindern treten bei Empyemen der Stirnhöhle nicht selten *Störungen des Sensoriums* (Benommenheit) auf. Zu dem Empyem der Stirnhöhle können sich, insbesondere bei ungedeckten Frakturen des Stirnbeins, eitrige Gehirnhautentzündung und Gehirnabszesse gesellen. Seltener tritt eine eitrige Entzündung der Siebbeinzellen und der Keilbeinhöhle hinzu (dummkollerähnliche Erscheinung). Endlich kann eine Knochenfistel am Oberkiefer (falsche Zahnfistel) zurückbleiben.

Behandlung. Nach *Leuthold* kann die eitrige *Sinusitis* mit Penizillin erfolgversprechend behandelt werden. Dazu werden nach Infiltrationsanästhesie die Haut mit einem 5 mm langen Schnitt durchtrennt und die knöcherne Kieferhöhlenwand mit einem dünnen Knochenbohrer perforiert. Anschließend werden mit einer Knopfkanüle 30–40 ml einer wäßrigen Penizillinlösung in die Kieferhöhle injiziert. Verschluß der Hautwunde mit einer Michelklammer. Die Injektion wird täglich wiederholt, bis die Sekretion aus der Nasenhöhle aufgehört hat. Bereits nach 3–5 Injektionen kann die Sekretion sistieren. Schwellungen an der Injektionsstelle lassen sich durch Anstrich mit Jodtinktur beheben. Die Behandlung des Empyems besteht in der frühzeitig vorzunehmenden *Trepanation*, in der antiseptischen Irrigation (warme und stark verdünnte Lösungen von Kaliumpermanganat, Wasserstoffsuperoxyd und Chlorpräparaten, in wässeriger Lösung 0,5 bis 2:1000). Wichtig ist die Schaffung guter Abflußverhältnisse für das Exsudat nach außen bzw. durch entsprechend angelegte künstliche Öffnungen nach der Nasenhöhle, gewöhnlich dadurch, daß man die Nasenmuschelhöhle an ihrer tiefsten Stelle nach dem Nasengang hin durchstößt. Die Behandlung *muß* in der Regel *längere Zeit*, manchmal mehrere Monate, fortgesetzt werden. Sehr störend ist die schnell eintretende Verenge-

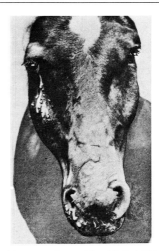

Abb. 110 *Empyem* der rechten Kieferhöhlen. Eitriges Exsudat aus Lidsack und Nasenhöhle, Auftreibung über den rechten Kieferhöhlen, Pferd.

rung der Trepanationsöffnung durch Granulationsgewebe. Die Öffnung muß dann durch wiederholtes Umschneiden genügend groß gehalten werden.

3. Neubildungen in Kiefer- und Stirnhöhle

Vorkommen. Von Neubildungen der Nebenhöhlen haben außer den *Follikularzysten* (vgl. S. 83) Bedeutung die *Sarkome* und *Karzinome* der Kieferhöhle beim Pferd und Hund und die *aktinomykotischen Granulome* beim Rind. Die Neubildungen der Stirnhöhle kommen entweder primär vor (Abb. 111, 112, 113, 114) oder sie gehen sekundär

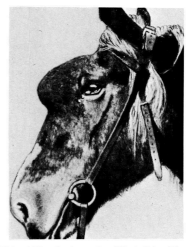

Abb. 111 *Sarkom* der Stirnhöhle, Pferd.

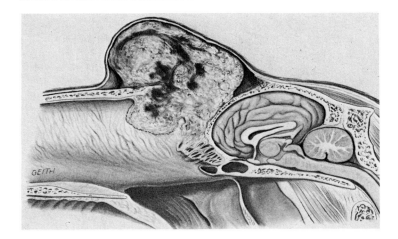

Abb. 112 Längsschnitt durch den Kopf des Pferdes der Abb. 111.

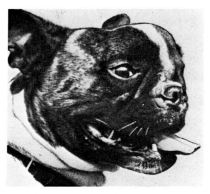

Abb. 113 *Osteosarkom* der Stirnhöhle, Französischer Bully.

aus den Tumoren der Oberkieferhöhle oder der Orbita hervor (vgl. S. 63). Die Karzinome entwickeln sich entweder vom Epithel der Mundhöhle aus (harter Gaumen, Zahnalveolen) oder von Resten des Schmelzorganes, die im Periodontium der Alveolen liegengeblieben sind (*Cohrs*). Meistens handelt es sich um Plattenepithelkarzinome (Kankroide). Die Sarkome gehen in der Regel vom Periost oder von dem Bindegewebe der Schleimhäute aus. Die Karzinome und Sarkome wuchern von ihrem Ausgangspunkt infiltrativ in die Umgebung vor. Sie durchwachsen und zerstören das Knochengewebe, das die einzelnen Kopfhöhlen untereinander und nach außen begrenzt, wölben die Knochen nach außen vor (s. Abb. 111, 112, 113, 114), füllen die Höhlen allmählich völlig aus und brechen u. U. nach außen durch (Abb. 115). Bei Wucherungen in die Nasenhöhle werden

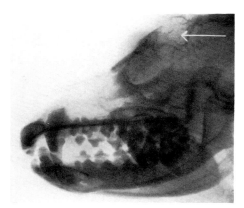

Abb. 114 Infiltrativ in den Oberkieferknochen wucherndes *Sarkom,* Spaniel, Röntgenbild.

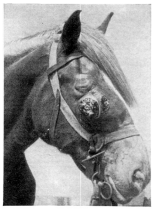

Abb. 115 Ulzerierendes *Karzinom* der Kieferhöhlen, Pferd.

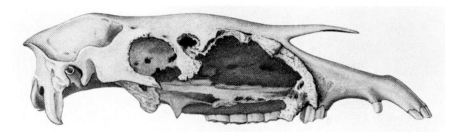

Abb. 116 Zerstörung der Kopfknochen und des maxillaren Backzahngebisses durch ein *Plattenepithelkarzinom*, Pferd.

die Nasengänge manchmal so eingeengt, daß Atemnot eintritt. Die vom Zahnfach ausgehenden Tumoren (Abb. 116, 117) lockern die Zähne und führen deren Ausfall herbei.

Behandlung. Die Behandlung der Sarkome und Karzinome durch Trepanation der Kieferhöhle und Exstirpation der gewucherten Massen ist gewöhnlich erfolglos, da die Diagnose meist erst im vorgerückten Stadium gestellt wird und da infolge des *infiltrativ* in die Kopfknochen erfolgenden Wachstums des Tumorgewebes eine Abgrenzung des kranken vom gesunden Gewebe bei einer Operation technisch unmöglich ist. Daher ist die allein angezeigte operative restlose Entfernung des Tumorgewebes undurchführbar. Deshalb sind die bösartigen Geschwülste unheilbar.

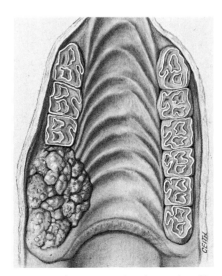

Abb. 117 *Karzinom*, ausgehend von den Alveolen. Einbruch in den Gaumen und in die Kieferhöhle, Pferd.

Sind das Allgemeinbefinden, die Futteraufnahme und der Gesamtkräftezustand noch befriedigend, so können Pferde noch eine Zeitlang verwendet werden. Wenn eine starke Atemnot die Arbeitsfähigkeit ungünstig beeinflußt, so können die Tracheotomie und das Einsetzen eines Tracheotubus Abhilfe schaffen. Bei zunehmender Kachexie kommt nur die Schlachtung in Frage. Bei Aktinomykomen des *Rindes* können außer der innerlichen Jodbehandlung (Jodkalium) die lokale und parenterale Applikation von Antibiotika sowie die Röntgenbestrahlung versucht werden. Bei *Hunden* ist die baldige Tötung zu empfehlen.

4. Osteodystrophia fibrosa

Vorkommen. Bei Pferden, namentlich bei *Kaltblutfohlen*, kommen diffuse, meist fast *symmetrisch beiderseits* auftretende Auftreibungen (Abb. 118, 119) der die Nasennebenhöhlen begrenzenden Knochen vor, die durch eine Einschmelzung des vorgebildeten Knochens durch *Osteoklasten*, Umwandlung des Knochengewebes in Bindegewebe durch *Osteoblasten* und Anbau eines *osteoiden Gewebes* gekennzeichnet sind. Das osteoide Gewebe wird wieder durch Osteoklasten zerstört. Der Knochen wird dadurch weich, derb gummiartig und läßt sich in fortgeschritteneren Stadien mit dem Messer schneiden. Im Röntgenbild zeigt sich eine hochgradige Entkalkung des Knochengewebes. Die Ätiologie dieser bei Einhufern auch als Krüsch-, Kleie- und Kieferkrankheit, Big-head usw. bezeichneten Erkrankung ist ungeklärt (Dysbiose der Darmflora, Dysfunktion bei Erkrankungen der Epithelkörperchen?; das vermehrt gebildete Parathormon bewirkt den Abbau des Knochengewebes). Die Krankheit kommt auch bei *Ziegen* (Abb. 120), *Schafen*, *Hunden* (Abb. 121), *Katzen* und bei

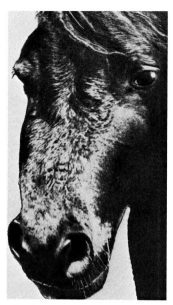

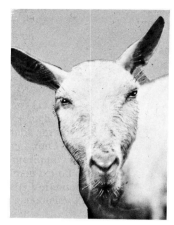

Abb. 120 *Osteodystrophia fibrosa* des Oberkiefers, Ziege.

Abb. 118 Beiderseits *symmetrische* Auftreibung des Oberkiefers bei *Osteodystrophia fibrosa*, Pony.

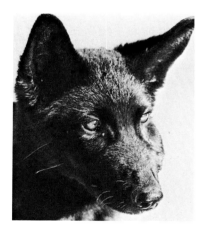

Abb. 121 *Osteodystrophia fibrosa*, 5 Monate alter Deutscher Schäferhund.

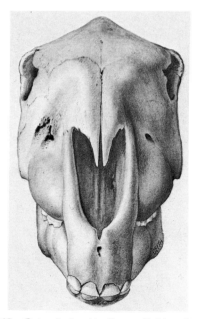

Abb. 119 *Osteodystrophia fibrosa*. Beiderseits *symmetrische* Auftreibungen der Ober- und Unterkiefer. Einschmelzung des Knochens in der Gegend des rechten Foramen infraorbitale, Kaltblutfohlen.

Schweinen als sog. *Schnüffel*krankheit vor (Abb. 122, 123). Als Bestandserkrankung kommt ihr bei dieser Tierart eine große wirtschaftliche Bedeutung zu. Die Ursache ist vielfach unklar und sicherlich auch nicht einheitlich. Bei einem Teil der Fälle scheinen Phosphorüberschuß bzw. Kalziummangel im Futter mit sekundärem Hyperparathyreoidismus die Ursache zu sein ($CaO:P_2O_5$ größer als 1:2). In den meisten Fällen ist jedoch beim *Schwein* der Form der Schnüffelkrankheit, die das klinische Bild und die Merkmale einer übertragbaren Krankheit zeigt, die *Rhinitis atrophicans infectiosa* zuzuordnen, deren Ätiologie ebenfalls noch ungeklärt ist (s. Abb. 122). Die

B. Krankheiten der Kieferhöhle und Stirnhöhle

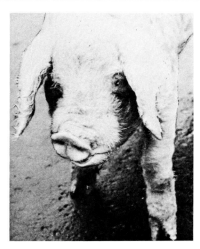

Abb. 122 *Rhinitis atrophicans infectiosa* mit Deformierung der Kiefer, Schwein.

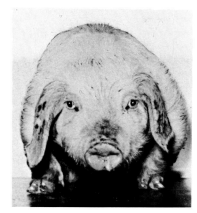

Abb. 123 *Osteodystrophia fibrosa generalisata*, beiderseits symmetrische Auftreibung der Ober- und Unterkiefer sowie Deformierung der Vordergliedmaßen, Schwein.

Osteodystrophia fibrosa ist bei diesen Tieren ebenfalls durch fast *symmetrisch beiderseits* vorkommende Auftreibungen der Kieferknochen und namentlich durch *Lockerung der Zähne*, außerdem durch Beschwerden bei der Futteraufnahme charakterisiert. In fortgeschrittenen Fällen kommt es zu einer Stenosierung der Nasengänge und zu ex- und inspiratorischer Dyspnoe. Sie äußert sich durch schnarchende Geräusche, die in der Bewegung zunehmen. Manchmal ist auch schleimiger Nasenausfluß vorhanden. Bisweilen sind neben den symmetrischen Auftreibungen am Oberkiefer auch ähnliche Veränderungen an den Unterkiefern (Abb. 124) klinisch feststellbar, oder die Erkrankung überwiegt am Unterkiefer. Außer den Veränderungen am Kopf kommen auch Erweichungen der übrigen Skelettknochen vor (generalisierte Form; s. Abb. 123).

Behandlung. Wenn die Tiere in einem Zustand vorgestellt werden, in dem sich die krankhaften Veränderungen bereits in einem weit fortgeschrittenen Zustand befinden, sollten schlachtbare Patienten möglichst bald geschlachtet werden, um weitere Gewichtsverluste zu vermeiden. Bei Hunden sind nach *Lettow* und eigenen Beobachtungen Behandlungen mit dem Präparat AT 10 „Bayer" erfolgversprechend, wenn sich die Erkrankung noch im Anfangsstadium befindet. Das Medikament ist eine ölige Lösung von Dihydrotachysterol, von der 2mal täglich 8 Tropfen zu geben sind, bis eine sichtbare Besserung eintritt. Wenn sich

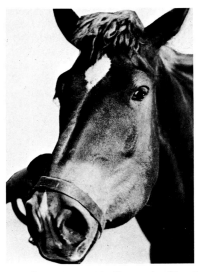

Abb. 124 *Osteodystrophia fibrosa* des Unterkiefers, Pferd.

während der Behandlung der Appetit verschlechtern sollte, so ist die Verabreichung des Mittels eine Zeitlang auszusetzen. Wenn beim Schwein die Krankheit als Bestandserkrankung auftritt, so kommt als Behandlung nur die Tilgung des erkrankten Bestandes, hygienische Maßnahmen, Reinigung und Desinfektion der Stallungen sowie Neuaufbau eines Bestandes mit gesunden Tieren in Frage.

5. Frakturen der Oberkieferbeine

Vorkommen und Ursachen. Sie entstehen beim Pferd durch Hufschläge und Gegenrennen als Impression (gedeckte Frakturen) oder als offene Frakturen, gelegentlich auch bei der Zahnextraktion (Alveolarfortsatz), beim Hund durch Schläge und Bisse. Impressionen an der Außenfläche können zu entstellenden Formveränderungen des Kopfes führen. Bei subkutanen Impressionen über der Kieferhöhle zeigt sich als charakteristisches Merkmal, daß die Haut über der Höhle synchron mit der Inspiration ventilartig in die Kieferhöhle eingesogen und mit der Exspiration hervorgewölbt wird. Offene Frakturen können zu Empyem der Kieferhöhle oder zur Ausbildung einer Knochenfistel (falschen Zahnfistel) Veranlassung geben. Frakturen am Zahnfortsatz haben unter Umständen eitrige Periodontitis und echte Zahnfistel im Gefolge.

Behandlung. Bei der Behandlung *offener* Frakturen sind die vorliegenden gelösten Knochensplitter mit der Knochenzange abzutragen oder herauszunehmen und die eingedrückten Knochenpartien von innen nach außen wieder zu heben, unter Umständen nach vorausgegangener Trepanation. Beim Entfernen der Knochensplitter ist unbedingt zu berücksichtigen, daß nur die Fragmente und -teile herauszunehmen sind, die keine Ernährungsgrundlage mehr haben und von denen anzunehmen ist, daß sie der Nekrose und Sequestration verfallen. Alle noch lebensfähig erscheinenden Knochenteile sind zu belassen, da sie sich an der Heilung beteiligen und zur knöchernen Deckung der Perforationsöffnung beitragen. Zur Vermeidung der sekundären Erkrankungen (Empyem usw.) ist eine antiseptische Behandlung in Form von Spülungen mit Chlorpräparaten o. a. durchzuführen. Behandlung *gedeckter* Frakturen siehe unten.

6. Frakturen der Joch-, Tränen- und Stirnbeine

Vorkommen. Sie veranlassen öfter Impressionen oder Empyem der Oberkieferhöhle, Störungen im Tränenabfluß oder phlegmonöse Entzündungszustände am unteren Augenlid und in der Orbita. Offene Frakturen der Stirnbeine führen bei Pferden zuweilen zu Formveränderungen infolge Impressionen oder zu Empyem der Stirnhöhle, eitriger Gehirnentzündung und Gehirnabszeß. Frakturen des Augenbogenfortsatzes können Phlegmone der Orbita, retrobulbäre Abszeß-

bildung und Verletzungen des Bulbus im Gefolge haben.

Behandlung. Die *offenen* Frakturen sind zu behandeln wie die des Oberkieferbeins. Für *gedeckte* Frakturen aller Angesichtsknochen empfiehlt sich zunächst eine abwartende Behandlung, auch wenn sich in den ersten 5–10 Tagen ein eitriger Katarrh (Nasenausfluß) zeigen sollte. Viele Fälle heilen ohne Operation. Eine verbleibende Eindellung hat nicht immer Atemstörung zu Folge.

7. Krankheiten der Hörner

Beim *Rind* ereignet sich nicht selten eine traumatische *Ablösung* der *Hornscheide* (Vorsicht beim Niederlegen bei Operationen!) mit und ohne Verletzung der Hornlederhaut. Die *Behandlung* besteht in Reinigen der Wunde mit Wasserstoffsuperoxyd- oder anderen desinfizierenden Lösungen, Beseitigung der u. U. losgelösten Hornlederhautteile mit der Schere, Bepudern mit einem Antibiotikum oder Sulfonamid oder Bedecken mit Lebertransalbe oder 10proz. Jodoformäther und Teerverband, der in Achtertouren um das gesunde und kranke Horn befestigt wird und 14 Tage liegenbleibt. In ganz frischen Fällen ohne sichtbare Verunreinigung der Hornlederhaut kann die Hornscheide wieder auf den Hornzapfen aufgestülpt und durch Verband fixiert werden. Das Anheilen ist nicht ausgeschlossen, aber es besteht andererseits die Gefahr einer Infektion mit Eiter- oder Starrkrampferregen.

Häufig ist ferner die Ablösung der Hornscheide mit Quetschung und Zerreißung der Hornlederhaut sowie mit *Splitterfraktur* des *Hornzapfens*. Da der Hohlraum des Hornzapfens mit der Stirnhöhle in offener Verbindung steht, schließen sich an derartige Verletzungen gern langwierige Empyeme der Stirnhöhle an. Deshalb soll man keine konservative *Behandlung* einleiten, sondern *stets sofort alle Knochensplitter* entfernen und den Hornzapfen mit der Drahtsäge amputieren, und zwar möglichst so, daß noch ein kurzer Stumpf erhalten bleibt, den man zur Befestigung des Verbandes benutzen kann. Die Amputation kann in örtlicher Betäubung (Umspritzung des Horngrundes) oder Anästhesie des N. cornualis vorgenommen werden. Bei der Operation ist darauf zu achten, daß keine Splitter in die Stirnhöhle gelangen. Es empfiehlt sich daher, das kranke Horn nach unten zu halten. Das in die Stirnhöhle abgeflossene Blut wird durch Spülung entfernt. Jodoformäther oder Bepudern mit einem Antibiotikum bzw. Sulfonamid, Teerverband.

IV. Krankheiten der Zähne

A. Fehlerhafte Zustände am ganzen Gebiß

1. Kantiges Gebiß

Vorkommen und Ursachen. Als *kantiges Gebiß* oder als *Schieferzähne* bezeichnet man die durch unregelmäßige Abreibung entstandenen spitzen Fortsätze, Schmelzfaltenkanten und Ecken an dem bukkalen Rande der oberen und an dem lingualen Rande der unteren Backzähne. Die *Ursachen* dieses beim Pferd sehr häufigen fehlerhaften Gebisses sind zum großen Teil in dem anatomischen Verhalten des Backzahngebisses zu suchen. Die Kauflächen der beiden Backzahnreihen stehen *nicht horizontal*, sondern sind von oben innen nach unten außen geneigt. Ferner decken sich in der Ruhestellung die Kauflächer der Ober- und Unterkieferbackzähne *nicht vollkommen*, da einmal die maxillaren Backzähne *breiter* sind als die mandibularen, und andererseits das *Gaumendach breiter* ist als der *Kehlgang*. Deswegen berührt nur etwa das innere Drittel der Reibefläche der Oberkieferbackzähne die äußere Hälfte der Reibefläche der Unterkieferbackzähne. Beim normalen Kauen kann trotzdem die ganze Breite der maxillaren und mandibularen Kaufläche in Reibung treten. Nur bei unvollständigen seitlichen Mahlbewegungen werden die äußeren Kanten der maxillaren und die lingualen Kanten der mandibularen Zähne nicht abgerieben. Die Verabreichung von Quetschhafer, Pelletfutter und weichstengeligem Heu kann dieses Verhalten begünstigen und die Entwicklung zu einem kantigen Gebiß fördern, da solche Futtermittel keine weiten Kauausschläge benötigen. *Krankheitserscheinungen* werden durch dieses abnorme Gebiß in der Weise hervorgerufen, daß die scharfen Spitzen am oberen äußeren Rand der Backzähne die Backenschleimhaut, die am unteren inneren Rand die Zungenschleimhaut und Zunge verletzten (*Wunden, Stomatitis, Phlegmone der Zunge*). Die Folge davon sind *Kaustörungen* und *schlechtes Fressen* (verlangsamtes, aussetzendes Kauen, Fallenlassen halbgekauter Futtermassen, Priemen, Wickelmachen, Liegenbleiben von Futterbissen zwischen Backen und Zähnen, Speicheln, Abmagerung, Verdauungsstörungen). Diese sehr schmerzhaften Zustände haben ihrerseits eine weitere Einschränkung der seitlichen Kaubewegungen zur Folge.

Behandlung. Die Behandlung besteht im Entfernen der Zahnspitzen durch die *Zahnraspel*, den *Zahnmeißel*, den *Zahnhobel* oder schonender mit einer *Zahnschleifmaschine (Becker, Schouppé)*. Dabei sind Verletzungen der Weichteile der Mundhöhle peinlichst zu vermeiden. Die Beseitigung der Zahnspitzen ist jedoch nur angezeigt, wenn tatsächlich eine nachweisbare Störung in der Futteraufnahme oder Schädigung der Schleimhaut an Backe oder Zunge vorhanden ist. Das Vorkommen von Zahnspitzen ohne eine solche Störung ist außerordentlich häufig und nicht fehlerhaft. Unnötiges oder unsachgemäßes Abraspeln dieser unschädlichen Zahnspitzen durch Laien ist eine wichtige Ursache der Zahnkaries und der Periodontitis beim Pferd.

2. Scherengebiß

Vorkommen und Ursachen. Man versteht unter *Scherengebiß*, auch *Giebelgebiß* genannt, ein Bakkenzahngebiß, das mit abnorm *schiefen Reibeflächen* von oben innen nach unten außen verläuft, so daß die Backzähne des Oberkiefers nicht über, sondern außerhalb und neben den Backzähnen des Unterkiefers stehen. Die Ursachen des *einseitigen Scherengebisses* sind einseitige Stomatitis (Zahnspitzen), Zahnkaries, Periodontitis, Polyodontie, wenn der überzählige Zahn neben der Zahnreihe steht, Unterkieferfrakturen und einseitige Kiefergelenksentzündungen. Hierbei tritt durch einseitiges Kauen auf der gesunden Seite eine primäre Verlängerung der Zahnkronen auf der kranken Seite und eine sekundäre einseitige Abschleifung der zu langen Kronen ein. Das *beiderseitige Scherengebiß* ist sehr selten, es kann durch zu enge Stellung und abnorme Weichheit der Zähne bedingt sein. Das *partielle Scherengebiß* beschränkt sich auf einzelne Zähne (*Meißelbildung*) und wird bei Periodontitis mit seitlicher Deviation eines oder zweier Zähne beobachtet.

Die *Störungen* in der Futteraufnahme sind je nach dem Grade des Scherengebisses verschieden. Die *geringen Grade*, wie sie bei vielen Pferden infolge des schon normalerweise etwas engeren Standes der Backzahnreihen des Unterkiefers und der dadurch bedingten leichten Schräglage angetroffen werden, verursachen keine Kaustörungen; die Höhendifferenz zwischen dem inneren und äußeren Rand des Zahnes beträgt dabei durchschnittlich bis ½ cm. Die Scherengebisse *mittleren Grades* erschweren dagegen das Kauen, indem das Futter zwischen den schiefen Reibeflächen der Backzähne nur gequetscht, nicht aber zermalmt werden kann (sehr langsames Kauen und Fressen, Priemen, Zurückbleiben säuerlich riechender Futterbissen in der Mundhöhle zwischen Backen und Zähnen). Besonders schwere Kaustörungen haben die *hohen Grade* des Scherengebisses im Gefolge; sie führen zu Wunden, Geschwüren und selbst perforierenden Verletzungen am weichen und knöchernen Gaumen bzw. an der Backenschleimhaut und -muskulatur und bedingen schließlich erhebliche Abmagerung und Inanition.

Behandlung. Die Behandlung ist nur bei den mittleren Graden des Scherengebisses angezeigt und erfolgreich; sie besteht im Abschneiden der scharfen Außenkanten der maxillaren und der Innenkanten der mandibularen Backzähne mit der *Zahnschere* oder *Abschleifen* mit einer Zahnschleifmaschine. Die hohen Grade namentlich beider Seiten sind dagegen meist unheilbar. Beim partiellen Scherengebiß kommt die Extraktion der betreffenden Zähne in Betracht.

3. Treppengebiß

Vorkommen und Ursachen. Es besteht in einer unregelmäßigen *treppenförmigen*, ungleichen Höhe der Reibefläche infolge *ungleicher Länge* der einzelnen Zähne. Die Ursache ist in unterschiedlicher *Härte* und dadurch bedingter ungleichmäßiger Abnutzung oder in Erkrankung einzelner Zähne und Zahnalveolen (Zahnkaries, Periodontitis), zuweilen ferner im Fehlen eines Zahns (Zahnextraktion, Oligodontie) zu suchen, indem der der Zahnlücke gegenüberliegende Zahn länger wird und vorsteht (*überlange Backzähne, Exsuperantia dentium;* Abb. 125). Auch das Treppengebiß kann zu erheblichen Kaustörungen Veranlassung geben. Selten ist eine Exsuperantia an einzelnen Schneidezähnen.

Behandlung. Die Behandlung besteht im Kürzen der Exsuperantien bis auf das Niveau der Reibefläche der übrigen Zähne mit der Zahnschere, im Abschleifen, Absägen mit der Drahtsäge oder Abmeißeln oder in der Zahnextraktion.

4. Kurvengebiß

Vorkommen. Es liegt eine übermäßige Krümmung der Zahnreihen bei Seitenansicht vor, und zwar derart, daß der äußere Rand der Oberkieferzahnreihe einen Bogen nach abwärts beschreibt, der innere Rand der Unterkieferzähne gerade verläuft oder einen Bogen nach aufwärts aufweist. Die Kurve kann auch winkelig verlaufen (Winkelbildung).

5. Glattes Gebiß

Vorkommen und Ursachen. Es ist in der Regel eine Alterserscheinung und kennzeichnet sich durch eine glatte, nur noch aus Dentin und Zement bestehende Reibefläche mit muldiger Aushöhlung nach Abnutzung der Schmelzfalten bzw. der Schmelzeinstülpungen (*seniles glattes Gebiß, Excavatio senilis*) an den maxillaren Backzähnen. An den Unterkieferbackzähnen findet sich die senile Abschleifung vor allem an den Prämolaren. Manchmal wird eine vorzeitig glatte Kaufläche infolge mangelhafter Härte der Zahnsubstanzen oder einer Hypoplasie der Schmelzeinstülpungen bzw. deren Zementausfüllung an einzelnen Zähnen (*präsenile Exkavation, Excavatio praecox;*

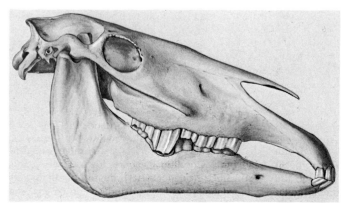

Abb. 125 *Treppengebiß* und *Exsuperantia dentium*, Pferd.

A. Fehlerhafte Zustände am ganzen Gebiß

s. Abb. 128) am maxillaren M_1 beobachtet. Das senile glatte Gebiß bedingt Kaustörungen insofern, als Hafer und Rauhfutter, aber auch langes Grünfutter wie älteres Gras, Klee, Luzerne usw., nicht zermahlen werden können. Die Pferde kauen infolgedessen Wickel. Der nichtzerkaute Hafer wird unverdaut entleert. Der Zustand ist unheilbar. Diät: Weichfutter, gequetschter Hafer, Kleie, Rübenschnitzel, Rauhfutter und langes Grünfutter gehäckselt füttern.

6. Rauhes Gebiß

Vorkommen. Querverlaufende rauhe Rinnen und Kämme auf der Kaufläche (abnorm weiches Dentin und Zement), sog. Wiederkäuergebiß.

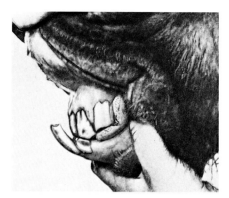

Abb. 126 *Hechtgebiß*, Pferd.

7. Hechtgebiß und Karpfengebiß

Vorkommen. Unter *Hechtgebiß* versteht man beim *Pferd* eine angeborene Verkürzung des Oberkiefers (Brachygnathia superior bzw. Prognathia inferior; Abb. 126), unter *Karpfengebiß* eine angeborene Verkürzung des Unterkiefers (Brachygnathia inferior bzw. Prognathia superior; Abb. 127). Bei dem *Hechtgebiß* und dem *Karpfengebiß* decken sich infolge der ungleichen Länge beider Kiefer die Schneidezahnreihen nicht. Bei dem Hechtgebiß stehen deshalb die Schneidezähne des Unterkiefers vor den Schneidezähnen des Oberkiefers (s. Abb. 126), beim Karpfengebiß stehen die Schneidezähne des Oberkiefers vor den Schneidezähnen des Unterkiefers (s. Abb. 127). Wenn nur eine geringgradige Verkürzung vorliegt, so berühren sich die hintereinander stehenden Flächen der Schneidezähne und schleifen sich meißelförmig ab. Dabei kann es gelegentlich zur Eröffnung der Pulpahöhlen einzelner Schneidezähne kommen. Wenn die Schneidezahnreihen des Ober- und Unterkiefers so weit voneinander entfernt sind, daß sie sich nicht berühren, so werden sie, da auch keine Abnutzung von der Reibefläche stattfindet, im Laufe der Jahre abnorm lang. Bei dem Hechtgebiß berühren dann die Oberkieferschneidezähne schließlich die Schleimhaut des Mundhöhlenbodens und verursachen hier Verletzungen, die zu eitrigen Entzündungen der Schleimhaut und auch des Periostes führen. Beim Karpfengebiß kommt es infolge der zu lang gewordenen Schneidezähne des Unterkiefers zu ähnlichen Verletzungen und Entzündungen am weichen Gaumen.

Vergleichbare ähnliche Abweichungen der Kieferform kommen auch beim *Hund* vor. Eine nor-

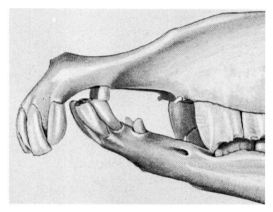

Abb. 127 *Karpfengebiß* mit *Wolfszähnen* und *Exsuperantia* am 1. Backzahn (P_2) im Oberkiefer, Pferd.

male Okklusion des Schneidezahngebisses liegt vor, wenn die Schneidezähne des Unterkiefers die Lingualfläche der oberen Schneidezähne berühren (= Scherengebiß) und der Caninus des Unterkiefers zwischen I_3 und C des Oberkiefers liegt. Ist der Unterkiefer länger als der Oberkiefer (Brachygnathia superior), heißt diese Abweichung *Mesialbiß* (Progenie, Vorbeißer). Ein *Distalbiß* besteht, wenn umgekehrt der Unterkiefer kürzer als der Oberkiefer ist (Brachygnathia inferior, Prognathie, Hinterbeißer). Wie beim Pferd können diese Abweichungen auch mit Verletzungen der Weichteile verbunden sein. Eine Regulierung durch orthodontische Verfahren ist beim Hund in gewissen Grenzen bei dem Caninus und den Incisivi möglich.

Behandlung. Eine Beseitigung des Hecht- oder Karpfengebisses des Pferdes ist nicht möglich. Bei

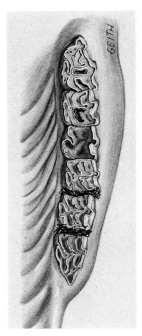

Abb. 128 *Diastase* zwischen den maxillaren Prämolaren mit Futtereinkeilung. *Excavatio praecox* am M_1. Zementhypoplasie der *Schmelzeinstülpung* am M_2 und M_3. Am M_3 eine Mißbildung der Schmelzeinstülpung und des Schmelzmantels, Pferd.

eintretenden Kaubeschwerden sind die Schneidezähne mit der Zahnschere, dem Zahnmeißel oder durch Absägen bzw. Abschleifen zu kürzen. Unter Umständen decken sich auch die Backzahnreihen nicht, und es bilden sich dann *Exsuperantien* an den ersten und letzten Backzähnen (s. Abb. 127). Auch in solchen Fällen müssen die betreffenden Zähne gekürzt werden.

8. Abnorm weite Zahnstellung, Diastasis dentium

Vorkommen und Ursachen. Von Bedeutung ist diese Anomalie beim Pferd, seltener beim Rind, und zwar mehr an den Backzähnen als an den Schneidezähnen. Beim normal entwickelten Gebiß stehen die Zähne mit ihren Approximalflächen so dicht aneinander, daß nicht der geringste Zwischenraum zwischen den benachbarten Zähnen bleibt. Bei der Diastase dagegen ist ein solcher Zwischenraum vorhanden. Nach *Joest* entsteht diese zu weite Zahnstellung dadurch, daß bei der embryonalen Entwicklung die einzelnen Zahnkeime an der Zahnleiste in zu weiter Entfernung voneinander angelegt werden. Sie kann auch die Folge einer *Torsion* oder *Rotation* des Zahnes, d. h. Drehung um seine *Längsachse*, oder einer *Deviation*, d. h. Drehung um seine *Querachse*, sein (s. Abb. 148). Nach *Forssell* ist bei den Molaren im Unterkiefer oft die Schmelzfalte an der hinteren Approximalfläche abnorm entwickelt, so daß der Zahn förmlich in eine Spitze ausläuft. Dann sind die Approximalflächen der betreffenden Molaren nicht fest geschlossen bzw. es bleiben Lücken am Zahnfachrande bestehen. Diastasen bilden sich ferner bei *Polyodontie* (s. Abb. 148). Die Folge der Diastase ist das Einschieben von Futterteilen (Abb. 128), vgl. Periodontitis.

Behandlung. Sie besteht im Abschneiden der betreffenden Zahnkrone mit der Zahnschere nach *Forssell* oder besser im Abschleifen bzw. in der Extraktion des betreffenden Zahnes, wenn bereits entzündliche Veränderungen im Zahnfach vorliegen. Nach *Becker* kann die Diastase durch Abschleifen der angrenzenden Zahnkronen so weit erweitert werden, daß eine Futtereinkeilung nicht mehr möglich ist.

9. Schweinsgebiß

Sehr schräge Stellung der Schneidezähne; bei alten Pferden mehr oder weniger normal.

10. Schiefes Schneidezahngebiß

Die Reibefläche der Schneidezähne verläuft nicht gerade (horizontal), sondern von oben links nach unten rechts oder umgekehrt, meist als Folge von einseitigem Scherengebiß, Polyodontie (Abb. 129)

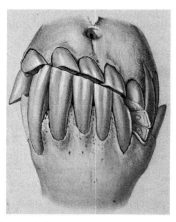

Abb. 129 *Schiefes Schneidezahngebiß* infolge Polyodontie, Pferd.

A. Fehlerhafte Zustände am ganzen Gebiß 95

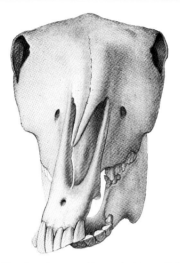

Abb. 130 Angeborener *Kampylorhinus*, Fohlen.

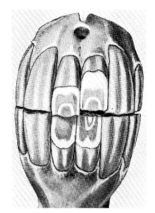

Abb. 131 *Wetzergebiß*, Pferd.

oder Dislokation der Schneidezähne (Kieferfraktur, angeborener Kampylorhinus; Abb. 130).

11. Kreuzgebiß

Unterkieferkörper und Zwischenkiefer kreuzen sich, so daß sich die Schneidezahnreihen nicht decken, sondern zum Teil oder ganz nebeneinanderliegen. Die Anomalie ist erworben infolge hochgradigen Scherengebisses oder Kieferfraktur (häufig aus dem schiefen Gebiß hervorgehend), oder sie ist angeboren als Verkrümmung des Kiefernasenteils des Kopfes (*Kampylorhinus*; Abb. 130).

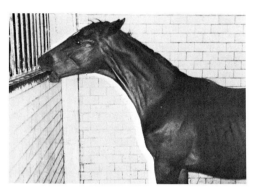

Abb. 132 *Koppen* mit Krippensetzen oder Aufsetzen der Schneidezähne und Anspannen der hypertrophierten ventralen Halsmuskeln, 8 Monate altes Pferd.

12. Wetzergebiß

Es findet sich bei den sog. „Barrenwetzern", d. h. Pferden, die gewohnheitsmäßig den Schneidezahnteil des Unterkiefers an den Krippenrand stützen und dann seitliche Kopfbewegungen ausführen. Dabei werden die Vorderflächen der Schneidezähne allmählich so weit abgerieben, daß es zur Eröffnung der Pulpahöhle kommen kann (Abb. 131).

13. Koppergebiß

Es entsteht in ähnlicher Weise wie das Wetzergebiß bei Pferden, die die Untugend des *Koppens* in der Form des Krippensetzens oder Aufsetzens der Schneidezähne ausführen. Dabei wird die Kante des Schneidezahngebisses, meistens des Oberkie-

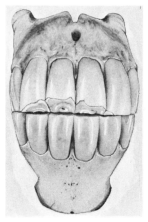

Abb. 133 *Koppergebiß*, Pferd.

IV. Krankheiten der Zähne

fers, auf den Krippenrand oder einen anderen festen Gegenstand aufgesetzt und der Kopf zur Anspannung der ventralen Halsmuskeln gegen den Widerstand gepreßt (Abb. 132). Infolge der dauernden Wiederholung wird die labiale Kante der Zähne schräg abgerieben. Nach jahrelangem Koppen können die Schneidezähne bis zum Zahnfleisch abgerieben werden (Abb. 133).

B. Krankheiten der einzelnen Zähne

1. Die Zahnkaries

Begriff und Vorkommen. Der fortschreitende *lokale Zerfall* des *Zementes, Schmelzes* und *Zahnbeins* mit Verfärbung, Einschmelzung und Substanzverlust wird als „*Karies*" bezeichnet. Den Ausgangspunkt bildet beim Pferde in der Regel das Zement, beim Hunde die Schmelzkappe.

Beim *Pferde,* bei dem der ganze Zahn (die linguale, die bukkale und die interstitiären [Approximal-] Flächen) von der Wurzel bis zur Kaufläche mit Zement überzogen ist, kommen gewöhnlich eine *Zementkaries der Seitenflächen* und die *interstitiäre Karies* vor. Der Prozeß bleibt hier oftmals auf das äußere Zahnkörperzement beschränkt und wird durch den darunterliegenden Schmelzmantel aufgehalten. Bisweilen greift er aber auch auf Schmelz und Dentin über und führt dann zu einer fortschreitenden Erkrankung des Zahnes. In anderen, weniger häufigen Fällen geht die Erkrankung von der *Kaufläche* des Zahnes aus, die bei Pflanzenfressern keinen Schmelzüberzug trägt. Beim Pferde liegt hier an den mandibularen Backzähnen das Zahnkörperzement, das auch die Schmelzfalten in der Kaufläche ausfüllt, neben dem Dentin und den Schmelzkanten bloß. An den maxillaren Backzähnen treten noch zwei Zement- und Schmelzinseln hinzu (Zementfüllungen der beiden Schmelzeinstülpungen). Da das Zement die weichste Hartsubstanz des Zahnes ist, erkrankt es am leichtesten. Die Karies geht nun auf der Kaufläche erstens von dem *Zementausguß der Schmelzfalten* aus (Abb. 134), entsteht auch nach Fissuren oder beginnt an den maxillaren Backzähnen von einem Defekt (Hypoplasie) in der *Zementfüllung der Schmelzeinstülpungen* (Abb. 135, 136). Sie kann auf Schmelz und Dentin übergreifen und zur Höhlenbildung im Zahn bis zur Wurzel führen (minierende Karies). Zweitens kann die Karies ihren Ausgang von einem *eröffneten Pulpahöhlenast* nehmen (nach Pulpitis mit fehlender Ersatzdentinbildung = *Porodontie;* Abb. 137) und sich von hier aus auf die Hartsubstanzen ausdehnen. Drittens kann die Karies im *Dentin* beginnen, jedoch selten. Sie bricht dann nach der Wurzel durch und ist mit Periodontitis verbunden.

Über das Vorkommen beim Pferd gibt die Statistik der Berliner Poliklinik Aufschluß, nach der 6 Prozent aller behandelten Pferde mit Zahnkrankheiten, ½ Prozent aller Klinikpatienten (440 Pferde in 11 Jahren) mit Zahnkaries behaftet waren. Nach *Becker* befanden sich unter 2000 Pferden 1,2 Prozent mit Karies.

Nach den Untersuchungen von *Bodingbauer,* die sich auf 2113 Hunde erstreckten, kommt bei *Hunden* die Karies als Karies der Approximalflächen und als Fissurkaries bei 5,8 Prozent aller untersuchten Tiere vor. Bevorzugt betroffen sind Angehörige der langkieferigen Rassen. Bei extrem brachygnathen Tieren wurde Karies nur selten gefunden. Von den einzelnen Zähnen erkranken an Karies die Oberkieferzähne häufiger als die Unterkieferzähne. Am Oberkiefer kommt die Erkrankung vor allem an den Molaren vor. Am meisten betroffen ist M_1, da der laterale Höcker des M_1 des Unterkiefers in eine entsprechende Kauflächengrube *(Fossa centralis)* des M_1 im Oberkiefer eingreift und infolgedessen eine Schädigung des Schmelzes der Fossa verursacht. Außerdem lokalisiert sich häufiger die Karies am Hals des Caninus sowie im Bereich von Zahn-

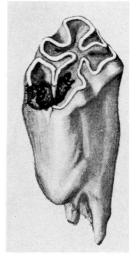

Abb. 134 *Karies* des Zements, des Schmelzmantels und des Dentins eines mandibularen P_2, Pferd.

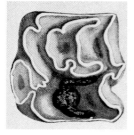

Abb. 135 *Karies* der vorderen Schmelzeinstülpung eines maxillaren M_1, Pferd.

fleischtaschen vorwiegend der Prämolaren und Molaren, oft subgingival unter Zahnsteinbelägen und Plaques verborgen. Das gilt besonders für die *Katze*.

Ursachen. Die Ursache der Zahnkaries ist in der Entkalkung bzw. Erweichung und Auflösung der Zahnsubstanzen durch eine *Mischinfektion säurebildender* oder *dentin-* und *eiweißlösender Mikroorganismen* zu suchen. *Einen spezifischen Karieserreger gibt es jedoch nicht.* Die Bakterien dringen durch Verletzungen der Außenfläche oder der Kaufläche des Zahnes, die durch mechanische Insulte (*Abraspeln,* Abmeißeln, Zahnfrakturen) oder durch Kauen harter Futterstoffe (Knochen beim Hund, Fremdkörper im Futter beim Pferd) veranlaßt werden können, in die Zahngewebe ein. Ferner kann der Zahn an der Oberfläche durch Zahnbeläge und Zahnstein, die zahlreiche Mikroben enthalten oder fast nur aus Mikroben bestehen (grauer Belag des Pferdes und des Hundes), verändert und infiziert werden. Die als *Plaques* (Plaque dentale) bezeichneten Auflagerungen stellen eine Ansammlung mykotischer und bakterieller Beläge an der Zahnoberfläche dar, die eine erhebliche ursächliche Rolle bei den meisten Zahn-, Zahnfleisch- und Zahnbetterkrankungen spielen. Die Bakterien erzeugen Toxine, die die Zahnsubstanz, das Zahnfleisch und das Zahnbett reizen und so die Voraussetzung für das Entstehen von Karies, Gingivitis und Periodontitis schaffen. Die Plaques können mit bestimmten Mitteln, den sog. Plaquedetektoren, farblich sichtbar gemacht werden (Borotest-Blendax).

Prädisponierende Momente der Kariesbildung sind fehlerhaft entwickelte Zähne, weiche, poröse Beschaffenheit, mangelhafte Schmelzentwicklung, unregelmäßige (gedrängte, zu enge) Stellung der Zähne, Ernährungsstörungen durch nicht vollwertiges Futter und schwächende Krankheiten (Rachitis, Staupe, Hypofunktion der Epithelkörperchen, Störungen im Mineralstoffwechsel), in gewissem Sinn auch Vererbung. Der erste Molar des Oberkiefers des Pferdes zeigt oft Fehler infolge Entwicklungsstörungen: abnorme Kleinheit, abnormes Dentin und eine Hypoplasie der kranialen Schmelzeinstülpung und Hypoplasie ihrer Zementausfüllung (s. Abb. 128), durch die die Widerstandsfähigkeit des Zahnes vermindert und das Entstehen von Karies und Periodontitis begünstigt werden.

Ätiologie, Bakteriologie und Pathogenese der Zahnkaries. Von den zahlreichen Theorien über die Entstehung der Zahnkaries beim Menschen haben nur drei Bedeutung behalten, die auch für die Karies der Tiere Geltung haben.

1. Die *chemische* Theorie hält die Zahnkaries für einen rein chemischen Prozeß und führt dieselbe auf die Einwirkung zersetzter Speisereste zurück. Die in dem kariösen Gewebe gefundenen Erreger sollen die Krankheit nicht bedingen, sondern sich erst *infolge* der Karies ansiedeln.

2. Die *parasitäre* Theorie führt die Karies auf die direkte Wirkung von Mikroben zurück.

3. Die *chemisch-parasitäre* Theorie (*W. D. Miller, 1889*) zerlegt die Zahnkaries in zwei deutlich ausgeprägte Stadien, nämlich die *Entkalkung* bzw. *Erweichung* des Gewebes und die *Auflösung* des erweichten Rückstandes. Die zahlreichen *bakteriologischen* Untersuchungen haben ergeben, daß es einen *spezifischen Karieserreger nicht gibt*.

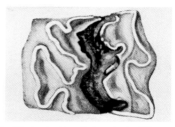

Abb. 136 *Karies* beider Schmelzeinstülpungen eines maxillaren M_1, Pferd.

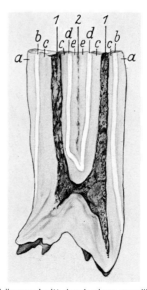

Abb. 137 Längsschnitt durch einen maxillaren Backzahn, *Porodontie* zweier Pulpahöhlen, a Zement; b Schmelzmantel; c Dentin; d Schmelzeinstülpung; 1 eröffnete Pulpahöhlen; 2 Osteozementpulpakanal, Pferd.

Symptome. Die Erscheinung der Zahnkaries besteht in *Rauhigkeit* und braungelber oder schwarzbrauner *Verfärbung* der Oberfläche, *Gruben-* und *Höhlenbildung* in der Zahnsubstanz, zuweilen auch in *Spaltung* des Zahnes (sog. spontane Fraktur; s. Abb. 142), *kariösem, üblem Geruch, Zahnschmerzen* (Freilegung der Pulpahöhlen, eitrige und jauchige Pulpitis) und dadurch bedingten *Kaustörungen* (langsames, aussetzendes Kauen, Priemen, Wickel, Zurückbleiben von Futterballen in der Mundhöhle, Rückgang im Nährzustand). Im weiteren Verlauf führt Zahnkaries zu Periodontitis und Zahnfistel (vgl. diese).

Behandlung. Die Therapie der Zahnkaries besteht, da das Plombieren bei den Großtieren in der Regel nicht ausführbar ist und meist gleichzeitig infektiöse Erkrankungen des Periodontiums bzw. der Pulpa vorliegen, in der *Extraktion* des kranken Zahnes. *Die Extraktion der Zähne ist jedoch, speziell beim Pferd, nur dann angezeigt, wenn die Zahnkaries bereits zu erheblichen Kaustörungen geführt hat.*

Dagegen ist bei *Hund* und *Katze* die konservierende Behandlung des kariös erkrankten Zahnes mit dem Ziel der funktionellen Erhaltung desselben durchaus angezeigt und möglich, zumal die technischen und operativen Voraussetzungen für eine neuzeitliche, dem heutigen wissenschaftlichen Stand entsprechende Tierzahnheilkunde geschaffen wurde. Was die operative und technische Ausführung betrifft, wird deshalb auf die *Tierärztliche Zahnheilkunde* von *Eisenmenger* und *Zetner* verwiesen (Verlag Paul Parey, Berlin und Hamburg 1982).

2. Die Schmelzhypoplasie

Begriff und Vorkommen. Als Schmelzhypoplasien oder Schmelzdefekte bezeichnet man annähernd symmetrisch auftretende Strukturveränderungen des Zahnschmelzes und des darunterliegenden Dentins, die meist an mehreren Zahnarten des Gebisses gleichzeitig auftreten und sich namentlich an den wachsenden Zähnen des in Entwicklung begriffenen bleibenden Gebisses bilden. Sie kommen bei allen Tieren vor und haben eine klinische Bedeutung beim Hund, Rind, Schwein und Pferd.

Ätiologie. Den Schmelzhypoplasien liegt keine einheitliche Ursache zugrunde. Beim *Hund* ist für die Entstehung oft eine *Staupeinfektion* vor oder während des Zahnwechsels verantwortlich (*„Staupegebiß"*). Die Schmelzhypoplasie kann aber auch ohne Staupeinfektion auftreten. Inwieweit auch andere während dieses Lebensalters auftretende Erkrankungen (Leptospirose, Toxoplasmose, Darmparasiten) sowie Haltungs- und Fütterungsfehler die Ursache darstellen können, ist noch nicht völlig geklärt. Dagegen spielt die Rachitis, die beim Menschen in Verbindung mit einer gleichzeitig einhergehenden Tetanie meist die Ursache ist, für die Tiere keine erhebliche ätiologische Rolle. Bei den anderen Haustieren ist vielmehr die Ursache eine Fluorose als Folge einer Hüttenrauchvergiftung. Nach den Untersuchungen von *Bodingbauer* ist beim *Hund* folgender Entwicklungsgang der Schmelzdefekte anzunehmen. Geringfügige Einwirkungen des Staupevirus oder anderer Noxen schädigen die den Kalkspiegel im Körper regulierenden Epithelkörperchen. Die Folge ist die Bildung geringgradiger Schmelzdefekte. Durch starke Einwirkungen der Toxine werden auch die Ganoblasten, die den Schmelz des in Entwicklung begriffenen Zahnes bilden, geschädigt, so daß sie entweder keinen oder nur minderwertigen Schmelz bilden. Die gleichzeitig bestehende Schädigung der Odontoblasten wirkt sich auch in Störungen der Dentinbildung aus. Makroskopisch zeigen sich diese Vorgänge als Schmelzhypoplasien höheren Grades. Der Umfang der Schmelzhypoplasien hängt ab von der Einwirkungs*dauer* der schädigenden Einflüsse der Infektion und nicht von der Schwere der Erkrankung. Die Lokalisation an den Zähnen wird bestimmt durch den zeitlichen Beginn der Störungen, so daß nach ihrer Lage an der Zahnkrone annähernd bestimmt werden kann, in welchem Lebensalter der Infekt eingewirkt hat. Bei den anderen Tieren, namentlich beim *Rind*, entwickelt sich eine Fluorvergiftung als Folge der mit Hüttenrauch und Fabrikabgasen aufgenommenen größeren Fluormengen. Das Fluor, das, in physiologischen Mengen aufgenommen, die optimale Festigkeit der Zahnhartgewebe bedingt, wirkt in hohen Dosen als Fermentgift, das die Entwicklung und Bildung des Zahnschmelzes und Dentins stört, so daß die normale Bildung von Kalziumapatitkristallen leidet, welche die Zahnhartsubstanzen aufbauen.

Symptome. Beim *Hund* zeigen sich ganz geringfügige Schmelzhypoplasien als mit dem bloßen Auge sichtbare opake Verfärbungen der Schmelzoberfläche. Diese Stellen fühlen sich beim Darüberstreichen mit der Fingerbeere nicht so glatt wie gesunder Schmelz an. Mittelgradige Defekte lassen deutlich eine rauhe Schmelzoberfläche erkennen, deren Unebenheiten mit einer feinen Knopfsonde gefühlt werden können. Dazu kommen noch gelbliche oder braune Verfärbungen oder Pigmentierung. Höhergradige Fälle sind durch Unebenheiten der Oberfläche in Gestalt von punkt- oder grübchenförmigen Vertiefungen gekennzeichnet, die miteinander konfluierend Furchen, Mulden und zusammenhängende Rillen bilden, welche bei den mehrhöckerigen Zähnen die einzelnen Spitzen ringförmig umschließen. Manchmal sind auch scharf umrandete, unregelmäßig begrenzte Inseln vorhanden, deren Schmelzränder wie ausgestanzt erscheinen. Bei den schweren Graden bestehen bandartige, auch als „welliger Schmelz" bezeichnete Hypoplasien, die sowohl tiefe, in das Dentin hineinreichende Defekte wie auch in die Breite gehende, fast schon als Schmelzaplasien zu benennende Defekte aufweisen, die das Dentin freilegen.

Beim *Rind* treten als Ausdruck einer *Fluorose* am häufigsten Farbanomalien am Zahnschmelz auf, und zwar am ausgeprägtesten bei Tieren, die während des Zahnwechsels der Fluoreinwirkung ausgesetzt sind. Bei den geringfügigen Formen ist der Zahnschmelz an den Schneidezähnen, soweit sie der Licht- und Lufteinwirkung ausgesetzt sind, unregelmäßig gelb oder braun bis schwarzbraun verfärbt (Tafel IV, Abb. C, S. 24). Bei den im Zahnwechsel stehenden Tieren finden sich regelmäßig Schmelzdefekte mit fleckigen Substanzverlusten und Mißbildungen der Zähne, deren Oberfläche verfärbt und runzelig oder kreidig trüb erscheint. Das Dentin ist ebenfalls in seinem Aufbau gestört. Die Hypoplasien treten symmetrisch auf. Selbst bei erwachsenen Tieren mit abgeschlossenem Zahnwechsel kann noch eine Verfärbung in Form von scharf abgesetzten Flecken unter der Fluoreinwirkung erfolgen. Die betroffenen Zähne nutzen sich schneller ab, so daß oft nur noch stummelartige Zahnreste vorhanden sind und Kaustörungen auftreten. Der Zahnwechsel kann zeitlich verzögert sein. Die Fluorose beschränkt sich nicht nur auf die Zahnhartsubstanzen, sondern verursacht auch Schäden am Skelett, die als meist symmetrisch auftretende Osteoporosen und Osteophytenbildung vorwiegend der Rippen- und Gliedmaßenknochen in Erscheinung treten und dann Lahmheiten bedingen. Im allgemeinen vermag ein halbjähriger Aufenthalt der Tiere in Gebieten mit Ablagerung von fluorhaltigen Fabrikabgasen die Veränderungen hervorzurufen.

Das *Pferd* ist gegenüber der Fluorose weniger empfindlich als das Rind. Aber bei längerem Weidegang auf verunreinigten Weiden oder nach der Verabreichung von Heu aus solchen Gebieten treten auch beim Pferd dieselben Symptome auf wie beim Rind, besonders zur Zeit des Zahnwechsels.

Die Bedeutung der Schmelzhypoplasien beim *Hund* besteht darin, daß sie die betroffenen Zähne für die Karies prädisponieren und anfälliger machen, und es außerdem wegen der Schwächung des Zahnes leichter zu Zahnfrakturen kommen kann. Da weiterhin die mit Schmelzhypoplasien behafteten Gebisse im gesamten kleiner und schwächer sind als normale, kann dadurch bei Gebrauchshunden eine gewisse Minderung der Nutzung (Apportieren u. dgl.) eintreten. Beim *Rind* treten in erster Linie wirtschaftliche Schäden durch die Abmagerung, den Milchrückgang sowie die Lahmheiten auf.

Differentialdiagnostisch ist zu beachten, daß es außer den genannten Hypoplasien auch noch Defekte und Verfärbungen anderer Ätiologie gibt. Eine *gelbe Verfärbung* der Zähne mit unveränderter Schmelzoberfläche beim *Hund* kann durch Tetrazyklineinlagerung zustande kommen, wenn während der Mineralisation der Knochen- und Zahnhartsubstanzen im Wachstumsalter diese Medikamente verabreicht werden. Auch bei Pflanzenfressern können sich durch die Verfütterung von farbstoffhaltigen Futtermitteln Verfärbungen einstellen. Sie sind ohne klinische Bedeutung. *Rosa- bis rotgefärbte* Zähne deuten auf eine bestehende oder bereits abgelaufene Pulpitis hin. Zahndefekte und *lokalisierte abnorme Abnützung* der Zähne können auch durch übermäßige mechanische Beanspruchung verursacht werden, wie reichliche Knochennahrung, Apportierarbeit, Spielen mit Steinen o. ä., Beißen in das Drahtgitter des Zwingers u. a. Unarten wirken in dieser Hinsicht (Steinbeißer-, Steinspieler- oder Käfigbeißergebiß).

Behandlung. Da die Schmelzhypoplasien des völlig entwickelten Ersatzzahngebisses irreversibel sind, bleiben sie zeitlebens bestehen und sind unheilbar. Um die wegen ihrer starken funktionellen Belastung gegenüber vorzeitiger Abnützung oder einer Fraktur gefährdeten Zähne zu schützen, empfiehlt sich jedoch eine *prophylaktische* Behandlung. Die oberflächlichen Schmelzdefekte bei älteren, mehr als ⅔jährigen Hunden können vorsichtig abgeschliffen, geglättet und poliert werden. Bei tieferen Defekten kann einer vorzeitigen Abnützung und Gefährdung der betroffenen Zähne, vor allem der Canini und Reißzähne, durch Ersatz des hypoplastischen Schmelzes und Dentins mit Füllungen oder Vollkronen vorgebeugt werden. Kleine Defekte werden mit einzelnen Füllungen aus Amalgam oder Kunststoff ausgeglichen, große Defekte an den Canini und Reißzähnen müssen mit Vollkronen überzogen werden, um der funktionellen Belastung standhalten zu können *(Eisenmenger u. Zetner, 1982)*. Gegen die Fluorose des *Rindes* und *Pferdes* gibt es keine wirksame medikamentöse Therapie. Die Tiere müssen von den gefährdeten Weiden entfernt und mit hochwertigem Futter ernährt werden.

3. Die Pulpitis

Vorkommen. Die *Entzündung* der *Zahnpulpa* kommt am häufigsten beim *Pferd* an den Backzähnen, seltener an den Schneidezähnen vor. Beim *Hund* und beim *Rind* wird die Pulpitis nur selten, und zwar nach Zahnfrakturen, beobachtet. Beim Hund findet sie sich vor allem an den Haken- und oberen Reißzähnen, wenn deren Krone beim Apportieren oder Beißen auf harte Gegenstände abgebrochen und dabei die Pulpahöhle eröffnet worden ist.

Ursachen. Die Entzündungen der Zahnpulpa sind wohl ausnahmslos infektiösen Ursprungs. Die Erreger dringen entweder vom Periodontium her in die Wurzelkanäle ein, oder sie finden von der Kaufläche her Eintritt, wenn die Pulpahöhle von dort her eröffnet worden ist. Ganz selten dürfte eine hämatogene Infektion der Pulpa zustande kommen. Beim Übergreifen eitriger Prozesse aus dem Periodontium auf die Pulpa kommt es zu einer Zerstörung der Odontoblasten der Pulpa, und infolgedessen wird die Ersatzdentinbildung in der Pulpahöhle aufgehoben. Mit der fortschreitenden Abnutzung des Zahnes erfolgt dann sekundär eine Eröffnung der Pulpahöhle von der Kaufläche her (*Porodontie;* s. Abb. 137).

Symptome. Sie äußern sich in gestörter Futteraufnahme, vgl. Periodontitis, weil die Tiere beim Kauen auf dem kranken Zahn Schmerzen empfinden. Bei Porodontie findet man einen oder mehrere von der Kaufläche her in den Zahn hineinführende Kanäle, die sich mit der Sonde bis an die Wurzelspitze verfolgen lassen und aus denen man stinkende, nekrotische, an den Geruch bei Karies erinnernde Pulpamassen entfernen kann. Die Eröffnung der Pulpahöhle bei Pferden und Rindern darf bei der Untersuchung nicht mit den *Osteozementpulpakanälen* in den Schmelzeinstülpungen der maxillaren Backzähne (s. Abb. 137) verwechselt werden, wo solche Kanäle infolge einer Hypoplasie der Zementfüllung entstanden sind. In diesen Kanälen finden sich *keine* entzündlichen Erscheinungen (infolgedessen auch *kein kariöser* Geruch). In anderen Fällen von Pulpitis kommt es zu einer Osteomyelitis des Kiefers und zu Auftreibungen des Knochens, evtl. zur Ausbildung einer Zahnfistel. Bei Pulpitiden der letzten maxillaren Backzähne kann infolge Durchbruchs des Eiters in die Kieferhöhlen ein Empyem dieser Höhlen entstehen.

Behandlung. Extraktion des Zahnes, vgl. bei Periodontitis.

4. Die Periodontitis, Parodontose

Vorkommen. Die wohl auch als *Peridentitis, Alveolarpyorrhoe, Alveolarperiostitis, Alveolarnekrose, Perizementitis* usw. bezeichnete Entzündung der den Kieferknochen und Zahn verbindenden *Wurzelhaut* (Alveolardentalmembran, Periodontium, Peridentium, Dentalperiost, Perizement) findet man an den Backzähnen des Pferdes, sehr häufig beim Hund (Stomatitis ulcerosa), nicht selten beim Rind (Aktinomykose) und schließlich auch bei der Osteodystrophia fibrosa bei Pferd, Schaf, Ziege und Hund. Beim *Pferd,* bei dem sie die häufigste und wichtigste Zahnkrankheit bildet, findet man die Periodontitis namentlich oft *beiderseitig* am 3. bis 4. *Backenzahn* (P_4 und M_1) *des Unterkiefers.* Am Oberkiefer tritt sie meist einseitig und häufiger an den Prämolaren auf.

Ursachen. Man hat beim *Pferd* in dieser Hinsicht die beiderseitig und die einseitig auftretende Periodontitis zu unterscheiden. Der an P_4 und M_1 des Unterkiefers *beiderseitig* auftretenden Periodontitis liegen zunächst verschiedene *prädisponierende* Faktoren zugrunde. In erster Linie kommen in Frage eine schwächere Anlage von M_1 und der in der Mitte des Zahnbogens nach statisch-mechanischen Gesetzen herrschende größere Druck. Nach anderen Ansichten ist die prädisponierende Ursache in einem ungeeigneten Bau des Unterkiefers bei manchen Pferden insofern zu suchen, als die Winkelung des Kiefers nicht erst bei M_3, sondern schon bei P_4 und M_1 beginnt. Dadurch entstehen eine schiefe Kaufläche (Meißelbildung), Abweichung des Zahns nach innen und Lockerung desselben. Nach einer neueren Annahme endlich soll die Begrenzungsfläche zwischen P_4 und M_1 bzw. zwischen M_2 und M_3 nicht geschlossen *(Diastase)* und dadurch eine Disposition zur Futtereinschiebung und -einpressung gegeben sein, weil die Schmelzfalte am hinteren Rand dieser beiden Zähne abnorm entwickelt ist *(Forssell)*. Die direkte Ursache ist eine Infektion mit Eitererregern, die durch *Futtereinkeilung* zwischen *Zahn* und *Zahnfleisch* eingeleitet wird. An die Futteransammlung schließen sich eine Entzündung des Zahnfleisches *(Gingivitis)* und eine eitrige *Periodontitis* um M_1 und M_2 an. Eine andere Gruppe von Periodontitis entwickelt sich sekundär nach *Pulpitis, Karies, Frakturen*, Fissuren und Lockerungen der Zähne, komplizierten Kieferfrakturen, Scherengebiß, Exsuperantia dentium, seniler Abreibung, Zahnteratomen, Polyodontie usw. Die Erkrankung läßt sich somit nach ihrem Ausgangspunkt und ihrer Lokalisation einteilen in eine

1. *Periodontitis marginalis,* wenn sie vom Alveolarrand ausgeht,

2. *P. totalis,* wenn das ganze Periodontium betroffen ist,

3. *P. apicalis,* wenn die septische Entzündung von der Pulpahöhle ausgeht.

Bei *Hund* und *Katze* liegt in der Regel eine *Periodontitis marginalis* vor, deren Ätiologie und Pathogenese von besonderer Art ist. Normalerweise hält sich die mikrobielle Besiedlung der Mundhöhle in engen Grenzen, so daß das intakte immunologische Abwehrsystem im Gleichgewicht ist und keine Schäden entstehen läßt. Bei gewissen Rassen jedoch (Zwergrassen, Dachshund, Pudel, Chihuahua, Yorkshire Terrier, Spitze) angeboren oder bei einer abgeschwächten immunologischen Abwehrlage kann sich das Gleichgewicht ändern. Die Plaques nehmen zu und die Fermente des Plaquestoffwechsels (Hyaluronidase, Kollagenase) lockern das Zahnfleisch auf. Damit verbunden kommt es zu immunologischen Reaktionen und selbstzerstörerischen Vorgängen, in deren Verlauf die Gingiva und das Periodont so zerstört werden, daß es zur Zahnlockerung kommt. Die Befestigung der Gingiva am Zahn und Kieferknochen wird zerstört, es kommt zur Ausbildung von Zahnfleischtaschen mit Ansammlung von Futterresten und Partikeln aller Art. Die selbstreinigenden Kräfte der Mundhöhle wie Futteraufnahme, Zungenbewegungen und Speichelfluß sind unwirksam, so daß schließlich mit dem Fortschreiten der Periodontitis auf die Zahnwurzel der totale Verlust des Zahns die Folge ist.

Anatomische Veränderungen. Sie bestehen in einer primären phlegmonösen *Gingivitis* mit Ulzeration des Zahnfleisches und veranlassen eine *phlegmonöse, eitrig-jauchige Wurzelhautentzündung* (Periodontitis, Alveolarperiostitis, Alveolarpyorrhoe), die zuweilen zur *Zementhyperplasie* und zur *Dentalexostose* an der Zahnwurzel führt (s. Abb. 157). Hierzu kommen eine eitrige und jauchige *Pulpitis* im Innern des Zahns, die in Verbindung mit der eitrigen Periodontitis den Zahn zum toten Körper macht, ferner eine *Ostitis* und *Osteomyelitis* des Kieferknochens mit eitriger Einschmelzung des Alveolarrandes und Bildung einer Eiterzone um den Zahn. Schließlich können Resorption und Nekrose des Zements und des Dentins an der Wurzel des Zahnes eintreten. In seltenen Fällen kann sich an die entzündlichen Prozesse in der Alveole eine tödlich verlaufende allgemeine Septikämie anschließen *(Oralsepsis)*. Zwei solcher Fälle wurden von *Schmal* beschrieben.

Symptome. Die Erscheinungen der Periodontitis beginnen mit *Störungen* der *Futteraufnahme* und des *Kauens* bei gutem Appetit (langsames Fressen, gestörtes, ungenügendes Kauen, Fallenlassen von Futter, „Mummeln", „Priemen", „Kugeln", „Wickel machen"), *chronischen Verdauungsstörungen* (Abmagerung, Kolikanfälle, Durchfall) und *üblem Geruch* aus der Mundhöhle (Foetor ex ore). Bei der Lokaluntersuchung findet man eine Entzündung des *Zahnfleisches* (wulstig geschwollener, schmerzhafter, heißer Zahnfleischrand), *Einkeilung* übelriechender und eitrig durchsetzter Futtermassen zwischen Zahn und Zahnfleisch, Schmerzhaftigkeit, *abnorme Beweglichkeit, Dislokation* und *Meißelbildung* an der *Zahnkrone*, zuweilen auch Fehlen des Zahns, kleinere umschriebene oder bis kopfgroße *Knochenauftreibungen* in der Gegend der *Alveole* (Abb. 138) und manchmal Schwellung der Kehlgangslymphknoten. Häufige Komplikationen sind ferner bei Erkrankungen der maxillaren Backzähne das Übergreifen des eitrigen Prozesses von der Alveole auf die *Kieferhöhle* (Empyem) und *Nasenhöhle* (Nekrose der Muschel) mit einseitigem eitrigem und übelriechendem, mißfarbe-

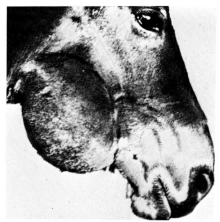

Abb. 138 *Periodontitis* und Osteomyelitis purulenta im Unterkiefer, Pferd.

nem Nasenausfluß oder die Ausbildung einer *Zahnfistel* infolge eitrig-jauchiger Osteomyelitis des Kiefers (Unterkiefer).

Behandlung. Die Behandlung der Periodontitis besteht in der *Extraktion* bzw. im Ausstempeln des kranken Zahnes. Zu Beginn des Leidens, wenn der Zahn noch einen ausreichenden Halt in der Alveole hat, kann namentlich bei *Hund* und *Katze* eine konservative Behandlung angebracht sein und versucht werden. Da bei diesen Tieren die Periodontitis gewöhnlich nicht für sich allein vorhanden ist, sondern in einem sehr engen ursächlichen und pathogenetischen Zusammenhang mit Plaque, Zahnsteinbildung, Gingivitis und Stomatitis steht, ist in der Regel eine umfassende und regelmäßige Behandlung aller betroffenen Zähne bzw. des ganzen Gebisses notwendig, eine sog. Mundhöhlensanierung. Sie beginnt mit einer sorgfältigen Entfernung von Plaque und Zahnstein und muß sich je nach Form und Ausdehnung der Erkrankung noch auf Wurzelglätten, Zahnhalskorrektur, Resektion der Zahnfleischtaschen (Gingivektomie) und von wulstigen Zahnfleischauftreibungen (Gingivoplastik) und Lappenoperation erstrecken *(Eisenmenger u. Zetner, 1982).* Bei regelmäßiger Wiederholung und Pflege des Gebisses kann dieses bis ins hohe Alter erhalten werden. In einigen Fällen beim *Pferd*, in denen der Prozeß vornehmlich auf den Grund der Alveole und die Spitze der Zahnwurzel beschränkt war (Periodontitis apicalis), haben wir mit Erfolg die Alveole seitlich aufgemeißelt und den erkrankten Teil der Wurzel reseziert sowie die Zahnkrone um einige Millimeter zur Kaudruckentlastung durch Abschleifen gekürzt. Von anderen wird, solange der Zahn nicht gelockert ist und sich die Periodontitis auf den Alveolarrand beschränkt (Periodontitis marginalis), das Abschleifen oder das Abschneiden der Zahnkrone mit besonderer Zahnschere empfohlen *(Forssell).* Der betroffene Zahn wird dadurch außer Funktion gesetzt und dem Kaudruck entzogen, so daß die Entzündung abklingen kann.

5. Die Zahnfistel

Vorkommen und Ursachen. Die *echte Zahnfistel* ist als eine durch Erkrankung eines Zahnes bzw. Zahnfaches bedingte *Knochenfistel* aufzufassen. Gewöhnlich ist bei *Pferd, Hund* und *Katze* eine *eitrige Periodontitis* bzw. Pulpitis der Ausgangspunkt der Zahnfistel. Der eitrige Entzündungsprozeß greift von der Alveole auf den Knochen über *(Ostitis* und *Osteomyelitis purulenta)* und führt zur *Einschmelzung* des Knochens sowie zum Durchbruch des Eiters nach außen. Seltener entwickeln sich echte Zahnfisteln aus offenen Kieferfrakturen in der Umgebung eines Zahnes.

Symptome. Das Krankheitsbild der echten Zahnfistel setzt sich zusammen einerseits aus den Symptomen der eitrigen *Periodontitis* oder der Zahnkaries, andererseits aus den Erscheinungen einer *Knochenfistel.* Man findet sie schon bei jüngeren Pferden, Hunden und Katzen, und zwar bei Pferden meist am Unterkieferrand in der Gegend von P_4 und M_1, selten in der Gegend der Prämolaren des Oberkiefers, bei *Hunden* und *Katzen* gewöhnlich am Oberkiefer in der Nähe des nasalen Augenwinkels oder nasal von ihm, ausgehend vom Zahnfach oder den Wurzeln des Reißzahns (P_4) oder eines Molaren im Oberkiefer (Abb. 139) (Verwechslung mit Tränenfistel). In der Berliner Tierklinik wurden am häufigsten Zahnfisteln bei jungen, in der Dentition sich befindenden Pferden festgestellt. Hier wiederum war meist der Unterkiefer (Abb. 140) Sitz einer Zahnfistel. In einigen wenigen Fällen war am Unterkiefer beiderseits eine Zahnfistel anzutreffen. Oft waren in der Mundhöhle keinerlei krankhafte Veränderungen nachzuweisen, obwohl es sich, wie bei der Operation festgestellt werden konnte, um echte Zahnfisteln handelte. Die *Fistelöffnung* ist gewöhnlich klein und trichterförmig eingezogen; mit der Sonde gelangt man in einen *Kanal*, der bis auf die Zahnwurzel führt und aus dem sich tropfenweise *übelriechender Eiter* entleert. Beim Anstoßen der Metallsonde am Zahn ist ein heller Ton hörbar, beim Anstoßen auf Knochen *(Knochenfistel)* entsteht ein dumpferer Klang (vgl. S. 104). *Der*

B. Krankheiten der einzelnen Zähne 103

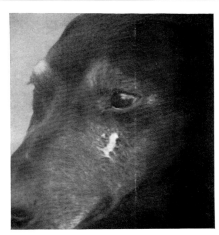

Abb. 139 *Zahnfistel*, Hund.

Knochen ist in der Umgebung meist deutlich aufgetrieben. Bei Hunden fehlt meist die Knochenauftreibung. Die Haut in der Umgebung der Fistelöffnung ist häufig ulzeriert. Die Untersuchung der Zähne sichert die Diagnose nicht immer. Zuweilen ist es nämlich schwierig, den kranken Zahn zu ermitteln, da dieser keine äußerlich sichtbaren krankhaften Veränderungen erkennen läßt. In solchen Fällen kann es hilfreich sein, bei geöffneter Mundspalte von der Fistelöffnung aus in den Fistelkanal 1proz. Wasserstoffsuperoxydlösung mit Druck zu injizieren, nachdem die in den Fistelkanal eingeführte Knopfkanüle mit einem Tupfer abgedichtet wurde. Meistens zeigt sich dann zwischen dem Zahnfleisch und dem erkrankten Zahn die schäumend austretende Wasserstoffsuperoxydlösung. Bei Hund und Katze vermag nicht selten eine abgebrochene Spitze der Zahnkrone einen Hinweis zu geben. Wenn durch die Absprengungsfraktur die Pulpahöhle eröffnet wurde und sich von hier aus eine eitrige Pulpitis entwickelt hat, so ist in der Mitte der Frakturfläche eine dunkle punktförmige Stelle, die eröffnete Pulpahöhle, zu sehen. In jedem Fall läßt sich durch die röntgenologische Untersuchung mit in den Fistelkanal eingeführter Metallsonde der erkrankte Zahn feststellen.

Prognose. Die Prognose der echten Zahnfistel ist beim Pferd vorsichtig zu stellen, da der Prozeß leicht auf die benachbarten Alveolen und Zähne übergreift. Die zweifelhafte Prognose gilt namentlich auch für die Fälle, die mit Empyem der Kieferhöhle oder mit Nekrose der Nasenmuschel kompliziert sind. Bei vorsichtiger und restloser Entfernung des betreffenden Zahnes können die Pferde meist nach etwa 2 Wochen aus der Behandlung entlassen werden. Bei *Hunden* und *Katzen* ist die Prognose günstig. Die Heilung der Zahnfistel vollzieht sich nach der Extraktion des kranken Zahnes unter üblicher Wundbehandlung, die gegebenenfalls mit der parenteralen Applikation von antibiotischen Chemotherapeutika zu verbinden ist.

Behandlung. Die Heilung der echten Zahnfistel erfordert in erster Linie die *Entfernung des kranken Zahnes* (Extraktion, Ausstempeln). Beim Ausstempeln eines Unterkieferzahnes ist genau darauf zu achten, daß der Stempel richtig angesetzt wird, da es sonst leicht zur Absplitterung eines längeren Stückes des Unterkiefers in der Mundhöhle kommt. Außerdem ist die *Knochenfistel* als solche operativ zu behandeln (Aufmeißeln, Auskratzen, Trepanieren, Wundbehandlung). *Überreiter* behandelt Zahnfisteln bei jungen Pferden durch operatives Freilegen des Fistelkanals, Auskratzen des Kanals und der Zahnwurzel mit dem scharfen Löffel und Kürzen der Zahnkrone, am besten mit einem Schleifinstrument, um jede Irritation der kranken Wurzel zu verhüten. Tamponade für 24 Std., dann Spülungen mit desinfizierenden Lösungen, Jodanstrich in der Umgebung. Bei Hund und Katze muß der durch die Untersuchung (Sondieren, Röntgen) als krank ermittelte Zahn, der gewöhnlich 3 Wurzeln hat – M_1 bzw. P_4 –, sorgsam gelockert werden. Vorzeitige Extraktionsversuche führen zur Splitterung oder Fraktur einer oder mehrerer Zahnwurzeln. Die Fragmente sind dann mühsam zu

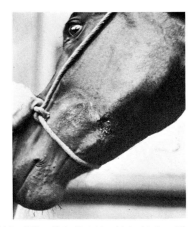

Abb. 140 *Zahnfistel* im Unterkiefer, Pferd.

entfernen. Zweckmäßig ist die Lockerung des Zahnes vor dem Ansetzen der Zahnzange mit einem schmalen Meißel oder dem Beinschen Hebel. Ein noch in der Alveole festsitzender und funktionstüchtiger Reißzahn kann besonders beim jüngeren Hund durch eine Wurzelspitzenresektion zu erhalten versucht werden.

Falsche Zahnfisteln. Die sog. falschen Zahnfisteln gehen nicht von einem kranken Zahn aus, sondern sind reine *Knochenfisteln (Kieferfisteln)*, die sich aus *offenen Frakturen*, meist des Unterkiefers, nicht selten aber auch des Oberkiefers (Abb. 141), mit Infraktion und Nekrose umschriebener Knochenstücke infolge *äußerer Verletzungen* entwickeln. Von traumatischen Einwirkungen kommen bei Pferden besonders Hufschläge sowie das Anschlagen des unteren Kieferrandes an die Krippe in Betracht. Die letztgenannte Ursache scheint namentlich die am *Unterkiefer in der Prämolarengegend* so häufig zu beobachtenden Knochenfisteln zu veranlassen. Besonders oft trifft man die Kieferfisteln bei *Fohlen* und jüngeren Pferden, die traumatischen Insulten am meisten ausgesetzt sind. Bezüglich der *Symptome* der Kieferfisteln ist zunächst hervorzuheben, daß die Zähne völlig gesund, Kaustörungen also nicht vorhanden sind. Es handelt sich nur um eine äußerliche Knochenfistel, die meist klein und scharf begrenzt ist. Die *Knochenauftreibung* erreicht zuweilen die Größe eines Taubeneies bis Gänseeies. Auch der Fistelkanal ist zuweilen nur wenige Zentimeter lang. Bisweilen beobachtet man, entsprechend der traumatischen Entstehungsursache, zwei und mehrere *Fistelkanäle,* in deren Tiefe nekrotische,

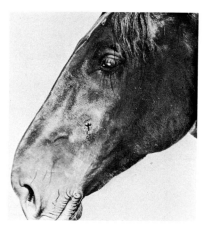

Abb. 141 *Kieferfistel*, Pferd.

exfoliierte Knochenstücke sitzen, um die sich, wie die Operation ergibt, eine auffallend dicke und kompakte Totenlade auf Grund einer kondensierenden Ostitis (Eburneatio) gebildet hat. Beim Sondieren mit einer Metallsonde entsteht ein dumpfer Ton beim Anstoßen am Knochen. Der sich bei den Kieferfisteln entleerende Eiter hat nicht den für Zahnerkrankungen typischen üblen Geruch. Die *Prognose* dieser Kieferfisteln ist viel günstiger; sie sind als einfache Knochenfisteln in der Regel viel schneller und sicherer heilbar als die echten Zahnfisteln. Zur *Behandlung* der Kieferfisteln ist gewöhnlich die *Nekrotomie* erforderlich, also das *Aufmeißeln* und *Auskratzen des Fistelkanals* und die *gründliche Entfernung der Knochensequester*. Zu diesem Zweck muß das Pferd in der Regel niedergelegt werden. Zuweilen schließen sich die Kieferfisteln auch bei einer weniger eingreifenden Behandlung von selbst. *Jedenfalls ist die Extraktion oder das Ausstempeln eines ganz gesunden Zahns bei diesen falschen Zahnfisteln nicht indiziert.*

6. Die Zahnfraktur

Vorkommen und Ursachen. Die *Zahnfrakturen* oder *Zahnfissuren* sind entweder *primäre*, traumatische oder *sekundäre*, spontane Zahnbrüche.

a) Die *primären, traumatischen Zahnfrakturen* werden bei allen Haustieren beobachtet, können an allen Zähnen vorkommen und sind verhältnismäßig häufig. Beim *Hund* ist meist der *Hakenzahn* und der *obere Reißzahn (P_4)* betroffen. Die Frakturen werden durch *mechanische Ursachen* (Stoß, Schlag, Hufschlag, Stürzen, Deichselstoß, Anrennen an feste Gegenstände, Steinwurf, Apportieren, unzweckmäßiges Beraspeln, Abschneiden oder Abbrechen bei der Extraktion der Zähne usw.) veranlaßt. Die Zusammenhangstrennungen (Abb. 142) sind Schräg-, Quer-, Längs- oder Splitterbrüche und beschränken sich entweder auf die Zahnkrone oder auf die Zahnwurzel (Geschoßverletzung), oder sie erstrecken sich meist auf beide und bisweilen auch auf Alveole und Kiefer. Die *Diagnose* ist in der Regel leicht durch den Nachweis der Defekte, in denen sich meist Futterteilchen befinden. Bei Eröffnung der Pulpahöhle ist ein unangenehmer Geruch auffallend (Sondieren der Pulpahöhle). Wenn auch die Fragmente vielleicht durch das Zahnfleisch noch zusammengehalten werden, so läßt sich die Fraktur doch durch die Inspektion (Ableuchten der Zahnreihen) und die Palpation (Beweglichkeit der

Bruchstücke) unschwer feststellen. Notwendig ist es natürlich, daß man jeden einzelnen Zahn genau von der Reibefläche und den Seitenflächen aus mit den Fingern abtastet. Dabei muß man sich aber vor Verwechslungen mit Zahndefekten hüten, die namentlich in den Schmelzeinstülpungen der maxillaren Backzähne vorkommen (vgl. unten). Die Tiere zeigen gewöhnlich infolge der Schmerzhaftigkeit Störungen in der Futteraufnahme. Verbleiben die Zahnfragmente in der Alveole, so folgen Karies der Bruchfläche oder Pulpitis und Periodontitis (Alveolarperiostitis). Durch Dislokation der Bruchstücke und Schrägstellung nach der Zunge, dem weichen Gaumen oder der Backe hin kann es zu Verletzungen dieser Weichteile und zu phlegmonösen Entzündungen kommen.

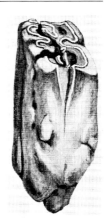

Abb. 142 *Quer-* und *Längsfraktur* an einem mißgebildeten maxillaren Backzahn, Pferd.

b) Die *sekundären Spontanfrakturen* kommen beim Pferde und Rinde vor, und zwar beim Pferde meist an den maxillaren und mandibularen M_1 und P_4. Diese Frakturen werden nach *Joest* durch Erkrankungen der Zähne begünstigt, die deren Widerstandsfähigkeit herabsetzen, und zwar sind solche 1. *Strukturanomalien* auf Grund von Entwicklungsstörungen, Hypoplasie der Schmelzeinstülpungen und Hypoplasie der Zementfüllung der Schmelzeinstülpungen mit nachfolgender präseniler Exkavation (häufig am maxillaren M_1, besonders an dessen kranialer Schmelzeinstülpung) und anomale Weichheit des Dentins; 2. *erworbene Erkrankungen:* Eröffnung der Pulpahöhle *(Porodontie)* infolge fehlender Ersatzdentinbildung bei Periodontitis (mandibul. P_4 und M_1), Karies und seniler Exkavation. Durch die beim Kauen entstehende große Druckwirkung wird der Zahn gespalten. Die Fraktur verläuft in der Regel durch die eröffneten Pulpahöhlenäste oder durch eine Schmelzeinstülpung. Die klinischen Erscheinungen sind die der Zahnkaries, Periodontitis und der primären Fraktur, die durch Palpation (Beweglichkeit) und Inspektion (Beleuchtung) leicht zu erkennen sind.

Behandlung. Wenn die Zahnfraktur beim *Pferd* bis in den Zahnkörper oder in die Zahnwurzel hineinreicht, muß der *Zahn entfernt* werden. Dies geschieht durch *Extraktion* oder in Fällen mit abgebrochener Zahnkrone durch *Ausstempeln*. Einzelne Bruchstücke lassen sich gut mit den Haken nach *Neumann-Kleinpaul* lockern und herausheben. Manchmal sitzen die Bruchstücke so lose, daß man sie mit den Fingern herausziehen kann. Gelegentlich fallen Zahnteile spontan aus der Alveole. Bei Frakturen, die nur die Zahnkrone betreffen, kann, solange der Zahn noch fest sitzt und keine Periodontitis vorhanden ist, die Zahnkrone mit der Zahnschere oder einem Schleifinstrument gekürzt werden.

Bei den Frakturen der schmelzhöckrigen Zähne, besonders des Hakenzahnes (C) und des Reißzahnes (P_4) des *Hundes* muß sich die Behandlung im wesentlichen nach der Form der vorliegenden Fraktur richten. Bei den Absprengungsfrakturen *ohne* Pulpaverletzung genügt das Abschleifen der scharfen Spitzen und Kanten sowie das Abdichten der freigelegten Dentinkanälchen. Die Behandlung der Frakturen *mit* Pulpaverletzung und Eröffnung der Pulpahöhle gestaltet sich schwieriger und differenzierter je nachdem, ob eine frische Pulpaeröffnung bzw. eine klinisch reaktionslose Pulpa nach einer früheren Fraktur vorliegt oder ob sich im Anschluß an eine zurückliegende Fraktur bereits eine infizierte Pulpa oder eine Pulpagangrän entwickelt hat, denn jede Pulpaverletzung bewirkt eine Pulpitis, die zunächst nur auf das Ende der Pulpahöhle begrenzt bleibt, aber dann auf die gesamte Pulpahöhle übergreifen kann. Die Behandlung besteht dementsprechend in einer indirekten oder direkten Pulpaüberkappung, in einer Vital- oder Mortalamputation und Pulpaexstirpation *(Eisenmenger u. Zetner,* 1982). Wird die Fraktur nicht behandelt, und bleibt die freigelegte Pulpa offen, entwickelt sich meist eine septische Pulpitis mit Gangrän und Nekrose und allen ihren Folgen an Alveole und Kiefer. Da die großen Zähne mit ihren langen Wurzelspitzen gewöhnlich nicht spontan ausfallen, müssen sie extrahiert oder ausgemeißelt werden. Es empfiehlt sich deshalb, besonders bei Schutz- und

Diensthunden, eine konservierende Behandlung des frakturierten Zahnes alsbald vorzunehmen, um die Funktion des Zahnes (Apportieren!) zu erhalten.

7. Zahnstein

Vorkommen und Ursachen. Der *Zahnstein* (Odontolithiasis, Calculus dentalis) kommt beim *Pferd* und *Hund* sehr häufig sowie gelegentlich bei der *Katze* vor; namentlich ältere Tiere leiden daran. Lieblingssitz für den Zahnstein sind bei Pferden die Prämolaren des Oberkiefers, und zwar an der bukkalen Fläche in der Nähe der Ausführungsgänge der großen Speicheldrüsen, und die Hakenzähne des Unterkiefers, bei *Hunden* und *Katzen* die *Haken*zähne und die Reißzähne bzw. die Molaren des Oberkiefers, ebenfalls an der bukkalen Fläche. In der Hauptsache besteht der Zahnstein des Pferdes aus *kohlensaurem Kalk,* bei Hund und Katze aus phosphorsaurem und kohlensaurem Kalk. Seine Bildung erfolgt durch Auskristallisierung des Kalkes aus dem Speichel, indem sich durch die Einwirkung der Luft aus den doppeltkohlensauren und -phosphorsauren Salzen die schwerlöslichen einfachen kohlen- und phosphorsauren Salze bilden. Außerdem enthält der Zahnstein in großer Menge abgestoßene Epithelien der Mundschleimhaut, Futterpartikelchen und Bakterien (Plaque). Nach dem Grade der Zahnsteinbildung findet man bei Pferden an den betroffenen Zähnen, vom Zahnfleischrande ausgehend, einen gelblichweißen, gelben oder grünlichgelben, mit Kalkkonkrementen durchsetzten Belag oder eine festere zusammenhängende, krustenartig aufliegende und mit einem Spatel abhebbare Masse (s. Abb. 146). Bei *Hund* und *Katze* wechselt die Farbe zwischen hellgrau bis graugrün und braunschwarz. *Bodingbauer* unterscheidet zwischen einem *supragingivalen,* außerhalb des Zahnfleisches sitzenden, und einem subgingivalen, in Zahnfleischtaschen sitzenden Zahnstein. Die klinische Bedeutung des Leidens beruht in den Folgezuständen, die es veranlaßt, wenn sich der Zahnstein und Plaque allmählich in die Alveole hineinschieben (Parodontose, Gingivitis, ulzeröse Stomatitis, Periodontitis, Zahnkaries, Atrophie des knöchernen Zahnfaches und endlich Lockerwerden und Ausfallen des Zahnes).

Behandlung. Die Behandlung besteht im Entfernen des Zahnsteins mit einem schabenden Zahnsteininstrument oder in schonender Weise mit einem Ultraschallgerät und *Bepinseln* des Zahnfleischrandes (Gingivitis) mit Tinct. Catechu, Tinct. Myrrh. oder Tinct. Ratanhiae; vgl. Periodontitis und Mundhöhlensanierung. Zur Prophylaxe gegen erneuten Zahnsteinansatz empfiehlt sich bei Hunden regelmäßiges Putzen der Zähne mit einer Zahnbürste.

8. Polyodontie und Oligodontie

Begriff und Vorkommen. Die *Polyodontie (Hyperodontie),* d.h. das Auftreten überzähliger Zähne, findet man bei allen Tierarten. Häufig handelt es sich um Zähne verschiedener Dentitionen, indem neben den bleibenden Zähnen noch *Milchzähne* erhalten geblieben sind. Solche Milchzähne trifft man namentlich an den *Schneidezähnen* bei Pferden und Hunden und an den Hakenzähnen bei Hunden. Das Bestehenbleiben der Milchzähne hat in manchen Fällen insofern eine Bedeutung, als die Stellung der bleibenden Zähne eine Abweichung erfährt. Dadurch wird eine Unregelmäßigkeit in der Stellung und späteren Abnutzung der Schneidezähne bedingt (s. Abb. 129, 143). Daneben kommt auch Polyodontie gleicher Dentition vor. Der polyodonte Zahn steht dann in oder gewöhnlich neben der normalen Schneidezahnreihe (Abb. 144, 145). Klinisch bedeutungsvoller ist die Polyodontie der *Backzähne.*

Symptome. Bei Pferden und Rindern kommt die Polyodontie der bleibenden Backzähne in drei unterschiedlichen Formen vor. Der überzählige Zahn findet sich nämlich 1. *innerhalb der normalen Zahnreihe,* meist an deren Ende, 2. *neben der Zahnreihe* und 3. als *heterotope Polyodontie.*

Zu der 1. *Form,* die ein- oder beiderseitig vorkommen kann, gehört beim Pferd das Auftreten des sog. *Wolfs- oder Lückenzahnes,* des rudimentären

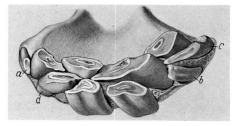

Abb. 143 *Polyodontie* an den Schneidezähnen des Unterkiefers, Pferd (a–d: Milchschneidezähne).

B. Krankheiten der einzelnen Zähne 107

atavistischen ersten Prämolaren, der sich häufiger im Ober-, seltener im Unterkiefer vorfindet (s. Abb. 127 u. 146). Die meisten Wolfszähne sind dem Vorderrande der Innenfläche des vordersten Prämolaren im Oberkiefer angelehnt. Er hat keine klinischen Folgen. Dagegen kommt es an den polyodonten Zähnen am Ende der Zahnreihe infolge Fehlens des Antagonisten zu mangelhafter Abreibung, und es entstehen hochgradige *Exsuperantien,* beim Pferd namentlich an den Molaren im Ober- und Unterkiefer (Abb. 146, 148). Diese Exsuperantien führen zu Verletzungen der Mund-

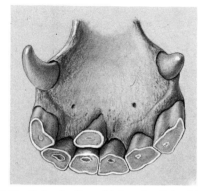

Abb. 144 *Polyodontie* am bleibenden Schneidezahngebiß, Pferd.

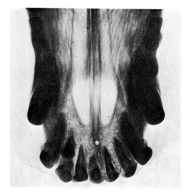

Abb. 145 *Polyodontie* am bleibenden Schneidezahngebiß beim Hund, Röntgenbild.

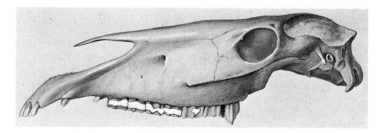

Abb. 146 Gebiß mit einseitiger *Polyodontie* innerhalb der Zahnreihe des Oberkiefers. *Wolfszahn, Zahnsteinbildung* und Diastase mit Futtereinschiebung zwischen dem 6. und 7. Backzahn, Pferd.

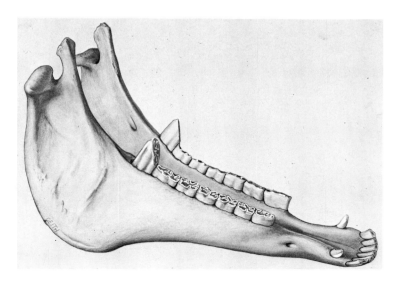

Abb. 147 Beiderseitige *Polyodontie* innerhalb der Zahnreihe des Unterkiefers, Pferd.

höhlenschleimhaut, des Gaumenbogens und der Zunge und deshalb zu Kaustörungen. Zwischen dem polyodonten und dem normalen Zahn ist manchmal eine *Diastase* vorhanden, in die sich Futter einschiebt, durch das eine Gingivitis und Periodontitis verursacht werden (s. Abb. 146). In manchen Fällen wird durch die Polyodontie eine Schrägstellung mehrerer Zähne bedingt. Dabei sind die unregelmäßig abgeriebenen Zahnkronen lingual- oder bukkalwärts geneigt, oder sie legen sich im Oberkiefer dem Gaumen an, oder es ist eine *Torsion* oder *Deviation*, d.h. eine Drehung der Zähne um ihre Längs- bzw. Querachse, im Zahnfach vorhanden. Gewöhnlich sind dann ebenfalls *Diastasen* zwischen mehreren Zähnen vorhanden, die eine Futtereinkeilung begünstigen (s. Abb. 148). Bei der Gebißuntersuchung schlecht fressender Pferde sollte in *jedem Falle auf derartige Polyodontien geachtet* werden.

Bei der 2. *Form* sitzt der polyodonte Zahn *neben* der Zahnreihe, und zwar im Oberkiefer meist im harten Gaumen (Abb. 149), im Unterkiefer lingual und auch bukkal. Zwischen dem polyodonten und dem in der normalen Zahnreihe stehenden Zahn ist gewöhnlich eine Lücke vorhanden, in die sich Futtermassen einschieben, die zu entzündlichen Veränderungen im Periodontium bzw. im Kieferknochen und zu Auftreibungen des Kiefers (Abb. 150) sowie zu Kaustörungen führen. Im Gaumendach kommen gelegentlich sogar größere Abszeßhöhlen vor, die mit kleingekautem Futter und käsigem Eiter ausgefüllt sind. Durch den polyodonten Zahn werden in manchen Fällen die Kaubewegungen so behindert, daß ein Scherengebiß entsteht.

Bei der 3. *Form* hat die betreffende überzählige Zahnanlage keine Beziehung mehr zur Zahnreihe, sondern liegt mehr oder weniger weit von ihr entfernt. Die heterotope Polyodontie hat sich aus versprengten Zahnkeimanlagen entwickelt.

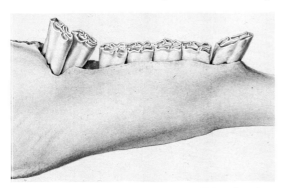

Abb. 148 *Polyodontie* innerhalb der Zahnreihe des Unterkiefers mit *Torsion, Deviation* und *Diastasen*, Pferd.

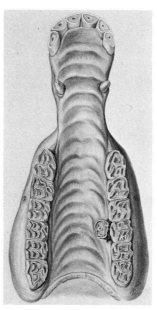

Abb. 149 *Polyodontie* neben der Zahnreihe im Oberkiefer, Pferd.

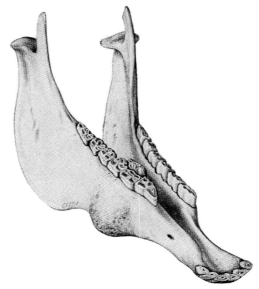

Abb. 150 *Polyodontie* neben der Zahnreihe und Ostitis des Unterkiefers, Pferd.

Manchmal finden sich solche Zähne in Ein- oder Vielzahl im Kiefer eingeschlossen *(zystische Inklusion, latente heterotope Polyodontie;* Abb. 151–154). Diese Form gibt sich durch harte Anschwellungen im Bereiche des Kiefers zu erkennen.

Behandlung. Erhalten gebliebene Milchschneidezähne sind zur Verhütung von Stellungsanomalien der bleibenden Zähne möglichst bald nach dem Durchbruch der bleibenden Zähne zu extrahieren. Die Exsuperantien an den polyodonten Backzähnen sind mit der Zahnschere oder durch Abschleifen zu kürzen. In gewissen Abständen (etwa 2 Jahre) ist ein erneutes Kürzen erforderlich. Nach Möglichkeit ist deshalb von vornherein die Extraktion des betreffenden polyodonten Zahnes vorzunehmen. Die polyodonten Zähne, die sich neben der Zahnreihe befinden, sind stets zu extrahieren. Gewöhnlich muß auch der neben dem polyodonten Zahn in der Zahnreihe normal angelegte Backzahn mit extrahiert werden, weil die entzündlichen Prozesse auch in seiner Alveole vorhanden sind. Bei der zystischen Inklusion ist

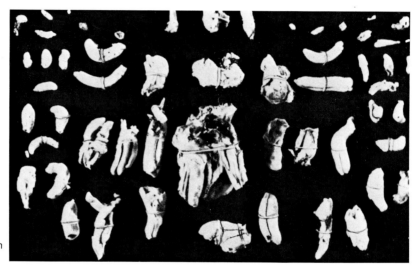

Abb. 151
Heterotope Polyodontie in der Gegend des linken maxillaren P_2, Pferd.

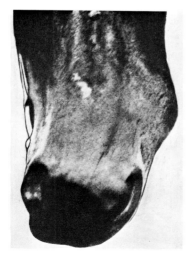

Abb. 152 Pferd mit der *Polyodontie* der Abb. 151 vor der Operation.

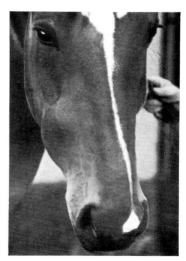

Abb. 153 *Heterotope Polyodontie* in der Gegend des P_2 oben rechts, Pferd.

IV. Krankheiten der Zähne

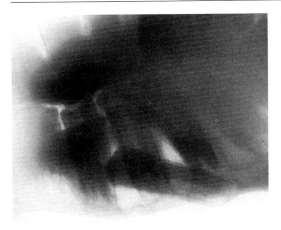

Abb. 154 *Latente heterotope Polyodontie* in der Gegend der Prämolaren im Unterkiefer, Pferd, Röntgenbild.

die Höhle, in der sich die Polyodontie befindet, durch Trepanation oder Aufmeißeln freizulegen. Die heterotopen Zähne sind zu extrahieren, wenn sie klinische Beschwerden verursachen. Andernfalls empfiehlt es sich, zunächst abzuwarten.

Als *Oligodontie* oder *Zahnunterzahl* bezeichnet man das angeborene Fehlen von Ersatzzähnen infolge einer nicht angelegten Zahnkeimanlage im Kiefer. Sie hat eine besondere Bedeutung für den *Hund*, da bei ihm nicht selten der M_3 des Unterkiefers entweder nur rudimentär als sehr kleiner Zahn vorhanden ist oder völlig fehlt. Noch häufiger fehlt der P_1 des Unterkiefers (sog. Prämolarenverlust). Der P_1 des Ober- und Unterkiefers besitzt keinen Vorgänger im Milchzahngebiß, so daß bei dem Junghund vor dem Zahnwechsel diese Anomalie nicht festgestellt werden kann. Da jedoch im Lebensalter von 3 Monaten das gesamte Ersatzgebiß bereits röntgenologisch nachgewiesen werden kann (*Höpfner*, 1956), ist diese Untersuchungsmethode zum Zweck der frühzeitigen Erkennung fehlender Zahnanlagen für den Kynologen sehr wertvoll.

Die *Ursache* der Oligodontie ist noch nicht eindeutig geklärt. Neuere Untersuchungen neigen zu der Annahme, daß beim Hund die Oligodontie erblich bedingt ist. Das Fehlen eines Zahnes infolge von Unfällen, Krankheiten, Extraktionen u. a. ist keine Oligodontie, sondern wird als Zahnverlust bezeichnet. Die differentialdiagnostische Unterscheidung zwischen Oligodontie und Zahnverlust sowie auch der Nachweis eines Zahnverlustes für forensische oder kynologische Zwecke kann nur durch eine röntgenologische Untersuchung erfolgen. Da nach *Gerstenberger* (1968) die Grenzen der knöchernen Alveolen innerhalb von drei Wochen nach dem Verlust oder der Extraktion eines bleibenden Zahnes abgebaut werden und danach röntgenologisch nicht mehr nachgewiesen werden können, ist eine sichere Feststellung des ursprünglichen Zustandes nach dieser Zeit nicht mehr möglich. Zahnverluste sollten deshalb innerhalb der ersten drei Wochen durch Röntgenaufnahmen belegt werden.

9. Neubildungen an den Zähnen

Die von den Zahnanlagen ausgehenden geschwulstähnlichen Bildungen, *Gewebsmißbildungen*, sind nach *Joest* 1. *Adamantinome* (Schmelz) in der Schneidezahngegend bei Hund und Katze, 2. *Odontome*, und zwar das O. molle ohne Hartsubstanz und das O. durum mit Hartsubstanz, als Zahnkörper- oder Wurzelodontome an den Backzähnen bei Rind und Pferd (Abb. 155, 156) beobachtet, 3. *Zementome*. Praktische Bedeutung haben hauptsächlich die letzteren. Sie werden aber häufig verwechselt mit den sog. *Dentalexostosen*, die *entzündlichen Ursprungs* sind (Periodontitis) und als diffuse Zementhyperplasien an der Wurzel (Abb. 157) oder als umschriebene *Zementexostosen* vorkommen. Sie bedingen ebenso wie die Odontome in der Regel ein Hindernis bei der Zahnextraktion.

Die *Zahnbalgzysten* am Schläfenbein des Pferdes (Ohrfistel) und die sog. *Zahnteratome* in der Oberkieferhöhle des Pferdes sind keine Zahnneubildungen. Sie gehen aus abgesprengtem odontogenem Gewebe hervor (sog. erratische Zähne) und sind heterotope Polyodontien. Die *Behandlung* besteht in der Extraktion der überzähligen Zähne.

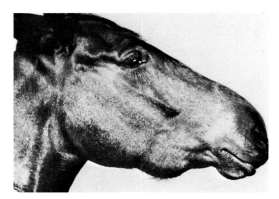

Abb. 155 Verdickung am Unterkiefer, verursacht durch ein *Wurzelodontom* am mandibularen P_3, Pferd.

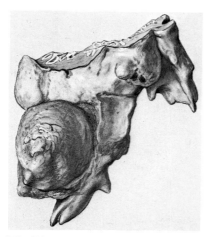

Abb. 156 *Wurzelodontom* an einem mißgebildeten P_3 im Oberkiefer, Pferd.

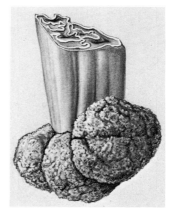

Abb. 157 *Zementhyperplasie* (Dentalexostose) an einem P_2 im Oberkiefer, Pferd.

C. Krankheiten des Zahnfleisches

1. Wunden

Vorkommen und Ursachen. Wunden und Quetschungen des Zahnfleisches werden durch *äußere Verletzungen* (harte Futterteile, Knochenzerbeißer bei Hunden), *Fremdkörper* (Steine, Drahtstücke, Nadeln im Futter) *abnormes Gebiß* (kantiges Gebiß, Scherengebiß, meißelförmige Zähne), *Zahnoperationen* (Zahnraspel, Zahnmeißel, Zahnschere), *Zahnextraktionen* und andere Operationen in der Mundhöhle, *Verätzen, Verbrühen,* nicht passende oder unzweckmäßige Gebisse (vgl. Ladendruck) usw. veranlaßt.

Symptome. Die *Erscheinungen* sind der Art und dem Grade nach sehr verschieden. In vielen Fällen sind sie unerheblich, während in anderen die Tiere gestörte Futteraufnahme, *vorsichtiges Kauen* (Fallenlassen von Futterbissen, Priemen, Mummeln), *Speichelfluß* und bei längerer Dauer Abmagerung zeigen. Lokal finden sich neben den Wunden und Quetschungen am Zahnfleisch die Veränderungen der Entzündung *(Gingivitis).* Der Verlauf ist im allgemeinen günstig, doch können sich eine eitrige oder ulzerierende Gingivitis und andere Wundinfektionskrankheiten oder ein Übergreifen des eitrigen Entzündungsprozesses auf das Periodontium anschließen. Endlich kann bei Rindern durch die verletzenden Strohteile eine aktinomykotische Infektion vermittelt werden.

Behandlung. Sie besteht in Entfernung der Ursachen (Fremdkörper) und Ausspülen der Mundhöhle mit adstringierenden Desinfizienzien. Die Wunden werden mit Jodtinktur betupft; weiches Futter.

2. Entzündung des Zahnfleisches, Gingivitis

Vorkommen und Ursachen. Man unterscheidet nach dem Charakter eine *Gingivitis catarrhalis (simplex), vesicularis, phlegmonosa, suppurativa* und *ulcerosa.* Veranlaßt wird die Gingivitis durch Wunden und Quetschungen des Zahnfleisches, Infektion mit Eiter- und Nekroseerregern, oder sie ist vereint mit Zahnkaries, Parodontose, Periodontitis, Zahnstein, Zahnbelägen, oder sie ist durch die Ursachen der *Stomatitis* im allgemeinen entstanden.

Symptome. Die Tiere zeigen nach dem Grad der Erkrankung gestörte oder aufgehobene Futteraufnahme (Fallenlassen des Futters, Priemen), Speicheln und üblen Geruch aus der Mundhöhle (Foetor ex ore). Ferner findet man am Zahnfleisch Schwellung, Schmerzhaftigkeit, Rötung, Blasenbildung, Eiterung und Geschwüre mit mißfarbenen, graugrünlichen Belägen von nekrotischen Gewebsteilen. Die Prognose ist bei der einfachen Gingivitis günstig, bei den übrigen Formen zweifelhaft, weil sich hier eine Periodontitis anschließen kann oder bereits besteht.

Behandlung. Sie besteht wie bei den Wunden in Abstellung der Ursachen und Ausspülungen mit schwachen Lösungen von Wasserstoffsuperoxyd, Alaun oder anderen Adstringenzien. Bei der suppurativen und ulzerösen Gingivitis ist ferner Betupfen der erkrankten Stellen mit verdünnter Jodtinktur, Tinct. Catechu, Tinct. Ratanhiae, Hexetidin, Hexoral® oder anderen geeigneten desinfizierenden und adstringierenden Präparaten angezeigt; weiches Futter. In fortgeschrittenen und resistenten Fällen kann auch die perorale Verabreichung von selektiv wirksamen Antibiotika notwendig sein und versucht werden (Rovamycine®, Selectomycin®, Vibramycin® u. a.). Unter Umständen müssen bei Hunden und Katzen einzelne oder sogar sämtliche Zähne extrahiert werden.

3. Neubildungen des Zahnfleisches, Epuliden

Vorkommen. Es handelt sich um Neubildungen, die „auf dem Zahnfleisch" sitzen. Sie brauchen aber nicht immer vom Zahnfleisch auszugehen, sondern können aus dem Periodontium und den

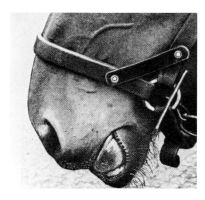

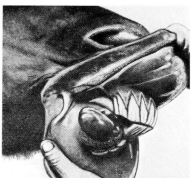

Abb. 158 und 159 *Epulis sarcomatosa*, Pferd.

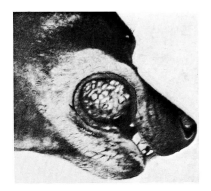

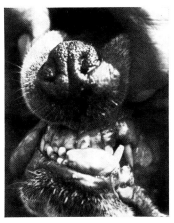

Abb. 160 und 161 *Epulis sarcomatosa*, Hund.

Knochen hervorgehen. Die Geschwülste können verschiedenen Charakters sein. Oft handelt es sich um *Sarkome* (Abb. 158–161). Seltener sind Karzinome, und vereinzelt werden andere Tumoren beobachtet, z. B. Papillome und Fibrome bei Rindern, Schweinen und Hunden (Boxer). Beim Rind kann eine am Zahnfleischrand sitzende Aktinomykose das Bild der Epulis zeigen. Die Neubildungen sind als solche leicht erkennbar. Die Prognose lautet bei flächenhaft und fest am Kieferrand aufsitzenden Geschwülsten wegen des u. U. bösartigen Charakters der Tumoren zweifelhaft (schnelles Wachstum, Blutung, Ulzeration, weitgehende Zerstörung des Knochens, Lockerung und Dislokation der Zähne). Gestielt am Zahnfleisch sitzende Tumoren sind günstig zu beurteilen.

Behandlung. Die Behandlung kann nur in der *Totalexstirpation* der Tumoren bestehen, sofern dies technisch mit partieller Resektion von Knochengewebe noch möglich ist. Bei fest aufsitzenden Geschwülsten empfiehlt es sich, die Wunde zu kauterisieren, um dadurch das evtl. noch in der Tiefe befindliche restliche Geschwulstgewebe zu zerstören, andernfalls ist mit Rezidiven zu rechnen. Bei Epuliden, die sich auf ganze Zahnreihen erstrecken und mit breiter Basis dem Kieferknochen anhaften, hat sich die *elektrochirurgische Entfernung* sehr bewährt. Gestielte Tumoren lassen sich leicht mit der Schere abtragen.

V. Krankheiten des Unterkiefers

1. Der Ladendruck

Vorkommen und Ursachen. Die Ursachen der beim Reiten und Fahren auftretenden Ladendrücke beim *Pferd* sind entweder im *Gebiß* (Zäumung) oder beim *Reiter* (Fahrer) oder beim *Pferd* selbst zu suchen.

Außer beim Reiten und Fahren werden Ladendrücke durch ungeeignete oder zu lange liegende *Maulgatter* namentlich bei der Zahnextraktion bei älteren Pferden hervorgerufen (kurze Kronen der Schneidezähne).

Symptome. Neben gewissen *Allgemeinerscheinungen,* die auf das Vorhandensein eines Ladendruckes hindeuten (große Empfindlichkeit der Tiere beim Untersuchen der Mundhöhle, Aufzäumen, Reiten und Fahren, den Verdacht auf Stätigkeit erweckende Widerspenstigkeit, Speicheln, Kaustörungen, schleimiger, blutiger, zuweilen auch mißfarbiger und übelriechender Ausfluß aus der Mundhöhle, Schwellung der Lippen), sind die bei der Inspektion und Palpation der Mundhöhle nachweisbaren *Lokalveränderungen* für die Diagnose und Beurteilung der Ladendrücke von Bedeutung. Man kann dabei zwei Gruppen von Ladendrücken unterscheiden, je nachdem die lokalen Veränderungen aseptisch, ohne offene Wunde, oder mit offener Verletzung und Infektion kompliziert sind.

a) Die *aseptischen* Ladendrücke bestehen in *Quetschungen ersten Grades,* welche die Schleimhaut oder das Periost betreffen und oft chronische Verdickungen hinterlassen. Die *akuten Veränderungen der Schleimhaut* bestehen in Schwellung, Empfindlichkeit und blauroter Verfärbung (blutige Infiltration), die des Periostes in einer sehr schmerzhaften, umschriebenen *traumatischen Periostitis.* Als chronische Veränderungen bleiben *Schleimhautschwielen, Periostverdickungen* und *Knochenauftreibungen* zurück (Stomatitis chronica fibrosa, Periostitis chronica fibrosa et ossificans).

b) Die mit *Infektion* komplizierten Ladendrücke sind teils oberflächliche *Schleimhauterosionen,* teils tiefgehende *Quetschungen dritten Grades,* die entweder nur die Schleimhaut oder auch das Periost und den Knochen betreffen und zu *Schleimhautnekrose,* zu akuter und chronischer *eitriger Periostitis, Ostitis* und *Osteomyelitis* (offene Frakturen) und sogar zur *Knochennekrose,* Sequester- und Fistelbildung führen. Man findet hierbei Verletzungen der Schleimhaut, die bis auf den Knochen gehen, starke Schwellungen, Schmerzhaftigkeit und blaurote Verfärbung der Schleimhaut in der Umgebung der Defekte, Freiliegen des Knochens, üppige Granulation (Sequester), übelriechenden Eiter, schmerzhafte Knochenauftreibung, Fistelkanäle und selbst Lockerung des Hakenzahns.

Behandlung. Die Prognose der Ladendrücke ist im allgemeinen günstig, auch wenn der Knochen miterkrankt ist. Die Behandlung der aseptischen Ladendrücke ist eine rein prophylaktische, die der mit Infektion und Osteomyelitis komplizierten außerdem eine *antiseptische* und *chirurgische* (Reinigen und Spülen mit essigsaurer Tonerde oder 1proz. Kaliumpermanganatlösung, 1–2proz. Wasserstoffsuperoxydlösung o. a. geeigneten Mitteln; Entfernung der Knochensequester mit Sonde, Pinzette, scharfem Löffel oder Kornzange, Aufmeißeln der Knochenfisteln, Jodoformäther, Jodtinktur). In *prophylaktischer* Beziehung empfiehlt sich bei beiden die Entfernung der Kandare oder Trense und deren Ersatz durch eine dicke, rundliche, gummi- oder lederbezogene Trense oder eine in der Mitte gegliederte Stange *(Pelham).* Außerdem sind öfter Revisionen der Laden und des Gebisses angezeigt. Vorsicht beim Einsetzen des Maulgatters! Bei älteren Pferden mit gestrecktem Schneidezahnteil und kurzen

Kronen der Schneidezähne wird besser der Maulkeil verwendet.

2. Die Frakturen des Unterkiefers

Vorkommen und Ursachen. Veranlassung sind namentlich Schläge, Bisse, Stoß und Stürze, Einsetzen des Maulgatters, übermäßiger Gebrauch der Kandare, forciertes Öffnen der Mundhöhle beim Hund, Zahn- und Knochenoperationen (Zahnextraktionen) sowie geburtshilfliche Operationen (Kieferschlinge). Zuweilen beobachtet man auch Contrecoupbrüche (Bruch des Gelenkfortsatzes bei Fall oder Stoß auf das Kinn). Das Vorkommen spontaner Frakturen ist fraglich (abnorme Kaumuskelkontraktion?). Begünstigende Ursachen sind Knochen- und Zahnerkrankungen (Ostitis, Osteomyelitis, Neubildungen, Periodontitis, Zahnfistel).

Formen. 1. *Querfrakturen am Körper* bzw. *am Zwischenzahnteil*. Die Schneidezähne und das Kinn hängen schlaff herab und sind abnorm beweglich (Krepitation); die Futteraufnahme ist gestört (Abb. 162).

2. *Medianfrakturen und Schrägfrakturen des Körpers.* Unregelmäßige Richtung und Verschiebung der Schneidezahnreihe, abnorme Beweglichkeit der Symphyse, Krepitation, Kaustörungen.

3. *Frakturen der Kieferäste.* Anschwellung, Schmerzhaftigkeit, Krepitation, zuweilen auch abnorme Beweglichkeit an der Bruchstelle, Kaustörungen. Nicht selten sind partielle, offene *Splitterfrakturen am unteren Kieferrand,* aus denen sich später Knochenfisteln (sog. falsche Zahnfisteln) entwickeln.

4. *Frakturen am Zahnfachrand.* Splitterung der Alveolarwände, Entzündung des Zahnfleisches, Blutung, Kaustörungen, Freiliegen der Zahnwurzeln.

5. *Frakturen am Gelenkfortsatz.* Schwellung und Schmerzhaftigkeit, Krepitation, schwere Kaustörungen.

6. *Fraktur am Kronfortsatz.* Schwellung, Krepitation, Kaustörungen.

Die *röntgenologische* Untersuchung gibt im Einzelfall bei Groß- und Kleintier über die Lage und Form, Dislokation der Fragmente und Verlauf des Frakturspaltes oder der Fissurlinie Auskunft, ausführlicher als durch die adspektorische und palpatorische Untersuchung ermittelt werden kann.

Prognose. Sie ist günstig bei Symphysen- und Sagittalfrakturen am Schneidezahnteil; *zweifelhaft* bei Frakturen des Zahnfachrandes, bei Medianfrakturen, einfachen, einseitigen Astfrakturen und bei partiellen Splitterfrakturen am unteren Kieferrand; *ungünstig* bei subkutanen Querfrakturen, Frakturen des Kronfortsatzes, mehrfachen einseitigen und einfachen beiderseitigen Astfrakturen; *ungünstig bis schlecht* bei Frakturen des Gelenkfortsatzes und bei allen offenen Quer- und beiderseitigen Astfrakturen.

Behandlung. Da Verbände bei den Haustieren am Unterkiefer schwer oder gar nicht anlegbar sind, beschränkt sich die Therapie bei Querfrakturen auf das versuchsweise Anlegen von entsprechend geformten Metallschienen, die man mit rostfreien Stahldrähten an den Backzähnen fixiert, indem man die Drähte zwischen den Zähnen hindurchführt und an ihnen festknotet. Oder man fixiert die Bruchstücke, z.B. bei Hunden, nur mit Drähten, die man an den Zahnkronen oder mittels Knochenbohrung im Kiefer befestigt. Nach *Ammann* kann beim Pferd die Fraktur des Zwischenzahnteils durch Osteosynthese mit rostfreien Stahlnägeln (Küntschernagel) erfolgreich behandelt werden. Auch wenn bei der Nagelung keine Adaptation der Bruchflächen erreicht wird, kommt es schließlich zu einer festen Vereinigung der Bruchstücke. Abb. 163 und 164 zeigen eine in *Gießen* genagelte Fraktur mit späterer ungestörter Kieferfunktion. Heilungsdauer 8–12 Wochen.

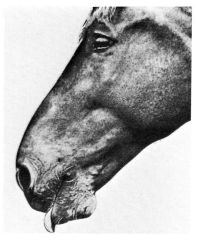

Abb. 162 *Querfraktur* des Unterkiefers, Pferd.

V. Krankheiten des Unterkiefers 115

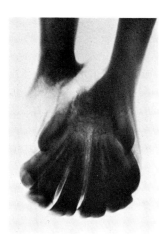

Abb. 163 Röntgenbild einer *Fraktur* des Unterkiefers, Pferd.

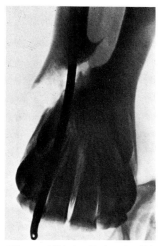

Abb. 164 Röntgenbild der *Fraktur* in Abb. 163 nach der *Nagelung* mit Küntschernagel.

Nach der Operation nur Weichfutter geben. Bei Median-, Symphysen-, Sagittal- und Schrägbrüchen können die Bruchenden mittels *Drahtschlingen, Klammern* oder *Knochennaht* zusammengehalten werden. Bei *Hunden* legt man bei Frakturen im Schneidezahnbereich eine rostfreie Stahldrahtschlinge in Achtertouren um die Hakenzähne und eine Zirkulärnaht um den Zwischenzahnteil des Unterkiefers (Abb. 165). Auch bei Pferden kann diese Drahtcerclage zum Erfolg führen, gegebenenfalls in Verbindung mit einer Kunststoffbrücke; s.u. (*Technovit* – Kulzer). Bei Brüchen des Alveolarfortsatzes sind die Splitter zu entfernen. Sind nur einzelne Schneidezähne mit einem Stück des Kiefers eingebrochen – z.B. offene Fraktur nach Hängenbleiben mit dem Hufe in der Anbindekette –, so empfehlen sich Extraktion und Glätten des eingebrochenen Kieferstückes mit dem Meißel. Anderenfalls kann das eingebrochene Kieferstück mit den darin befindlichen Zähnen unter Dislokation anheilen. Es muß dann später wegen gestörter Futteraufnahme reseziert werden. Bei *Hund* und *Katze* kommt zur Behandlung der Frakturen des Kieferkörpers und -astes ebenfalls die Fixierung der Bruchstücke durch Stahldrahtschlingen in Frage (Abb. 166, 167). Der sichere Sitz der zuweilen schwierig zu befestigenden Drahtschlingen wird mit Hilfe des schnell härtenden Kunststoffes *Paladur* oder *Technovit* (*Kulzer*) gewährleistet. Der Kunststoff wird in Form einer Brücke in noch plastischem Zustand über die Zahnreihe mit der angelegten Drahtschlinge gelegt. Für die vorgenannten Frakturfor-

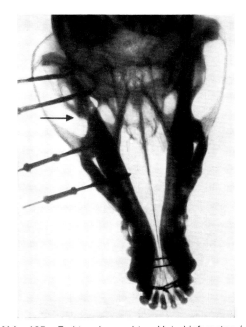

Abb. 165 *Fraktur* des rechten Unterkieferastes (→) und der Symphyse. Dachshund, Röntgenbild. – Perkutane Verschraubung der Fragmente des Unterkieferastes mit extrakutaner Schienung nach *Becker*, Zirkulärnaht (Cerclage) der Symphyse.

men hat sich bei *Hund* und *Katze* auch die perkutane Verschraubung der Fragmente mit extrakutaner Schienung nach *Becker* bestens bewährt (s. Abb. 165). Auch beim *Pferd* lassen sich manche

V. Krankheiten des Unterkiefers

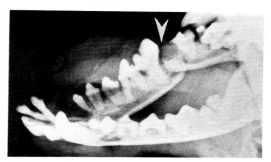

Abb. 166 *Fraktur* des rechten *Unterkieferastes* zwischen M_1 und M_2 (Pfeil), Yorkshire-Terrier, Röntgenbild.

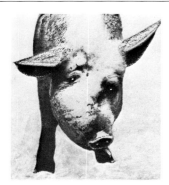

Abb. 168 *Aktinomykose* des Unter- und Oberkiefers, Schwein.

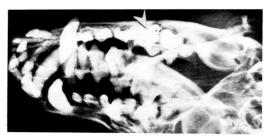

Abb. 167 Fraktur der Abb. 166 nach Anlegen einer *Draht-Cerclage* (Pfeil).

Frakturen mit dieser Methode erfolgreich behandeln. Im übrigen ist bei allen offenen Frakturen Behandlung mit Sulfonamiden und Antibiotika angezeigt. Bei Vereiterung der Alveolen müssen die Zähne extrahiert werden.

3. Die Aktinomykose der Kieferknochen

Vorkommen und Ursachen. Die Aktinomykose des *Unterkiefers* (zuweilen erkrankt auch der *Oberkiefer* oder beide zugleich) kommt besonders häufig bei *Rindern*, weniger häufig bei Ziegen und Schweinen (Abb. 168), sehr selten bei Pferden vor. Gewöhnlich bilden der Zahnfleischrand und die Alveolen der Prämolaren des Unterkiefers den Ausgangspunkt der Infektion. Als Erreger der Knochenaktinomykose kommt hauptsächlich *Actinomyces bovis* in Betracht, während durch den *Actinobacillus lignièresi* vorwiegend die Weichgewebe, Lymphknoten, Zunge, Muskulatur, Haut u. a. infiziert werden. Man bezeichnet deshalb diese Form der Erkrankung als *Aktinobazillose*. Alle übrigen, früher als Erreger der „Strahlenpilzerkrankung" angesehenen Keime, Staphylococcus pyogenes aureus, Corynebacterium pyogenes u. a., sind als sekundäre Begleitkeime aufzufassen. Die pathologisch-anatomischen Veränderungen der beiden Erkrankungen sind zwar nicht völlig gleich, aber sehr ähnlich. Voraussetzung für die Entstehung und Entwicklung dieser chronisch verlaufenden nichtkontagiösen Infektionskrankheiten mit Aktinomyzeten ist eine zusätzliche Wundinfektion vor allem mit Arten der Gattungen Bacteroides, Fusobakterium, Streptococcus, Staphylococcus u. a., die die betroffenen Gewebe für das Angehen der Infektion aufschließen. Die Bakterien dringen zugleich mit Grannen und anderen Futterpartikeln zwischen Zahnfleisch und Zahn ein und erzeugen zunächst eine Entzündung des Zahnfleisches *(aktinomykotische Parulis)*, später ein spezifisches aktinomykotisches Granulationsgewebe (aktinomykotische Epulis). Vom Zahnfleisch aus dringen die aktinomykotischen Wucherungen in die Zahnalveolen ein, wobei sie die Zähne lockern und zum Ausfallen bringen, und greifen von da auf den Kieferknochen selbst über, indem sie einerseits eine *ossifizierende Periostitis*, andererseits eine *granulöse, rarefizierende Ostitis* und *Osteomyelitis* (Abb. 169, 170) veranlassen. Im Knochen entstehen kleinere und größere Hohlräume, die mit einem schwammigen Granulationsgewebe ausgefüllt sind, in dem sich gelbliche Herde, die sog. Pilzdrusen, vorfinden. Später kommt es zur eitrigen Einschmelzung des Granulationsgewebes und des Knochens und zur Ausbildung kleinerer und größerer Abszeßhöhlen und Fistelgänge. Um die eitrigen Herde bildet sich reaktiv eine kallöse Knochenwucherung, so daß allmählich eine unförmige Verdickung der Kiefer entstehen kann.

Symptome. Die Kieferaktinomykose ist durch eine *starke, diffuse, allmählich wachsende, harte*

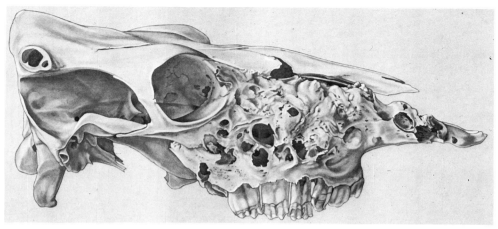

Abb. 169 *Aktinomykose* des Oberkiefers, Mazerationspräparat, Rind.

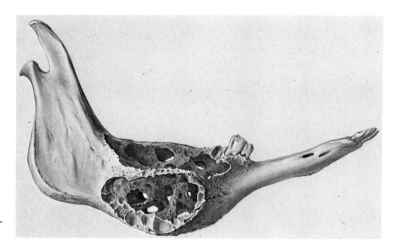

Abb. 170 *Aktinomykose* des Unterkiefers, Mazerationspräparat, Rind.

und schmerzlose *Auftreibung des Unterkiefers* (oder Oberkiefers) charakterisiert, über der die Haut zum Teil nicht verschiebbar ist. Zuweilen bricht das zentrale Kieferaktinomykom an einer oder an mehreren Stellen durch die Haut nach außen durch in Form granulomartiger, schwammiger, leicht blutender *Wucherungen* und *Fistelkanäle* (Abb. 171, 172), aus denen sich eine schleimig-eitrige Flüssigkeit entleert. Die Futteraufnahme, namentlich das Kauen und Abschlukken, ist erschwert, so daß allmählich hochgradige *Abmagerung* eintritt. In der Mundhöhle ist häufig ein übler Geruch vorhanden, die Zähne sind gelockert oder ausgefallen, am Zahnfleisch sitzen granulomartige Wucherungen. Die Kehlgangslymphknoten sind geschwollen. Zuweilen bricht das Aktinomykom auch nach der Oberkieferhöhle und Stirnhöhle durch. Der Verlauf ist schleichend und erstreckt sich über Monate und Jahre.

Behandlung. Die Kieferaktinomykose ist in vorgeschrittenen Fällen in der Regel *unheilbar;* auch die Jodtherapie (innerlich Jodkalium oder äußerlich Jodtinktur) ist im Erfolg nicht sicher. Es empfiehlt sich daher die *frühzeitige Schlachtung* der noch gut genährten Tiere. In leichteren Fällen mit umschriebener Lokalisation der Erkrankung kann eine operative Behandlung versucht wer-

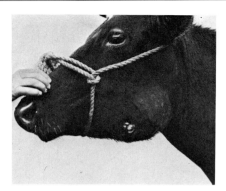

Abb. 171 *Aktinomykose* des Unterkiefers mit Fistel, Kuh.

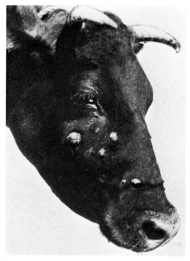

Abb. 172 *Aktinomykose* des Oberkiefers mit multipler Fistelbildung, Kuh.

den. Ein solcher Versuch ist nur in den Fällen angezeigt, bei denen die Zähne noch alle festsitzen. Dabei ist die Erkrankung des Oberkiefers prognostisch ungünstiger zu beurteilen als die des Unterkiefers.

Soweit eine totale Exstirpation der aktinomykotischen Granulome im Kiefer nicht möglich ist, kann nach *Götze* mit der *hilfsweisen chirurgischen Behandlung* Heilung erzielt werden. Sie besteht in der Eröffnung der Wucherungen, im Auskratzen der weichen Granulationen mit dem Schleifenmesser und sorgfältigem Abtasten und Entfernen der fistulösen Verzweigungen. Stärkere Blutungen sind mit Liquor Ferri sesquichlorati zu stillen. Die örtliche medikamentöse Behandlung erfolgt durch Austupfen bzw. Austamponieren der Wundhöhlen mit Tinct. Jodi. Die lokale Anwendung von Ätzmitteln, wie 10–20proz. Lösung von Cupr. sulfuricum oder 10proz. Lösungen von Antiformin bzw. 0,5–1,0proz. Lösungen von Acid. arsenicosum ist nicht ungefährlich, da eine genaue Begrenzung der gewünschten nekrotisierenden Wirkung nicht möglich ist. Die operative Behandlung ist zu verbinden mit einem *intravenösen Jodstoß*. Er besteht in der in Abständen von 5 bis 6 Tagen dreimal zu wiederholenden intravenösen Verabreichung einer Jodlösung folgender Zusammensetzung *(Rosenberger):* 1 g Jod, 12 g Kaliumjodid und 18 g Natriumjodid in 100 ml destilliertem Wasser gelöst. Pro 100 kg Körpergewicht werden von dieser konzentrierten Stammlösung 15 ml mit der fünffachen Menge destillierten Wassers verdünnt intravenös infundiert (für ein 500 kg schweres Tier somit 75 ml Stammlösung in 375 ml Wasser). Die Lösung muß langsam infundiert werden. Die Regeln der intravenösen Infusionstechnik sind peinlichst zu beachten, da die Jodlösung gewebsreizende Wirkung hat. Außerdem ist bei der Jodtherapie auf die Symptome des *Jodismus* zu achten (Freßunlust, erhöhte Körpertemperatur, Tränenfluß, Nasenkatarrh und Hautabschuppung). Falls diese Nebenerscheinungen auftreten, ist die Behandlung einige Tage lang zu unterbrechen. Bei höher tragenden Tieren ist die intravenöse Verabreichung von Jodpräparaten wegen der Gefahr von Frühgeburten nicht indiziert. Bei Bullen kann die Spermiogenese beeinträchtigt werden. Heilungen sind je nach der Ausdehnung der Prozesse in 3–8 Wochen zu erwarten.

Parenteral bzw. lokal applizierte Sulfonamide und Antibiotika können zwar die Aktinomykose nicht sicher heilen, aber die Krankheitsprozesse hemmen und deshalb die Nutzungsdauer der Patienten erheblich verlängern. Von den Antibiotika sind Oxytetrazyklin, Chloramphenikol und Streptomyzin-Penizillin-Kombinationen bei parenteraler Applikation wirksam, die im Anschluß an die erste Jodverabreichung 3 Tage lang zu geben sind.

Wenn bei der Kieferknochenaktinomykose auch Weichteile mitergriffen oder wie bei der Aktinobazillose nur Weichteile betroffen sind, kann die chirurgische oder hilfsweise chirurgische sowie auch allgemeine Behandlung mit einer *lokalen* Applikation antibiotisch wirksamer Chemotherapeutika verbunden werden. Über 3 Tage hin wiederholte Injektionen von je 2 bis 3 Millionen

IE Penizillin oder Streptomyzin an verschiedenen Stellen in oder um den Krankheitsherd herum können den Prozeß zum Stillstand bringen und auch ein Abklingen der aktinomykotischen Verdickungen bewirken. Da eine sichere ätiologische Trennung der Aktinomykose und Aktinobazillose klinisch nicht immer möglich ist und auch Mischinfektionen vorkommen, empfiehlt sich in allen Fällen von „Strahlenpilzerkrankungen", die medikamentöse lokale und chirurgische Behandlung, soweit letztere möglich, mit der allgemeinen Therapie (Jodstoß und Antibiotika) zu verbinden.

4. Die Entzündung des Kiefergelenks

Vorkommen und Einteilung. Man unterscheidet eine *akute seröse*, eine *eitrige*, eine *chronische deformierende*, außerdem eine chronische seröse (Hydrops) und eine spezifische (tuberkulöse, granulierende usw.) Kiefergelenksentzündung. Die chronische seröse und die spezifische Entzündung sind selten und haben nur eine geringe klinische Bedeutung.

1. *Die akute seröse Arthritis* entsteht beim Pferd und Hund nach Traumen (Stoß, Schlag, unsachgemäßer Gebrauch des Maulgatters, Beißen auf harte Gegenstände) und ist durch eine mehr oder weniger scharf begrenzte, schmerzhafte, vermehrt warme, fluktuierende Schwellung im Bereich des Kiefergelenks, verbunden mit Kaustörungen und Schmerzhaftigkeit beim pasiven Öffnen der Mundhöhle, charakterisiert. Die Prognose ist im allgemeinen günstig.

Behandlung. Angezeigt sind Einreibungen mit antiphlogistischen Salben: 10proz. Ichthyol- oder Kampfersalbe, Josorptol oder 10proz. Jodvasoliment.

2. *Die eitrige Arthritis* kommt beim Pferd und Hund durch Verletzungen von außen, Dekubitus, offene Frakturen des Proc. muscularis oder articularis, Übergreifen benachbarter phlegmonöser Prozesse oder auf metastatischem Wege (Druse, Pyämie) zustande. Sie ist durch eine deutliche, sehr schmerzhafte, auf die Nachbarschaft ausstrahlende Schwellung, durch Ausfluß eines *synoviahaltigen, mit flockigem Eiter gemischten Exsudats*, erhebliche Kaustörungen (Abmagerung) und Veränderung des Allgemeinbefindens gekennzeichnet (Abb. 173). Die Prognose ist zweifelhaft oder ungünstig. *In der Regel* ist die eitrige Arthritis *unheilbar*, die Tiere magern erheblich ab, auch können Septikämie und Pyämie eintre-

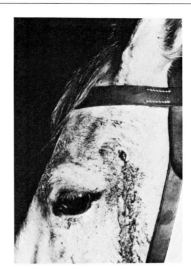

Abb. 173 *Eitrige Arthritis* des Kiefergelenks, Pferd.

ten. Bei längerem Bestehen, und auch wenn die eitrige Entzündung geheilt wurde, bleiben infolge chronisch-arthritischer Veränderungen Kaustörungen zurück. Beim Pferd bildet sich meist ein *Scherengebiß* auf der kranken Seite aus.

Behandlung. Bei frischen Gelenkverletzungen sind antiseptische Wundbehandlungen und beim Pferd scharfe Einreibungen am Platz, um der eitrigen Entzündung nach Möglichkeit vorzubeugen. Am wirksamsten ist die sofort einzuleitende parenterale Applikation von antibiotischen Chemotherapeutika. Erfahrungsgemäß bleiben derartige Wunden oft eine gewisse Zeit keimfrei, da die ausfließende Synovia als vis a tergo wirkt und die Erreger wieder mit ausspült. Ist die eitrige Entzündung ausgebildet, so muß die Wunde erweitert und das Gelenk neben der parenteralen Applikation durch lokale intraartikuläre Injektionen von Antibiotika oder Sulfonamiden behandelt werden. Bei Frakturen ist das betreffende Knochenstück freizulegen und die Sequestrotomie vorzunehmen. Die bei einer Eröffnung des Kiefergelenkes und eitriger Infektion des Gelenks bestehende *Kiefergelenksfistel* kann in manchen Fällen durch eine *partielle Resektion* des Kiefergelenks erfolgreich behandelt werden. Die Operation hat die Entfernung des Zwischenknorpels, des Discus articularis, zum Ziel. Nach der Operation kann sich eine Nearthrose ausbilden, durch die die Kaubeschwerden eingeschränkt oder ganz behoben werden können. Bis zur postoperativen

V. Krankheiten des Unterkiefers

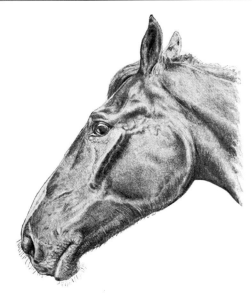

Abb. 174 *Deformierende Arthritis* mit Ankylose des Kiefergelenks und Atrophie des M. masseter, Pferd.

Heilung vergehen aber stets mindestens 4–5 Wochen. Während dieser Zeit, wenigstens aber in den ersten 2 Wochen nach der Operation, muß das Pferd künstlich mit der Nasenschlundsonde ernährt werden, wenn es nicht von selbst weiches oder breiiges Futter aufnehmen will.

3. *Die chronische deformierende Arthritis* entsteht im Anschluß an lokale Quetschungen oder im Gefolge von Zahnkrankheiten und Trigeminuslähmungen (einseitiges Kauen) oder bei sehr hartem Futter und wird durch schwache, kleine, scharf abgesetzte Gelenkbildungen begünstigt. Klinisch findet man im Bereich des Gelenks eine längliche oder halbkugelförmige, knochenharte, in der Regel schmerzlose Verdickung. Im weiteren Verlaufe entwickeln sich beim Pferd ein einseitiges Scherengebiß, Atrophie der Kaumuskeln (Abb. 174), trismusartige Maulsperre infolge von Ankylosenbildung im Kiefergelenk und chronische Abmagerung. Die Prognose des Leidens ist naturgemäß ungünstig.

Behandlung. Sie muß darauf gerichtet sein, das Zustandekommen einer Ankylose zu verhindern. Dies kann durch Massage mit reizenden Mitteln und scharfe Einreibung oder Punktbrennen versucht werden.

5. Die Luxation des Unterkiefers

Vorkommen und Ursachen. Sie wird meist nur beim *Hund* und bei der Katze beobachtet und entweder durch Stoß und Schlag oder durch Übergreifen beim Apportieren veranlaßt. Die Verrenkung kommt ein- oder auch beiderseitig vor und ist *gewöhnlich eine Luxation nach vorn*. Die *Erscheinungen* bestehen im Unvermögen, die weit geöffnete Mundhöhle zu schließen (auch das passive Schließen mit der Hand gelingt nicht), in Unmöglichkeit der Futteraufnahme, Abfließen des Speichels und nachweisbarer Verschiebung des Unterkiefers; zuweilen ist auch Exophthalmus vorhanden.

Behandlung. Sie besteht in der in Allgemeinnarkose vorzunehmenden Reposition des Kiefers mittels beider Hände, bei der ein quer zwischen die Backzahnreihen des Ober- und Unterkiefers eingeschobener Holzstab als Hypomochlion benützt werden kann.

6. Entzündliche Exostosen am Unterkiefer

Vorkommen. Der untere Kieferrand ist namentlich bei Pferden Verletzungen ausgesetzt (Krippenrand). Es entwickelt sich daher hier häufig

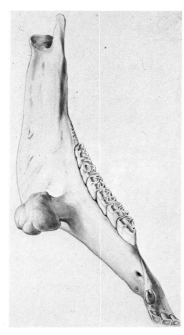

Abb. 175 *Pilzförmiges Osteom* am Unterkiefer, Pferd.

eine ossifizierende Periostitis mit Bildung umschriebener Exostosen *(Überbeine)*, die zuweilen einen geschwulstartigen Charakter *(Osteome,* vgl. unten) annehmen, indem sie pilz-, knopf- oder geweihförmig und gestielt sind. Gelegentlich kommen solche Osteome auch an anderen Stellen des Kiefers vor (Abb. 175).

Behandlung. Sie besteht im Spalten der Haut und des Periostes und im Ausmeißeln oder Absägen der Tumoren mit nachfolgender Hautnaht.

7. Neubildungen am Unterkiefer

Vorkommen. Echte Neubildungen kommen bei allen Tieren, insbesondere bei Pferd und Hund, seltener beim Rind, am Unterkieferkörper und an den Unterkieferästen vor. Am häufigsten sind die *Sarkome* (Abb. 176, 177, 178, 180); außerdem beobachtet man *Osteome, Karzinome* (Abb. 179), *Fibrome* und *Chondrome*. Die Sarkome sind meist primäre, vom Knochenmark ausgehende, also myelogene Osteosarkome, seltener periostale Sarkome. Demgegenüber nehmen die Karzinome ihren Ursprung in der Regel von der Mundschleimhaut oder dem Periodontium *(sekundäre Plattenepithelkarzinome);* je ein primäres Unterkieferkarzinom wurde von *Pincemin, Cadiot* und uns beobachtet. Selten sind ferner bei Pferden im Unterkiefer *Zysten*, die wie die ähnlichen krankhaften Veränderungen am Oberkiefer als *Follikularzysten* aufzufassen sind, die aus den Zahnsäck-

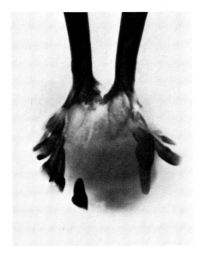

Abb. 177 *Röntgenbild* vom Fall der Abb. 176.

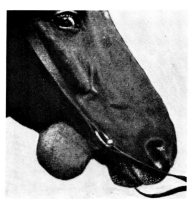

Abb. 178 *Riesenzellensarkom* des Unterkiefers, Pferd.

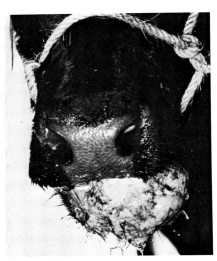

Abb. 176 *Sarkom* des Unterkiefers, Rind.

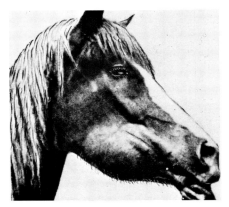

Abb. 179 *Karzinom* des Unterkiefers, Pferd.

122 VI. Krankheiten der Mundhöhle

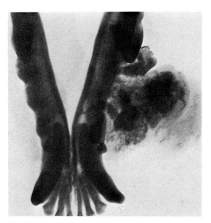

Abb. 180 *Röntgenbild* eines *Osteosarkoms* des Kiefers mit Dislokation der Backzähne, Hund.

chen entstehen und deshalb gewöhnlich bei jungen Tieren zur Zeit des Zahnwechsels beobachtet werden. Mit Abschluß des Zahnwechsels verschwinden sie wieder. Bei Rindern und Schweinen kommen *aktinomykotische* Granulome vor, vgl. S. 115.

Symptome. Die Erscheinungen bestehen, je nach dem Sitz des Tumors, in Kieferschwellung mit Deformation des Knochens oder Zahnfleischwucherung und Lockerung, Verschiebung oder Verlust der Zähne (s. Abb. 180), Kaustörungen, Blutungen und üblem Geruch aus der Mundhöhle, bei bösartigen Tumoren in Vergrößerung der Kehlgangslymphknoten und Abmagerung (Kachexie).

Behandlung. Die Behandlung kann, soweit sie überhaupt noch möglich ist, nur *operativ* sein und besteht in der Totalexstirpation des Tumors. Bei bösartigen Tumoren ist die Prognose ungünstig, da es nicht gelingt, alle Geschwulstreste zu entfernen. Deshalb bilden sich bald Rezidive. Infolgedessen ist die Tötung anzuraten, sobald die Tiere wirtschaftlich nicht mehr nutzbar sind oder infolge von Beschwerden bei der Futteraufnahme Kachexie eintritt.

VI. Krankheiten der Mundhöhle

A. Krankheiten der Zunge

1. Die Entzündung der Zunge, Glossitis

1. **Akute Glossitis.** Die akute Entzündung der Zunge ist entweder eine oberflächliche Schleimhautentzündung oder eine tiefe phlegmonöse und parenchymatöse Entzündung (Myositis). Die Ursachen sind Verletzungen aller Art (Abb. 181, 182), Fremdkörper, Verbrennungen, Verätzungen (Ablecken von Scharfsalben, Jodbepinselungen) oder Infektionskrankheiten (Aphthenseuche, Milzbrand, Druse, Stomatitis pustulosa contagiosa, Anaerobierinfektionen). Besondere klinische Bedeutung besitzt die *phlegmonöse Glossitis*, die bei Pferden und Hunden im Anschluß an Verletzungen durch *Fremdkörper*, bei Pferden durch rohe Behandlung oder beim *Abraspeln der Zahnspitzen* auftritt und sehr erhebliche Krankheitserscheinungen hervorruft. Die Zunge ist hierbei oft sehr umfangreich geschwollen, so daß sie aus der Mundhöhle herausragt (Abb 181, 182), bläulich verfärbt und in der Nähe des Zungenbändchens mehr oder weniger tief eingerissen ist. Außerdem beobachtet man Speicheln, Kau- und Schluckbeschwerden, ödematöse und phlegmonöse Schwellung der Backe (Abb. 182) und Lymphknotenschwellung im Kehlgang, Fieber. Im weiteren Verlauf können Nekrose der Zungenspitze, Abszedierung im Kehlgang, Atemnot und Erstickungserscheinungen oder *Septikämie* hinzutreten. Infolge spezifischer Wundinfektion *(Nekrosebakterien)* kommt beim Rind auch eine umschriebene Nekrose der Zunge vor (sog. *Zungengeschwür)*, die sogar zur Perforation der Zunge führen kann.

Behandlung. Die Behandlung erfolgt u. U. nach Naht der Zungenwunde örtlich mit Sulfonamiden bzw. Antibiotika. Außerdem müssen mehrere Tage lang Antibiotika in höchster Dosierung pro die bis zur Fieberfreiheit intramuskulär gegeben werden; Inzisionen, Amputation der nekrotischen Zungenspitze; unter Umständen ist die Tracheotomie erforderlich.

A. Krankheiten der Zunge

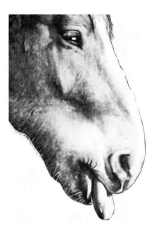

Abb. 181 *Phlegmone* der Zunge, Pferd.

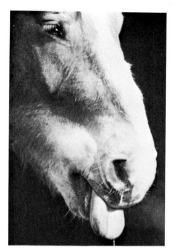

Abb. 182 *Phlegmone* der Zunge und der Backe, Pferd.

2. Chronische Glossitis. Beim *Rind* kommt außer der *aktinomykotischen* (vgl. unten) eine *chronische interstitielle Glossitis* vor, deren Ursachen nicht genau bekannt sind. Manchmal entwickelt sie sich im Anschluß an wiederholte Schleimhautentzündungen im Verlauf der Maul- und Klauenseuche (Stomatitis aphthosa) oder nach wiederholten traumatischen Entzündungen (Futter), selten bei *Tuberkulose* und bei *chronischer Myelose* (Myositis chron. eosinophilica). Sie ist durch eine derbe, schmerzlose Anschwellung der Zunge (sog. Holzzunge, Sklerosis linguae) und durch Kaustörungen gekennzeichnet und in der Regel unheilbar. Bei Pferd, Rind und Schwein kommt vereinzelt eine unter dem Bilde der Sklerose (Holzzunge) chronisch verlaufende, durch *Psorospermien* veranlaßte *Glossitis sarcosporidica* vor; sie ist ebenfalls unheilbar.

2. Die Aktinomykose der Zunge

Pathologische Anatomie. Die Zungenaktinomykose bzw. -aktinobazillose kommt häufig beim *Rind*, sehr selten beim Pferd vor. Sie entsteht durch das Eindringen der *Aktinomyzeserreger* (Getreidegrannen) und ist daher als eine spezifische *interstitielle Glossitis* (aktinomykotische Sklerose) aufzufassen. Die vor dem Rückenwulst befindliche Querfurche, die bei älteren Rindern deutlich entwickelt ist, scheint eine Prädisposition zur Einkeilung von keimbesetzten Pflanzenfasern zu bilden. Der Prozeß beginnt mit der Entwicklung vereinzelter *knötchenförmiger* Herde und oberflächlicher *Epitheldefekte* (aktinomykotische Erosionen oder Geschwüre) an der Unterfläche und an den Seitenflächen der Zunge oder in der Querfurche oben. Später entwickeln sich in und unter der Schleimhaut und zwischen den Muskelfasern der Zunge zahlreiche bräunliche, rundliche Flecke mit durchschimmernden, hirsekorn- bis erbsengroßen, gelblichen Knoten, deren Zentrum einen eitrigen, käsigen oder verkalkten Inhalt mit den charakteristischen Aktinomyzesdrusen zeigt. Zuletzt wird die Zunge infolge reichlicher Bindegewebsneubildung sehr groß und bretthart *(Makroglossie* (Abb. 183), *Sklerose, Induration*, akti-

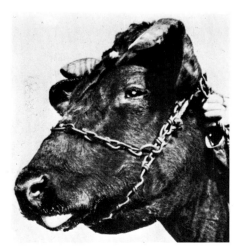

Abb. 183 *Aktinomykotische Makroglossie*, Kuh.

nomykotische Holzzunge), knirscht beim Durchschneiden und läßt auf dem speckigen Durchschnitt oft nur noch spärliche Muskelfasern erkennen; an der Oberfläche zeigt sie narbige Einziehungen und Einkerbungen. Die benachbarten *Lymphknoten* sind u. U. geschwollen und oft von Eiterherden durchsetzt.

Symptome. Die *Vergrößerung* und *Verhärtung der Zunge* haben Störungen in der Futteraufnahme, *Schluckbeschwerden, Atemnot,* Speicheln, Röcheln und allmähliche *Abmagerung* zur Folge. Manchmal schiebt sich die vergrößerte Zungenspitze zwischen die Lippen, während der Zungenkörper den Kehlgang nach außen vorwölbt (s. Abb. 183).

Behandlung. Als Spezifikum gegen die Zungenaktinomykose wird das Jod bezeichnet. Man gibt entweder innerlich *Jodkalium* (5–10 g pro die 14 Tage hindurch) oder man bepinselt die Zunge mit *Jodtinktur* (Vorsicht wegen der auftretenden erheblichen Schwellung und Erstickungsgefahr!). Auch Skarifikationen der Zunge werden empfohlen mit nachfolgender Auspinselung mit *Lugol*scher *Lösung* oder *Jodipin,* das auch in Form von intramuskulären Injektionen (je 1 ml) Anwendung findet. Wirksamer und erfolgversprechender ist die lokale und parenterale Applikation von Antibiotika sowie die Jodtherapie in Form des *intravenösen Jodstoßes,* wie bei Aktinomykose der Kieferknochen dargestellt, vgl. S. 118.

3. Die Fraktur des Zungenbeins

Vorkommen und Ursachen. Brüche des Zungenbeins kommen sehr selten bei Pferden und Hunden vor. Sie entstehen durch Zerren, Reißen und Anbinden der Tiere an der Zunge! (Tierquälerei), durch Quetschungen und Verletzungen im Kehlgang oder durch Strangulation beim Einfangen der Hunde. – Vereinzelt hat man auch Nekrose des Zungenbeins nach der Druse beobachtet.

Symptome und Verlauf. Die wichtigsten Erscheinungen sind Lähmung und *Vorfall* der *Zunge,* Speicheln, *Kau-* und *Schluckbeschwerden,* Anschwellung im Kehlgang oder blutig-schaumiger Ausfluß aus der Mundhöhle und aus der Nase. Die Zungenbeinfrakturen lassen sich durch die Röntgenuntersuchung bei allen Tieren, auch beim Pferd, nachweisen. Die Prognose ist im allgemeinen nicht günstig. Zuweilen entsteht eine schwere phlegmonöse Pharyngitis mit hochgradiger Dyspnoe und Erstickungsgefahr oder eine innere Verblutung infolge Verletzung der Carotis interna oder Perforation und Empyem des Luftsacks. In anderen Fällen bleiben *Fisteln* im *Kehlgang* zurück. Unter Umständen können die Tiere bei dauernder Störung der Futteraufnahme verhungern.

Behandlung. Eine direkte Behandlung der Frakturen ist nicht möglich. Wenn man bei gedeckten Brüchen die Selbstheilung versuchen und abwarten will, so ist für Diät, d. h. flüssige Nahrung oder künstliche Ernährung, bei Großtieren mit der Nasenschlundsonde, zu sorgen. Ist dies undurchführbar, so bleibt nur die Tötung übrig.

4. Andere Erkrankungen der Zunge

1. **Wunden der Zunge.** Sie sind oberflächliche *Schleimhautwunden* oder tiefe *Muskelwunden* und kommen bei allen Haustieren, namentlich aber bei Pferden, vor (rohe Behandlung, Anbinden an der Zunge [Abb. 184], Druck der Trense und Kandare, scharfe Zahnkanten, beim Zahnwechsel verschobene Milchzähne an den Prämolaren, Zahnfragmente bei Zahnfrakturen, Bißwunden beim Niederlegen, Verletzungen beim Abraspeln der Zähne, Fremdkörper). Nach den Beobachtungen von *Leuthold* ereignen sich Verletzungen der Zunge beim *Rind* nicht selten auf der Weide beim Erfassen scharfer Gegenstände (Scherben) oder durch den Tritt anderer Tiere. Die Heiltendenz der Zungenwunden ist im allgemeinen gut, auch wenn die ganze Zungenspitze

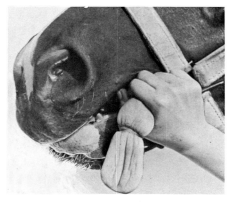

Abb. 184 *Strangulationswunde der Zunge* durch angelegten Gummiring wegen Zungenspielens, Pferd.

abgerissen ist. Erhebliche Störungen beobachtet man nur beim Hinzutreten von intramuskulären Phlegmonen und bei spezifischen Wundinfektionen (Anaerobierinfektion, Aktinomykose oder Aktinobazillose).

Behandlung. Die Zungenwunden werden nach allgemeinen chirurgischen Regeln mit desinfizierenden und granulationsanregenden Mitteln behandelt. Bei Biß- und Rißwunden sind die Wundränder zu glätten. Lappenwunden heilen p. p. nach sorgfältiger Naht. Bei Phlegmonen muß ausgiebig gespalten werden. Nachbehandlung mit Jodtinktur bzw. Sulfonamiden oder Antibiotika. In manchen Fällen ist die Amputation der Zungenspitze erforderlich. Um nach der Amputation die Wundheilung zu beschleunigen, empfiehlt es sich, die Schleimhaut des Zungenrückens mit der Zungenunterfläche zu vernähen. Dann tritt Heilung p. p. ein.

2. **Fremdkörper in der Zunge.** Es handelt sich einmal um *spitze* Fremdkörper, bei Rindern um Nadeln, Drahtstücke usw., bei Pferden selten ebenfalls um Drahtstücke, bei Hunden und Katzen in der Regel um Nähnadeln, die die Tiere beim Spielen am Faden der eingefädelten Nadel abschlucken. Dabei entsteht ein Brechreiz, und die Tiere versuchen, die Nadel nach außen zu befördern. Bei den Brechbewegungen spießt sich die mit der Spitze nach der Mundhöhle zu zeigende Nadel in die Zunge ein (Abb. 185, 186). Ferner werden spitze Holzsplitter, bei Wasservögeln Angelhaken u. a. gefunden. Die Tiere zeigen Speicheln und die Erscheinung der Glossitis. Die Diagnose ist zuweilen schwierig, wenn die Fremdkörper abgebrochen und völlig in die Zunge eingedrungen sind. Der Nachweis gelingt dann sicher durch die Röntgenuntersuchung.

Außerdem kommen *ringförmige* Fremdkörper an der Oberfläche der Zunge, namentlich an der Zungenspitze, vor, die die Zunge strangulieren und den Blutabfluß hindern. So werden bei Pferd, Hund und anderen Tieren Bindfadenschlingen, Gummiringe (s. Abb. 184), Drahtschlingen, elastische Querschnitte der Trachea oder größere Blutgefäße, offene Fingerhüte und andere ringförmige Gegenstände angetroffen. Sie verursachen entweder nur eine örtliche Drucknekrose oder Stauungshyperämie, Stauungsödem und schließlich Phlegmone und Gangrän der Zungenspitze, die stark anschwillt, aus der Mundhöhle herausragt (Abb. 187), blaurot oder grauschwärzlich verfärbt ist und sich dann kalt anfühlt.

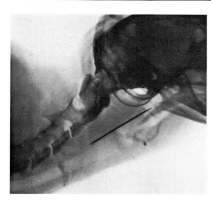

Abb. 185 *Nähnadel* im *Schlundkopf.* Nadelspitze im Zungengrund, Hund, Röntgenbild.

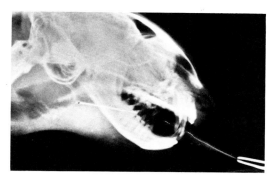

Abb. 186 *Nähnadel* mit Faden in der *Zunge,* von kaudal her eingestochen, Katze, Röntgenbild.

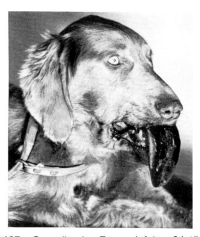

Abb. 187 *Gangrän* der Zunge infolge 24stündiger Strangulation durch einen etwa 1 cm breiten Aortenquerschnitt, Weimaraner.

Behandlung. Der Fremdkörper ist zu entfernen, bei Hunden am besten in Allgemeinnarkose. Nach Öffnung der Mundhöhle, evtl. unter Zuhilfenahme einer Sperrvorrichtung, wird die noch am Zungengrunde sichtbare Nadel oder der an ihr befindliche Faden mit einer Kornzange gefaßt. Dann wird der Fremdkörper in Richtung auf den Schlundkopf aus der Zunge herausgezogen. Jeder unmittelbar nach der Mundhöhle gerichtete Zug ist zu vermeiden, da sonst die Nadel leicht abbrechen kann. Wenn sich die Nadel in der Zunge befindet, so ist sie nach dem Röntgenbefund durch Inzisionen in die Zunge freizulegen und dann zu entfernen. Ringförmige Fremdkörper sind ebenfals zu entfernen. Ist bereits eine Nekrose der Zungenspitze eingetreten, so ist sie zu amputieren. Die Amputationswunde wird mit Katgut genäht; postoperative parenterale antibiotische Medikation ist erforderlich. Die Tiere nehmen danach auch flüssige Nahrung ohne Zungenspitze auf (vgl. unten bei Zungentumoren).

3. **Zungentumoren.** In vereinzelten Fällen sind *Plattenepithelkarzinome (Kankroide)* beim Pferd, Rind, Hund und bei der Katze, *Spindelzellensarkome* und *Kalkgicht* beim Hunde (Abb. 188), *Hamartoblastome* beim Schwein beobachtet worden.

Behandlung. Die Behandlung ist bei noch begrenzter Ausdehnung operativ mit nachfolgendem Kauterisieren. Bei Fleischfressern kann die Zunge amputiert werden, obgleich diese Tiere die flüssige Nahrung mit der Zunge löffeln. Die Tiere gewöhnen sich auch ohne Zungenspitze an die Futteraufnahme.

4. **Traumatisches Zungenrückengeschwür beim Rinde.** Es handelt sich um ein in der Zungenrückengrube (Futterloch) befindliches kleines oder größeres, manchmal mehrere Zentimeter tiefes und breites Geschwür mit trichterförmiger Öffnung, in dem sich verfilzte Grannen, Pflanzenteile oder Haare befinden. Es liegt ein chronischer spezifischer Entzündungsvorgang in der Submukosa vor mit Nekrose der oberflächlichen Gewebsschichten und Wucherung eines eitrig infiltrierten Granulationsgewebes. In älteren Fällen ist das Geschwür von einem schwieligen Narbengewebe umgeben. Nach *Dederding* lag in 99 von 100 Fällen eine aktinomykotische, in einem Falle eine tuberkulöse Infektion vor. Das Geschwür wird häufiger bei Stallfütterung als bei Weidegang angetroffen. Klinische Beschwerden werden meist durch das Geschwür nicht bedingt, so daß eine Behandlung, die antiseptischer Natur sein müßte (Jodtinktur), nicht verlangt wird. Das Geschwür hat Bedeutung als Ausgangspunkt für eine generalisierte Zungenaktinomykose bzw. -aktinobazillose.

5. **Lähmung der Zunge.** Man kann eine neurogene und myogene Zungenlähmung unterscheiden. 1. Die *neurogene* Lähmung ist durch Lähmung des *Nervus hypoglossus* bedingt (Hypoglossuslähmung, Glossoplegie, Paralysis linguae). Sie kann entweder einseitig (Monoplegie, Hemiplegie) oder beiderseitig (Diplegie), zentral oder peripher ein. Die *zentrale* Lähmung wird durch Gehirnkrankheiten, Neubildungen im Gehirn (Sarkome am Pons) und Infektionskrankheiten verursacht (Tollwut, Staupe, Brustseuche); die Ursachen der peripheren Lähmung sind Entzündung und Trauma. 2. Die *myogene* Lähmung tritt im Verlauf der Glossitis oder nach Verletzungen der Zunge und des Zungenbeins auf. Die einseitige Zungenlähmung äußert sich durch schiefe Stellung der Zunge, die nach der gesunden Seite verzogen wird; die beiderseitige durch Vorfall und spätere Atrophie der Zunge und Schluckbeschwerden. Die *Behandlung* besteht in Massieren, Elektrisieren, in Strychnininjektionen oder Injektionen von Vitamin-B-Komplex (vgl. Fazialislähmung).

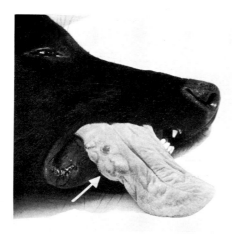

Abb. 188 *Kalkgicht* der Zunge, 7 Monate alter Hovawart, operativ geheilt.

6. **Zungenstrecken.** Eine üble Angewohnheit mancher Pferde (Schönheitsfehler), seltener

durch fehlerhafte Gebisse oder Zungenlähmung bedingt. Schwer zu beseitigen (Gummi-, Strick-, Spiel-, Löffel-, Doppelgebisse, Zungennetz, Zungenschlinge, Zungengummiband). Führen diese Maßnahmen nicht zum Ziel, so bleibt nur die Amputation der Zungenspitze übrig.

7. Zungenspielen – Zungenschlagen – Koppen beim Rind.
Eine Untugend, bei der unter Öffnung des Mundes Bewegungen mit der Zunge ausgeführt werden. Dabei wird Luft abgeschluckt. Die Untugend kommt fast nur beim Höhenvieh und in manchen Zuchten und Familien gehäuft vor. Folgen sind: Rückgang im Nährzustand, in der Milchleistung und rezidivierende Tympanie. Nach *Bauer* handelt es sich ätiologisch um eine Mangelstörung lecksüchtiger Art auf *erblicher* Grundlage. Heuuntersuchungen aus Beständen mit zungenspielenden Tieren ergaben immer Mängel, insbesondere an Kupfer und Kobalt. Als *Behandlung* empfiehlt sich die Zungenspieleroperation nach *Straub*, der durch die Doppelfalte des Zungenbändchens einen Ring einlegt (besonderes Instrumentarium). Dadurch werden dem Tier beim Zungenspiel unangenehme Schmerzen verursacht, und die Untugend wird unterlassen. Die mit Zungenspielen behafteten Tiere sollten von der Zucht ausgeschlossen werden. Dies gilt vor allem für Bullen.

B. Krankheiten der Mundschleimhaut

1. Stomatitis

Vorkommen. Die Entzündung der Mundschleimhaut kommt in verschiedenen Formen vor: *Stomatitis catarrhalis, ulcerosa, aphthosa, pustulosa, phlegmonosa* und *diphtherica* (Verbrennung, Verätzung); vgl. die Lehrbücher der speziellen Pathologie. Besondere chirurgische Bedeutung hat die *Stomatitis ulcerosa (Stomakaze)* des Hundes. Sie besteht in einer Infektion des Zahnfleisches bei Parodontose, eitriger Periodontitis und kariösen Zähnen. Man findet das Zahnfleisch geschwollen, braungelb verfärbt und mit nekrotischen Massen besetzt. Nach Abnahme der zunderartigen, übelriechenden Massen findet man mißfarbige, leicht blutende *Geschwüre*. Die Zähne sind schmutzig gelbbraun verfärbt, gelockert und zum Teil ausgefallen. Aus der Mundhöhle fließt sehr übelriechender, schmutziggelber, zuweilen blutiger Speichel. Vereinzelt greifen die Geschwüre auf die Backenschleimhaut und auf die äußere Haut der Backen über. Die Kehlgangslymphknoten sind geschwollen. In besonders schweren, verwahrlosten Fällen tritt septische Allgemeininfektion mit tödlichem Ausgang hinzu.

Behandlung. Sie besteht in gründlicher und fortgesetzter Desinfektion und Desodorisation (Wasserstoffsuperoxyd, Tinct. Myrrh., Tinct. Ratanhiae, Tinct. Catechu), Entfernen von Zahnstein und in der Extraktion der kranken Zähne.

2. Neubildungen der Mundschleimhaut

Vorkommen. An der Mundschleimhaut kommen insbeondere bei Hunden an verschiedenen Stellen, vor allem im Bereich des Gaumens, ähnliche Neubildungen vor wie am Zahnfleisch. Vornehmlich handelt es sich um *Sarkome, Melanosarkome, Karzinome, Papillome* und *Fibrome*. In zwei Fällen sahen wir ein *Angiosarkom*. Die Neubildungen sind als solche in der Regel leicht erkennbar. Maligne Tumoren durchwuchern den harten Gaumen und breiten sich in der Nasenhöhle und den angrenzenden Knochen aus. Es bestehen Beschwerden bei der Futteraufnahme, Stenosengeräusche bei der In- und Exspiration in der Nasenhöhle; u. U. ist schleimig-blutiger Ausfluß aus den Nasenöffnungen vorhanden. Die Prognose ist meist ungünstig, namentlich bei bösartigen Sarkomen und Karzinomen. Zuweilen kommt beim *Hund* eine *Papillomatose (Epulis papillomatosa, Stomatitis papillomatosa)* vor, bei der warzenartige Gebilde in großer Zahl und in kurzer Zeit sich über die ganze Mundschleimhaut und Zunge ausbreiten. Diese Papillomatose wird durch Papovaviridae-Genus Papillomavirus hervorgerufen.

Behandlung. Gutartige Tumoren sind total zu exstirpieren. Die virusbedingte Papillomatose des Hundes läßt sich erfolgreich operativ behandeln, indem alle Papillome elektrochirurgisch exzidiert werden (keine Blutung!). Möglich ist auch die Behandlung mit einer Vakzine, die aus 1–2 abgetragenen Papillomen hergestellt und subkutan in 3–4tägigem Abstand injiziert wird. Auch spontane Selbstheilung ist beobachtet worden. Bei bösartigen Tumoren ist die Totalexstirpation meist nicht durchführbar, deshalb ist die Tötung anzuraten.

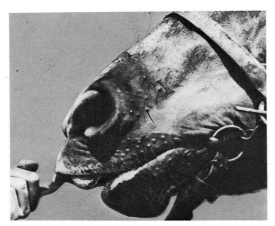

Abb. 189 *Retentionszyste* der Schleimdrüsen an der Oberlippe, Pferd.

3. Retentionszysten an den Lippen

Vorkommen. Bei Pferden finden sich meist an der Innenfläche der Oberlippe rundliche oder längliche, verschiebliche Zysten, die von den Schleimdrüsen der Mundschleimhaut ausgehen. Sie enthalten eine zähflüssige, honigartige Flüssigkeit. Meist beeinträchtigen sie die Futteraufnahme nicht. Nur wenn sie größeren Umfang angenommen haben, wölben sie die Oberlippe über die Unterlippe vor (Abb. 189). In seltenen Fällen kommen solche Zysten auch an der Unterlippe vor *(Berge)*.

Behandlung. Sie besteht in Spaltung oder Totalexstirpation der Zyste unter ein- oder beidereitiger Leitungsanästhesie des N. infraorbitalis bzw. des N. mentalis.

4. Fremdkörper in der Mundhöhle

Vorkommen. Bei Pferden, Rindern, Hunden und Katzen kommen gelegentlich *spitze* Fremdkörper (Drahtstücke usw.) vor, die sich an einer Stelle der Mundschleimhaut eingespießt und dort eine örtliche eitrige Entzündung verursacht haben. Dadurch entstehen Beschwerden bei der Futteraufnahme. Bei Fleischfressern finden sich *stumpfe* Fremdkörper, meist Knochen oder gelockerte Zähne, zwischen den Backzahnreihen des Ober- und Unterkiefers. Die Erscheinungen bestehen im Unvermögen des Kieferschlusses (Tollwutverdacht), Speicheln und Kratzen in der Backengegend. Ferner legen sich *flache* Fremdkörper (Rippenstücke, Holzsplitter) am Gaumendach zwischen die Backzahnreihen des Oberkiefers an (Abb. 190). Die Symptome sind Salivation und Kratzen mit den Pfoten an der Backe.

Behandlung. Die Behandlung besteht in der Extraktion der Fremdkörper.

5. Tonsillitis

Vorkommen. Die Erkrankung der Gaumenmandeln, *Tonsillitis*, wird als Folge von Erkältungen, pyogenen oder spezifischen Infektionen bei den verschiedensten Infektionskrankheiten bei allen Tieren, insbesondere beim *Hund*, beobachtet. Von chirurgischem Interesse ist die *Tonsillitis chronica* des Hundes. Ob die chronische und manchmal rezidivierende Tonsillitis ähnlich wie beim Menschen toxische Wirkungen auf entfernte Organe (Herz, Niere, Gelenke) zu entfalten vermag, ist für die Tiere noch nicht sicher festgestellt.

Symptome. Je nach den vorhandenen pathologisch-anatomischen Veränderungen unterscheidet man eine *T. follicularis, T. phlegmonosa* bzw. *ulcerosa* und eine *T. hyperplastica* (Abb. 191). Dabei ist die Tonsille höher gerötet und infolge seröser Durchtränkung vergrößert, so daß sie aus der Tonsillartasche herausragt. In den Krypten finden sich Eiterpfröpfe, in der Tonsillartasche eitriges Exsudat. Bei Ausbreitung der eitrigen Infiltration im Mandelgewebe schwillt die Tonsil-

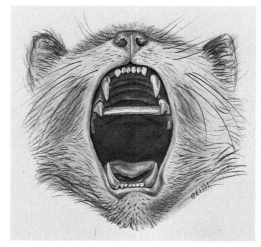

Abb. 190 Knochenstück zwischen den maxillaren Backzahnreihen, Katze.

le phlegmonös an, und an der Oberfläche zeigen sich oberflächliche und tiefer reichende Ulzerationen. In anderen Fällen sind polypöse Wucherungen dominierend. Schließlich kommen auch echte Blastome – Karzinome u. a. – vor.

Die kranken Hunde zeigen ein unlustiges Benehmen, äußern Schmerzen, indem sie mit den Vorderpfoten am Kopfe kratzen, und haben Schluckbeschwerden. Deshalb nehmen sie manchmal gar keine Nahrung und auch keine Getränke auf. Die Palpation der Tonsillengegend kann schmerzhaft sein. Fieber ist nicht immer vorhanden.

Behandlung. Während sich die Mandelentzündungen, die als Begleiterscheinung mancher Infektionskrankheiten auftreten, durch warme Packungen und medikamentöse Therapie heilen lassen, kommt für die chronische, vor allem die rezidivierende Form, und für Tumoren der Tonsillen nur die chirurgische Behandlung in Frage. Sie besteht in der *Tonsillektomie*, d. h. der Total-

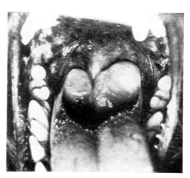

Abb. 191 *Lymphatische Hyperplasie* der Tonsillen, Dachshund.

exstirpation der Gaumenmandel. Sie ist bei ruhigen Tieren in Lokalanästhesie ausführbar. Unruhige Tiere operiert man besser in Allgemeinnarkose, die auch dann angezeigt ist, wenn nicht geeignetes Haltepersonal zur Verfügung steht.

VII. Krankheiten der Rachenhöhle und des Luftsackes

A. Krankheiten der Rachenhöhle

1. Pharyngitis

Vorkommen. Chirurgische Bedeutung besitzen die traumatisch bedingten *Entzündungen* der Pharynxwand, die durch Verletzungen im Pharynx und anschließende eitrige Infektionen bedingt sind. Die Verletzungen ereignen sich durch spitze Fremdkörper (Knochensplitter, Nadeln beim Hund, Katze). Infolge der Infektion kommt es zu ausgedehnten *Phlegmonen* und Abszedierung der retropharyngealen bzw. mandibularen Lymphknoten, die auch bei der Druse oder ansteckenden Katarrhen der oberen Luftwege entzündlich verändert werden.

Die Erscheinungen bestehen in gestörter Futteraufnahme, Schluckbeschwerden, Salivation, Regurgitieren, Atembeschwerden, steifer Kopfhaltung, diffusen derben oder ödematösen Anschwellungen, die bis auf den Kopf ausstrahlen, erhöhter Temperatur. Der Tod kann rasch infolge Sepsis, Erstickung oder infolge einer Fremdkörperpneumonie eintreten. Besondere Bedeutung hat die Erkrankung der Pharynxlymphknoten bei der Druse (Abszedierung).

Behandlung. Die Behandlung besteht in Reifung der Abszesse durch feuchtheiße Umschläge, Einreibungen mit Kampfer- oder Ichthyolsalbe und baldmöglicher tiefer Inzision. Die Abszeßhöhle ist auf Fremdkörper abzutasten, die entfernt werden müssen. Nachbehandlung der Höhle mit Wasserstoffsuperoxyd- oder Kaliumpermanganatlösung, Jodtinktur, Jodoformäther oder Antibiotika bzw. Sulfonamiden. Besteht hohes Fieber, so sind diese Mittel auch in entsprechend hohen Dosen parenteral zu verabreichen. Bei eintretender Atemnot ist rechtzeitig die *Tracheotomie* vorzunehmen, die u. U. allein lebensrettend sein kann.

2. Fremdkörper in der Rachenhöhle

Vorkommen. Als Fremdkörper werden namentlich bei dem Hund und bei der Katze *Nadeln, Knochensplitter,* Holzsplitter und andere spitze Gegenstände, beim Rind *Kartoffeln* und *Rüben,* beim Pferd *Leinkuchen* und *Pillen*, beim Wassergeflügel *Angelhaken* angetroffen. Die Tiere zeigen Speichel-, Brech- und Würgbewegungen und die Erscheinungen der Pharyngitis.

Der *Nachweis* des Fremdkörpers geschieht durch Inspektion und Palpation oder bei Kleintieren durch Röntgenuntersuchungen (s. Abb. 185, 186).

Behandlung. Entfernen des Fremdkörpers.

2. Neubildungen in der Rachenhöhle

Vorkommen. Beim Rind kommen namentlich *Papillome, Fibrome, Zysten* und aktinomykotische oder *tuberkulöse Granulome* vor. Beim Pferd handelt es sich meist um *zystische Polypen* und *Karzinome*, seltener um *Tuberkulose* der Rachenlymphknoten, beim Hund um *Sarkome* und teratoide Neubildungen im Pharynx und dessen Nachbarschaft (Gaumensegel, harter Gaumen, Tonsillen, s. S. 128). Klinisch wichtig sind die *Rachenaktinomykome* beim *Rind*. Je nach ihrer Lage unterscheidet man *vordere* und *hintere* Rachenaktinomykome. Die vorderen sitzen in der Gegend des Keilbeins an der oberen Wand in der Choanengegend, die hinteren in der Gegend des Kehlkopfes an der hinteren Wand des Schlundkopfes. Die Geschwülste sind häufig gestielt (sog. Rachenpolypen), an der Oberfläche höckerig und von Haselnuß- bis Apfelgröße und darüber. Beim Rind finden sich oft auch abgekapselte *aktinomykotische* oder *tuberkulöse Abszesse*. Sie veranlassen Schluck- oder Atembeschwerden und Erstickungsanfälle.

Behandlung. Man behandelt die Tumoren von der Mundhöhle aus durch Exstirpation mittels des Ekraseurs. Beim Rinde gelingt manchmal die Eröffnung der an den Choanen befindlichen Abszesse durch Perforation der Abszeßwand mit der in einen Nasengang eingeführten Nasenschlundsonde. Muß die Operation im Liegen vorgenommen werden, so besteht die Gefahr der *Erstickung*. Deshalb ist vorher entweder ein Tracheotubus mit aufblasbarer Gummimanschette in die Trachea einzuführen oder die *Tracheotomie* auszuführen.

4. Zysten am Kehldeckel

Vorkommen. Beim Pferd findet man namentlich *zystöse Polypen* an der *Vorderfläche* des *Kehldeckels*. Sie sind gestielt, von der Pharynxschleim-

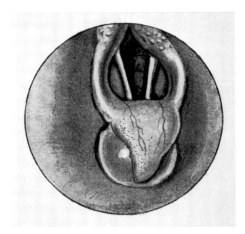

Abb. 192 *Schleimzyste* an der Vorderfläche des Kehldeckels, Pferd (laryngoskopischer Befund).

haut überzogen, fluktuierend, mit schleimiger Masse gefüllt (Retentionszysten von Schleimdrüsen?), 50 bis 60 g schwer. Von *Smythe* wurde eine hühnereigroße, gestielte Zyste auf dem Kehldeckel festgestellt. Sie verursachen bei Lageveränderung Schluckbeschwerden, plötzliche Atemnot und Erstickung. Man kann sie mit der Hand von der Mundhöhle aus nachweisen und manuell oder mit dem Ekraseur entfernen. Bei einem Pferde, das anfallsweise Atemnot und Schluckbeschwerden zeigte, ergab die laryngoskopische Untersuchung eine walnußgroße, kurz gestielte Schleimzyste an der Vorderfläche des Kehldeckels (Abb. 192). Bei dem Versuche, die Zyste manuell abzudrehen, platzte sie. Es gelang aber trotzdem, die Zyste mit dem Stiel vermittels des Ekraseurs zu entfernen und dadurch das Tier in wenigen Tagen zu heilen.

5. Zungengrundzysten in der Rachenhöhle

Vorkommen. Beim Pferd, und zwar nach eigenen Beobachtungen *(Berge)* mehr beim *Kaltblut*, seltener beim Rind, kommen walnuß- bis eigroße, elastische, fluktuierende Zysten vor, die regelmäßig median in der Plica glossoepiglottica liegen. Sie sind von verschiedenen Autoren, ausführlich von *Mörkeberg* und neuerdings von *Überreiter*, beschrieben worden. Es handelt sich um *teratoide Bildungen*, die von Resten des *Ductus thyreoglossus* ausgehen. Die Zysten sind mit einem Plattenepithel ausgekleidet und mit einer dunkel gefärbten Flüssigkeit gefüllt. Die klinischen Symptome bestehen in Schluck- und Atembeschwerden. Unter Umständen kann plötzlicher Tod durch Erstickung eintreten, weil die Zysten den Eingang zum Kehlkopf verschließen.

Behandlung erfolgt nach vorhergegangener Tracheotomie curch Exstirpation der Zyste von der Mundhöhle her oder nach Eröffnung der Rachenhöhle bzw. nach einer Laryngotomie vom Kehlkopf aus.

B. Krankheiten des Luftsacks

Luftsackkatarrh. Die häufigste Ursache des Luftsackkatarrhs sind die *Druse-Pharyngitis* oder andere Entzündungen der oberen Luftwege, die sich durch die Tuba Eustachii in den Luftsack fortpflanzen. Seltener sind Perforationen des Luftsacks durch *Fremdkörper* (abgebrochener Zungenbeinast), Eindringen von Futter, Einbrechen benachbarter Abszesse, Neubildungen (Sarkome) und Schimmelpilze (Aspergillus fumigatus) die Veranlassung. Eine *Tympanie* kommt zuweilen beim Fohlen im Alter bis zu einem Jahr vor, als deren Ursache angeborene Defekte oder Entzündungen der Tuba Eustachii angenommen werden (Abb. 193). Die anatomischen Veränderungen bestehen, je nach der Ursache, in *Empyem, Hydrops, Tympanie* und *Konkrementbildung* (bis hühnereigroße, multiple Chondroide; Abb. 194). Seltener sind nekrotisierende Schleimhautentzündungen mit Geschwürsbildung (in einem Fall entstand hierdurch eine tödliche Verblutung in den Luftsack). Die wichtigsten Erscheinungen sind

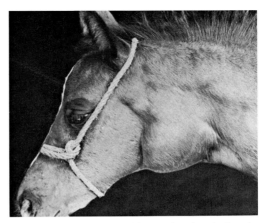

Abb. 193 *Angeborene Tympanie* des Luftsacks, 7 Wochen altes Fohlen.

einseitiger, zuweilen schubweise in größeren Mengen sich entleerender *Nasenausfluß*, namentlich bei tief gesenktem Kopf (Futteraufnahme am Boden, Trinken aus dem Eimer), einseitige Anschwellung in der *Parotisgegend* (Abb. 195), einseitige Lymphknotenschwellung im Kehlgang, zuweilen *Schluckbeschwerden* und *Dyspnoe*. Das Empyem des Luftsacks läßt sich außerdem röntgenologisch und endoskopisch nachweisen (hori-

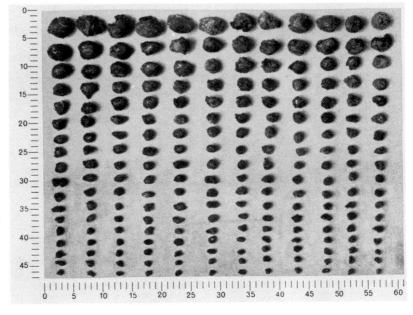

Abb. 194 216 *Chondroide* aus einem *Luftsack*, Pferd.

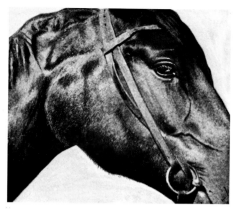

Abb. 195 *Empyem* des Luftsackes, Anschwellung in der *Parotis*gegend, Pferd.

zontaler Flüssigkeitsspiegel bzw. Ausfluß aus der Tuba Eustachii, Rötung der Schleimhaut, Exsudatansammlung). Unter Umständen gibt eine Probespülung des Luftsackes mit Hilfe des Luftsackkatheters nach *Gratzl* Aufschluß. Sehr selten beobachtet man ferner Otorrhoe (Komplikation mit Otitis media und Perforation des Trommelfelles).

Behandlung. Die Behandlung kann zunächst durch Einreibungen der Luftsackgegend mit resorbierenden und antiphlogistischen Salben – Kampfer-, Schieferöl-, Jodsalben oder Ungt. Hydrargyr. cin. – oder mit Kataplasmen versucht werden. Gleichzeitig können Luftsackspülungen mit reizlosen Desinfizienzen oder nur mit lauwarmem Wasser vorgenommen werden. Zum Entfernen eingedickter Exsudatmassen dient der Luftsackschnitt. Er wird am zweckmäßigsten in dem sog. *Viborg*schen Dreieck gemacht. Beiderseitige hochgradige *Tympanie* des Luftsackes, die auch gewöhnlich mit eitrigem Katarrh und mit Ausweitung des Luftsackes bis über den Kehlkopf hinaus verbunden ist, konnten wir auch durch Operation und entsprechende Nachbehandlung nicht heilen. Bei sehr ausgedehnten Erweiterungen des Luftsackes kann versucht werden, durch Vernähen der Luftsackschleimhaut mit der äußeren Haut eine Dauerfistel aus dem Luftsack zu unterhalten, aus der sich dann das weiterhin abgesonderte Exsudat nach außen entleeren kann *(Berge).* Als Prophylaxe gegen die durch *Druse* bedingten Erkrankungen des Luftsackes ist die Behandlung der akuten Drusefälle mit dem Nasen-Rachen-Spray zu empfehlen.

VIII. Krankheiten des Ohres und der Speicheldrüsen

A. Krankheiten des Ohres

1. Krankheiten der Ohrmuschel

1. **Wunden und Hämatome.** Die *Wunden* der Ohrmuscheln sind durch reichliche und anhaltende Blutung gekennzeichnet. Sie werden nach den allgemeinen Regeln der Wundbehandlung mit Antibiotika oder Sulfonamiden versorgt, mit Deckpaste o. a. bedeckt und durch einen Verband geschützt. Frische Wunden werden sorgfältig genäht, und zwar so, daß die Haut an der Innenfläche und die Haut an der Außenfläche der Ohrmuschel mit engen Heften für sich genäht werden, ohne daß dabei der Ohrknorpel mit durchstochen wird. Bei Hunden sind ein Leukoplast- oder Bindenverband und Halskragen erforderlich. Auch Pferde reißen sich die genähten Wunden nicht selten durch Reiben an der Standwand, Raufe usw. auf. Deshalb bindet man Pferde verkehrt im Stand kurz aus. Die Wundlappen und der Ohrknorpel können bei gestörtem Heilverlauf üppig granulieren oder nekrotisieren (Abb. 196). Dann müssen die nekrotischen Gewebsteile abgetragen werden; das Aussehen der Tiere wird allerdings danach gewöhnlich erheblich entstellt. Bei bereits vernarbten Wundrändern kann u. U. durch deren Resektion und sorgfältige Naht bei primärer Wundheilung eine Wiederherstellung der Form der Ohrmuschel erreicht werden (Abb. 197, 198). Bei Verlust der Ohrmuschel kann man bei Pferden ein künstliches Ohr (Prothese) aus Leder anfertigen lassen, die man am Stirn- bzw. Genickriemen der Halfter befestigt.

Die *Hämatome* der Ohrmuschel (sog. *Othämatome*) bei Hunden (Abb. 199–201) und Katzen (selten bei Pferden und Schweinen, Abb. 202) werden ebenfalls durch traumatische Ursachen veranlaßt (Ziehen und Drücken an den Ohren, Schütteln, Scheuern, Anschlagen, Quetschungen, Beißereien, nach intravenösen Injektionen in die

A. Krankheiten des Ohres 133

Ohrvenen). Der Bluterguß befindet sich zwischen Perichondrium und Ohrknorpel und bedingt gewöhnlich eine ovale oder mehr rundliche, fluktuierende, scharf begrenzte, an der Innenfläche oder nach intravenösen Injektionen in die Ohrvene an der Außenfläche der Ohrmuschel liegende Vorwölbung. Durch das Hämatom wird die Ohrstellung oft erheblich geändert, indem das Ohr vom Kopf absteht oder nur ein Teil der Ohrmuschel umgekippt wird (Abb. 199–202). Die Hämatome sind an der fluktuierenden Konsistenz, schnellen Entstehungsweise und dem Fehlen entzündlicher Erscheinungen zu erkennen.

Behandlung. Ihre Behandlung besteht im ausgiebigen Spalten, im Entfernen des Blutserums, der Fibringerinnsel und der Koagula und im Anlegen eines sorgfältigen, die Haut an der Unterlage fixierenden Leukoplast- oder Bindenverbandes; Halskragen gegen das Bekratzen des Verbandes. *Isensee* empfiehlt nach der Spaltung des Hämatoms die Naht der durch den Erguß abgehobenen Haut an die Unterlage, indem die Nähte in Schachbrettanordnung durch die Haut und den Knorpel gelegt werden. (Keine Tampons! Keine bloße Punktion oder kurze Inzision!) Bei ruhigen Tieren kommt hierbei nach 8 Tagen Heilung per primam zustande. Werden die Hämatome nicht gespalten, sondern sich selber überlassen, so findet bindegewebige Organisation mit Verknorpelung und Verknöcherung, seltener Vereiterung und Verjauchung statt. Auch bei ungestörter Heilung kann durch die später eintretende Narbenretraktion die Ohrstellung ungünstig beeinflußt werden (Umlegen der Ohrspitze nach vorn bei Stehohren, Faltenbildung bei langohrigen Hunden). Die Behandlung des Othämatoms nach *Zepp* soll die Bildung von Narbengewebe, das zu Entstellungen der Ohrmuschel führen kann, durch die von ihm angegebene Operation verhindern.

2. **Ohrrandgeschwür.** Bei Hunden kommt ein *Geschwür an der Ohrspitze* vor. Es entwickelt sich aus einer einfachen und oft ganz oberflächlichen Wunde und wird durch fortgesetztes Schütteln und Scheuern, namentlich bei Otitis externa, unterhalten. Die gewöhnlich mit einem Blutschorf bedeckte, leicht blutende Geschwürsfläche breitet sich allmählich nach Fläche und Tiefe immer mehr aus.

Behandlung. Die Behandlung besteht im Leukoplast- oder Bindenverband nach vorausgegangener örtlicher Behandlung mit *deckenden Salben*

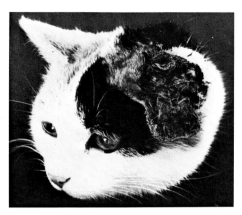

Abb. 196 *Nekrose* der Ohrmuschel nach Verletzung, Katze.

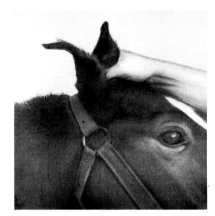

Abb. 197 *Vernarbte Rißwunde* der Ohrmuschel (Schlitzohr), Pferd.

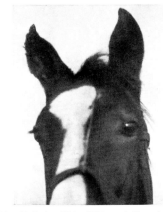

Abb. 198 Fall der Abb. 197 nach Resektion der vernarbten Wundränder und Primärheilung der Naht.

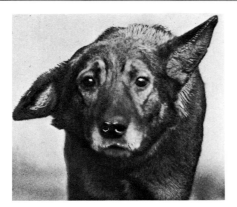

Abb. 199 *Othämatom* am rechten Ohr, Deutscher Schäferhund.

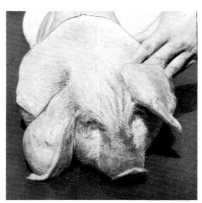

Abb. 202 *Othämatom* am rechten Ohr, 10 Wochen altes Schwein.

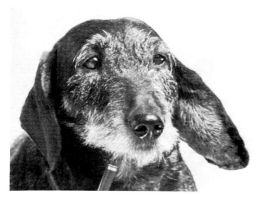

Abb. 200 *Othämatom* am linken Ohr, 8jähriger Dachshund.

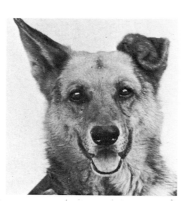

Abb. 201 *Othämatom* an der Spitze des linken Ohres, Deutscher Schäferhund.

oder *Pasten, Ätzen* mit *Arg. nitric.* oder *Kauterisation* des Geschwürs, Halskragen. In älteren Fällen mit narbiger Verdickung und Induration der Ohrspitze ist deren Amputation erforderlich. Diese ist so auszuführen, daß die beiden Hautwundränder den Knorpelrand etwas überragen und mit eng liegenden Wundheften unter ausreichender Überdeckung des durschschnittenen Knorpels vereinigt werden können. Die nachfolgende Ruhigstellung der Ohrmuschel mit einem Kopfverband ist in jedem Fall notwendig.

2. Krankheiten des äußeren Gehörganges

Otitis externa. Als *Otitis externa* bezeichnet man Entzündungen des äußeren Gehörganges, die keine einheitliche Ursache haben. Wesentlich ist, daß die Entzündungen des Gehörganges ganz verschiedenartige pathologisch-anatomische Veränderungen aufweisen. Die Gehörgangsentzündungen spielen beim Pferd und Rind nur eine untergeordnete Rolle, kommen aber häufiger bei Kleintieren vor, da deren anatomischer Bau des äußeren Ohres dazu prädisponiert. Der lange und enge äußere Gehörgang, der in einem Knick um den Antitragus verläuft, verursacht Luftabschluß und gegenseitiges Reiben der Wände. Die Sekrete können nicht abfließen, sammeln sich in dem abgeknickten Gehörgang an und zersetzen sich, was wiederum erneute Reizungen ergibt. Bei Hunderassen mit Hängeohren liegen besonders ungünstige Verhältnisse vor.

Otitis externa nonparasitaria. Sie findet sich namentlich bei langohrigen Hunden, ist aber auch bei kurzohrigen Hunden nicht selten. Betroffen sind die Innenfläche der Ohrmuschel und der äußere Gehörgang. Als Ursache kommen hauptsächlich die Zersetzung des Ohrenschmalzes, seltener Fremdkörper in Betracht. Man hat folgende Entzündungsformen zu unterscheiden:

Otitis externa erythematosa squamosa. Die Innenfläche des Ohres und die Auskleidung des Gehörganges sind gerötet, verdickt, vermehrt warm und mit feinen silbergrauen bis schwärzlichen Schüppchen bedeckt. Es besteht mäßiger Juck- und Schüttelreiz.

Behandlung. *Grundsätzlich* ist zur Behandlung der Otitis externa festzustellen, daß es ein für alle Formen wirksames Universalmittel nicht gibt. Die Wahl der Medikamente muß sich dem jeweiligen Zustand der Veränderungen anpassen. Voraussetzung für jegliche erfolgreiche Behandlung ist die gründliche, aber schonende Reinigung des Gehörgangs. Je nach den vorliegenden krankhaften Veränderungen erfolgen die Reinigung und das Entfernen der Exsudate mit einem trockenen, um eine schmale Pinzette gewickelten Wattebausch oder mit Öl, Äther, Spiritus oder dergl. Die heute neben den früher üblichen Mitteln beliebten und vielfach verwendeten, im Handel befindlichen glukokortikoidhaltigen Medikamente in Form von Salben und Tropfen bieten den Vorteil der raschen Juckreizstillung und der Einschränkung der Sekretion und Exsudation. Jedoch sind sie bei den Formen der Otitis externa, die mit Ulzerationen einhergehen, *kontraindiziert*. Ausgedehnte Ulzerationen und Proliferationen sollten nicht wochen- und monatelang medikamentös erfolglos behandelt werden, sondern alsbald operiert werden, da eine konservative Behandlung nicht zur Heilung führen kann.

Die *Behandlung* der Otitis externa erythematosa squamosa besteht in der Reinigung mit Alkohol oder reinem Benzin. Die Reinigung erfolgt mit einem dünnen Wattetampon, der um eine schmalschenkelige Pinzette gewickelt wird. Borsalbe, 10proz. Ichthyolsalbe, Talkum, gegebenenfalls in Verbindung und im Wechsel mit glukokortikoidhaltigen Medikamenten.

Otitis externa erythematosa ceruminosa. Rötung und leichte Ödematisierung der Haut der Ohrmuschel und des Gehörganges, reichliche Ansammlung von pastenähnlichem, braunschwarz gefärbtem Ohrenschmalz, erhebliche Absonderung der Ohrenschmalzdrüsen, Zersetzung des Ohrenschmalzes und Absonderung eines eigenartig riechenden, pastenähnlichen Sekrets aus dem Ohre *(Otorrhoe)*. Außen sind oft die Haare verklebt. Bei der Palpation des Gehörganges entsteht ein quatschendes Geräusch. Es ist lebhafter Juck- und Schüttelreiz vorhanden, der Kopf wird schief gehalten und die Hunde kratzen sich oft an den Ohren. *Behandlung:* Reinigung des Gehörganges, Nachbehandlung mit 10proz. Ichthyolsalbe, Zinksalbe, Lenizetsalbe, Einpudern mit Talcum venetum, im Wechsel mit glukokortikoidhaltigen Salben und Lösungen.

Otitis externa pustulosa. Die Innenfläche der Ohrmuschel ist mit Eiterpusteln behaftet. Diese Otitisform kommt fast ausschließlich im Verlaufe der Staupe bei jungen Hunden vor. Mäßiger Juckreiz. *Behandlung:* Einpudern mit Pulv. salicyl. cum Talco.

Otitis externa squamo-crustosa. Die Innenflächen der Muschel und des Gehörganges sind stärker gerötet, ödematisiert und mit braunschwarzen, mehr oder weniger festen Krusten bedeckt. Unter den Krusten befinden sich Epitheldefekte oder flächenhafte Exkoriationen. Ferner sind vorhanden starker Juck-, Schüttel- und Kratzreiz, Schiefhaltung des Kopfes, Otorrhoe, Schmerzhaftigkeit bei der Palpation des Ohres. *Behandlung:* Reinigung, 10proz. Ichthyolsalbe, Ol. Hyoscyami, Ol. Amygdalarum, Ungt. Zinci oxydati; gegen die Epitheldefekte: 2proz. Pellidol- oder Bepanthensalbe. Wirksam sind auch antibiotikahaltige Salben und Lösungen; Antibiotika mit Glukokortikoidzusätzen sind nur dann indiziert, wenn keine tieferen Exkoriationen vorliegen.

Otitis externa proliferans (verrucosa). In der Umgebung des Einganges zum Gehörgang sind hochgradige Wucherungen der Quer- und Längsfalten, des Anthelix, des Crus helicis, des Tragus usw. vorhanden, so daß der Eingang zum Gehörgang u. U. völlig verschlossen sein kann (Abb. 203). Juck-, Schüttel- und Kratzreiz. Die *Behandlung* erfolgt in Frühstadien mit 5proz. Salizylöl oder Salizylsalbe. Später kommt nur die *operative* Therapie in Frage, die nach *Hinz* in der Exzision eines keilförmigen Stückes aus dem knorpeligen Teil des äußeren Gehörganges, Abtragen der Wucherungen und Vernähen der Haut des Gehörganges mit der äußeren Haut besteht, so daß eine dauernde schlitzförmige Öffnung im äußeren Gehörgang bestehenbleibt.

Die Operation nach *Hinz* hat u. U. den Nachteil, daß der Eingang zum Gehörgang durch die post-

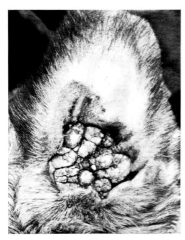

Abb. 203 *Otitis externa proliferans,* Deutscher Schäferhund.

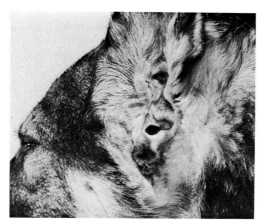

Abb. 204 *Otitisoperation* nach *Zepp,* Zustand 1 Jahr nach der Operation, Erhaltung der natürlichen völligen Zirkumferenz des Eingangs zum Gehörgang, Deutscher Schäferhund.

operative Narbenretraktion erheblich verengt oder gar verschlossen wird. Bei der Heilung legen sich ferner Haare in den Wundspalt und verlängern die Heilungsdauer. Deshalb hat *Zepp* eine andere plastische Operation vorgeschlagen, die in *Gießen* etwas modifiziert ausgeführt wird und sich in 30jähriger klinischer Erfahrung bestens bewährt hat, denn der Eingang zum Gehörgang wird in seiner ganzen natürlichen Zirkumferenz erhalten (Abb. 204). Die Operation besteht in der Bildung eines Plastiklappens aus dem nach ventral verlaufenden Teil der Ohrmuschel bis in Höhe des Eingangs zum horizontalen Teil des Gehörgangs. Unter Erhaltung der ganzen Zirkumferenz desselben wird der Plastiklappen nach unten gebogen und fixiert, so daß die Innenauskleidung der Ohrmuschel nach außen gekehrt und der Eingang zum Gehörgang auf diese Weise weit freigelegt wird. Die Wucherungen und etwa vorhandene Ulzerationen (s. u.) können nun nicht mehr aneinander reiben. Deshalb wird bei der verrukösen Form der Otitis der Schüttelreiz gemindert, und Ulzerationen können sich nunmehr ohne mechanische Behinderung mit Epithel bedecken. Besonderer Wert muß bei der Hautnaht auf die winkelige Umbiegungsstelle des Ohrknorpels im Bereich des Eingangs zum Meatus acusticus gelegt werden. Hier reißen nämlich die Hefte manchmal aus und veranlassen dann unerwünschte Granulationen. Sie lassen sich durch exakte Naht und Wickelverband um den Kopf vermeiden. Nach etwa 10 Tagen kann der Verband weggelassen werden, damit Luft Zutritt hat. Die Ohrspitzen hält man von da ab durch einen Heftpflasterklebeverband über dem Kopf zusammen. In geeigneten Fällen kann ein solcher auch unmittelbar nach der Operation angelegt werden, so daß die Operationswunden frei bleiben können. Weiterbehandlung mit Trockenpudern. Halskragen zur Verhinderung des Bekratzens. Bei komplikationslosem Verlauf ist die Operationswunde in 2–3 Wochen geheilt. Die Heilung der Ulzerationen dauert manchmal etwas länger.

Otitis externa ulcerosa (purulenta). Hierbei finden sich an der Innenfläche der Ohrmuschel und im Gehörgang bis in dessen tiefste Partien flächenhafte oder zirkumskripte Ulzerationen. Das Epithel ist mazeriert und der Papillarkörper liegt bloß, oder die Ulzerationen reichen bis in die Subkutis. Absonderung eines blutig-eitrigen Exsudates *(Otorrhoe).* Bei der sehr schmerzhaften Palpation des Gehörganges entstehen quatschende Geräusche. Es ist ein auffallender Juck-, Schüttel- und Kratzreiz vorhanden. Infolge der hohen Schmerzempfindlichkeit sind die Tiere oft teilnahmslos bzw. in ihrem sonstigen Benehmen verändert. Als Ursache der Eiterungen finden sich im Gehörgang bisweilen Fremdkörper *(Getreideähren, Steinchen, Holzsplitter u. a.; genaue Untersuchung mit dem Ohrenspekulum!).* Die *Behandlung* besteht im Entfernen der Fremdkörper, Reinigung und Austrocknung mit trockenen Wattetampons und Salbenbehandlung: 10proz. Ichthyol- oder 2proz. Pellidolsalbe, Furacinsalbe, im Wechsel mit austrocknenden Pulvern: Talcum,

Alumen ustum, Lenizetpuder. Bei starken Schmerzen 5–10proz. Anästhesinsalbe. Bei weit in den Gehörgang hinein verlaufenden Ulzerationen kommt man mit einer rein medikamentösen Therapie nicht zu einer Heilung, vielmehr muß dann der Gehörgang soweit wie möglich aufgespalten werden, damit die Geschwürsflächen voneinander entfernt werden und sich nicht mehr berühren können, da sonst keine Epithelbildung stattfinden kann (Operation nach *Hinz* oder *Zepp*, S. 135). Vernachlässigte Fälle mit Ulzeration bis zum Trommelfell sind unheilbar, deshalb ist dann die Tötung der Tiere anzuraten.

Otitis externa parasitaria. Sie kommt namentlich bei Kleintieren – Katze, Hund, Silberfuchs und Kaninchen – vor. Es handelt sich entweder um tierische Parasiten *(Ohrräude)* oder um pflanzliche Parasiten (Schimmelpilzbefall, *Otomykose*).

Als Erreger der Ohrräude finden wir bei *Katze* und *Hund* die Ohrmilbe *Otodectes cynotis* (*Hering*, 1838) und beim *Kaninchen Psoroptes cuniculi* (*Delafond*, 1859). Bei der Katze finden sich bräunliche, schmierige oder pastenähnliche Beläge von Ohrenschmalz auf der geröteten und manchmal leicht ödematisierten Haut der Ohrmuschel und des Gehörganges. Die in sehr großer Zahl vorhandenen Milben sind bisweilen schon mit bloßem Auge erkennbar, sonst sind sie oder ihre walzenförmigen Eier leicht unter dem Mikroskop bei schwacher Vergrößerung nachweisbar. Es besteht Juckreiz, der sich im Schütteln und Bekratzen des Ohres äußert, aber bei Katzen nicht immer sehr auffallend ist. Bei Hunden sind oft keine besonderen Veränderungen vorhanden, nur manchmal finden sich vermehrte Ohrenschmalzansammlungen. Dagegen ist der Juck-, Schüttel- und Kratzreiz sehr auffallend und steht oft in einem Mißverhältnis zu dem fast negativen pathologisch-anatomischen Befund an der Haut der Muschel und des Gehörganges. Nachweis der Milben durch das Mikroskop. Die Übertragung der Milben findet häufig von der Katze auf den Hund statt. Beim Kaninchen finden sich in der Ohrmuschel und im Gehörgang dicke, zusammenhängende, blätterteigähnliche, bräunliche Krusten, die oft einen förmlichen Ausguß der Ohrmuschel darstellen. Nachweis der Milben unter dem Mirkoskop. Die *Behandlung* besteht in trockener Reinigung des Ohres und im Entfernen der Krusten nach vorheriger Behandlung mit Olivenöl bzw. Paraffinum liquid. Weiterbehandlung mit 2proz. Ol. Carvi und kontaktinsektizidhaltigen Präparaten, z.B. Triplexan (Mérieux-Rentschler) u.a.

Die sehr seltene *Otomykose* wird durch *Aspergillus, Mukor* und *Vertizillium* verursacht. Bei Hund und Katze sind graugelbliche oder mehr grünliche, hautartige Beläge in der Ohrmuschel und im äußeren Gehörgang vorhanden. Darunter ist die Haut gerötet und desquamiert. *Behandlung* mit Antimykotika, z.B. Dermacomb-Veterinaria (= fungizides Ektoparasitikum). Antimykotika mit Glukokortikoidzusätzen empfehlen sich bei Mykosen, die mit erheblichen entzündlichen Reaktionen oder Juckreiz verlaufen.

Neubildungen. Die Neubildungen sind am Ohr der Tiere im ganzen seltene Vorkommnisse. Daneben kommen allerdings die *papillären Akanthome* (pigmenthaltig und pigmentlos) bei etwa 15 Prozent aller Pferde als flache Warzen von verschiedener Gestalt und Größe an der Innenfläche des Ohres vor. Im übrigen sind bei Pferd, Rind, Hund und Katze an der Ohrmuschel und im äußeren Gehörgang *Fibrome, Sarkoide, Sarkome, Karzinome, Basaliome, Adenome* (der Schweiß- bzw. Ohrschmalzdrüsen) u.a. (Abb. 205) und *Zystengeschwülste* (Retentionszysten, Atherome, Dermoidzysten) beobachtet worden. Die Neubildungen, wie z.B. die Fibrome und Sarkoide am Pferdeohr, können große Ausdehnung annehmen und durch Wundscheuern und Bluten die Verwendbarkeit der Pferde erheblich beeinträchtigen. Die *Behandlung* ist operativ; besonders sorgfältig muß hierbei die Nachbehandlung sein.

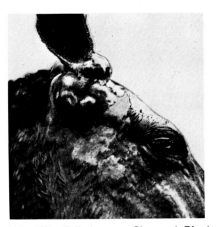

Abb. 205 *Cylindrom* am Ohrgrund, Pferd.

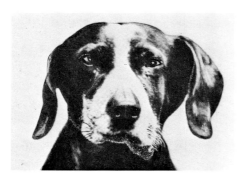

Abb. 206 *Phlegmone* am Ohrgrund, Vorstehhund.

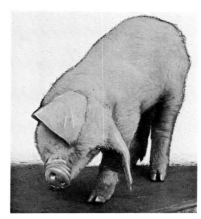

Abb. 207 *Otitis media* mit Schiefhalten des Kopfes und Gleichgewichtsstörungen, Schwein.

Am Ohrgrund kommen bei *Hunden* im Verlaufe einer Otitis ext. ulcerosa gelegentlich umfangreiche Phlegmonen vor. Sie sind durch heiße, schmerzhafte Anschwellungen gekennzeichnet, die das Ohr vom Kopf abheben (Abb. 206). Es bestehen erhebliche Störungen des Allgemeinbefindens und Fieber. Die Prognose ist zweifelhaft, da nicht selten Exitus infolge Septikämie eintritt. *Behandlung:* Feuchtheiße Packungen, Einreibungen mit 10proz. Ichthyolsalbe; bei Abszeßbildung ausgiebige Spaltung, Wundbehandlung mit Sulfonamiden bzw. Antibiotika. Bei *Schweinen* treten ähnliche Phlegmonen infolge eitriger Infektionen bei Impfungen auf. *Behandlung* wie beim Hund.

3. Krankheiten des Mittelohrs und inneren Ohrs

Otitis media. Man versteht darunter die Entzündung der Schleimhaut des *Mittelohrs* (der Paukenhöhle). Entweder entwickelt sich die Otitis media durch die Fortpflanzung einer Entzündung vom Schlundkopf *(Pharyngitis)* durch die Eustachische Röhre nach der Paukenhöhle oder aus einer *Otitis externa* infolge Perforation des Trommelfells. Beides findet man zuweilen bei Hunden *(Taubheit).* Bei Pferden hat man *Perforation des Trommelfells* und eitrige Otitis media durch *Fremdkörper* (Baumzweig) oder im Anschluß an Luftsackempyem beobachtet. Bei *Schweinen* kommt nicht selten eine durch die Eustachische Röhre aufsteigende infektiöse Otitis media vor, die sehr schnell und leicht in eine Otitis interna und Pachymeningitis übergehen kann. Im Vordergrunde der klinischen Erscheinungen stehen Schiefhalten des Kopfes, Gleichgewichtsstörungen (Abb. 207), Symptom der Fazialislähmung. Die Otitis media ist meist unheilbar. Bei von außen erfolgten Infektionen des Mittelohrs können Versuche mit üblicher Wundbehandlung unter lokaler und parenteraler Verwendung von geeigneten antibiotisch wirksamen Chemotherapeutika gemacht werden. Beim *Schwein* hat sich zu Krankheitsbeginn die mehrtägige parenterale Applikation von Penizillin-Streptomyzin oder von Breitspektrumantibiotika bewährt. Bei rechtzeitigem Behandlungsbeginn kann das Übergreifen auf das innere Ohr und Gehirn verhütet werden. Beim *Hund* kann bei einer Otitis media purulenta die operative Eröffnung des Mittelohrs (Bulla-Osteotomie) indiziert sein.

Otitis interna. Die Entzündung des *inneren* Ohrs, also des *Labyrinths* (Vorhof, Schnecke, Bogengänge), entwickelt sich meist aus der Otitis media. Die Otitis interna ist unheilbar; die Entzündung kann ferner vom Felsenbein auf das Gehirn übergehen *(Pachymeningitis).*

4. Die Ohrfistel

Begriff. Als Ohrfistel *(Fistula auris congenita)* bezeichnet man eine hauptsächlich beim Pferd, ganz selten beim Schaf, ein-, vereinzelt auch beiderseitig vorkommende Fistel, die sich am Grunde des Ohres, meist am Muschelrand, befindet. Es handelt sich um eine *embryonale Mißbildung*, und zwar um eine von den Kiemenfurchen ausgehende Ektodermanlage *(branchiogene Fistel)*.

Man findet entweder eine rundliche, sackartige, auf der Unterlage verschiebbare Anschwellung ohne Fistelbildung *(Dermoidzyste,* Abb. 208) oder eine kleine Fistelöffnung, aus der sich eine schleimig-eitrige oder glasige Flüssigkeit entleert (Abb. 209). Der Fistelkanal ist mit Plattenepithel ausgekleidet, und in seiner Wandung befinden sich manchmal Drüsen, die ein fettiges oder speichelähnliches Sekret absondern, und vereinzelte Haare. In vielen Fällen stößt man beim Eingehen mit der Sonde im Grunde des Fistelkanals auf einen harten Körper, eine Zahnanlage *(branchiogene Zahnbalgzyste, Zahnheterotopie, Odontoteratom)*. Das Zahngebilde ist entweder von einem häutigen Balge oder von einer knöchernen Alveole umgeben (Abb. 210), in anderen Fällen ist es fest mit dem Knochen der Unterlage verbunden, oder es reicht sogar bis in die Schädelhöhle. Seltener findet sich auch eine reichliche Anzahl von größeren und kleineren Zahnteratomen. In einem Falle wurden von *Berge* in dem Fistelkanal runde Kügelchen gefunden *(Dermoidkonkremente)*, die aus Kalksalzen bestanden. Die Oberfläche dieser Kügelchen war mit verfilzten kurzen Haaren bedeckt, die von der Wandung des Fistelkanals abgestoßen worden waren und sich mit den Kalksalzen zu den festen Kügelchen verklumpt hatten.

Behandlung. Die Behandlung besteht in der Totalexstirpation der Zyste bzw. des Fistelkanals und der Zahnanlagen. Wenn Reste von dem Fistelkanal zurückbleiben, kommt es zu Rezidiven. Bei fest auf der Unterlage aufsitzenden Teratomen entfernt man nur die Fistelwandung und läßt die Zahnanlagen unangetastet, da man sonst beim Abmeißeln des Teratoms unter Umständen die Schädelhöhle eröffnen würde.

5. Lähmung des Nervus staticus s. vestibularis

Vorkommen und Ursachen. Die Lähmung des Gleichgewichtsnerven ist ganz selten bei Großtieren, wird dagegen etwas häufiger bei Hunden, Schweinen, Kaninchen und namentlich Vögeln beobachtet. Sie steht oft in Verbindung mit Erkrankungen des mittleren und inneren Ohres, seltener tritt sie zusammen mit einer zentral bedingten Fazialislähmung auf. Ebenso kann sie sich an Erkrankungen des Felsenbeins anschließen oder durch Geschwülste bedingt sein.

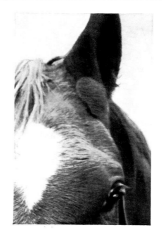

Abb. 208 *Dermoidzyste* am Rande der Ohrmuschel, Pferd.

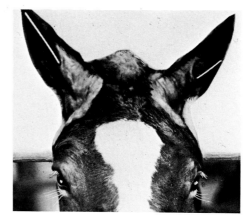

Abb. 209 Beiderseitige *Ohrfistel*, Pferd. Im Fistelkanal befindet sich eine Sonde.

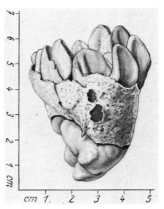

Abb. 210 *Odontoteratom* mit knöcherner Alveole, Pferd.

Symptome. Das Hauptmerkmal der Lähmung ist eine schiefe Kopfhaltung, die verschiedengradig sein kann. Manchmal zeigen sich Rollbewegungen oder Drängen bzw. Fallenlassen nach der kranken Seite. Infolge der unphysiologischen Haltung ist die Futteraufnahme unmöglich.

Behandlung. Lähmungen, die durch traumatische Einwirkungen entstanden sind, können sich im Laufe von wenigen Tagen oder Wochen verlieren. Unter Umständen ist für die erste Zeit künstliche Ernährung erforderlich. Bei ursächlicher Erkrankung des Mittelohres sind vor allem bei Hunden eine Punktion des Trommelfells mit wiederholter Durchspülung des Mittelohrs und Injektionen von Antibiotika oder Sulfonamiden angezeigt. Die Perforation des Trommelfells wird zweckmäßig in allgemeiner Narkose vorgenommen. Die durch Tumoren bedingten Lähmungen sind als unheilbar zu beurteilen.

B. Krankheiten der Speicheldrüse und ihrer Gänge

1. Entzündung der Speicheldrüse

Vorkommen und Ursachen. Nach den Ursachen unterscheidet man eine *traumatische*, durch Verletzungen von außen nach innen (Futterpartikelchen als Fremdkörper im Speichelkanal) bedingte, und eine spezifische *infektiöse* Entzündung der Parotis (*Parotitis;* Aktinomykose, Metastasen bei Druse, infektiöse Katarrhe der oberen Luftwege und Pyämie, idiopathische Enzootie bei Rindern, Ziegenpeter). In anatomischer Beziehung unterscheidet man eine parenchymatöse, eitrige und interstitielle, nach dem Verlauf eine akute und chronische Parotitis. Eine besondere Bedeutung besitzt die chronische *akinomykotische* Parotitis des Rindes, neben der auch ähnliche Prozesse in der Gl. mandibularis und den Sublingualdrüsen vorkommen (Abb. 211). Im übrigen handelt es sich bei der Aktinomykose bzw. Aktinobazillose der Ohrspeichel- und der Mandibulardrüse beim Rinde meist nicht um eine Erkrankung des eigentlichen Drüsenparenchyms, sondern um eine solche der benachbarten Lymphknoten oder des interstitiellen und subkutanen Bindegewebes. Auch sonst finden *Verwechslungen* der Parotitis mit parenchymatöser und eitriger Lymphadenitis (Druse, Pharyngitis), subkutanen und interglandulären Phlegmonen bzw. Luftsackkatarrhen statt.

Symptome. Die Gegend der erkrankten Speicheldrüse und ihre Umgebung zeigen eine diffuse, teils phlegmonöse, derbe, teils ödematöse, vermehrt warme Anschwellung von erheblicher Druckempfindlichkeit. Die Körpertemperatur ist erhöht. Mit der Zunahme der Schwellungen treten mehr oder weniger hochgradige Schluckbeschwerden auf, auch das Kauen geschieht vorsichtig und langsam. Bei eitrigen Entzündungen kommt es u. U. zum Durchbruch eines Abszeßherdes, und es entleert sich ein stinkender Eiter.

Behandlung. Zur Anregung der Resorption dienen feuchtheiße Umschläge oder Kataplasmen mit Leinsamen o. a. Anstelle der Umschläge kommen auch Bestrahlungen mit Rotlicht sowie Einreibungen mit Ichthyol- oder Kampfersalbe bzw. mit Scharfsalbe in Frage. Besteht hohes Fieber, so empfiehlt sich Allgemeinbehandlung mit parenteralen Injektionen von Antibiotika bzw. Sulfonamiden. Läßt sich im erkrankten Bezirk Fluktuation nachweisen, so muß inzidiert werden. Nachbehandlung der Abszeßhöhle mit desinfizierenden und desodorierenden Lösungen bzw. Antibiotika oder Sulfonamiden.

Bei der *Aktinomykose* der Speicheldrüsen kann eine Behandlung mit lokalen Injektionen von Antibiotika in Verbindung mit peroralen Gaben von 5–8 g Kalium jodat. tgl. in wäßriger Lösung oder der intravenösen Jodstoßtherapie nach *Götze* (vgl. S. 118) zum Ziele führen. Ist dies nicht der

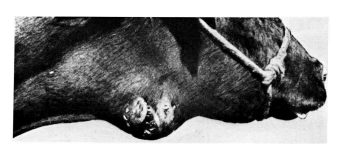

Abb. 211 *Aktinomykose* der Gl. mandibularis, Kuh.

Fall, so kommt nur die Exstirpation der Drüse bzw. der miterkrankten Lymphknoten in Frage. Dabei sind die zahlreichen, im Operationsgebiet verlaufenden Blutgefäße sicher zu unterbinden, weil es sonst zu unerwünschten und gefährlichen Nachblutungen kommen kann. Die Höhlenwunde wird danach mit Jodoformäther behandelt und fest austamponiert. Nach 2 Tagen wird die Tamponade entfernt, und dann folgt offene Wundbehandlung mit Antibiotika oder Sulfonamiden. Vgl. ferner S. 124.

2. Die Speichelfistel

Vorkommen und Ursachen. Speichelfisteln sind Gang- oder Drüsenfisteln und bilden sich in der Backengegend, im Kehlgang oder in der Drüsengegend. Sie entstehen gewöhnlich infolge von äußeren Verletzungen, gelegentlich nach Ausmeißeln von Unterkieferbackzähnen, wenn beim Eröffnen der Alveole der Gang verletzt worden ist und dies nicht beachtet wurde. Auch nach dem Spalten von Druseabszessen im Kehlgang oder im Anschluß an Abszeßbildungen in den Drüsen werden Fisteln beobachtet.

Symptome. Die Fistel zeigt sich gewöhnlich mit einer trichterförmig in der Haut eingezogenen Öffnung, die sehr klein sein kann, so daß man nur mit einer ganz dünnen Sonde in den Fistelkanal eingehen kann. Die Öffnung ist außerhalb der Fütterung ganz trocken oder nur ein wenig feucht, bei der Futteraufnahme wird dagegen tropfenweise oder im Strahl Speichel abgesondert. Bei der Diagnose leistet eine Probefütterung (Vorhalten von Heu) gute Dienste, weil damit sofort die Speichelsekretion angeregt wird. Der Speichel tropft oder spritzt danach aus der Fistelöffnung heraus.

Behandlung. Die Behandlung besteht im Ätzen (Cuprum sulfuricum) und Brennen der Fistelöffnung (Thermokauter), im Anlegen einer Kreuz- und Schnürnaht, in der Unterbindung des Speichelkanals (Lage hinter der Arteria und Vena maxillaris externa bzw. facialis!!), im Freipräparieren und Versenken desselben durch die Backenwandung hindurch in die Mundhöhle, in reizenden Injektionen (Alkohol, Jodtinktur, Salmiakgeist) oder Injektion von Paraffin bzw. *Vaseline*, auf 40° C erwärmt, durch den Speichelgang in die Speicheldrüse mit nachfolgender Unterbindung des Speichelganges. Damit soll eine Druckatrophie des Drüsenparenchyms und die Aufhebung der Speichelsekretion erzielt werden. Schließlich käme noch die technisch allerdings nicht leichte Exstirpation der Speicheldrüse in Frage. Nach *Pommer* wird die Speicheldrüse zuverlässig durch Röntgenbestrahlung verödet und damit die weitere Speichelabsonderung ausgeschaltet. Alle Behandlungsverfahren müssen mit Maßnahmen verbunden werden, die geeignet sind, die Speichelsekretion zu verringern: Absondern des Pferdes, Hungernlassen, Ruhe, Applikation von Neuroplegika und Parasympatholytika.

3. Ektasie des Speichelganges

Vorkommen. Vereinzelt kommen bei Pferden Erweiterungen des Speichelganges vor, die *zystenartig* oder auch *zylinderförmig* (Abb. 212) auftreten können und durch Anstauung des Speichels infolge von Speichelsteinen, Tumoren, Unterbindung oder Narbenstenose des Speichelganges verursacht werden.

Behandlung. Wir behandelten und heilten eine hühnereigroße Zyste beim Pferd in der Parotisgegend durch zweimalige Injektion von Jodtinktur, Spaltung nach 10 Tagen, Ausschälen der nekrotischen Kapsel und Unterbindung des Speichelganges oberhalb der Zyste durch Umstechung mittels starker Ligatur.

Alle Behandlungsverfahren müssen mit Maßnahmen verbunden werden, die geeignet sind, die Speichelsekretion zu verringern: Absondern des Pferdes, Hungernlassen, Ruhe, Applikation von Neuroplegika und Parasympatholytika.

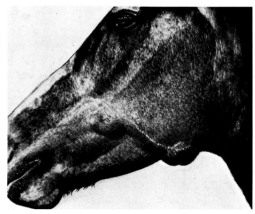

Abb. 212 *Ektasie* des Ductus parotidicus, Pferd.

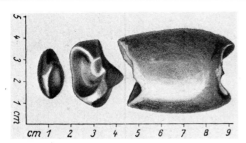

Abb. 213 *Speichelsteine* aus dem Ductus parotidicus vom Pferd mit Artikulationsflächen.

4. Speichelsteine

Vorkommen und Ursachen. Sie erreichen beim Pferd oft eine beträchtliche Größe (Erbsen- bis Gänseeigröße und darüber) und führen dann zu einer erheblichen Ektasie des Speichelganges (s. Abb. 212). Die Konkremente bestehen aus *Kalziumkarbonat* und entwickeln sich meist durch Ankristallisieren oder Präzipitation des im Speichel gelöst enthaltenen kohlensauren Kalkes um kleine *Fremdkörper* (Futterpartikelchen, Haferspelzen usw.), die von der Mundhöhle in den Speichelgang eingedrungen sind. Seltener sind sie das Produkt einer Schleimhautentzündung oder einer zystösen Erweiterung des Speichelkanals (Bakterien, Stauung, Steinbildung um abgestoßene Epithelien, Blutkoagula). Die Konkremente kommen einzeln oder in der Mehrzahl vor. Wenn mehrere Steine hintereinander liegen, werden ihre Berührungsflächen in unregelmäßiger Gestalt, ähnlich wie Gelenkflächen, glattgeschliffen (Abb. 213).

Behandlung. Die Speichelsteine werden operativ entfernt.

5. Neubildungen

Vorkommen. Außer den schon erwähnten *aktinomykotischen Granulomen* des Rindes kommen in der Parotisgegend hauptsächlich bei Schimmeln *Melanome* bzw. *Melanosarkome* vor (s. Abb. 87), die zuweilen durch Kompression des Nervus facialis die Erscheinungen einer Fazialislähmung bedingen. Ferner hat man *Enchondrome, Fibrome, Sarkome, Karzinome, Adenome* und verschiedene gemischte Tumoren in der Parotis gefunden.

Behandlung. Bei Tumoren kommt nur die Totalexstirpation in Frage. Die aktinomykotischen Granulome werden mit lokalen und parenteralen Injektionen von Antibiotika in Verbindung mit der oralen oder intravenösen Jodtherapie behandelt. Vgl. auch Behandlung der Aktinomykose des Kiefers und der Zunge. S. 118, 124.

6. Retentionszysten der Speichelgänge

Vorkommen und Symptome. Bei Hunden kommen im Anschluß an Obturationen der Ausführungsgänge der Gl. sublingualis monostomatica (Ductus Bartholini) und der Gl. mandibularis (Ductus Whartoni) Retentionszysten dieser Gänge vor. Sie zeigen sich entweder als ovale, ei- bis wurstförmige Anschwellungen in der Mundhöhle vor und neben dem Zungenbändchen oder dem Zungenkörper (*Mundhöhlenzyste, Ranula;* Abb. 214 u. Tafel IV, Abb. D, S. 24) oder als Ausbuchtungen im Kehlgang, der Kehlkopf- oder oberen Halsgegend (Halszyste; Abb. 215). Sie sind meist einseitig, seltener beiderseitig. Gelegentlich kann bei einem Tier gleichzeitig eine Ranula und eine Halszyste vorhanden sein (Abb. 216). Der Inhalt der meist dünnwandigen Zysten besteht aus einer gelbrötlichen, schleimigen, honigartigen Flüssigkeit (*Meliceris*, Honiggeschwulst), dem eingedickten Speichel. Manchmal sind dem Zysteninhalt zusammengeklumpte Epithelien beigemengt (*Corpora oryzoidea*). Die Zysten nehmen langsam an Umfang zu. Entzündliche Erscheinungen und Störungen des Allgemeinbefindens fehlen. Nur bei sehr großen Mundhöhlenzysten kann die Futteraufnahme etwas erschwert sein. Differentialdiagnostisch kommen abgekapselte Abszesse in Frage, wie sie sich um Fremdkörper (Holzsplitter, Nadeln usw.) bilden können. In unklaren Fällen würde die Probepunktion mit einer nicht zu engen Kanüle Aufschluß über den Inhalt bringen (s. Abszesse in der Parotisgegend, S. 143). Tumoren in derselben Gegend sind durch ihre derbere Konsistenz gekennzeichnet (Abb. 217).

Behandlung. Die Behandlung besteht in der *gleichzeitigen Totalexstirpation* der Gl. mandibularis und Gl. sublingualis monostomatica. Einfache Inzisionen der Zysten genügen nicht, da dann die Speichelsekretion weiter erfolgen und deshalb Rezidive entstehen würden. Die Drüsenexstirpation wird in der oberen Halsgegend in dem von den Vv. maxillares externa und interna und der V. jugularis gebildeten Dreieck vorgenommen (Allgemeinnarkose). Nach der Entfernung der Drüsen wird die Zystenkapsel breit gespalten und der

B. Krankheiten der Speicheldrüse und ihrer Gänge

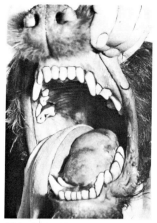

Abb. 214 *Ranula*, Deutscher Schäferhund.

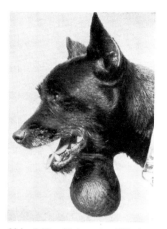

Abb. 215 *Halszyste*, 8jähriger Zwergschnauzer.

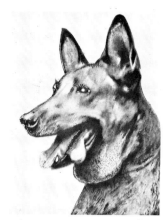

Abb. 216 Gestielte *Ranula* und *Halszyste,* Deutscher Schäferhund.

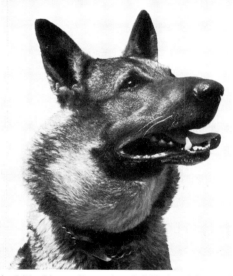

Abb. 217 *Lipom*, Deutscher Schäferhund (kann eine Retentionszyste vortäuschen).

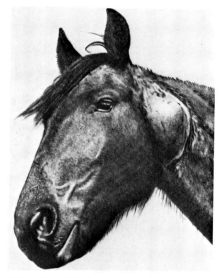

Abb. 218 *Abszeß* in den subparotidealen Lymphknoten, Pferd.

Zystenhohlraum nach Ausspülung des Inhalts mit Joctinktur, 10proz. Jodoformäther oder Sulfonamiden oder Antibiotika nachbehandelt.

7. Abszesse in der Parotisgegend

Vorkommen und Symptome. Bei Pferden kommen meist im Anschluß an *Druse*, infektiöse Katarrhe der oberen Luftwege oder an andere eitrige Infektionen *phlegmonöse Prozesse* in der Parotisgegend vor, die schließlich zur Abszedierung führen (Abb. 218). Es handelt sich dabei gewöhnlich um eine Abszeßbildung in den subparotidealen *Lymphknoten*. Die Erscheinungen bestehen in diffusen, heißen und schmerzhaften Anschwellungen, gestörter Futteraufnahme, Schluckbeschwerden, erschwerten Bewegungen des Kopfes, Fieber. Manchmal kann infolge des Druckes der entzündlichen Schwellungen auf die Endsehne des M. brachiocephalicus eine *Schulterlahmheit* (Beschwerden beim Vorführen der Gliedmaße) auftreten. Auch bei *Hunden* finden sich diffuse *eitrige Zellgewebsentzündungen* in der Parotisgegend, die sich durch vermehrte Wärme, ödematöse oder phlegmonöse Konsistenz, Schluckbeschwerden, Salivation, Fieber und Apathie kennzeichnen. Nicht selten ist ein von der Rachenhöhle in die Umgebung eingedrungener Fremdkörper (Nadel) die Ursache (Röntgenuntersuchung!).

Behandlung. Die Behandlung besteht in Kataplasmen mit Heu- oder Leinsamen, Einreibungen mit Ichthyol- oder Kampfersalbe und endlich, nach Reifung des Abszesses, in ausgiebiger Spaltung. Vorsicht, daß die Parotis nicht verletzt wird! Die Inzision oder Punktion wird deshalb am zweckmäßigsten vom sog. *Viborg*schen Dreieck aus vorgenommen. Da der in der Abszeßhöhle befindliche Eiter gewöhnlich unter hohem Druck steht, ergießt er sich bei der Spaltung meist in einem langen Strahl, und es besteht die Gefahr der Beschmutzung des Operateurs oder der Hilfspersonen. Deshalb ist es zweckmäßig, die Höhle zunächst mit einem mittelweiten Trokar zu punktieren und den abfließenden Eiter in einem Gefäß abzufangen. Nach dem Nachlassen des Druckes werden der Trokar entfernt und die Stichwunde mit einem spitzen Tenotom genügend weit geöffnet. Das Innere der Abszeßhöhle ist auf das Vorhandensein eines Fremdkörpers abzutasten, der entfernt werden müßte. Nachbehandlung mit desinfizierenden Spülungen und Anwendung von granulationsanregenden Mitteln (10proz. Jodoformäther).

IX. Krankheiten des Schädels und Gehirns

A. Krankheiten des Schädels

Knochenbrüche. Außer dem Stirnbein (vgl. S. 90) brechen von den Schädelknochen bei den Haustieren am häufigsten das *Hinterhauptsbein* und das *Keilbein* (Abb. 219). Es kommen vor: gedeckte und offene, Längs-, Quer-, Splitter- und Lochfrakturen, Fissuren, Impressionen, Infraktionen und Kontrabrüche. Die Kontrabrüche findet man namentlich am Keilbein (sog. Basisfrakturen und Fissuren). Am häufigsten sind Schädelfrakturen beim Pferd, seltener beim Hund und Rind. Ursachen sind Schläge, Stöße, Sturz und Gegenrennen, Verletzungen durch Schuß, Hieb und Stich.

Bezüglich der *Erscheinungen* hat man die örtlichen von den allgemeinen zu unterscheiden. Die *Lokalsymptome* bestehen in Anschwellung, Schmerzhaftigkeit, Krepitation, Impression, Splitterung, Kallusbildung; vielfach sind die Erscheinungen, namentlich bei Fissuren, sehr unbestimmt. Charakteristisch für Frakturen des Keil- und Schläfenbeins sind plötzliche Erblindung und Blutungen aus dem Ohr. Die *Allgemeinerscheinungen* äußern sich unter dem Bilde einer *Commotio, Blutung* oder *Entzündung* des *Gehirns* (allgemeine oder lokalisierte Lähmung, Bewußtlosigkeit, Krämpfe, psychische Erregung).

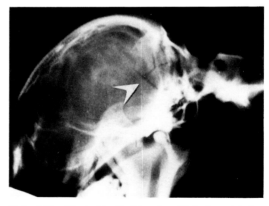

Abb. 219 *Gedeckte Fraktur* des *Hinterhauptsbeins* (Pfeil), Katze, Röntgenbild.

Behandlung. Die Behandlung besteht in sorgfältiger Antiseptik und Entfernung aller gelösten Splitter und Hebung der eingedrückten Knochenstücke, wobei unter Umständen die Trepanation notwendig ist. Unheilbar sind gewöhnlich die Keilbeinfrakturen, die meist raschen Tod zur Folge haben.

B. Krankheiten des Gehirns

Coenurus cerebralis. Von den Gehirnkrankheiten besitzt in der Tierheilkunde vornehmlich die durch den Parasitismus von Coenurus cerebralis – Finne von *Multiceps multiceps* (*Leske*, 1780) des Hundes und Fuchses – bedingte *Drehkrankheit* bei Schafen und Rindern eine allgemeine chirurgische Bedeutung.

a) Die *Drehkrankheit der Schafe* läßt verschiedene Stadien erkennen, und zwar nach *Nörr* 1. das Inkubationsstadium, d. h. die Zeit von der Aufnahme der Onkosphären bis zum Auftreten der ersten Gehirnreizungserscheinungen (1. Latenzstadium; Dauer 10–14 Tage). 2. Zeit der Gehirnreizungserscheinungen (1. offenes Krankheitsstadium; Dauer einige bis 10 Tage). 3. Eigentliches Latenzstadium (zweite Entwicklungszeit; Dauer 2–7 Monate). 4. Drehkrankheit (2. offenes Krankheitsstadium; Dauer mehrere Wochen oder Monate). Die *typische* Drehkrankheit stellt das Endstadium der Zönurose dar, da durch die ausgewachsene Zönurusblase Hirnsubstanz verdrängt (druckatrophisch) wird und dadurch Ausfallserscheinungen ausgelöst werden. Die Drehkrankheit äußert sich in *Zwangsbewegungen* aller Art, insbesondere durch einseitige Manegebewegungen, Zeigerbewegungen, Rollbewegungen, Taumeln, Schwindel, Vorwärtsdrängen, Niederstürzen und Überschlagen. Nicht selten ist der Sitz der Blase durch eine nachgiebige Stelle der Schädeldecke *(Druckatrophie)* gekennzeichnet. Gegebenenfalls kann auch durch die Röntgenuntersuchung die Zönurusblase festgestellt werden.

Behandlung. Die Behandlung besteht in der Trokarierung oder Trepanation der nachgiebigen Stelle. Ist eine solche nicht vorhanden, nimmt man die Operation bei Böcken 1 cm hinter dem Hornfortsatz vor. Im übrigen ist der Erfolg der operativen Behandlung zweifelhaft und bleibt auf besonders gelagerte Einzelfälle beschränkt. Wichtiger ist die *Prophylaxe*, da die Infektion durch Aufnahme der auf Weiden verstreuten Multiceps-multiceps-Eier erfolgt (Fernhaltung der Hütehunde von Schlachtungen, Verabreichung nur gekochter Gehirnteile an Hunde, regelmäßige Wurmkuren und Beseitigung der abgegangenen Bandwürmer sowie Fernhaltung der Hütehunde etwa 24 Stunden lang nach der Wurmkur zur Vermeidung der Verseuchung der Weiden mit den abgehenden Proglottiden bzw. ausgeschiedenen Eiern).

b) Die *Drehkrankheit des Rindes* kommt namentlich bei 1–2jährigen Tieren vor und ist durch Manegebewegungen, schiefe Kopfhaltung sowie maniakalische Anfälle und Krämpfe gekennzeichnet. Die Perkussion der Stirn-, Scheitel- und Horngrundgegend ergibt Nachgiebigkeit und Schmerzhaftigkeit der atrophierten Knochen oder einen dumpfen, trommelartigen Perkussionston.

Behandlung. Die Behandlung besteht bei deutlicher Drehbewegung, starker Depression des Sensoriums und positivem Perkussionsbefund ebenfalls in der Trepanation der nachgiebigen oder durch einen dumpfen Perkussionston gekennzeichneten Stelle. Sie befindet sich nach *Büchlmann* gewöhnlich 2 cm hornwärts von einer Linie, die die beiden Augenbögen verbindet, und 1 cm seitlich von der Medianlinie. Die Operation wird nach Rasieren, Desinfektion, allgemeiner Sedierung und Infiltration der Operationsstelle mit einem Lokalanästhetikum mit einem 2 cm langen, in sagittaler Richtung angelegten Hautschnitt begonnen. Nach Abschaben des Periosts wird der Knochen mit dem Knochenbohrer nach *Büchlmann* durchbohrt. Die Blase ist erreicht, wenn Flüssigkeit abläuft. Dann wird die Blase mit einer Hakensonde entfernt und die noch in der Höhle befindliche Flüssigkeit abgesaugt. Die Wunde wird durch einen Leukoplaststreifen vor Verunreinigung geschützt, keine Hautnaht. Der Erfolg ist schon nach kurzer Zeit erkennbar, nach wenigen Stunden werden bereits physiologische Bewegungen ausgeführt.

Ist der Perkussionsbefund negativ, so ist die Operation zwecklos.

Krankheiten des Halses

I. Die Verletzungen der Weichteile

1. Hautverletzungen

Wunden und Quetschungen der Haut und Unterhaut am Hals kommen bei allen Haustieren, am häufigsten bei Pferden und Hunden, vor (Biß-, Stich-, Schuß-, Schnitt-, Brandwunden [Abb. 220], Stoß, Schlag, Druck). Besonders schwere Verletzungen entstehen bei Pferden und Hunden oft durch gegenseitiges Beißen. Bei Rindern und Pferden sieht man gelegentlich tiefe Wunden, die durch Strangulation der zu fest angezogenen Anbindekette entstanden sind (Abb. 221). Nicht selten handelt es sich ferner um Operationswunden (subkutane Injektionen, Aderlaß, Tracheotomie, Schlundschnitt). Die im Verlauf dieser Verletzungen auftretenden Komplikationen und *Wundinfektionskrankheiten* sind namentlich Phlegmonen, Abszesse, Eiterversenkung, Fistelbildung und Nekrose der Haut. Seltener sind die durch Anaerobierinfektion (Clostridium septicum, emphysematosum usw.) bedingten *Gasödeme* oder *Tetanus*, die zuweilen bei den einfachsten und leichtesten Verletzungen (subkutane Injektion) auftreten. Bei septisch erkrankten Pferden beobachtet man sogar nach einer durchaus aseptisch ausgeführten subkutanen Injektion nicht selten starke phlegmonöse Schwellungen, Abszesse und sogar Nekrosen an der Injektionsstelle.

Behandlung. Die Behandlung der Hautverletzungen am Hals unterscheidet sich nicht von der üblichen Wundbehandlung. Zu warnen ist insbesondere vor der Naht infektionsgefährdeter Wunden (Bißwunden bei Hunden); richtiger ist vielmehr die Spaltung bei Taschenbildung bzw. das Anlegen von lagerichtigen Gegenöffnungen, um Exsudatversenkung zu vermeiden, Antibiotika, Sulfonamide.

2. Verletzungen der Halsmuskulatur

Sie bestehen in offenen *Wunden* oder in stumpfen *Quetschungen* und blutiger Infiltration, Hämatombildung, Zerreißung und Entzündung der verletzten Muskeln (Myositis traumatica; Tafel IV, Abb. E, S. 24). Auch hier können sich Phlegmone, Anaerobierinfektionen – vgl. oben –, Abszedierung und Fistelbildung bei pyogener Infektion anschließen; in anderen Fällen entwickeln sich Schwielen, Narben und abgekapselte Hämatome (Abb. 222). Am häufigsten betreffen die Quetschungen den *Kopf-Hals-Arm-Muskel* (M. bra-

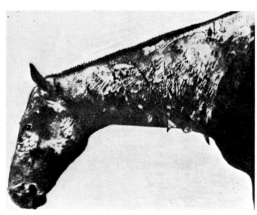

Abb. 220 *Brandwunden* bei einem Vollblüter (Waggonbrand).

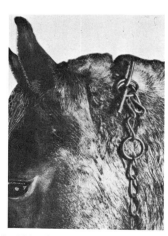

Abb. 221 *Strangulationswunde*, Pferd.

chiocephalicus), namentlich seinen unteren Abschnitt. Sie äußern sich in umschriebener Schwellung und Schmerzhaftigkeit des genannten Muskels, in schiefer Haltung des Kopfes und Halses (Torticollis), in Lahmgehen (Schulterlahmheit, Hangbeinlahmheit) sowie in Schmerzäußerungen beim Rückwärtsziehen der lahmen Gliedmaße. Zuweilen beobachtet man ferner deutliche Fluktuation (Hämatom) und die scharfen Ränder der Rißstellen (Ruptur, Muskelhernie). Vereinzelt kommen beim Pferd, Rind und Hund in der Mitte des Halses große, tiefe, abgekapselte Muskelabszesse vor, die beim Pferd im M. brachiocephalicus lokalisiert sind, ähnlich den an der unteren Ansatzstelle dieses Muskels auftretenden sog. Bugbeulen (vgl. diese). Auch chronische Muskelfisteln können sich bei umschriebener Nekrose einzelner Muskelfasern oder Faszienstücke an verschiedenen Stellen des Halses ausbilden. Als Folgen des Krieges sahen wir am Halse häufig Verletzungen durch Geschoßsplitter, die so lange eine Fistelbildung (Abb. 223) mit Absonderung eines zähflüssigen eitrigen Exsudats unterhielten, bis die Splitter entfernt waren.

Eine besondere tierärztliche Beachtung verlangen die subfaszialen Entzündungen und Phlegmonen der Halsmuskulatur, die durch *intramuskuläre Injektionen* verursacht werden und nicht selten vorkommen, denn sie können haftpflichtrechtliche Folgen haben. Ob schon die Wahl dieser Injektionsstelle einen Verstoß gegen die tierärztliche Sorgfaltspflicht darstellt, ist umstritten (*Eikmeier*, 1976; *Gerber, Tercier* u. *A. Müller*, 1980). Da ein einheitlicher Standpunkt in dieser Hinsicht wohl nicht zu erwarten ist, muß es um so mehr als unbedingt notwendig gelten, die allgemein gültigen Regeln der tierärztlichen Sorgfaltspflicht bei der Ausführung der Injektion peinlich genau einzuhalten, um vor Regreßansprüchen geschützt zu sein, denn die sog. *Injektionsschäden* in der Halsmuskulatur, wenn sie einmal vorkommen, wirken sich gegenüber denen der Pektoralis- und Glutäusmuskulatur insofern gefährlicher und bedrohlicher aus, als die hier entstehenden Entzündungsprozesse, besonders diejenigen septischer Natur, sich unter der straffgespannten Halsfaszie zwischen den breiten, dachziegelartig angeordneten Muskelschichten vorwiegend in Richtung nach innen und in die Tiefe ausbreiten und so Versenkungen beträchtlichen Ausmaßes bilden. Die sich daraus ergebenden örtlichen und allgemeinen Komplikationen können sehr erheblich sein. Nach der Injektion gewebsreizender Medikamente oder nach unsteriler Arbeitsweise entwickeln

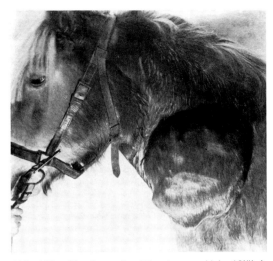

Abb. 222 *Abgekapseltes Hämatom* am Hals, 13jähriges Pferd.

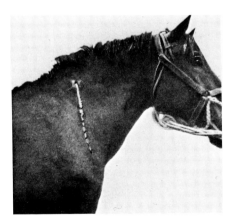

Abb. 223 *Fistel* mit *Granatsplitter* in der *Halsmuskulatur*, Pferd.

sich eine breitflächige diffuse Anschwellung (Abb. 224), hochgradige zunehmende Schmerzhaftigkeit, deutliche Füllung der Lymphgefäße, Steifheit und Unbeweglichkeit des Halses u. U. mit Verbiegung und Verdrehung nach einer Seite hin (Torticollis), gespannte Konsistenz der Haut und Faszie, Futterverweigerung, Fieber. Nach Gewebseinschmelzung und Abszeßbildung kann Fluktuation an einer Stelle auftreten, aber nicht in jedem Fall, je nach der Tiefe des Prozesses. Graduelle und zeitliche Abweichungen im Krankheitsverlauf sind möglich und hängen ab von der Art, Menge und Virulenz der Infektionserreger,

I. Die Verletzungen der Weichteile

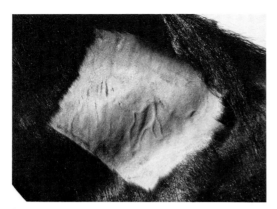

Abb. 224 *Abszedierende Phlegmone* der seitlichen Halsmuskulatur nach fehlerhafter intramuskulärer Injektion vor 14 Tagen („Injektionsschaden"), 4jähr. Pferd.

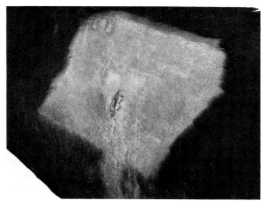

Abb. 225 *Abszeß* der Abb. 224 10 Tage nach der operativen Eröffnung.

die während oder nach der Injektion in das geschädigte Gewebe eingedrungen sind.

Behandlung. Sie besteht in Anwendung von feuchter Wärme (Quetschungen ersten Grades), Inzision (Abszesse, Hämatome) und Exstirpation bzw. Spaltung (abgekapselte Hämatome, Abszesse, Fisteln, Anlegen von Gegenöffnungen, Dränage und im Entfernen von Fremdkörpern, deren Sitz zuverlässig durch Sondierung oder durch Röntgenuntersuchung festgestellt werden kann. Wundbehandlung mit Antibiotika oder Sulfonamiden. Prophylaktische Gaben von Tetanusantitoxin bes. bei tiefen Muskelwunden. Die Injektionsschäden werden nach denselben Grundsätzen behandelt. Neben den hyperämisierenden örtlichen Maßnahmen muß alsbald eine hochwirksame parenterale chemotherapeutische Behandlung eingeleitet und über mehrere Tage fortgesetzt werden. Bei Ausbleiben der Resorption der entzündlichen Infiltrationen und Anzeichen einer Gewebseinschmelzung mit Abszedierung in der Tiefe muß der Herd operativ freigelegt werden, u. U. am niedergelegten und narkotisierten Patienten, nach vorheriger diagnostischer Punktion (Abb. 225).

3. Verletzungen der Gefäße

Erhebliche Verletzungen der *Karotis* führen, wenn die Unterbindung des Gefäßes nicht rasch vorgenommen wird, zu tödlicher Verblutung. Nach zufälligen Verletzungen der Karotis bei der Blutentnahme aus der Jugularis ist es wegen des verzögerten Blutaustritts möglich, daß der Tod erst nach 24 Stunden eintritt. Die Verletzung der *Jugularis* ist weniger bedenklich (Aderlaß, intravenöse Injektionen), andererseits können aber schwere Verletzungen der Jugularis, namentlich in ihrem unteren Drittel (Deichselstöße, Operation der Bugbeule), infolge Verblutung schnell zum Tode führen.

Behandlung. Die Behandlung hat in der Unterbindung der Gefäße (des zentralen und peripheren Stumpfes!) und der Wundbehandlung mit Antibiotika bzw. Sulfonamiden zu bestehen. Außerdem treten nach schweren subkutanen Zerreißungen der Jugularis oder größerer Äste derselben (Gegenrennen, Eindringen der Deichsel) sehr umfangreiche *Hämatome* unter der Haut auf, die zuweilen infolge der Infektionen verjauchen, so daß sich schwere septische Phlegmonen oder allgemeine Septikämie entwickeln. Wegen der zu fürchtenden Nachblutungen dürfen aseptische Hämatome nicht zu frühzeitig gespalten werden. Bei infizierten Hämatomen ist dagegen frühzeitige ergiebige Spaltung erforderlich.

4. Eitrige Thrombophlebitis der Vena jugularis externa (sog. Aderlaßfistel)

Eine früher häufige, jetzt seltenere Komplikation einer absichtlichen Verletzung der Jugularis ist die bei Pferden und Rindern vorkommende Aderlaßfistel. Ihre *Ursachen* sind meist in fehlerhafter Ausführung des Aderlasses bzw. der intravenösen Infusion und Injektion zu suchen. In dieser Beziehung sind in erster Linie mangelhafte Desinfektion der Haut und der Instrumente, stumpfe Instrumente, ihr unrichtiges Ansetzen, mehrfaches Einstechen an derselben Stelle und weites Abziehen der Haut beim Heften der Wunde zu beschuldigen. Auch das mehrtägige Liegenlassen starrer Dauerkanülen (Verweilkatheter) zur Dauertropfinfusion ist mit einer erheblichen Schädigung der Gefäßintima verbunden und führt zu einer Thrombophlebitis. Im übrigen kann eine Aderlaßfistel auch bei regelrechter Ausführung der Operation durch Unruhe des Pferdes, Scheuern der Aderlaßstelle und andere ähnliche, später einwirkende Ursachen veranlaßt werden. – Außerdem entsteht bisweilen eine *Thrombophlebitis* der Jugularis nach der unsachgemäßen intravenösen Infusion bzw. Injektion von *Neosalvarsan, Chloralhydrat, Kalziumchlorid, Chloramphenikol, Tetrazyklinen, Antirheumatika* und anderen gewebsreizenden Arzneimitteln, die in das peri- und paravenöse Gewebe gelangen. Meistens geschieht dies durch das Herausgleiten der Kanülenspitze aus der Vene während der Infusion oder durch das mehrfache Ein- und Durchstechen der Venenwand. Deshalb müssen alle Sorgfaltsregeln bei der Ausführung peinlich genau beachtet werden. Dazu gehört vor allem die genaue Prüfung der freien Lage der Kanülenspitze im Lumen der Vene sowie die richtige Wahl einer geeigneten Kanüle in Weite und Länge. Die heute vielfach verwendeten sehr scharfen, aber dünnlumigen Einmalkanülen erschweren die Prüfung und Kontrolle, da das nur abtropfende und nicht im Strahl abfließende Blut täuschen kann und die paravenöse Applikation zuweilen unbemerkt vor sich geht. Auch das kontinuierliche, gleichmäßige Absinken des Flüssigkeitsspiegels in dem Infusionszylinder bietet keine unbedingte Sicherheit dafür, daß die Flüssigkeit in die Vene abfließt. Sie kann auch in gleicher Weise in das paravenöse und subkutane lockere Bindegewebe gelangen. Ein sichtbares Zeichen für diese Komplikation ist das Entstehen einer Schwellung an der Einstichstelle. Fehlerhaft ist die Unsitte, nach dem Entfernen der Kanüle mit den Fingern über die Einstichstelle mehrmals zu streichen und zu reiben, denn dadurch wird das Entstehen einer zusätzlichen Infektion begünstigt. Der Aderlaßfistel liegt nämlich *eine eitrige Thrombophlebitis* und *Periphlebitis* der *Vena jugularis* zugrunde (Abb. 226, 227 u. Tafel IV, Abb. F, S. 24). Ihre Erscheinungen sind dem zeitlichen Ablauf nach: phlegmonöse Anschwellung der Injektions- bzw. Aderlaßstelle, Ausfluß blutigen Eiters, strangförmige, derbe Anschwellung der Jugularvene, besonders nach dem Kopfe zu, Auftreten multipler Abszesse im Verlauf der Vene, starke venöse Hyperämie der Kopfschleimhäute, ödematöse Anschwellungen am Kopf, Kaubeschwerden oder psychische, dummkollerartige Störungen (Stauung und Thrombose der Blutleiter des Gehirns), zu denen unter Umständen eine Lungenentzündung (metastatische, embolische Pneumonie) und Pyämie treten können.

Behandlung. Wenn Infusionsflüssigkeit paravenös gelangt ist, so kann die Entstehung einer Thrombophlebitis vermieden oder ihr Verlauf gemildert werden, indem man die ins Gewebe gelangte Flüssigkeit durch die liegenbleibende Kanüle abtropfen läßt. Dabei darf das Abfließen nicht durch Ausdrücken oder Massage des Gewe-

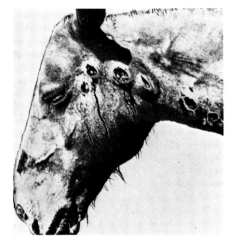

Abb. 226 *Thrombophlebitis* und Abszeßbildung, Pferd.

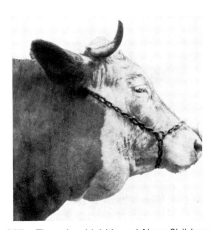

Abb. 227 *Thrombophlebitis* und Abszeßbildung nach fehlerhafter paravenöser Infusion von Kalziumchloridlösung, Kuh.

bes unterstützt werden, denn dies führt im Gegenteil zu einer weiteren Verbreitung im Gewebe und fördert die Entstehung einer Infektion. Vielmehr empfiehlt sich die sofortige Injektion von 50 ml einer 0,5–1proz. wäßrigen Lösung eines Lokalanästhetikums oder von einer isotonischen Salzlösung ohne oder mit Zusatz von Hyaluronidase in die ödematöse Anschwellung. Weiterhin ist beim Verdacht einer fehlerhaften Infusion oder Injektion, spätestens bei Feststellung einer beginnenden phlegmonösen Anschwellung, unbedingte Stallruhe erforderlich. Anbinderiemen, Anbindeketten und andere Anbindevorrichtungen, besonders beim Rind, sind zu vermeiden. Von der früher und immer wieder empfohlenen frühzeitigen Spaltung oder gar einer frühzeitigen *Resektion* der *Vene* ist *dringend abzuraten,* denn die Wände der erkrankten Vene sind noch an den Übergangsstellen von den thrombosierten zu den noch blutführenden Abschnitten so empfindlich und brüchig, fast zunderartig, daß es kaum möglich ist, die blutführenden Venenstümpfe zu erfassen und mit Ligaturen zu verschließen. Es besteht überhaupt, solange die Demarkation des nekrotischen Venenabschnitts nicht abgeschlossen ist, die ständige Gefahr einer tödlichen Verblutung. Wenn die Resektion der Vene tatsächlich als einzig noch mögliches Behandlungsverfahren notwendig erscheinen sollte, so muß man sich des Risikos bewußt sein, denn die Unterbindung der Vene muß kranial und kaudal von dem erkrankten Gefäßabschnitt erfolgen und es darf dabei nur im nichtentzündeten Gewebe operiert werden. Wir behandeln seit vielen Jahren *abwartend*. Dagegen ist sofort wegen der drohenden pyogenen Infektion die parenterale Applikation von antibiotisch wirksamen Chemotherapeutika in ausreichend hoher Dosierung und über längere Zeit erforderlich. Wir spalten auch umschriebene, fluktuierende entzündliche Infiltrate nicht gleich, sondern wir decken die Anschwellung mit 10–20proz. Ichthyolsalbe ab oder reiben 2–3 Tage nach Beginn der Anschwellung die geschwollenen Halspartien 3–4 Minuten lang mit Ungt. Cantharidum pro us. vet. ein und warten ungefähr 8–14 Tage ab. In dieser Zeit bildet sich dann in der zunächst diffusen Schwellung ein umschriebener, manchmal halbmannskopfgroßer Abszeß, der sich gewöhnlich im unteren Halsdrittel hervorwölbt. Jetzt wird gespalten, und nun findet man oft ein längeres Stück der nekrotischen, thrombosierten Vene (Abb. 228). Bisweilen ist die Vene auch gesund, oder sie ist thrombosiert, aber nicht nekrotisch. Dann läßt man sie unangetastet. Bildet sich der Abszeß in der Halsmitte, so muß hier inzidiert werden. Mit einer langen Sonde verfolgt man einen u. U. bis in das untere Halsdrittel verlaufenden Fistelkanal, an dessen tiefstem Punkt man eine Gegenöffnung anlegen muß. Sonst bleibt eine Fistel zurück, die unter die Halsfaszie reicht und spontan nicht heilt, weil sich nekrotische Venenpartien nicht abstoßen können. Die *nicht* mit einer eitrigen Infektion komplizierten Thrombophlebitiden sind prognostisch günstiger zu beurteilen; s. Phlebektasie.

5. Phlebektasie der Vena jugularis externa

Wenn eine infolge einer fehlerhaften Injektion entstandene Thrombose der V. jugularis externa nicht infiziert wird (blander Thrombus), kann durch Abwarten und die eingeleitete medikamentöse Behandlung eine Konsolidierung des Vorgangs erreicht werden, ohne daß es zu einer Nekrotisierung und Demarkation des betroffenen Venenabschnitts kommt. Die Behandlung führt entweder zu einem Abbau des Thrombus und dadurch zu einer totalen bzw. partiellen Rekanalisation des Gefäßlumens oder zu einem völligen Verschluß der Vene auf dem Wege der Organisation des Thrombus und der Venenwand, die dann als solider derber rundlicher Strang in der Drosselrinne gefühlt werden kann, ein Ausgang, der nicht selten später zu beobachten ist. (Die Vene gibt bei Punktion wenig oder kein Blut!). Bleibende Zirkulations- und Blutabflußstörungen aus dem oberen Hals- und Kopfgebiet sind in der Regel nicht zu befürchten, besonders wenn nur

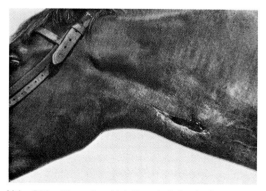

Abb. 228 *Thrombophlebitis* mit Scharfsalbe behandelt. Nach 14 Tagen Spaltung eines Abszesses, aus dem das abgestorbene Stück der V. jugularis entfernt wurde, Heilung, Pferd.

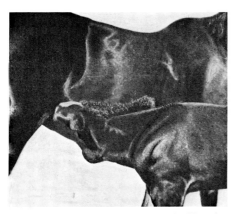

Abb. 229 Angeborene *Phlebektasie* der Vena jugularis, Fohlen.

eine Seite betroffen ist, da die Vene der gesunden Seite und die Vv. vertebrales als Kollateralkreislauf den Venenbluttransport übernehmen. Gelegentlich, insbesondere bei einem beiderseitigen Verschluß, machen sich aber Störungen bemerkbar, die als Phlebektasien (Varizen) im Kopf- und Halsgebiet in Erscheinung treten (Tafel IV, Abb. G, S. 24). Grundsätzlich ist deshalb dazu festzustellen, daß der Verschluß schon einer V. jugularis externa, mit Sicherheit jedoch der beiden Venen bei Pferden, die in schneller Gangart gehen müssen und von denen eine besondere Leistung verlangt wird, als ein erheblicher Mangel betrachtet werden muß, da ein vollständiger Ausgleich der Blutrückführbehinderung durch einen Kollateralkreislauf in vielen Fällen nicht gegeben ist (*Lieske*, Hannover 1977). Der Autor kommt aufgrund von versuchsweise durchgeführten Unterbindungen der Jugularvenen zu dem Ergebnis, „daß der Verschluß des Jugularvenensystems Gefahren in sich bergen kann, deren Auftreten und spätere Auswirkungen sich für den einzelnen Fall noch nicht vorhersagen lassen".

Bei einem Fohlen wurde von *Berge* eine reichlich mannsfaustgroße, sackartige Erweiterung der Jugularis dicht kaudal von der Vereinigung der beiden Vv. maxillares ext. und int. beobachtet. Nach dem Vorbericht war die Anschwellung schon bei der Geburt vorhanden. Die in Abb. 229 wiedergegebene *Phlebektasie* war für das Fohlen nur ein Schönheitsfehler; irgendwelche Beschwerden für das Tier bestanden nicht. Die *Behandlung* bestand in der Exstirpation der erweiterten Vene, nachdem die beiden Vv. maxillares kranial und die Jugularis kaudal von der Ektasie

unterbunden worden waren. Heilung p. p. – Die histologische Untersuchung ergab keine bindegewebigen Umbauveränderungen in der Venenwand, so daß diese angeborene Mißbildung nicht als ein *echter Varix* angesprochen werden konnte.

6. Verletzung der Nerven

Verletzungen der in der Drosselrinne gelegenen Nerven (Vagus, Sympathikus, Rekurrens) sind sehr selten und gewöhnlich mit Verletzung der Karotis verbunden. Die vereinzelt beim Pferd beobachtete einseitige Durchschneidung des *Rekurrens* hat halbseitige Stimmbandlähmung mit Kehlkopfstenose (Kehlkopfpfeifen) zur Folge; diese einseitige Verletzung ist indessen nicht lebensgefährlich.

7. Neubildungen und spezifische Entzündungen

Beim Hund kommen *Fibrome, Atherome* und *Lipome* (s. Abb. 217), bei älteren Tieren nicht selten auch Sarkome (Abb. 230, 231) oder Karzinome, beim Pferd Lipome (Abb. 232) und beim Rind Papillome (Abb. 233) vor, die eine beträchtliche Größe erlangen können. Die Behandlung ist rein operativ. Die Prognose der malignen Tumoren bei älteren Hunden ist wegen ihres infiltrativen Wachstums ungünstig, da die restlose operative Entfernung des Geschwulstgewebes nicht immer möglich ist. Nicht selten sind bereits Geschwulstmetastasen in der Lunge vorhanden (s. Abb. 231). Man sollte daher die Röntgenuntersuchung nicht unterlassen. Ist die Lunge miterkrankt, so ist die Tötung der Tiere anzuraten. Abb. 234 und 235 zeigen ein *Hämangioendotheliom* bei einer Kuh vor und nach der Operation.

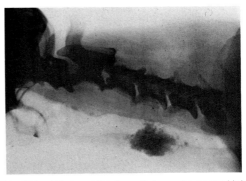

Abb. 230 *Röntgenbild* eines *Osteosarkoms* am Hals, 10jährige Bastardhündin.

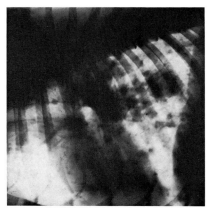

Abb. 231 *Röntgenbild* der Brusthöhle des Falles der Abb. 230 mit Tumormetastasen in der Lunge.

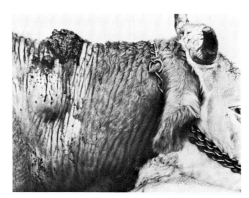

Abb. 234 *Hämangioendotheliom*, Kuh.

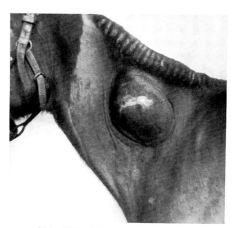

Abb. 232 *Lipom* am Hals, Pferd.

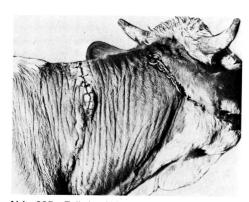

Abb. 235 Fall der Abb. 234 nach der Operation.

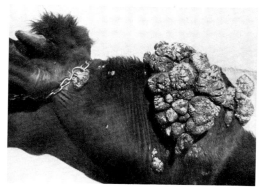

Abb. 233 *Papillome* am Hals, operativ geheilt, einjähriges Rind.

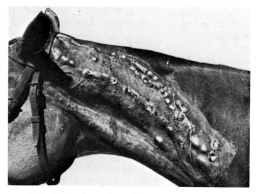

Abb. 236 *Lymphangitis epizootica,* Pferd.

Ferner finden sich bei Hunden und gelegentlich auch bei Silberfüchsen in der oberen Halsgegend diffuse, derbe Anschwellungen, aus denen oft ein Fistelkanal nach außen mündet, aus dem sich ein seröses oder eitriges Exsudat entleert. Es handelt sich hierbei gewöhnlich um *Tuberkulose.* Der Nachweis gelingt am sichersten durch Probeexzision des Fistelgrundes und histologische Untersuchung. Die allergischen Reaktionen (Tuberkulinproben) ergeben unsichere diagnostische Resultate. Eine Heilung ist nicht zu erwarten. Beim Pferd kann die Halsgegend auch der Sitz der *Lymphangitis epizootica* sein (Abb. 236). Über deren Behandlung vgl. a. a. Stellen.

II. Entzündung der Weichteile

1. Die Genickbeule und die Genickfistel

Begriff und Ursachen. Unter der Genickbeule *(Talpa)* des Pferdes versteht man eine entzündliche Anschwellung der Weichteile in der Genickgegend. Sie kann durch Traumen (Anstoßen am Krippenrand, Standbaum, niedrige Türbalken, durch Druck der Halfter beim Abstreifen oder durch zu festes Anziehen derselben, Überschlagen usw.) bedingt sein, oder sie ist durch Erkrankung der auf dem *Atlas* bzw. *Epistropheus* liegenden *Bursa* (Bursa nuchalis cran. bzw. caud.) zustandegekommen. Die Bursitis entwickelt sich häufig bei der *Bruzellainfektion* (Übertragen des Rinderabortuserregers), oder die Entzündung schließt sich *Splitterfrakturen* der Hinterhauptsschuppe an. In Rußland wurden im Nackenband als Ursache von Fisteln gehäuft *Onchocerca reticulata* gefunden (*Otrosenko* und *Worobjew*).

Formen. Der anatomische Charakter dieser Erkrankung ist, je nach dem Grad der Quetschung und der Art der gequetschten Weichteile, verschieden. Das Krankheitsbild ist ferner ein anderes, je nachdem eine Infektion der gequetschten Teile stattgefunden hat oder nicht. Vom klinischen Standpunkt wichtig ist die Unterscheidung einer *aseptischen* und einer *eitrigen* Form der Genickbeule.

1. Die *aseptische* Form der Genickbeule besteht in einer Quetschung ersten oder zweiten Grades ohne Infektion. Es handelt sich in akuten Fällen um eine *blutige Infiltration* der Haut, Muskulatur und Unterhaut oder um *Hämatombildung.* In der Regel liegt jedoch eine seröse und serofibrinöse *Bursitis* vor. Den älteren Fällen liegen eine chronische Bursitis und Parabursitis dieser Schleimhautbeutel mit *Hygrombildung* zugrunde (Corpora oryzoidea).

2. Die *eitrige* Form der Genickbeule entsteht bei pyogener Infektion der gequetschten Weichteile oder bei der *Bruzellainfektion* der Bursa (Blutprobe!, positiver Agglutinationsbefund!). Es liegt dann entweder eine subkutane und intermuskuläre *Phlegmone* vor oder meistens eine *eitrige Bursitis* und Parabursitis mit *Nekrose* des *Nackenrückenbandes*, zuweilen auch der Halswirbel. Diese zweite Form ist unter dem Namen der *Genickfistel* bekannt (Abb. 237). In ihrem Verlauf können sich intermuskuläre Phlegmonen (Mm. splenicus, semispinalis, rectus und obliquus capitis), Eitersenkungen, Verwachsungen und Osteoporose der Halswirbel oder septische Allgemeininfektion ausbilden. Die eitrige Form der Genickbeule ist durch hochgradige Schmerzhaftigkeit und Schwellung, Fistelbildung, Eiterabfluß, Lymphangitis, steife Kopfhaltung, seltener durch zerebrospinale Erscheinungen (Lähmung, Benommenheit) gekennzeichnet.

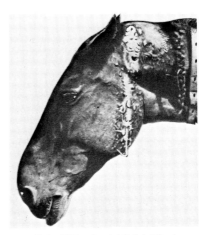

Abb. 237 *Genickfistel*, Pferd.

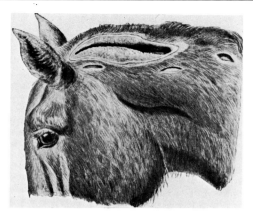

Abb. 238 *Genickfistel*, durch einen langen Schnitt gespalten, Pferd.

Behandlung. Die *aseptischen* frischen Quetschungsgeschwülste werden am besten mit Prießnitzschen Umschlägen, Massage und zerteilenden Mitteln behandelt (Ichthyolsalbe, Kampfersalbe, Jodoformsalbe, Jodtinktur, Rotlichtbestrahlung). *Man hüte sich vor Inzisionen!* Die *eitrigen* Genickbeulen und die *Genickfistel* sind dagegen *operativ* zu behandeln durch lange und tiefe *Inzisionen*, Entfernung aller nekrotischen Teile, Resektion des nekrotischen Nackenbandes, Drainage und antiseptische Tamponade. Man legt über der Anschwellung auf der kranken Seite, nötigenfalls auch beiderseits, einen möglichst langen Schnitt in der Längsrichtung des Halses an (Abb. 238), legt hierdurch das Nackenband und die Bursa frei und führt gleichzeitig eine Entspannung der erkrankten Halspartie herbei. Sodann exstirpiert man alle nekrotischen und sichtbar verfärbten Gewebsmassen mit dem geknöpften Messer. *Eine Resektion des Nackenbandes ist nur erforderlich, wenn es nekrotisch ist,* was durchaus nicht immer der Fall ist. Zum Schluß wird eine feuchte, lockere Tamponade mit einer desinfizierenden Lösung eingelegt, Situationsnaht. Als Nachbehandlung ist häufiges Spülen und später Trockenbehandlung zu empfehlen. Bei der *Bruzella-Bursitis* ist meist das Nackenband nekrotisch, deshalb kommt hier die *Resektion des Nackenbandes* in Frage, die nach Längsspaltung der Haut in der Mittellinie (Operation nach *Williams*) und des Kammfettes vorgenommen werden kann. Dabei wird die Bursa eröffnet. Die sammetartig verdickten und infiltrierten Wandungen der Bursa müssen exstirpiert werden. Tamponade der Wundhöhle zur Blutstillung und Fixationsnaht der Hautwundränder schließen die Operation ab. Nach 2–3 Tagen werden Tamponade und Wundhefte entfernt und die Wunde offen behandelt. Neben der parenteralen Applikation von antibiotischen Chemotherapeutika erfolgt die lokale Nachbehandlung mit 1–2proz. Wasserstoffsuperoxydlösung, Antibiotikum-Puder, 10proz. Jodoformäther oder anderen granulationsanregenden Mitteln. Die Heilungsdauer beträgt mindestens 6 Wochen, zuweilen mehrere Monate.

Bisweilen schreitet die Nekrose des Nackenbandes nach etwa 3 Wochen kaudalwärts fort, und es bilden sich dann ungefähr in der Mitte des Halses neue Abszesse. Dann wird eine *Nachoperation* erforderlich, d. h. erneute Spaltung und Drainage. Ferner ist zu beobachten, daß sich die Hautränder der Schnittwunden narbig nach innen umlegen, daß mithin Hautoberfläche gegen Hautoberfläche liegt und deshalb eine endgültige Heilung verzögert oder überhaupt unmöglich wird. Dann ist die „umgekrempelte" Haut in Infiltrationsanästhesie am stehenden Pferd, u. U. im Notstande, zu exzidieren.

2. Die Furunkulose des Kammes

Vorkommen und Symptome. Im Bereich der Mähne kommen in der Haut der Mittellinie des Halses beim Pferde umschriebene eitrige Entzündungen der Haarfollikel und der Talgdrüsen vor *(Akne follicularis)*. Sie äußern sich in umgrenzten, stecknadelkopfgroßen und später größeren Anschwellungen, Pustelbildung, Hautexkoriationen und Bildung von Eiterpfröpfchen in den Haarfollikeln. Die Pferde sind empfindlich beim Putzen, Überstreifen des Kummets usw.

Behandlung. Die *Behandlung* besteht im Abscheren der Mähne und Einreiben von 10proz. Ichthyol- oder Jodoformsalbe. Größere Furunkel müssen mit Kreuzschnitt gespalten und mit dem scharfen Löffel ausgeräumt werden. Nachbehandlung mit Jodtinktur.

III. Der Kropf, Struma

Begriff. Als Kropf oder Struma bezeichnet man jede nichtentzündliche Vergrößerung der Schilddrüse. Dabei handelt es sich meist um gutartige Umfangsvermehrungen. Allerdings läßt sich klinisch nicht mit Sicherheit eine Unterscheidung zwischen einfachen Hyperplasien und echten Geschwülsten der Schilddrüse erbringen. Die Ursachen der Kropfbildung sind nicht restlos geklärt (Bodenkrankheit, Intoxikation, Mangel oder Übermaß bestimmter Nährstoffe, Vererbung, Jodstoffwechsel?). Am häufigsten findet man den Kropf bei Hunden, seltener bei Ziegen, Rindern, Pferden, Schafen und Schweinen sowie bei Vögeln (Wellensittiche, Kanarienvögel).

Formen. Man unterscheidet, je nachdem sich das eigentliche Drüsenparenchym, das Bindegewebe oder die Gefäße vorwiegend an der Neubildung beteiligen, die nachstehenden Hauptformen des Kropfes:

1. Die *Struma parenchymatosa* oder *Struma adenomatosa*, das *Schilddrüsenadenom*, ist die häufigste, namentlich bei jungen Hunden vorkommende, oft angeborene Form des Kropfes (fetales Adenom). Sie besteht in einer einfachen *Hyperplasie* des eigentlichen Drüsenparenchyms, also der in den Schilddrüsenfollikeln befindlichen *Epithelzellen*, und wird daher wohl auch als *epithelialer Kropf*, Struma *follicularis* oder Struma *simplex* (Abb. 239) bezeichnet. Seine Konsistenz ist weich. Durch regressive Veränderung der adenomatösen Struma in Form kolloidaler (gelatinöser) und zystöser Entartung entstehen zwei Unterarten derselben:

a) die *Struma colloides* oder *gelatinosa*, der sog. Kolloid- oder Gallertkropf (Abb. 240);

b) die *Struma cystica*, der sog. Zystenkropf, der entweder durch Zusammenfluß mehrerer mit Kolloid gefüllter, erweiterter Drüsenhohlräume oder durch Erweichung des hypertrophierten Schilddrüsengewebes zustande kommt (Abb. 241, 242).

2. *Struma fibrosa* oder der *Faserkropf* (bindegewebiger, fibröser Kropf) besteht in einer Wucherung des interfollikulären Bindegewebes, das die sehr derbe Konsistenz dieser Kropfform bedingt. Es wird sogar Verkalkung und Verknöcherung des gewucherten Bindegewebes beobachtet (*Struma petrosa* bzw. *ossea*).

3. *Struma vasculosa* oder der *Gefäßkropf* ist eine hauptsächlich durch Wucherung der Blutgefäße bedingte Vergrößerung der Schilddrüse *(Struma aneurysmatica und varicosa)*.

4. *Struma nodosa*. Sie findet sich besonders bei älteren Hunden und Pferden. Dabei finden sich verschieden große zirkumskripte Knoten im Schilddrüsengewebe, die durch eine bindegewebige Kapsel vom übrigen Parenchym abgegrenzt sind. Die Knoten können parenchymatöser oder kolloider Natur sein.

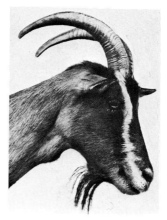

Abb. 239 *Struma simplex*, Ziege.

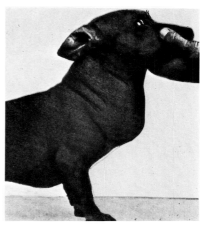

Abb. 240 *Kolloidkropf*, Dachshund.

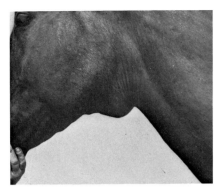

Abb. 241 *Zystenkropf*, Pferd.

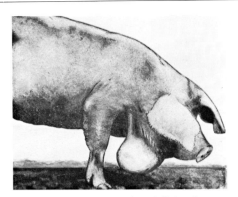

Abb. 242 *Zystenkropf*, Schwein.

5. Als *Struma maligna* bezeichnet man endlich das Auftreten *bösartiger Neubildungen* in der Schilddrüse bzw. im Strumagewebe (*Struma carcinomatosa* und *sarcomatosa*) bei älteren Hunden und bei Pferden (Abb. 243).

Behandlung. Die Prognose des einfachen parenchymatösen Kropfes ist insbesondere bei jungen Tieren nicht ungünstig. Ein spezifisches Mittel ist *Jodkalium*. Seine Verabreichung zeigt günstige Ergebnisse bei den *weichen* und *frischen* Strumaformen (Rp. Sol. Kalii jodati 0,02/150; Hd.: täglich bis zu 1 Teelöffel. – Rp. Jodetten – Tabl. – Winzer; Hd.-Rp. Pulv. Kalii jodati 0,5 Pfd.: 14 Tage lang täglich 1 Pulver). Bei Welpen genügt oft schon das wiederholte Einreiben einer jodhaltigen Salbe (Ungt. Kalii jodati 5proz.; Ungt. Jodoformii 10proz.) oder das Aufstreichen von Jodtinktur auf die unbehaarte Haut. *Ältere*, derbe oder knotige Strumaformen lassen sich wirksamer mit *Schilddrüsenhormon*-Präparaten behandeln (Rp. Thyreoidin – Drag. zu 4 u. 40 Ax. E – Merck [40 Ax. E = 0,1 Trockensubstanz]; Hd.: täglich bis zu 0,1 g). Diese Mittel bieten zugleich auch einen gewissen Schutz gegen die maligne Entartung. Bei inoperablen Fällen können sie auch für längere Zeit einen Wachstumsstillstand herbeiführen.

Ungünstig ist dagegen die Prognose bei den übrigen Kropfformen, insbesondere bei der nicht selten bei älteren Hunden vorkommenden *Struma carcinomatosa* (Kompression der Luftröhre [Säbelscheidenform], Metastasen in den oberen, mittleren und unteren Halslymphknoten, beim Hund in den akzessorischen Schilddrüsen [Herzbasis] und in der Lunge [ähnlich wie in Abb. 231], Einbruch in die Jugularis, Verwachsung des Tumorgewebes mit der Umgebung). Das letzte Mittel besteht bei jeder Kropfform in der *operativen* Entfernung der kranken Schilddrüse. Diese Operation ist indessen, abgesehen von ihrer Schwierigkeit (doppelte Unterbindung der Gefäße) und der Möglichkeit einer Verletzung des Rekurrens (halbseitige und doppelseitige Stimmbandlähmung), nicht unbedenklich wegen der im Anschluß daran auftretenden allgemeinen nervösen Erscheinungen und Ernährungsstörungen (*Cachexia strumipriva*) bzw. beim Hund wegen der nach der Operation auftretenden *Tetanie*, wenn die lateralen Epithelkörperchen nicht geschont wurden. Beim Nachweis von Metastasen in der Lunge ist die Tötung anzuraten.

Bei einseitig auftretenden Schilddrüsentumoren (Pferd, Hund) ist die operative Entfernung technisch leichter und prognostisch günstig.

Cachexia strumipriva. Nach der vollständigen Exstirpation des Kropfes oder der gesunden Schild-

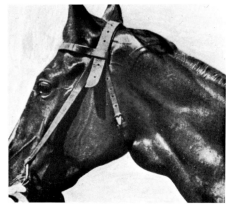

Abb. 243 *Struma carcinomatosa*, Pferd.

drüse treten beim Menschen und bei Tieren (Fleisch- und Pflanzenfressern) eigenartige *trophische* und *nervöse* Störungen auf, die als Cachexia strumipriva oder thyreopriva bezeichnet werden (privare = berauben). Das Krankheitsbild besteht gewöhnlich in allmählicher Abmagerung bei älteren Tieren, Zurückbleiben im Wachstum bei jungen Tieren, schleimiger Entartung des Unterhautbindegewebes (Myxödem), Ernährungsstörungen der Haut und Anämie. Hierzu treten eigentümliche *nervöse* Erscheinungen, nämlich psychische Störungen (Stupidität) und Krämpfe (Tetanie). Die Kachexie läßt sich vermeiden, wenn kleine Teile des Kropfes oder der Schilddrüse bei der Exstirpation zurückgelassen werden. Auch die Verabreichung von Schilddrüsenpräparaten hat sich als Gegenmittel wirksam erwiesen.

Entzündung der Schilddrüse (Thyreoiditis). Ursachen sind: Druck des Kehlriemens und Halsbandes, Verletzungen, Operationen, metastatisches Auftreten. Selten sind *spezifische Entzündungen* der Schilddrüse. Abb. 244 zeigt eine Schilddrüsentuberkulose. Die Drüse wurde exstirpiert, und nach der Operation wurde durch histologische

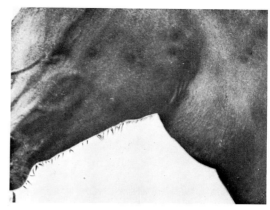

Abb. 244 *Tuberkulose* der Schilddrüse, Pferd.

Untersuchung *(Nieberle)* die tuberkulöse Natur der Erkrankung festgestellt.

Die bei Stubenvögeln durch deutliche Dyspnoe mit pfeifenden Atemgeräuschen („dauerndes Piepsen") gekennzeichnete *Schilddrüsendysplasie* kann mit *Jod* (Jodglyzerin: Ol. Paraffin., 1:9, tropfenweise) oder mit jodhaltigem Futter (Trill) erfolgreich behandelt werden.

IV. Krankheiten des Kehlkopfes und der Luftröhre

A. Krankheiten des Kehlkopfes

1. Die Rekurrenslähmung (Kehlkopfpfeifen)

Begriff. Das *Kehlkopfpfeifen* der Pferde wird gewöhnlich durch die *Lähmung* des *Nervus recurrens* bzw. des aus ihm hervorgehenden N. *laryngeus caudalis* verursacht, der alle Kehlkopfmuskeln mit Ausnahme des M. cricothyreoideus innerviert. Die dadurch bedingte Lähmung der die Stimmritze erweiternden *Muskeln* (M. cricoarytaenoideus *dorsalis*, M. cricoarytaenoideus *lateralis* und M. arytaenoideus *transversus*) veranlaßt die als Kehlkopfpfeifen sich zeigende Atemstörung. Sie wird daher auch als *Rekurrenslähmung, Hemiplegia laryngis* oder *einseitige Stimmbandlähmung* bezeichnet. In der Regel ist der *linksseitige* Stimmritzenerweiterer gelähmt und später atrophisch (Schwund, blasse Farbe, Verfettung, Umwandlung in Bindegewebe); seltener ist die Muskelatrophie rechtsseitig oder beiderseitig. Infolge der linksseitigen Muskellähmung kann die linke Seite der Stimmritze bei der Inspiration nicht erweitert werden. Das gelähmte, erschlaffte linke Stimmband verengt die Stimmritze, indem es mit dem Gießkannenknorpel beim Einatmen durch die einströmende Luft ventilartig in das Innere des Kehlkopfes hereingerissen wird. Da das Kehlkopfpfeifen oft erst nach längerer und angestrengter Bewegung auftritt, nimmt *Wester* an, daß infolge Ermüdung der rechtsseitigen Glottiserweiterer auch das rechte Stimmband in die Stimmritze hineingezogen wird und damit an der Verengerung teilnimmt.

Ursachen. Die Lähmung des Rekurrens kommt bei allen Pferderassen vor. Am häufigsten entsteht sie im dritten bis sechsten Lebensjahr. Die Ursachen der Rekurrenslähmung sind nicht einheitlicher Natur. Man hat insbesondere zwei Formen der Lähmung, eine *primäre* und eine *sekundäre*, zu unterscheiden.

I. Die **primäre Rekurrenslähmung.** Die Ursachen sind nicht einwandfrei geklärt. Viele Autoren nehmen noch an, daß die *Vererbung* (vererbte Anlage) eine große Rolle spielt. Am häufigsten tritt das Leiden vom dritten Lebensjahr ab in Erscheinung. Außer der Vererbung soll das Trainieren der Vollblutpferde die Ursache sein (?) (Kompression des Rekurrens durch den gesteigerten Pulsschlag der Aorta?). Auch auf die *anatomische Lage des linken Rekurrens* (Umschlagstelle um den Aortenbogen, Einpressung zwischen Aorta und Trachea) sowie auf die geringere Größe der *linken Karotis* ist zur Erklärung des linksseitigen bzw. halbseitigen Auftretens der Lähmung (Hemiplegia laryngis) hingewiesen worden. Anatomische Veränderungen an der Umschlagstelle des linken Rekurrens lassen sich indessen nicht nachweisen. Degenerative Veränderungen finden sich dagegen im peripheren Teil des Rekurrens im Bereich des aus ihm hervorgehenden N. laryngeus caudalis, also in der Gegend des Kehlkopfes, zuweilen auch im Zentrum in der Medulla oblongata (Nucleus ambiguus).

II. Die **sekundäre Rekurrenslähmung** schließt sich als Folgekrankheit namentlich an vorausgegangene *Infektionskrankheiten* und *Vergiftungen* an. Im einzelnen kommen die nachstehenden Primärkrankheiten in Betracht:

1. Die *infektiösen Viruskatarrhe* der oberen Luftwege *(Influenza)* sind die *häufigste* Ursache der *sekundären Rekurrenslähmung,* auch wenn sich *Druse* als Sekundärerkrankung an die primäre Virusinfektion *nicht* anschließt. Die heute viel seltener vorkommende Druse mit den schweren phlegmonös-eitrigen Krankheitszuständen, die sich am und in der Nähe des Schlund- und Kehlkopfes abspielen und in der Regel auch Lymphknoten am Halse in Mitleidenschaft ziehen, können in besonderem Maße die Nervenschädigungen herbeiführen, wie *Silbersiepe, Wiart* sowie *Richters* und *Mócsy* betonen. Es ist anzunehmen, daß die im Verlauf dieser Infektionskrankheiten auftretenden entzündlichen Infiltrationen bzw. die von den Erregern produzierten toxischen Stoffe auch auf den Nerven übergreifen und das Nervengewebe schädigen. Die häufiger linksseitig auftretende Lähmung erklärt sich nach *Neumann-Kleinpaul* und *Wester* vielleicht durch die bei diesen Infektionen nicht selten vorkommende Miterkrankung der mediastinalen und bronchialen Lymphknoten, die im Bereiche des Aortenbogens ganz dicht am Nerven liegen.

2. *Die Brustseuche.* Die Pathogenese des Kehlkopfpfeifens nach Brustseuche ist nicht restlos geklärt. Wahrscheinlich liegt eine toxische *Neuritis* oder Nervendegeneration zugrunde.

3. *Die Beschälseuche.* Sie dürfte nur selten die Veranlassung zum Kehlkopfpfeifen geben, wenn in ihrem Verlaufe eine periphere Neuritis des N. recurrens in Form kleinzelliger Infiltrationen auftreten sollte.

4. *Vergiftungen.* Bei der chronischen *Bleivergiftung* treten eine primäre Degeneration der Nervenfasern und sekundär eine Atrophie der Kehlkopfmuskeln ein. Solche Fälle kommen in der Umgebung von bleiverarbeitenden Hütten vor (Hüttenrauchschwaden). In seltenen Fällen soll auch eine *Lathyrusvergiftung* nach der Fütterung verschiedener Erbsensorten eine Lähmung der Stimmbänder auslösen.

5. Sehr selten sind *Verletzungen* des Nervus recurrens oder *Kompressionen* durch Tumoren (Struma) oder *Zerrungen* des Nerven bei Operationen (Koppen) die Ursache der Rekurrenslähmung.

Vereinzelt hat man eine Rekurrenslähmung auch beim Rind und beim Hund nach Strumaoperationen beobachtet.

Symptome. Das Kehlkopfpfeifen oder Rohren ist charakterisiert durch ein *inspiratorisches, laryngeales Stenosengeräusch* während der Bewegung, das mit der Steigerung der Bewegungen namentlich im Galopp lauter wird und sich als *Pfeifen, Rohren, Röcheln, Keuchen, Hiemen, Giemen, Schnarchen, Krächzen, Kreischen, Grunzen, Brummen, Schnauben* oder *Brüllen* äußert. Mit der Verstärkung des Geräusches nimmt auch die *Atembeschwerde* zu, die sich in trompetenförmiger Erweiterung der Nüstern, inspiratorischer Dyspnoe und schließlich in Erstickungsanfällen äußert. Im Stand der Ruhe verschwindet das Pfeifen meist wieder sehr bald. Das Einsinken des gelähmten Gießkannenknorpels und Stimmbandes in das Lumen des Kehlkopfes läßt sich mit dem *Laryngoskop* nachweisen.

Behandlung. Die Atrophie der Stimmritzenerweiterer ist als solche in der Regel *unheilbar.* Im Beginn der Rekurrenslähmung kann eine versuchsweise Behandlung mit *Strychnin* oder *Veratrin* eingeleitet werden, aber der Erfolg ist sehr fraglich. Eine bewährte operative Behandlung der durch die Rekurrenslähmung bedingten Kehlkopfstenose ist die *Exzision der Stimmtaschen.* Durch diese Operation kann das Atemgeräusch vieler Kehlkopfpfeifer beseitigt bzw. gemindert werden. Nach *eigenen* Erfahrungen *(H. Müller)* an mehreren hundert operierten Kehlkopfpfeifern beträgt bei Anwendung der in *Gießen* modifizierten Operationsmethode nach *Günther/Williams* das Operationsergebnis 87,5 Prozent. *Marks, Mackay-Smith, Cushing* und *Leslie* (1970) haben eine andere Operationsmethode entwickelt, deren Prinzip darin besteht, den infolge der Muskellähmung in das Kehlkopflumen abgesunkenen Aryknorpel wieder nach dorso-lateral hin aufzurichten, indem ein elastisches Band aus alloplastischem Material zwischen den Processus muscularis des Aryknorpels und den Ringknorpel implantiert wird. Durch die elastische Spannung des Bandes soll der fehlende Muskeltonus ersetzt und die Stimmritze wieder erweitert werden. Zusätzlich wird außerdem noch die Exstirpation der Stimmtasche der betroffenen Seite in Verbindung mit einer Laryngotomie ausgeführt. Die Erfolgsaussichten der Operation sollen zwischen 90 und 100 Prozent liegen. Wo die Operation nicht zur Anwendung kommen soll (ältere und minderwertige Pferde), oder wenn die Operation keinen günstigen Heilerfolg erzielt hat, verbleiben nur die Vornahme der *Tracheotomie* und die Einführung einer Dauerkanüle, eine Maßnahme, die bei den heutigen Reit- und Sportpferden kaum noch in Frage kommt.

2. Neubildungen im Kehlkopf

Vorkommen. Die als *Kehlkopfpolypen* bezeichneten, namentlich beim Rind und Pferd beschriebenen Tumoren am Kehldeckel und an den Stimmbändern sind Geschwülste von sehr verschiedener Natur. Meist handelt es sich um *Fibrome, Myxome, Lipome, Schleimzysten, Aktinomykome,* tuberkulöse Granulome und *Papillome*, selten sind beim Pferd *Karzinome*.

Erscheinungen. Kehlkopftumoren veranlassen zunehmende Atembeschwerden, zuweilen auch anfallsweise auftretende Dyspnoe, Stenosengeräusche (Rohren), Schluckbeschwerden und Abmagerung. Eine sichere Diagnose ist nur durch die laryngoskopische Untersuchung oder nach vorheriger Spaltung des Kehlkopfes (Laryngotomie, Laryngofissur) möglich.

Behandlung. Sie richtet sich nach dem Grundleiden und besteht bei Tumoren in ihrer operativen Entfernung, soweit sie technisch durchführbar ist. Bei der Tuberkulose hat die Exstirpation der Granulome nur diagnostischen Wert.

3. Laryngitis

1. Die nach Verletzungen von außen oder innen (Fremdkörper) auftretende *traumatische* Laryngitis ist häufig submukös *(phlegmonös)* und führt dann zu entzündlichem Glottisödem und zur Erstickung (Tracheotomie!). 2. Die *kruppöse* Laryngitis beobachtet man mitunter nach dem Einatmen heißer Dämpfe und reizender Gase oder nach dem Einschütten und Aspirieren heißer oder reizender Arzneien (Tracheotomie). 3. Im Verlauf der *chronischen follikulären* Laryngitis, die meistens als Folge der *Viruskatarrhe* entsteht, entwickeln sich zuweilen Verdickungen oder knoten-, warzen- und polypenartige Neubildungen an den Stimmbändern, die Heiserkeit, chronischen Husten oder nicht selten die Erscheinungen des Kehlkopfpfeifens mit einem *inspiratorischen, laryngealen Stenosengeräusch* und *Atemstörung* veranlassen können. Die krankhaften Veränderungen lassen sich mit dem *Laryngoskop* nachweisen und gegenüber dem bei der Rekurrenslähmung bestehenden Befund differentialdiagnostisch abgrenzen. Zuweilen sind beide Krankheiten *gleichzeitig* vorhanden. 4. Die chronisch-fibröse *Perilaryngitis* und die *Chondritis laryngealis* bestehen in einer perichondralen Bindegewebs- und Knorpelwucherung, unter Umständen auch Verknöcherung, starker Verdickung der Kehlkopfwandungen, Deformierung und Stenosierung des Kehlkopfes. Sie entwickeln sich namentlich nach Verletzungen oder zuweilen im Anschluß an die Laryngotomie, Laryngofissur, Arytaenektomie und Exzision der Stimmtaschen. Als *Behandlung* kann bei vorhandener Kehlkopfstenose nur die Tracheotomie in Betracht kommen.

4. Glottisödem

Eine seröse Infiltration des *submukösen Bindegewebes* im oberen Teil des Kehlkopfes mit Stenosierung, Atemnot und Erstickung. Am stärksten geschwollen sind die Schleimhaut an der Basis des Kehldeckels, die Plicae aryepiglotticae und die seitlichen Stimmtaschenbänder (Plicae ventriculares). Man unterscheidet 2 Formen des Glottisödems: das *entzündliche* und das *Stauungsödem*.

1. Das *entzündliche Glottisödem* entsteht entweder primär im Verlauf der submukösen und phlegmonösen Laryngitis nach Verletzung, Verbrennung und Verätzung sowie bei Allergie oder sekundär als kollaterales Ödem im Anschluß an die Entzündung benachbarter Organe (*Pharyngitis, Druse, ansteckender* Katarrh der oberen Luftwege).

2. Das *Stauungsödem* tritt auf bei Strangulation der Jugularen, im Verlauf von Herz- und Lungenkrankheiten (Herzschwäche), vereinzelt auch nach dem Niederlegen bei Pferden.

Die *Behandlung* des Glottisödems, namentlich des oft sehr schnell auftretenden und lebensgefährlichen entzündlichen Ödems bei infektiösen Erkrankungen im Bereiche des Pharynx, besteht in der möglichst raschen Vornahme der *Tracheotomie*, und zwar als *temporäre* Tracheotomie mit dem querovalen Tracheotubus nach *Pape*. Die Tracheotomie erfolgt hierbei ohne Substanzverlust. Der Tracheotubus wird am besten in der Gegend des 6. Knorpelringes zwischen 2 Luftröhrenringen eingesetzt.

5. Lähmung des Gaumensegels, Paresis veli palatini, Verlängerung und Erschlaffung des Gaumensegels

Vorkommen und Ursache. Sie kommt bei *Pferd* und *Hund* vor. Man versteht darunter eine vornehmlich exspiratorische Atemstörung, die durch eine angeborene oder erworbene Verlängerung bzw. Erschlaffung des Gaumensegels ausgelöst wird, in der Weise, daß das schlaffe und zu lange Gaumensegel bei angestrengter Atmung sich über die Epiglottis und vor den Kehlkopfeingang legt und so den Luftstrom behindert oder unterbindet, ohne daß unbedingt organische Läsionen nachweisbar sind. Die Ursache ist beim Pferd nicht bekannt. Die Erscheinungen deuten darauf hin, daß es sich um eine Paralyse oder Parese des Musc. palatinus oder M. levator veli palatini handelt, die vom pharyngealen Ast des N. vagus innerviert werden, ähnlich wie eine Lähmung des N. recurrens das Kehlkopfpfeifen bedingt *(Hofmeyr)*. Beim Hund kommt der Zustand vorwiegend bei den brachyzephalen Rassen vor. (Engl. Bulldogge, Bostonterrier, Pekinese, D. Boxer) und ist hier mit einer spaltähnlichen Verengerung der Nasenlöcher, des Kehlkopfs und der Trachea sowie Schwäche derer Knorpelgerüste auf angeborener und angezüchteter Grundlage verbunden.

Symptome. Beim *Pferd* zeigen sich die Erscheinungen bei angestrengter Atmung in schneller Gangart. Es tritt Atemnot auf, verbunden mit einem pfeifenden, flatternd-schnarchenden, bisweilen schlotternden oder brummenden Geräusch, im Gegensatz zur Rekurrenslähmung ist es ein exspiratorisches Atemgeräusch. Gelegentlich kann es auch während der Futteraufnahme, oft auch nach dem Wiehern oder plötzlichen Erschrecken erzeugt und gehört werden. Rennpferde zeigen zuweilen im Training keine Störung, brechen aber im Rennen infolge der höchstgradigen Anstrengung plötzlich zusammen (Tongue swallowing), erholen sich aber in der Ruhe wieder sehr rasch. Die laryngoskopische Untersuchung bringt keinen zuverlässigen pathologisch-anatomischen Befund, da eine Verlängerung oder Erschlaffung des Gaumensegels schwerlich objektiv nachweisbar ist. Die Lokalisierung des Geräuschs kann nur durch die Auskultation der Pharynxgegend unmittelbar im Anschluß an die auftretende Dyspnoe und die angestrengte Bewegung gelingen. **Differentialdiagnostisch** sind deshalb durch sorgfältige klinische und laryngoskopische Untersuchungen die in Frage kommenden Krankheiten (Kehlkopfpfeifen, Tumor, Zysten, akute Entzündung, Ödem, bestimmte Herzkrankheiten) auszuschließen, zumal die Grenze zwischen physiologischen Atemgeräuschen, die recht häufig bei Sport-, Dressur- und Rennpferden während angestrengter Arbeit zu hören sind, und einem pathologischen Obstruktionsstridor schwerlich zu ziehen ist. Die Beurteilung kann deshalb schwierig sein, entscheidend ist die Intensität des Stridor und die körperliche Leistungsfähigkeit des Pferdes. Solange diese nicht unmittelbar beeinträchtigt sind, braucht derartigen Geräuschen nicht allzuviel Bedeutung beigemessen zu werden. – Beim *Hund* sind die Symptome und Diagnose deutlicher. Inspiratorische schnarchende Atmung und Dyspnoe (Stridor nasalis), zuweilen nur vorübergehend und anfallsweise auftretend, durch Bewegung, Aufregung, hechelnde Atmung, sommerliche Hitze, längeres Bellen u.a.m. ausgelöst; japsende Atmung durch den Mund; Verengerung der Nasenlöcher; Flattern des Gaumensegels bedingt den schnarchenden Ton; bei Verschluß des Kehlkopfs entsteht Atemnot, Zyanose, Erstickungsanfall, Husten, Brechreiz und Erbrechen; vermehrte Schleim- und Speichelsekretion. Mit dem höheren Lebensalter können sich die Erscheinungen verstärken und bedrohliche Formen annehmen. Abmagerung, Mattigkeit und Nachlassen der Leistungsfähigkeit sind die Folgen. Die Hunde laufen nur wenige Schritte und bleiben dann wegen Atemnot stehen, legen sich aber nicht auf den Boden.

Behandlung. Beim *Pferd* kommt nur eine operative Behandlung in Frage, wenn sie notwendig sein sollte. Sie besteht in der medianen Laryngotomie wie bei der Operation des Kehlkopfpfeifens und der Resektion eines halbmondförmigen Stücks aus dem freien Rand des Gaumensegels. Anschließend 8 bis 10 Wochen Ruhe und Schonung. Beim *Hund* kann eine Besserung oder Heilung durch eine Operation erreicht werden, indem das verlängerte Gaumensegel gekürzt wird (Uvulektomie). Nach der Operation muß die Epiglottis sichtbar sein. Gegebenenfalls muß die Uvulektomie noch durch eine Resektion der vorgestülpten seitlichen Kehlkopftaschen sowie eine operative Erweiterung der Nasenlöcher ergänzt werden (*Leonard*, 1960).

B. Krankheiten der Luftröhre

1. Die Stenosen der Luftröhre

Ursachen. Die Stenosen (Verengerungen) der Luftröhre sind teils *Narbenstenosen* oder *Strikturen*, teils *Obturationsstenosen*, teils *Kompressionsstenosen*, teils *angeborene* Stenosen.

1. Die *Narbenstenosen* bilden die häufigste Form beim Pferd. Sie entstehen als säbelscheidenartige

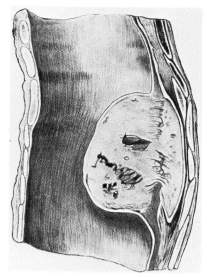

Abb. 246 *Trachealsarkom* bei einem Pferd mit „Kehlkopfpfeifen" *(Kärnbach).*

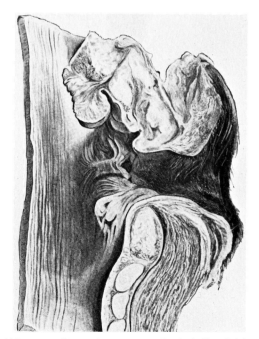

Abb. 245 *Obturationsstenose der Luftröhre* infolge Granulombildung nach der Tracheotomie, Pferd *(Petschelt.*

Verengerungen in der Regel im Anschluß an die *Tracheotomie* mit Substanzverlust, nicht selten aber auch bei der einfachen Tracheotomie ohne Substanzverlust, besonders wenn der Schnitt zu lang und die Kanüle zu groß waren, seltener nach Frakturen der Knorpelringe oder nach schwerer Tracheïtis. Sie werden durch eine chronische fibröse und ossifizierende Perichondritis und Chondritis trachealis mit Bindegewebsneubildung, Verbiegung, Verdickung und Verknöcherung der Knorpel hervorgerufen. Das Lumen der Trachea wird durch diese Wucherungen beim Pferd manchmal bis zu Kleinfingerdicke verengt, nach *Papes* Beobachtungen sogar bis auf ein spaltförmiges Lumen von der Dicke eines Messerrückens. Die Verengerungen betreffen insbesondere Vollblüter bis zum Alter von 3 Jahren.

2. Die *Obturationsstenosen* der Luftröhre sind beim Pferd seltener. Sie entstehen durch Granulome und fibroepitheliale, papillomartige Neubildungen der Schleimhaut (Abb. 245) infolge Reizung des Tracheotubus, durch polypöse Geschwülste, Kolloidzysten, Sarkome (Abb. 246), submuköse und peritracheale *Abszesse* infolge von Verletzungen (intratracheale Injektionen) oder durch *Fremdkörper* bzw. Parasiten. Dabei handelt es sich um Tracheotuben und Teile derselben, Knorpelstücke (Tracheotomie, Frakturen), Futterteile, Blutkoagula, Eiter, Strongyliden, Syngamus trachealis. Bei Hunden können aspi-

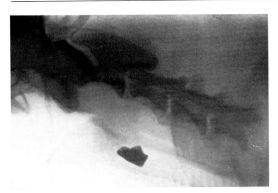

Abb. 247 *Stein* in der *Trachea*, Hund, Röntgenbild.

rierte Knochenstückchen oder andere Fremdkörper eine Verengerung des Lumens der Luftröhre (Abb. 247) bedingen.

3. Die *Kompressionsstenosen* der Trachea findet man am häufigsten beim *Kropf* der Hunde (Säbelscheidenform der Luftröhre). Ähnlich wirken durch Druck auch Geschwülste der oberen, mittleren und unteren Hals- oder der Bronchiallymphknoten (Lymphome, Sarkome, Aktinomykome, Tuberkulose, Leukose bei Rindern).

4. Die *angeborenen* Stenosen bestehen in Verengerung, Biegung, Krümmung, Schlängelung und anderen *Deformierungen* der Luftröhre.

Symptome. Das Hauptsymptom der Luftröhrenverengerung ist die *Dyspnoe trachealis*, die sich in Atembeschwerden, Stenosegeräuschen (Rohren) und *Erstickungsanfällen* äußert. Die Ursache der Stenose ist durch Inspektion, Palpation, Auskultation, unter Umständen auch durch die Röntgenuntersuchung oder die Eröffnung der Luftröhre festzustellen.

Behandlung. Die Stenosen der Luftröhre erfordern, wenn sie mit Atemnot verbunden sind, die Vornahme der *Tracheotomie* und die Einführung eines Tracheotubus unterhalb der verengten Stelle. Bei Fremdkörperstenosen müssen die Fremdkörper durch eine Tracheotomiewunde extrahiert werden.

2. Pathologische Veränderungen an der Trachea nach der Tracheotomie

Petschelt hat an der Berliner Poliklinik (Kärnbach) Untersuchungen über die Komplikationen angestellt, die nach der Tracheotomie an der Luftröhre beim Pferd auftreten. Am häufigsten erzeugt der Tracheotubus an seinen freien Enden *Ulzerationen* bzw. Geschwüre der Trachealschleimhaut, die sogar zu Nekrose des Knorpels und zum Durchbruch in das peritracheale Gewebe führen können, meist jedoch vernarben oder napfförmige Vertiefungen hinterlassen (P. empfiehlt daher statt der starrwandigen Metallkanülen Gummikanülen). Sehr häufig erzeugt der Tracheotubus ferner in der Umgebung der Öffnung *Granulome* und *polypöse Neubildungen* von fibroepithelialem Bau (s. Abb. 245) oder chronische Entzündungsprozesse an den Knorpelringen in Form umschriebener knopf-, bohnen- oder leistenförmiger *Ekchondrosen* oder diffuser Vergrößerung und *Verknöcherung* (Chondritis ossificans) der Luftröhrenringe. Sonstige Komplikationen sind Verbiegungen und Verlagerung der Trachealringe, akute Ödeme und Phlegmonen der Schleimhaut.

Nach *Vennerholm, Forsell, Pape, Görnemann* und unseren eigenen Beobachtungen ist die Tracheotomie durchaus nicht, wie gewöhnlich angenommen wird, eine Operation, die stets ohne nachteilige Folgen bleibt. Es gehört zu den *Ausnahmen*, daß eine Heilung *ohne* Deformierung und Verengerung der Trachea erfolgt, wenn Knorpelringe ganz durchschnitten sind. Denselben Standpunkt vertritt *Pape*. Es empfiehlt sich daher, eine *möglichst kleine Öffnung* anzulegen. *Schmidt* (Wien) führt die Narbenstenosen post tracheotomiam auf die zu langen Schnitte (3 und mehr Trachealringe!) und das Einführen unnötig dicker Kanülen zurück und betont, daß sie in Wien so gut wie unbekannt sind, obwohl die Tracheotomie häufig ausgeführt wird (Tracheotom). Empfehlenswert ist für die *temporäre* Tracheotomie der Tracheotubus nach *Pape*, bei der der Tubus zwischen zwei Trachealringen durch einen im Zwischenringband (Lig. anulare) angebrachten Querschnitt mit Schonen der Knorpelringe eingeführt wird.

V. Krankheiten der Speiseröhre

1. Die Verstopfung und die Verengerung der Speiseröhre

Vorkommen und Ursachen. Meist handelt es sich um *Schlundverstopfungen* (*Obstructio oesophagi* [steckengebliebene Fremdkörper]). Sie kommen hauptsächlich beim *Rind, Schwein, Pferd* und *Hund* vor. Infolge des verschiedenartigen anatomischen Verhaltens des Lumens der Speiseröhre bei den genannten Tierarten und je nach der Art des Fremdkörpers ist der Sitz der Stenose bei den einzelnen Tieren ganz verschieden. Beim *Rind* und *Schwein* setzen sich in erster Linie voluminöse Futterteile (Rüben- und Kohlstücke, Kartoffeln, Äpfel usw.) oder abgebrochene Schlundrohre, Besen- oder Peitschenstiele im oberen Teil der Speiseröhre dicht magenwärts vom Schlundkopf fest. Seltener sitzen die Fremdkörper in der Apertur im Brustteil des Ösophagus. Beim *Pferd* tritt die Schlundverstopfung am häufigsten nach der Fütterung von Trockenschnitzeln auf. Die Schnitzel quellen in der Speiseröhre auf und setzen sich in deren Brustabschnitt dicht vor dem Zwerchfell fest. Zuweilen verursachen auch Pellets, grobstengeliges Rauhfutter, Hobelspäne o. ä. eine Obstruktion (Obstipation), denn primär geht der Obstruktion vielfach eine krampfartige Verengerung der Muskulatur der Speiseröhre im Bereich des kaudalen Brustabschnitts und der Kardia (Kardiospasmus) voraus, die den abgeschluckten und nicht ausreichend eingespeichelten Futterbissen festhält und nicht in den Magen weiter- und übergleiten läßt. Das weiter aufgenommene Futter schichtet sich dann *oralwärts* auf, und schließlich ist der ganze Ösophagus bis an den Schlundkopf heran wurstförmig fest mit Futtermassen ausgestopft (Abb. 248). Seltener kommen auch beim Pferd voluminöse Futterteile wie Kartoffeln, Äpfel usw. vor. Sie bleiben dann gewöhnlich wie beim Rind dicht kaudal vom Schlundkopf im Ösophagus stecken. Beim *Hund* sind es meist Knochenstücke, Speckschwarten, Lederteile u. a., die entweder im oberen Halsteil (Abb. 249, 250) oder im Brustabschnitt des Schlundes (Abb. 251) fest sitzenbleiben. Ausnahmsweise kommen auch spitze Fremdkörper (Drahtstücke, Nadeln, Fischgräten) in der Speiseröhre vor. Selten ist ferner die Stenosierung des Ösophagus durch Tumoren (Papillome, Aktinomykome beim Rind).

Nicht selten sind ferner die *Kompressionsstenosen* der Speiseröhre durch Geschwülste, die diese von außen zusammendrücken. Am häufigsten erzeugen beim Rind *Vergrößerungen* der *Bronchial- und Mittelfellymphknoten* bei *Tuberkulose* oder *Leukose* eine Verengerung der Brustportion der Speiseröhre (chronische Tympanie). Außerdem

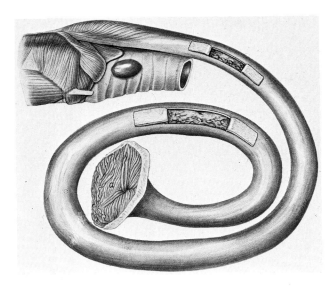

Abb. 248 *Schlundverstopfung* mit Trokkenschnitzeln beim Pferd, a Kardia.

V. Krankheiten der Speiseröhre

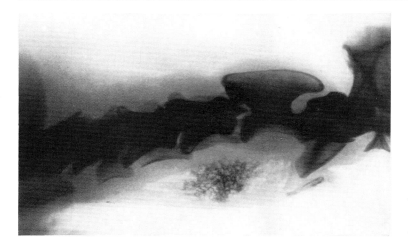

Abb. 249 *Pansenstück* mit Nähfaden im *Halsabschnitt* des *Ösophagus*, Hund, Röntgenbild.

können Aktinomykome, Melanome, Lymphome, Strumen, Abszesse in der Nachbarschaft des Ösophagus (retropharyngeale Lymphknoten), Leberschwellungen und Exostosen der ersten Rippe eine Verengerung herbeiführen.

Sehr selten sind dagegen bei Haustieren *Narbenstenosen* (Strikturen) des Ösophagus im Anschluß an Verletzungen, Entzündungen und Verätzungen der Schleimhaut, *spastische Stenosen* (Oesophagospasmus, Speiseröhrenkrampf), Verengerungen infolge von *Magentorsion* beim Hund und *angeborene* Verengerungen des Ösophagus.

Symptome. Die Schlundverstopfung gibt sich beim *Rind* dadurch zu erkennen, daß die Tiere plötzlich mit dem Fressen aufhören, unruhig werden, speicheln, Kopf und Hals gestreckt halten, Würgebewegungen ausführen oder husten. Bei

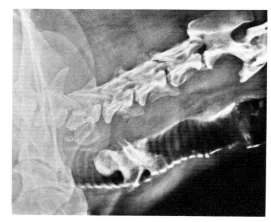

Abb. 250 *Knochenstück* im *Halsabschnitt des Ösophagus* (seitlich neben der Trachea liegend), Hund, Röntgenbild.

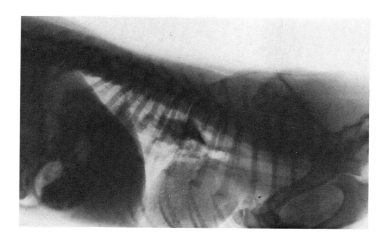

Abb. 251 *Knochen im Brustabschnitt des Ösophagus*, Hund, Röntgenbild.

vollständiger Obturation des Ösophagus tritt *Tympanie* ein; u. U. treten Schlundkrämpfe, Erstickungsanfälle oder plötzlicher Tod infolge von Zirkulationsstörungen ein. Bei nicht vollständiger Verlegung des Ösophagus können die Magengase noch abgehen. Das klinische Erscheinungsbild ist deshalb nicht so eindrucksvoll und bedrohlich und besteht oft nur in einer anhaltenden Inappetenz. In allen Fällen kann der immer bestehende Spasmus zu einer fortschreitenden Drucknekrose der Ösophaguswand über dem festsitzenden Fremdkörper führen, aus der sich Hals- und Mediastinalphlegmone, allgemeine Exsikkose und zunehmender körperlicher Verfall entwickeln können. Beim Festsitzen des Fremdkörpers in der Halspartie kann der Fremdkörper von außen durch Palpation festgestellt werden. Bei Kompressionsstenosen ist die Getränk- und Futteraufnahme meist nicht gestört, aber es tritt rezidivierende Tympanie ein. Beim *Pferd* treten ähnliche Erscheinungen auf; daneben noch Regurgitieren von Futtermassen oder eines schleimig-wäßrigen, mißfarbenen, graugrünlichen Ausflusses aus der Nase, zum Teil auch aus der Mundhöhle. Wenn die Obturation mehrere Tage bestehenbleibt, so stellt sich fast regelmäßig eine *Aspirationspneumonie* ein, der die Tiere erliegen. Bei der vollständigen Trockenschnitzelobturation ist der Ösophagus als wurstförmiger Strang in der Drosselrinne fühlbar. Voluminöse Fremdkörper lassen sich dicht hinter dem Pharynx palpieren. Partielle Verstopfungen, die nur den Brustabschnitt betreffen, lassen sich mit der Nasenschlundsonde feststellen. Bei *Hunden* tritt gewöhnlich während der Futteraufnahme plötzlich starke Unruhe auf, Kopf und Hals werden gestreckt gehalten oder die Tiere führen schleudernde Bewegungen mit dem Kopf aus, reiben mit den Pfoten am Hals und machen Brechbewegungen. Bei nicht vollständiger Obturation können Getränk und flüssige Nahrung noch abgeschluckt werden. Bei vollständiger Obturation wird jede Nahrung wieder erbrochen. Fremdkörper in der Halsregion können von außen durchgefühlt werden. Fremdkörper in der Hals- und Brustportion des Ösophagus werden mit Sicherheit durch die *Röntgenuntersuchung* ermittelt (s. Abb. 249, 250, 251). Die Untersuchung mit einer Schlundsonde ist nicht immer zuverlässig, da die Sonde am Fremdkörper vorbeigleiten kann.

Behandlung. Ihr Ziel ist die Entfernung des Fremdkörpers aus dem Ösophagus. Da sich der Ösophagus in allen akuten Fällen in einem Krampfzustand befindet, ist das Eingeben von *Gleitmitteln* (Öl, Leinsamen usw.) oder die Verabreichung von *speicheltreibenden* Mitteln (Pilokarpin, Arekolin, Lentin o. a.) zu *unterlassen*. Bei vollständiger Obturation ist diese Therapie *gefährlich*, da die Gleitmittel bzw. der Speichel die Speiseröhre nicht passieren können, regurgitiert werden und damit die Gefahr einer *Aspirationspneumonie* erhöhen. Ebenso ist beim Hund die Verwendung von *Brechmitteln kontraindiziert*, da sich die oft scharfen Kanten und Spitzen von Knochen bei den Brechbewegungen in die Ösophaguswandung einspießen und sie *perforieren* können.

Beim *Rind* ist die Prognose zunächst vorsichtig zu stellen, da auch bei frühzeitiger und sachgemäßer Behandlung in 5 bis 10 Prozent der Fälle wegen nicht voraussehbarer Komplikationen die Krankheit einen mehr oder weniger ungünstigen Verlauf nehmen kann. Die Prognose verschlechtert sich mit der anhaltenden Druckwirkung auf die Wand der Speiseröhre und mit dem Einsetzen und Fortschreiten der Tympanie. Als *frische* Fälle sind solche anzusehen, die bis 6 Stunden, als *verschleppte* Fälle solche, die länger als 12 bis 24 Stunden bestehen. Auch beim Rind ist die Behandlung mit *Brechmitteln* entbehrlich geworden. Ihre Anwendung kommt nur ausnahmsweise in Frage (Veratin, 0,04–0,1 g subk., Strychninnitrat, 0,04–0,01 g subk., Arekolin, 0,04 g subk. o. a.).

Zum Entfernen des Fremdkörpers hat sich im letzten Jahrzehnt eine kombinierte Behandlung mit der Anwendung von krampflösenden und beruhigenden Medikamenten sowie geeigneten Instrumenten eingeführt, durch die frühere Verfahren zurückgedrängt worden sind, zumal einige von diesen wenig befriedigend oder sogar gefährlich sind (*Wurst, Träger* und *Rosenberger*). Alle Instrumente mit spitzen haken- oder trepanähnlichen oder korkenzieherartigen Ansatzstücken zum Erfassen des Fremdkörpers sind wegen der Verletzungsgefahr abzulehnen. Besser geeignet sind Instrumente mit einem schlingenförmigen Ansatzstück. Bei der Behandlung sind gewisse grundsätzliche Richtlinien einzuhalten, da deren Nichtbeachtung für die forensische Beurteilung gegebenenfalls auftretender Schadensfälle von entscheidender Bedeutung sein kann.

Es ist immer das alsbaldige Entfernen des Fremdkörpers anzustreben, denn unnötiges Abwarten ist schädlich. Eine exspektative Behandlung kann unter Umständen dem behandelnden Tierarzt als eine Verletzung seiner Sorgfaltspflicht ausgelegt werden, besonders wenn die Obstruktion schon länger als 12 Stunden besteht. Die *Trokarierung* des Pansens ist nur bei bestehender lebensbedrohlicher Tympanie auszuführen. Zunächst sollte versucht werden, den Fremdkörper zu entfernen. Weiterhin ist eine sachgemäße *Fixierung des Patienten* notwendig und zweckmäßig, da sie die Extraktion erleichtert und auch die Hilfspersonen vor Schadensfällen schützt. Bewährt hat sich die von *Rosenberger* empfohlene Fixierung des Kopfes mit der *Harms*schen Nasenbremse, mit deren Hilfe der Kopf an einem waagerechten Balken angeschlungen und somit möglichst gestreckt wird. Der Kopf darf dabei nicht zu hoch angehoben werden.

Dem manuellen oder instrumentellen Entfernen des Fremdkörpers hat immer die Verabreichung eines *Spasmolytikums* und *Sedativums* vorauszugehen. Der Vorteil dieser Medikation liegt in der Beruhigung des betreffenden Tieres und in der Krampflösung der im Spasmus befindlichen Ösophagusmuskulatur. Infolgedessen läßt sich der Fremdkörper auf verhältnismäßig schwachen Druck hin magenwärts verschieben oder extrahieren. Das trifft namentlich für die im Brustabschnitt der Speiseröhre befindlichen Fremdkörper zu. Die krampflösende Wirkung der handelsüblichen Spasmolytika auf die quergestreifte Muskulatur des Ösophagus des Rindes ist sicherlich vorwiegend auf die gleichzeitige analgetische Wirkungskomponente zurückzuführen. Als besonders wirksam haben sich deshalb die Neuroplegika der Phenothiazinreihe und ähnliche Präparate erwiesen. Sie wirken nicht nur zentral erregungshemmend, sondern auch erschlaffend auf die quergestreifte Muskulatur, so daß sie vor allem bei sehr unruhigen und widersetzlichen Tieren angezeigt sind.

Die analgetische und spasmolytische Wirkung tritt bei intravenöser Verabreichung innerhalb von 5 bis 10 Minuten, bei intramuskulärer nach 20 bis 30 Minuten ein; die intravenöse Injektion ist deshalb möglichst zu bevorzugen. Von den handelsüblichen Medikamenten sind folgende u. a. anwendbar:

Combelen (Bayer) 1–2 ml pro 100 kg Kgw. langsam i.v. injiziert; *Dominal* (Cela), 5–15 ml langsam i.v. injiziert; *Rompun* (Bayer), 0,05 mg pro kg Kgw. i.m. injiziert; *Novalgin* ad us. vet. (Hoechst), 6–8 ml pro 100 kg Kgw. i.v. injiziert; *Buscopan-compositum* ad us. vet. (Cela), 20–30 ml i.v. injiziert.

Nach Wirkungseintritt erfolgt das manuelle oder instrumentelle Entfernen des Fremdkörpers von der Obturationsstelle. Das Einsetzen eines Sperrinstruments (Maulkeil, -ring oder -gatter) ist entbehrlich, wenn eine beiderseitige Leitungsunterbrechung des N. mandibularis ausgeführt wird, die eine Erschlaffung der Kiefermuskeln und eine spontane Öffnung der Mundspalte bewirkt und somit ein widerstandsloses Eingehen in die Mundhöhle bis in die Rachenhöhle und zum Schlundkopf ermöglicht. Gelegentlich gelingt das manuelle Zurückschieben des Fremdkörpers in den Pharynx und die Mundhöhle von außen her. Erfolgversprechender ist das manuelle Entfernen des unmittelbar hinter dem Schlundkopf festsitzenden Fremdkörpers, wenn dieser außen durch eine Rollenzange nach *Becker-Bevensen* fixiert wird. Der Fremdkörper wird dann entweder mit der Hand erfaßt oder man bedient sich einer Drahtschlinge, die man vorsichtig am Fremdkörper vorbeischiebt und mit der man ihn so lockert, daß er nach außen gezogen werden kann oder u. U. magenwärts gleitet. *Thygesen* hat zum Entfernen bzw. zur Zerkleinerung von Fremdkörpern eine Schlundsonde mit einem Extraktor konstruiert. Der mit einem Drahtbügel versehene Extraktor ist ein ausgezeichnetes Instrument, mit dem bei sachgemäßer Handhabung kaum Verletzungen der Speiseröhre vorkommen. Das gilt auch für den „*Früchte-Evaquator, System Eisenhut*". Das mit einem Drahtbügel und einer Bohrspirale versehene Instrument ermöglicht es, den Fremdkörper zu erfassen und zu fixieren, so daß dieser ohne Gefahr einer Verletzung der Speiseröhre leicht extrahiert werden kann. Das Weiterschieben des Fremdkörpers in die Vormägen mit dem Schlundrohr oder mit der Drahtspirale oder mit der Sonde von *Spiro* kommt für Obturationen im Brustabschnitt in Betracht. *Dieser Eingriff muß unter aller Vorsicht ausgeführt* werden, damit keine Perforation der Speiseröhre erfolgt. Verwerflich ist die vielfach von Laien geübte Verwendung von Peitschenstielen, Gummirohren u. a. Da nicht selten solche Behandlungsversuche vorausgegangen sind, ist es ratsam, daß sich der behandelnde Tierarzt zunächst darüber vergewissert, ob derartige Manipulationen geschehen sind, um sich vor unberechtigten Regreßansprüchen zu sichern. Eine sorgfältige Untersuchung des Patienten ist deshalb empfehlenswert (Palpation von Hals und Brusteingang auf Vorhandensein von ödematösphlegmonösen oder -emphysematösen Anschwellungen mit puffig-knisternder Konsistenz und tympanisch klingendem Perkussionston; Auskultation von Herz und Lunge; eingeführte Sonde auf Blutspuren, frische oder nekrotische Schleimhautfetzen prüfen; Sonde gegebenenfalls mit Mullstreifen umwickeln; Verletzungen der Mundschleimhaut als Ursache der Blutung ausschließen!).

In besonderen Fällen kann der Fremdkörper im Bereich des Halses durch die *Ösophagotomie* am stehenden Tier in Infiltrationsanästhesie der Operationsstelle entfernt werden.

Zum Entfernen großer Rübenstücke, die sich im kaudalen Brustabschnitt des Ösophagus festgesetzt haben, hat *Gründahl* den Weg über die *Rumenotomie* vorgeschlagen. Vom eröffneten Pansen aus führt er ein Schlundrohr durch die Kardia in die Speiseröhre und befördert den Fremdkörper kopfwärts in den Schlundkopf. In einem so von *Gründahl* erfolgreich behandelten Falle war die silierte Zuckerrübe 22 cm lang und 7 cm dick.

Beim *Schwein* kann versucht werden, den Fremdkörper durch Brech- oder Würgebewegungen nach außen oder nach dem Magen zu befördern. Man verwendet subkutane Injektionen von *Apomorphin. hydrochlor.* 0,1–0,3 g oder *Veratrin* 0,02–0,03 g je nach Größe des Tieres. Ferner hat sich zur Krampflösung *Novalgin* i.v. in Dosen von 5 bis 10 ml bewährt. Das Novalgin kann auch in Verbindung mit einer allgemeinen *Sedierung* (Stresnil [Jansen] oder *Stresnil* mit *Hypnodil* [Jansen]) oder einer Allgemeinnarkose (Thiogenal o. a.) indiziert sein zur instrumentellen Beseitigung des Fremdkörpers in den Magen. Man benutzt dazu einen entsprechend kräftigen Gummischlauch, den man mit Hilfe eines runden Querholzes mit einem Loch in der Mitte zum Durchstecken des Schlauches in den Ösophagus einführt.

Bei *partiellen* Anschoppungen von Trockenschnitzeln oder ähnlichen Futtermitteln im Brustabschnitt des Ösophagus bei *Pferden* sind nach unseren Erfahrungen *(Berge)* die baldige intravenöse Applikation von 40–70 ml *Novalgin* oder von einem anderen Spasmolytikum (Buscopancomp. [Cela]) in Abständen von 4–6 Stunden das Mittel der Wahl. Bei vollständigen Obturationen des Ösophagus, die von der Kardia bis in die obere Halsregion desselben reichen, *versagt* die Novalginbehandlung. Ist nach der Verabreichung des Novalgins im Laufe eines Tages die Obturation nicht behoben oder ist der Ösophagus in großer Ausdehnung verstopft, so erhöht jedes Abwarten die Gefahr einer *Aspirationspneumonie*. Die Entfernung der Futtermassen wird in solchen Fällen nach *Schultz* und *Doenecke* durch Ausspülen der Speiseröhre mit Hilfe zweier *Nasenschlundsonden* vorgenommen. Die Sonden werden durch je ein Nasenloch eingeführt, und dann wird entweder aus einem Irrigator oder mittels einer Pumpe (Uteruspumpe) durch eine Sonde Wasser in den Ösophagus zugeführt. Die sich lösenden Schnitzel laufen dann mit der Spülflüssigkeit aus der anderen Sonde ab. *Der Kopf muß dabei tief gesenkt gehalten werden; unruhige und temperamentvolle Pferde müssen unter Sedierung niedergelegt werden.* Wir benutzen nur *eine* Sonde für die Wasserzufuhr und lassen den Ösophagusinhalt durch die Nase bzw. die mit dem Maulgatter geöffnete Mundhöhle ablaufen. Dabei besteht die Gefahr der Aspiration von Spülgemisch. Um dies zu vermeiden, dichtet man prophylaktisch die Trachea mit Hilfe eines durch die Mundhöhle in die Luftröhre eingeführten, für die Intratrachealnarkose gebräuchlichen Intubationsschlauches (Rüschkatheter) und durch Aufblasen der an ihm befindlichen Gummimanschette ab. Der Schlauch wird nach dem Einführen der Nasenschlundsonde in die Trachea dirigiert. Wenn der Ösophagus freigespült ist, werden die Nasenhöhlen durchgespült, und dann wird durch Eingehen mit der Hand die Rachenhöhle, insbesondere die Kehlkopf- und die Choanengegend, auf dort angeschwemmte Schnitzelpartikel untersucht. Erst wenn diese entfernt sind, wird der Intubationsschlauch herausgezogen. Zweckmäßig ist es, den Pferden zur Einschränkung der Speichelsekretion und Erschlaffung des Schlundtonus subkutan *Atropin* zu verabreichen (0,04 g). Weiterhin muß bei allen Verstopfungen der Speiseröhre den Pferden wegen einer möglichen Aspiration von Futterpartikeln nach der Behandlung eine angemessene unbedingte Stallruhe mit gleichzeitiger parenteraler, gegebenenfalls auch intratrachealer Applikation von Antibiotika und Sulfonamiden gegeben werden.

Für die Behandlung der Schlundverstopfung des *Pferdes* schlägt *Schultz* das *Wasserdruck-Riesel-Verfahren* mittels einer von ihm entworfenen Drucksonde vor, die an der Spitze nur eine ganz kleine Öffnung hat. Damit wird das eingespritzte Wasser nur in einem dünnen Strahl in den Ösophagusinhalt gespritzt, und der angeschoppte Inhalt wird allmählich ausgehöhlt und gelockert, so daß er dann nach außen gelangen kann. Das Wasser wird abwechselnd mit stärkerem und schwächerem Druck eingespritzt, und zwar mit einer Luftschutzpumpe. Die Behandlung erfolgt am niedergelegten Tier, dem vor dem Ablegen die Sonde eingeführt wird. Betäubung mit Chloralhydrat i.v. Zur Erschlaffung des Muskeltonus sollen größere Dosen Novalgin i.v. zusätzlich zur Narkose verabreicht werden.

Ein anderes Verfahren nach *Tillmann* besteht darin, daß die angestauten Schnitzelmassen durch einen in den Ösophagus eingeblasenen Luftstrom nach außen befördert werden. Man führt zu diesem Zwecke die etwa 3 m lange Nasen-Magen-Sonde in die Speiseröhre ein und setzt eine kräftige Luftpumpe – Autoluftpumpe – an die Sonde an. Der Luftstrom bewirkt eine Lockerung der Schnitzelmassen im Bereiche der Sondenspitze und drängt die gelockerten Schnitzel gleichzeitig nach außen, im wesentlichen durch die Nasengänge. Unter vorsichtigem Hin- und Herschieben dringt die Sonde immer tiefer. Die im Endabschnitt des Ösophagus befindlichen Schnitzel werden nicht mehr nach außen bewegt, sondern in den Magen geblasen. Ist die Sonde im Magen angelangt, dann entweichen säuerlich riechende Magengase, oder man hört die glucksenden Geräusche des Mageninhaltes.

Als *Prophylaxe* gegen die Verstopfung des Schlundes mit Trockenschnitzeln sind diese vor dem Verfüttern in der 2–3fachen Menge Wasser *aufzuquellen* und mit reichlichen Mengen Häcksel zu verfüttern.

Bei voluminösen Fremdkörpern (Kartoffeln, Äpfeln u. a.) kann zunächst die intravenöse Injektion eines Spasmolytikums (Novalgin 40–70 ml, Buscopan comp. [Cela] 20–30 ml) oder Combelen 8,0–10,0 ml, langsam i.v. zur Lösung des Ösophagusspasmus versucht werden. Zur Extraktion des Fremdkörpers durch die Mundhöhle, die am betäubten und niedergelegten Pferd vorzunehmen ist, eignet sich wie beim Rind der Extraktor nach *Thygesen*. Das Instrument muß vorsichtig mit der Hand in den Ösophagus dirigiert werden (Maulgatter). Manchmal gelingt auch die Entfernung durch Massage des Fremdkörpers von außen nach der Rachenhöhle zu. Dabei muß man ebenfalls am niedergelegten Tier mit der Hand in die Rachenhöhle eingehen und dort den Fremdkörper auffangen. Ferner hat sich auch in *Gießen* das von *Podgorsky, Dietz* und *Wintzer* angegebene operativ-konservative Verfahren bewährt. Dabei wird der Ösophagus über der Obturationsstelle im kranialen Halsdrittel unter Schonung der Halsgefäße und -nerven freigelegt und der Fremdkörper durch Massage aus dem *uneröffneten* Ösophagus in die Rachenhöhle geschoben und von dort durch die Mundhöhle extrahiert. Hautnaht. Für die in den tieferen Abschnitten des Ösophagus festsitzenden Fremdkörper bleibt schließlich die *Ösophagotomie* als Ultima ratio übrig.

Bei *Hunden* kann versucht werden, die im Halsteil sitzenden Fremdkörper in Narkose durch die Mundhöhle zu extrahieren. Man gebe aber *kein Morphin*, damit sich spitze Fremdkörper nicht bei starken Brechbewegungen in die Ösophaguswand einspießen und sie perforieren können. Die Extraktion von Fremdkörpern aus dem Brustabschnitt des Ösophagus kann mit Hilfe besonderer Zangen *(Becker, Christoph, Garbutt, Ullrich)* und des Ösophagoskops vorgenommen werden, die durch die Mundhöhle in die Speiseröhre eingeführt werden. Gelingt die Beseitigung des Fremdkörpers nicht, so muß die *Ösophagotomie* ausgeführt werden, die als geeignete Therapie auch für die im Brustabschnitt sitzenden Fremdkörper (s. Abb. 251) angezeigt ist. Hierbei wird der Operationsschnitt möglichst dicht am Brusteingang ausgeführt. Die Extraktion des Fremdkörpers erfolgt mit einer Kornzange. Die Ösophaguswunde wird mit der Darmnaht vernäht, die Hautwunde bleibt im untersten Wundwinkel für evtl. Exsudatabfluß offen. Oder der Fremdkörper wird in Intubationsnarkose durch die *Thorakotomie* und anschließende Ösophagotomie entfernt, wenn die Extraktion des Fremdkörpers mit Zangen aus zwingenden Gründen (Perforationsgefahr!) nicht erfolgen kann. Fremdkörper, die im Kardiateil der Speiseröhre sitzen, werden schonender für die Wandung des Ösophagus durch die *Laparo-Gastrotomie* und Extraktion aus dem Ösophagus durch den eröffneten Magen entfernt.

Die *Behandlung der Kompressionsstenosen* richtet sich nach dem Grundleiden. Abszesse in der Nachbarschaft des Ösophagus im Bereiche des Halsteiles werden gespalten, Tumoren operativ entfernt. Kompressionen im Brustabschnitt sind bei Großtieren unheilbar. Bei Hunden würde durch die *Thorakotomie (Ullrich)* die Entfernung von Tumoren möglich sein.

2. Die Erweiterung der Speiseröhre, Schlunddivertikel

Vorkommen und Ursachen. Die Speiseröhrenerweiterungen sind meist sog. *Pulsionsdivertikel*, die sich *oralwärts* von Ösophagusstenosen durch das Anstauen und den Druck des Futters oder von Tumoren unter allmählicher Erschlaffung und Atrophie der Schlundmuskulatur entwickeln. Seltener sind die sog. *Traktionsdivertikel*, Ausbuchtungen der Ösophaguswand durch Narbenzug von außen her. Vereinzelt findet man *angeborene*, mit der zweiten Kiemenspalte in Verbindung stehende Divertikel bei Pferden (Abb. 252). Bei Hunden und Katzen kommen ebenfalls angeborene Schlunddivertikel als Mißbildungen im Bereiche des Hals- oder Brustabschnittes des Ösophagus

V. Krankheiten der Speiseröhre   169

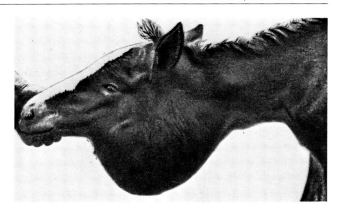

Abb. 252 Angeborenes *Schlunddivertikel*, Fohlen.

vor (Abb. 253, 254, 255) bzw. entwickeln sich in den ersten Lebenswochen oder -monaten.

Primär besteht eine Einschnürung des Ösophagus in Höhe der Herzbasis als Folge einer Bildungsanomalie der vom Herzen ausgehenden Blutgefäße. Meistens wird die Einengung gebildet von der aus dem rechten 4. Kiemenbogen hervorgegangenen und rechts vom Ösophagus gelegenen Aorta und der links vom Ösophagus verlaufenden A. pulmonalis sowie dem über dem Ösophagus liegenden *Lig. arteriosum (Botalli)*, das im embryonalen Leben die beiden Blutgefäße miteinander verbindet und in Einzelfällen wegen unvollständiger Obliteration noch später blutführend ist *(Ductus arteriosus [Botalli] persistens)*. Die Einschnürung bewirkt einen partiellen Verschluß des Ösophagus und verursacht sekundär oralwärts ein Pulsionsdivertikel bzw. eine Ektasie des Ösophagus mit zuweilen beträchtlichen Ausmaßen. Außerdem können auch noch andere Blutgefäßanomalien, bes. der A. subclavia sinistra oder dextra, der Anlaß von Verengerungen sein. Eine weitere Ursache bildet der *Spasmus der Kardia* (Kardiospasmus, Hiatusspasmus, Achalasie), der zu einer Erweiterung des gesamten Ösophagus im Brustbereich führt (kardiotonische oder idiopathische Speiseröhrenerweiterung, Megaösophagus). Zuweilen besteht auch nur ein ringförmiger *funktioneller spastischer Verschluß* auf nervöser Grundlage ohne erkennbare Ursachen.

Symptome. Die Schlunddivertikel bedingen Verlangsamung der Futteraufnahme, *Schluckbeschwerden, Speicheln, Erbrechen*, Nasenausfluß (Regurgitieren), Kolikanfälle und Tympanie (Rind). Außerdem kann man bei Divertikeln im Bereich der Halsportion eine *Anschwellung* an der linken Halsseite nachweisen, die unmittelbar nach der Futteraufnahme am größten ist, bei Großtieren Faust- bis Mannskopfgröße erreicht und sich durch Druck entleeren läßt. Daneben

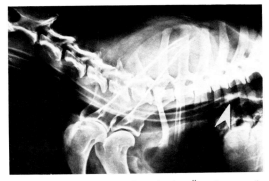

Abb. 253 *Stenose* und *Ektasie des Ösophagus*, die eingeführte *Sonde* findet in Höhe der Herzbasis Widerstand (Pfeil), Hund, Röntgenbild.

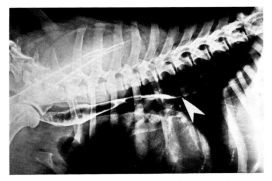

Abb. 254 *Röntgenkontrastdarstellung* der *Stenose* (Pfeil) und *Ektasie des Ösophagus* der Abb. 253, Hund, Röntgenbild.

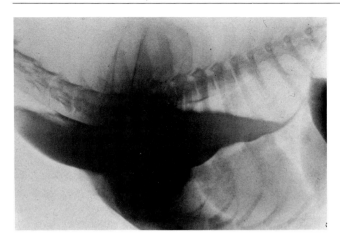

Abb. 255 *Röntgenkontrast*darstellung eines *Divertikels* des Ösophagus, Hund.

besteht meist erhebliche *Abmagerung*. Beim Einführen der *Schlundsonde* ergibt sich an der Stelle des *Divertikels* gewöhnlich ein Hindernis. Komplikationen sind: Husten, Atemnot, Erstickungsanfälle, *Fremdkörperpneumonie* oder Ruptur des Ösophagus mit letaler septischer Phlegmone, Empyem der Brusthöhle und Pneumothorax. Die klinisch vielfach schwer zu unterscheidenden Krankheitszustände lassen sich durch die Röntgenuntersuchung mit Kontrastbrei, u.U. unter dem Bildschirm während des Abschluckens desselben besser erkennen und gegeneinander abgrenzen. **Differentialdiagnostisch** ist beim Hund noch die krikopharyngeale Achalasie (Sokolowsky) zu nennen, bei der das verabreichte Futter nicht erbrochen, sondern regurgitiert wird. Wegen des teilweisen Unvermögens, die Nahrung über den Schlundkopf hinwegzuschieben, wird das aufgenommene Futter sofort wieder regurgitiert und nur ein kleiner Teil abgeschluckt. Im Röntgenbild erscheint dann von diesem Teil des Kontrastbreis etwas im Anfangsteil des Ösophagus hängengeblieben.

Behandlung. Die Schlunddivertikel, namentlich angeborene, sind meist unheilbar (symptomatische Behandlung; flüssiges Futter, Massage, Schlundsonde; bei Spasmen können über längere Zeit Spasmolytika oder Neuroplegika verabreicht werden). Versuchsweise kann die *Exstirpation* der erweiterten Schlundpartie mit nachfolgender Naht vorgenommen werden. Vorausgehen muß jedoch bei Einschnürungen und Verengerungen die operative Durchtrennung des Lig. arteriosum (Botalli) bzw. des Ductus arteriosus (Botalli) persistens. Die frühzeitige Operation beugt einer sekundären Speiseröhrenerweiterung, Schluckpneumonie und Entkräftung vor und verbessert die allgemeine Prognose. Bei Kardiospasmus (Achalasie, Megaösophagus etc.) kann, wenn die medikamentöse Behandlung erfolglos bleibt, die Myotomie des Ösophagus im Kardiabereich Heilung bringen, bei der krikopharyngealen Achalasie ist die Myotomie des M. cricopharyngeus angezeigt.

3. Die Zerreißung der Speiseröhre, Schlundperforation

Ursachen. Zerreißungen (Rupturen, Perforation) des Ösophagus ereignen sich entweder durch stumpfe *Verletzungen von außen* (Hufschlag, Deichselstoß, Stürzen) oder durch perforierende *Fremdkörper von innen* (spitze Knochen, Schlundsonde, Eingehen mit Peitschen-, Besenstielen, Schußwunden usw.). Auch *spontane* Zerreißungen kommen unter Umständen vor (fettige Muskeldegeneration, Platzen der stark verdünnten Wände großer Divertikel).

Symptome. Sie sind verschieden, je nachdem die *Halsportion* oder die *Brustportion* des Schlundes zerrissen ist.

a) Zerreißungen der *Halsportion* verursachen eine *Anschwellung* an der linken Halsseite, die oft eine enorme Größe erreicht und an die sich eine *septische Phlegmone*, Gasödem oder ausgedehntes *Emphysem* des Halses, des Kopfes und der Schulter anschließen können, ferner hochgradige Störung des Allgemeinbefindens, Fieber, hohe Pulsfrequenz. Bei äußeren Verletzungen der

Speiseröhre wird das Futter zum Teil durch die Wunde am Hals nach außen entleert. Gleichzeitig bestehen *Schluckbeschwerden* und *Regurgitieren* des Futters. Vereinzelt kommt es zur Ausbildung einer Ösophagusfistel.

b) Zerreißungen der *Brustportion* des Ösophagus erzeugen das Bild der eitrigen und jauchigen *Mediastinitis*, des *Pyothorax* und *Pneumothorax* (hochgradige Atemnot, Zusammenstürzen, Kolikerscheinungen, septisches Fieber, tympanischer Perkussionston) und verlaufen in der Regel tödlich.

Behandlung. Rupturen der Halsportion der Speiseröhre können in ganz frischen Fällen durch lange Inzision der Haut, Entfernung der ausgetretenen Futtermassen, Vernähen der Rißstelle und Versorgen mit Antibiotika oder Sulfonamiden zu behandeln versucht werden. Die *äußere Haut läßt man ungenäht*. Im übrigen heilen Schußwunden bei Verabreichung dünnflüssiger Nahrung auch ohne Naht des Ösophagus im Laufe von Wochen so, daß später die Futteraufnahme ungestört vor

sich gehen kann. Bei Störungen des Allgemeinbefindens kommt nur die baldige Schlachtung in Frage. Zerreißungen der Brustportion sind unheilbar.

4. Schlundlähmung, Paralysis oesophagi

Die Ursachen sind entweder zentral im *Gehirn* gelegen (Gehirnentzündung, Blutungen, Abszesse, Neubildungen, Parasiten, tiefe Allgemeinnarkose, Morphininjektion, Vergiftung durch Befallungspilze, Infektionskrankheiten) oder sie sind in *lokalen Entzündungsprozessen* der Ösophagusmuskulatur zu suchen. Die *Erscheinungen* bestehen in Schlucklähmung, Regurgitieren des Futters, Anschwellung in der linken Drosselrinne und Fremdkörperpneumonie. In prophylaktischer Beziehung empfiehlt es sich, Pferde *unmittelbar nach der Narkose*, namentlich nach einer Barbiturat- und Intubationsnarkose, nicht zu füttern (Gefahr der Fremdkörperpneumonie). Eine *Behandlung* kann, solange noch keine Pneumonie besteht, mit Strychnin versucht werden. Steckengebliebene Futtermassen sind vorsichtig mit der Schlundsonde magenwärts zu schieben (Vorsicht wegen Perforation!).

Krankheiten der Brust

I. Brustwunden

1. Verletzungen der Vorderbrust. Man findet sie zur Zeit am häufigsten bei *Pferden* nach Zusammenstößen mit Kraftwagen, dann infolge Eindringens von Deichselstangen, Anrennen an vorspringende Gegenstände, Springen über Zäune, nach Gabelstichen, Hufschlägen, Sturz, Verletzung durch spitze Stollen, Stacheldraht u.a. Ihre Erscheinungen sind sehr verschieden, je nachdem die Wunden oberflächlich, tief oder perforierend sind. Die Verletzungen der *Haut* stellen oft Lappenwunden dar. Die Verletzung der *Unterhaut* veranlaßt häufig eine diffuse Phlegmone mit Abszedierung. Die gleichzeitige Verletzung größerer Gefäße (Jugularis, Karotis, Arteria und Vena axillaris, Vena cephalica, Aorta, Herz) führt zu erheblichen Blutungen, Hämatombildung, Venenthrombose, eitriger Thrombophlebitis oder unter Umständen zu tödlicher Verblutung nach außen oder innen (Hämatothorax, Hämoperikardium). Quetschungen und Verletzungen der Brust-, Hals- und Schultermuskeln erzeugen Lahmheit, intermuskuläre und septische Phlegmone, Eiterversenkung und Fistelbildung, namentlich wenn in der Tiefe der Wunde *Fremdkörper* (Holzsplitter u.a.) zurückgeblieben sind. Die Verletzungen der *Knochen* (Schulterblatt, Humerus, Brustbein, erste und zweite Rippe) haben Frakturen, Fissuren, Knochennekrose und Fistelbildung zur Folge (vgl. die Brustbeinfistel). Außerdem können auch Verletzungen von *Nerven* (Achselgeflecht, Supraskapularis, Radialis) eigenartige Lähmungszustände, nach Verletzungen des *Ösophagus* und der *Trachea* ausgedehnte Emphyseme, nach perforierenden Wunden des Thorax Pleuritis, Pneumonie und Pneumothorax auftreten.

Behandlung. Die Behandlung der Brustwunden, die vielfach Lappenwunden sind, besteht in der Ausschneidung der Wunde, d.h. im Entfernen der zerrissenen Muskel- und Faszienfetzen mit scharfem Skalpell und Pinzette, in Blutstillung, im Anlegen einer notwendig werdenden Gegenöffnung an der tiefsten Stelle für den Abfluß des Exsudats, im Einbringen von Antibiotika oder Sulfonamiden, Gazedrains und in *Naht* (Abb. 256), soweit dadurch der Abfluß des Wundexsudats nicht behindert wird. Nach der Naht deckt man die Wunde mit Deckpaste und Gazestreifen ab. Brustwunden, die u.a. auf Weiden mit Holzzäunen oder im Walde beim Holzfahren oder durch Deichselstöße zustande kommen, sind stets auf *Fremdkörper* (Holzsplitter) zu untersuchen. Zu ihrer Extraktion sind oft Gegenöffnungen notwendig. Die Naht horizontal verlaufender Vorbrustwunden reißt in der Regel nach einiger Zeit aus. Dennoch ist sie in den ersten 4–6 Tagen von Nutzen, denn sie begünstigt die Heilung bei der nachfolgenden offenen Wundbehandlung, zumal die Heilungstendenz derartiger Wunden günstig ist (Tafel IV, Abb. H u. I, S. 24). War das Brustbein verletzt, so kann eine Fistel zurückbleiben. Zur Nachbehandlung genügen anfangs Spülungen mit 2–3proz. Wasserstoffsuperoxyd-Lösung, später Wundpuder.

Die *Prognose* ist im allgemeinen günstig, bei Brustbeinverletzungen zweifelhaft oder ungünstig.

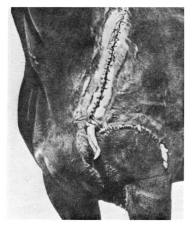

Abb. 256 *Große Lappenwunde* an *Vorderbrust* und Vorarm, Naht, Gazedrains, Pferd.

2. **Verletzungen der Seitenbrust.** Die *Ursachen* sind meist Hufschläge, Hornstöße, Stich- und Bißwunden, Überfahrenwerden, Eindringen von Deichselstangen, Eggenzinken, Sporen, Anstoßen oder Reißen an spitzen Gegenständen, Dekubitus (Tafel V, Abb. A, S. 25), Stürzen und Schußverletzungen. Eine künstliche Verletzung der seitlichen Brustwand bildet der Bruststich. Bezüglich der Erscheinungen hat man nichtperforierende und perforierende Verletzungen zu unterscheiden. Die *nichtperforierenden* Wunden betreffen entweder nur die Haut und Unterhaut und können sich dann mit den gewöhnlichen Wundinfektionskrankheiten, insbesondere mit *Phlegmone* oder *Gasödemen* (Pararauschbrand), komplizieren. Oder sie erstrecken sich auf größere Gefäße (Sporader), auf die Muskulatur (Latissimus dorsi, Serratus, Pektoralis, Interkostalmuskeln) und auf die Knochen (Rippen, Brustbein) und können dann zu Frakturen und *Fistel*bildung führen. Die *perforierenden* Brustwunden haben Pleuritis, Empyem, Lungenvorfall, Lungenverletzung, Pneumonie, Pneumothorax, Mediastinitis, Hämatothorax, subkutanes Emphysem, innere Verblutung (Zerreißung der Interkostalarterien und inneren Brustarterien) und andere Komplikationen zur Folge. Die perforierenden *Brustschüsse* durch Geschosse der Handfeuerwaffen sind zwar gefährlich, jedoch durchaus nicht immer tödlich. Wenn den Tieren nach der Verletzung sofort die nötige Ruhe und Behandlung zuteil werden, so können sie geheilt werden. Sind gleichzeitig das Herz oder die großen Blutgefäße getroffen, so tritt der Tod schnell ein.

Behandlung. Die Behandlung der seitlichen Brustwunden ist im allgemeinen dieselbe wie die der Vorderbrust. *Nichtperforierende* Wunden bei Hunden soll man *nicht* nähen, da sich infolge der gewöhnlich vorhandenen Infektion schwere

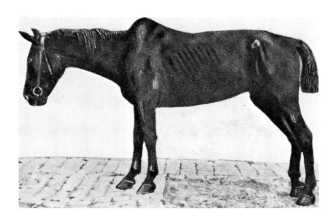

Abb. 257 *Zerreißung* des linken M. serratus ventralis, Pferd *(Lutz)*.

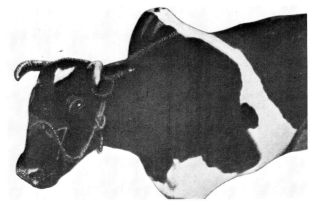

Abb. 258 *Zerreißung* des rechten M. serratus ventralis, Kuh.

Phlegmonen und Nekrosen der Subkutis und der Muskulatur einstellen. Die Haut stirbt dann in großen Teilen ab, gleichzeitig droht die Gefahr der Sepsis (Tafel V, Abb. B, S. 25). Man behandelt offen, oder man legt Verbände an, nachdem die Wunde mit Sulfonamiden oder Antibiotika beschickt worden ist. Bei perforierenden Wunden ist mehrere Tage lang eine parenterale antibiotische Prophylaxe mit Antibiotika und antibiotischen Chemotherapeutika durchzuführen. Bei Taschenbildung sind, ebenso wie bei Eiterversenkung, genügend große Gegenöffnungen anzulegen. Alles nekrotisch werdende Gewebe ist zu resezieren. Nach Reinigung der Wunde Weiterbehandlung mit Jodoformäther. *Perforierende* Wunden sind bei kleinen Haustieren sorgfältig zu verbinden (Hund), bei größeren wenigstens zu vernähen, dann Gazestreifen einlegen und Ruhe. Das *Sondieren* ist hierbei zu *unterlassen*. Beim Empyem der Brusthöhle können die Thorakozentese oder die Rippenresektion mit nachfolgender Versorgung mit Antibiotika bzw. antibiotischen Chemotherapeutika und die Drainage der Brusthöhle ausgeführt werden. Prophylaktisch sind gegen Anaerobierinfektionen bei Großtieren entsprechend wirksame Chemotherapeutika zu injizieren.

3. Zerreißung des Musculus serratus ventralis. Eine solche Ruptur entstand bei einem Reitpferd nach angestrengtem Reiten in sumpfigem Gelände (Einsinken in tiefem Boden) und äußerte sich darin, daß der obere Rand des *Schulterblattknorpels* den *Widerrist erheblich überragte*, während gleichzeitig der Brustkorb sich entsprechend tief senkte (Abb. 257). Das Pferd mußte als unheilbar getötet werden *(Lutz)*. Von *Berge* wurde dieselbe Erkrankung mit denselben klinischen Erscheinungen bei einer Kuh nach Niederstürzen während einer Zwillingsgeburt beobachtet (Abb. 258). Ein ähnliches Bild wird durch die *Lähmung des M. serratus* beim *Rind* nach erschlaffenden, ermüdenden Fußmärschen und Eisenbahnfahrten bedingt; die Lähmung geht teils rasch vorüber, teils bleibt sie viele Monate lang bestehen *(Giovanoli, Schaaf)*.

II. Die Brustbeule

Begriff. Als *Brustbeule* bezeichnet man im allgemeinen verschiedenartige, bei Zugpferden in der Geschirrlage (Kummetgeschirr, Sielengeschirr), vereinzelt auch bei Reitpferden auftretende Quetschungsgeschwülste, Tumoren und spezifisch entzündliche Anschwellungen. Je nach dem Sitz der Geschwulst in der *Buggegend* oder an der *Vorderbrust* unterscheidet man zwei Hauptformen der Brustbeule:

1. Die *Bugbeule*, auch *Brustbeule im engeren Sinn* oder *Schulterbeule* genannt, hat ihren Sitz in der Gegend des Schultergelenks.

2. Die *Vorderbrustbeule* befindet sich in der Mitte der Vorderbrust in der Gegend des Manubrium sterni.

1. Die *Bugbeule* (Brustbeule im engeren Sinn) wird durch einen abgekapselten Abszeß im oder hinter dem unteren Teile des M. brachiocephalicus bedingt. Der Abszeß liegt oft sogar hinter dem Muskel, in den Lymphknoten, den unteren Hals- oder Buglymphknoten. Der Muskel selbst ist hierbei infolge des in ihm abgelaufenen Entzündungsprozesses erheblich und ausgedehnt bindegewebig entartet (interstitielle Myositis), er bildet aber in der Regel nur die vordere Kapselwand des Abszesses. Als Erreger kommen die gewöhnlichen Eitererreger vor, meist Micrococcus pyogenes aureus bei der *Botryomykose*. Infektionen mit Drusestreptokokken sind nicht selten, die Lymphknotenabszesse entstehen dann als Metastasen. Bei der gewöhnlichen Bugbeule dringen die Eitererreger von kleinen Scheuerwunden der Haut aus in die Unterhaut und durch den Muskel hindurch ein und gelangen auf dem Lymphwege in die erwähnten Lymphknoten. Die durch gewöhnliche Eitererreger bedingten Abszesse haben eine viele Zentimeter dicke bindegewebige Kapsel, an der auch der Muskel beteiligt ist (Abb. 259). Die Kapsel der Druseabszesse ist in der Regel wesentlich dünner, der Abszeß selbst aber größer (Abb. 260); die Menge des rahmartigen Eiters beträgt ½ Liter und mehr. Im ersteren Falle sind die Abszeßhöhlen nur selten bis hühnereigroß, die Eiter-

II. Die Brustbeule

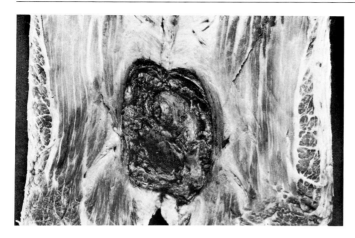

Abb. 259 Operationspräparat einer *in toto exstirpierten Brustbeule* im Längsschnitt. Bindegewebige Induration um den mit Granulationsgewebe ausgekleideten botryomykotischen Abszeß, Pferd.

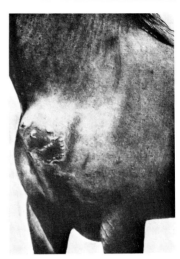

Abb. 260 *Druseabszeß*, Pferd.

menge ist gering. Bei Botryomykose liegen vielfach kleine oder größere eitrige, bräunlich-gelblich-farbene Infiltrationen neben- und hintereinander, desgleichen kleine Abszesse.

Symptome. Die *Erscheinungen* der Bugbeule bestehen in einer seitlich gelagerten *Anschwellung* in der Gegend des M. brachiocephalicus oberhalb und vor dem Schultergelenk. Bei allmählich zunehmendem Wachstum erreicht die Anschwellung nach Wochen und Monaten die Größe einer *Faust*, einer *Kegelkugel*, eines *Mannskopfes* und darüber. Die anfangs schwammige Konsistenz wird mit der Zeit *sehnig derb*. Die im Beginn vorhandene Empfindlichkeit und Schmerzhaftigkeit pflegen später fast ganz zu verschwinden. Die Haut kann im Zentrum mit der Geschwulst verwachsen (Wunde), verdickt und von derber Konsistenz sein; zuweilen zeigt sie auch narbige Veränderungen oder, bei einem oberflächlich lokali-

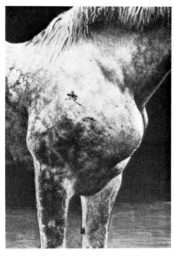

Abb. 261 *Melanosarkom*, Pferd.

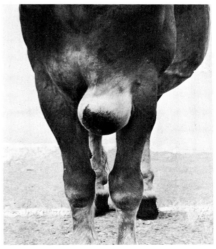

Abb. 262 *Organisiertes Hämatom*, Pferd.

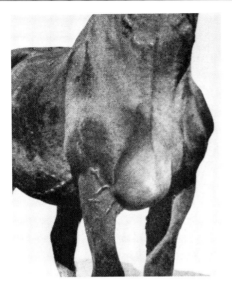

Abb. 263 *Verknöchertes Hämatom*, Pferd.

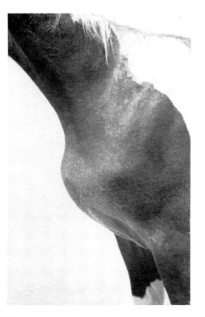

Abb. 264 *Phlegmone* der Vorderbrust nach Stichwunde, Pferd *(Schecke)*.

sierten Abszeß, die Erscheinungen der Nekrose. Über der Unterlage sind die größeren Geschwülste meistens verschiebbar. Es läßt sich ferner nachweisen, daß sie in der Tiefe stets mit dem M. brachiocephalicus in Verbindung stehen und ihre Verschiebbarkeit immer nur quer zur Richtung des Faserverlaufs des Muskels möglich ist.

Neben dieser *echten*, durch einen abgekapselten Abszeß bedingten Bugbeule kommen in der Buggegend zahlreiche, durch Krankheitsprozesse der Haut und Unterhaut verursachte sog. *falsche* Bugbeulen vor. Hierher gehören namentlich *Tylome, Fibrome, Melanosarkome* (Abb. 261) und andere Geschwülste der Haut, organisierte oder verknöcherte *Hämatome* (Abb. 262, 263), subkutane *Phlegmonen* (Abb. 264) und Abszesse insbesondere nach intramuskulären Injektionen oder andere Krankheitszustände der *Lymphknoten*, teils in Form eitriger Lymphadenitis *(Druse)*, teils in Form von Lymphomen, Lymphosarkomen und Tuberkulose (Abb. 265) der genannten Lymphknoten. Diese Erkrankungen erklären das Vorkommen der Bugbeulen auch bei Reitpferden.

Bei Hunden kommen an der Vorderbrust nicht selten Geschwülste – Sarkome, Lipome (Abb. 266) u. a. – vor.

2. Die *Vorderbrustbeule* stellt entweder eine Quetschungsgeschwulst des subkutan vor dem Manubrium sterni gelegenen *Schleimbeutels* dar (Bursitis praesternalis, Bursahygrom) und bildet dann kugelrunde, zentral in der Gegend der Brustbeinspitze gelegene Anschwellungen von verschiedener Größe (Abb. 267), oder es handelt sich auch hier um *Botryomykome* und andere Neubildungen der Haut.

Botryomykotische Veränderungen finden sich beim Pferd auch nicht selten in flächenhafter Ausbreitung in der Haut der Brust- und Bauchgegend (Abb. 268). Es handelt sich dann um ausgedehnte Pachydermien mit multiplen Fistelbildungen oder fluktuierenden Anschwellungen von Erbsen-, Bohnen- oder Walnußgröße. Die Hautverdickung wird, wie immer bei der Botryomykose, durch eine produktive Entzündung mit Bildung eines derben, speckigen, fibrösen Gewebes bedingt, in dem kleinere und größere Herde eines weichen, bräunlichen Granulationsgewebes liegen, die den eigentlichen Eiterherd, die mit einer Schleimhülle umgebenen Kokkenhaufen, einschließen. In manchen Fällen wuchert das entzündlich neugebildete fibröse Gewebe in die Tiefe und durchsetzt dann auch die angrenzenden Muskelschichten.

Wir haben einen besonders ausgeprägten Fall bei einem 3jährigen belgischen Kaltbluthengst festgestellt, bei dem seit etwa 4 Monaten eine immer mehr fortschreitende Hautverdickung mit Abszedierung kleiner Eiterherde und Fistelbildung an der rechten Brust- und Bauchwand vorhanden waren. Die Wucherungen erstreckten sich von der Nabelgegend bis vor den Schaufelknorpel kranialwärts und reichten seitlich bis etwa zum mittleren Drittel der Rumpfhöhe. Das ganze erkrankte Gebiet war etwa 50 cm breit und 50 cm lang. Bei der Operation wurde festgestellt, daß die ganze Bauchwand von den Wucherungen mit unzähligen eitrigen Infiltrationen durchsetzt war. Da der Fall inoperabel war, mußte das Pferd geschlachtet werden. Dabei stellte sich heraus, daß sich die entzündlichen Veränderungen bis in das Peritonäum erstreckten, zu einer lokalen Peritonitis und zu Verwachsungen mit der Leber, dem Zwerchfellansatz und auf eine kurze Strecke auch mit dem Darm geführt hatten. Die exstirpierte Gewebsschicht hatte ein Gewicht von fast 24 kg. Die bakteriologische Untersuchung des aus einzelnen Eiterherden gewonnenen Exsudats ergab das Vorhandensein von Streptococcus equi (Druse). Die bakteriologische Diagnose zeigte, daß auch der Botryomykose ähnliche, chronisch verlaufende Krankheitszustände nach Infektion mit *Streptokokken* vorkommen können.

Ähnlich wie Hautbotryomykose erscheinen multiple *Hämangiome* in der Haut in Gestalt von narbigen Verdickungen unterschiedlicher Größe. Sie neigen zu Blutungen, die schwer stillbar sind.

Seltenere Formen sind die *Unterbrustbeule* und die *Seitenbrustbeule*. Sie stellen wie die Brustbeule eine chronische, eitrige, interstitielle Entzündung mit Abszeßbildung der betroffenen Muskelpartien dar, die gleichfalls in der Regel durch Eitererreger herbeigeführt wird.

Differentialdiagnostisch kommen auch Neoplasmen in Frage (Abb. 270). Ihre Behandlung besteht in Exstirpation (Abb. 271).

Behandlung. Die *frische* Bugbeule mit benachbarter *Schwellung* reibt man am besten erst scharf ein (Abb. 271) und operiert sie dann nach ungefähr 10 Tagen. Eine *ältere*, bereits scharf abgesetzte Bugbeule soll bald *operiert* werden. Es ist nicht richtig, den spontanen Durchbruch des Abszesses abzuwarten, weil das die Heilung verzögert und leicht Fisteln der Lymphknoten entstehen, deren Operation dann wesentlich schwieriger und gefährlicher ist (Blutung aus der A. cervicalis ascendens) als die Freilegung des in der Tiefe noch abgekapselten Abszesses. *Grundregel* bei der Bugbeulenoperation ist die *breite* (lange) *Spaltung* der Haut und der Abszeßkapsel durch den Muskel hindurch, die Entleerung des Inhaltes oder die

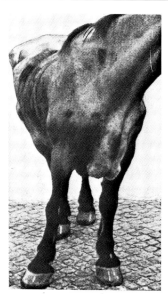

Abb. 265 *Tuberkulose* der Vorderbrust, Pferd.

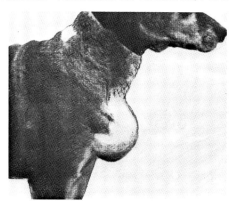

Abb. 266 *Lipom*, Hund.

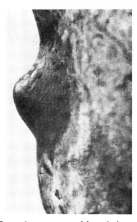

Abb. 267 *Bursahygrom* am Manubrium sterni, Pferd.

178 II. Die Brustbeule

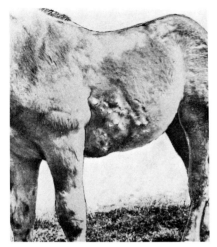

Abb. 268 *Botryomykose* der Haut an der linken Brustwand, Fohlen.

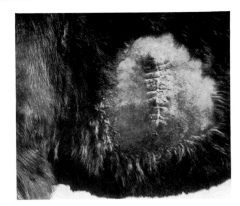

Abb. 270 Fall der Abb. 269 nach der Operation (21 Tage).

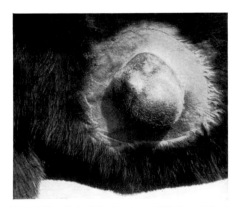

Abb. 269 *Spindelzellsarkom*, 7jähriges Pferd.

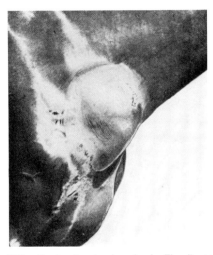

Abb. 271 *Bugbeule*, durch scharfe Einreibung zur Operation vorbereitet, Pferd.

totale Ausschälung des uneröffneten Abszesses (s. Abb. 259), die Tamponade der Höhle und die Naht der oberen zwei Drittel der Hautwunde. Andere therapeutische Maßnahmen (unspez. Eiweißtherapie, Injektion von Arzneimitteln, auch Antibiotika oder Sulfonamide) sind nicht ratsam. Die operative Behandlung führt ohne Zweifel am schnellsten zum Ziel. Wenn eine *Bugbeule*, im *Anschluß an Druse*, gut abgesetzt ist, so kann sie beim ruhigen Pferde unter örtlicher Betäubung und unter Wirkung eines Sedativums oder Neuroleptikums (Combelen, Bayer; Decentan, Merck) im *Stehen* gespalten werden. Einzelne Knoten in der Unterhaut bei der Hautbotryomykose lassen sich stets in Infiltrationsanästhesie exstirpieren.

Andere Brustbeulen sollten jedoch möglichst *am liegenden Pferde* operiert werden. Flächenhaft ausgedehnte Hautbotryomykose kann in Abständen von Wochen in einzelnen Partien operiert werden, wenn diese Behandlung wirtschaftlich möglich ist. Das gleiche gilt für multiple Hämangiome.

In *prophylaktischer* Beziehung wird eine Kontrolle des Geschirres notwendig; Filz- und Rehdeckenunterlage, anstatt Sielengeschirr das Kummetgeschirr.

Die bei Hunden oder gelegentlich auch bei anderen Tieren vorkommenden *echten Tumoren* werden total exstirpiert.

III. Druckschäden am Widerrist und Widerristfistel

Begriff. Als *Druckschäden* am Widerrist *(Satteldruck, Geschirrdruck)* bezeichnet man verschiedenartige, durch Quetschung hervorgerufene Krankheitszustände in der Widerristgegend (Sattellage, Geschirrlage) beim Pferd. Diese Schäden können die *Haut*, die *Unterhaut*, das *Nackenrückenband*, die *Muskulatur* (M. longissimus und latissimus dorsi, trapezius, rhomboideus, spinalis dorsi, iliocostalis dorsi), die *Faszien* (F. trunci superficialis, F. lumbodorsalis), den *Schleimbeutel* auf der Höhe des Dornfortsatzes des zweiten bzw. dritten Brustwirbels *(Bursa cucullaris)*, die *Dornfortsätze der Brustwirbel*, deren Knorpelkappen und die Wirbel selbst betreffen. Auch das *Schulterblatt* kann indirekt beteiligt sein (Nekrose des Knorpels, Eiterversenkung hinter demselben). Die heutige Nutzung des Pferdes und besonders der intensive Umgang des Reiters mit seinem Pferd haben die Entstehung der tiefergehenden Druckschäden weitgehend zurückgehen lassen, so daß die Widerristfistel in ihren verschiedenen pathologischen Erscheinungsformen nicht mehr zu den häufig auftretenden Krankheitsbildern des Pferdes gehört.

1. In der Haut handelt es sich um Quetschungen ersten und dritten Grades (blutige Infiltrationen, Exkoriation, Nekrose) oder um Entzündung (Dermatitis, Schweißekzem, Akne, Furunkel, Lymphangitis epizootica).

2. In der *Unterhaut* liegen meist Quetschungen zweiten Grades vor (Hämatom, Lymphextravasat [Décollement], blutige Suffusion); in aseptischen Fällen kommt es zur Resorption des Ergusses, bei gleichzeitiger Infektion zur Entstehung von subkutaner Phlegmone und Nekrose des Unterhautbindegewebes.

3. In den *Muskeln* und an den *Faszien* entstehen einerseits blutige Suffusionen, andererseits intermuskuläre und subfasziale Phlegmonen mit Nekrose der Muskeln und Faszien.

4. Der *Schleimbeutel* zeigt entweder die Veränderungen einer akuten serösen Bursitis oder einer eitrigen Entzündung oder eines chronischen Hydrops (Bursahygrom).

5. Die *Brustwirbel* mit den *Dornfortsätzen* und ihren *Knorpelkappen* beteiligen sich in Form einer aseptischen oder eitrigen Periostitis und Ostitis bzw. Chondritis sowie einer Nekrose.

6. Die *Widerristfistel* ist eine Eiterfistel, welche durch abgestorbene Gewebsteile (Faszien-, Bursa-, Nackenband-, Dornfortsatz- oder Knorpelkappenteile) unterhalten wird. Sie ist stets die Folge einer abszedierenden Phlegmone, die zu Gewebsnekrose geführt hat.

Ursachen. Die Bursitis am Widerrist ist bei Pferden aus landwirtschaftlichen Betrieben nicht selten die Folge einer Bruzellainfektion (Abb. 272). Die Sattel- und Geschirr*druckschäden* werden teils durch *innere* (prädisponierende, Parasiten – Onchocerca cervicalis s. reticulata –), teils durch *äußere* Ursachen veranlaßt. Von ätiologischen Momenten kommen drei in Betracht: das *Pferd* selbst, der *Sattel* (Geschirr) und der *Reiter* (Fahrer).

1. Das *Pferd* kann in eigenartigen anatomischen Verhältnissen der Widerristgegend und des Thorax eine Prädisposition zu Druckschäden besitzen. Als solche sind zu nennen: zu hoher, zu kurzer, trockener Widerrist, flache Rippen, zu kurzes Brustbein, stark aufgeschürzter Hinterleib, Abmagerung, sehr empfindliche Haut. Bei den Geschirrschäden kann ein zu dicker Hals oder die abnorme Beschaffenheit der Mähne (Weichselzopf) die prädisponierende Ursache bilden. Außerdem können allgemeine Ermüdung, Lahmheit auf einem Vorderbein, Neigung zum Schwitzen oder Temperamentfehler (Reitstätigkeit, Sattelzwang) Veranlassung zu Satteldrücken geben.

2. Der *Sattel* und das *Geschirr* sind bei fehlerhafter Beschaffenheit die eigentlichen direkten Ursachen der Quetschung. Zu niedrige oder zu enge Sattelkammer,

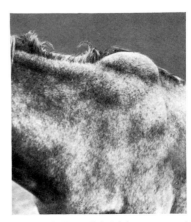

Abb. 272 Durch *Bruzellainfektion* verursachtes *Bursahygrom*, Pferd.

verbogener Sattel, zu schwerer Sattel, Falten in der Unterlage, Fremdkörper zwischen Haut und Unterlage (Sand, Steinchen, Strohhalme), zu enges, zu weites oder zu kurzes Kummet, rauhe, faltige Kummetkissen sind die häufigsten Veranlassungen.

3. Der *Reiter* und Fahrer können durch falschen oder einseitigen Sitz (Damensattel), fehlerhaftes Satteln und Anschirren, zu schweres Gewicht, einseitige Belastung, zu häufiges Auf- und Absitzen oder schiefes Anspannen Druckschäden verschulden.

Symptome. Die erste Erscheinung der Druckschäden bildet die *Quetschungsschwellung.* Sie ist meist nicht sofort, sondern gewöhnlich erst einige Zeit (½–1 Stunde) nach dem Absatteln und Abschirren zu konstatieren und stellt entweder eine *kutane*, ziemlich scharf begrenzte, derbe, zuweilen quaddelähnliche Anschwellung dar, oder eine *subkutane*, mehr diffuse, weichere, häufig deutlich fluktuierende Quetschungsgeschwulst *(Hämatom).* Die frisch entstandenen Anschwellungen sind schmerzhaft und höher temperiert, dagegen sind Bursahygrome schmerzlos; besonders schmerzhaft sind die frischen phlegmonösen Schwellungen. Die *Eiterung* tritt entweder in Form der subkutanen, intermuskulären und subfaszialen *Phlegmone* oder der eitrigen *Bursitis* (Abb. 273, 274) und *Dermatitis* auf und hat oft eine Fistel *(Widerristfistel)* zur Folge. Im Grund der Fistelkanäle entwickeln sich häufig sehr üppige und mißfarbene, leicht zerfallende *Granulationen.* Die Haut in der Umgebung zeigt zuweilen rosenkranzförmige, derbe, knotige Stränge, *Lymphangitis* (Abb. 274). Die *Nekrose* der Haut ist meist trocken *(Mumifikation)*, die der Muskeln und Knochen feucht. Zuweilen treten ferner *Eiterversenkungen*, namentlich unter das Schulterblatt und in der Richtung auf die Wirbelsäule, oder ausgedehnte septische Phlegmonen der Fascia lumbodorsalis bis zum Becken mit tödlicher *Septikämie* hinzu (Tafel V, Abb. C, S. 25).

Verlauf. Häufig kommt es, insbesondere bei den aseptischen Quetschungen der Haut und Unterhaut, zur *Resorption* der ausgetretenen Blutflüssigkeit. In anderen Fällen aseptischer Quetschungsgeschwülste und bei nicht mit Eitererregern infizierter Bursitis können *Abkapselung* und *Organisation* stattfinden (Hämatom, Tumor fibrosus, Bursahygrom). Bei erfolgter Infektion ist dagegen der Ausgang immer *Eiterung*, sehr häufig auch *Nekrose* (Phlegmonen, Abszesse, Nekrose der Faszien, Knorpelkappen und Dornfortsätze, Fistelbildung, Sepsis).

Prognose. Sie ist *günstig* bei aseptischen Quetschungen, *zweifelhaft* oder *ungünstig* bei allen Eiterungsprozessen und bei Nekrose der unter der Haut gelegenen Teile (Muskeln, Faszien, Knorpel, Knochen), insbesondere bei alten Pferden.

Behandlung. In therapeutischer Hinsicht ist es von der größten Wichtigkeit, die *aseptischen* Druckschäden sorgfältig von den eitrigen, mit Infektion komplizierten zu unterscheiden.

1. *Nichtinfizierte* Druckschäden behandelt man anfangs durch Kataplasmen, Rotlichtbestrahlung, oder durch Kompressen (feuchte Wärme). Anfeuchten der Kompressen mit warmer desinfizierender und adstringierender Lösung hat sich am besten bewährt. Klingt die Schwellung ab, so sind

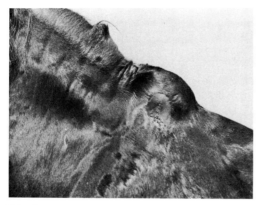

Abb. 273 *Bursitis suppurativa cucullaris* mit beginnender Fistelbildung, Pferd.

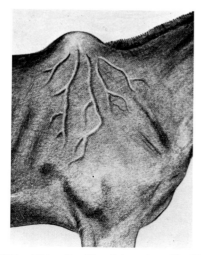

Abb. 274 *Eitrige Bursitis* mit Lymphangitis, Pferd.

zerteilende Salben (Kampfer-, Ichthyol-, Jodsalben) angezeigt. Diese nichtinfizierten Druckschäden soll man nicht spalten. Werden kleinere Hautstücke nekrotisch (Eindellung), so strebe man die Demarkation durch feuchte Wärme oder mit Lebertran an. *Außerdienststellung ist unbedingt notwendig.*

2. *Infizierte* Druckschäden am Widerrist, *Phlegmonen*, eitrige Bursitis (s. Abb. 273, 274) behandle man anfangs durch feuchte Wärme. Zeigt sich ein Abszeß an (Lymphstrangschwellung), so spalte man ihn durch vertikale Schnitte und halte die Wunden durch Gazestreifen offen (Abb. 275). Man vermeide aber, von einer Seite zur anderen herüber und auch in der Medianlinie selbst zu spalten, denn hiernach bleiben häßliche, nicht epithelisierende Narben (Abb. 276) zurück. Die Haut soll in allen Fällen nach Möglichkeit geschont, d. h. es sollen gesunde Hautteile nicht abgetragen werden. Nach der Spaltung eines phlegmonösen Prozesses am Widerrist sind weitere Kompressen mit warmer Lösung angezeigt. Hierbei lasse man dem Patienten 10–14 Tage Ruhe und vermeide, ihn durch häufige instrumentelle Eingriffe widerspenstig zu machen. Die erwähnten Spaltungen sollen für die ersten 2–3 Wochen der Behandlung genügen. *Grundsätzlich raten wir auch von allen sog. radikalen Operationsmethoden*, von rücksichtsloser Entfernung ganzer Faszien- und Nackenbandteile, vom Absetzen von Dornfortsätzen oder nicht losgelösten Knorpelkappen u. a. ab. Die Radikalmethoden verschlechtern den Eiterungsprozeß lediglich und machen den Patienten von Tag zu Tag unleidlicher. Mit den gesundes Gewebe schonenden, *konservativen Behandlungsmethoden kommt man schneller zum Ziel* als mit radikalen Operationen. Vor der unnützigen Anwendung von Knochenzangen und scharfen Löffeln möchten wir sogar warnen. Werden im Verlauf der weiteren Behandlung, nach Ausrieselung der Eiterhöhlen mit Dakin- oder einer anderen chlorhaltigen Lösung irgendwelche Gewebsteile nekrotisch, so soll man sie erst entfernen, wenn sie von den benachbarten gesunden Gewebsteilen demarkiert sind. (Die Dakinlösung wird hergestellt aus 200 g Chlorkalk, 250 g Soda und 160 g Borsäure auf 10 Liter Wasser.) Eine hyperämisierende Behandlung (feuchte Kompressen und Berieselung mit Dakinlösung und Gazedrains (s. Abb. 275 u. 277) fördern die Abstoßung nekrotischer Teile. Wenn diese beendet ist, ist Salbenbehandlung, Zink-, Lebertran- oder Bepanthensalbe am Platze. Die

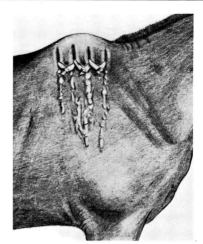

Abb. 275 Vertikale Schnittführung und Drainage, Pferd.

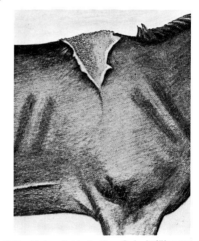

Abb. 276 Folge fehlerhafter Schnittführung, Defekt nicht durch Haut gedeckt, Pferd.

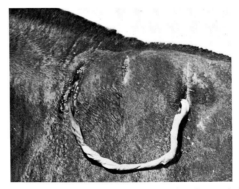

Abb. 277 *Eitrige Bursitis* am Widerrist, fast geheilt, Drainage, Pferd.

Hautstellen, über die bei der anfänglichen profusen Eiterung das Wundexsudat abläuft, sind alle 2 bis 3 Tage mit warmem Wasser und Seife zu reinigen und dann einzufetten. Im Sommer muß mit der Behandlung von Eiterungen am Widerrist stets eine Bekämpfung bzw. *Vernichtung der Fliegen* mit insektenabwehrenden Mitteln einhergehen.

3. Bei *Widerristfisteln* entleert sich aus einem Kanal, der an einen nekrotischen Herd führt, schubweise Eiter. Man spalte den Eiterkanal oder die Eiterhöhle und lege den nekrotischen Herd frei (pappiges, gummiartiges Nackenband- oder Faszienstück oder den rauhen Dornfortsatz) und warte dann die Abstoßung nekrotischer Teile ab (feuchte Kompressen, Dakinlösung). Eiterversenkungen, insbesondere am Halsteil des Nackenbandes, sind aufzusuchen (starke gebogene Sonden) und von außen her freizulegen; breite Drains, wiederholte Spülung unterstützen die Abstoßung.

Ausgedehnte jauchige Phlegmonen am Widerrist mit nachfolgenden Fisteln brauchen mehrere Monate zur Heilung. Die unangenehmsten *Komplikationen* sind Eiterversenkungen hinter den Schulterblattknorpel und zwischen die beiden Blätter des Halsteiles vom Nackenband auf die Wirbel. Sie können unheilbar sein, weil man die Eiterherde oft nicht genügend freilegen kann. Ein Durchbruch des Eiters in die Pleurahöhle und Pneumonien sind selten. Hingegen beobachtet man immer wieder, daß phlegmonöse, nekrotisierende Prozesse, die in der Sattellage beginnen, z. B. am hinteren Deckenrand, allmählich nach vorn fortschreiten; sie enden am Halsteile des Nackenbandes. Wenn in dieser Gegend Eiterversenkungen auf die letzten Halswirbel bzw. ersten und zweiten Brustwirbel hinzukommen, so sind die Aussichten auf Heilung nicht günstig.

Daß nach Heilung von Druckschäden am Widerrist und von Widerristfisteln eine genaue Kontrolle der Geschirre, insbesondere des Sattels, notwendig wird, sei nebenher noch erwähnt. Reitpferde mit ungünstig liegenden Narben, die das Auflegen eines Sattels nicht mehr erlauben, können u. U. unbrauchbar werden.

Betr. der Behandlung der Lymphangitis epizootica am Widerrist vgl. den Abschnitt über Lymph. epiz. an den Hintergliedmaßen.

Schweißekzem in der Sattellage bei Reitpferden. Das papulöse Schweißekzem kommt fast nur an heißen Sommertagen nach anstrengender Bewegung vor und befällt gewöhnlich nicht die vom Sattel selbst bedeckte Hautpartie, sondern die *Haut* unmittelbar hinter dem Sattel *am hinteren Woilachrande* in der Lendengegend (reizende Wirkung des mit Staub und Schmutz vermischten Schweißes und scheuernde Wirkung des Woilachrandes). Das Hauptsymptom des Ekzems sind *Knötchen* („Hitzknoten", „Hitzpocken") mit Schwellung und Empfindlichkeit der Haut. In *therapeutischer* Beziehung werden Waschungen mit warmer milder seifiger Lösung, Spiritus, Tanninspiritus, Kalkwasser, warmen Lösungen von übermangansaurem Kali empfohlen. Außerdem ist der Woilach, um die Reizung der Haut durch dessen Kante zu vermeiden, kürzer zu legen und das Hintergepäck zu erleichtern. Auch das Aufnähen eines feinen Gummistoffes auf den hinteren Woilachrand ist als Vorbeugemittel empfohlen worden. Daneben ist für einen gutsitzenden und passenden Sattel Sorge zu tragen.

IV. Krankheiten der Rippen und des Brustbeins

1. Die Frakturen der Rippen

Ursachen. Frakturen der Rippen sind bei Pferden, Hunden und Rindern Gegenstand chirurgischer Behandlung. Meist handelt es sich um *gedeckte*, schiefe oder Splitterfrakturen, oft nur um Infraktionen und subperiostale Frakturen. Nicht selten sind *offene*, ungedeckte Frakturen. Oft sind mehrere Rippen zugleich gebrochen. Von *äußeren* Ursachen sind Anrennen, Überfahren, Hufschläge, Sturz, Deichsel- und Hornstöße sowie zu enges Verladen zu nennen. *Innere* Ursachen sind Osteomalazie, Rachitis, sarkomatöse, tuberkulöse und aktinomykotische Veränderungen in den Rippen. Bei Pferden entstehen außerdem nicht selten Rippenfrakturen beim Zusammenstürzen in der Agonie und nach dem Tode auf dem Transport (*agonale* und *postmortale* Rippenfrakturen).

Symptome. *Viele Rippenfrakturen bleiben im Leben symptomlos und heilen unerkannt ab. Die Sektionen bei anderweitig gestorbenen oder bei geschlachteten Pferden, Rindern und Schweinen*

IV. Krankheiten der Rippen und des Brustbeins

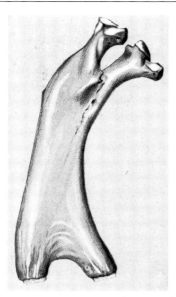

Abb. 278 *Verwachsung* zweier Rippen nach Fraktur, Pferd.

beweisen dies täglich; 15 Prozent aller geschlachteten Schweine sollen mit Rippenfrakturen behaftet sein (Transport!). Bei genauer Untersuchung findet man jedoch meist verschiedene Erscheinungen, die auf das Vorhandensein einer Fraktur hinweisen. Die *einfachen* Rippenfrakturen sind anfangs durch eine lokale Abflachung oder Vertiefung, später durch eine örtliche Anschwellung, außerdem durch umschriebene Schmerzhaftigkeit, Nachgiebigkeit, zuweilen auch durch Krepitation der Frakturstelle gekennzeichnet. Hat eine *Verletzung* der *Pleura* oder *Lunge* durch die gebrochene Rippe stattgefunden, so treten die Erscheinungen der Pleuritis, Lungenblutung, Lungenentzündung, des subkutanen Emphysems und Pneumothorax hinzu. Seltener sind Verletzungen des Zwerchfells, Bauchfells, Magens, Darmes und der Leber oder tödliche innere Verblutung infolge gleichzeitiger Zerreißung der Arteria thoracica interna, der Interkostalarterien oder des Herzens. Offene Frakturen hinterlassen oft *Rippenfisteln.* Frakturen der ersten und zweiten Rippen veranlassen zuweilen schwere *Bewegungsstörungen* durch Verletzung oder Quetschung des Achselgeflechts.

Behandlung. Der Verlauf der gewöhnlichen, gedeckten Rippenfrakturen ist auch ohne Behandlung *(Ruhe)* günstig. Nach etwa einem Monat hat sich ein platter, ringförmiger, fester *Kallus* an der Frakturstelle gebildet. Bei Frakturen mehrerer nebeneinanderliegender Rippen kommt es u. U. zur Bildung eines Brückenkallus, der die betreffenden Rippen fest miteinander verbindet (Abb. 278). Nur an den hintersten Rippen ist die Heilung zuweilen mangelhaft (Callus fibrosus) oder ganz ausbleibend (Pseudarthrose). Die *offenen* Frakturen werden nach Entfernung der manchmal vorhandenen Knochensplitter wie Wunden mit Sulfonamiden oder Antibiotika (Puder) behandelt.

2. Die Rippenfistel

Ursachen. Die bei Pferden und Hunden vorkommenden Rippenfisteln entstehen meist nach *Rippenfrakturen* mit Hautwunde (offene Fraktur), in deren Verlauf sich an der Frakturstelle eine Osteomyelitis der Rippe (Abb. 279) mit Nekrose und Demarkation von Knochenstücken *(Sequester)* oder deren Abkapselung (Abb. 280) entwickelt. Bisweilen ist eine benachbarte Phlegmone der Ausgangspunkt der Rippenfistel, indem die eitrige Entzündung schließlich auf das Periost und die Knochensubstanz der Rippen übergreift.

Symptome. Die Erscheinungen der Rippenfistel bestehen in einer *trichterförmig* eingezogenen, zum Teil vernarbten *Öffnung* in der Haut, aus der sich fortgesetzt *Eiter* entleert. In der Umgebung besteht eine mehr oder weniger umfangreiche derbe Anschwellung. Beim Sondieren stößt man gewöhnlich in der Tiefe auf den rauhen Knochen, bisweilen auf Sequester.

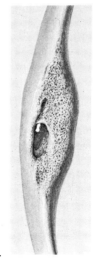

Abb. 279 *Eitrige Einschmelzung* einer Rippe bei Rippenfistel, Pferd.

IV. Krankheiten der Rippen und des Brustbeins

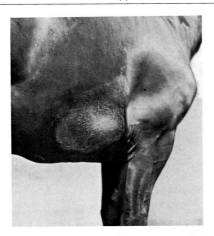

Abb. 280 Abgekapselter *Sequester* an der Rippe, Pferd.

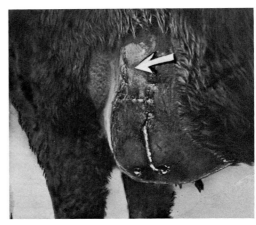

Abb. 281 *Rippenfistel* nach der Operation. Der Pfeil zeigt die Stelle an, wo sich der Sequester befand, Pferd.

Behandlung. Bei äußerlicher Lage des Sequesters ist die Prognose günstig. Die Behandlung besteht im Freilegen der Rippe durch eine möglichst lange Inzision, Spaltung des Fistelkanals und der sklerosierten Bindegewebsmassen in seiner Umgebung und in Entfernung des zuweilen schwarzgrau verfärbten Knochensequesters mittels Pinzette, Knochenzange, scharfem Löffel oder Meißel *(Sequestrotomie)* (Abb. 281). Ungünstiger sind die Fälle zu beurteilen, bei denen der Sequester sehr tief oder an der Innenfläche der Rippen gelegen ist. In diesem Fall muß die Rippe freigelegt, das Periost in der Mitte eingeschnitten und mittels des Knochenschabers samt den Weichteilen am vorderen und hinteren Rand der Rippe zurückgelegt werden, worauf das kranke Rippenstück in toto subperiostal mit Drahtsäge oder Meißel und Hammer reseziert wird *(Rippenresektion)*; Vorsicht Pleura!

3. Die Brustbeinfistel

Ursachen. Die Brustbeinfistel ist ein eigenartiges, namentlich beim Pferd vorkommendes Leiden, das in einer *nekrotisierenden Ostitis* des schwammigen, porösen Brustbeins und in *nekrotisierender Chondritis* der knorpeligen Zwischenscheiben mit *Sequester-* und *Fistelbildung* und mit umfangreicher *Sklerose* des subkutanen, intermuskulären und periostalen Bindegewebes besteht. Der Prozeß entwickelt sich gewöhnlich im Anschluß an tiefe, bis auf das Brustbein eindringende *Verletzungen* der Vorderbrust und Unterbrust (Deichsel, Stürzen, scharfe Stollen, spitze Zähne). Beim Rind dringen vereinzelt Fremdkörper von der Haube her nach dem Sternum vor.

Symptome. An der Unterbrust, Vorderbrust oder am Habichtsknorpel (Abb. 282) befindet sich eine Verdickung mit einer oder mehreren *Fistelöffnungen*, aus denen sich fortgesetzt Eiter, und zwar oft in größeren Mengen, entleert. Ihre Umgebung fühlt sich derb an (Sklerose). Beim Sondieren gelangt man in *Fistelkanäle* und *Abszeßhöhlen* von verschiedener Länge und Richtung. Das Allgemeinbefinden bleibt lange Zeit ungestört; spä-

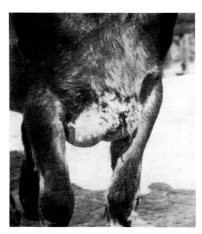

Abb. 282 *Brustbeinfistel* am Manubrium sterni, Pferd.

ter magern die Pferde ab. Zuweilen entwickeln sich ferner leichte Bewegungsstörungen an den Vordergliedmaßen.

Behandlung. *Eine eingreifende und möglichst frühzeitige operative Behandlung bietet bisweilen Aussicht auf Erfolg.* Die Fistelkanäle müssen durch lange und tiefe Inzisionen gespalten, das Brustbein freigelegt, die sklerosierten Massen in der Umgebung der Fistelkanäle herausgeschnitten und der Sequester mit Hammer und Meißel oder mit dem scharfen Löffel bzw. Schleifenmesser entfernt werden. Trotzdem sind schwere und namentlich ältere Fälle in der Regel unheilbar, weil sich in veralteten Fällen auch im Innern des Brustbeines Knochen- und Knorpelnekrosen und Abszesse bilden, die durch Operation nicht zu erreichen sind. Außerdem verlaufen Operationen tiefster Brustbeinfisteln sehr blutreich und müssen deshalb abgebrochen und wiederholt werden. In jedem Fall erfordert die Heilung der Operationswunde sehr lange Zeit. Rezidive sind häufig.

4. Fisteln in der Brustgegend

Fisteln in der Brustgegend können bei allen Tieren vorkommen, ohne daß das Brustbein mitbe-

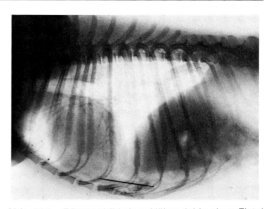

Abb. 283 *Röntgenbild* einer Nähnadel in einer *Fistel* an der Unterbrust, Foxterrier.

teilt ist. Veranlassung geben *Fremdkörper* oder *Sequester* im Anschluß an Verletzungen in der betr. Gegend. Abb. 283 zeigt eine Nähnadel in einer Fistel. Die Nadel ist vermutlich nach Perforation des Ösophagus in die Unterhaut gewandert. Gelegentlich finden sich Nähfaden als Ursache einer länger bestehenden Eiterfistel. Die *Behandlung* besteht in der Umschneidung des Fistelkanals und Entfernung der Ursache.

Krankheiten des Bauches

I. Verletzungen der Bauchdecken

1. Oberflächliche Bauchwunden

Vorkommen. Es handelt sich entweder um *Wunden* oder um *Quetschungen* der Haut, Unterhaut und Bauchmuskulatur. Sie werden durch Düngergabeln, Hufschläge, Eggenspitzen, Packnadeln, Hornstöße, Gegenlaufen (*Pferd* und *Rind*), Bisse, Hängenbleiben an spitzen Zäunen, Einbrechen in Glasdächer *(Hund, Katze)* und durch Kraftwagenunfälle verursacht. Die Wunden sind Stich-, Riß-, Schuß-, Hieb-, Quetsch- und Bißwunden (Abb. 284, 286). Die häufigste Wundinfektionskrankheit ist die *Phlegmone* (Abb. 285), die entweder eine subkutane oder intramuskuläre ist und beim Pferd und Rind große Neigung zu chronischem Verlauf zeigt. Sie äußert sich durch eine diffuse, höher temperierte, anfangs schmerzhafte Schwellung, die oft eine große Ausdehnung erreicht und ihren Ausgang entweder in Resorption oder in Abszedierung nimmt. Zuweilen entstehen am Bauch ganz ähnliche abgekapselte Abszesse wie bei der Bugbeule (kalte Abszesse beim Pferd und Rind). Seltener tritt Fistelbildung oder eitrige Peritonitis (Kolik) hinzu; dagegen kann sich bei septischer Phlegmone oder bei *Gasödemen* rasch tödliche Septikämie entwickeln. Die *Quetschungen* bestehen in diffuser blutiger Suffusion oder in umschriebenen subkutanen Hämatomen. Bei gleichzeitiger subkutaner Zerreißung der Bauchmuskeln entstehen *Hernien* oder subkutane *Prolapsus*, wenn Darmteile oder andere Eingeweide (Uterus beim Hund) durch die Öffnung der Bauchwand unter die Haut gelangen. Inkarzerierte Hernien bedingen Kolikerscheinungen.

Behandlung. Hautwunden an der Bauchdecke erfordern Ausschneidung, Antibiotika oder Sulfonamide und Naht sowie Gazedrains in den unteren Wundwinkeln. In gleicher Weise sind auch Bauchmuskelwunden zu behandeln. Auch die frischen Muskelrißränder sollten durch einige Knopfnähte geheftet werden, die Haut darüber besonders, wie oben. Bereits eiternde Wunden behandele man offen (Wundpuder, 10proz. Jodoformäther [Abb. 287]). Abwartende Behandlung

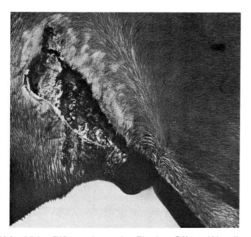

Abb. 284 *Rißwunde* an der Flanke. Offene Wundbehandlung, Pferd.

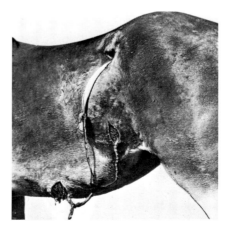

Abb. 285 Wunde an der hinteren *Bauchwand* nach Eindringen eines *Fremdkörpers*, Zerreißung des M. obl. abdom. ext., Phlegmone, Abszedierung bis zum Brustbein, *Gegenöffnungen* an der *ventralen Bauchwand*, Pferd.

I. Verletzungen der Bauchdecken 187

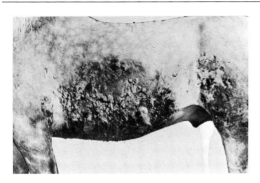

Abb. 286 *Eiternde Bißwunden* am Abdomen, verursacht durch anderes Pferd, Hengst.

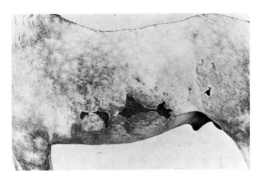

Abb. 287 Wunden der Abb. 286 in Heilung nach 3 Wochen *offener* Wundbehandlung, Hengst.

empfiehlt sich bei Stichwunden und bei Wunden durch Hornstöße, jedoch können Erweiterungen der Wunden durch Spalten und Anlegen von Gegenöffnungen zur Sicherung des Exsudatabflusses notwendig werden. Bei Quetschungen sind Kompressen mit Lösungen von Chlorpräparaten angezeigt. Hämatome dürfen erst nach 8–10 Tagen gespalten werden (Vorsicht! Verdacht auf Hernie bei stumpfen Traumen). Wunden in der Flanke (s. Abb. 284) sind meistens Rißwunden; sie müssen offen behandelt werden, da eine Naht zwecklos ist.

2. Perforierende Bauchwunden

Sie sind verschieden zu beurteilen, je nachdem sie mit oder ohne Vorfall und Verletzungen von Eingeweiden auftreten.

1. Die **einfache Verletzung des Bauchfells** ist an sich ungefährlich, wenn nicht gleichzeitig eine Infektion erfolgt. *Speziell das Bauchfell des Pferdes ist für Verletzungen an sich nicht empfindlicher als das der übrigen Haustiere.* Die entgegengesetzte Annahme wird durch die Erfahrungen beim Operieren widerlegt (Kastration, Kryptorchidenoperation, Laparotomie, Darmstich). Dagegen sind perforierende Wunden mit *Infektion* bei allen Tieren gleich gefährlich (eine Ausnahme hiervon macht nur das Schwein). *Sondieren* soll möglichst unterlassen werden. In zwingenden Fällen ist peinlichste Aseptik und Antiseptik geboten (Finger, Sonden). Sichere Kennzeichen der Perforation sind ferner die Erscheinungen der *Peritonitis* (Unruhe, Kolik, bei Hunden Erbrechen, Empfindlichkeit der Bauchdecken, hohes Fieber, sehr frequenter, schwacher Puls).

Behandlung. Die Behandlung besteht in sorgfältiger Reinigung und Ausschneidung, Versorgung mit Antibiotika oder Sulfonamiden und möglichst frühzeitigem *Vernähen* der Wunde. *Die Naht ist auch beim bloßen Verdacht der Perforation angezeigt.* Außerdem empfiehlt sich, wenn angängig, ein Verband. Weiterhin sind parenterale Injektionen von Antibiotika und antibiotischen Chemotherapeutika in entsprechend hohen Dosen bis zur Fieberfreiheit angezeigt.

2. Die **perforierenden Bauchwunden mit Netzvorfall** sind im allgemeinen nicht ungünstig zu beurteilen, da einerseits das Netz die Bauchwunde pfropfartig verschließt und so einen provisorischen aseptischen Abschluß der Bauchhöhle beiführt, und andererseits das vorgefallene Netz ohne Gefahr abgetragen werden kann, so daß die in dasselbe eingedrungenen Infektionserreger mit entfernt werden. *Vorgefallene Netzteile sollen daher nicht reponiert werden.* Sie werden nach vorausgegangener aseptischer Ligatur, nachdem sie nötigenfalls noch etwas weiter aus der Wunde herausgezogen worden sind, an dem noch nicht infizierten Teile durchschnitten und versenkt. Darauf werden die ebenfalls gereinigten und ausgeschnittenen Wundränder und die Bauchhöhle mit Antibiotika oder Sulfonamiden beschickt und sorgfältig vernäht (Etagennaht). Auch bei *Netzvorfall* im Verlauf der *Kastration* trägt man den vorgefallenen Teil zweckmäßig ab und reponiert den Stumpf wie bei perforierenden Bauchwunden.

3. Die **perforierenden Bauchwunden mit Darmvorfall** (Abb. 288 u. Tafel V, Abb. D, S. 25) sind dagegen zweifelhaft oder ungünstig zu beurteilen. Wenn auch die Erfahrungen bei der Kastration

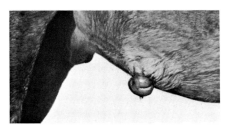

Abb. 288 *Perforierende Bauchwunde* mit *Darmvorfall*, geheilt, Pferd.

und Kryptorchidenoperation der Pferde und der Laparotomie mit den chirurgischen Eingriffen an den Organen der Bauchhöhle bei anderen Tieren lehren, daß das vorübergehende Herausnehmen oder Heraustreten der Baucheingeweide an sich ungefährlich ist, so liegt doch bei zufälligen Verletzungen der Bauchwand die große Gefahr der Infektion und bei längerdauerndem Vorfall (mehrere Stunden) die der Eintrocknung und Nekrose des Bauchfellendothels vor. *Man reponiere daher nach sorgfältigster Abrieselung mit steriler, warmer physiologischer Kochsalzlösung die vorgefallenen Eingeweide möglichst schnell.* Hierauf ist die Wunde zu reinigen und auszuschneiden, Bauchhöhle und Wunde sind mit Antibiotika oder Sulfonamiden zu behandeln, durch Etagen- und Entspannungsnaht exakt zu vernähen und durch eine Deckpaste und Gaze abzudecken, parenterale antibiotische Allgemeinbehandlung wie oben. Bei Nekrose und Verletzung des Darmes können Resektion und Darmnaht versucht werden (Hund). – Ähnlich behandelt man den Vorfall des Labmagens oder der Haube beim Rind.

4. Die **perforierenden Bauchwunden mit Darmverletzung** und Verwundung anderer Baucheingeweide sind wegen der großen Gefahr der Peritonitis zweifelhaft zu beurteilen. *Beim Pferd verlaufen derartige Darmverletzungen in der Regel tödlich*; ausnahmsweise entwickelt sich eine *Darmfistel*. Bei den anderen Tierarten kann dagegen die *Darmnaht*, unter Umständen nach vorausgegangener *Darmresektion*, mit nachfolgender Naht der Bauchdecken unter Behandlung der Bauchhöhle und der Wunden mit Sulfonamiden oder Antibiotika versucht werden. Außerdem muß die parenterale Applikation von Antibiotika und antibiotisch wirkenden Chemotherapeutika in genügend hoher Dosierung und ausreichend lange erfolgen. Verletzungen der Leber oder der Milz führen meist zu tödlicher Verblutung.

3. Darmfistel

Als *Darmfistel* oder *Kotfistel* (Fistula stercoralis) bezeichnet man die bleibende, offene Verbindung des Darmlumens mit der Haut der Bauchwand (seltener mit der Schleimhaut innerer Teile, z. B. der Scheide), durch die sich fortwährend Darminhalt entleert (Exkretfistel). Man unterscheidet eine Dünndarmfistel und Dickdarmfistel (die Mastdarm- und Scheidenfistel vgl. unter weibliche Geschlechtsorgane). Gewöhnlich ist der Darm an der Fistelstelle infolge einer chronischen *adhäsiven Peritonitis* mit der Bauchwand verwachsen. Als *Ursachen* kommen die nachstehenden in Betracht:

1. *Perforierende Bauchwunden mit Verletzung des Darmes;*

2. *Perforation des Darmes durch Fremdkörper von innen;*

3. *Verletzung, Verätzung oder Darmnekrose bei Hernien, nach der Kastration und Kryptorchidenoperation.*

4. *Verletzung des Darmes bei der Ovariektomie* (Schwein).

Seltener sind der Darmstich (Windkolik) oder subperitonäale Abszesse mit Verwachsungen und Durchbruch nach innen und außen die Veranlassung zu Darmfisteln. Die künstlichen, zu physiologischen oder therapeutischen Zwecken angelegten Darmfisteln haben besondere Benennung erhalten (künstlicher After, *Anus praeternaturalis*). Die *Diagnose* einer Darmfistel ist nicht schwer; man findet eine Fistelöffnung an der Unterfläche des Bauches oder in der Unterrippen- und Flankengegend, aus der sich fortgesetzt Darminhalt ergießt und durch die man mit dem Finger oder der Sonde in das Innere des Darmes gelangt. Die *Behandlung* ist nicht ganz leicht. Sie besteht im Ätzen, Brennen und Vernähen (Schnürnaht) der Fistel, unter Umständen auch im Eröffnen der Bauchhöhle, Lospräparieren des angewachsenen Darmes, Resektion der Fistelstelle, Anlegen einer Darmnaht, Versenken des Darmes und Vernähen der äußeren Wunde nach Beschicken mit Antibiotika oder Sulfonamiden (bei Hunden und Schweinen ausführbar).

4. Abszesse und Tumoren an der Bauchwand

Abszesse, die gewöhnlich ihren Sitz in der Subkutis der Bauchwand, seltener zwischen den Bauchmuskeln haben und manchmal einen erheblichen

I. Verletzungen der Bauchdecken 189

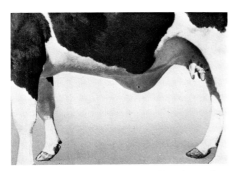

Abb. 289 *Abszeß* in der ventralen Bauchwand, verursacht durch Infektion mit *Corynebact. pyogenes*, Kuh.

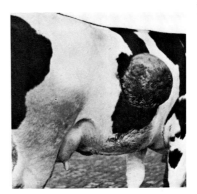

Abb. 290 *Myxofibrom*, Kuh.

Umfang erreichen (Abb. 289), kommen bei allen Tieren, insbesondere bei Rindern und Schweinen, vor und bilden sich oft um nekrotische Gewebsstücke oder um Fremdkörper (Holzsplitter u. a.). Bei Hunden treten an der seitlichen und ventralen Bauchwand diffus ausgedehnte phlegmonöse Anschwellungen auf, in denen Abszesse oder einzelne bzw. auch mehrere Fisteln vorzufinden sind, aus denen sich ein eitrig-wäßriges Exsudat entleert. Die Ursache ist eine *Nokardiose* oder *Streptotrichose*. *Tumoren* oder tumorähnliche Gewebswucherungen sind nicht häufig. Abb. 290 zeigt ein *Myxofibrom* und Abb. 291 ein *Granulom*, ein Narbenkeloid. Als Ursache dieser rasch sich ausdehnenden Gewebswucherung wurde ein nekrotisches Gewebsstück ermittelt. Die *Behandlung* der Abszesse besteht im Spalten der Abszeßwandung und Kontrolle auf etwa in der Tiefe der Abszeßhöhle befindliche Fremdkörper oder Nekrosen, sie müssen entfernt werden. Bei der *Nokardiose* ist eine Heilung nur nach Totalexstirpation sämtlicher erkrankter Gewebspartien zu erwarten. Bei umfangreicher Ausdehnung der Krankheitsherde ist die Totalexstirpation manchmal erst durch mehrmalige operative Eingriffe zu erreichen.

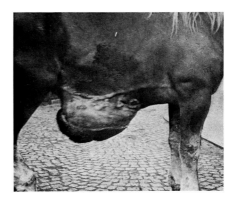

Abb. 291 *Narbenkeloid*, Pferd.

Bleiben kranke Herde zurück, so stellen sich bald wieder Rezidive ein. Wenn man bei der Exstirpation die Übersicht störende Blutungen vermeiden will, so operiert man zweckmäßigerweise elektrochirurgisch. Notwendig ist neben der postoperativen offenen Wundbehandlung die parenterale Applikation von Antibiotika, z. B. intramuskuläre oder subkutane Injektionen von Streptomyzin in hohen Dosen auf die Dauer von 2–3 Wochen.

II. Fremdkörper in Magen und Darm

Begriff. Die durch *Fremdkörper* im *Magen* bzw. *Darm* verursachten Verdauungsstörungen werden durch *verschiedenartige Krankheitszustände* ausgelöst, deren Entwicklung im wesentlichen davon abhängt, ob es sich um *spitze, scharfe* und *lange* oder um *stumpfe, voluminöse* und *schwere* Fremdkörper handelt. Fremdkörpererkrankungen beobachten wir vorzugsweise bei *Rind* und *Hund*, seltener bei der *Katze* und anderen Tieren. Infolge der Verschiedenheit des anatomischen Baues und der physiologischen Funktion des Verdauungstraktes der einzelnen Tierarten ist das Krankheitsbild völlig unterschiedlich.

1. Rind

Vorkommen. Fremdkörper, die eine *traumatische Indigestion* verursachen, finden sich beim *Rind* namentlich in den Vormagenabteilungen, vor allem in der *Haube*, und zwar seltener bei Jungrindern, häufiger dagegen bei Tieren mittleren und höheren Alters. Betroffen werden meistens Rinder in kleinbäuerlichen Betrieben, Kühe von Handwerkern (Schmiede, Schuhmacher, Sattler) und Rinder von Tierhaltern am Rande von Großstädten (Verwendung des Kehrichts als Dünger, Verfütterung von Küchenabfällen). Besonders häufig sind Fremdkörpererkrankungen in Gegenden mit Hopfenanbau (Drahtstücke). In futterarmen Jahren und Gegenden kommen Fremdkörper oft seuchenähnlich vor (Lecksucht). Bei reinem Weidebetrieb und in größeren Rindviehbeständen beobachten wir Fremdkörper wegen des mehr geordneten Fütterungsbetriebes seltener. Sie finden sich aber auch hier häufiger nach Stallneubauten (Liegenbleiben von Nägeln, Drahtstücken usw.).

Ätiologie. Rinder nehmen Fremdkörper aller Art (Nägel, Nadeln, Draht-, Eisen- und Blechstücke, Messer, Münzen, Holzstücke usw.) häufiger auf, weil sie das hastig aufgenommene Futter nach wenigen oberflächlichen Kaubewegungen schnell abschlucken, und weil andererseits die nach rückwärts gerichteten langen Papillen der Zungen- und Backenschleimhaut dem Herausbefördern der im Futter befindlichen oder infolge von Lecksucht aufgenommenen Gegenstände hinderlich sind oder es unmöglich machen. Die sich im Pansen oder in der Haube bildenden Haar- und Futterbälle (Pilo- oder Phytobezoare) sind von untergeordneter Bedeutung.

Pathogenese. Zum Verständnis der Pathogenese seien einzelne wichtige Vorgänge der Mechanik des Wiederkäuermagens vorausgeschickt. Das Hervorstechendste der Physiologie der motorischen Leistungen der Vormägen ist das fein abgestimmte Wechselspiel zwischen ihren einzelnen Abteilungen. Die von der Schlundrinne ausgehende Haubenkontraktion erfolgt in zwei Phasen, wobei sich die Haube plötzlich, beim Rind zunächst auf Kindskopfgröße, und leicht kardiawärts, also kranio-dorsal, zusammenzieht, darauf ebenso plötzlich wieder kurz erschlafft, um unmittelbar danach sich in einer zweiten, vollends kardiawärts gerichteten maximalen Kontraktion auf Männerfaustgröße zu verkleinern, die das Lumen fast zum Verschwinden bringt, um dann sogleich völlig zu erschlaffen. Die Haube wirft dabei ihren Inhalt in kaudaler Richtung, also in den Pansen bzw. in den Pansenvorhof oder Schleudermagen. Da bei dem Wechselspiel zwischen Haube und Pansen der Pansenvorhof oder Schleudermagen bei jeder Haubenkontraktion erschlafft, so nimmt er den Hauptteil des ausgestoßenen Haubeninhaltes auf, schleudert aber bei seiner nun folgenden raschen Zusammenziehung seinen Inhalt wieder in die gleichzeitig erschlaffte Haube zurück. Mit diesem Wechselspiel verbunden sind noch die Bewegungen der Pansensäcke und die des Psalters. Der Zweck der motorischen Leistungen der Vormägen ist das Durchmischen, Zerkneten, Aufquellen und Erweichen der Futtermassen und das Fortbewegen der abgeschluckten Stoffe und Inhaltsmassen der einzelnen Abteilungen. *Abgeschluckte Futterbissen* und ebenso die *wiedergekauten Bissen* werden beim erwachsenen Rind stets in die Haube und den Pansen geschleudert, mit dem dort vorhandenen Inhalt vermischt und können daher mehrmals wiedergekaut werden. Die *Innervation* erfolgt in erster Linie durch autonome Nervenplexus in der Magenwandung. Dehnungs- und sonstige mechanische Reize seitens der Inhaltsmassen erregen diese, so daß sie die Bewegungen der Abteilungen wie auch das gesetzmäßige Wechselspiel in Gang halten. Das nervöse Zentrum für das Zusammenwirken der einzelnen Magenabteilungen und des Wiederkauaktes scheint in der Haube zu liegen. Zentral gesteuert wird dieses autonome Nervensystem durch Vermittlung des N. vagus als Förderungsnerv und des N. sympathicus als Hemmungsnerv. Nach Vagusdurchschneidung tritt Lähmung des gesamten Bewegungsmechanismus ein. Der Wiederkauakt scheint bis zu einem gewissen Grad auch dem Willen unterworfen zu sein.

Stumpfe voluminöse und *schwere* Fremdkörper stören verhältnismäßig selten die Vormagenbewegungen. Sie können einmal durch mechanische Verlegung der verschiedenen Vormagenöffnungen oder durch ihre Schwere, Härte und große Flächenausdehnung zur Behinderung der Vormagenbewegungen und zur Verdauungsstörung führen.

Scharfe, spitze und *lange* Fremdkörper dagegen können jederzeit in Anbetracht der geschilderten Bewegungsvorgänge zu einer Verletzung und Störung Veranlassung geben. Die Fremdkörper werden fast stets in der *Haubenhöhle* gefunden, vereinzelt im Pansenvorhof und ganz selten im ventralen Pansensack. Ob die Fremdkörper durch den mit ziemlicher Kraft im Bogen nach dem Pansenvorhof geschleuderten Bissen sofort entsprechend ihrer Schwere bei gleichzeitigem Zerfall des Bissens in die Haube fallen oder mit dem nicht zerfallenden Bissen in den Pansenvorhof oder Schleudermagen gelangen, von dem sie mit der nächsten Kontraktion in die Haube geschleudert werden oder sogar in den Pansen mitgerissen werden, ist eine noch nicht restlos geklärte Frage. Infolge der netzförmig angeordneten Leistenstruktur der Schleimhaut der Haube haben selbst kleine und kurze Fremdkörper Gelegenheit, an der Magenwand einen guten Stütz- und Anheftungspunkt zu finden. Im Verlauf der kardiawärts, kranio-dorsal gerichteten kräftigen und schnellen zweiphasigen Haubenkontraktion mit einem fast völligen Verschwinden des Lumens bohren sich die spitzen Fremdkörper leicht und meist entgegengesetzt der Haubenbewegung in kranio-ventraler Richtung in die Haubenwand ein. Unterstützend wirken dabei die Zwerchfellbewegungen, die Bauchpresse, ferner jede Druckerhöhung in der Bauchhöhle (Hochträchtigkeit, Geburt, Aufblähen, Sprünge im Freien, Niederschnüren, Transporte) und Erhöhung der Peristaltik. Kurze, spitze Gegenstände (Nägel, Nadeln, Drahtstücke) oder an einem Ende verdickte (Hufnägel) und gebogene Fremdkörper bleiben oft in der Haubenwand selbst stecken, und die Folgen der Verletzung beschränken sich auf die nächste Umgebung der verletzten Stelle.

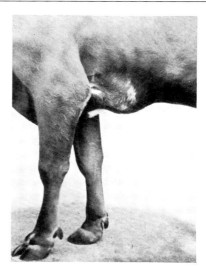

Abb. 292 Durch Fremdkörper verursachter *Abszeß* an der Brustwand, Kuh.

Lange, spitze und gerade Fremdkörper dagegen (Drahtstücke, lange Nägel und Nadeln usw.) perforieren die Haubenwand und werden in die Bauchhöhle und benachbarte Organe vorgeschoben, vor allem in das Zwerchfell, in die Brusthöhle, dem Herzbeutel und Herzen zu, oder in die Leber und Milz.

Die *pathologisch-anatomischen* Veränderungen bieten dementsprechend ein äußerst mannigfaltiges Bild: *traumatische Retikulitis* mit entzündlicher Wandverdickung, Schleimhaut- und Wanddefekten, umschriebener Eiterung und Narbenbildung; *traumatische Retikulo-Peritonitis* und *Retikulo-Phrenitis* nach Perforationen mit fibrinöser Verklebung und nachfolgender Verwachsung der Haube mit der Bauchwand und dem Zwerchfell, im Inneren des verbindenden *Bindegewebsstranges* ein in die Haube führender Fistelgang, gewöhnlich den verrosteten oder schwärzlichen Fremdkörper enthaltend; gelegentlich *Abszeß- und Fistelbildung* zwischen Haube, Zwerchfell, unterer und seitlicher Brustwand (Abb. 292); *Pericarditis* und *Myocarditis* mit oft erheblicher Verdickung und Verwachsung des Herzbeutels; *Leber-* und *Milzabszeß;* zuweilen eine serofibrinöse oder jauchig-eitrige allgemeine *Peritonitis* und *Sepsis.*

Symptome. Die *Schmerzäußerung* bei der Fremdkörpererkrankung ist das führende und charakteristische und wichtigste Symptom, insbesondere wenn die Untersuchung die Frage entscheiden soll, ob die Erkrankung heilbar bzw. operabel ist oder nicht mehr, da für die günstigen Fälle allein die Schmerzäußerung Aufschluß gibt, während alle Krankheitssymptome, die nicht auf den Schmerz zurückzuführen sind, im allgemeinen für eine stärkere Beteiligung des Gesamtorganismus sprechen und häufig eine Heilungsmöglichkeit ausschließen. Ein unmittelbarer Ein- und Durchbohrungsschmerz entsteht nach den Untersuchungen von *Westhues* und *Rieger* bei der Perforation der Haubenwand nicht. Schmerzen werden dagegen ausgelöst, wenn Zwerchfell, Bauchwand oder parietales Bauchfell angestochen werden. Ein Entzündungsschmerz entwickelt sich gewöhnlich erst im Laufe der nächsten 3–4 Tage nach solchen Stichverletzungen, die infolge einer Infektion zu einer Retikulitis und einer adhäsiven Peritonitis geführt haben. Neben der Schmerzäußerung als Frühsymptom sind von gleicher Wichtigkeit die Indigestion, wie Sistieren der Futteraufnahme, des Wiederkauens und der Hauben-Pansen-Tätigkeit, Störung der Darmtätigkeit, Verminderung der Milchsekretion. Die Ursachen der Störung der Vormagenbewegungen dürften teils durch die Stichverletzungen selbst, teils und hauptsächlich über den N. sympathicus reflektorisch durch den Entzündungsvorgang, teils durch die traumatische und entzündliche Schädigung des autonomen Nervenplexus in der Haubenwand bedingt sein, gegebenenfalls bei fester Verklebung und Verwachsung auch durch mechanische Behinderung. Das in der Haube vermutete nervöse Zentrum der Automatie dürfte von entscheidender Bedeutung für die Störung der Vormagenmechanik sein. Die Zeitdauer zwischen Aufnahme des Fremdkörpers und Auftreten der Symptome wechselt sehr, beträgt jedoch meistens 1–4 Tage, ausnahmsweise nur einige Stunden und zuweilen mehrere Wochen oder sogar Monate. Je nach dem zeitlichen Ablauf unterscheidet man eine *akut-kontinuierliche, akut-rezidivierende* und *chronische* Entwicklung der Fremdkörpererkrankung. Die akut-kontinuierlich verlaufende Form (etwa die Hälfte bis zu zwei Drittel der Fälle) ist gekennzeichnet durch einen eindeutig bekannten Beginn, deutliche Ausprägung aller Symptome mit schnellem vollständigem Verfall des Tieres oder Übergang zur chronischen Form bei ungünstigem Verlauf, und bei günstigem Verlauf zur baldigen Erholung. Neben den eigentümlichen Verdauungsstörungen und den Schmerzäußerungen in Form von spontanem, stimmlichem Stöhnen und Ächzen treten noch weitere Symptome in Erscheinung, die teilweise ebenfalls ein Ausdruck der Schmerzempfindung sind. Das Tier steht mit auffallend gestrecktem Kopf, gesenktem Hinterhauptsbein, gekrümmtem Rücken, zusammengestellten, oft in der Ellenbogengegend nach auswärts gestellten Gliedmaßen. Der Gang ist vorsichtig und schwerfällig; besonders schmerzhaft sind Liegen, Aufstehen, Seitwärtstreten und Bergabgehen. Mit dem Beginn der Erkrankung, selten aber schon vorher, sinkt schlagartig die Milchleistung ab. Weitere Erscheinungen sind: Störungen des Allgemeinbefindens und Fieber mit sich wiederholenden Schüttelfrösten, Haarsträuben, Muskelzittern, beschleunigte und oberflächliche Atmung, kurzer, trockener, schmerzhafter Husten. Die akut-rezidivierende Form ist gekennzeichnet durch plötzliches Auftreten von kolikartigen Schmerzäußerungen, denen symptomlose Intervalle von einigen Tagen folgen, und durch Wiederauftreten der Symptome nach normaler Futteraufnahme und anscheinender Gesundung. Die chronische Form beginnt entweder mit einem unbedeutenden akuten Anfall, der danach allmählich in eine schleichende Entwicklung übergeht, oder auch von vornherein schleichend. Die kräftigen Anfangssymptome fehlen, die Schmerzäußerung ist kaum merkbar und auch künstlich schwer auslösbar. Leichte Indigestion wechselt mit höhergradigen und rückfälligen Verdauungsstörungen ab. Allgemeine Erscheinungen können fehlen oder sind ganz geringgradig, eine auffällige, erhebliche Abnahme der Milchleistung ist jedoch regelmäßig vorhanden.

Wesentlich für die Beurteilung der einzelnen Fremdkörpererkrankung ist neben den Erscheinungen der Indigestion das Auftreten von Symptomen, die eine beginnende oder fortgeschrittene *Miterkrankung des Herzmuskels bzw. Herzbeutels* anzeigen und sich in *Störungen des Kreislaufs* äußern. Die Schädigung des Herzens kann einmal durch das Vordringen des Fremdkörpers bis in den Herzbeutel oder Herzmuskel zustande kommen oder durch eine Intoxikation des Herzmuskels bei ausgedehnter exsudativer Bauchfellentzündung bedingt sein.

Die akuten Kreislaufstörungen geben sich zu erkennen durch ein Ödem an der Vorbrust, am Triel (Abb. 293), u. U. auch an den Augenlidern, Breitstellen der Vordergliedmaßen, Vergrößerung der Herzdämpfung, die bis vor die Buggegend reichen kann, und Änderungen in der Herzfrequenz. Die Pulszahl ist erhöht, schwankt zwischen 80 und über 100 in der Minute. Die Herztöne sind entweder undeutlich oder klingend, außerdem hört man Reibe- oder Plätschergeräusche bei Ansammlung von flüssigem Exsudat im Herzbeutel. Die Jugularen sind stets mehr oder weniger prall gefüllt. Staut man die Jugularis etwa in der Halsmitte, so bleibt sie herzwärts gefüllt (Abb. 294). Manchmal besteht auch eine vermehrte Füllung der Gefäße der Bindehaut und der Sklera. Die Körperinnentemperatur ist erhöht. In solchen Fällen ist eine direkte Schädigung des Herzens durch den Fremdkörper anzunehmen.

Bei den akuten, fieberhaften Indigestionen, die mit Kreislaufstörungen einhergehen, welche durch eine rein toxische Schädigung des Herzens bedingt sind, treten keine Ödeme auf. Man findet auch kein Breitstellen der Vordergliedmaßen, keine Herzgeräusche, aber einen pochenden Herzstoß, klingende Herztöne und Erhöhung der Herzfrequenz, meist über 80 Pulse in der Minute. An der Jugularis ist keine oder höchstens eine geringgradige Stauung festzustellen.

Die Diagnose und insbesondere die *Indikation* zur operativen Behandlung können nur durch wiederholte und genaue Untersuchungen, Beachtung des Vorberichtes und Beurteilung des abwechslungsreichen Gesamtbildes gestellt werden. In Anbetracht der großen praktischen Bedeutung einer möglichst frühzeitig gesicherten Diagnose müssen sofort alle geeigneten diagnostischen Hilfsmittel angewendet werden. Neben den anderen Symptomen sind die *spontanen* und auch *künstlich auslösbaren Schmerzenslaute* sehr charakteristisch. Namentlich ist ein *kurzer, leiser stimmlicher Stöhnton bei oder auch außerhalb der Exspiration fast pathognomonisch für den Fremdkörper*. Der Ton ist oft sehr leise, so daß man das Ohr, besonders bei den Schmerzproben, nahe an die Nase des Tieres bringen oder das Phonendoskop an den Kehlkopf halten muß. Der Stöhnton ist immer kurz abgesetzt und darf nicht mit verstärktem Atmen oder dergleichen verwechselt werden. Schmerzauslösend wirken besonders die Schmerzproben: das Durchbeugen der Wirbelsäule mit dem Rückengriff, die Stabprobe nach *Götze* (Anheben der ventralen Bauchwand an verschiedenen Stellen mit einem unter den Rumpf geschobenen Stab und Fallenlassen der Bauchwand), Perkussion der ventralen und seitlichen Bauchwand mit einem großen Perkussionshammer ohne Plessimeter.

Der *Rückengriff* soll nach *Blendinger* am vorn tiefgestellten Tier ausgeführt werden. Der Untersucher stellt sich am Kopf des Tieres auf und läßt den Rückengriff,

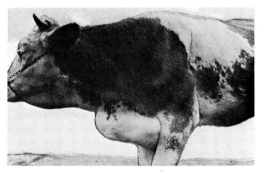

Abb. 293 *Ödem* an der Vorbrust mit Stauung der Vena jugularis und Breitstellen der Vordergliedmaßen bei *Pericarditis traumatica*, Kuh.

d. h. das vorsichtige Durchbiegen des Rückens, durch eine Hilfsperson vornehmen. Dabei sind alle ruckartigen Bewegungen zu vermeiden. Für den Fremdkörperpatienten ist weniger das Durchbiegen des Rückens selbst, sondern vielmehr die Exspiration am durchgebogenen Rücken schmerzhaft. Deshalb soll das Durchbiegen möglichst vor einer Exspiration erfolgen, oder der Rücken muß so lange durchgebogen werden, bis das Tier ausatmet, wenn vorher aus Scheu vor der schmerzhaften Exspiration die Atmung sistiert. Das Aussetzen der Atmung und der bei der Exspiration geäußerte Stöhnton sind charakteristisch für das Vorhandensein des Fremdkörpers.

Die *Stabprobe* nach *Götze* wird mit einem etwa 1,50 m langen Stab von 5 cm Durchmesser vorgenommen. Der Stab wird quer unter den Rumpf des Patienten geschoben, und an den Stabenden stehen Gehilfen, die auf ein bestimmtes Kommando hin den Leib des Tieres langsam mit dem Stab hochheben und schnell wieder fallenlassen. Der Untersucher bleibt am Kopf des Tieres stehen und achtet auf Schmerzlaute, die bei dieser Untersuchung geäußert werden. Man beginnt mit der Stabprobe

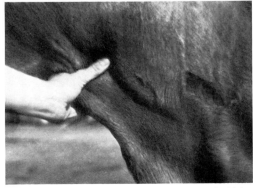

Abb. 294 Stauprobe an der *Vena jugularis*, Kuh.

etwa in der Gegend des Schaufelknorpels und endet kurz vor dem Euter.

Die *Perkussion* der Schaufelknorpelgegend und der seitlichen Brust- und Bauchwand wird mit einem großen Perkussionshammer ohne Plessimeter ausgeführt. Nach *Götze* sollen die Mittellinie zwischen Schaufelknorpel und Euter und drei Linien seitlich am Rumpf abgeklopft werden. Die seitlichen Klopflinien liegen etwa in der Höhe der Herzspitze, der Herzbasis und des Schulterblattwinkels und reichen kaudal bis zum Hinterschenkel.

Nach *Kalchschmidt* ist bei Rindern mit stechenden Fremdkörpern in der Haube eine *Hyperalgesie* der Haut nachweisbar, die sich hauptsächlich im Bereiche des 6.–8. Dorsalsegmentes feststellen läßt, aber sich auch über den ganzen Widerrist, über die Lendenwirbel und seitlich über die Rippenansätze bis zur halben Brusthöhe hin ausdehnen kann. Diese der sog. *Head*schen Zone entsprechende „Fremdkörperzone" kann namentlich zur Frühdiagnose der Fremdkörper verwendet werden. Der Untersucher stellt sich an die linke Seite des Widerristes und läßt sich den Kopf des Tieres durch eine Hilfsperson auf sich zu biegen. Der Untersucher verfolgt die Atemzüge des Tieres und zieht in dem Augenblick, in dem die Exspiration einsetzen soll, mit der rechten Hand eine Hautfalte am Widerrist hoch. Diese Faltenbildung muß unbedingt ohne jeden Druck geschehen, damit dem Tier durch das Aufziehen der Falte selbst keinerlei Schmerzen bereitet werden. Während der Probe, die am besten im Stalle vorzunehmen ist, muß absolute Ruhe herrschen; nur dann kann der Untersucher die für die Fremdkörpererkrankung charakteristischen *leisen Ächzlaute* wahrnehmen, die das Tier bei der Exspiration von sich gibt. Unter Umständen muß die Probe mehrmals wiederholt werden. Andere bei der Zonenprobe entstehende Schmerzäußerungen, wie Ausweichen, Niederlegen o. ä., sind nicht positiv für die Diagnose.

Die experimentellen Untersuchungen von *Westhues* und *Rieger* haben ergeben, daß bei den Schmerzprüfproben das *Ausweichen* der Tiere für die Schmerzäußerung (Stöhnen) verantwortlich zu machen ist. Nach diesen Untersuchungsergebnissen muß es fraglich erscheinen, ob die Zonenprobe nach *Kalchschmidt* analog der beim Menschen vorhandenen Headschen Zone beurteilt werden kann.

Sehr guten Aufschluß bietet auch die Führprobe: das unterschiedliche Verhalten des Tieres beim Bergauf- und Bergabführen. Der Stöhnton tritt beim Bergabführen gleichsinnig mit der zögernden und vorsichtigen Bewegung der Vorderbeine auf, während der Gang bergauf flott, schmerzlos und frei ist. Die Untersuchung mit Spezialinstrumenten (Laparoskop, Fremdkörpersuchgerät, Endometalloskop) kann im Einzelfall, zusammen mit anderen diagnostischen Mitteln, wertvolle Hilfe geben, jedoch sind die Ergebnisse ihrer alleinigen Anwendung nicht beweisend und entscheidend. Die *Diagnose* darf sich deshalb niemals nur auf einen einzelnen Befund stützen, sondern muß das gesamte Krankheitsbild berücksichtigen. Hinsichtlich der Prognose und Therapie ist dabei anzustreben, am Ende der Untersuchung entscheiden zu können, ob eine Mitbeteiligung des Kreislaufs vorliegt und gegebenenfalls auch, welcher Art und Genese diese ist.

Behandlung. Eine Behandlung ist nur in den Fällen sinnvoll und angezeigt, in denen diese die Nutz- und Zuchtfähigkeit des Tieres wieder völlig herzustellen verspricht. Zur Entfernung der Fremdkörper aus der Haube sind in den vergangenen Jahren besondere Geräte entwickelt worden, die mit Hilfe einer durch den Ösophagus in die Haube eingeführten *Magnetsonde* die Fremdkörper erfassen und extrahieren sollen. Nach den Erfahrungen schweizerischer Tierärzte hat sich das Modell „Metall-Evakuator, System Eisenhut" gegenüber allen anderen bisher gebrauchten Geräten am besten bewährt (Tierärztl. Umschau 1960, S. 125). Allerdings ist dazu festzustellen, daß mit den Magnetsonden tief oder tangential eingestochene, festsitzende ferromagnetische Fremdkörper oder bis zur Hälfte ihrer Länge eingedrungene Drahtstücke meistens nicht entfernt werden können. Der therapeutische Nutzen entspricht deshalb etwa dem der oral verabreichten *Verweilmagneten*, insbesondere des Käfigmagneten, der nach dreitägigem Verbleiben etwa 20 Prozent der traumatisierenden Fremdkörper zu lösen vermag (*Stöber* und *Clausen*, 1960). Bei einer klinisch eindeutigen Fremdkörpererkrankung vermögen die Magnetsonden und Verweilmagneten den operativen Eingriff nicht zu ersetzen. Ihre erfolgversprechende Anwendung beschränkt sich auf bestimmte Einzelfälle.

Die *konservative* Behandlung durch Medikamente, Hochstellen der Vordergliedmaßen, Hungernlassen für 2 Tage, Diät mit Rauhfutterentziehung und Verabreichung von schleimigen Getränken usw. beseitigt zwar manchmal die Symptome, aber nicht den Fremdkörper, der dann Rezidive und Verschlimmerung des Krankheitszustandes verursachen kann. Die Ergebnisse der konservativen Behandlung sind auch durch die gleichzeitige intraperitonäale Anwendung von *antibiotisch* wirksamen *Chemotherapeutika* nicht wesentlich verbessert worden (3–5 Mill. IE Prokain-Penizillin mit 5 g Streptomyzin in öliger Aufschwemmung, 400–600 mg Tetrazyklin als Suspension oder andere intraabdominal verträgliche Breitspektrumantibiotika in entsprechender Dosierung; gegebenenfalls Wiederholung nach 2–4 Tagen). Falls nach dieser Zeit, besonders nach einer Probefütterung mit Rauhfutter, keine sichtliche Besserung eingetreten ist, sollte zwischen Operation oder wirtschaftlicher Verwertung entschieden werden. Von weiteren konservativen Behandlungsversuchen ist abzuraten, denn dadurch wird der günstigste Termin für die schließlich doch notwendige Operation versäumt und die Prognose verschlechtert. Deshalb empfiehlt sich für Frühfälle ohne ausgedehnte jauchige Peritonitis oder fortgeschrittene Veränderungen am Herzbeutel und Herzen, die sich durch Kreislaufstörungen zu erkennen geben, die Operation. Sie bietet auch noch neben dem Vorteil der unmittelbaren Entfernung des Fremdkörpers die Möglichkeit, die Diagnose durch die Einsicht in die Bauchhöhle und durch die Palpation der übrigen Organe hinsichtlich der Ausdehnung der pathologischen Veränderungen zu vervollständigen und die Prognose zu verbessern. Die *Indikation zur Operation ist dementsprechend gegeben bei Tieren mit den Frühsymptomen der akut-kontinuierlichen, der akut-rezidivierenden Form*, weniger der chronischen Form. *Je früher die Operation vorgenommen wird, um so günstigere Erfolge sind zu erwarten*. Trächtigkeit, sogar in vorgeschrittenen Fällen, bedeutet keine Kontraindikation. In der Regel dürfte es sich vor allem um die zirkumskripten Hauben-Zwerchfell-Entzündungen *ohne* eine Mitbeteiligung des Kreislaufs sowie um die *mit symptomatischen* Kreislaufstörungen, aber ohne schwerwiegende Komplikationen verlaufende Retikulo-Peritonitiden handeln. In allen anderen Fällen empfiehlt sich die alsbaldige wirtschaftliche Verwertung.

Da sich erfahrungsgemäß die Aufnahme traumatisierender Fremdkörper nicht vermeiden läßt, hat sich in den letzten Jahren die *Prophylaxe* auf oral einzugebende *Dauermagneten* verlagert, die größtenteils zeitlebens in der Haube bleiben und hier alle abgeschluckten eisenhaltigen Metallteile an ihrer Oberfläche anlagern. Hierfür hat sich der *Käfigmagnet* (Modell Rinderklinik Hannover, Gummi-Bertram) bewährt, bei dem die angezogenen Eisenteile zu 93 Prozent in den umgebenden mantelförmigen Plastikkäfig hineingezogen und in einer unschädlichen Form festgehalten werden (*Stöber*, 1963). Der Magnet läßt sich mit dem Pilleneingeber leicht in die Haube einbringen und bietet bei prophylaktischer Anwendung eine weitgehende Sicherung gegen traumatische Indigestionen.

Die Operation nach *Götze* (Dtsch. Tierärztl. Wschr. 1934, S. 353) besteht in der Laparotomie und Rumenotomie in der linken Flankengegend *mit Extraperitonäisierung des Pansens* durch Annähen des Peritoneum parietale in der Umgebung der Laparotomiewunde auf den Pansen *(extraperitonäale Pansennaht)*, um einer Verunreinigung der Bauchhöhle mit Panseninhalt während der Operation und einer späteren Fistelbildung im Pansen mit Kommunikation zwischen dem Panseninneren und der freien Bauchhöhle vorzubeugen.

In den letzten Jahren wird aber von verschiedenen Operateuren wieder auf die bereits von *Obich* und *Hofmann* beschriebenen Operationsmethoden mit *Versenkung des Pansens in die Bauchhöhle* ohne extraperitonäale Pansennaht und ohne Fixierung des Pansens an die Bauchwand zurückgegriffen. Dabei wird von den einzelnen Autoren auf die Wichtigkeit der entsprechenden Fixierung der Pansenwundränder hingewiesen, um eine Verunreinigung der Bauchdeckenwunde bzw. der Bauchhöhle zu vermeiden. Dieses Ziel wird teilweise durch besondere Fixierungsvorrichtungen erreicht. (Vgl. *Andres*, Schweiz. Archiv f. Tierheilkunde 1949, S. 215; *Blendinger*, W. Tierärztl. Umschau 1947, S. 218, Tierärztl. Umschau 1950, S. 452; *Diernhofer*, Berl. u. Münch. Tierärztl. Wschr. 1943, S. 351; *Hahn*, Mhefte Vet.-Med., 11, 1, Leipzig 1956; *Stengel*, 1952, persönl. Mitteilung, und *Weingart*, Tierärztl. Umschau 1948, S. 358. Ferner: *Berge-Westhues*, Tierärztl. Operationslehre.)

2. Hund und Katze

Vorkommen und **Ätiologie**. Im Magen und Darm des *Hundes* kommen *spitze* und hauptsächlich *stumpfe* Fremdkörper verhältnismäßig *häufig* vor, bei der *Katze* finden sie sich seltener. Bei den spitzen Fremdkörpern handelt es sich gewöhnlich um eingefädelte Nähnadeln. Die Tiere spielen und lecken am Faden, schlucken ihn ab, und dabei gerät auch die Nadel mit in den Verdauungskanal. Viel häufiger aber werden stumpfe Fremdkörper beim Spielen oder Apportieren abgeschluckt (Abb. 295, 296). Seltener werden Stoff-, Bindfaden- oder Kunstdarmknäuel (Abb. 297), Schwämme, Flaschenkorken u. a. aufgenommen.

Pathogenese und **Verlauf**. Die in den *Magen* gelangten spitzen Fremdkörper können Verletzungen der Magenschleimhaut verursachen, die aber kaum besondere krankhafte Veränderungen nach sich ziehen. Gewöhnlich durchwandern die spitzen Gegenstände den Magen und auch den Darm und gehen spontan ab. Stumpfe Fremdkörper veranlassen ebenfalls nur in einem Teil der Fälle Reizungen der Magenschleimhaut, rufen aber keine nachhaltigen pathologisch-anatomischen Veränderungen hervor. Die in den *Darm* gelangten stumpfen Fremdkörper durchwandern den Darm, wenn sie für das Darmlumen nicht zu voluminös sind. Die für den Darmquerschnitt zu großen Fremdkörper passieren meistens das Duodenum, verursachen dann aber im Jejunum oder im Ileum eine Obturation des Darmes. Der festgekeilte Fremdkörper regt den Darm zu krampfartigen Kontraktionen an, so daß sich die Darmwandung noch fester um den Fremdkörper legt. Durch den Druck des Fremdkörpers auf die Darmwand entstehen eine Druckanämie und schließlich Drucknekrose mit Perforation der Darmwandung. Der Darm ist infolge der Hyperämie und venösen Stauung unmittelbar kranial vom Fremdkörper ödematös infiltriert, blaurot bis schwarzrot verfärbt und mürbe. Gleichzeitig besteht eine Darmlähmung, die den ganzen magenwärts gelegenen Dünndarmabschnitt betrifft, während sich der analwärtige Abschnitt in einem extremen Kontraktionszustand befindet; schließlich folgt eine Peritonitis. Infolge der Resorption der Toxine, die durch die in Zersetzung und Fäulnis befindlichen Ingesta in dem atonischen Darmabschnitt entstehen, kommt es innerhalb kurzer Zeit durch Intoxikation und Myodegeneratio cordis zum Exitus. Spitze Fremdkörper (Nähnadeln) können gelegentlich ebenfalls den Darm perforieren, ohne eine tödliche Peritonitis zu verursachen, wenn sich um den Fremdkörper bindegewebige Verwachsungen bilden. Solche Fremdkörper können dann die Bauchwand erreichen, dort einen Abszeß verursachen und schließlich in der Abszeßhöhle gefunden und entfernt werden. Ist der Darmverschluß (Ileus) unvollständig, so kann der Darminhalt noch an dem Fremdkörper vorbeigleiten. Die betreffenden Tiere leben manchmal monatelang mit dem Fremdkörper. Andere pathologische Veränderungen bewirken abgeschluckte Fäden, Binden o. ä., die an einem Ende fixiert worden sind und nicht weitergleiten können (Umschlingen oder Einstechen der Nadel in die Zunge, den Rachen, den Kehlkopf oder die Speiseröhre; Wurstzipfel oder Nadel im Magen u. dergl.). Der freie Teil des Fadens gleitet weiter und gelangt in den Darm. Die Peristaltik, meist noch gesteigert, bewirkt ein dichtes Zusammenschieben des Darms auf dem sich anspannenden Faden. Durch das dauernde Hin- und Herschieben des Darms auf dem Faden kommt es an den Ansatzstellen des Gekröses zu vielfachen Perforationen (Schleimhaut, Muskularis, Serosa). Schließlich wird der Darm zu einem Konvolut zusammengeschoben. Diese Form des Fremdkörperileus ist prognostisch ungünstiger zu beurteilen.

Symptome und **Diagnose**. Bei Fremdkörpern im *Magen* sind die Erscheinungen oft ganz unbestimmt. Man beobachtet zeitweise Verweigerung der Nahrung oder Appetitmangel, gelegentliches Erbrechen von Mageninhalt, Änderungen im Temperament, Schmerzäußerungen bei bestimmten Bewegungen. Oft ist der einzige Hinweis in der Anamnese gegeben, daß das Tier einen Gegenstand abgeschluckt hat. Bei Fremdkörpern im *Darm* sind die Symptome um so auffälliger, je hochgradiger und vollständiger die Form des Ileus ist. Spitze Fremdkörper gehen auch aus dem Darm meist ungehindert ab. Stumpfe Fremdkörper bedingen vollständige Appetitlosigkeit, aber gesteigerten Durst, vor allem Würgebewegungen und häufiges Erbrechen von Magenschleim und durch Beimischung von Galle gelb gefärbtem Darminhalt sowie eine schmerzhafte Spannung und Kontraktion der ganzen Bauchmuskulatur („akutes Abdomen"). Der erhebliche Wasser- und Kochsalzverlust infolge des dauernden Erbrechens führt zu einer Exsikkose des ganzen Körpers, die sich in einer trockenen und unelastischen Haut klinisch bemerkbar macht, sowie zu einer folgenschweren Störung des Wasser- und Elektrolythaushalts des Körpers. Besonders der Chlorionenverlust wirkt sich sehr schädlich aus, da er wiederum zu erneutem Erbrechen mit diesen Folgen Anlaß gibt. Der Kotabsatz ist unregelmäßig oder sistiert. Das Allgemeinbefinden ist erheblich gestört, die Tiere sind traurig, weniger lebhaft, schließlich völlig apathisch. Bei bestimmten Bewegungen äußern sie Schmerzen, winseln, schreien auf, krümmen den Rücken und wechseln öfter ihren Lagerplatz. Im Verlaufe der akuten und subakuten Entzündungszustände am Darm ist Temperatursteigerung vorhanden; mit dem Fortschreiten der Darmnekrose bzw. der Intoxikation sinkt die Temperatur unter die Norm (prognostisch ungünstig!). Bei Fremdkörpern, die längere Zeit im Darm verweilen, tritt allmählich hochgradige Abmagerung (Inanition) ein.

Der *Nachweis* der Fremdkörper kann bei nicht zu fetten Tieren durch die *Palpation* der Bauchdecken versucht werden. Fremdkörper im *Magen* lassen sich damit schwer ermitteln. Sind gleichzeitig mehrere Fremdkörper (Steine) im Magen vorhanden, so hört man beim Hin- und Herschaukeln

II. Fremdkörper in Magen und Darm

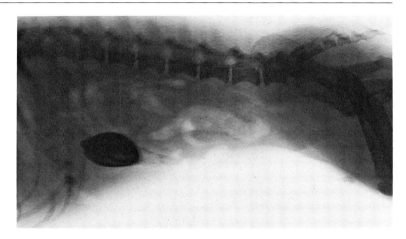

Abb. 295 Zusammengedrückter *Gummiball* im Dünrdarm eines Hundes, Röntgenbild.

der Magengegend u. U. klappernde Geräusche beim Aneinanderschlagen der Fremdkörper. Die im *Darm* befindlichen Fremdkörper lassen sich bei mäßig genährten oder mageren Tieren verhältnismäßig leicht durch das sorgfältige Abtasten der Bauchdecken ermitteln. Bei bestehender schmerzhafter Anspannung der Bauchdecken muß diese durch gleichmäßigen, anhaltenden Druck der palpierenden Hand allmählich überwunden werden. Die Mehrzahl der Fremdkörper im Magen und Darm kann sicherer und schonender mit der *Röntgenuntersuchung* festgestellt werden (s. Abb. 295–297), die je nach der Schattenstärke und -form oft auch Aufschluß über die Natur des Fremdkörpers – Stein, Metall- oder Gummigegenstand – gibt. Manche Fremdkörper (Fruchtkerne, Nüsse, Stoffknäuel) geben keinen oder nur einen undeutlichen Röntgenschatten. In solchen Fällen kann die Untersuchung mit dünnflüssigem Röntgenkontrastbrei wertvolle Dienste leisten. Der per os eingegebene Brei passiert den Verdauungskanal in etwa 3 Stunden. In ungefähr halbstündigen Zwischenräumen werden das Tier geröntgt und der Durchgang des Kontrastmittels verfolgt. Bei obturierenden Fremdkörpern staut sich der Kontrastbrei magenwärts vom Fremdkörper und gelangt nicht in das Colon descendens bzw. Rektum. Bei nicht vollständigem Ileus streicht der Kontrastbrei in dünnen Strähnen am Fremdkörper vorbei, gleichzeitig entsteht magenwärts vom Fremdkörper infolge Stauung des Breies eine Schattenverbreiterung. Auch der auf einem Faden aufgereihte und zu einem Konvolut zusammengeschobene Darm läßt sich auf diese Weise darstellen, da ein völliger Verschluß nicht vorliegt.

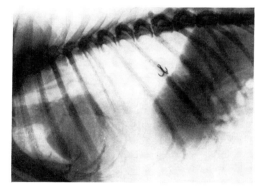

Abb. 296 *Angelhaken im Magen*, 7jähriger Kerry-Blue-Terrier-Rüde, Röntgenbild.

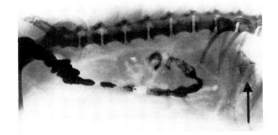

Abb. 297 *Kunstdarmwurstzipfel im Magen*, röntgenologisch dargestellt durch Kontrastbrei, der 12 Stunden zuvor peroral verabreicht wurde und inzwischen zum größten Teil in das Kolon gelangt ist, während Reste dem Fremdkörper im Magen noch anhaften (Pfeil zeigt auf den Fremdkörper), Hund, Röntgenbild.

Nach dem Vorschlag von *Überreiter* kann man die Röntgenuntersuchung auch mit einem Kontrastbreiklistier beginnen, um festzustellen, ob der Fremdkörper bereits in das Kolon gelangt ist. Differentialdiagnostisch kommen in Frage: Tumoren in der Bauchhöhle, Vergrößerungen der Gekröselymphknoten bei Tuberkulose und Leukose, Darminvagination, Koprostase oder Darmstenose.

Behandlung. Bei Fremdkörpern im *Magen* kann versucht werden, durch Anregung von Brechbewegungen mit subkutanen Apomorphininjektionen (je nach Größe des Hundes 0,002–0,01 g in frisch zubereiteter wäßriger Lösung) den Fremdkörper unblutig zu entfernen. *Wenger* empfiehlt, das Tier während des Erbrechens an den Hinterbeinen hochzuheben und kräftig zu schütteln. Zweckmäßig ist es, wenn man das Tier vor der Verabreichung des Brechmittels reichlich füttert. Bewährt hat sich auch das Einverleiben einer genügend großen Menge Sauerkrauts, das den Fremdkörper innerhalb einer halben Stunde einhüllt und das Erbrechen verleichtert. Bei den im *Darm* sitzenden Fremdkörpern ist die medikamentöse Behandlung im Erfolg unsicher. Den Abgang von spitzen Fremdkörpern kann man anregen durch Zwangsfütterung mit reichlichen Mengen von Erbs- oder Bohnenmehlbrei oder mit Sauerkraut. Stumpfe Fremdkörper gehen, wenn sie nicht zu groß sind, nach Verabreichung von kräftig wirkenden Laxantien – Rizinusöl – oder nach subkutanen Lentininjektionen ab. Diese Medikation ist jedoch *nur* für solche Fälle angezeigt, bei denen man sich durch eine sorgfältige, gegebenenfalls röntgenologische Untersuchung sicher davon überzeugt hat, daß der Fremdkörper nicht zu groß ist und auch tatsächlich ohne Schaden den Darm passieren kann. In Zweifelsfällen ist diese Medikation zu unterlassen. Bei den ausgeprägten Erscheinungen eines vollständigen Ileus ist sie wegen der damit verbundenen lebensbedrohlichen Gefahren unbedingt *kontraindiziert*. Kann man aus dem Röntgenbefund annehmen, daß der Fremdkörper für eine selbständige Darmpassage zu groß ist, so soll man rechtzeitig die *operative Entfernung* anraten. Der Operationsausgang ist im *allgemeinen recht günstig* bei *Gastrotomien*, während er bei *Enterotomien zunächst als zweifelhaft* zu beurteilen ist, weil man vor der Operation den Grad einer in der Entwicklung begriffenen Intoxikation nicht genau abschätzen kann. Die Prognose ist um so ungünstiger, je erheblicher die Darmwandschädigung ist.

In Fällen mit beginnender Darmnekrose kann durch die *Darmresektion* noch Rettung des Tieres bewirkt werden. Wenn die Körpertemperatur bereits subnormal ist, so ist mit baldigem Exitus zu rechnen. Nach den Vorschlägen von *Garbutt* und *Christoph* sowie *eigenen* Erfahrungen *(H. Müller)* können die im *Magen* befindlichen Fremdkörper an dem betäubten Patienten und unter Röntgenkontrolle mit Hilfe besonders konstruierter Zangen, die durch die Mundhöhle und die Speiseröhre eingeführt werden, aus dem Magen entfernt werden. Wenn sich das Erfassen und Fixieren des Fremdkörpers wegen dessen Größe, Form oder Oberfläche schwierig gestaltet, kann auch eine Laparotomie ausgeführt und *ohne* Gastrotomie der Fremdkörper manuell in die Zange dirigiert werden.

III. Lageveränderungen des Magens und des Darmes

1. Torsio (Volvulus) ventriculi beim Hund

Begriff. Bei der Torsio ventriculi verlagert sich der Magen in der Weise, daß der rechts liegende Pylorusteil des Magens an der ventralen Bauchwand entlang und an Leber und Zwerchfell vorbei auf die linke Seite verlagert wird. Der links gelegene Fundus des Magens wandert an der Wirbelsäule vorbei nach rechts. Die Drehung geschieht um eine durch den Ösophagus gedachte Achse, und zwar um 90–360°. Dem Grad der Torsion entsprechend werden Ösophaguseinmündung und Magenausgang verschlossen. Die mit der großen Kurvatur des Magens verbundene Milz wird hufeisenförmig abgeknickt.

Ätiologie und Verlauf. Die Torsio entsteht gewöhnlich bei großen Hunden mit gefülltem Magen und leerem Darm nach schnellem Treppab- oder Treppaufgehen, nach Sprüngen oder Wälzen. Dabei wird der Pylorusteil um die als Drehpunkt dienende Schlundeinpflanzung in pendelnde Bewegungen versetzt. Prädisponierend ist eine Erschlaffung der Magenbänder nach sich wiederholender Magenüberladung bei hastig und viel fressenden Tieren. Die Folgen der Drehung sind: heftige Gasentwicklung im Magen, Unmöglichkeit des Gasabganges durch Ösophagus oder Darm, rasch zunehmende Tympanie des Magens (Abb. 298), Druckanämie der Leber, hochgradige Stauungsmilz, Stauungstranssudat in der Bauchhöhle, Stauungshyperämie in den Lungen, akute Herzdilatation und Verdrängung des Zwerchfells nach der Brusthöhle. Magenrupturen treten gewöhnlich nicht ein, höchstens nach *Joest* ein Auseinanderweichen einzelner Muskelbündel in der Magenwand. Der Verlauf ist perakut. Der Tod tritt meist innerhalb des ersten Tages ein, bei geringeren Graden der Verdrehung kann der Zustand 2–3 Tage anhalten, in denen gelegentlich wechselweise Erbrechen und Aufblähen auftreten.

Symptome. Die ersten Anzeichen bestehen in Bauchschmerz mit eigenartigem steifem Gang und behutsamen Bewegungen. Charakteristisch ist die schnell zunehmende Auftreibung des Bauches, über der bei der Perkussion am stehenden Patienten ein hochtympanischer Schall im dorsalen Teil des Epigastrikums, im ventralen dagegen Dämpfung infolge der Ansammlung von Flüssigkeit (Abb. 299) hörbar werden, während bei der Auskultation, namentlich bei gleichzeitigen ruckweisen Erschütterungen der Magengegend, plätschernde Geräusche vernehmbar werden. Die Tiere machen Würgebewegungen, ohne aber zu erbrechen. Die Atmung ist auffallend dyspnoisch, die Zahl der Atemzüge steigt auf über 100, die Pulszahl beträgt 150–200, der Puls ist klein und schwach bei pochendem Herzschlag. Gelegentlich stöhnen und speicheln die Tiere. Das Einführen der Schlundsonde in den Magen ist nicht möglich, sie findet an der verschlossenen Kardia einen unüberwindlichen Widerstand. Bei einfachen Abknickungen oder geringgradigen Torsionen läßt sie sich u. U. in den Magen einführen. Der Tod tritt infolge Intoxikation und Erstickung ein.

Behandlung. Die Behandlung der bedrohlichen Tympanie kann durch Punktion des Magens an der Stelle der höchsten Auftreibung vorgenommen werden. Der Trokar soll dabei in Richtung auf das Zwerchfell eingeführt werden. Diese Maßnahme kommt allerdings nur als vorläufige Behandlung bei höchstlebensbedrohlichen Zuständen in Betracht, andernfalls halte man sich nicht damit auf, denn die Lageveränderung des Magens und der Milz kann nur durch Laparotomie, am besten in der Linea alba, berichtigt

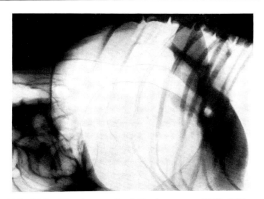

Abb. 298 *Torsio ventriculi*, Drehung um 180°, 4 Stunden nach der Fütterung während eines Spazierganges beim Wälzen entstanden, Röntgenbild mit transversalem Strahlengang in Seitenlage, Kuvasz-Hündin, operativ geheilt.

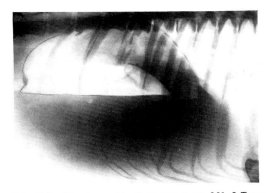

Abb. 299 *Torsio ventriculi*, Drehung um 90°, 2 Tage bestehend und mit wechselweisem Erbrechen und Aufblähen einhergehend, über dem horizontalen Flüssigkeitsspiegel der gasgefüllte aufgeblähte Magenraum, Röntgenbild mit transversalem Strahlengang am stehenden Patienten, Deutsche Dogge, operativ geheilt.

werden. Allerdings ist ein Erfolg nur zu erwarten, wenn die Operation frühzeitig, etwa innerhalb der ersten 4 bis 6 Stunden, vorgenommen werden kann. Der Schnitt in der Mittellinie muß ziemlich lang gemacht werden, damit man bequem mit den Fingern bzw. der Hand zwischen Leber und Magen eingehen und die Rücklagerung vornehmen kann. Unter Umständen kann man während der Reposition die Schlundsonde einführen und den Abgang der die Rücklagerung störenden Gase durch die Speiseröhre ermöglichen, andernfalls ist der Magen zu punktieren. Die Punktionsstelle ist durch eine Serosennaht zu überdecken.

2. Die Erweiterung, Verlagerung und Drehung des Labmagens beim Rind

Begriff und Vorkommen. Beim *Rind* sind im letzten Jahrzehnt unter den Erkrankungen der Verdauungsorgane verschiedene Formen der Erweiterung, Lageveränderung und Drehung des Labmagens häufiger beobachtet worden, die zunehmende klinische und wissenschaftliche Bedeutung gewinnen. Vereinzelt kommen sie auch bei den kleinen Wiederkäuern vor. Nach den jetzigen Kenntnissen lassen sich beim *Rind* 3 Formen unterscheiden (*Dirksen, Espersen*, 1961):

1. *die einfache Erweiterung des Labmagens mit kaudaler Verschiebung* (Dilatatio abomasi simplex);
2. *die linksseitige Verlagerung des Labmagens* (Dislocatio abomasi sinistra s. Dilatatio abomasi cum dislocatione sinistra);
3. *die rechtsseitige Verlagerung des Labmagens* (Dislocatio abomasi dextra s. Dilatatio abomasi cum dislocatione dextra) bzw. die *rechtsseitige Verlagerung des Labmagens mit Drehung* (Dislocatio abomasi dextra cum torsione sinistra bzw. dextra s. Dilatatio abomasi cum dislocatione dextra et torsione sinistra bzw. dextra).

Die Erkrankung ist bisher vorwiegend in Ländern mit intensiver Rinderhaltung, und zwar in England, den USA, Belgien, Holland, Dänemark und Deutschland beobachtet worden. Während in Deutschland meistens die linksseitige Verlagerung vorkommt, tritt in Dänemark vornehmlich die rechtsseitige Form in Erscheinung, über die auch in den letzten Jahren wiederholt aus Holland und England berichtet wird.

Bei der *einfachen Erweiterung des Labmagens mit kaudaler Verschiebung* handelt es sich um eine Verstopfung infolge Anschoppung fester Futtermassen, die auf einer funktionellen Pylorusstenose nach Schädigung und Lähmung des Nervus vagus beruht (*Hoflund*sches Syndrom, 1940).

Die *linksseitige Verlagerung des Labmagens* besteht in einer teilweisen oder völligen Verlagerung des atonischen und erweiterten Labmagens zwischen Pansen und linke Bauchwand, bei der sich der Labmagen infolge einer zunehmenden Gasansammlung vergrößert und nach kaudo-dorsal ausdehnt.

Bei der *rechtsseitigen Verlagerung des Labmagens* gleitet der Fundusteil des atonischen, erweiterten und mit Gas gefüllten Labmagens zwischen der Darmscheibe und der rechten Bauchwand aufwärts. Diese Form der Verlagerung ereignet sich bei der Labmagenverstopfung ebenso wie bei der Labmagenerweiterung. In fortgeschrittenen Fällen sammelt sich zudem eine erhebliche Flüssigkeitsmenge im Labmagen an, und die Verlagerung geht in eine Drehung nach links oder rechts über. Am häufigsten ist die Drehung um 180° nach links. Es kommen aber auch Torsionen nach links oder rechts um 360° und sogar bis 540° vor.

a) Die linksseitige Verlagerung des Labmagens

Ursache und Pathogenese. Die *linksseitige* Labmagenverlagerung ist in ihrem Krankheits- und Erscheinungsbild durch eine subakut bis chronisch verlaufende, bei erwachsenen weiblichen Rindern nicht selten mit einer gering- bis hochgradigen Azetonämie verbundenen Verdauungsstörung gekennzeichnet. Sie ist in Deutschland die am häufigsten auftretende Form. Es besteht keine besondere Rassedisposition für die Entstehung und Entwicklung der Erkrankung. Obwohl sie auch nicht geschlechts- und altersgebunden ist, scheinen jedoch erwachsene weibliche, intensiv gehaltene und genutzte Tiere mit hoher Milchleistung eine besondere Anfälligkeit und Neigung für die linksseitige Labmagenverlagerung aufzuweisen. Am häufigsten tritt die Dislokation in dem Zeitabschnitt auf, der sich von 3 Wochen vor bis auf 4 Wochen nach der Geburt erstreckt. *Ätiologisch* spielen im Gegensatz zu früheren Annahmen mechanische Einwirkungen für die Entstehung und Entwicklung der Labmagenverlagerung wahrscheinlich keine oder nur eine untergeordnete Rolle. Nach neueren Untersuchungen und Beobachtungen ist die ausschlaggebende Voraussetzung für das Entstehen einer Dislokation eine zeitlich vorausgehende *Hypotonie oder Atonie des Labmagens* mit einer gering- bis höhergradigen Dilatation, die mit einer übermäßigen Ansammlung von Gas im Fundusteil verbunden ist. Die eigentliche Verlagerung entwickelt sich deshalb ganz allmählich, nachdem sich zunächst der unterste Teil des Fundusabschnittes mit der darin befindlichen Gasblase unter dem Schleudermagen hindurch nach links verschoben hat. Das begünstigt wiederum die weitere Gasfüllung, so daß mit seiner weiter zunehmenden Vergrößerung der Labmagen wie die Glocke eines Gasbehälters allmählich zwischen den Vormägen und der linken Bauchwand nach kaudo-dorsal aufsteigt. *Die primäre, auslösende Ursache der Atonie und Gasbildung ist noch nicht restlos geklärt.* Wahrscheinlich müssen mehrere Faktoren und

Umstände zusammentreffen, die entweder allein oder gemeinsam die Veranlassung geben. Nach bisherigen Beobachtungen kommen in Frage: Fütterungseinflüsse (einseitige Stallfütterung, Futterumstellung mit ihren Folgen: Abomasitis, Ulzera); besondere Stoffwechselstörungen und -belastungen sowie Mangelkrankheiten (hohe Milchleistung, Azetonämie); Allgemein- oder Organerkrankungen (Retentio secundinarum, Endometritis, Leberverfettung, -degeneration und -entzündung). Die qualitative Zusammensetzung des Gases läßt darauf schließen, daß es zum größten Teil aus dem Pansen stammt und nur zum geringsten sich im Labmagen durch Fortsetzung der Gärungsprozesse entwickelt, da abnorme Gärungs- und Fäulnisvorgänge oder bedeutende gasbildende chemische Reaktionen im Labmagen nicht nachzuweisen sind. Vielmehr ist die Gasansammlung und -vermehrung hauptsächlich auf die ungenügende oder fehlende Weiterbeförderung zurückzuführen. *Die Dislokation des Labmagens ist somit die Folge einer Atonie und Erweiterung des Organs, deren Ursachen in der Ernährung, in Stoffwechselstörungen oder anderen Krankheitszuständen anzunehmen sind.*

Symptome. Die *linksseitige Labmagenatonie und -verlagerung* zeigt die Erscheinungen einer subakut bis chronisch verlaufenden Indigestion. Sie bestehen in wechselndem Appetit, verminderter Pansenmotilität, Absetzen von geringen Mengen dunkelgefärbten, pastössschmierigen Kotes, gering- bis hochgradiger Azetonurie (bei 90 % der vor und nach der Geburt erkrankten Tiere) und gelegentlich in Bradykardie. Fortgeschrittene Fälle lassen eine deutliche Vorwölbung des Abdomens in der linken Flanke erkennen. Hell metallisch klingende Labmagengeräusche unter dem Rippenbogen der linken Bauchwand sind als pathognostisch zu werten. Sie lassen sich manchmal hinauf bis zur Hungergrube nachweisen und können durch stumpfes Stoßen in die linke Flanke künstlich ausgelöst und verstärkt werden (Schwingauskultation). In ähnlicher Weise lassen sich die hellen metallischen Plätschergeräusche feststellen, wenn man rings um den aufgesetzten Phonendoskopkopf mit den Fingerknöcheln oder dem Stiel des Perkussionshammers die Bauchwand beklopft (Perkussionsauskultation oder „Steelband-Effekt"). Bei den wenigen zweifelhaften Fällen kann die Diagnose durch die Punktion und Laparoskopie der Bauchhöhle gesichert werden, die mit Hilfe eines 10–12 mm weiten Trokars und eines Leuchtstabes auch unter Praxisbedingungen möglich ist. Das Blutbild besitzt keinen besonderen diagnostischen Wert, vermag aber eine neben der Dislokation bestehende Leukose frühzeitig erkennen zu lassen. *Differentialdiagnostisch* kommen in Frage die primäre Azetonurie, traumatische und alimentäre Indigestionen, Puerperalkrankheiten, Lebererkrankungen und die rechtsseitige Verlagerung und Atonie des Labmagens. Spontane Heilungen sind sehr selten. Im allgemeinen führt die Atonia et Dislocatio abomasi sinistra nach längerer oder kürzerer Krankheitsdauer zum Tode durch Erschöpfung.

Behandlung. Spontanheilungen durch strengen, zweitägigen Entzug aller flüssigen und festen Nahrung sind möglich, jedoch äußerst selten, so daß sie Ausnahmen darstellen, mit denen in üblicher Weise nicht gerechnet werden kann. Die Behandlung kann *konservativ* oder *operativ* erfolgen. Die *konservative* Behandlung geschieht durch Wälzen des Patienten und gleichzeitige Massage der Bauchwand mit dem Ziel, durch kräftiges Kneten und Drücken den Labmagen aus seiner unphysiologischen Lage auf der linken Bauchseite wieder nach rechts hinüberzuschieben. Dazu wird der Patient – zweckmäßigerweise nach ein- bis zweitägigem Futterentzug – niedergeschnürt und in halbrechtsseitige Rückenlage gebracht. Die Massage beginnt in der linken Flanke und wird kontinuierlich entlang dem Rippenbogen zum Nabel hin fortgesetzt, unter gleichzeitigem Umwälzen des Tieres in die halblinksseitige Rückenlage. Die Reposition gelingt in manchen Fällen schon beim ersten Versuch. Ansonsten muß sie mehrmals wiederholt werden. Der Erfolg läßt sich daran erkennen, daß der Labmagen mit einem blubbernden oder glucksenden Geräusch zur rechten Seite hinübergleitet. Außerdem sind die klingenden Labmagengeräusche auf der linken Bauchseite auskultatorisch nicht mehr wahrzunehmen, während sie unter Umständen nunmehr rechtsseitig durch Stoß in die Flanke ausgelöst werden können. Die Erfolge des Wälzverfahrens sind allerdings nicht befriedigend, da sehr häufig Rezidive auftreten, die auch durch eine zusätzliche medikamentöse Behandlung nicht verhütet werden können. Da noch keine wirksamen Mittel gegen die bestehende Atonie und Erweiterung und für eine dauernde Tonisierung des Labmagens zur Verfügung stehen, ist daher die konservative Behandlung nur als erster Versuch bei ganz frischen Dislokationen angebracht oder wenn aus besonderen Gründen eine Operation nicht indiziert ist.

Die *chirurgischen* Behandlungsmethoden bestehen in einer links- oder rechtsseitigen Laparotomie und manuellen Reposition des Labmagens entweder ohne oder mit Fixierung des Labmagens zum Zwecke der Verhütung von Rezidiven. Bei der Reposition nach Laparotomie in der *linken* Flanke, die wie bei der Fremdkörperoperation erfolgt, muß gegebenenfalls der Labmagen zur Entfernung der Gase punktiert werden. Dann gelingt die völlige Rückverlagerung meist ohne Schwierigkeit. Da jedoch auch bei dieser Methode nicht selten Rezidive vorkommen, sind verschiedene Verfahren zur Rezidivverhütung entwickelt worden, von denen folgende praktische Bedeutung gewonnen haben. Nach *Hansen* (1957) wird im Anschluß an die Laparotomie und Reposition des Labmagens der Pansen eröffnet und vom ventralen Anfangsblindsack aus ein nicht resorbierbarer Faden U-förmig mit einer langen Nadel durch Pansenwand, Netz und Bauchwand nach außen geführt. Die beiden Fadenenden werden außerhalb der Bauchwand miteinander verknotet und somit der Pansen mit der ventralen Bauchwand verbunden. Auf diese Weise soll eine Rückverlagerung des Labmagens auf die linke Seite dauerhaft verhütet werden. Obwohl dieses Verfahren mit ventraler Pansenfixierung technisch einfach ist und auch die erneute Verlagerung des Labmagens zu verhindern vermag, ist es wegen der großen Infektionsgefahr nicht frei von öfters auftretenden postoperativen Komplikationen und deshalb nicht empfehlenswert. *Stöber* (1958) entwickelte ein Verfahren mit ventro-lateraler Netzanheftung an der linken Bauchwand ohne Rumenotomie, bei dem das große Netz mittels 5–6 Heften möglichst weit ventral an die Bauchwand angenäht und fixiert wird. Das Verfahren ist aber technisch schwierig. *Numans* (1961) empfiehlt, einen Streifen des großen Netzes unmittelbar angrenzend an die große Kurvatur vom Fundusteil des Labmagens über eine Länge von 10–15 cm in der Linea alba an die ventrale Bauchwand mittels einer die Bauchwand perforierenden Naht anzuheften. Die Naht muß einige Zentimeter kranial vom Nabel entfernt sein. Nach *Rosenberger* und *Dirksen* (1957) haben sich auf Grund vergleichender Untersuchungen die *rechtsseitige* Laparotomie in der Flanke und die Reposition des Labmagens mit Fixierung des großen Netzes an der rechten Bauchwand am besten bewährt. Die Punktion und Rücklagerung des Labmagens gelingen von der rechten Laparotomiewunde aus unschwer. Danach wird der kaudoventral vom Pylorus gelegene Teil des großen Netzes soweit wie möglich in die Laparotomiewunde gezogen, ein zwei- bis dreifingerdicker Wulst desselben mit einem doppelten Faden 2–3mal durchstochen und verknotet und abschließend möglichst weit kaudalwärts oberhalb der Kniefalte an das Peritonäum und die Muskulatur angeheftet. Diese *kaudoventrale Omentopexie* (*Dirksen*, 1961/67) wurde technisch in der Weise verbessert, daß das große Netz mit Hilfe einer Perlonscheibe und eines Perlonknopfes innerhalb der Bauchwand über der Kniefalte fixiert wird. Die Methode dient besonders der Rezidivprophylaxe. Alle genannten Operationsverfahren werden am stehenden Patienten ausgeführt. Die am niedergelegten Tier auszuführenden Methoden haben sich nicht bewährt.

Mit der Rücklagerung und Fixierung des Labmagens ist zwar die Dislokation behoben, aber noch keine kausale Therapie erreicht, deren Ziel sein muß, die Atonie zu beheben, den Tonus der Labmagenwand wiederherzustellen und die Motorik zu beleben. Pharmaka mit dieser spezifischen Wirkung sind bisher noch nicht bekannt. *Dirksen* (1961, 1970) empfiehlt zur Besserung des Allgemeinbefindens und zur Stimulierung des vegetativen Nervensystems die Applikation von 50–100 I.E. ACTH i.m., Kalziumboroglukonat, Phosphatsalzlösungen und Polyvitaminpräparate, zusammen mit 70 ml 26proz. Azetylmethioninlösung und 100 g Traubenzucker in 10–20proz. Lösung als Leberschutztherapie, die auch gleichzeitig gegen die gegebenenfalls vorhandene Azetonurie wirksam ist. Bei erkennbaren Veränderungen der Blutzusammensetzung sind bei Anämie Bluttransfusionen und bei Anhydrämie parenterale Flüssigkeitsverabreichungen in Form von Elektrolytlösungen angezeigt. Als diätetische postoperative Maßnahmen empfehlen sich leichtverdauliche Futtermittel, wie gutes Heu, Kleie und Schrote in mäßigen Mengen, sowie für die Normalisierung der Verdauungstätigkeit die ein- oder mehrmalige Übertragung von Panseninhalt (3–5 l) gesunder Kühe. Gegen eine bestehende Abomasitis wirken eine orale Verabreichung von Leinsamenschleim mit 50–100 g Magnesiumoxyd günstig sowie Karminativa (10–20 g Radix gentianae, *Diernhofer*sche Mischung, Anamas-Jacobi o. dgl.).

Prognose. Sie hängt ab von der Dauer der Erkrankung und der damit verbundenen Atonie und Dilatation sowie von den Komplikationen und anderen Begleiterkrankungen. Die frischen operablen Fälle bieten eine günstige Prognose. Längere Zeit bestehende Fälle benötigen meistens auch eine längere Erholungszeit. Dagegen bieten Patienten mit hochgradigen Atonien und Dilatationen und schwerwiegenden Begleiterkrankungen sowie hochgradig gestörtem Allgemeinbefinden (Leberschädigung, periabomasale Bauchfellentzündung und ähnliche mehr) eine ungünstige Prognose, bei der eine Operation nicht mehr indiziert ist.

b) Die einfache Erweiterung des Labmagens mit kaudaler Verschiebung und die rechtsseitige Verlagerung des Labmagens bzw. die rechtsseitige Verlagerung des Labmagens mit Drehung

Formen, Ursache und Pathogenese der *rechtsseitigen* Erweiterungs-, Verlagerungs- und Drehungszustände des Labmagens sind erst in den letzten Jahren geklärt worden. Sie stellen aus bisher nicht eindeutig ermittelten Gründen die häufigsten Formen in Dänemark dar. Bei der nur selten vorkommenden, als *Labmagenverstopfung* bezeichneten Erkrankung handelt es sich um eine Anschoppung fester Futtermassen infolge Stagnation des Labmageninhaltes, als deren Ursache von *Hoflund* eine Funktionsstörung und Lähmung des N. vagus ermittelt wurde (*Hoflund*sches Syndrom). Der Labmagen erfährt hierbei zwar auch eine Lageveränderung, bleibt jedoch wahrscheinlich infolge seines höheren Gewichtes auf dem Bauchhöhlenboden liegen und dehnt sich nur in seinem Fundusteil nach kaudal aus. Meist entwickelt sich danach auch eine Dilatation des Pansens und des Blättermagens mit Überladung (Dilatatio abomasi simplex). Von dieser Form unterscheidet sich nach Ursache und Verlauf die rechtsseitige Labmagenerweiterung mit Verlagerung sowie damit verbundener Gas- oder Gas- und Flüssigkeitsfüllung. Sie ist das Gegenstück zur linksseitigen Labmagenverlagerung (Dilatatio abomasi cum dislocatione dextra oder Dislocatio abomasi dextra). Unter bestimmten Voraussetzungen kann diese Form in eine Drehung des Labmagens übergehen. Es liegt dann eine Labmagenerweiterung mit rechtsseitiger Verlagerung und Drehung nach rechts oder links vor (Dislocatio abomasi dextra cum torsione sin. resp. dextra oder Dilatatio abomasi cum dislocatione dextra et torsione sin. resp. dextra). Diese Formen sind bisher vorwiegend bei Tieren der Roten Dänischen Milchrasse beobachtet worden, kommen aber auch bei anderen Rassen und in anderen Ländern vor. Vornehmlich erkranken erwachsene Tiere im Alter von 3–8 Jahren im Anschluß an die Geburt, nicht selten jedoch auch ältere Kälber und Jungrinder. Sie ist eine typische Stallkrankheit, die am häufigsten in den Monaten März bis Mai auftritt. Die *primären ätiologischen* Voraussetzungen für die Entstehung der Atonie und Dilatation des Labmagens sind noch nicht in allen Einzelheiten geklärt. Wie bei der linksseitigen Verlagerung müssen verschiedene Ursachen und Faktoren angenommen werden. Sehr häufig sind Labmagengeschwüre und Sandansammlungen in beträchtlicher Menge vorhanden, denen wahrscheinlich eine ätiologische Bedeutung beizumessen ist. Die Ursachen der verschiedenen Formen und Grade der Verlagerung des Labmagens sind ebenfalls die Atonie und Dilatation mit der beträchtlichen Gas- und Flüssigkeitsansammlung im Fundusteil des Organs. Es liegt somit auch bei der rechtsseitigen Verlagerung eine *primäre Atonie und Dilatation* vor, an die sich noch eine sekundäre, nach links oder rechts verlaufende Verdrehung anschließen kann. Welche Gründe dafür bestimmend sind, daß der Labmagen, anstatt seiner großen Kurvatur nach links zu folgen, rechtsseitig aufwärts gleitet und sich bis in die rechte Hungergrube ausdehnt, ist noch völlig ungeklärt.

Die rechtsseitige Verlagerung entwickelt sich teils als mechanischer Ileus, indem der Austritt des Labmageninhaltes plötzlich behindert wird, und teils als paralytischer Ileus, bei dem sich der Tonus und das Kontraktionsvermögen des Labmagens allmählich verringern und schließlich in eine völlige Atonie übergehen. In vielen Fällen handelt es sich um einen mechanisch-paralytischen Ileus, der beispielsweise durch eine allmähliche Ansammlung von Sand und Erde im Verlauf der Winterfütterung (Rüben!) zustande kommt. Der mechanische Ileus entsteht durch die einmalige Aufnahme großer Mengen Erde und Sand oder durch große Ulzera in der Pylorusgegend und ist durch eine im Verlauf eines Tages sich entwickelnde extreme Erweiterung des Labmagens gekennzeichnet. Der paralytische Ileus tritt dagegen als Folge flächenhafter Labmagengeschwüre oder längerdauernder Azetonurie oder allmählicher Ansammlung von Sand mit daraus entstehender chronischer Abomasitis auf. Dabei sind die Tiere nicht selten schon mehrere Wochen und Monate krank gewesen, bevor durch die völlige Atonie plötzlich ein akuter Ileuszustand veranlaßt wird. Im weiteren Verlauf der Pathogenese gleitet das Organ mit zunehmender, meistens beträchtlicher Dilatation immer weiter nach kaudo-dorsal. Unter bestimmten Voraussetzungen (Niederlegen, Aufstehen,

Wälzen) kommt es bei einem Teil der Patienten auf dem Höhepunkt der Dilatation zu einer zusätzlichen Torsion des Lab- und Blättermagens. Diese kann aus bisher nicht geklärten Gründen nach links oder rechts erfolgen und 180° bis 540° betragen. Da der Blättermagen mehr oder weniger in die Drehung mit einbezogen wird, liegt die Torsionsstelle zuletzt zwischen Blätter- und Netzmagen.

Symptome. Das klinische Erscheinungsbild und der Verlauf sind wechselhaft, je nach der Schnelligkeit der Entwicklung der Verlagerung und nach Zeitpunkt, Grad und Richtung der Torsion. In manchen Fällen entwickelt sich die Krankheit innerhalb von 1–4 Tagen zu einer extremen Dilatation, in anderen Fällen dauert es 8–10 Tage, bis der Labmagen so weit dilatiert ist, daß er klinisch nachgewiesen werden kann, und schließlich gibt es Fälle, die bis zu 30 Tagen zu dieser Entwicklung benötigen. In der Regel sind diese Verlaufsformen mit Durchfall, Puerperalerkrankungen, Azetonurie und unbestimmten Indigestionserscheinungen verbunden. Weitere allgemeine Erscheinungen sind Apathie, abnehmender Ernährungszustand mit deutlicher Exsikkose, tiefliegende Augen und trockener, unelastischer Haut, mangelnder oder völlig sistierender Appetit, Abfall der Milchleistung, herabgesetzte Pansenmotilität, mäßige Tympanie, anfangs normaler Kot, später stinkender, schwärzlicher Durchfall. Körpertemperatur, Puls- und Atemfrequenz zeigen meist keine erheblichen Abweichungen. Die *kennzeichnenden* Symptome sind folgende: eine *ballonartige Aufblähung im Bereich der rechten Flanke* in Form einer flachen, jedoch deutlich begrenzten Kuppel dicht kaudal vom oberen Teil der letzten Rippe; *rechtsseitige Plätschergeräusche*, die zuweilen schon aus einiger Entfernung zu hören sind oder immer durch kurzes, stumpfes Stoßen gegen die Bauchwand ventral der Kuppel ausgelöst werden können; das *Verhalten des Perkussionsfeldes auf der rechten Körperseite* mit Verkleinerung oder Verschwinden der Leberdämpfung und Auftreten eines durch eine horizontale Linie getrennten ventralen Feldes völliger Dämpfung und dorsalen tympanischen Schalles; die *palpatorische Feststellung* des erweiterten, gasgefüllten Labmagens in der rechten Hälfte der Bauchhöhle durch die rektale Untersuchung. Je nach dem Grad der Füllung ist der Labmagen nur mit den Fingerspitzen erreichbar, oder er dehnt sich bis in die rechte Hälfte der Beckenhöhle aus. Allgemein unterscheidet sich die Torsion des Labmagens von der einfachen Erweiterung und Verlagerung durch einen schnelleren klinischen Verlauf und schwerere Störungen des Allgemeinbefindens. Zuweilen treten auch kolikartige Erscheinungen hinzu.

Differentialdiagnostisch kommen in Betracht Labmagen-Darm-Katarrh, Blinddarmerweiterung, Eihautwassersucht, Atonie des Pansens mit Ansammlung großer Gas- und Flüssigkeitsmengen sowie eine diffuse, exsudative Peritonitis mit Gasbildung im Abdomen. Im Anfangsstadium der Erkrankung kann die rechtsseitige mit der linksseitigen Labmagenverlagerung, mit einer traumatischen oder alimentären Indigestion oder mit Azetonurie verwechselt werden.

Behandlung. Die konservative Behandlung der rechtsseitigen Labmagenverlagerung kann zwar versucht werden, bietet aber noch weniger Erfolgsaussichten als die der linksseitigen. Es empfiehlt sich deshalb die rechtzeitige *operative* Behandlung. Sie besteht in der Laparotomie in der rechten Flanke und in der Eröffnung des Labmagens innerhalb der Bauchhöhle zur Entleerung der in ihm angesammelten Gase und Flüssigkeit. Damit kein Labmageninhalt in die freie Bauchhöhle übertreten kann, werden 2 subseröse Tabaksbeutelnähte angelegt, deren lange Fadenenden von einem Gehilfen gehalten werden müssen. Während die der äußeren Tabaksbeutelnaht nur zum Festhalten dienen, wird der Labmagen in der Mitte der zweiten inneren Naht mit einem spitzen Skalpell eröffnet und unmittelbar danach ein zugespitzter, genügend weiter Gummischlauch 30–40 cm tief in den Hohlraum des Labmagens eingeführt. Das unter Druck stehende Gas entweicht spontan, die Flüssigkeit wird abgehebert. Nach der Entleerung wird die Tabaksbeutelnaht verknotet und durch eine einstülpende Lembert-Naht versenkt. Erst nach der Entleerung und Verkleinerung des Labmagens kann die bestehende Torsion behoben werden, die durch Exploration in ihrem Verlauf ermittelt werden kann. Man geht mit dem linken Arm in die Bauchhöhle ein und palpiert innerhalb des thorakalen Teils der Bauchhöhle den Pylorus der Länge nach. Fühlt man diesen auf der rechten Seite des Patienten, so liegt eine Torsio dextra vor, und die notwendige Reposition wird durch Niederdrücken des Pylorus entlang der rechten Bauchwand vorgenommen. Läßt sich der Pylorus dagegen in einer vom Operateur entfernenden Richtung nach der Medianebene des Tieres hin palpieren, so liegt eine Torsio sinistra vor. Zur Lageberichtigung wird der Pylorus nach ventral und links hinabgedrückt.

Wenn das große Netz und auch das Duodenum nach diesen Lageberichtigungen in der Laparotomiewunde zu sehen sind, haben die Baucheingeweide ihre physiologische Lage wieder eingenommen. Die postoperative Behandlung muß wie bei der linksseitigen Verlagerung darauf gerichtet sein, die Magentätigkeit wieder zu normalisieren. Gegen die oft vorliegende Hypochlorämie und Alkalose sind mehrere Liter Kochsalzlösung intraperitonäal, subkutan und intravenös zu verabreichen, als Leberschutztherapie Traubenzucker- und Azetylmethioninlösungen intravenös, ferner je nach Befund Peristaltika oder Styptika sowie Kreislaufmittel.

Die *Prognose* hängt ab von der Dauer der Erkrankung, den pathologischen Veränderungen und den Begleiterkrankungen. Die Heilungsaussichten betragen etwa 60 Prozent. Bei hochgradiger Störung des Allgemeinbefindens empfiehlt sich die alsbaldige wirtschaftliche Verwertung.

(Vgl. *Dirksen*, Die Erweiterung, Verlagerung und Drehung des Labmagens beim Rind, Verlag P. Parey, Berlin und Hamburg 1962; *Espersen*, Dilatatio et Dislocatio ad dextram abomasi bovis, Nord. Vet. Med. 1961, Suppl. I.; *Dirksen*, in Krankheiten des Rindes von *Rosenberger*, Verlag P. Parey, Berlin und Hamburg 1970, 291–307.)

3. Invaginatio intestini, die Darminvagination

Die Darminvagination *(Intussuszeption, Darmeinschiebung)* besteht in der Einstülpung eines Darmteils in den anderen und hat chirurgische Bedeutung, namentlich bei *Hund, Katze* und *Rind.* In der Regel handelt es sich um eine Dünndarminvagination. Die Ursachen sind in krampfhafter Kontraktion der eingeschobenen inneren oder in Lähmung der äußeren Darmpartie zu suchen. Die Erscheinungen bestehen beim *Rind* in *Kolik*, welche nach 6–12 Stunden wieder verschwindet, Verstopfung und unterdrückter Peristaltik, begleitet von Störungen des Allgemeinbefindens, wie spontanes Stöhnen, auffallendes Strecken des Kopfes und Halses, gekrümmter Rücken, volles Abdomen und gespannte Bauchdecken, Meteorismus, Pansenatonie, Tenesmus mit Entleeren von blutigem Schleim und fibrinösen Gewebsfetzen, zunehmende Herz- und Kreislaufschwäche, unregelmäßiges Fieber und schließlich Exitus nach 6 bis 8 Tagen. Zuweilen läßt sich die Invagination vom Mastdarm aus als schmerzhafte zylindrische Geschwulst durchfühlen. Bei *Hund* und *Katze* verursacht die Darminvagination gewöhnlich eine hartnäckige *Verstopfung*, Drängen auf den Kot, der dünnbreiig bis flüssig und gelegentlich auch blutig werden kann, *Erbrechen* und deutliche Abmagerung. Zuweilen läßt sich die invaginierte Stelle durch Palpation der Bauchdecken von außen als umschriebene, schmerzhafte Geschwulst nachweisen. Die Invagination tritt relativ häufig bei 4 bis 10 Monate alten Hunden im Zusammenhang mit Durchfall, Wurmbefall und verabreichten Wurmkuren auf. In einzelnen Fällen ist die Invagination so ausgedehnt, daß der hintere, invaginierte Teil im Anus erscheint und einen Rektumprolaps vortäuscht. Meistens liegt der Beginn der Invagination im Abschnitt des Ileum, das in sich selbst und in den Anfangsteil des Colon ascendens eingeschoben ist, zuweilen mit Einschluß des Blinddarms. Es kommt dann zu einem völligen Darmverschluß (Ileus) mit den entsprechenden Erscheinungen und Störungen des Allgemeinbefindens. Erfolgt kein therapeutisches Eingreifen, so tritt bei Rind, Hund und Katze durchschnittlich nach einer Woche der Tod ein.

Die *Behandlung* besteht in der *Laparotomie* mit nachfolgender manueller Lösung der Einschiebung oder *Resektion* des nekrotischen Darms und *Darmnaht*. Konservative Behandlungsversuche mit rektalen Wasserinfusionen und Spasmolytika sind meistens erfolglos und sollten die operative Behandlung nicht verzögern. Bei sorgfältiger Aseptik und richtig angelegter Darmnaht ist die Darmresektion erfahrungsgemäß nicht selten von gutem Erfolg begleitet. Die Operation erfolgt beim Rind am stehenden Tier nach Anästhesie der Bauchdecke in der rechten Flankengegend. Bei Hund und Katze wird die Laparotomie in Allgemeinnarkose oder in hoher Extraduralanästhesie ausgeführt.

4. Ileus intestini, der Darmverschluß beim Pferd

Wesen, Vorkommen, Ätiologie. Unter Ileus intestini versteht man den Verschluß des Darmlumens und die sich daraus entwickelnden lokalen und allgemeinen Folgen pathologisch-anatomischer und pathophysiologischer Art. Er kann am Dünn- und Dickdarm auftreten und verläuft unter den klinischen Symptomen der Kolik.

Wenn der Verschluß zu Beginn der Erkrankung oder auch über längere Zeit hin nur teilweise vorhanden ist, bezeichnet man diesen Zustand als einen partiellen Ileus oder Prä- oder Subileus. Das nicht völlig verschlossene Darmlumen erlaubt noch das Entweichen und Weitergleiten der gasförmigen und flüssigen Ingesta, während die festeren verbleiben und sich anstauen. Die klinischen Symptome der Kolik verlaufen milder und nicht so stürmisch und bedrohlich wie beim vollständigen Ileus.

Je nach der vorliegenden Form und Ursache und dem Entstehungsmechanismus kann unterschieden werden in einen mechanischen, dynamischen und einen gemischten Ileus.

Der *mechanische* Ileus wird durch eine innere Verlegung oder Verengerung des Darmlumens (Obturations- oder Okklusionsileus) oder durch eine Einschnürung des Darmrohrs und seiner Gefäße (Strangulationsileus) ausgelöst.

Der *dynamische* Ileus entsteht entweder durch eine Darmlähmung, weshalb er auch als paralytischer oder atonischer Ileus bezeichnet wird, oder durch einen Darmkrampf (spastischer Ileus). Die eine Form kann in die andere übergehen, denn aus einem Darmkrampf (Spasmus) kann sich sowohl eine Darmlähmung (Atonie) als auch eine Verstopfung (Obturation, Okklusion) oder eine Darmverlagerung (Torsio, Volvulus, Rotatio, Flexio) entwickeln. Der paralytische Ileus kann auch in einen *gemischten* Ileus übergehen, wenn beispielsweise das atonische und mit flüssigen Ingesta gefüllte Jejunum als Folge der Erschlaffung sekundär noch Längs- und Querachsendrehungen erfährt (Volvulus, Rotatio, Invaginatio), die ihrerseits zu mechanischen Verschlüssen führen. Primär zeigt sich der paralytische Ileus als eine intestinale Motilitätsstörung, die auf verschiedenen Ursachen beruhen kann. Das Operationstrauma löst nicht selten reflektorisch einen postoperativen Ileus aus, eine Peritonitis kann einen toxischen, eine Azidose und Hypokaliämie können einen metabolischen und eine Embolie der Darmgefäße oder ein Gekröseabriß können einen anämischen Ileus zur Folge haben.

Der von einem Ileus betroffene Darmabschnitt erleidet bestimmte, charakteristische krankhafte Veränderungen. Die *Strangulation* einer eingeklemmten und abgeschnürten Darmschlinge löst zunächst eine lokale Reaktion aus, die reflektorisch mit einer sympathikotonen Darmlähmung beginnt und zu einer Erschlaffung und Erweiterung des Darmlumens führt. Daraufhin folgt eine vagotone Gegenregulation, die in einer Hyperperistaltik gegen das Hindernis des Verschlusses besteht, die deshalb auch Widerstandsperistaltik genannt wird. Beim Vorliegen eines *Dünndarmileus* kann die durch Sekretion und Extravasation in das Darmlumen gelangende und sich ansammelnde Flüssigkeit nicht in den Dickdarm, in dem sie resorbiert würde, abfließen und staut sich auf. Liegt ein *Dickdarmileus* vor, so können die in seinen weitlumigen Abschnitten reichlich entstehenden Darmgase nicht entweichen und blähen den Darm auf. Der *Obturationsileus* stellt in der Regel einen einfachen Verschluß des Darmlumens dar, der durch einen erweiterten, magenwärts von dem Hindernisverschluß gelegenen prästenotischen Darmabschnitt und durch einen leeren, aboral gelegenen poststenotischen Abschnitt gekennzeichnet ist. Schwerer sind die Veränderungen beim *Strangulationsileus*, da durch die Inkarzeration einer Darmschlinge eine zweifache Stenosierung zustande kommt. Außer dem prä- und poststenotischen Darmteil gibt es noch einen zwischen den beiden Engstellen gelegenen, den stenostenotischen Darmteil.

So vielseitig auch die einzelnen Formen sein können, so bewirkt doch in jedem Fall die Unterbrechung des Weitergleitens und Abfließens der Ingesta eine *Überdehnung* des prästenotischen und zuweilen auch des stenostenotischen Darmabschnitts, an die sich eine noch stetig zunehmende *Zirkulationsstörung* anschließt, die im stenostenotischen Teil durch die Strangulation der Mesenterialgefäße noch erheblich verstärkt wird. Die Zirkulationsstörung betrifft im wesentlichen zunächst den venösen Anteil, während der arterielle Zufluß lange Zeit ungestört bleibt. Infolge der Behinderung des venösen Abflusses, der bis zu einer völligen Unterbrechung des venösen Rückflusses, zur venösen Stase führen kann, entsteht ein Stauungsödem der Submukosa, das sich in wenigen Stunden entwickelt und mit einer lokalen Hypoxie und Anoxie der Darmwand verbunden ist. Es folgt die Transsudation von elektrolyt- und eiweißreicher Flüssigkeit in das Darmlumen und in die Bauchhöhle. Die Blutgefäßwände werden durchlässiger nicht nur für die flüssigen, sondern auch für die zellulären und korpuskulären Blutbestandteile, und damit beginnt die hämorrhagische Infarzierung des betroffenen Darmabschnitts (Diapedesisblutung). Nachfolgend verschlechtert sich der Zustand des Darms zunehmend: blaurote Verfärbung und Ödematisierung des Darms; Erweiterung und Füllung der Blutgefäße; Pulsation der Arterien zunächst noch vorhanden; Zunahme der hämorrhagischen Infarzierung; anhaltende Abscheidung von Flüssigkeit in das Darmlumen und in die Bauchhöhle; dann auch Nachlassen der arteriellen Blutversorgung infolge Schwellung und Kompression seitens des Gewebes; Durchlässigkeit der Darmwand auch für Toxine und Bakterien in die Umgebung; Verschlechterung der Situation durch zusätzliche Gasbildung seitens der Bakterien und schließlich Darmnekrose, die zuerst in der Mukosa der antimesenterialen Seite beginnt, da diese am äußersten Ende der kapillären Blutversorgung liegt.

Die mit der Hypoxie und Anoxie verbundenen Stoffwechselstörungen in der Darmwand bewirken eine erhöhte Laktatbildung und eine Freisetzung von Katecholaminen. Die Verringerung des intrazellulären Kaliums und die Zunahme des extrazellulären Kaliums (Verkleinerung des Kaliumquotienten) verursacht eine Herabsetzung der Erregbarkeit der Darmmuskulatur und als deren Folge die Darmatonie (Kaliummangellähmung). Mit der schließlich einsetzenden Thrombosierung der Arterie schreitet die Nekrose des Darms fort, indem zunächst die Mukosa eine schwarzrote Verfärbung annimmt und einen bröckeligen grauen Belag erhält. Die Serosa zeigt Fibrinausscheidungen und die eingewanderten Darmbakterien verursachen eine hämmorhagische Gangrän.

Außer den lokalen Veränderungen der betroffenen Darmabschnitte hat die Ileuserkrankung auch noch schwerwiegende und tiefgreifende Einwirkungen auf den *gesamten Organismus*. Die vegetative Dystonie löst anfangs eine periphere Kreislaufstörung aus, an die sich jedoch alsbald eine den ganzen Organismus erfassende allgemeine Kreislaufinsuffizienz, nämlich eine *Hypovolämie*, anschließt. Die aus den im Darmbereich ablaufenden pathophysiologischen Vorgängen entstehenden beachtlichen Flüssigkeitsverluste und -verschiebungen bedingen einen *Dehydrationsschock*, der durch die großen Blutverluste in das Darmlumen mit einem *hämorrhagischen* Schock verbunden sein kann. Der Körper versucht zwar mit einer erhöhten Pulsfrequenz die Hypovolämie auszugleichen, was ihm aber bei fortbestehendem Ileus nicht in jedem Fall gelingt. Eine wesentliche schädigende Wirkung geht auch von den gestauten, in Fäulnis übergehenden Ingesta sowie von den in Nekrobiose befindlichen körpereigenen Gewebsbestandteilen aus. Diese Zersetzungsprodukte und die Bakterientoxine verursachen eine *Autointoxikation*, die die Voraussetzung für das Entstehen eines toxischen Schocks bildet. Die mit der Hypoxie und Anoxie verbundenen Entgleisung des örtlichen Stoffwechsels läßt eine *Azidose* entstehen, die zusammen mit der Toxinwirkung und -überschwemmung des Körpers zu einer Schädigung der großen Parenchyme führt. Verläuft die Kolik zudem mit einer hochgradigen Tympanie, kommt es außerdem infolge des Zwerchfellhochstandes zu einer Beeinträchtigung der äußeren Atmung und infolge der Kompression der hinteren Hohlvene zu einer Behinderung des Rückflusses des Bluts zum Herzen, was wiederum die ganzen Kreislaufverhältnisse der kaudalen Körperhälfte verschlechtert.

Als die wesentlichste pathogenetische Folge eines jeden Darmverschlusses muß die durch die Vorgänge an dem betroffenen Darmabschnitt ausgelöste *Zirkulationsstörung* bewertet werden. Sie führt zu dem hämorrhagischen und protoplasmatischen Schock sowie auch zu der metabolischen Azidose. Durch die Resorption der Toxine aus dem Erkrankungsgebiet kommt es zur *Autointoxikation*, die gemeinsam mit der Azidose und den anderen Faktoren der Kreislaufinsuffizienz schließlich den tödlichen Ausgang zur Folge hat. Die Ileuserkrankung des Pferdes ist somit eine sehr komplexe und lebensbedrohliche Erkrankung, die in jedem Einzelfall eine alsbaldige genaue Diagnosestellung und insbesondere eine unaufschiebbare kausale Therapie erfordert, die meistens in der operativen Behandlung mit dem Ziel der Behebung des Darmverschlusses bestehen muß.

Symptome. Das klinische Erscheinungsbild eines Darmverschlusses beim Pferd hängt weitgehend ab von dem Ausmaß der Zirkulationsstörung, von der Art des betroffenen Darmsegments (Dünn- oder Dickdarm), von der Lokalisation des eingeklemmten, abgeschnürten oder gequetschten Darmteils und schließlich von der Schnelligkeit, mit der der Verschluß zustande kommt (plötzliche Verschlingung oder langsames Einklemmen von Darmteilen). Dementsprechend können die Koliksymptome gering- bis mittel- bis hochgradig sein. Das Allgemeinbefinden und die Kreislaufsymptomatik hängen ebenfalls weitgehend vom Umfang und der Art des Darmverschlusses ab. Sich sehr schnell verschlechternde Kreislaufverhältnisse weisen auf einen völligen Ileus hin. Der rektale Befund ist zwar sehr unterschiedlich, gibt aber im Einzelfall sehr wertvolle diagnostische Hinweise.

Da die *frühzeitige* Erkennung eines Ileus intestini im Hinblick auf eine erfolgreiche operative Behandlung von entscheidender Bedeutung ist, kommt es für den praktizierenden Tierarzt darauf an, die Frühsymptome rechtzeitig zu erkennen, damit innerhalb der ersten 8 bis 10 Stunden nach Kolikbeginn die Operation ausgeführt werden kann.

Nach *Huskamp* (1982) begründen folgende Symptome den Verdacht eines Ileus: Zu Beginn der Erkrankung bestehen andauernde und heftige Kolikschmerzen, die sich durch die Verabreichung von Spasmoanalgetika nur wenig, kurzfristig oder überhaupt nicht beeinflussen lassen. Die rektale Untersuchung ergibt zuweilen schon einen eindeutigen positiven Befund (eingeklemmte Darmschlinge im Ostium vaginale oder auf dem Milznierenband, aufgeblähte Dünndarmschlingen o. a.). Wenn im weiteren Verlauf bei länger dauernder Kolik die Schmerzen andauern oder bei weiterer Verschlechterung des allgemeinen Zustandes aufhören (Indolenz), die rektale Untersuchung entweder charakteristisch ist oder konstant bleibt oder mehrdeutig, aber verdächtig wird (gas- und flüssigkeitsgefüllte, schmerzhafte verspannte oder ödematisierte Darmschlingen), berechtigt dies den Verdacht. Das Bauchhöhlenpunktat ist vermehrt und bzw. oder verfärbt. Atmungs- und Pulsfrequenzen steigen an, der Hämatokritwert liegt über der Norm (32 bis 36 Vol.%).

Kolikerkrankungen sind keine statischen Zustände. Die rektale Untersuchung, die Magensondierung und -abheberung, die Bauchhöhlenpunktion sowie die Hämatokritwertbestimmung müssen in angemessenen zeitlichen Abständen wiederholt werden, da sie sehr früh die wichtigsten diagnostischen Hinweise für das Vorliegen eines Ileus geben. Der Zustand der Kreislaufinsuffizienz wird angezeigt durch gerötete, verwaschen gerötete, anämisch-ikterisch gerötete Konjunktiven, durch eine verlängerte Kapillarfüllungszeit (länger als 2 Sekunden) und erhöhte Hämatokritwerte. Steigende Werte über die Norm sind ein wichtiger Hinweis für den Grad der allgemeinen Kreislaufschädigung, da die andauernden Flüssigkeitsverluste durch Extravasation in den Extrazellularraum des strangulierten Darms und in die Bauchhöhle die Hypovolämie steigern und letztlich zum Dehydrationsschock führen. Die Sondierung und Abheberung des Magens dürfen insofern aus diagnostischen und therapeutischen Gründen nicht unterbleiben, als durch sie einer bei vielen Kolikformen drohenden Magenüberladung und -ruptur vorgebeugt wird und aus dem Aussehen des Inhalts auf einen Dünndarmileus geschlossen werden kann (braungelber, dumpf riechender Dünndarminhalt). Das normalerweise zartgelbe klare Bauchhöhlenpunktat ist vermehrt und dunkler, hämorrhagisch verfärbt und flockig und wird schließlich rot bis schmutzigbraunrot.

Auch in *forensischer* Hinsicht ist eine gründliche systematische Untersuchung erforderlich, um gegen Regreßansprüche gesichert zu sein. Da die Mehrzahl derartiger Ansprüche in Verbindung mit einem Ileus intestini erhoben wird und in vielen Kolikfällen die einwandfreie sichere Diagnose eines Ileus nicht sogleich gestellt werden kann, sondern nur eine Wahrscheinlichkeitsdiagnose, müssen folgende für einen Darmverschluß sehr verdächtige Symptome beachtet werden: nicht auf Spasmoanalgetika ansprechende, plötzlich auftretende und andauernde schwere Kolikschmerzanfälle; herabgesetzte oder fehlende Peristaltik; fehlender Kotabsatz; ansteigende Puls- und Atemfrequenzen mit Verschlechterung ihrer Qualität; steigende Hämatokritkonzentrationen über 45 Vol.%; verzögerte Venenstauprobe und verlängerte Kapillarfüllungszeit; sekundäre Magenüberladung; Symptome einer Kreislaufinsuffizienz und Schocks; bei rektaler Untersuchung der Befund eines leeren Rektums mit trockenem, pappigem Schleim, von konstant vorhandenen Schmerzpunkten oder Verspannungen und ödematisierten, gasgefüllten Darmschlingen; vermehrtes, trübes oder flockiges Bauchhöhlenpunktat. Ein solcher Verdachtsbefund erlaubt nicht mehr eine Standardbehandlung mit Spasmoanalgetika und salinischen Abführmitteln, deren Verabreichung mit größeren Flüssigkeitsmengen streng kontraindiziert und als Kunstfehler zu bewerten ist. Für einen möglichen Transport in eine Klinik muß die Nasenschlundsonde liegen bleiben, sedierende Medikamente mit blutdrucksenkender Nebenwirkung dürfen ebenfalls nicht mehr verabreicht werden. Dagegen empfiehlt sich auch für den Transport die Fortsetzung der Dauertropfinfusion mit hochmolekularer Dextranlösung (60000) und Elektrolytlösung im Verhältnis 1:3. Auch die einmalige Applikation von 1000 ml einer 5proz. Natrium-Bikarbonat-Lösung, unmittelbar vor dem Transport, kann nützlich sein.

Behandlung. Der Verlauf eines Ileus intestini beim Pferd ist, wenn nicht chirurgisch eingegriffen wird, in den meisten Fällen tödlich, in seiner zeitlichen Dauer jedoch unterschiedlich und vom Umfang und Art des Darmverschlusses abhängig. Eine konservative Behandlung vermag nur in wenigen bestimmten Fällen einen Erfolg zu bringen, da Lageberichtigungen vom Rektum aus gewöhnlich nicht zum Ziel führen. Eine operative Therapie ist nur bei noch nicht zu sehr geschädigtem Kreislauf indiziert und vermag zum Erfolg zu führen, wenn die Reposition und Behebung des Verschlusses innerhalb weniger Stunden nach dessen Beginn gelingen. In den vergangenen 15 Jahren hat die chirurgische Therapie des Ileus intestini beim Pferd in seinen verschiedenen Formen einen erheblichen Aufschwung genommen (*Huskamp*, 1970–1982). Dies ist vor allem auf die Entwicklung einer geeigneten Narkosetechnik (Intubationsnarkose), auf die verbesserte Kenntnis der Stoffwechselstörungen und der Störungen des Elektrolyt- und Säure-Basen-Haushalts und deren Behandlung sowie auf die Entwicklung spezieller operativer Techniken zurückzuführen. Die Angaben über die Erfolgsquoten der operativen Behandlung seitens der verschiedenen Autoren sind unterschiedlich und werden zwischen 35 und 80 Prozent angegeben. Diese Zahlen sind jedoch nicht ohne weiteres miteinander vergleichbar, da sie nicht mit derselben statistischen Methodik ermittelt wurden. Durch das rechtzeitige Erkennen der Indikation zur Operation, durch das Verbessern der prä- und postoperativen therapeutischen und organisatorischen Maßnahmen werden sich die Operationserfolge zukünftig noch weiter verbessern lassen.

5. Tumoren in der Bauchhöhle

Begriff. In der Bauchhöhle kommen echte *Blastome*, vor allem beim *Hund*, seltener bei der *Katze* und bei anderen Tieren vor. Andererseits finden sich im Abdomen krankhafte Zustände, die ebenfalls mit einer Umfangsvermehrung eines Organes einhergehen, aber nicht durch ein wirkliches Neoplasma bedingt sind.

Echte Geschwülste, die meist maligner Natur sind, nehmen ihren Ausgang von der Leber, den mesenterialen Lymphknoten, dem Netz, der Niere, der Harnblase oder der Prostata, bei abdominalen Kryptorchiden vom Hoden, den Ovarien, ausnahmsweise auch vom Darm, insbesondere vom Rektum, an dem auch gutartige Tumoren (Adenome, Fibrome) vorkommen.

Andere Krankheitszustände, die tumorähnliche Vergrößerungen aufweisen, sind: tuberkulös vergrößerte Lymphknoten, Hyperplasien der Lymphknoten bei Leukose, Hämatome, Hydronephrosen, Hyperplasien, Zysten oder Abszesse der Prostata, bei weiblichen Tieren Pyometra.

Symptome. Die klinischen Erscheinungen sind dann auffallend, wenn eine deutliche Umfangszunahme des ganzen Bauches vorhanden ist. Sie ist auch feststellbar bei Aszites. Der Verdacht auf einen Tumor am Darm besteht bei Beschwerden beim Kotabsatz oder beim Abgang von Fäzes, die mit Blut untermischt sind. Beschwerden beim Kot- und auch beim Harnabsatz deuten auf Erkrankungen der Prostata hin. Bei Harnblasentumoren kann der Harn blutig verfärbt sein, der Harn enthält dann manchmal zellige Bestandteile. Ein Hodentumor in der Bauchhöhle ist zu vermuten, wenn nur ein Hode im Skrotum fühlbar ist. Bei Tuberkulose und malignen Tumoren ist gewöhnlich Abmagerung eingetreten. Bei Leukose sind auch andere Körperlymphknoten vergrößert.

Diagnose. Das Vorhandensein einer mit Umfangsvermehrung verbundenen Erkrankung kann bei mageren Tieren durch die Palpation der Bauchdecken ermittelt werden. Tumoren am Mastdarm oder an der Prostata sind durch die rektale Palpation festzustellen, desgleichen Prostatahyperplasien. Darmtumoren können ferner

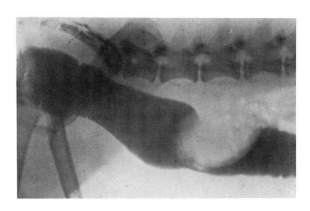

Abb. 300 *Sarkom* im Colon descendens, Hund, Röntgenbild mit Kontrastdarstellung.

nach oraler oder rektaler Verabreichung eines Röntgenkontrastmittels durch die Röntgenuntersuchung diagnostiziert werden, wenn sich an der Darmwand eine Aussparung des Kontrastschattens zeigt (Abb. 300). Vergrößerungen der Prostata oder Harnblasentumoren können durch eine Luftfüllung der Harnblase nachgewiesen werden (vgl. Erkrankungen der Prostata). Verdacht auf Hydronephrose entsteht, wenn die mit Kontrastmittel gefüllten Darmschlingen nach dem ventralen Teil der Bauchhöhle verlagert sind. Bei Leukose ergibt das Differentialblutbild eine Leukozytose. Bei Pyometra kann mißfarbener Ausfluß aus der Vagina bestehen. In Zweifelsfällen kann nur die Probelaparotomie die Diagnose sichern.

Behandlung. Sie richtet sich nach dem Grundleiden und kann nur in der operativen Entfernung der krankhaften Veränderung bestehen, wenn die Operation technisch durchführbar ist.

IV. Die Eingeweidebrüche, Hernien

1. Der Zwerchfellbruch, Hernia diaphragmatica

Begriff und Vorkommen. Die Erkrankung wird vor allem bei Hunden beobachtet, kann aber auch bei anderen Tieren vorkommen *(Habermehl)*. Es kann sich um eine echte Hernie handeln, wenn eine angeborene Fissur im Diaphragma vorhanden war und sich Baucheingeweide mit einem Bauchfellüberzug in die Brusthöhle verlagern. Nach *Pommer* finden sich solche Hernien insbesondere in dem Sussdorfschen Raum – dem Cavum serosum mediastini –, ventral von der Aorta und rechts neben dem Ösophagus. Seltener sind Verlagerungen in den Herzbeutel *(H. pericardialis)*. Häufiger finden sich die falschen Zwerchfellhernien, bei denen eine Ruptur des Diaphragmas und ein *Vorfall* von Baucheingeweiden in die Brusthöhle bestehen. Vorfallen können Magen, Darm, Pankreas, Leber, Milz und Netz (Abb. 301).

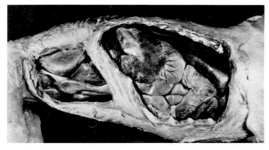

Abb. 301 Sektionspräparat eines Dachshundes mit *Zwerchfellruptur* und *Vorfall* von Baucheingeweiden in die Brusthöhle.

Symptome. Angeborene Hernien können völlig beschwerdefrei sein und während des Lebens bleiben. Die Anomalie wird nur gelegentlich einer Röntgenuntersuchung oder bei der Sektion festgestellt. Dagegen besteht bei den traumatischen, nach Zwerchfellrissen entstandenen Vorfällen gewöhnlich Atemnot, die sich zu Erstickungsanfällen steigern und plötzlich Exitus herbeiführen kann. Wegen der Dyspnoe nehmen die Hunde gern eine sitzende Stellung ein, der Rücken wird gekrümmt, der Bauch wird aufgezogen. Der Brustkorb kann asymmetrisch sein. Bei der Palpation der Bauchhöhle ist manchmal ein nach der Brusthöhle zu ziehender Strang unter dem Rippenbogen zu fühlen. Die Auskultation der Brusthöhle ergibt im Bereiche der vorgefallenen Teile nur leise Atemgeräusche, dagegen werden peristaltische Geräusche hörbar. Die Perkussion kann je nach den vorgefallenen Teilen einen gedämpften oder einen tympanischen Schall ergeben. Das Herz kann nach der rechten Seite verdrängt sein. Im Röntgenbild sieht man Verschattungen in der Brusthöhle. Am eindeutigsten werden die in der Brusthöhle befindlichen Hohlorgane – Magen und Darm – nach Kontrastdarstellungen sichtbar (Abb. 302). Auch nach traumatischen Rupturen können sich, wenn nicht etwa eine Leber- oder Milzruptur zum schnellen Tode führt, die subjektiven Beschwerden bessern, und die Tiere können beschwerdefrei bleiben. Andererseits können plötzliche Todesfälle noch längere Zeit nach dem Trauma eintreten, wenn infolge einer lebhaften Bewegung bei überfülltem Magen eine Magenknickung zustande kommt, die eine hochgradige Tympanie und Ersticken zur Folge hat. Sind Leberlappen oder Milzteile abgeschnürt, so können

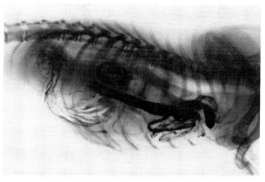

Abb. 302 *Röntgen-Kontrast*darstellung des Falles der Abb. 301.

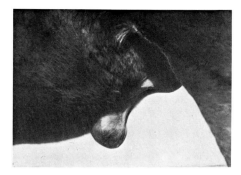

Abb. 303 Typische *Hernia umbilicalis* des Fohlens.

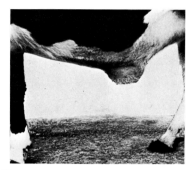

Abb. 304 *Hernia umbilicalis* beim Kalb.

Stauungen zu Hydrothorax oder Aszites und zum Exitus führen.

Behandlung. Bei der traumatischen Hernie kann nur eine Operation erfolgreich sein (*Überreiter, Westhues* und *Holstein, Obel, Niemand* u. a.). Sie ist in Allgemeinnarkose mit Hilfe einer Narkose-Apparatur mit Halothan-Sauerstoff-Narkose im geschlossenen System durchführbar. Für den Verschluß der Zwerchfellruptur, die nach der Reposition der Baucheingeweide in die Bauchhöhle vorzunehmen ist, kann der Weg nach Rippenresektion durch die Brusthöhle oder auch durch die Bauchhöhle gewählt werden. *Überreiter* empfiehlt die Schnittführung durch die Bauchdecke entlang dem Rippenbogen, u. U. bis über die Medianlinie. Nach Abdrücken der Leber mit einem Spatel oder manuell werden die Wundränder des Zwerchfells mit langen Klemmen erfaßt, vorgezogen und mit Knopfheften oder fortlaufender Naht vereinigt. Naht der Bauchdecke.

2. Der Nabelbruch, Hernia umbilicalis

Ursachen und Vorkommen. Der Nabelbruch des Pferdes und Rindes enthält meistens eine Dünndarmschlinge oder Netz. Man unterscheidet an ihm den Bruchsack, und zwar den äußeren (die Haut) und den inneren (Ausstülpung der Fascia transversa und des Peritonäums), den Bruchinhalt, die Bruchpforte und den Bruchring. Der Nabelbruch der Fohlen und Kälber kann erworben sein. Die abnorm große Nabelöffnung ist meistens angeboren *(Erbfehler)*. Erworben ist der Nabelbruch, wenn das Bindegewebe der frischen Nabelnarbe sich infolge der Bewegung der Tiere dehnt und ausbuchtet. Der Bruch kommt beim Warmblut und beim Kaltblut vor, anscheinend aber bei *Stutfohlen* häufiger als bei Hengstfohlen.

Symptome. Der Nabelbruch zeitigt eine rundliche, umschriebene, oft gänseeiförmige, weiche, schmerzlose, kompressible und reponible Verdickung in der Nabelgegend (Abb. 303, 304), die beim Pferd und Rind Kindskopfgröße erreichen kann. Gestielt ist der Bruchsack selten. In der Tiefe fühlt man Bruchpforte und -ring. Die Pforte hat entweder die Form und Größe eines Taubenbis Hühnereilängsschnittes, dann ist sie für 2 Finger passierbar. Bisweilen ist die Pforte mehr schlitzförmig, so daß man 3 bis 4 Fingerkuppen hindurchführen kann. Der Bruch ist in der Regel ein *freier*, ein reponibler. Auch der eingeklemmte Bruch ist nicht selten. Er ist dann fest, härter als ein Gummiball, auf Druck schmerzhaft und bisweilen nur noch am auf den Rücken gelegten Tier reponierbar.

Die Diagnose ist im allgemeinen leicht. Eine Verwechslung könnte mit einer Nabelzyste bzw. mit einem Tumor (Abb. 305, 306) vorkommen.

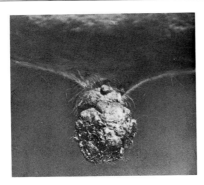

Abb. 305 Fibrom am Nabel, Pferd.

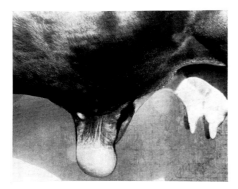

Abb. 306 *Fibrom* in der Nabelgegend, Kuh.

Die *Prognose* des *freien* Nabelbruches ist im allgemeinen günstig, die des eingeklemmten zweifelhaft, weil nach häufigeren Kolikanfällen trotz gelungener Operation Verwachsungen von Netzteilen im Bereiche der Bruchpforte zurückbleiben können. Im allgemeinen soll man bei der *Prognose* die *Weite* der Bruchpforte und eine evtl. stattgehabte erfolglose *Vorbehandlung* berücksichtigen. Ein nicht vorbehandelter Bruch, in dessen Pforte man 2–3 Fingerkuppen einführen kann, ist prognostisch günstig, wenn der innere Bruchsack richtig versorgt wird. Unheilbar sind jedoch oft Hernien mit kleinfaustgroßer Bruchpforte. Auch ist im allgemeinen die Prognose des Nabelbruches beim Stutfohlen günstiger als beim Hengstfohlen, weil beim Stutfohlen die Operation einfacher ist.

Behandlung. Ein kleiner Nabelbruch beim Fohlen kann in den ersten Lebensmonaten von selbst heilen, nach einem halben Jahr in der Regel aber nicht mehr, selbst wenn die Bruchpforte dann nur noch die Größe eines Taubeneilängsschnittes hat.

a) *Unblutige*, sog. palliative Behandlungsverfahren sind: *Bruchbandagen*, bei Jungtieren in Gestüten nützlich, anderorts, wo genaue Kontrolle oft unmöglich, zwecklos, *Einreibungen* mit Scharfsalben, Einpinselungen von Ätzmitteln (Säuren) führen selten zum Ziel. Sie erschweren die spätere Operation sehr. *Auch subkutane Einspritzungen* von Alkohol oder Kochsalzlösung sind unsicher und nicht ungefährlich. Selbst das *Abbinden*, *Abnähen* und *Abklupfen* (Riehleinsche Klupfe) führt oft nicht zum Verschluß der Bruchpforte, weil hierbei der *innere* Bruchsack entweder gar nicht oder nur an seiner Kuppe erfaßt wird, daher sind Rezidive häufig. Andererseits sind diese Verfahren auch nicht ungefährlich, da die Gefahr der Verletzung des Darmes besteht, wenn sich nämlich eine Darmschlinge während des Anlegens der Klupfe oder der Naht oder der Ligatur bedingt durch die Bauchpresse in den inneren Bruchsack vorschiebt. Das gilt besonders für die Methode des Abbindens, bei der zusätzlich ein Metallstift durch den äußeren und inneren Bruchsack zur Sicherung der Ligatur hindurchgeführt wird. Diese Verfahren entsprechen nicht mehr dem heutigen Stand der Veterinärchirurgie und sind überholt.

b) Die *blutigen* Verfahren, die eigentliche operative Behandlung, haben die Freilegung des inneren Bruchsackes bis an die Bauchdecke zur Voraussetzung. Die weitere Versorgung des inneren Bruchsackes und der Verschluß der Bruchpforte müssen verschieden gehandhabt werden. Hernien mit kleiner, rundlicher Bruchpforte werden zweckmäßigerweise mit einer Ligatur versorgt, die einen sicheren Verschluß der Bruchpforte in einfacher Weise ermöglicht. Größere, längliche oder schlitzförmige Bruchpforten lassen sich durch verschiedene Nahtformen verschließen, bei denen entweder der innere Bruchsack in die Bauchhöhle versenkt wird oder die Bruchpforte bei ausgestülptem inneren Bruchsack versorgt wird.

Von *Schebitz* wird eine Deckung der Bruchpforte nach Freilegen des inneren Bruchsackes, sorgfältiger Blutstillung und Einstülpung des inneren Bruchsackes mit einem Perlonnetz ausgeführt. Es wird zunächst an 3 Ecken fixiert. Dann folgt das Aufnähen von 2 Seiten mit rückläufigen Nähten (Perlonseide). Nach dem Fixieren der 4. Ecke werden die beiden anderen Seiten des Netzes aufgenäht. Das Netz soll nicht lose oder in Falten, sondern in geringer Spannung über der Bruchpforte liegen. Die Fixationshefte werden so angezogen, daß das in die Naht genommene Gewebe einen leichten Wall um das Netz bildet. Hautnaht bis auf eine Öffnung im kranialen Wundwinkel, in den ein Gazestreifen eingelegt wird, der einen Tag später entfernt wird. Besondere Nachbehandlung ist außer der Sorge um ungehinderten Exsudatabfluß aus der Wunde nicht erforderlich. Heilung nach etwa 3 Wochen.

In Tetanusbezirken ist es ratsam, nach der Operation Tetanusantitoxin zu injizieren.

Der *inkarzerierte* Nabelbruch wird in gleicher Weise operiert. Wenn hierbei am liegenden Tier der Darm nicht von selbst in die Bauchhöhle zurückgleitet, so muß der Bruchring etwas vergrößert werden (Herniotomie).

Hengstfohlen mit Nabelbruch soll man erst kastrieren und später am Nabelbruch operieren. Wir haben in den letzten Jahren, stets nach Verabredung mit dem Besitzer, Kastration und Nabelbruchoperation gleichzeitig durchgeführt, die Kastration jedoch stets als erste. Die besten Erfolge zeitigt die Frühoperation im Alter von 6–12 Monaten.

Der *Nabelbruch* bei *Kälbern* und Jungrindern wird auf dieselbe Weise operiert wie bei Fohlen.

Der *Nabelbruch* des *Schweines* ist manchmal verhältnismäßig groß, die Bruchpforte ist für mehrere Finger passierbar. Die *Operation* besteht in Hautschnitt, Freipräparieren des inneren Bruchsackes, Resektion des Bruchsackes an der Bruchpforte und Naht der Bruchringränder mit Knopfheften, so daß die beiderseitigen Peritonäalflächen aneinandergenäht werden. Hautnaht. Anstrich der Wunde mit Pix liquida.

Differentialdiagnostisch kommen bei Schweinen *Pyogenesabszesse* in der Nabelgegend in Betracht. Sie sind leicht vom Bruch zu unterscheiden (es ist keine Bruchpforte fühlbar, und es läßt sich kein Bruchinhalt reponieren!). Oft kommen Abszesse und Hernien gleichzeitig vor. Gewöhnlich befindet sich der Abszeß zwischen Haut und innerem Bruchsack. *Behandlung:* Zunächst Operation der Hernie ohne Eröffnung der Abszeßhöhle, dann Spalten des Abszesses oder Totalexstirpation der uneröffneten Abszeßkapsel.

Der *Nabelbruch des Hundes* hat gewöhnlich eine kleine, rundliche Bruchpforte, der Bruchinhalt besteht aus präperitonäalem Fettgewebe und Netz. Die *Behandlung* ist operativ. Sie besteht in einem Hautschnitt in der Mittellinie, Freipräparieren und Abtragen des Bruchsackes und seines Inhaltes, u. U. nach vorher angeleger Katgutligatur, Versenken des Stumpfes in die Bauchwand mit einem oder mehreren Katgutheften. Hautnaht. Wickel- oder Leukoplastverband.

3. Der Leistenbruch, Hernia inguinalis

Vorkommen und Ursachen. Der eigentliche *Leistenbruch* (Hernia inguinalis) besteht im Eindringen von Eingeweiden (Dünndarm, Netz) durch den *Scheidenhautring* (Ostium vaginale, Anulus vaginalis) in den Hals des Scheidenhautsackes. Als *Hodensackbruch* (Hernia scrotalis; Abb. 307 u. Tafel V, Abb. E, S. 25) bezeichnet man diejenige Form des Leistenbruchs, bei der die Eingeweide bis in den Grund des Scheidenhautsackes (Cavum vaginale) und damit in den Hodensack heruntergetreten sind. Am häufigsten findet man den Leistenbruch bei Hengsten, Ebern, bei kastrierten männlichen Schweinen, seltener bei Wallachen, Rüden und männlichen Rindern. Er ist entweder die Folge einer *angeborenen* und vererblichen abnormen Weite des Scheidenhautringes oder er ist *erworben*. Der erworbene Leistenbruch ist teils auf eine gesteigerte Tätigkeit der Bauchpresse mit Vermehrung des intraabdominalen Druckes und übermäßiger Spannung und Dehnung der Bauchwand zurückzuführen (bei Pferden starke Anstrengung beim *Ziehen, Beschälakt,* Tympanie und Überfüllung des Dickdarms, starkes Drängen bei *Kolik*), teils auf eine plötzliche Zerrung und Erweiterung des Scheidenhautringes (Ausschlagen, Galoppsprünge, Ausgleiten und Niederstürzen, Schläge und Stöße gegen die Leistengegend, excessive Rückwärtsstellung der Hinterbeine, *forciertes* Ziehen schwerer Lasten, *Notstand*). *Die angeborenen Brüche sind meist Hodensackbrüche, die erworbenen dagegen Leistenbrüche.*

Die echte Hernia inguinalis kommt ferner bei der *Hündin* vor, bei der an der ventralen Bauchwand

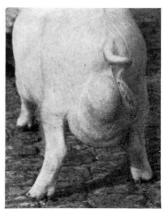

Abb. 307 *Hernia scrotalis* beim Eber.

in der Gegend der letzten Zitze im Leistenspalt ein Proc. vaginalis angelegt ist.

Symptome. Die *Hodensackbrüche* sind gewöhnlich Darm- oder Netzbrüche. Sie kommen einseitig oder beiderseitig vor und sind durch eine auffallende geschwulstartige *Vergrößerung des Hodensackes* gekennzeichnet. Die Bruchgeschwulst fühlt sich weich, schmerzlos und nicht höher temperiert an und läßt sich meist reponieren. Dabei kann man bei ruhigen Hengsten z. B. sogar den erweiterten Scheidenhautring fühlen und bisweilen von außen durch ihn mit 2–3 Fingern oder selbst mit der ganzen Hand in die Bauchhöhle eindringen. Die Erweiterung des Scheidenhautringes läßt sich bei großen Tieren auch vom Rektum aus feststellen. Bei Pferden und Schweinen erreicht der Bruch zuweilen über Mannskopfgröße (s. Abb. 307 u. Tafel V, Abb. E, S. 25), bei Rüden über Faustgröße. Dabei ist der Hoden im Bruchsack, bei Pferden z. B., atrophisch und kleiner als auf der gesunden Seite. Bei Schweinen finden sich als Bruchinhalt meist Darmschlingen, in selteneren Fällen die Harnblase, bei Zwittern gelegentlich der Uterus. Die Eingeweide sind nicht selten, namentlich bei kastrierten Schweinen, mit dem Scheidenhautsack verwachsen. *Das Allgemeinbefinden ist meist ungestört, auch sind Inkarzerationen beim Hodensackbruch selten.*

Die *Leistenbrüche* im engeren Sinne sind meist einseitig und häufig links (Dünndarmlage). Sie erreichen beim Pferd Hühnerei- bis Faustgröße, beim Schwein und Rüden Taubenei- bis Gänseeigröße. Die meist in der Tiefe des Leistenspaltes gelegene weiche, schmerzlose, reponierbare Bruchanschwellung kann sowohl durch äußere als auch durch die innere rektale sowie endlich durch eine kombinierte Untersuchung nachgewiesen werden. Solange die Leistenbrüche nicht eingeklemmt sind, veranlassen sie meist keinerlei Krankheitserscheinungen oder nur vorübergehende Bewegungsstörungen. *Sie besitzen jedoch die Neigung zur Inkarzeration und verursachen dann beim Pferd schwere und nicht selten tödliche Kolik, beim Schwein und Rüden die Erscheinung eines Ileus, wenn nicht rechtzeitig reponiert oder operiert wird.*

Die Hernie der *Hündin* kennzeichnet sich durch eine Anschwellung, die oft mit einem Mammatumor verwechselt wird. Den Bruchinhalt bilden Netz- oder Darmschlingen, oft der Uterus, seltener die Harnblase. Bei tragenden Hündinnen vergrößert sich der Bruchsackumfang verhältnismäßig rasch mit dem Wachstum der Feten. Unter Umständen bestehen Verwachsungen zwischen Bruchinhalt und Bruchsack. Dann ist eine Reposition des Bruchinhaltes ebenso unmöglich wie beim Vorhandensein von Feten im Uterus. Klinische Beschwerden sind bei diesen Formen gewöhnlich nicht vorhanden. Wenn aber in vereinzelten Fällen Inkarzerationen des Darmes eintreten, zeigen sich deutliche Erscheinungen eines Ileus mit erheblicher Störung des Allgemeinbefindens (Erbrechen, lokale Schmerzhaftigkeit, gespanntes Abdomen). Gegenüber einem Mammatumor, dessen Konsistenz mehr oder weniger gleichmäßig derb ist, kann man bei einer Leistenhernie strangartige Verdickungen (Netz, Darm, Uterus) im Bruchsack palpieren. Die Hernie kommt ein- oder beiderseitig vor und kann so groß sein, daß der äußere Bruchsack den Erdboden berührt (Abb. 308). Nicht selten tritt die Hernie zusammen mit einem Mammatumor auf, bzw. wird durch diesen infolge Zugs nach unten hervorgerufen.

Der *inkarzerierte Leistenbruch* ist eine dem *Pferd* eigentümliche Hernienform, die sich beim Hengst und auch beim Wallach einstellen kann. Sie kommt dadurch zustande, daß infolge forcierter Betätigung der Bauchpresse bei *normal-anatomischer Weite des Ostium vaginale* eine Dünndarmschlinge in den Proc. vag. gepreßt und an der sanduhrförmigen Verengerung des Proc. vag. (Schnürring, Collet) elastisch abgeklemmt wird. Dieses Ereignis gibt sich durch eine plötzlich auftretende, 12–15 Stunden andauernde, sehr

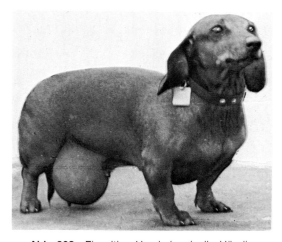

Abb. 308 Einseitige *Hernia inguinalis*, Hündin.

heftige und dann scheinbar verschwindende Kolik zu erkennen *(jeder kolikkranke Hengst ist auf einen Leistenbruch zu untersuchen!)*. An die Kolik schließen sich Nekrose der abgeschnürten Darmteile, Peritonitis und tödliche septische Allgemeininfektion an, oder es tritt rascher Exitus ein infolge einer durch Intoxikation bedingten Herzmuskeldegeneration, wenn nicht frühzeitig chirurgische Hilfe geboten wird. Örtlich findet man Schwellung und Schmerzhaftigkeit der von außen in der Regel nicht zu sehenden Bruchanschwellung und des Samenstrangs, *starkes Aufziehen des entsprechenden unbeweglichen Hodens*. Hoden und Samenstrang sind wie eingeklemmt, der verdickte und feste Samenstrang ist auf Druck schmerzhaft; zuweilen besteht auch Lahmheit. Die rektale Untersuchung vervollständigt die Diagnose.

Die *Eigentümlichkeit* der inkarzerierten Leistenhernie beim *Pferd* besteht darin, daß der als Bruchpforte dienende Scheidenhautring (Ostium vaginale) mit der Schnürstelle nicht identisch ist. Es handelt sich vielmehr um eine durch die sanduhrförmige Verengerung des Scheidenhautfortsatzes (Collum vaginale) bedingte *elastische Einklemmung* einer kurz vorher durch das Ostium vaginale in den Processus vaginalis eingetretenen Dünndarmschlinge. *Es besteht vorher keine Hernie.* Der Scheidenhautfortsatz (Proc. vaginalis), der den Hoden und Samenstrang enthält, stellt eine Ausstülpung des Bauchfells und der Fascia transversa in den Leistenkanal dar. Das Ostium vaginale bildet den Eingang zum Scheidenhautkanal und stellt eine schlitzförmige 3 bis 5 Zentimeter lange Öffnung dar, die den Zugang von der Peritonäalhöhle in den Canalis vaginalis und das Cavum vaginale freigibt. Einige Zentimeter distal vom Ost. vag. verengert sich der Scheidenhautkanal zunächst zum *Collum vaginale* (Hals, Collet), um sich dann wieder zum Cavum vaginale zu erweitern (Abb. 309). Der Scheidenhautfortsatz als ein allseitiger geschlossener Kanal liegt somit innerhalb des Leistenkanals und ist enger als dieser, und zwischen beiden befindet sich lockeres Bindegewebe, das so viel Raum freiläßt, daß man mit der Hand zwischen beiden bis zur Bauchwand vordringen kann. Für die *Therapie* der verschiedenen Formen der inkarzerierten Leisten- und Skrotalhernie ist es wichtig, durch welche umgebenden Gewebsteile die Inkarzeration verursacht wird. Bei der inkarzerierten *Leisten*hernie wird durch die forcierte Betätigung der Bauchpresse das Ostium vaginale etwas gedehnt, so daß eine Dünndarmschlinge von 15 bis 20 Zentimeter Länge in

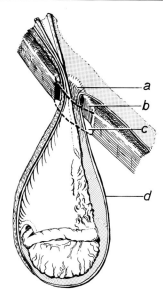

Abb. 309 *Normaler Situs* der rechten Leistengegend (halbschematisch), Pferd
a Ostium vaginale (Scheidenhautring), b innerer Leistenring, c äußerer Leistenring, d Processus vaginalis (Scheidenhautfortsatz) mit Hoden.

den Canalis vaginalis hineingepreßt werden kann. Nach dem Aufhören der Bauchpresse, die nur ganz kurze Zeit wirksam ist, verengert sich der Kanal wieder, und dabei wird die Darmschlinge festgehalten und durch das Collum vaginale (Hals, Collet) zirkulär umschnürt (Abb. 310). Weder das Ostium vaginale (Bruchring, Scheidenhautring) noch der innere oder äußere Leistenring sind in diesem Fall an der Einklemmung beteiligt. Da beim Wallach dieselben anatomischen Verhältnisse vorliegen, kann auch bei diesem in gleicher Weise ein inkarzerierter Leistenbruch, wenn auch seltener, auftreten. Während beim Hengst im Cavum vaginale sich neben Hoden und Samenstrang die eingeklemmte Dünndarmschlinge als Bruchinhalt befindet, besteht dieser beim Wallach nur aus dem eingeklemmten Darmteil.

Bei der inkarzerierten *Skrotal*hernie, die seltener vorkommt, liegen ganz andere Verhältnisse vor. Meistens handelt es sich bei dieser um eine Einklemmung des Colon tenue (Koteinklemmung), und der Schnürring wird vom *Leistenring* gebildet. Der Skrotalhernie liegt ein seit Geburt bestehender abnorm weiter Scheidenhautring (Ostium vaginale) zugrunde. Der Scheidenhautring ist oft so weit wie der innere Leistenring und der sich anschließende Scheidenhautfortsatz so weit wie der Leistenkanal, so daß hier jederzeit Darm- und Eingeweideteile bis in das Cavum vaginale vorfallen können, ohne daß damit eine Inkarzeration verbunden zu sein braucht. Durch die ständige Druckwirkung der Eingeweide werden der Canalis vag. noch mehr erweitert und das Collum vag. mit der sanduhrförmigen Verengerung ausgeglichen. Ebenso gestalten sich die schlitzförmigen *Leistenringe* zu runden oder ovalen Lücken um, so daß schließlich der Scheidenhaut- und Leistenkanal zu einem für eine Faust passierbaren, gleichmäßig weiten Kanal umgewandelt werden, bei dem die Wand des Scheidenhautfortsatzes dem Leistenkanal unmittelbar dicht anliegt (Abb. 311). Im Laufe der Zeit verdickt sich nicht nur die Wand des Scheidenhautfortsatzes, sondern auch der M. cremaster externus hypertrophiert um ein Vielfaches. Eine Inkarzeratiom kommt in der Weise zustande, daß die vorgefallenen Darmteile sich mit Inhalt vermehrt anfüllen und auch weitere Eingeweideteile eingepreßt werden. Der schwere Darm zieht weiterhin Gekröse nach und wird auch durch Gasentwicklung aufgebläht. Das bewirkt gleichzeitig eine Abknickung des Darmes am Bruchring und weitere Ausdehnung des Bruchinhaltes. Diese Entwicklung hat schließlich die Umschnürung durch den gleich weit bleibenden Bruchring zur Folge. Die Inkarzeration wird somit durch den *inneren und äußeren Leistenring* verursacht, da die Wand des Scheidenhautfortsatzes diesem unmittelbar und dicht anliegt. Infolge der Umschnürung unterliegen nicht nur die eingeklemmten Darmteile einer hämorrhagischen Infarzierung, sondern auch der Scheidenhautfortsatz wird infiltriert und brüchig, der den inneren Bruchsack bildet. Im Gegensatz zur inkarzerierten Leistenhernie ist es hierbei nicht einmal möglich, mit einem Finger neben dem Scheidenhautfortsatz im Leistenkanal vorzudringen. Die mit der Inkarzeration verbundene Kolik entwickelt sich deshalb allmählich und verläuft nicht so stürmisch.

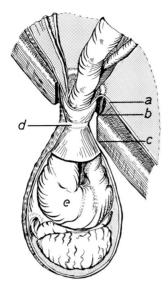

Abb. 310 *Hernia inguinalis incarcerata*, elastische Einklemmung, Pferd
a Schnittrand des Peritonäums, b innerer Leistenring, c äußerer Leistenring, d Schnürring = sanduhrförmige Verengerung des Proc. vag. (Collum vaginale), e abgeschnürte Darmschlinge.

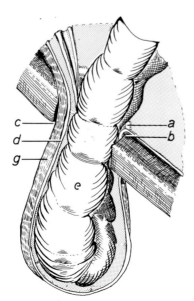

Abb. 311 *Hernia scrotalis reponibilis*, Pferd
a erweitertes Ostium vaginale, b innerer Leistenring, c äußerer Leistenring, d erheblich erweiterter Proc. vaginalis, e vorgefallene Darmschlinge (Bruchinhalt), g hypertrophierter Musc. cremaster externus (Zeichnungen nach *Überreiter/Krölling*).

Behandlung. a) *Der Hodensackbruch bei Fohlen* ist quoad vitam im allgemeinen ungefährlich, eine Einklemmung ist selten. Der Bruch kann sogar im ersten Lebensjahr von selbst heilen. Nach dieser Zeit wird eine operative Beseitigung in der Regel mit einer Kastration verbunden. Bei älteren Hengsten wird ein Hodensackbruch oft erst bei der Voruntersuchung zur Kastration (Adspektion, Palpation) an der schwappenden Vergrößerung der Hodensackhälfte erkannt. Auch dann ist die operative Beseitigung noch leicht und auch ungefährlich, wenn die Kastration unter *künstlichem Verschluß* des freipräparierten Scheidenhautsackes geschieht, d. h. mit Kluppe mit bedecktem Samenstrang. Zur Bruchoperation sind aber unbedingt Vorbereitung durch Diät (2 Tage) und Rückenlage des Patienten notwendig. Da der Bruchinhalt in dieser Lage in der Regel zurückgetreten ist, spaltet man am besten die äußere Haut durch Anheben einer Hautfalte bis auf den Scheidenhautsack, präpariert diesen ringsherum stumpf frei (Vorsicht, dünne Wand), streift den Inhalt zurück und hebt den Scheidenhautsack nach Durchtastung und manueller Fixierung des Hodens an, dreht den Scheidenhautsack auf und legt die Kluppe an; nicht zu nahe an die Bauchdecke, Gefahr späteren Abreißens. Nach Verschnürung der Kluppe Amputation des Scheidenhautsackes mit Hoden, 2–3 cm von der Kluppe entfernt. Sollte der bei diesen Brüchen stets verkümmerte Hoden bei der Durchtastung nicht zu fühlen sein, so ist der Scheidenhautsack vorsichtig zu öffnen und der Hoden manuell zu suchen. In der Regel ist er aber durch sein Leitband mit der Wand des Sackes verbunden.

In gleicher Weise wird der *erworbene* Hodensackbruch *älterer* Hengste (Arbeits- oder Deckhengste) operiert. Bei diesen ist der Scheidenhautsack jedoch in der Regel erheblich dicker; große Kluppe!

In Starrkrampfdistrikten ist nach dieser Operation eine Injektion von Tetanusantitoxin angezeigt.

b) Der *inkarzerierte Leistenbruch* beim *Pferd* (elastische Einklemmung) ist nicht selten die Ursache einer *Kolik* des Hengstes, ganz vereinzelt auch des Wallachs. Ein *Verdacht hierauf besteht aber bei jedem kolikkranken Hengst*, daher ist vor jeder arzneilichen Behandlung eine *manuelle Untersuchung des Skrotums*, insbesondere eine vergleichende beider Hälften, unerläßlich. Auf der gesunden Seite hängt der Hoden schlaff herab, sein Samenstrang ist weich und nicht gespannt. Auf der *inkarzerierten* Seite ist er hochgezogen, gewissermaßen eingeklemmt, der Samenstrang um das Doppelte verdickt, fest und schmerzhaft, die kranke Skrotalseite schweißbedeckt, der Leistenspalt nach einigen Stunden diffus verschwollen. Bei vorstehendem Befunde erübrigt sich eine rektale Untersuchung, sie widerspricht auch den Anforderungen der Aseptik zur bevorstehenden Operation. Die *Prognose* ist bei rechtzeitiger Indikationsstellung und Operation *nicht ungünstig*. Die *Reposition* am stehenden Pferde kann gelingen, wenn, wie z. B. in Gestüten, der Hengst bereits in den ersten Erkrankungsstunden in Behandlung kommt, durch vorsichtigen, streichenden Druck von außen und durch leichten Zug am Darm vom Rektum aus *(Überreiter, Wagner)*. Dennoch bleibt nach gelungener Reposition die *Gefahr späterer Rezidive* bestehen.

Wir halten uns daher, wenn die Kolik bereits mehrere Stunden bestanden hat, mit dann in der Regel erfolglosen Repositionsversuchen nicht auf; wir bereiten die *Operation* sofort vor. Bei schwachem Puls gebe man zunächst Kreislaufmittel, dann allgemeine Sedierung; die Dosis entsprechend der Pulsbeschaffenheit. Man lege den Hengst möglichst nach der dänischen Methode auf die gesunde Seite, dann *Rückenlage*, gründliche Desinfektion und örtliche Betäubung, Spaltung der Haut (Hautfalte), Freipräparieren des hyperämischen, blaurot gefärbten Scheidenhautfortsatzes. Dieser bildet den inneren Bruchsack mit dem zirkulären Schnürring am Hals desselben. In dem lockeren Bindegewebe, das den Scheidenhautfortsatz umgibt und den Leistenspalt ausfüllt, kann man mit der Hand bis zur Bauchwand stumpf vordringen. Da der äußere und innere Leistenring an der Einklemmung des Darmes *nicht* beteiligt ist, muß der Scheidenhautfortsatz durch vorsichtige Spaltung eröffnet werden; diese ist ungefährlich, da man zunächst auf den verfärbten und verdickten Hoden (Stauungshyperämie) stößt; Hervorziehen desselben, sterile Ligatur des Gefäßteiles, Absetzen des Hodens. Nunmehr liegt die je nach Dauer der Abschnürung (Einklemmung) verschieden verfärbte (rot, blaurot, schwarzrot) Dünndarmschlinge vor, an der man oft nur 1–2 Finger vorbeiführen kann. Sie ist tief unten im Leistenspalt, am Halse des Scheidenhautsackes, von der sanduhrförmigen Verengerung desselben (Collet) abgeschnürt, so daß man oft nur einen Finger zwischen Schnürring und Darmwand durchführen kann. Ein Versuch, die Darmschlinge durch diese Schnürstelle hindurchzuzwängen, müßte zur Verletzung der ohnehin brüchigen Darmwand führen. Daher muß der Schnürring durch *Herniotomie* gespalten werden durch kurzen Einschnitt mit geknöpftem Messer und unter Führung desselben durch den Zeigefinger, die Schneide nach *vorn* und *außen* haltend. Hierdurch wird die Passage weit. Der dann handbreit weiter hervorgezogene und nun gestreckte Darmteil kann unschwer zurückgebracht werden. Ist er stark gefüllt, so kann eine Punktion notwendig sein, dann aber Auffangen des Punktates durch Zellstoff. Zu diesem Zeitpunkt ist die Frage zu entscheiden, ob zusätzlich noch eine Resektion der abgeschnürten Darmschlinge erforderlich ist. Erscheint der Darm nicht mehr lebensfähig (dunkelblaurote bis schwarze Verfärbung, brüchige Konsistenz) und steht eine Nekrotisierung zu befürchten, so muß die Resektion mit anschließender Seit-zu-Seit-Anastomose ausgeführt werden. Nach der Reposition wird der Scheidenhautsack mit Hilfe von 2–3 Kornzangen gestreckt und zweckmäßigerweise der Schnitt an der Schnürstelle durch 2–3 Knopfnähte verschlossen, um einem postoperativen, extravaginalen Darmvorfall vorzubeugen. Hierauf folgen Aufdrehen des Halses des Scheidenhautfortsatzes und der Verschluß durch eine Kluppe, die durch 2 Situationsnähte in der Hautwunde in ihrer Lage gehalten wird.

Bei operierten Hengsten, denen der Hoden der gesunden Seite in der Regel belassen wird, hängt der weitere Krankheitsverlauf davon ab, ob der abgeschnürte und reponierte Darmteil noch funktionsfähig ist bzw. der mit einer Seit-zu-Seit-Anastomose operierte Darmteil wieder funktionsfähig wird. Es ist erstaunlich, wie schnell sich *rechtzeitig* operierte Hengste erholen. Sie, die schweißtriefend zur Operation kamen, trocknen nachher schnell ab; sie stehen meistens auch bald ruhig im Stall. Einige scharren noch 1–2 Stunden lang (Wundschmerz). Ihr Puls und ihre Atmung werden ruhig. Operierte Hengste sind stets in eine geräumige Box zu verbringen, damit sie sich frei bewegen können. Die *Prognose* ist zweifelhaft oder ungünstig, wenn der Darm länger als 10 Stunden eingeschnürt ist. Dieser ist dann meistens auch blau bis blauschwarz verfärbt. Hierbei ist der letale Ausgang der „Kolik" öfter nicht mehr zu vermeiden. Beim *Wallach* wird die Operation in der gleichen Weise ausgeführt. Die Kastrationsnarbe wird umschnitten und der Scheidenhautfortsatz in ganzer Länge freigelegt und eröffnet.

In *einzelnen* Fällen kann im Laufe der Inkarzeration die Wand des Scheidenhautfortsatzes spontan einreißen, so daß die eingeklemmte Darmschlinge durch die Rißspalte in den extravaginalen, subkutanen Raum vorfallen kann. In einem von *Überreiter* beschriebenen Fall war die Darmschlinge durch einen vom Schnürring bis etwa zum Ostium vaginale reichenden Riß vorgefallen, in drei von *H. Müller* beobachteten Fällen betraf die Ruptur das einschnürende Collum vaginale in einer so großen Länge, daß der extravaginal liegende Darmteil nicht mehr so fest abgeklemmt wurde und sich dadurch die lebensbedrohliche Gefahr verringert hatte und die Pferde die längere Zeit bestehende Inkarzeration überlebten. Bei der Operation solcher Fälle liegt nach dem Hautschnitt die eingeklemmte, vorgefallene Darmschlinge sofort vor. Auch hierbei ist die Herniotomie unumgänglich, um den Darm reponieren zu können (Abb. 312).

c) Bei der inkarzerierten *Skrotalhernie* läßt sich im allgemeinen der Bruchinhalt durch die weite Bruchpforte reponieren. Gelingt die Reposition nicht, muß die Herniotomie durch Spaltung des Ostium vaginale *und* des Leistenrings erfolgen. (Vgl. auch *Überreiter*, Wien. tierärztl. Mschr., 28 (1941), 385–393 u. 41 (1954), 553–568).

d) Die *Hernia inguinalis* der *Hündin* ist meist ohne Schwierigkeiten durch Operation zu beseitigen, da auch bei Verwachsungen und Inkarzerationen nach Herniotomie der inkarzerierenden Schnürstelle die Reposition des Bruchinhaltes und der Verschluß des Bruchringes möglich sind.

Die Inkarzeration wird immer durch den äußeren Leistenring bewirkt. Nach der Reposition muß dieser durch einige Raffhefte verschlossen und dabei das Leistenband (Lig. Pouparti) an den äußeren schiefen Bauchmuskel angenäht werden.

Beim *Rüden* lassen sich im Falle einer *angeborenen* abnormen Weite des Ostium vaginale der Bruchinhalt ohne Schwierigkeit in die Bauchhöhle reponieren, das Ostium vaginale durch eine Katgutraffnaht mit Erhaltung des Hodens verengern und der Leistenbruch beseitigen. *Inkarzerierte* Hernien erfordern dagegen in der Regel die Herniotomie der Schnürstelle, um den Bruchinhalt reponieren zu können. Da der Leistenspalt die inkarzerierende Schnürstelle bildet, wird dieser durch die Herniotomie erweitert. Die gespaltene Scheidenhaut wird unter Erhaltung des Hodens mit einer Katgutnaht wieder verschlossen und der erweiterte Leistenspalt wird mit Annähen des Leistenbandes an den äußeren schiefen Bauchmuskel wieder verengert. Die gleichzeitige Kastration bietet jedoch den Vorteil des leichteren Verschlusses und auch des Ausschlusses von der weiteren Zucht des mit dem Erbfehler behafteten Tieres.

e) Der *Hodensackbruch* der *Schweine* soll möglichst im Alter von 3–4 Monaten operiert werden, solange er noch reponibel ist. Operation in Allgemeinnarkose, langer Hautschnitt durch eine

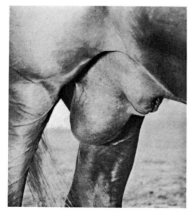

Abb. 312 *Hernia inguinalis incarcerata* mit *Ruptur* des Scheidenhautfortsatzes und extravaginalem subkutanem *Vorfall* der Darmschlinge, Deckhengst.

Hautfalte, stumpfes Freipräparieren des dünnen Scheidenhautsackes (Vorsicht!), Aufdrehen dessen Halses in der Nähe der Bauchdecke, Ligatur, Absetzen des Scheidenhautsackes mit dem darin befindlichen Hoden. Oder man eröffnet den Scheidenhautsack, löst die u. U. mit der Scheidenhaut verwachsenen Eingeweide stumpf ab, reponiert den Bruchinhalt außer dem Hoden in die Bauchhöhle, ligiert den Samenstrang, setzt den Hoden ab und verschließt die Bruchpforte mit einem oder mehreren Katguthelften. Man geht bei der Naht mit einem Finger durch die Bruchpforte in die Bauchhöhle ein, hält mit ihm die Eingeweide zurück und führt die Nadel an dem Finger entlang durch den Bruchring. Dadurch hat man eine Kontrolle, daß man den Darm nicht ansticht. Drain für den Exsudatabfluß, Hautnaht.

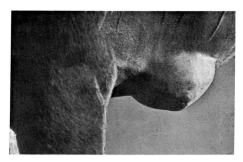

Abb. 313 *Hernia ventralis* (Netzbruch) infolge Deichselstoß, Bruchpforte am Rippenbogen hühnereigroß, Pferd.

4. Der falsche Leistenbruch, Hernia inguinalis interstitialis

Der sogenannte „falsche Leistenbruch" *(Hernia inguinalis interstitialis)* ist ein echter Bruch oder ein Prolaps, der medial von der A. epigastrica durch den medialen Teil des inneren Leistenringes unter Einstülpung oder nach Zerreißung des Bauchfells *neben* dem Processus vaginalis in die Hodensackhöhle eindringt (Peritonäalskrotalbruch). Dieser sehr selten bei Reitpferden nach Überanstrengung (Galopp) entstehende Leistenbruch ist dadurch charakterisiert, daß die Eingeweide (Darm, Netz) nicht innerhalb, sondern *außerhalb des Scheidenhautsackes* im Hodensack liegen. Die *Prognose* ist zweifelhaft, da ein operativer Verschluß der Bruchpforte sehr schwer durchführbar ist, weil die angelegten Nahthefte das sehr nachgiebige und dünne Gewebe beim Anziehen sehr leicht durchschneiden.

5. Der Bauchbruch, Hernia ventralis

Vorkommen und Ursachen. Die bei Pferden, Rindern, Hunden und Schweinen am häufigsten vorkommenden Bauchbrüche entstehen meist durch *Quetschungen* und *subkutane Zerreißungen* der Bauchmuskulatur im Anschluß an verschiedene äußere Verletzungen (Stoß, Schlag, Sturz, Autounfall, Biß großer Hunde). Als *postoperative Hernien* und *Narbenbrüche* (Hernia cicatricea postoperativa) bezeichnet man Abdominalhernien, die im Anschluß an Laparotomien im unteren Abdominalbereich entstehen. Infolge der Belastung durch die Eingeweide oder anderer Störfaktoren und Nahtdehiszenz der inneren Bauch-

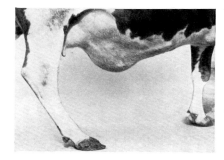

Abb. 314 *Hernia ventralis* infolge Hornstoß, Kuh.

wandnaht klaffen deren Wundränder wieder auseinander und Eingeweideteile fallen in das subkutane Gewebe vor oder infolge des noch nicht gefestigten Narbengewebes wölbt sich dieses als „innerer Bruchsack" vor. Ihre Bruchpforte ist meist schlitzförmig und ihre Weite variiert außerordentlich zwischen Fingerkuppengröße und ganzer Handfläche. Seltener sind *übermäßige Ausdehnung* oder *abnorme Kontraktion* der Bauchdecken bei hochträchtigen oder gebärenden Stuten und Kühen die Veranlassung (spontane Ruptur des geraden Bauchmuskels). Der Bruchsack wird gewöhnlich nur durch die äußere Haut gebildet, in diesen Fällen handelt es sich nicht um eine echte Hernie, sondern um einen subkutanen Prolaps. Der Bruchinhalt besteht aus Dünndarm, Dickdarm, Netz (Abb. 313, 314, 315), Uterus, Labmagen, Leber oder Harnblase. *Der Bruchinhalt ist bei älteren Bauchbrüchen häufig mit dem Bruchsack verwachsen,* wie in Abb. 313 z. B. das Netz.

Symptome. Die an verschiedenen Stellen des Bauches auftretenden Hernien zeigen anfangs die

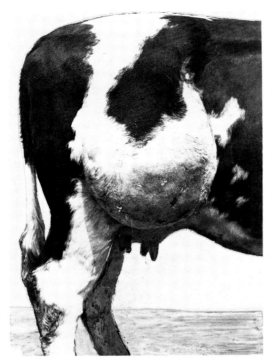

Abb. 315 *Hernia ventralis* in der Flanke *(Hernia iliaca)* nach Hornstoß mit subkutanem Vorfall des Dünndarms, Kuh.

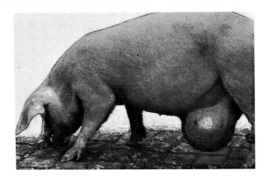

Abb. 316 *Hernia ventralis* beim Schwein.

Erscheinungen einer *schmerzhaften, sehr oft ausgedehnten Quetschungsgeschwulst* mit kollateralem Ödem (Blutung), welches die Palpation des Bruchrings und damit die Diagnose erschwert. Später sind die charakteristischen Kennzeichen des Bruches (Reponierbarkeit, Bruchpforte) leichter festzustellen. *Die Neigung zur Inkarzeration ist bei den Bauchbrüchen im allgemeinen gering.* Auffallend groß sind die Uterushernien bei trächtigen Kühen und Stuten nach dem Abreißen des geraden Bauchmuskels vom Becken. Die unförmig große Anschwellung reicht hierbei bis zum Boden, namentlich hängt das Euter tief herunter und stößt sogar am Boden auf; in der Anschwellung sind zuweilen Teile des Fetus deutlich zu fühlen. Auch bei Schweinen haben die Bauchbrüche oft eine große Ausdehnung (Abb. 316). **Differentialdiagnostisch** muß man sich vor Verwechslungen mit einem in der Flankengegend oder in der Kniefalte vorkommenden *Abszeß* (Abb. 317) oder einem *Hämatom* (Abb. 318) hüten, die ähnlich wie ein Prolaps oder eine Hernie nach dem Reiten auf dem Standbaum auftreten können. Die rektale Untersuchung sichert insofern die Diagnose, als eine Öffnung in der Bauchdecke ausgeschlossen werden kann.

Behandlung. Frische Bauchbrüche, auch Flankenbrüche, können von selbst heilen, vor allem, wenn die Bruchpforte ziemlich hoch liegt. Die Heilung kann, nachdem das benachbarte Ödem und die Blutung resorbiert sind, durch Bruchbandagen mit Pelotte unterstützt werden. Man hüte sich aber, wenn die Diagnose nicht sicher ist und wenn ein Hämatom oder ein Abszeß vorzuliegen scheint (öfter bei Rindern nach Hornstößen), ohne zwingende Indikation zu indizieren. Bauchbrüche bei Pferden soll man in den ersten Tagen auch nicht gleich scharf einreiben, denn die hiernach folgende starke entzündliche Schwellung und dazu der erhebliche Druck des durch die Bruchpforte vorgefallenen Darmteiles können zum Absterben (Nekrose) des ödematösen Bruchsackes führen (Abb. 319). Da viele Pferde mit einem Bauchbruch sonst nicht mehr zu verwenden sind, kann man nach Resorption des Blutergusses und der benachbarten Schwellung eine *Operation* in Allgemeinnarkose versuchen. Sie kann Erfolg haben, wenn nicht eine einheitliche, weite Bruchpforte besteht, sondern wenn verschiedene Muskelschichten in verschiedener Höhe durchtrennt sind. Auch sind die Aussichten nicht ungünstig, wenn die Bruchpforte nur ein schmaler Spalt ist und tiefe Muskelnähte angebracht werden können. Eine besondere Hautnaht und möglichst ein Verband (Sackleinwand) um den ganzen Hinterleib über besonderem Wundschutz unterstützen die Heilung. Selbst ein Bauchbruch, der sich ganz vereinzelt nach der Operation des abdominalen Kryptorchismus zeigt, wie der in Abb. 320, kann bei günstiger Lage der Bruchpforte noch durch Verschluß derselben mit Hilfe

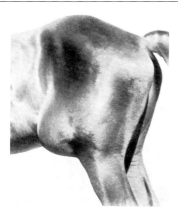

Abb. 317 *Abszeß* in der Kniefalte nach Reiten auf dem Standbaum, Pferd.

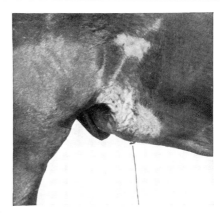

Abb. 318 *Hämatom* in der unteren Flankengegend. Aus der Punktionsnadel entleert sich Blutserum, Pferd.

doppelter, starker Fäden geheilt werden. Diesen Fall hatten wir selbst anfangs für unheilbar gehalten. Nicht selten sind jedoch Bauchbrüche mit großer Bruchpforte in der seitlichen und unteren Bauchwand auch operativ nicht zu heilen, weil die Naht des Bruchringes und ein Verschluß der Bruchpforte nicht möglich sind (s. Abb. 313).

Bei *Schweinen, Hunden* und *Rindern* ist die Prognose auch bei sehr großer Bruchpforte günstig. Wegen der hämorrhagischen Infiltration der Bruchränder und der geringen Festigkeit des Gewebes, besonders der Muskulatur, muß bis zur Operation 8–10 Tage gewartet werden, wenn nicht andere Umstände (Inkarzeration) ein sofortiges operatives Eingreifen erzwingen. Die Behandlung besteht in Eröffnung des äußeren und inneren Bruchsackes (meist ist nur ein äußerer Bruchsack vorhanden, weil das Bauchfell zerrissen ist) und Naht der Ränder der Bruchpforte mit der rückläufigen Naht, Hautnaht, Bedecken der Naht mit einer Deckpaste bzw. Pix liquida; postoperative Antibiotikaprophylaxe.

Die bei *Stuten* und *Kühen* vorkommenden großen Bauchbrüche in der Linea alba (Abb. 321) sind unheilbar.

Darmvorfall nach Kastration kann am noch liegenden Pferde, aber auch Stunden später noch eintreten. Uns wurde ein Traberhengst zur Klinik gebracht mit Darmvorfall am 5. Tag nach der Kastration, plötzlich einsetzender Kolikerscheinungen und Verdickung wie in Abb. 322. Der Darm selbst wurde durch die inzwischen verschwollene Hautwunde zurückgehalten (Hernia). Er lag in der Hodensackhöhle, war aber in der Kastrationswunde zu sehen (schwarzrot, hämorrhagisches Ödem der Darmwand).

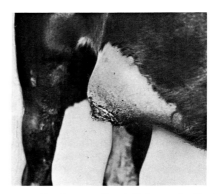

Abb. 319 *Hernia ventralis* mit Nekrose der Haut (äußerer Bruchsack) nach frühzeitiger scharfer Einreibung, Pferd.

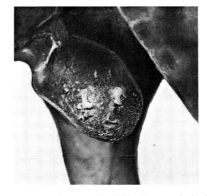

Abb. 320 *Hernia ventralis*, 6 Wochen nach der Kryptorchidenoperation in Erscheinung getreten, durch Operation geheilt, Pferd.

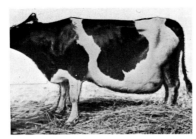

Abb. 321 *Hernia ventralis* in der *Linea alba*, Kuh.

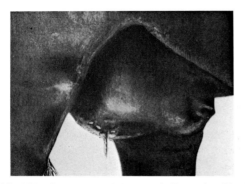

Abb. 322 *Darmvorfall*, 5 Tage nach *Kastration*, Pferd.

Behandlung. Wenn der Darm noch nicht verletzt und wenn nur ein kleinerer Teil vorgefallen ist, *müssen* (Forensik!), soweit es die örtlichen Verhältnisse gestatten, Reposition und Retention versucht werden. Tiefe Narkose, Rückenlage, gut ausbinden, Berieseln des Darmes mit physiologischer Kochsalzlösung, lokale Applikation eines Antibiotikums oder Sulfonamids, Abdecken der Bauchdecke (Tücher), Erweiterung der Hautwunde, Aufsuchen der Scheidenhautränder, Erfassen und tütenförmiges Anspannen durch 3 bis 4 Kornzangen oder Schieberpinzetten, Reposition vom Scheidenhautsack aus, Aufdrehen der Scheidenhaut, Verschluß durch Kluppe. Ist ein Assistent zur Stelle, so kann die Reposition durch leichten Zug vom Rektum aus wirkungsvoll unterstützt werden.

6. Der Dammbruch, Hernia perinealis

Als Damm- oder Mittelfleischbruch *(Hernia perinealis)* bezeichnet man ein- oder beiderseitig vorkommende Eingeweidebrüche in der Dammgegend. Sie werden nur selten bei Großtieren, gelegentlich beim *Rind* nach Schwergeburten, dagegen häufiger bei Hunden, und zwar hauptsächlich bei *Rüden*, im höheren Alter beobachtet. Prädisponierend sind die eigenartigen anatomischen Verhältnisse bei Rüden. Das Peritonäum schlägt sich nämlich bei Rüden im hinteren Teil der Beckenhöhle ähnlich wie eine Sehnenscheide fast ringförmig um das Rektum und grenzt an das vom Musc. coccygicus med. und dem M. coccygicus lat. gebildete Diaphragma pelvis, das an seiner medialen Fläche von Fettgewebe und vom Bauchfell bedeckt ist. Die Entstehung einer Perinealhernie beruht meist auf einer Zerreißung des Bauchfells und des Diaphragmas, in erster Linie des M. coccygicus med., der bei Rüden viel schwächer entwickelt ist als bei Hündinnen. Deshalb kommt die Hernie bei Hündinnen nur ganz selten vor. Nach *Forssell* kann das Bild einer Perinealhernie auch dadurch entstehen, daß sich zwischen M. coccygicus med. und M. coccygicus lat. Fettgewebe nach hinten ausstülpen kann. Dann ist eine Ruptur des Peritonäums nicht vorhanden. Ist dies aber der Fall, dann liegt keine eigentliche Hernie, sondern ein Prolaps von Fettgewebe oder der Harnblase, seltener von Dünndarmschlingen vor. Deshalb fehlt auch ein eigentlicher innerer Bruchsack, der durch ein meist vorhandenes Faszienblatt vorgetäuscht werden kann. Ätiologisch spielen vielleicht auch Vergrößerungen der Prostata eine Rolle. Sie würden auch das häufigere Vorkommen bei älteren Rüden erklären. Die Entscheidung, ob die Harnblase oder Dünndarmschlingen oder nur Fettgewebe als „Bruchinhalt" vorliegen, kann durch die Röntgenuntersuchung nach Kontrastfüllung des Darmes oder durch Einführen eines Katheters in die Harnblase gesichert werden. Beim Fehlen von Baucheingeweiden und beim Vorhandensein von Fett in der Vorwölbung in der Dammgegend erscheinen die Kontrastschatten nicht in dieser Gegend. Durch den Vorfall der Harnblase kann auch eine *Inkarzeration* entstehen, denn es liegt dabei eine Retroflexion mit Abknickung der Harnröhre vor, die den Harnabfluß behindert und bei längerem Bestehen zu tödlichem Ausgang infolge Urämie führen kann. Die äußerlich palpierbare Anschwellung (Abb. 323, 325) ist weich, schmerzlos und oft nicht völlig reponierbar, auch wenn der Hund hinten hochgehoben wird, da ein Teil des Bruchinhaltes aus einer mit Kot gefüllten Ektasie des Rektums besteht. Infolge der Zerreißung des M. coccygicus medialis fehlt dem Rektum die seitliche Stütze, so daß sich die gesamte Darmwand unter dem Druck des Kotes nach der kranken Seite hin ausweiten kann. Durch die digitale rektale Untersuchung (Gummihandschuhe) sind die Ausweitung und Kotanschoppung leicht nachweisbar. Sie bedingen chronischen Tenesmus und Defäkationsbeschwerden, da immer ein Teil des Kotes in der

IV. Die Eingeweidebrüche, Hernien

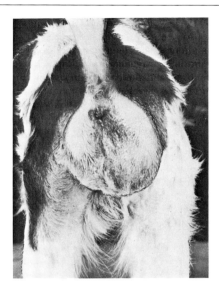

Abb. 323 Einseitige *Hernia perinealis*, Wachtelrüde.

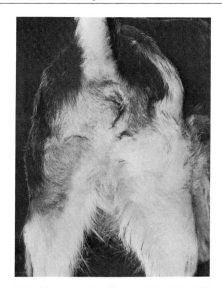

Abb. 324 Hernia perinealis der Abb. 323, 8 Wochen post op., Wachtelrüde.

Ektasie verbleibt. Im Gegensatz zum Mastdarmdivertikel ist die Ektasie nur nach kaudal hin durch den M. sphincter ani deutlich begrenzt, während sie nach kranial hin ohne palpierbare Grenze in das normale Darmlumen allmählich übergeht.

Behandlung. Nach *Moltzen-Nielsen* wird die Hernie erfolgreich durch eine Muskelplastik behandelt, indem man durch einen semizirkulären Schnitt um den Anus herum den M. sphincter ani von der Haut und dem Rektum freipräpariert und ihn lateral und kranial an den M. coccygicus lat. und das Lig. sacrotuberale annäht. Zur Naht empfiehlt sich dünner rostfreier Draht oder synthetischer Faden; Hautnaht. Abschließend überzeugt man sich durch die digitale rektale Untersuchung von der richtigen Ausführung der Operation, denn die Ausweitung des Rektums muß völlig behoben sein. Wegen erhöhter postoperativer Infektionsgefahr empfiehlt sich eine mehrtägige Antibiotikumprophylaxe. Nach der Operation bleibt gewöhnlich eine Schiefstellung des Anus zurück, die aber funktionell ohne Bedeutung ist und sich später wieder verlieren kann (Abb. 324).

7. Der Schenkelbruch, Hernia cruralis

Der sehr selten vorkommende Schenkelbruch (*Hernia cruralis s. femoralis*) besteht im Austreten von Baucheingeweiden (Netz, Darm) in den *Schenkelkanal* an der Innenfläche des Oberschenkels. Der bei Pferden und Hunden nach Überanstrengungen auftretende Bruch gibt zu Bewegungsstörungen, seltener zu Kolik (Inkarzeration) Veranlassung. *Behandlung:* Wenn keine Inkarzeration vorliegt, kann durch Anwendung einer Scharfsalbe eine so weitgehende Schwellung erzielt werden, daß der Bruchinhalt in die Bauchhöhle zurück gedrängt wird und gleichzeitig eine Verengerung der Bruchpforte eintritt, die Rezidive verhindert. Bei Inkarzerationen würde nur, soweit sie technisch überhaupt durchführbar ist, die Herniotomie in Frage kommen.

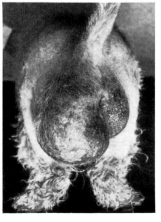

Abb. 325 Beiderseitige *Hernia perinealis*, rauhhaariger Dachshundrüde.

Wegen der Nähe großer Gefäße (lateral liegen die Arteria und Vena femoralis, medial die Bauchdeckengefäße) ist die Herniotomie sehr vorsichtig auszuführen (Schnitt nach vorn). Nach Reposition der Eingeweide ist der Versuch zu machen, die Bruchpforte zu vernähen oder die Wandungen des Schenkelkanals durch einige Hefte (Hautnaht) aneinanderzunähen.

8. Der innere Bruch des Ochsen

Der sog. innere Bruch ist keine echte Hernie, sondern eine *Strangulatio ductospermatica*, d. h. eine Strangulation von Darmschlingen durch den Samenleiterstumpf nach gewissen Kastrationsmethoden (Ausziehen, Abreißen). Wenn dieser Stumpf in der Nähe des Ostium vaginale mit dem Bauchfell verwächst, bildet sich in der Samenleiterfalte zwischen Ostium vaginale und Harnblase ein vom Samenleiter begrenztes Loch, durch das sich Darmschlingen einschieben und stranguliert werden *(Überwurf)*. Die Strangulation kann auch durch den in der Bauchhöhle flottierenden Samenleiterstumpf bedingt werden (Verschnüren). Als sekundäre Ursachen kommen gebirgiges Gelände, abschüssige Stallböden, hundesitzige Stellung beim Aufstehen in Frage. Die Strangulation findet man meistens rechtsseits (links Pansen). Sie gibt sich durch *Kolikerscheinungen* zu erkennen; später folgen auffallende Ruhe, Verstopfung und Abgang blutigen Schleimes. Differentialdiagnostisch kommen Konkremente in den Harnwegen und Darminvagination in Betracht. Die *rektale Untersuchung* sichert die Diagnose; stets sind rechts vor dem Beckenrand ein straffgespannter, federkielartiger Strang (Samenleiter) und eine schmerzhafte geschwulstartige Verdickung (strangulierte Darmschlinge) nachzuweisen. Die *Behandlung* besteht im Umschlingen des Stranges um Finger oder Hand vom Rektum aus und im *Abreißen* des Stranges nach vorn oder hinten. Da jedoch hiernach noch Rezidive beobachtet wurden (Wiederanheilung des Samenleiters), empfiehlt es sich, nach *Laparotomie in der Flanke* den Samenleiter aufzusuchen und ihn zu resezieren *(Dierick)*. In vereinzelten, jedoch nur frischen Fällen von Strangulation kann die Reposition durch einfaches Bergabtreiben gelingen. Als Prophylaxe empfiehlt sich die Kastration der männlichen Rinder nach anerkannten chirurgischen Methoden oder mit der *Burdizzozange*.

V. Krankheiten des Mastdarms

1. Die Verletzungen des Mastdarms

Ursachen. Die bei allen Haustieren, am häufigsten beim Pferd und Rind, vorkommenden Verletzungen betreffen entweder nur die Schleimhaut oder sie sind *perforierend* (penetrierend), d. h. mit Eröffnung der Bauchhöhle oder des periproktalen Bindegewebes verbunden. Die Ursachen wirken entweder von außen oder von innen ein. *Äußere Ursachen* sind Verletzungen und Durchstoßen des Mastdarms mit der eingeführten Hand, mit der Spitze des Irrigators oder der Klistierspritze, durch den Penis beim Beschälakt, durch das Eindringen von Deichseln, durch absichtliches Einführen von Besenstielen, Mistgabeln, Peitschenstielen, Angelhaken *(Sadismus)* oder durch Vorfall des Mastdarms beim Niederlegen. Innere verletzende Fremdkörper sind spitze, unverdaute Knochensplitter, verschluckte Holzsplitter und Nadeln oder Koprostasen beim Hund, Perforation der unteren Mastdarmwand durch Teile des Fetus bei der Geburt, Verletzungen bei der Ovariektomie (Stute, Kuh) oder operative Eingriffe im Mastdarm. Vereinzelt kommen auch spontane Zerreißungen des Mastdarms vor (abnorm starke Muskelkontraktion über der eingeführten Hand bei der Rektaluntersuchung). Von *Berge* und *H. Müller* wurde bei je einem Fohlen, das zur Kastration niedergelegt wurde, eine spontane Ruptur des Mastdarms mit Vorfall von Dünndarmschlingen in den Mastdarm beobachtet.

Symptome. Oberflächliche Verletzungen der Schleimhaut geben sich zunächst durch *Blutung* zu erkennen (Blut an der explorierenden Hand, Abfluß von Blut unter Drängen, blutiger Kot). Später treten die Erscheinungen der *Proktitis* hinzu (Drängen, Stöhnen, unterdrückter Kotabsatz). Verletzungen des periproktalen Bindegewebes (Beckenteil des Mastdarms) an der oberen und seitlichen Wand haben einfache oder septische Phlegmonen, Abszesse, Fistelbildung und Kotinfiltration in der Umgebung des Mastdarms zur Folge (*periproktale Phlegmone, Mastdarmfistel*).

V. Krankheiten des Mastdarms 225

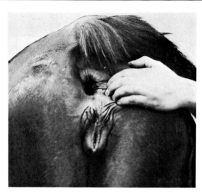

Abb. 326 *Mastdarmscheidenfistel* nach partiellem Dammriß bei Geburt, Stute.

Verletzungen der unteren Wand von der Scheide her bei Geburten hinterlassen häufig eine *Mastdarmscheidenfistel* (Abb. 326). Die perforierenden Mastdarmverletzungen in dem vorderen Teil (Bauchteil) führen dagegen zu septischer *Peritonitis* (Perforativperitonitis, peritonäale Sepsis), die beim Pferd manchmal schon innerhalb 24 Stunden oder, wie beim Rind, nach einigen Tagen zum Tode führt.

Behandlung. *Perforierende Mastdarmverletzungen mit Eröffnung der Bauchhöhle sind unheilbar.* Die oberflächlichen Wunden der Schleimhaut werden nach manueller Ausräumung des Mastdarms mit antiseptischen Infusionen behandelt. Periproktale Abszesse sind zu spalten oder durch Punktion zu entleeren. Die Behandlung der Mastdarmfistel vgl. S. 226. Die Mastdarmscheidenfistel wird operativ behandelt mit der Dammrißnaht, Vulva- und Scheidenvorhofplastik nach *Götze*.

2. Der Mastdarmvorfall, Prolapsus recti

Begriff. Unter Mastdarmvorfall *(Prolapsus recti)* versteht man das Hervortreten eines Teils des Mastdarms durch den After. Zuweilen besteht gleichzeitig eine Invagination der Bauchportion des Mastdarms in die Beckenportion mit Vorfall der invaginierten Mastdarmpartie *(Prolapsus recti cum invaginatione)*. Werden ferner noch Dünndarmschlingen in die innere Höhlung des vorgefallenen Mastdarms verlagert, so liegt außerdem eine Mastdarmhernie *(Hernia recti)* vor.

Ursachen. Man findet den Mastdarmvorfall am häufigsten bei *jungen* Hunden und Schweinen und bei Pferden (Tafel V, Abb. F, S. 25), seltener bei Rindern (Abb. 327). Prädisponierend wirken Schwäche des Sphincter ani und Schlaffheit des periproktalen Bindegewebes (junge Tiere). Direkte Ursachen sind anhaltende *Durchfälle* (Staupe beim Hund, Darmkatarrh bei jungen Hunden und Schweinen, oftmals nach Wurmkuren), Proktitis, starkes Pressen am Mastdarm beim Hängenbleiben in der Halfter, bei Kolik, nach dem Niederlegen, nach der Ovariektomie (Pferd) oder bei Schwergeburten (Rind, Pferd). Zuweilen lassen sich gar keine Ursachen nachweisen.

Symptome. Der Mastdarmvorfall ist an einer aus dem After heraushängenden kugeligen, manschettenförmigen, wurstförmigen oder zylindrischen, mit Schleimhaut überzogenen *Anschwellung* zu erkennen, die an ihrem Ende im Zentrum eine Öffnung und einen Kanal zeigt (s. Tafel V, Abb. F., S. 25)). Während die zylindrische Hervorwölbung gewöhnlich nach abwärts gekrümmt ist, kann sie bei gleichzeitiger Darminvagination auch eine Krümmung nach aufwärts zeigen. Bei frischen Vorfällen ist die Schleimhaut wenig verändert; man findet an ihr nur die Erscheinungen der venösen Stauung und ödematösen Schwellung. Bei längerem Bestehen beobachtet man jedoch Exkoriationen, Risse, *Geschwüre, Blutungen, fibrinösen Belag* oder umschriebene *Nekrose* der Schleimhaut (s. Abb. 327). In den schwersten Fällen kommt es zu brandigem Absterben der ganzen vorgefallenen Mastdarmpartie und zu septischer Allgemeininfektion. Zuweilen treten auch Peritonitis oder Dünndarmvorfall hinzu.

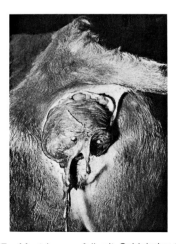

Abb. 327 *Mastdarmvorfall* mit Schleimhautnekrose, Kuh.

Nach den Beobachtungen von *Schaetz* kommt es bei Mastdarmvorfällen, die sich bei Stuten während der Geburt ereignen, zu Rupturen des Mesokolons, wenn der Mastdarm auf eine Länge von etwa 15 cm weiter vorgefallen ist und wenn gleichzeitig eine Invagination des Rektums besteht. Infolge der dann an den betr. Darmabschnitten eintretenden Ernährungsstörungen wird der Darm in einer Entfernung von 60–70 cm kranial vom Anus nekrotisch. Wegen der ungünstigen Folgen dieser Nekrosen ist die Prognose ungünstig, und jede Therapie ist fraglich. Innerhalb von 2–4 Tagen ist der Exitus zu erwarten.

Behandlung. Die Prognose ist nur bei frischen und kleinen Mastdarmvorfällen günstig, die sich leicht reponieren lassen. Größere Vorfälle müssen vor der *Reposition* durch Massage oder Bindenkompressen verkleinert werden. Zum Zwecke der Retention wendet man tiefe Extraduralanästhesie oder Schleimhautanästhesie mit 2proz. Pantocainlösung an. Den After verschließt man nach Einlegen von Gazestreifen, die mit 2proz. Pantocainlösung getränkt sind, mit der *Tabakbeutelnaht*. Bei Einrissen der Schleimhaut appliziert man vor der Naht 10proz. Ichthyolsalbe oder ein Antibiotikum oder Sulfonamid auf die Schleimhaut. Die Fäden der Naht läßt man so lang, daß man eine Schleife binden kann, die man zum täglichen manuellen Ausräumen der Mastdarmampulle lösen und danach wieder schließen kann. Um die Entleerungen dünnbreiig zu gestalten, wird Großtieren das Rauhfutter entzogen und täglich 2mal 5–10 Liter eines schleimigen Gleitmittels mit der Nasenschlundsonde und Uteruspumpe zugeführt. Läßt sich der Mastdarmvorfall nicht reponieren oder ist die Schleimhaut schon in größerer Ausdehnung nekrotisch geworden, so bleibt nur die *Amputation* des vorgefallenen Mastdarms übrig. Bei *Kleintieren* (Hund, Katze) läßt sich bei geringgradigen und häufig rezidivierenden Vorfällen die Amputation vermeiden, indem man nur die Schleimhaut des vorgefallenen Darmteils reseziert. Dicht proximal von der Linea anorectalis wird die Schleimhaut mit einem Zirkulärschnitt durchtrennt und dann von der Muskularis des Mastdarms über die Länge des vorgefallenen Teils abgelöst, hier wiederum mit einem Zirkulärschnitt durchtrennt und reseziert. Der Schleimhautwundrand wird mit Klemmen fixiert, der vorgefallene Teil des Darmrohres reponiert und nunmehr die Schleimhaut mit dem Schleimhautwundrand an der Linea anorectalis in der ganzen Zirkumferenz mit Katgut- oder Dexonheften vereinigt. Abzulehnen ist das früher geübte *Abbinden* über einer in den Mastdarm eingeführten Röhre.

3. Andere Erkrankungen des Mastdarms und der Analgegend

1. **Mastdarmfistel.** Die bei den Haustieren seltenen Mastdarmfisteln entwickeln sich entweder aus periproktalen Abszessen und tieferen Mastdarmwunden oder aus äußeren Verletzungen in der Umgebung des Afters. Man unterscheidet eine *vollkommene* (komplette) und *unvollkommene* (inkomplette) Mastdarmfistel. Während die erstere zwei Fistelöffnungen besitzt, indem sie sowohl in den Mastdarm als auch nach außen in die Haut neben dem After mündet, zeigt die letztere nur eine Fistelöffnung, die sich im Mastdarm (*unvollkommene innere Mastdarmfistel*) oder außen, seitlich vom After, befindet (*unvollkommene äußere Mastdarmfistel*). Die Untersuchung bedient sich der Sonde, des Fingers oder der Hand. Die Heilung ist schwierig, insbesondere bleiben Einspritzungen von desinfizierenden und ätzenden Lösungen meist ohne Erfolg. Die *Behandlung* ist deshalb *operativ* (Spalten des Fistelkanals mit Schonung des Sphincter ani, Exzision und Auskratzen der Fistelwand, Jodoformäther).

2. **Mastdarmstenose.** Verengerungen des Mastdarms werden bei allen Tieren, namentlich bei Hunden, entweder durch *Strikturen* (Narbenretraktionen) nach vorausgegangener Verletzung, Proktitis und Periproktitis oder durch Kompression des Mastdarms durch periproktale Neubildungen (Sarkome, Melanosarkome), Hämatome, Abszesse und Prostatahypertrophie (*Kompressionsstenosen*) oder durch Neubildungen und Konkremente im Innern des Mastdarms verursacht (*Obturationsstenosen*). Seltener sind sie *angeboren*. Die Stenosen bedingen Verzögerung der Kotentleerung, Verstopfung oder beim Pferd chronische Kolik; zuweilen entwickelt sich auch eine diphtheroide Proktitis oder eine Zerreißung des Mastdarms mit tödlicher Peritonitis. Gewöhnlich befindet sich unmittelbar kranial von der Stenose eine Erweiterung (Dilatation) des Mastdarms. Die durch Strikturen veranlaßten Stenosen sind meist unheilbar. Die *Behandlung* der Strikturen beschränkt sich auf die häufige Entleerung des Mastdarms, auf die methodische Erweiterung der verengten Partie durch den Finger und die Hand oder auf Inzisionen. Dagegen können die Kompressions- und Obturationsstenosen auf operativem Wege gewöhnlich vollständig geheilt werden (Exstirpation der Tumoren, Inzision der Abszesse, Kauterisation der Prostata bei Hunden, vgl. bei Erkrankungen der Prostata).

3. **Mastdarmdivertikel.** Einseitige Dilatationen des Mastdarms (Divertikel) entstehen bei Hunden infolge chronischer Koprostase durch den Druck des Kotes (*Pulsionsdivertikel*). Dabei kommt es zu Zerreißungen der Mastdarmmusku-

V. Krankheiten des Mastdarms 227

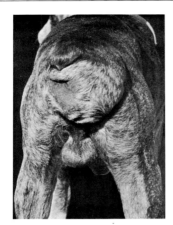

Abb. 328 *Mastdarmdivertikel*, Hund.

latur und zur sackartigen Hervorwölbung der Mastdarmschleimhaut durch die Rißstelle. Seltener sind sie *angeboren*. Bei Hunden wölbt der im Divertikel angestaute Kot die Dammgegend nach außen vor (Abb. 328) und gibt Anlaß zu Verwechslungen mit einer Hernia perinealis. Durch die rektale Untersuchung (Gummihandschuh) sind die Divertikelbildung und die Kotanschoppung leicht nachweisbar. Sie bedingt chronischen Tenesmus. Die *Behandlung* besteht in der Operation. Der Patient erhält 24 Stunden vor der Operation weder Futter noch Abführmittel. Nach gründlicher Ausspülung des Rektums wird nach dem in der *Gießener* Klinik von *H. Müller* und *Wille* entwickelten Verfahren die Operation in Extraduralanästhesie und allgemeiner Sedierung ausgeführt. Dicht proximal von der Linea anorectalis wird *nur* durch die Rektumschleimhaut ein Zirkulärschnitt gelegt. Unter leichtem, kontinuierlichem Zug wird dann das Schleimhautrohr von der Muskularis getrennt und ein entsprechend bemessenes Stück dieses Rohres einschließlich des Divertikulums reseziert. Die Schleimhaut wird am Schleimhautwundrand an der Linea anorectalis in der ganzen Zirkumferenz durch tiefgreifende Knopfnähte derartig vereinigt, daß die beim Vorziehen des Schleimhautrohres sich vor dem Sphincter ani anstauende, wellenförmig in Falten gelegte Muskularis miterfaßt wird. Damit wird ein Einreißen der Schleimhautnaht verhindert. Entfernen der lang gelassenen und in die Analöffnung zurückgeglittenen Nähte nach 14 Tagen. Beachtung strengster Diät (Weichfutter).

4. **Mastdarmlähmung.** Man beobachtet sie bei Hunden und Pferden als Symptom von Rückenmarkskrankheiten *(spinale Lähmung)*, vereinzelt auch als Nachkrankheit der *Brustseuche* und Hämoglobinämie. In einem Fall war bei einem Pferd ein Beckenmuskelabszeß durch das untere vierte Kreuzbeinloch ins Rückenmark eingedrungen. Zuweilen besteht gleichzeitig eine Lähmung der Harnblase, des Schweifes und Afters *(Sphinkterenlähmung, Hammelschwanz)*. Die wichtigste Folge der Mastdarmlähmung ist die Anschoppung von Kot im Mastdarm mit allmählicher Erweiterung desselben (Koprostase, chronische Kolik, Divertikelbildung). Bei gleichzeitiger Lähmung des Afters (Sphincter ani) steht der After offen. Die *Prognose* ist nicht günstig; die *Behandlung* ist meist erfolglos (Klistiere, manuelle Entfernung des Kotes, Strychnin, Vitamin-B-Komplex-Präparate).

5. **Neubildungen am Mastdarm und in der Analgegend.** Im periproktalen Gewebe findet man namentlich *Melanosarkome* (Schimmel) und Sarkome (Abb. 329), bei Pferden und Hunden in der Schleimhaut des Mastdarms *Zysten* (Retentionszysten der Lieberkühnschen Drüsen), die manchmal so prall mit einer wasserklaren Flüssigkeit gefüllt sind, daß sie sich bei der Palpation wie feste Tumoren anfühlen, *Schleimhautpolypen* (gestielte Hyperplasien der Schleimhaut), polypöse *Adenome, Fibrome, Myxofibrome, Fibrolipome, Leiomyome, Sarkome* und sehr selten *Aktinomykome* und *Varizen* (echte Hämorrhoiden). In der Umgebung des Afters kommen *Adenome* und seltener *Karzinome* (Analdrüsen und Zirkumanaldrüsen beim Hund; Abb. 330), bei Pferden

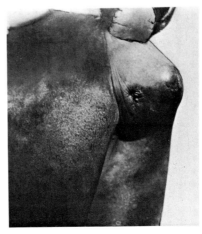

Abb. 329 *Sarkom* der Analgegend, Pferd.

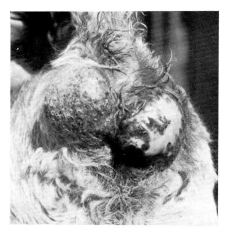

Abb. 330 *Adenome* der Zirkumanaldrüsen, 12 Jahre alter Foxterrierrüde.

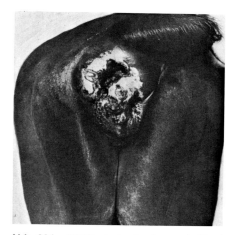

Abb. 331 *Karzinom* der Analgegend, Pferd.

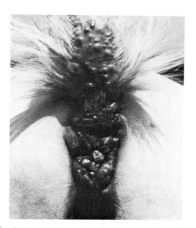

Abb. 332 *Melanome* der Analgegend, Pferd.

Karzinome (Abb. 331) und sehr häufig *Melanome* (Abb. 332) vor, die meist multipel angelegt sind. Die sehr häufig von den Zirkumanaldrüsen und seltener von den Analbeuteldrüsen ausgehenden *Adenome* des Hundes stehen mit dem Geschlechtszyklus in Beziehung, denn während der Brunst besteht eine vermehrte Sekretion der Drüsen. Ihre hormonal bedingte Funktion erklärt vielleicht auch, daß die Tumoren der Zirkumanaldrüsen fast nur beim Rüden vorkommen. Sie neigen nach ihrer Exstirpation zwar nicht zur Rezidivierung, treten jedoch sehr häufig an anderen Stellen in der Zirkumferenz des Anus einzeln oder multipel auf, so daß sich der Verlauf und die Behandlung mit immer wieder notwendigen Operationen sehr langwierig und leidvoll gestalten können. Bei Hündinnen wölben sich Tumoren in der Vaginalwand nach dem Rektum zu vor. Die im Mastdarm und im periproktalen Gewebe gelegenen Tumoren geben zu Verengerung des Mastdarms, zu Verlagerung des Anus, zu Koprostase, Beschwerden beim Kotabsatz und chronischer Kolik Veranlassung. Die Mastdarmpolypen, Tumoren und Zysten werden zuweilen vorübergehend bei der Defäkation sichtbar. Im übrigen wird der Nachweis der Mastdarmtumoren bei Großtieren durch die manuelle oder bei Kleintieren durch die digitale Untersuchung des Mastdarms geliefert. *Behandlung:* Die tiefgelegenen Mastdarmtumoren sind unheilbar, dagegen lassen sich die im kaudalen Abschnitt des Mastdarmes befindlichen Neubildungen, namentlich die gestielten Mastdarmpolypen und die Zysten, operativ entfernen (Ligatur, Ekraseur, Exstirpation, Punktion, Abnähen mit der Vennerholmschen Schusternaht). Die Melanome läßt man bei Schimmeln besser unangetastet, da sich nach Exstirpation häufig Rezidive bilden, die dann ein besonders rasches Wachstum zeigen.

Die Behandlung der *Adenome* der Zirkumanaldrüsen des Hundes ist operativ. Nicht selten kommen jedoch die Tiere erst zur Behandlung, wenn schon mehrere Tumoren von beachtlicher Größe entstanden sind, die die Operation erschweren oder nicht mehr angezeigt erscheinen lassen. In solchen Fällen können eine vorausgehende Röntgenbestrahlung und Hormontherapie mit der Applikation von Gestagenen in Depotform (Gestafortin-Merck, Depot-Clinovir-Upjohn) oder von Antiandrogenen (Cyproteron = Androcur-Schering) die Tumorbildung so verkleinern, daß sie in einen operablen Zustand gebracht wird. Auch die zusätzliche Kastration begünstigt diese Therapie. Sie empfiehlt sich als eine Behandlungsmethode für besondere Fälle mit größeren ringförmig um den Anus angeordneten Tumoren, deren operative Entfernung nicht mehr möglich ist, und für alte Tiere. (Vgl. auch *Überreiter*, Wien. tierärztl. Mschr., 52 (1965), 211, 597, 685).

6. **Mißbildungen des Mastdarms und des Afters.** Sie sind *angeboren* und betreffen entweder Mastdarm und After für sich allein oder beide gleichzeitig. 1. Als *Atresia ani* bezeichnet man das Fehlen der Afteröffnung (am häufigsten bei Schweinen und Kälbern, seltener bei Fohlen und Welpen). 2. Die *Atresia recti* besteht in einem angeborenen Verschluß des Mastdarms bei vorhandenem After. 3. Bei *Atresia ani et recti* fehlen der After und das Beckenstück des Mastdarms. 4. Als *Anus vaginalis* oder *Kloake* bezeichnet man das Einmünden des Mastdarms in die Scheide (*Atresia ani vaginalis, Cloaca congenita* [Abb. 333]). Ähnliche Mißbildungen kommen vereinzelt bei männlichen Tieren vor, indem der Mastdarm in die Harnblase *(Anus vesicalis)* oder in die Harnröhre mündet *(Anus urethralis)*. Die *Behandlung* ist eine operativ-plastische (Inzision der Haut, Freipräparieren und Öffnen des Mastdarmblindsacks, Vernähen der Schleimhaut mit der äußeren Haut; bei Schweinen u. U. Anlegen eines Anus praeternaturalis in der Flankengegend).

7. **Entzündung der Analdrüsen und Zirkumanaldrüsen.** Sie ist bei Hunden häufig und veranlaßt schmerzhafte, fluktuierende, bläulich gefärbte Pusteln oder Abszesse oder unregelmäßig geformte Ulzerationen in der unmittelbaren Umgebung der Afteröffnung. Dadurch wird der Kotabsatz erschwert und verzögert. Die *Behandlung* besteht im Spalten der Abszesse bzw. in Totalexstirpation der Ulzerationen. Offene Wundbehandlung oder in geeigneten Fällen Naht der Operationswunde und parenterale Versorgung mit Antibiotika oder Sulfonamiden.

8. **Entzündung der Analbeutel.** Bei den Fleischfressern befindet sich jederseits neben dem Rektum, dicht kranial vom Anus, ein Analbeutel, in dem Entzündungen der Schleimhaut und Retentionen und Eindickung des Drüsensekretes zu einer pastenförmigen Masse vorkommen. Die betreffenden Tiere empfinden einen Druck in der Analgegend, lecken häufig am After und rutschen auf dem Erdboden (*Schlittenfahren* der Hunde). *Behandlung* erfolgt durch *Ausdrücken* des angestauten Drüsensekrets vom Rektum her (man geht mit dem Zeigefinger [Gummifingerling oder Gummihandschuh] in den Mastdarm ein, wölbt den Analbeutel nach außen vor und legt seitlich vom After den Daumen an). Durch Druck der beiden Finger auf den Beutel entleert sich nunmehr das eigenartig riechende Drüsensekret. Das angestaute Drüsensekret läßt sich auch durch *Ausspülen* entleeren, indem eine Knopfkanüle in den Analbeutel eingeführt wird. Empfehlenswert ist in jedem Fall die anschließende Auffüllung des Hohlraums mit einer Antibiotikumlösung oder -suspension. Bei Rezidiven können die Beschwerden durch die *Exstirpation beider Analbeutel* für immer mit Sicherheit beseitigt werden.

9. **Abszesse in der Analgegend.** Bei Pferd, Rind und anderen Tieren finden sich gelegentlich Abszesse (periproktale Abszesse), die sich im Anschluß an äußere Verletzungen oder bei Infektio-

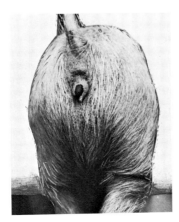

Abb. 333 *Atresia ani vaginalis, Cloaca congenita*, Kotballen in der Scheidenöffnung, Schwein.

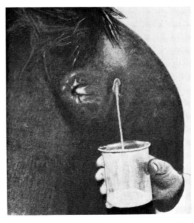

Abb. 334 Punktion eines *periproktalen Abszesses*, Pferd.

nen des periproktalen Bindegewebes vom Mastdarm aus bilden, wenn durch Fremdkörper oder auf andere Weise Verletzungen der Mastdarmwandung stattgefunden haben. Neben dem After zeigt sich dann eine rasch zunehmende Umfangsvermehrung, die vermehrt warm und druckempfindlich ist und den Kotabsatz schmerzhaft werden läßt und bei Pferden Kolikanfälle veranlassen kann. Allmählich bildet sich eine fluktuierende Stelle, und der Abszeß kann sich spontan öffnen. *Behandlung* erfolgt durch Punktion (Abb. 334) bzw. Spaltung des Abszesses, und zwar so, daß der Eiter ungehinderten Abfluß hat. Nachbehandlung mit desinfizierenden Spülungen.

VI. Krankheiten der Harnorgane

1. Harnsteine, Harnkonkremente, Harnsteinkrankheit, Urolithiasis

Vorkommen und Zusammensetzung. Die am häufigsten bei Hunden, in Farmen gehaltenen Pelztieren, Katern, Rindern (Ochsen), Pferden und gelegentlich bei Schaf- und Ziegenböcken vorkommenden Konkremente haben besonders dann praktische chirurgische Bedeutung, wenn sie sich in der Harnblase *(Blasensteine)* oder Harnröhre *(Harnröhrensteine)* befinden, da die Konkrementbildung und -ablagerung im Nierenbecken *(Nieren- und Nierenbeckensteine, Nephrolithiasis)* bei allen Haustieren seltener vorkommen. Es handelt sich dabei entweder um schlammähnliche Niederschläge (Grieß) oder um feste Steine. Sie bestehen bei Pferden in der Regel hauptsächlich aus kohlensaurem Kalk *(Karbonatsteine)*, bei Rindern aus Kieselsäure. In den großen Mastrinderbeständen hat die Urolithiasis wegen ihres häufigen Vorkommens eine große wirtschaftliche Bedeutung erlangt. Die Steine bestehen aus Kalzium-, Magnesium- oder Ammoniumphosphat *(Hardisty* u. *Dillman,* 1971). Die Harnsteine des Hundes, die in den letzten Jahrzehnten an Häufigkeit zugenommen haben, bestehen dagegen aus harnsauren Salzen *(Uratsteine),* oxalsaurem Kalk *(Oxalatsteine),* phosphorsaurem Kalk und Magnesium und Tripelphosphat *(Phosphatsteine).* Seltener sind Zystin- und Xanthinsteine, die nur einen schwachen Röntgenschatten geben. Die Konkremente kommen einzeln oder in größerer Zahl vor (Abb. 335, 336, 337).

Entstehung. Der *Ort* der Steinbildung ist entweder das Nierenbecken oder die Harnblase. Bei den Tieren vollzieht sich die Steinbildung meistens in der Harnblase, nur selten im Nierenbecken. Die *Ätiologie* und *Pathogenese* der Urolithiasis sind noch nicht völlig geklärt. Das gilt besonders für den konkreten Einzelfall. Zu dem komplexen Vorgang der Steinbildung müssen sicherlich vielfältige Faktoren vorliegen, die gleichzeitig und in bestimmter gegenseitiger Abhängigkeit zusammenwirken müssen, um eine Ausfällung der Harnsalze auszulösen. Der normale Harn stellt eine gegenüber dem Blut hypertonische Lösung einzelner Kristalloide, auch der schwer löslichen wie der Harnsäure, dar. Diese Kristalloide werden durch Schutzkolloide, die als Stabilisatoren des dispersen Harns wirken und ein Auskristallisieren verhindern, in einer konzentrierteren Lösung gehalten, als es ihrer Löslichkeit entspricht. Als Schutzkolloide kommen in Betracht Muzin, Urochrom, Nukleinsäure, Chondroitinschwefelsäure und andere hydrophile Kolloide. Auch das rasche Abfließen des Harns, die Unbenetzbarkeit der intakten Schleimhaut und die Konstanz des Harn-pH-Wertes sind in diesem Sinne wirksam. Der Steinbildung liegt grundsätzlich immer ein kolloidchemischer Vorgang zu-

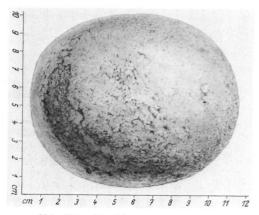

Abb. 335 *Harnblasenstein* vom Pferd.

VI. Krankheiten der Harnorgane

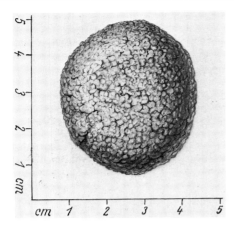

Abb. 336 *Harnblasenstein* vom Hund.

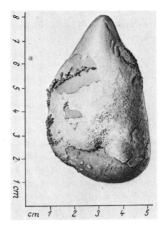

Abb. 337 *Harnröhrenstein* vom Pferd.

grunde, indem die Kristalloide und Kolloide durch verschiedenartige Einflüsse und Einwirkungen eine Zustandsänderung erfahren. Dadurch bewirken die mukoiden Kolloide bei ihrem relativen Übergewicht gegenüber den stabilisierenden Schutzkolloiden eine Ausfällung und Verklebung der Kristalloide zusammen mit harnfremden Kolloiden zum Steingerüst (Matrix). Die auslösenden Faktoren für diesen Vorgang sind sehr vielfältig. Es kommen in Frage Stoffwechselstörungen, akute und chronische Erkrankungen der Harnwege, akute und chronische Krankheiten des ganzen Organismus, wie Störungen im Wasser- und Elektrolythaushalt, im Purin- und Zystinstoffwechsel, im vegetativen Nervensystem, im Säure-Basen-Gleichgewicht des Blutes, Hyperparathyreoidismus mit Hyperkalzurie und Hyperphosphaturie, Vitamin-D-Intoxikation, A-Avitaminose, falsche, einseitige Ernährung (männliche Wiederkäuer), konstitutionelle Veranlagung (chondrodystrophoide Hunderassen, Dalmatiner, Cockerspaniel), Nierenepitheldegeneration mit Anlagerung von Kalzium, mangelnde Flüssigkeitszufuhr, Exsikkose, zu hohe Harnkonzentration (kohlensaurer Kalk bei Pflanzenfressern, Harnsäure bei Fleischfressern), zu hoher Harn-pH-Wert, Veränderung der Schutzkolloide durch Stauung und Zersetzung des Harns (Bildung von Tripelphosphat bei der alkalischen Harngärung) und durch bakterielle Infektion (bakterielle Pyelonephritis, Pyelitis, Zystitis) und durch Fremdkörper verschiedener Art (Schleimklümpchen, Blutkoagula, abgestoßene Epithelien, Gewebsteilchen sowie eingedrungene und eingebrachte Fremdkörper).

Es ist bei der Urolithiasis zwischen den *primären*, nicht entzündlichen Harnkonkrementen und den *sekundären*, entzündungsbedingten Harnsteinen zu unterscheiden. Eine scharfe Trennung ist jedoch nicht immer möglich. Obwohl als sicher gelten kann, daß die Entzündung keine notwendige Voraussetzung für die Steinbildung darstellt, bedeutet andererseits jede Infektion und Entzündung der Harnwege eine erhöhte Neigung zur Steinbildung, da sie eine wesentliche Ursache für die Zustandsänderung der Kristalloide und Kolloide darstellen.

Symptome. Solange die Harnkonkremente klein sind und sich nicht in der Harnröhre oder in einem Harnleiter oder im Nierenbecken einkeilen, veranlassen sie in der Regel keine auffallenden Krankheitserscheinungen. Die von einzelnen ruhenden *Nierensteinen* ausgehenden Beschwerden werden meistens nicht wahrgenommen. Dagegen verursachen rauhe und bewegliche Konkremente Entzündungen des Nierenbeckens sowie urogene und hämatogene Infektionen. Die Folge sind Pyelitis und Pyelonephritis, Harnstauung durch abgehende und den Ureter verstopfende Steine (Kolik!), Hydronephrose, Ureterruptur, Anurie und Urämie. Eine wiederholte und zuweilen sehr reichliche Hämaturie legt den Verdacht einer Nephrolithiasis nahe! Der sichere Nachweis gelingt nur durch die Röntgenuntersuchung (Abb. 338), gegebenenfalls mit Hilfe eines Kontrastmittels (Ausscheidungsurographie). Größere *Harnblasensteine* erzeugen vorübergehende Harnverhaltung, Blasenblutung und kartarrhalische, eitrige und diphtheroide Zystitis. Sie lassen sich bei Pferden, Ochsen und Bullen vom Mastdarm aus, bei Hunden durch die Palpation der Bauchdecken oder durch die Röntgenuntersuchung (Abb. 339) nachweisen. *Harnröhrensteine* bedingen Harntröpfeln oder vollständige und dauernde Harnverhaltung (Ischurie), Anstauung des Harns in der Harnröhre und Harnblase (ballonartige, manchmal bei Kleintieren bis an den Schaufelknorpel reichende Blasenausdehnung bei äußerer Untersuchung), diphtheroide Zystitis, Pyelitis, Pyelonephritis, Nephritis, Hydronephrose, Ruptur der Harnblase und tödlich verlaufende Urämie, die sich durch eine auffallende Störung des Allgemeinbefindens bemerkbar macht. Der Reststickstoffgehalt des Blutes steigt erheblich an. Der genauere Sitz des Steines wird durch den Katheter oder die Sonde festgestellt. Beim Rind und Schaf befinden sich die Harnröhrensteine meist in der S-förmigen Krümmung der Harnröhre hinter dem Skrotum oder am Arcus ischiadicus, beim Schaf ferner am Grunde des Processus urethralis, beim Hund in der Rinne des Rutenknochens oder in dem skrotalwärts gelegenen Teil der Harnröhre (Abb. 340), beim Pferd und auch bei Rindern in der Dammpartie der Harnröhre, die dadurch zuweilen erheblich erweitert wird. Bei Katern ist die Harnröhre manchmal mit Harngrieß vollständig verstopft, so daß ebenfalls eine umfangreiche Füllung der Harnblase eingeleitet wird, die dann in der Bauchhöhle als großes, pralles Gebilde zu fühlen ist.

Behandlung. Bei männlichen *Pferden, Rindern, Schafen und Hunden* werden die *Harnröhrensteine* durch die blutige Eröffnung der Harnröhre *(Urethrotomie)* entfernt. Der Eingriff erfolgt bei Pferden in der Dammgegend in der Nähe des Sitzbeinausschnittes, bei Rindern und Schafböcken ebenfalls in der Dammgegend an der S-förmigen Krümmung der Harnröhre, bei Rüden dicht kaudal vom Rutenknochen. Bei Schafböcken lassen sich nach *Bollwahn* durch die von *Schaffrath* empfohlene Amputation des Proc. ure-

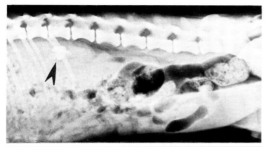

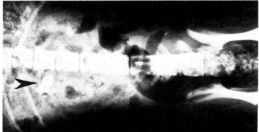

Abb. 338 *Nierenbeckensteine* (Pfeile), *Röntgenbild* mit *transversalem* (oben) und *ventrodorsalem* (unten) Strahlengang, 4jähr. Yorkshire-Hündin.

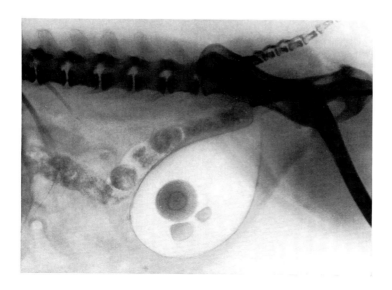

Abb. 339 *Harnblasensteine* bei einer 9jährigen Zwergschnauzer-Hündin, Röntgenbild mit Luftinsufflation der Harnblase. Auf ihrer Dorsalfläche ist das mit Kot gefüllte Colon descendens dargestellt.

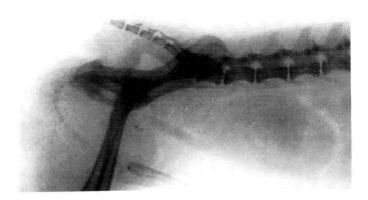

Abb. 340 Perlschnurartige Anreihung der *Harnröhrensteine* kaudal vom Os penis, Harnstauung und Erweiterung der Harnblase, Röntgenbild, Hund.

thralis und anschließende Durchspülung der Harnröhre mit Entozonlösung (1:2000) die akute Obstruktion der Harnröhre in manchen Fällen beheben und der akute, bedrohliche urämische Zustand beseitigen. Die *Harnblasensteine* werden bei Hunden und Katzen durch die *Laparozystotomie* entfernt. Wenn multiple Harnröhrensteine vorhanden sind und auch im Röntgenbild Harngrieß in der Harnblase nachweisbar ist, führen wir in *Gießen* meist die Laparozystotomie aus und spülen dann die Harnröhrensteine in die Blase zurück und von dort nach außen. Die Spülung erfolgt in Seitenschräglage des Patienten, so daß die Spülflüssigkeit aus der in die Bauchhöhlenwunde hervorgezogenen offenen Harnblase frei abfließen kann. Auf diese Weise wird die Harnröhre in ihrer Kontinuität zunächst noch erhalten. Ob später das Anlegen einer Dauerentleerungsfistel am Sitzbeinausschnitt (Urethrostomia perinealis) notwendig wird, hängt von der möglicherweise nachfolgenden Rezidivbildung ab. *Überreiter* bevorzugt für derartige Fälle folgendes Verfahren. Um die akute Harnstauung infolge der Obstruktion der Harnröhre durch einen oder mehrere kleine Harnröhrensteine zu beseitigen, werden zunächst die übliche Urethrotomie ausgeführt, die erreichbaren Konkremente entfernt und die Harnblase entleert. 8 Tage später wird eine Harnentleerungsfistel im Sitzbeinausschnitt (Urethrostomia perinealis) angelegt, damit die noch in der Harnblase befindlichen und auch die sich noch später bildenden Konkremente spontan abgehen können. Mit dieser kombinierten Behandlung hat er die besten Erfolge erzielt. Rezidive, die zu einem erneuten operativen Eingreifen zwingen, treten nur dann auf, wenn sich große Konkremente in der Harnblase bilden. Bei männlichen Pferden und Rindern werden die *Harnblasensteine*, wenn sie klein sind, ebenfalls durch den Harnröhrenschnitt am Sitzbeinausschnitt extrahiert. Größere Steine werden in der Blase mit einer Steinzange zertrümmert, die man durch eine in der Dammgegend angelegte Harnröhrenwunde in die Harnblase einführt *(Lithotripsie)*, anschließend ausgiebige Blasenspülung mit lauwarmem, abgekochtem Wasser. Gelingt die Lithotripsie nicht, so käme die Eröffnung der Harnblase von der Dammgegend aus in Frage. Bei *Katern* kann der Harngrieß durch vorsichtige Sondierung mit einer dünnen Knopfsonde aus der Harnröhre beseitigt und diese durchgängig gemacht werden. Anschließend wird mit einem dünnen Katheter die meist prall gefüllte Harnblase entleert und mit einem Desinfiziens gespült. Bei umfangreicher Füllung hat evtl. die Punktion der Blase oder das Anlegen einer Harnblasenfistel an der ventralen Bauchwand vorherzugehen. Da die Rezidivierung der Konkrementbildung beim Kater, bes. beim kastrierten Tier, sehr häufig vorkommt, empfiehlt sich das Anlegen einer Dauerentleerungsfistel, um die sich öfter wiederholende Obstruktion der Harnröhre zu vermeiden. Dies läßt sich erreichen entweder durch eine Urethrostomia perinealis oder auch in gewissen Fällen durch die Amputation des Penis mit der Implantation einer künstchen Harnröhre aus Silicon (Urethral Shunt Tube*, *Richards*, 1976). Das trifft besonders für die Patienten zu, bei denen bereits eine Nekrose der Harnröhrenschleimhaut bis zum Harnblasenhals vorliegt und infolgedessen eine Urethrostomie

---

* *All Silicone Urethral Shunt Tube®, U.S.Patent No. 3811,199, Fa. Richards, Medical Company, Memphis, Tennessee USA; Vertrieb in d. Bundesrepublik: Fa. Albrecht, 7960 Aulendorf/Württ.*

nicht mehr ausführbar ist. Bei *weiblichen* Großtieren gestaltet sich die Entfernung der Blasensteine wesentlich einfacher. Die an und für sich sehr kurze Urethra der Stute und Kuh ist sehr erweiterungsfähig. Man kann hier mit zwei Fingern und sogar mit der zugespitzten Hand (eingeölt) durch die Harnröhre, die man allmählich weitet, in die Harnblase eingehen, den Stein erfassen und allmählich unter drehenden Bewegungen aus der Blase herausziehen. Gelingt es nicht, so muß der Stein mit der durch die Urethra in die Harnblase eingeführten Steinzange zertrümmert werden. Die Steintrümmer werden durch Spülung entfernt.

Es empfiehlt sich, festgestellte *Nieren- und Nierenbeckensteine* (Nephrolithiasis) zu entfernen, da sie später meist zu Komplikationen führen; auf diese Weise kann eine noch funktionsfähige Niere erhalten werden. Je nach dem vorliegenden Befund kommt eine Nephrotomie mit Erhaltung der Niere oder bei bereits erheblicher Schädigung des Organs eine Nephrektomie infrage.

Während die operative Behandlung mit der Beseitigung der Harnkonkremente im allgemeinen mit keinen therapeutischen Schwierigkeiten verbunden ist und die Voraussetzung für die Heilung der Urolithiasis darstellt, trifft dies für die Hauptaufgabe der postoperativen Behandlung nicht zu, nämlich die Verhütung von *Rezidiven* der Steinbildung, die schon wenige Wochen nach der Operation beginnen kann. Bisher ist noch kein Behandlungsverfahren bekannt, mit dem sich dieses Ziel in jedem Fall erreichen läßt, so daß die *Prognose* der Urolithiasis im Einzelfall immer fraglich zu stellen ist.

Voraussetzung für eine erfolgversprechende Rezidivprophylaxe sind neben der vollständigen Entfernung der Konkremente die Sicherstellung eines ungehinderten Harnabflusses und eine Normalisierung der Nierenfunktion. Weiterhin sollte nach einem möglichen ursächlichen Zusammenhang zwischen Steinbildung und einer Grundkrankheit gesucht werden. Im Einzelfall ist dies vielfach nicht erfolgreich in Anbetracht der zahlreichen in Frage kommenden Möglichkeiten. Zu den allgemeinen Maßnahmen der Rezidivprophylaxe gehören Bekämpfung der Infektion der Harnwege, Steigerung der Diurese und Diät. Für die *Nachbehandlung* empfiehlt sich deshalb die Beachtung folgender Richtlinien:

Gegen die fast immer bestehende Entzündung der Harnwege Langzeittherapie mit Antibiotika und anderen Chemotherapeutika, möglichst als gezielte Therapie nach vorheriger bakteriologischer Untersuchung und Resistenzbestimmung. Wegen der während der längeren Behandlung auftretenden Resistenzänderungen oder des Erregerwechsels muß diese öfter wiederholt werden. Beendigung der Therapie darf erst erfolgen, wenn die wiederholte Harnuntersuchung sowie die bakteriologische Prüfung physiologische Werte ergeben. Ist eine Entleerungsfistel angelegt worden, empfiehlt sich außerdem die in nicht zu langen Abständen vorzunehmende Spültherapie, um auch gegebenenfalls neu gebildete Konkremente rechtzeitig ohne Operation entfernen zu können. Die Spülungen müssen zur Vermeidung zusätzlicher Schädigungen vorsichtig, nach den Regeln der Aseptik und mit körperwarmer Flüssigkeit ausgeführt werden. – Immer ist reichliche Flüssigkeitsverabreichung notwendig. Beim *Schaf*, das bei eiweiß- und mineralstoffreicher Fütterung zur Konkrementbildung disponiert wird, empfehlen sich ein vorübergehender Zusatz von etwa 10 Prozent Kochsalz zum Futter zur Anregung der spontanen Wasseraufnahme und Ausschwemmung von Harngrieß sowie Weidehaltung. Außerdem soll der Kalzium-Anteil des Futters erhöht werden, damit das Ca:P-Verhältnis etwa 2,5:1 beträgt. – Über längere Zeit sich erstreckenden Vitamin-A-Verabreichungen wird eine begünstigende Wirkung bei der Heilung der entzündlichen Prozesse und bei der sogenannten Glättung der Schleimhaut zugesprochen. – Beim *Hund* ist die chemische Zusammensetzung der Konkremente zu ermitteln und eine entsprechende Fütterung einzuhalten. *Phosphatsteine:* Kalziumarme Ernährung und Verhinderung der alkalischen Harnreaktion, da diese die Phosphate zum Ausfällen bringt; vorwiegend Fleisch, Hafer und Reis, aber keine Milch als Nahrung; gegebenenfalls Ansäuerung, um einen pH-Wert des Harns von 5,0–5,2 zu erzielen (Rp! Pulv. Ammonii chlorati, messerspitzenweise; Sol. acid. phosphor. 1:20, 3mal tägl. 5 Tropfen verdünnt mit Wasser o.ä.). – *Oxalatsteine:* Als Nahrung vorwiegend Fleisch, wenig Kohlenhydrate und kein Gemüse; der Harn soll schwach sauer reagieren. – *Uratsteine:* Da bei alkalischer Reaktion die Harnsäure nicht ausfällt, ist alkalisierende Nahrung wie Milch, Milchprodukte, Kartoffeln, Brot, Teigwaren o.ä. notwendig, dagegen verbietet sich Fleisch.

Die Verwendung von Zitronensäure und Aspirin, die die Löslichkeit des Kalziums verbessern sollen, und die Verabreichung von Hyaluronidase haben sich beim Menschen nicht bewährt.

2. Die Lähmung der Harnblase

Formen. Man hat die Lähmung des *M. sphincter vesicae* von der des *M. detrusor urinae* zu unterscheiden. Erstere erzeugt Unvermögen, den Harn in der Blase zurückzuhalten *(Incontinentia urinae)*, letztere umgekehrt Harnverhaltung *(Retentio urinae, Ischurie)*. Die Blasenlähmung kann *myogenen* oder häufiger *neurogenen* Ursprungs sein. Der nervös bedingten Lähmung liegen Störungen in den Bahnen des vegetativen oder autonomen Nervensystems zugrunde.

a) **Lähmung des M. spincter vesicae.** Ein bei Hunden häufiges Leiden, das sich im Unvermögen, den Harn zu halten, kundgibt *(Incontentia urinae, Enuresis)*. Man beobachtet es namentlich bei älteren Hunden (senile Schwäche des Schließmuskels), als Folge der Zystitis, nach längerer Harnverhaltung, bei erheblicher Ausdehnung des Blasenhalses durch Harnsteine oder Geschwülste sowie bei Rückenmarkskrankheiten. Bei Pferden besteht zuweilen gleichzeitig eine Lähmung des Afters, Mastdarms und Schweifes (Sphinkteren-Lähmung).

b) **Lähmung des M. detrusor urinae.** Die Lähmung der eigentlichen Harnblasenmuskulatur, des Austreibmuskels für den Harn, erzeugt Harnverhaltung *(Retentio urinae, Ischurie)*. Sie ist meist die Folge schwerer Rückenmarkskrankheiten (Wirbelbruch, Myelitis und Meningitis spinalis, Bandscheibenvorfall, Schädigung des spinalen Blasenzentrums, Apoplexie, Neubildungen) und dann zuweilen mit Lähmung des Mastdarms verbunden. Außerdem beobachtet man Blasenlähmungen bei schwerer Zystitis, im Verlauf der Hämoglobinurie des Pferdes und der Gebärparese des Rindes, bei allgemeiner Schwäche, nach Vergiftungen (Morphin) usw. Die Harnblase läßt sich bei Fleischfressern durch gleichmäßigen Druck auf die Bauchdecken, bei Großtieren durch rektale Palpation ausdrücken.

Behandlung. Es kann ein Versuch mit Strychnin, Hypophysin, Vitamin-B-Komplex, Massage oder Elektrizität (Hochfrequenzströme mit Aufsetzen der Elektrode auf die Kreuz-, Blasen- und Dammgegend) gemacht werden. Die gefüllte Harnblase ist täglich durch Druck vom Mastdarm oder von den Bauchdecken aus bzw. durch den Katheter zu entleeren. Zur Vorbeuge gegen bakterielle Zystitis empfiehlt sich frühzeitige Verabreichung von geeigneten Antibiotika und Chemotherapeutika.

3. Andere Erkrankungen der Harnblase

1. **Harnverhaltung.** Unter diesem Begriff sind verschiedene Krankheitszustände zusammengefaßt, die das Symptom der Retentio urinae gemein haben. Es handelt sich namentlich um *Blasensteine* und *Harnröhrensteine*, Tumoren, Lähmung des Detrusor urinae, Krampf des Sphincter vesicae, *Kompression* des *Blasenhalses* oder der *Harnröhre* durch Neubildungen und Schwellungszustände in der Nachbarschaft (*Prostatahypertrophie*, Phimose und Paraphimose beim Hund) oder um Verengerungen der Harnröhre durch Strikturen und entzündliche Schwellungen der Schleimhaut (inkrustierende Urethritis beim Pferd und Hund). Die wichtigste Erscheinung ist die vollständige Unterdrückung des Harnabsatzes *(Ischurie, Retentio urinae)* oder die tropfenweise, unter Schmerzen und Harndrang erfolgende unvollständige Entleerung des Harns *(Dysurie, Strangurie)*. Die Palpation der Harnblase vom Rektum oder von den Bauchdecken aus ergibt umfangreiche Füllung und Spannung. Folgen der Harnverhaltung sind Zystitis, Hydronephrose, Pyelonephritis, Ruptur der Harnblase und Urämie. Die *Behandlung* ist je nach der Ursache verschieden: Katheterisieren, Punktion der Harnblase, Urethrotomie, Zystotomie, Injektion von Hypophysin, Avacan, Novalgin, Paverin.

2. **Harninfiltration.** Die beim männlichen Rind nach der *Urethrotomie* mitunter auftretenden umfangreichen Harninfiltrationen unter der Faszie in der Umgebung der Operationsstelle lassen sich nach *Roth* durch die Exzision der Faszie verhüten.

3. **Harnblasenruptur.** Blasenberstungen kommen bei allen Tieren vor, namentlich wenn die Harnblase prall gefüllt ist und besondere traumatische Einwirkungen erfolgen. Am häufigsten wird die Ruptur bei Hunden nach Überfahrenwerden beobachtet *(Überreiter)*, seltener bei Pferden, Ochsen und anderen Tieren. Manchmal wird die Harnblase bei ungeschicktem Katheterisieren perforiert, oder sie reißt infolge enormer Ausdehnung bei Harnretention infolge von Blasenlähmung oder wegen Verschlusses der Urethra durch Konkremente. Die *Symptome* sind: Fehlen des Harnabsatzes trotz häufigen Anstellens zum Urinieren oder Entleeren nur weniger Tropfen mit Blut untermischten Harnes. Bei der Palpation der gespannten Bauchdecken ist bei Kleintieren in der Blasengegend eine Schmerzempfindung auslösbar. Die Perkussion der Bauchhöhle bei Kleintieren ergibt dorsal tympanischen und ventral gedämpften Schall, die Dämpfungszone ändert sich bei Lageveränderung des Patienten (Hochheben, Rückenlage). Beim Katheterisieren entleeren sich entweder kein Harn oder nur wenige Tropfen, die mit Blut vermengt sind, wenn man den Katheter sehr weit einführt. Diagnostisch gut

236 VI. Krankheiten der Harnorgane

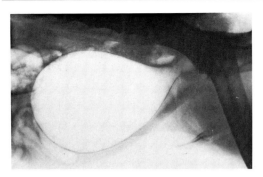

Abb. 341 *Röntgenbild* der mit Luft gefüllten, *intakten Harnblase*, deren deutlich dargestellter Blasenhals unmittelbar vor dem Beckenrand und im Becken liegt, Rüde.

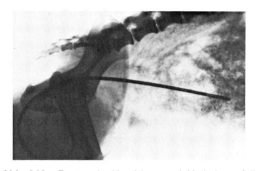

Abb. 342 *Ruptur der Harnblase* nach Verkehrsunfall, keine Kontrastdarstellung durch Luftinsufflation, sondern Verteilung der Luftblasen in der Bauchhöhle, Röntgenbild, Rüde.

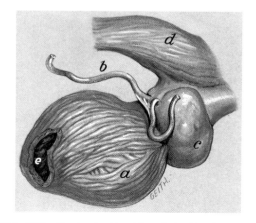

Abb. 343 *Ruptur* der Harnblase beim Hund;

a Harnblase; b Harnleiter; c Prostata; d Rektum; e Rupturstelle.

verwendbar sind auch die von uns in *Gießen* geübte Luftinsufflation der Harnblase und anschließende Röntgenaufnahme. Durch einen Katheter wird mit einem Gummigebläse oder mit einer großen Injektionsspritze Luft in die Blase geblasen. Ist die Harnblase intakt, so zeigt sich im Röntgenbild ein großes, scharf begrenztes, elliptisches Aufhellungsgebiet in der hinteren Bauchhöhle (Abb. 341). Ist die Blase zerrissen, so verteilt sich die Luft über die ganze Bauchhöhle (Abb. 342). Zweckmäßig ist für die Stellung der Diagnose nach *Überreiter* die *Punktion* der Bauchhöhle und Untersuchung des Punktates mit rauchender Salpetersäure (ein Tropfen Punktatflüssigkeit wird mit einem Tropfen Salpetersäure auf dem Objektträger verdampft, der Rückstand zeigt rhombische oder sechsseitige Harnstoffkristalle). Ferner macht sich rasch zunehmende Apathie bemerkbar, die Freßlust ist völlig unterdrückt, bisweilen erfolgt Erbrechen. Später fällt als Anzeichen der beginnenden und zum Exitus führenden Urämie die Temperatur unter die normale Grenze.

Blasenrupturen kommen auch bei neugeborenen Fohlen vor. *McGee* nimmt an, daß die voll gefüllte Harnblase durch einen plötzlich einsetzenden starken Zug am Nabelstrang einen so heftigen Druck erleidet, daß sie zerreißt. Die Erscheinungen beginnen etwa nach 12 bis 14 Stunden mit Mattigkeit und dauerndem Liegen. Dazu kommt am 3.–4. Tage eine deutliche Spannung der Bauchdecken. Ein sicheres Symptom wäre bei entsprechender Überwachung des Tieres das Fehlen des Harnabsatzes. Bei der Punktion der Bauchhöhle entleert sich Urin.

Die *Behandlung* besteht, solange noch keine Anzeichen einer fortgeschrittenen Urämie (subnormale Temperatur) vorhanden sind, in der Laparotomie seitlich vom Penis bei Hengstfohlen, in der Flankengegend bei Rüden oder in der Linea alba bei Stutfohlen und bei Hündinnen und in der Naht der Blasenrißstelle, die sich gewöhnlich am Blasenscheitel (Abb. 343) befindet. Die zerrissenen Wundränder sind vor der Naht entsprechend zu glätten. Beim Nähen dürfen die Blasenwundränder nicht zu stark eingestülpt werden. Bauchdeckennaht. Bei bereits bestehender fortgeschrittener Urämie ist die Operation nicht mehr indiziert, bzw. prognostisch zweifelhaft zu beurteilen.

Auch bei Fohlen können nur die rechtzeitig ausgeführte Laparotomie und die Naht der Harnblase eine tödlich verlaufende Urämie verhindern.

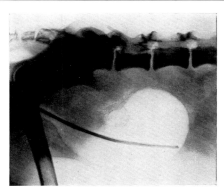

Abb. 344 *Karzinom* an der dorsalen Harnblasenwand, 8jähriger Airedaleterrierrüde, Röntgenbild mit Luftinsufflation.

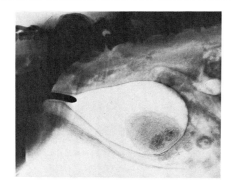

Abb. 345 *Fibroplastisches Sarkom* im Fundusteil der Harnblase, 10jährige Dachshündin, Röntgenbild mit Luftinsufflation, operativ geheilt.

4. **Harnblasentumoren.** Blasengeschwülste sind bei den Haustieren ziemlich selten. Sie kommen hauptsächlich bei Hunden vor (Abb. 344, 345). Die wichtigsten Blasenneubildungen sind das *Papillom* (Zottengeschwulst) und das zottenartige *Karzinom* (Zottenkrebs), die beide eine der Schleimhaut aufsitzende, blumenkohlartige, sehr weiche und leicht blutende Geschwulstmasse darstellen. Seltener sind *Leiomyome, Sarkome* und *Fibrome* der Blasenmuskulatur, *Adenome* der Blasenschleimhaut oder *tuberkulöse und aktinomykotische* Wucherungen. Die durch die Blasengeschwülste bedingten Erscheinungen sind: Hämaturie (Papillome, Karzinome), Störungen im Harnabsatz (Retentio, seltener Incontinentia urinae) und die Symptome des Blasenkatarrhs. Die Diagnose ist bei den Haustieren oft nicht leicht (Nachweis der Geschwulst durch rektale und die äußere Untersuchung, Katheterisieren, Untersuchung des Harns, Zystoskopie, bei weiblichen Tieren direkt durch die Harnröhre, bei männlichen nach vorhergegangener Urethrotomie, bei Kleintieren durch Röntgenuntersuchung nach Luftinsufflation in die Harnblase). Bei Blasentumoren ist die Begrenzung der Blasenwand unregelmäßig oder nach dem Blasenlumen zu verschattet. Die *Behandlung* ist bei Großtieren nicht immer erfolgversprechend, da man sich von der Dammgegend aus nur schwer Zugang zu der in der Beckenhöhle liegenden Harnblase verschaffen kann und weil postoperative Komplikationen (Harninfiltration, Infektion) den Ausgang ungünstig beeinflussen. Bei Kleintieren sind die Zystotomie und die Exstirpation des Tumors unter partieller Resektion der Blasenwand erfolgreich *(Berge)*.

5. **Harnblasenblutung.** Das Hauptsymptom der Blasenblutung ist die *Hämaturie*, die Beimengung von Blut zum Harn. Ursachen sind *hämorrhagische Zystitis, Verletzungen* der Blasenschleimhaut durch *Blasensteine*, Beckenbrüche und Kontusionen oder gefäßreiche und ulzerierende *Neubildungen* (Papillome, Karzinome). Die *Behandlung* richtet sich nach der Grundursache (Operation, Entfernung der Blasensteine bzw. der Tumoren, Ausspülen der Blase mit styptischen Lösungen, Rephrin).

6. **Vorfall und Umstülpung der Harnblase.** Als *Vorfall* der Blase *(Prolapsus vesicae)* bezeichnet man das Hervortreten der Blase durch Rißwunden der unteren Scheidenwand (Zerreißung beim Gebären) oder durch Wunden der Bauchwand. Die *Außenfläche* der vorgefallenen Blase wird hierbei vom *Peritonaeum* gebildet. Die *Behandlung* besteht in der Desinfektion und Reposition der vorgefallenen Blase sowie im Vernähen der Scheidenwunde oder Bauchwunde (Gefahr der Peritonitis). – Als *Umstülpung* der Blase *(Inversio vesicae)* bezeichnet man dagegen die Einstülpung der Blase in sich selbst, so daß der Grund der Blase durch die Harnröhre nach außen in die Scheide und unter Umständen zwischen die Schamlippen tritt (Abb. 346). Die *Außenfläche* der invertierten Blase wird durch die *Blasenschleimhaut* gebildet. Vielfach beobachtet man, wie der Harn aus den Einmündungsöffnungen der Ureteren tropfenweise heraussickert oder auch im Strahl entleert wird. Durch intravenöse oder subkutane Injektionen von Farbstofflösungen (Methylenblau o. ä.) wird der Harn gefärbt,

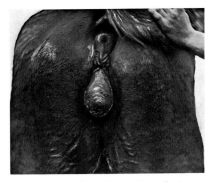

Abb. 346 *Inversio vesicae*, Stute.

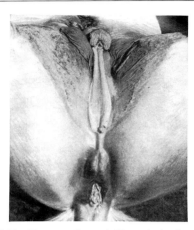

Abb. 347 *Hypospadie* und *Hypoplasie* des Penis, Fohlen (das Tier liegt in Rückenlage).

4. Krankheiten der Harnröhre

Sie sind bei den Haustieren im Gegensatz zum Menschen (Gonorrhoe) sehr selten. *Verletzungen* und *Entzündungen* kommen vor beim Harnröhrenschnitt, beim Katheterisieren und Sondieren oder durch eingekeilte Harnsteine und eingedrungene *Fremdkörper*. *Strikturen* beobachtet man nach Verletzungen, insbesondere nach der Urethrotomie und nach Amputation des Penis. *Harnröhrenfisteln* findet man zuweilen bei Pferden und Hunden nach Verletzungen, Operationen oder als angeborene Zustände. Angeborene Anomalien sind die *Epispadie* (Spaltbildung der Harnröhre an der oberen Wand) und die *Hypospadie* (Spaltbildung an der unteren Wand). Diese Anomalien sind gewöhnlich verbunden mit anderen Entwicklungsstörungen am Genitale (*Kryptorchismus, Hypoplasie des Penis, Pseudohermaphroditismus masculinus*, Abb. 347). In manchen Fällen kann durch die von *Mörkeberg* und *Möller-Sörensen* empfohlene plastische Operation eine Verlagerung des meist nach rückwärts gerichteten Penis vorgenommen werden.

Unter *Urachusfistel* oder *Urachus patens* versteht man das Offenbleiben des Urachus nach der Geburt, das bei *Kälbern* und *Fohlen* manchmal nach der Geburt beobachtet wird und sich durch Harntröpfeln kennzeichnet. *Behandlung:* Nach eigenen Erfahrungen *(Berge)* gelingt der Verschluß des Urachus leicht durch Kauterisieren mit einem knopfförmigen Brennkolben des Thermokauters, den man ein kleines Stück in die Urachusöffnung einführt. Durch die danach entstehende Entzündung kommt eine Verwachsung des Urachus zustande. Noch seltener findet man *Urachuszysten*, die als geschlossene sackartige Gebilde am Nabel-Blasen-Band liegen und selbständige Zysten darstellen oder mit dem Harnblasenlumen in Verbindung stehen. Die *Behandlung* ist operativ und besteht in Exstirpation der Zyste und unter Umständen im Verschluß der Harnblase. Die Erfolge sind befriedigend.

und dadurch können Harnentleerungen noch deutlicher sichtbar gemacht werden. Die Inversion der Blase wird namentlich bei Stuten während und nach dem Gebären beobachtet (weiter Blasenhals, starkes Drängen). Die *Behandlung* besteht in der Reposition (Rückstülpung) der vorher sorgfältig mit lauwarmem Wasser und einer desinfizierenden Lösung gereinigten Blase durch die Harnröhre. Bei ödematösen Schwellungen der Harnröhrenschleimhaut empfiehlt sich eine vorherige Behandlung durch Kompressen, die mit Lösungen von adstringierenden Mitteln (Alaun, essigsaure Tonerde) getränkt sind. Um einen neuen Vorfall durch Pressen auf die gereizte Blase zu verhüten, legt man um die Harnröhrenmündung in der Scheide eine Tabaksbeutelnaht, die nur so weit zusammengezogen wird, daß der Harnabsatz keine Behinderung erfährt.

VII. Krankheiten der männlichen Geschlechtsorgane

A. Krankheiten der Hoden

1. Der Kryptorchismus

Begriff und Vorkommen beim Pferd. Als *Kryptorchismus* bezeichnet man das Zurückbleiben eines oder beider Hoden im Leistenspalt – *inguinaler* Kryptorchismus, *Leistenhoden* – oder in der Bauchhöhle – *abdominaler* Kryptorchismus, *Bauchhoden*. Eine Abart bildet beim Pferde der *unvollständig abdominale* Kryptorchismus, d. h. der Hoden selbst liegt in der Bauchhöhle, der Schwanz des Nebenhodens mit einem rudimentären Proc. vaginalis im Leistenspalt. Der Kryptorchismus ist angeboren und oft erblich, *Erbfehler!*

Den Vererbungsgang des Kryptorchismus beim Pferde hat *Flechsig* an einem rechts kryptorchen Hengst verfolgen können, der in 3 Jahren 259 Stuten gedeckt hat. Von 24 Hengstnachkommen der F_1-Generation waren 8 kryptorch, und zwar 2 beidseitig, 1 links und 5 rechts. Ein normaler Hengst dieser Generation hat bisher 10 Söhne gezeugt, von denen 1 rechts kryptorch ist und ein anderer einen verzögerten Descensus testium aufwies.

A. Krankheiten der Hoden 239

Es können beide Hoden verborgen liegen, auch beide in der Bauchhöhle, meistens findet man aber den linken Hoden in der Bauchhöhle und den rechten im Leistenspalt. Das Umgekehrte ist seltener der Fall. Beim Pferde ist der *abdominale und unvollständig abdominale* Kryptorchismus wesentlich *häufiger* als der inguinale (152:77). Ferner betrifft der abdominale und unvollständig abdominale Kryptorchismus in ungefähr 60 Prozent aller Fälle die linke Seite, beiderseitig ist er nur in fast 10 Prozent.

Kryptorche Hengste, sog. *Klopphengste, Spitzhengste, Urhengste*, finden sich bei allen Pferderassen. Anorchidie, Monorchidie und Triorchidie haben wir beim Pferde bisher nicht beobachtet. Wir bezweifeln auch, daß diese anomalen Zustände beim Pferde überhaupt vorkommen.

Anatomischer Befund. Bei dem *abdominalen* Kryptorchismus liegt der Hoden meistens medial und ventral vom Scheidenhautring (Ostium vaginale) innerhalb der Bauchhöhle. Hierbei fehlt ein Scheidenhautfortsatz (Processus vaginalis) oft ganz. Er kann jedoch in rudimentärer Form und von Daumenglied- bis Kleinfingergröße im Leistenspalt vorhanden und trotzdem ganz leer sein. Öfter enthält er den Schwanz des Nebenhodens (unvollständiger abdominaler Kryptorchismus, Abb. 348 u. 353). Dann trägt er auch in der Regel einen schmalen, blassen Kremaster. Beim *inguinalen* Kryptorchismus liegt der Hoden im Leistenspalt, und zwar in einem daumenlangen, jedoch immerhin kleinen Scheidenhautsack. Bauchhoden und Leistenhoden sind stets *kleiner* als der im Skrotum liegende. Sie sind auch leichter und weicher, von platter, bisweilen feigenartiger, öfter eiförmiger Gestalt und haben die Konsistenz eines sog. Windeies der Hühner. Das Gewicht kann nur 15–50 g betragen gegenüber 100–300 g normaler jugendlicher Hoden. An seiner Oberfläche findet man beim Bauchhoden öfter filamentartige Wucherungen (Periorchitis), durch die er mit dem Bauchfell verklebt sein kann. An dem freien Rande trägt er meistens warzenartige Gebilde. Das sog. Gekröse des Bauchhodens ist sehr lang, weil der Körper des Nebenhodens dem Hoden selbst nicht eng anliegt und der Schwanz schnurartig aufgerollt ist. Ein *Bauchhoden* enthält *niemals lebende Spermien*, in Leistenhoden fanden wir nur in einzelnen Fällen unbewegliche. Der Bauchhoden kann krankhaft verändert sein. *Silbersiepe* fand in ihm Dermoidzysten, Haarbalgzysten, in einem feigengroßen Hoden sogar einen Zahn von der Größe einer weißen Bohne (Tera-

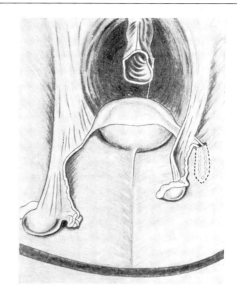

Abb. 348 Die beiden Formen des abdominalen Kryptorchismus, links der vollständige, rechts der unvollständige mit einem rudimentären Proc. vaginalis. Zeichnung nach einer Abbildung von *Cadiot*, Pferd.

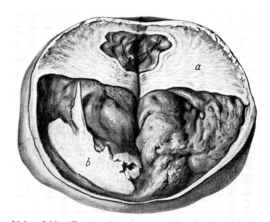

Abb. 349 *Zysten* in einem abdominalen Hoden, Pferd. a Hodenparenchym; b Knochen.

tom). *Berge* beobachtete eine zweifache Zystenbildung. In der einen Zyste befanden sich ein Knochenstück, in der anderen, kleineren Zyste 2 dicke Haare (Abb. 349). In einem anderen Falle fand *Berge* bei einem beiderseitig abdominalen Kryptorchiden in einem sehr großen, fleischigen Hoden mehrere lebende Strongyliden. *Silbersiepe* fand sehr große teratoide Hodengeschwülste von

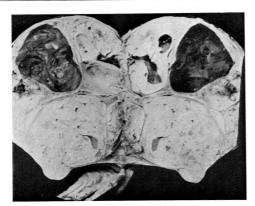

Abb. 350 *Teratoide Hodengeschwulst* mit Zysten und Fettgewebe, Pferd.

3 kg (Abb. 350) und 2 kg (Abb. 351, 352). Mehrere Male wurden faust- bis mannskopfgroße Retentionszysten gefunden. Im Bauchhoden können auch Sarkome und Karzinome vorkommen. Er kann auch abnorm klein sein, bohnengroß *(Pfeiffer). H. Müller* fand außer zahlreichen zystös entarteten Hoden von teilweise beträchtlichem Umfang in einem Fall bei einem zweijährigen Araberhengst einen 500 g schweren (normaler Hode 150 g), etwa doppelfaustgroßen, grobknotigen, sehr derben, teratoiden Hoden, dessen histologische Untersuchung ein fibrotisches Gewebe mit Verknorpelungen, Alveolen und Tubuli unterschiedlicher epithelialer Auskleidung ergab, die teilweise ein becherzellenähnliches Aussehen hatten. Bei einem 12jährigen angeblich kastrierten Kleinpferd wurde ein 2,6 kg schwerer entarteter *Leistenhoden* gefunden.

Symptome. Der Kryptorchismus ist an dem ein- oder beiderseitigen *Fehlen der Hoden im Hodensack* zu erkennen. Dazu zeigen kryptorche Hengste *Hengstmanieren*, Erregung des Geschlechtstriebes. Im jugendlichen Alter können sie noch „fromm" sein. Später werden sie aber *unleidlich* und oft sogar *bösartig* (Beißen, Schlagen). Dann sind sie im Stall und auf der Straße eine Gefahr, Haftpflicht des Eigentümers!! *Zuchtwert* haben kryptorche Hengste *niemals* (Erbfehler). Selbst Hengste mit 2 Bauchhoden *decken. Sie sind aber unfruchtbar.* Dasselbe gilt auch von inguinalen Kryptorchiden, bei denen die Hoden einwandfrei verborgen im Leistenspalt liegen. Der *Handelswert* beider ist in der Regel *gemindert.* Körperlich sind sie zwar gut entwickelt, muskulös, gute Gebrauchspferde. Sie sollten daher auch spätestens mit 2 Jahren operiert werden. Ein *vermeintlicher Wallach mit deutlichen Hengstmanieren* (Decken) *ist ein Kryptorchide.* Ein solcher läßt sich schwer untersuchen, daher ist stets Vorsicht bei der inguinalen Palpation geboten. Hengstmanieren können nach einwandfreier Kastration bei *älteren* Kastraten noch eine Zeitlang, 4–6 Wochen, bestehenbleiben. Dann müssen sie sich aber verlieren. In der Hallenser Klinik wurde beobachtet, daß ein Kastrat nach 3 Wochen noch deckte und im Ejakulat noch lebende Spermien aufwies.

Diagnose. Hierfür ist oft schon der *Habitus* des Tieres (Hengsttyp) und dessen *Naturell* (Hengstmanieren) entscheidend. Der klinische Nachweis gelingt bekanntlich auch leicht, wenn die Tiere noch beim *Züchter* stehen und wenn ein Kastrationsversuch noch nicht gemacht wurde, allein durch die *äußere* (inguinale) Untersuchung. In solchem Falle ist auch eine *innere* (rektale) Untersuchung überflüssig. Man führt von außen 3 Finger bzw. die flache Hand nach oben und *hinten* in den Leistenspalt ein und fühlt beim abdominalen nichts, den inguinal liegenden Hoden jedoch oft von Form und Konsistenz eines sog. Windeies. Bei fetten Pferden muß man sich jedoch vor Verwechslungen mit Fettpaketen und Venenknäueln hüten. Vereinzelt kann man auch einen Leistenhoden durch die Betastung von außen nicht fühlen, besonders wieder bei fetten Pferden. Schwierig wird die Diagnose oft, wenn ein *vermeintlicher* Wallach bei einem *Händler gekauft* und wenn er in der Tat nur einseitig kastriert ist. Er kann sogar beiderseits Narben zeigen. Maßgebend für die Diagnose Kryptorchismus sind in erster Linie deutliche Hengstmanieren (Ausschachten, Versuche, Stuten zu decken bei kräftigem, erigiertem Penis). Unleidlich und bösartig können auch echte Wallache sein. Andererseits soll man aber an der Tatsache festhalten, daß ein *Pferd, das deutliche Hengstmanieren zeigt, nicht beiderseits kastriert sein kann.* In solchem Falle ist eine *genaue Untersuchung auf Narben*, durch Besichtigung und Betastung, wichtig für die Diagnose. Man lasse dem Pferde zunächst den rechten Hinterfuß hochheben (Bremse) und leuchte mit der Taschenlampe von hinten her die Skrotalhaut ab. Hautnarben können aufgezogen oder nur strichförmig sein. Eine Hautnarbe ist, obwohl ein Hoden abgesetzt worden ist, nicht immer trichterförmig aufgezogen. Sie kann bisweilen sogar sehr versteckt, an der inneren Schenkelfläche, liegen. *Zwei Hautnarben* allein sind ferner noch *kein Beweis für eine beiderseitige Kastration*, andererseits aber kann ein Pferd, das nur *eine* Hautnarbe zeigt, beiderseitig kastriert sein. Es ist von Wichtigkeit festzustellen, ob sich an die eine oder andere Hautnarbe ein Strang anschließt, der, unter spindelförmiger Verdickung einige Zentimeter oberhalb der Hautnarbe, nach oben und hinten in den Leistenspalt zieht. Man prüft dies am besten dadurch, daß man z. B. die rechts liegende Hautnarbe von hinten her mit der linken Hand nach unten zieht und mit den ausgestreckten Fingern der rechten Hand die rechte Skrotalhaut über das angespannte Septum scroti hin und her verschiebt und in derselben Weise, durch Wechseln der Hände, auf der anderen Seite verfährt. Man braucht auch von vornher z. B. nur die Skrotalhaut in der Raphe nach unten zu ziehen, mit der anderen Hand die seitliche Skrotalhaut über das gespannte Septum zu verschieben. Ist das betreffende Pferd nur auf *einer* Seite kastriert, so fühlt man mit der palpierenden Hand hier *einen* bleistiftdicken Strang, der nach oben hin dicker wird und in den Leistenspalt zieht. In der Regel liegt der Fall bei Handelspferden so, daß man durch diese Untersuchung rechterseits einen Samenstrangstumpf nachweist, links nicht. *Dann ist das in der Regel als Wallach gekaufte Pferd linksseitiger Kryptorchide.* Nur ein Drittel aller einseitig kastrierten Pferde ist linksseitig kastriert oder rechts kryptorch. Wo der Hoden auf der nichtkastrierten Seite liegt (Leistenspalt oder Bauchhöhle), ist sowohl forensisch als auch für eine evtl. beabsichtigte Operation gleichgültig. In beiderlei Hinsicht *erübrigt sich daher auch bei einer solchen Sachlage eine rektale Untersuchung.* Wir untersuchen rektal nur, wenn wir auf beiden Seiten strangförmige Gebilde fühlen, wie in Abb. 371, und wenn das Pferd dennoch deutliche Hengstmanieren zeigt. Bei älteren und ruhigen Pferden *kann* dabei *der Nachweis des Hodens in der Bauchhöhle gelingen.* Er liegt als schlaffes, glattes, wohlbegrenztes, leicht verschiebbares, seine Form jedoch beibehaltendes, bei Druck fast immer empfindliches Gebilde und wie ein mit Quecksilber gefülltes Säckchen rechts oder links von der Mittellinie und vor dem Beckenrand. Der rektal untersuchenden Hand können jedoch kleine Bauchhoden, insbesondere bei unruhigen und drängenden Pferden, entgehen. Eine sog. *kombinierte Untersuchung,* inguinal und rektal, *fördert die Diagnose selten.* Sie ist auch für den Untersuchenden nicht ungefährlich. *Schwierig* ist der Nachweis der kryptorchen Seite in fast allen Fällen, in denen *bereits mehrfache Kastrationsversuche* (Einschnitte) vorgenommen worden sind. Wenn ein solches Pferd jedoch deutliche Hengst-

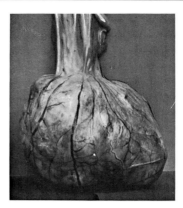

Abb. 351 *Inoperable* teratoide *Hodengeschwulst* eines 2jährigen, 650 kg schweren Kaltblutfuchshengstes. Gewicht der Mißbildung 2 kg.

manieren zeigt, und wenn bei ihm ein Bauchhoden rektal *einwandfrei* nicht nachzuweisen ist, so kann nur eine *diagnostische* Operation den Fall klären, oder es kann nach deren negativem Verlauf, in forensischen Fällen z. B., sogar Tötung und Sektion notwendig werden.

Behandlung. Die *Operation der Kryptorchiden* sollte, u. a. aus wirtschaftlichen Gründen, spätestens im Alter von 2 Jahren erfolgen. Eine Operationsversicherung ist immer ratsam, da selbst der geübteste Operateur mit unvorhergesehenen Zwischenfällen rechnen muß. Am wenigsten Schwierigkeiten bieten die Pferde, die noch beim *Züchter* stehen und an denen ein Kastrationsversuch noch nicht gemacht wurde. Sind sie beiderseits abdominal, so operieren wir erst rechts und dann links. Bei *Handels*pferden muß eine besonders genaue Voruntersuchung, wie oben beschrieben, vorausgehen.

Ganz *vereinzelte Fälle von abdominalem* Kryptorchismus sind *inoperabel.* In der Berliner Klinik hat *Silbersiepe* 3 solche Fälle erlebt. In dem einen Fall handelt es sich um eine kopfgroße *Retentionszyste* (Abb. 350), die mit der Bauchdecke verwachsen und nicht zu punktieren war, in 2 anderen Fällen um enorm große *teratoide Hodengeschwülste* (Abb. 351, 352).

Vorkommen, Symptome und Diagnose beim Schwein. Die Bedeutung des Kryptorchismus beim Schwein liegt hauptsächlich darin, daß das Fleisch geschlechtsreifer geschlechteter Tiere wegen des ihm anhaftenden Harn- und Geschlechtsgeruchs nicht volltauglich zum menschlichen Genuß ist. Die dadurch entstehenden wirtschaft-

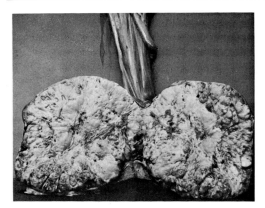

Abb. 352 Querschnitt von dem Hoden der Abb. 351. Der Querschnitt weist viel Knochengewebe, drüsenartige Neubildungen, Zysten und gefäßhaltige Teile auf.

lichen Verluste sind erheblich. Bei *Ebern* findet sich meist der kryptorche Hoden in der Bauchhöhle, seltener im Leistenspalt, oder es liegt ein unvollständig abdominaler Kryptorchismus vor, bei dem sich nur der Nebenhoden in einem rudimentären Scheidenhautfortsatz (Proc. vag.) befindet, während der Hoden in der Bauchhöhle liegt (*W. Schulze u. K. Bickhardt*, Dtsch. tierärztl. Wschr., 72 [1965], 436). Außerdem kommen vereinzelt atrophische sowie verlagerte Hoden (Ectopia testis) vor, die gewöhnlich zwischen Kniefalte und Präputium in der Bauchwand liegen. Der Kryptorchismus kann bei allen Formen ein- oder beiderseitig vorhanden sein. Die Kryptorchiden (Binnen-, Spitz-, Niereneber) sind erkenntlich an dauernder Belästigung ihrer Stallgenossen, sind in der Regel weniger fett als diese und haben einen größeren Präputialbeutel. Dieses Verhalten rechtfertigt zwar den Verdacht, ist jedoch für die Feststellung des Kryptorchismus unsicher und unzureichend, insbesondere im Hinblick auf die vorzunehmende Kastration, zumal bei jungen Schweinen ein geschlechtliches Verhalten noch fehlt. Die Feststellung des Kryptorchismus kann nur aufgrund einer eingehenden Untersuchung erfolgen. Die *Adspektion* und *Palpation* erstrecken sich auf den Nachweis von iguinalem Kryptorchismus, Hodenektopien, atrophische Hoden, ungewöhnliche Narbenbildungen, Samenstrangverdickungen oder -fisteln und abgekapselte Abszesse. Vorliegende Narben sind nicht beweisend für eine regelrecht ausgeführte Kastration, bei älteren Schweinen sind sie meist nicht nachweisbar. Läßt sich auf diese Weise ein Hoden nicht nachweisen, folgt die *digitale rektale Untersuchung* der Gland. bulbourethrales nach *Ellinger* und *Vogel*. Sie ist jedoch nur bei Schweinen mit einem Gewicht von über 40 Kilogramm von diagnostischem Wert. Diese Methode bietet eine große Sicherheit zur Differenzierung zwischen Kryptorchiden und Frühkastraten (*Fölster*, 1955). Nach den Untersuchungen der genannten Autoren sind die Gland. bulbourethrales (Cowpersche Drüsen) beim Frühkastraten atrophisch geworden bzw. im Wachstum zurückgeblieben. Sie haben etwa Bindfadendicke und sind daher kaum noch fühlbar. Sie begleiten beiderseits die Harnröhre, die von den Drüsen nicht überdeckt wird. Diese ist vielmehr in der ganzen erreichbaren Länge fühlbar und an ihren rhythmischen Kontraktionen zu erkennen. Dagegen sind bei geschlechtsreifen Schweinen, bei denen ein Hoden mit endokriner Tätigkeit vorhanden ist, die Bulbourethraldrüsen walzenförmige oder dreikantige Gebilde von 16–18 cm Länge, 3–4 cm Breite und 2–3 cm Dicke. Sie reichen kaudal bis zum Beckenausgang. Bei der digitalen Exploration des Mastdarms sind sie als derbe Stränge zu fühlen. Sie liegen größenteils dicht nebeneinander und überdecken deshalb die Harnröhre. Die Vergrößerung der Bulbourethraldrüsen ist allerdings erst beim geschlechtsreif werdenden Tier vorhanden und palpatorisch nachweisbar, wenn dies ein Körpergewicht von über 40 kg erreicht hat. Der Palpationsbefund ermöglicht es, mit Sicherheit bei einem solchen Tier zu entscheiden, ob es im frühen Lebensalter kastriert worden ist oder einen atrophischen Hoden besitzt. Bei lediglich strohhalm- bis bleistiftdicken Bulbourethraldrüsen, die die Harnröhre nicht überdecken, erübrigt sich eine weitere operative Behandlung, denn das Tier ist bereits kastriert oder besitzt einen atrophischen, zur Hormonerzeugung nicht befähigten Hoden, so daß eine Geruchs- und Geschmacksbeeinträchtigung des Fleisches nicht zu erwarten ist.

Dagegen ist bei Schweinen mit ihrem Lebensalter entsprechend entwickelten Bulbourethraldrüsen sowie bei jüngeren unter 40 kg Körpergewicht das Vorliegen eines oder zweier Hoden anzunehmen. Deshalb ist in diesen Fällen eine *diagnostische Operation* im Leistenspalt angezeigt, um entweder den obliterierten Samenstrang (Scheidenhautfortsatz) nachzuweisen oder den kryptorchen inguinal oder abdominal liegenden Hoden zu finden und zu entfernen (*Bolz*, 1943). Läßt sich im Leistenspalt ein Hoden nicht finden, so muß nach einem Scheidenhautfortsatz (Proc. vag.) gesucht werden. Der Nachweis eines obliterierten Samenstrangs mit dem kennzeichnenden, rötlichen Musc. cremaster externus besagt, ob auf der betreffenden Seite ein Hoden entfernt worden ist oder Kryptorchismus vorliegt. Dazu ist die Eröffnung des Scheidenhautfortsatzes in seiner ganzen Länge unumgänglich. Beweisend für eine vorausgegangene Kastration sind das Vorliegen eines zurückgebildeten, gewöhnlich etwa stricknadeldicken grauweißen Samenleiters und des begleitenden Gefäßstranges sowie die narbige Verwachsung des Endes des Scheidenhautfortsatzes mit der Haut im Skrotalbereich. Die Eröffnung ist deshalb notwendig, weil in etwa der Hälfte der Fälle von *abdominalem* Kryptorchismus ebenfalls ein mehr oder weniger deutlich ausgebildeter rudimentärer Processus vaginalis vorhanden ist. Fehlt ein solcher oder ist er ohne Inhalt, so liegt höchstwahrscheinlich abdominaler Kryptorchismus vor. Es ist jedoch eine sorgfältige Prüfung des eröffneten Proc. vag. nötig, denn in einzelnen Fällen kann ein *unvollständig abdominaler Kryptorchismus* bestehen, kenntlich an dem im Proc. vaginalis befindlichen Nebenhodenschwanz. Durch vorsichtigen Zug an diesem läßt sich meistens der Hoden aus der Bauchhöhle hervorziehen, gegebenenfalls nach stumpfer Erweiterung der Ostium vaginale.

Wenn aufgrund der Untersuchung abdominaler Kryptorchismus anzunehmen ist, muß die Bauchhöhle eröffnet werden. Bei Schweinen von 15 bis 40 kg Gewicht geschieht dies zweckmäßigerweise von dem Inguinalschnitt aus, indem man mit dem Finger durch das Ostium vaginale des Scheidenhautfortsatzes eingeht oder das Bauchfell durchstößt. Meistens muß die Perforationsöffnung so weit vergrößert werden, daß man mit 2 bis 3 Fingern eingehen kann, um die Exploration, das Hervorziehen und die Exstirpation des Hodens ausführen zu können. Die Bauchwand wird mit einer Naht verschlossen. Bei größeren Schweinen wird der diagnostische Inguinalschnitt mit einer Naht verschlossen und die Laparotomie in der Flanke ausgeführt, um den abdominalen Hoden ermitteln und entfernen zu können.

Bei unklarem Untersuchungsbefund sind die diagnostischen Operationen beiderseitig auszuführen, denn nur nach dem Entfernen der beiden Hoden bzw. dem Nachweis einer regelrechten vorausgegangenen Kastration können die Diagnose und Kryptorchidenoperation als gesichert und erfolgreich abgeschlossen betrachtet werden. Besteht diagnostische Unsicherheit und läßt sich ein Hoden auf einer oder beiden Seiten nicht finden, so gehört es zur Informationspflicht des Tierarztes, den Besitzer zu unterrichten, um vor Regreßansprüchen gesichert zu sein.

Behandlung. Die Entfernung der abdominal kryptorchen Hoden erfolgt bei größeren Binnenebern durch Laparotomie in der Flankengegend, inguinal, abdominal und unvollständig abdominal kryptorche Hoden werden bei jüngeren Kryptorchiden aus dem Leistenspalt exstirpiert, wie im einzelnen oben dargestellt. Der Harn- und Geschlechtsgeruch verliert sich je nach Lebensalter des Kryptorchiden entweder einige Wochen oder erst etwa 3–3½ Monate nach der Kastration.

Vorkommen und Bedeutung bei Hund und Katze. Bei Rüden und Katern kommt der abdominale oder der inguinale Kryptorchismus vor, beim Kater sehr selten. Abb. 353 zeigt die anatomischen Verhältnisse beim einseitigen abdominalen Kryptorchismus des Hundes mit einem rudimentären Processus vaginalis. Die Bedeutung des Kryptorchismus liegt beim Hund hauptsächlich darin, daß er vererbt wird. Rüden mit dem Fehlen eines oder beider Hoden im Skrotum (diagnostisches Merkmal!) dürfen nicht zur Zucht verwendet werden. Beim Kater bleibt der Geschlechtsgeruch erhalten. Kryptorche Hoden sind vor allem beim Rüden oft der Sitz maligner Tumoren (Abb. 354, 355). Sie geben sich je nach ihrer Größe und ihrer Lage durch entsprechende Umfangsvermehrung des Abdomens oder im Leistenspalt zu erkennen. Vielfach zeigen sich auch infolge der mit der tumorösen Entartung verbundenen hormonalen Dysfunktion allgemeiner Haarausfall, Pigmentierung der Haut, Präputialschwellung und andere allgemeine Symptome.

Behandlung. Entfernung der abdominal kryptorchen Hoden durch Laparotomie (Abb. 356), der inguinal kryptorchen Hoden aus dem Leistenspalt.

Vorkommen und Bedeutung bei Wiederkäuern. Beim Bullen, Schaf- und Ziegenbock kommt abdominaler und inguinaler Kryptorchismus ein- oder beiderseitig sehr selten vor. Kryptorche Wiederkäuer fallen für Zuchtzwecke aus, sie haben nur Schlachtwert. Kryptorche Schafböcke sind in der Herde wegen andauernder Belästigung der weiblichen Tiere unerwünscht. Nach tierzüchterischen Erfahrungen vererben hornlose Schafböcke den Kryptorchismus in höherer Zahl als die gehörnten Rassen. Bei kryptorchen Schafböcken ist in gleicher Weise wie beim Schwein durch die digitale rektale Untersuchung die Gland. bulbourethralis als haselnußgroßes, rundliches Gebilde am kaudalen Rand des Beckens über dem Beckenteil der Harnröhre fühlbar, während sie sich beim frühkastrierten Bock nicht entwickelt hat.

Behandlung. Bei Ziegenböcken kommt zur Beseitigung des Bocksgeruches die Kastration in Betracht, die bei kryptorchen Bauchhoden ebenso wie beim Schafbock durch die Laparotomie mit Paramedianschnitt vorzunehmen ist. Der günstigste Zeitpunkt zur Kastration ist ein Lebensalter von 6–9 Monaten.

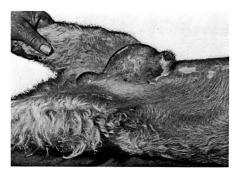

Abb. 354 Tumor (Seminom) eines *inguinal kryptorchen* Hodens, Foxterrier (der Hund liegt auf dem Rücken).

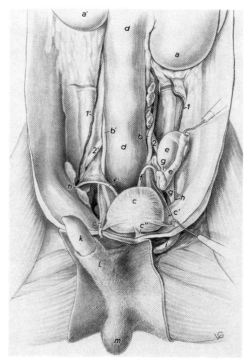

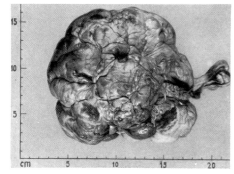

Abb. 355 Tumor eines *abdominal kryptorchen* Hodens bei einem Foxterrier, Gewicht des Hundes vor der Operation 10 kg, Gewicht des Tumors 1235 g.

Abb. 353 *Linksseitiger abdominaler Kryptorchismus beim Hund. Ventrale Ansicht.*

a,a' linke bzw. rechte Niere; b, b' linker bzw. rechter Harnleiter; c Vesica urinaria; c', c' Plicae vesicoumbilicales laterales mit Ligg. teretia (obliterierte Nabelarterien); c'' Lig. vesicoumbilicale mediale; d, d Colon descendens; e in der Bauchhöhle verbliebener linker Hoden und e' linker Nebenhoden; f, f' linker bzw. rechter Ductus deferens in der Plica ductus deferentis; g Lig. testis proprium; g' Lig. inguinale testis; h, h' linkes bzw. rechtes Ostium vaginale; i *rudimentärer Processus vaginalis sinister*; k Glans penis; l Präputium; m Skrotum, nur den rechten Hoden und Nebenhoden enthaltend; 1, 1' linke bzw. rechte A. und V. spermatica interna in der Plica vasculosa; 2, 2' linke bzw. rechte A. iliaca externa.

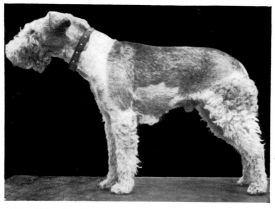

Abb. 356 Der Patient von Abb. 355 nach der Laparotomie und Exstirpation des Tumors.

A. Krankheiten der Hoden 245

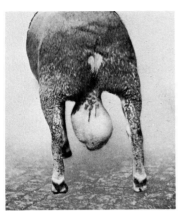

Abb. 357 *Abszeß* im Hoden, Schafbock.

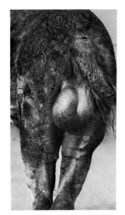

Abb. 358 *Hodennekrose* und Phlegmone des Skrotums bei einem Dromedar nach Bißwunden im rechten Hoden.

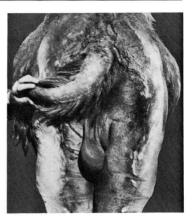

Abb. 359 Dromedar der Abb. 358 nach der rechtsseitigen Kastration.

2. Die Hodenentzündung, Orchitis

Ursachen. Die Entzündung der Hoden wird durch äußere *Traumen* (Quetschungen, Wunden) oder durch *innere* Ursachen bedingt (metastatische Orchitis). Zu den letzteren gehören der *Malleus* (Pferd), die *Tuberkulose, Bruzellainfektion* (Pferd, Rind, Schaf, Ziege, Schwein), die *Beschälseuche* und die Pyämie. Auch *Parasiten* in der Umgebung der Hoden können entzündliche Veränderungen veranlassen (Strongylus edentatus, Parafilaria multipapillosa). Manche Hodenentzündungen entstehen sekundär aus einer primären Periorchitis.

Symptome. Die Erscheinungen der *akuten Orchitis* äußern sich in derber und schmerzhafter Schwellung der Hoden und Nebenhoden (Epididymitis). Außerdem beobachtet man zuweilen Bewegungsstörungen, Kolikerscheinungen und Fieber. Seltener sind Abszesse (Abb. 357) und nekrotische Prozesse (Abb. 358, 359); in ihrem Verlauf können sich Peritonitis, Septikämie und Pyämie entwickeln. Die *chronische Orchitis* ist durch Verhärtung und Umfangsvermehrung des Hodens gekennzeichnet (interstitielle Orchitis, Verkalkung und Verknöcherung, Nekrose und Abkapselung bei Abortus Bang). Als *Periorchitis* bezeichnet man die Entzündung des serösen Überzugs des Hodens. Sie ist entweder serös (Hydrozele) oder adhäsiv und führt im letzteren Fall zur Verwachsung des Hodens mit der Scheidenhaut (Beobachtung bei der Kastration älterer Hengste und Eber). Bei Verdacht auf infektiöse Hodenerkrankungen (Tuberkulose – Bruzellose – Beschälseuche) sind die entsprechenden allergischen bzw. serologischen Untersuchungen zur Sicherung der Diagnose unerläßlich.

Behandlung. Die akute Orchitis wird durch Ruhe, Anbringen eines Suspensoriums, feuchte Wärme oder durch Einreibung zerteilender Salben behandelt (Kampfersalbe, graue Salbe). Bei Hodennekrose und Hodenabszessen ist die Kastration mit bedecktem Samenstrang mittels Kluppen oder Ligatur vorzunehmen (Abb. 359). Die chronische Orchitis ist unheilbar. Tiere mit Tuberkulose oder Bruzellose des Hodens sind auszumerzen.

3. Neubildungen im Hoden

Vorkommen. Die Neubildungen im Hoden sind beim *Pferd* meist *Sarkome* und *Fibrosarkome*, seltener *Karzinome* (Abb. 360), *Seminome* und *Dermoidzysten*. Bei *Hunden* kommen *Adenome*, *Embryome*, *Seminome* (Abb. 361) und *Meristome* vor. Häufig sind es Zwischenzellengeschwülste. Vor allem neigen inguinale und abdominale kryptorche Hoden beim Hund zu Geschwulstbildung (s. S. 243).

Symptome. Die Tumoren des Hodens sind durch eine schmerzlose, allmählich zunehmende, meist derbe, oft sehr umfangreiche Anschwellung charakterisiert. In manchen Fällen wuchert das Geschwulstgewebe am Gefäßstrang entlang und

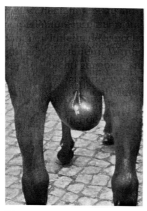

Abb. 360 *Karzinom* des Hodens, Pferd.

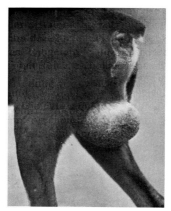

Abb. 361 *Seminom* des Hodens, Hund.

kann sich bis in die Bauchhöhle erstrecken. Zuweilen findet man auch die Leistenlymphknoten vergrößert. Als allgemeine Symptome beobachtet man häufig infolge der mit der Neubildung verbundenen endokrinen Dysfunktion Haarausfall, Pigmentierung der Haut, Mammavergrößerung und Präputialschwellung.

Behandlung. Die *Behandlung* besteht in der operativen Entfernung des erkrankten Hodens. Beim Übergreifen des Tumors auf den Gefäßstrang erfolgt das Absetzen der Geschwulst möglichst dorsal im Leistenspalt. Neubildungen, die bis in die Bauchhöhle reichen, lassen sich gewöhnlich nicht restlos exstirpieren, so daß solche Fälle inoperabel sind. Wird die Geschwulst nur teilweise entfernt, so ist mit Rezidiven zu rechnen.

4. Die Hodenzyste

Begriff. Die *Hodenzyste* ist eine Retentionszyste im Hoden selbst. Sie betrifft entweder den Kopf des Nebenhodens oder den *ganzen Hoden* und ist wahrscheinlich eine *Retentionszyste der Vasa efferentia*. Wir haben sie mehrmals am *Bauchhoden* gelegentlich der Kryptorchidenoperation gefunden (vgl. Kryptorchismus). Sie war dann faust- bis mannskopfgroß und enthielt eine klare, etwas milchige Flüssigkeit. Durch den Druck der stauenden Flüssigkeit ist das Hodengewebe bis auf kleine Reste geschwunden. Der Gefäßstrang ist erheblich verdickt, sulzig und blauschwarz. Bei seinem Hervorziehen aus der Bauchhöhle kann man aufgrund seiner Veränderung (Armstärke) schon sagen, daß der Hoden selbst zystös entartet ist. Den Hoden aus der Bauchfellwunde herauszu-

ziehen, ist unmöglich. Er kann erst entfernt werden, wenn vorher die Zyste durch Kanüle mit Ansatzschlauch punktiert und entleert wurde.

B. Krankheiten des Samenstrangs

1. Die Samenstrangfistel

Begriff und Ursachen. Als *Samenstrangfistel* bezeichnet man eine meist im Anschluß an die Kastration bei *Pferden*, seltener bei *Rindern* und *Schweinen* auftretende chronische, mit Abszeß- und Fistelbildung verlaufende, teils eitrige, teils fibrös-hyperplastische Entzündung des Samenstrangs einschließlich Scheidenhaut *(Funiculitis et Vaginitis chronica suppurativa et fibroplastica)*.

Als *Infektionserreger* findet man die gewöhnlichen Eitererreger, meistens Mikrokokken. Sie verursachen eine chronische, eitrige, indurierende Entzündung des ganzen Samenstranges, Nekrosen und Abszesse. Nach unserer Beobachtung bildet sich aber eine Samenstrangfistel meistens nur dann, wenn irgendein *nekrotischer Gewebsteil* oder auch ein *Fremdkörper (Seidenfaden)* in der Wunde zurückbleibt. Die Infektion kann ganz vereinzelt, ohne Fremdkörper in der Wunde, durch die Streu erfolgen. In Form der *Botryomykose* sieht man die Samenstrangfistel selten. Bei *Rindern* und *Schweinen* kommen pyogene, *aktinomykotische* und *tuberkulöse* Infektionen als Ursachen für Abszesse, Wucherungen und Fistelbildungen am Samenstrang in Frage (Abb. 362).

Außer diesen eigentlichen Ursachen kommen *prädisponierende* Momente in Betracht, die sich auf die Ausführung der *Kastration* beziehen. Insbesondere wird die Entstehung einer Samenstrangfistel begünstigt durch das früher übliche Abdrehen, durch Abkluppen, Abquetschen und Abbinden des Samenstranges (*Zurückbleiben des Nebenhodens* oder von Teilen desselben, Samenstrangvorfall), durch zu kleine Kastrationswunden der Haut und Scheidenhaut (*Einschnürung des Samenstrangs*, Exsudatverhaltung), durch mehrfaches *Quetschen* des Samenstrangs beim Kastrieren, durch nicht abgestoßene Teile der Scheidenhaut nach dem Abkluppen (zu frühzeitige Verklebung), durch eingeheilte *Ligaturen* oder durch ungenügende Reinlichkeit und Aseptik vor, während und nach der Operation. Im übrigen kann sich auch bei regelrechter und aseptischer Kastration durch eine spätere Infektion der Kastrationswunde oder infolge individueller Schwäche des Kremasters und dadurch bedingten Vorfalles des Samenstrangs eine Samenstrangfistel entwickeln. Die Erfahrung lehrt ferner, daß vereinzelt sogar bei völlig abgeheilter Kastrationswunde, mehr oder weniger lange Zeit *nach dem Kastrieren*, bei Wallachen eine zufällige Infektion der Skrotalgegend von der Streu aus erfolgen und zu Phlegmone, Abszedierung, Fistelbildung und zur Entwicklung von Botryomykomen in der Umgebung des Samenstranges und im Samenstrang selbst führen kann.

Symptome. Das Vorliegen einer Samenstrangfistel ist dann zu vermuten, wenn die Kastrationswunde nach der gewöhnlichen Durchschnittszeit von 6 Wochen nicht verheilt, wenn sich aus einer kleinen Öffnung fortgesetzt *Eiter* entleert und sich Eiterreste und *verklebte Haarbüschel* an der Innenfläche des Oberschenkels und Unterschenkels feststellen lassen. Nicht selten verzögert sich übrigens die Heilung noch um weitere Wochen, ohne daß man von „Samenstrangfistel" sprechen kann (*verzögerte Heilung der Kastrationswunden*). Zuweilen beobachtet man ferner wiederholte phlegmonöse Anschwellungen in der Nachbarschaft, die scheinbar wieder abheilen. Bei genauerer Untersuchung findet man in der Kastrationsnarbe eine trichterförmig eingezogene *Fistelöffnung*, die in einen *Fistelkanal* führt. Oft bestehen auch mehrere solcher Fistelöffnungen. Bei der Palpation findet man den *Samenstrang geschwulstartig verdickt*. Das Ausmaß der Verdickung ist sehr verschieden. Im allgemeinen ist die Samenstranggeschwulst um so größer, je älter der Prozeß ist. Speziell die Botryomykose erzeugt zunächst eine taubenei-, hühnerei- bis gänseeigroße, später eine

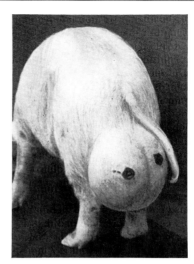

Abb. 362 *Beiderseitige Samenstrangfistel* mit Abszeß und fibröshyperplastischer Entzündung des Samenstranges, Schwein.

allmählich zunehmende *faust-, kindskopf* und *mannskopfgroße*, meist birn- oder flaschenförmige, sehr derbe Anschwellung des Samenstrangs, die sich mitunter bis zum Scheidenhautring oder sogar in die Bauchhöhle fortsetzt und in schweren Fällen auch auf den anderen Samenstrang, ferner auf die Haut des Skrotums, auf das Präputium, auf die Bauchdecken und auf die regionären Lymphknoten übergreift, so daß 2–6 mannskopfgroße, höckerige, derbe, mit *zahlreichen* Fistelöffnungen besetzte Tumoren in der Leistengegend entstehen (rektale Untersuchung). Diese Botryomykome entwickeln sich langsam. Sie sind oft mehrere Jahre alt, ehe sie zur Operation kommen. Andere Samenstrangerkrankungen, *Granulome (Champignons)* und *Fibrome*, gehören eigentlich nicht zu den Samenstrangfisteln. Sie sind lediglich Granulationsgewebswucherungen des vorgefallenen und in die teilweise vernarbte Wunde der äußeren Haut eingeschnürten Samenstrangstumpfes (Abb. 363). Sie entwickeln sich in der Regel schnell. Das in Abb. 364 abgebildete *Granulom* trat bereits 3 Wochen nach der Kastration in Erscheinung, während das in Abb. 365 wiedergebene unförmige *Fibrom* in ungefähr 6 Monaten entstanden ist. Es wog nach der operativen Entfernung 6,5 kg und bestand aus speckigem, derbem Granulationsgewebe. Die Operation bot, abgesehen von reichlicher Blutung, keine besonderen Schwierigkeiten, da nur der distale Stumpf des Samenstranges erkrankt war.

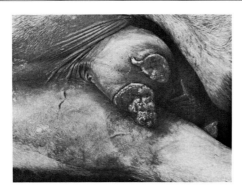

Abb. 363 Granulome *(Champignonbildung)* in der 4. Woche nach der Kastration mit Ligatur (Pferd in Seitenlage).

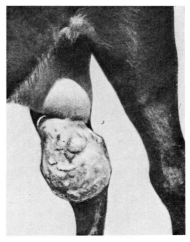

Abb. 365 6,5 kg schweres *Fibrom* am Samenstrangstumpf eines 3jährigen Wallachs, in 6 Monaten entstanden.

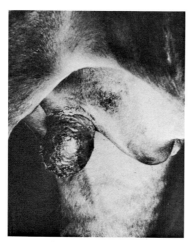

Abb. 364 Granulom *(Champignon)* am Samenstrangstumpf eines Pferdes nach Kastration im Stehen, etwa 3 Wochen alt.

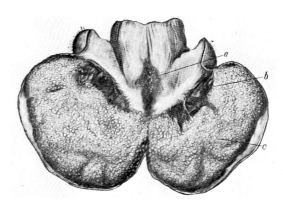

Abb. 366 *Botryomykose* des Samenstranges (Längsschnitt, *Butz*).

a Abszeß; b nekrotische Scheidenhaut; c zahlreiche sandkorngroße Eiterherde.

Pathologisch-anatomischer Befund. Gewöhnlich ist der geschwulstartige und flaschenförmig verdickte Samenstrangstumpf einschließlich Scheidenhaut ein derber Tumor von speckiger oder *sehniger* Konsistenz, der auf der *fibrösen* Schnittfläche eine grauweiße Farbe und in derselben gelbliche, gelbbraune und braunrote, schleimige Erweichungsherde oder mit schlaffen Granulationen ausgekleidete *Fistelkanäle* zeigt. In dem eitrigen Inhalt dieser Herde sind bisweilen die *Mikrokokkenkolonien* schon makroskopisch als *weißgelbe, sandkorngroße Gebilde* zu erkennen (Abb. 366); bei mikroskopischer Untersuchung stellen sie charakteristische *brombeerförmige* kugelige Gebilde dar. Die älteren und größeren Botryomykome besitzen in ihrer Peripherie zahlreiche fingerdicke Gefäße, namentlich neugebildete Venen von Daumendicke. Am Grunde des Fistelkanales findet sich manchmal ein Fremdkörper *(Ligaturfaden)*, der nach Abbinden des Scheidenhautsakkes oder nach der Unterbindung des blutenden Gefäßstranges zurückgeblieben ist. Hierbei liegen dann in der Regel nur eine Fistelöffnung und eine nicht höckrige Verdickung des Samenstrangstumpfes vor, nur selten multiple Abszedierung.

Behandlung. Samenstrangfisteln mit Arzneimitteln zu behandeln, zeitigt selten einen Erfolg. Bei *ruhigen Pferden* kann man eine erst 2 bis 3 Monate alte Fistel im Stehen zu spalten versuchen (geknöpftes Messer). Mit Hilfe des scharfen Löffels haben wir dabei mehrere Male einen nekrotischen Gewebsteil im Fistelgrunde, ein Stück Scheidenhaut, ein Stück Nebenhoden oder einen Fremdkörper (Ligaturfaden) entfernen und dadurch die Fistel heilen können. Eine seit Monaten oder sogar *Jahren bestehende* Samenstrangfistel ist jedoch nur *durch Operation am liegenden Pferde*, und zwar durch Freilegung und Exstirpation des veränderten Samenstranges, mit Erfolg zu beseitigen. Man operiere frühzeitig, weil die Prognose sehr umfangreicher Verdickungen wegen der Gefahr heftiger Blutungen aus großen Venenästen in der Tiefe des Leistenspaltes nicht immer günstig ist. Wenn bei Samenstrangfisteln, insbesondere bei Botryomykose, bereits die Bauchdecken in Mitleidenschaft gezogen sind, kann das Leiden unheilbar sein. Bei *Schweinen* kommt ebenfalls nur die totale Exzision aller erkrankten Gewebsteile mit Resektion des Samenstranges in seinem noch gesunden Teil in Frage (Allgemeinnarkose).

Die Behandlung der *Granulome* und *Fibrome* (s. Abb. 364, 365) kann ebenfalls nur in operativer Exstirpation bestehen. Es empfiehlt sich hierbei, stets ein Stück des gesunden Samenstranges mit zu entfernen.

2. Hydrozele

Begriff und Ursachen. Die *Hydrozele* ist eine durch Exsudation entstandene *Zyste des Scheidenhautfortsatzes* (Processus vaginalis), bei welcher der Hoden selbst in der Regel kleiner ist als gewöhnlich. Ein wäßriger Erguß füllt den nach der Bauchhöhle zu fast abgeschlossenen Sack aus. Bisweilen findet man nur eine umschriebene Zyste zwischen Scheidenhaut und Gefäßstrang (Hydrozele funiculi spermatici). Man unterscheidet eine akute und eine chronische Hydrozele. Die seröse Flüssigkeit befindet sich entweder frei innerhalb der Scheidenhaut (Hydrops), oder sie bildet abgesackte, zystenartige, mit Flüssigkeit gefüllte Hohlräume am Samenstrang und Hoden.

Bezüglich der Ursachen der Hydrozele ist zu bemerken, daß sie zuweilen *angeboren* ist (Beobachtungen bei der Kastration von Hengsten). Sodann entwickelt sie sich aus einer *traumatischen* Entzündung des Hodens und Samenstrangs (Quetschungen). Auch *Parasiten* (Strongylus

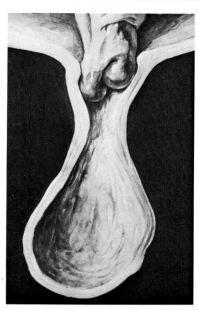

Abb. 367 *Hydrozele* infolge Bauchhodeneinklemmung im Scheidenhautring, Pferd.

edentatus, Parafilaria multipapillosa) veranlassen beim Pferd durch ihre Anwesenheit innerhalb der Scheidenhaut eine chronische seröse Entzündung der Scheidenhaut. Endlich findet man einen Hydrops der Scheidenhaut bei *Aszites* und allgemeiner Wassersucht. In einem Falle sahen wir als Ursache der Hydrozele einen im Scheidenhautring *eingeklemmten Bauchhoden* (Abb. 367).

Erscheinungen. Die Hydrozele ist durch eine weiche, elastische, fluktuierende *Anschwellung* des Hodensackes gekennzeichnet, die in akuten Fällen schmerzhaft und höher temperiert, in chronischen dagegen schmerzlos und nicht höher temperiert ist, zuweilen eine enorme Größe erreicht und durch eine ödematöse Konsistenz gekennzeichnet ist. Wegen der Ähnlichkeit mit einem Leisten- oder Hodensackbruch hat man die Bezeichnung Hydrozele (Wasserbruch) gewählt (Abb. 368). Die Diagnose wird durch eine Probepunktion gesichert. Der Hoden selbst ist atrophisch.

Behandlung. Das einfachste Mittel zur Beseitigung der Hydrozele bildet bei den Haustieren die *Kastration*. Die Operation geschieht in derselben Weise wie bei dem Hodensackbruch (vgl. S. 216).

Hämatozele. Man versteht darunter die Ansammlung von Blut innerhalb der Scheidenhaut. Sie wird durch *Traumen* veranlaßt, seltener durch eine besondere Form

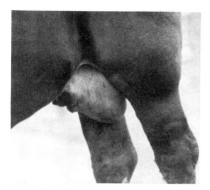
Abb. 368 *Hydrozele*, Pferd.

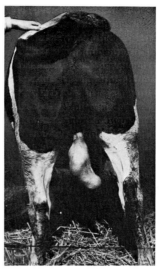
Abb. 369 *Varikozele*, Bulle.

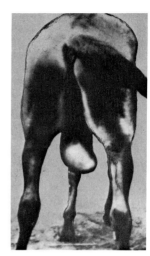
Abb. 370 *Varikozele*, Hengst.

der Vaginitis *(Periorchitis haemorrhagica)*. Zuweilen geht auch eine Hydrozele voraus. Einen frischen Bluterguß in dem Scheidenhautsack sieht man häufiger nach intratestikulärer Injektion zwecks örtlicher Betäubung vor der Kastration.

Varikozele. Sie besteht in einer varikösen *Erweiterung der Venen* des *Plexus pampiniformis* und wird bei inguinalen Kryptorchiden, zuweilen auch bei Bullen (Abb. 369) und bei alten Hengsten (Abb. 370) beobachtet (meist angeboren).

3. Zyste des Scheidenhautfortsatzes (Vaginalsackzyste)

Begriff und Ursachen. Während man die Hydrozele als den Wasserbruch des Hengstes bezeichnen kann, ist die Zyste des Scheidenhautfortsatzes ein *Wasser- oder Netzbruch des Wallachs*. Wir nennen sie kurz die *Vaginalsackzyste*. Sie ist stets die *Folge der Kastration* und wahrscheinlich auch oft die Folge einer Hydrozele, wenn die Schnittwunde im Scheidenhautfortsatz nach der Kastration schnell und reaktionslos geheilt ist. Die Ursache der Zyste des Scheidenhautfortsatzes ist oft eine *Netzsträhne*, die vielleicht schon bei der Kastration vorgefallen und abgesetzt sein mag und danach am Boden des Scheidenhautfortsatzes mit der Schnittwunde verwachsen ist. Dann verödet der Samenstrang nicht, wie in der Abb. 371 rechts zu sehen ist, zu einem festen Samenstrang-

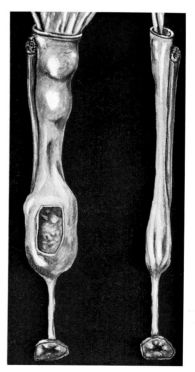
Abb. 371 Links: *Zyste* des Scheidenhautfortsatzes, Netzbruch des *Wallachs*. Rechts: Typischer Samenstrangstumpf, siehe Kryptorchismus.

stumpf, sondern er bleibt, wie links, blasenähnlich erweitert und enthält zeitlebens die Netzsträhne. Am linken Präparat der Abbildung sieht man am Boden des Scheidenhautfortsatzes die angewachsene Netzsträhne durch ein Fenster, das hier herausgeschnitten ist. Oben zieht durch den weiten Scheidenhautring die breite Netzsträhne in die Bauchhöhle. Von *Berge* wurde die Vaginalsackzyste auch bei kastrierten männlichen Schweinen gefunden.

Erscheinungen. Wallache mit einer Zyste des Scheidenhautfortsatzes (Vaginalsackzyste) sehen bei der Besichtigung der Skrotalgegend aus wie Hengste mit einem Hoden. Sie zeigen hier eine faust- bis kindskopfgroße Verdickung, die bei ruhigem Stehen weit herabhängt. Der Wallach zieht sie bei Berührung durch den Kremaster an. Die Verdickung fühlt sich schlaff, weich und fluktuierend an, läßt sich jedoch nicht reponieren. Entzündliche Erscheinungen fehlen. Im Handelsverkehr werden diese Wallache als „schlecht kastriert" bezeichnet. Beim Schwein liegen ähnliche Veränderungen vor, d. h. eine kleinapfelgroße, weiche Anschwellung mit fluktuierendem Inhalt.

Behandlung. Die Behandlung der Zyste kann nur eine operative sein. Man präpariert den Scheidenhautfortsatz wie bei der Kastration mit bedecktem Samenstrang nach langem Hautschnitt ringsherum frei, öffnet nun den Scheidenhautfortsatz, um ihn auf evtl. vorhandene Netzsträhnen zu untersuchen, zieht diese etwa 20 cm lang weiter hervor und setzt sie nach Unterbindung ab. Den Stumpf des Netzes reponiert man durch den Scheidenhautring in die Bauchhöhle. Auf den Scheidenhautfortsatz wird dann eine Kluppe gelegt. Diese bleibt liegen, bis sie nach etwa 3 Wochen abfällt. Bei Schweinen genügt eine Ligatur des Samenstranges. Die Prognose ist günstig.

C. Krankheiten des Skrotums und des Präputiums

1. Wunden, Entzündungen und Tumoren am Skrotum und Präputium

Wunden. Die Verletzungen am Skrotum und Präputium sind selten, abgesehen von den Kastrationswunden. Oberflächliche Verletzungen der Haut heilen meist leicht. Weniger günstig sind die penetrierenden Verwundungen mit Eröffnung des Scheidenhautfortsatzes, Vorfall und Verletzung des Hodens zu beurteilen (Bißwunden bei Hunden). Wegen der Gefahr der eitrigen und septischen Vaginitis, Orchitis und Peritonitis empfiehlt sich bei perforierenden Verletzungen die breite Inzision der Hodensackhäute, an die sich die Kastration (bei Großtieren mit Kluppen) anschließt, wenn es sich nicht um ein wertvolles Zuchttier handelt. Bei Pferden entstehen mitunter Vorhautwunden beim Springen und Hängenbleiben an Zäunen und beim Reiten auf dem Standbaum; quere Durchschneidung der Vorhaut hinter der Präputialöffnung kann zu deren Stenosierung führen, so daß das Ausschachten unmöglich wird (operative Heilung durch Exzision eines keilförmigen Stückes der ventralen Vorhautwand).

Dermatitis am Skrotum. Bei Hunden kommt ein nässendes Ekzem (Eccema madidans) am Hodensack häufig vor infolge reizender Waschungen und Einreibungen (ranzige Salben, Teer, Berührung mit Chemikalien, Medikamenten, Kalk u. a.) oder nach fortgesetztem Belecken und Benagen des Skrotums. Die Entzündung kann sogar zur *Nekrose* umschriebener Hautstücke führen. Seltener findet man eine Dermatitis bei anderen Tieren.

Behandlung. Die Behandlung besteht im Auftragen indifferenter antiphlogistischer, deckender oder austrocknender Salben (10proz. Ichthyolsalbe, Lebertransalbe, Zinksalbe, Tanninsalbe). Bei *Hunden* ist unbedingt durch einen *Halskragen* das Lecken am Skrotum zu verhindern!

Elephantiasis des Skrotums. Die Erkrankung wird bei Hunden beobachtet. Es handelt sich um eine diffuse hyperplastische Verdickung in der Kutis und Subkutis, teilweise ist auch die Epidermis mit einer Hyperkeratose beteiligt. Die Konsistenz ist derb-teigig infolge bindegewebiger Zubildung und serös-lymphatischer Durchtränkung im Unterhautbindegewebe. Es bestehen keine vermehrte lokale Wärme und kaum Druckempfindlichkeit. Das Allgemeinbefinden ist nicht gestört. Bei großer Ausdehnung (Abb. 372) gehen die Tiere hinten etwas gespreizt.

Behandlung. Sie ist ausschließlich operativ. Die Haut des Skrotums wird im gesunden Abschnitt an ihrer Grenze zur Haut des Leistenspaltes mit einem Zirkulärschnitt reseziert, wobei jede Verletzung der Tun. vag. communis zu vermeiden ist. Dann werden die Hautwundränder sorgfältig vernäht. Abdecken mit Deckpaste oder Pix liquid., Halskragen. Bei der Hautnaht verlagern sich die

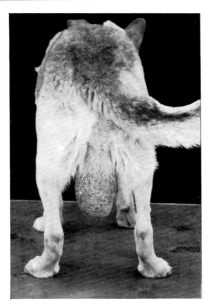

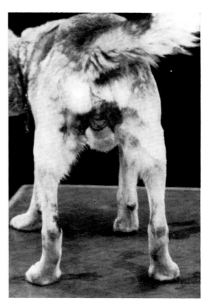

Abb. 372 *Elephantiasis* des Skrotums, Deutscher Schäferhund.

Abb. 373 Derselbe Hund nach Heilung der Operationswunde (die Schwarzfärbung rührt vom Anstrich mit Pix liquid. her zur Verhinderung des Beleckens).

Hoden in den Leistenspalt, die Deckfähigkeit bleibt erhalten (Abb. 373).

Tumoren des Skrotums. Bei *Hunden* kommen eigenartige kleine, stecknadelkopf- bis erbsengroße, meist dunkel pigmentierte oder speckige, an der Oberfläche glatte Neubildungen in der Einzahl oder multipel vor (Abb. 374). Manchmal ist das ganze Skrotum damit übersät. Die Neubildungen haben eine große Neigung zu Blutungen, die bisweilen durch Belecken des Skrotums entstehen, anscheinend weil die Tiere einen besonderen Juckreiz am Hodensack empfinden. Das Blut spritzt u. U. im Strahl aus kleinen Arterien und überschwemmt die Lagerstätte der betreffenden Tiere. Es handelt sich um eine *Lymphangitis haemangiosa*, um *Hämangiome* oder *Kavernome*, die wahrscheinlich den örtlichen Gefäßmißbildungen im Sinne von *Hamartomen* zuzurechnen sind. Von *Überreiter* wurde bei *Pferden* primäre Botryomykose des Skrotums beobachtet.

Behandlung. Die *Behandlung* ist ausschließlich operativ. Die Tumoren werden einzeln exstirpiert, die Hodensackwunde wird mit engen Heften genäht. Bei umfangreicher Ausdehnung muß das Tier kastriert und der ganze Hodensack abgetragen werden, oder man führt die Resektion des Skrotums mit Verlagerung der Hoden in den Leistenspalt wie bei der Elephantiasis des Skrotums aus, s. dort.

Phlegmone und Vorfall des Präputiums. Sie entwickelt sich bei Pferden zuweilen im Anschluß an die Kastration und andere Operationen in der Inguinalgegend oder nach Verletzungen des Präputiums, nicht selten auch im Verlauf der Samenstrangfistel. Sie ist durch eine oft sehr umfangrei-

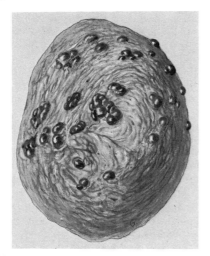

Abb. 374 *Kavernome* des Hodensackes, Hund.

C. Krankheiten des Skrotums und des Präputiums

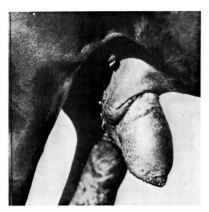

Abb. 375 *Vorfall* der inneren Vorhaut 10 Tage nach der Kastration, Pferd.

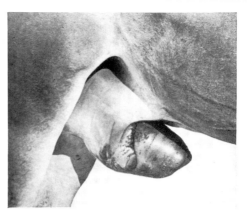

Abb. 376 *Vorfall* der inneren Vorhaut, Pferd.

che *Anschwellung* des Präputiums charakterisiert, die höher temperiert und schmerzhaft (entzündliches Ödem) und oft mit *Vorfall* der inneren *Vorhaut* verbunden ist (Abb. 375, 376). Dieser Vorfall kann unter Umständen eine Penislähmung vortäuschen. In der Regel ist der Verlauf günstig (Resorption); selten bleibt eine dauernde Verdickung des Präputiums zurück (Sklerose).

Behandlung. Die *Behandlung* besteht in erster Linie in Versorgung der Kastrationswunden, Beseitigung einer Exsudatverhaltung und parenterale Injektion von Antibiotika oder Sulfonamiden sowie von Diuretika (Lasix-Hoechst, Dimazon-Hoechst) zur Beschleunigung der Resorption der entzündlichen Infiltrationen. Außerdem empfehlen sich Einreibungen des Präputiums mit Kampfer- oder Ichthyolsalbe. Bei hochgradigen Schwellungen kann das vorgefallene Präputium skarifiziert werden. Ferner ist für *Bewegung* der Tiere zu sorgen. Suspensorien, gut gepolstert, sind mit Vorsicht zu verwenden. Heilung erfolgt in der Regel nach 1–2 Wochen.

2. Vorhautentzündung, Posthitis, Balanitis

Vorhautentzündung beim Pferd. Bei Hengsten und Wallachen findet man infolge Anhäufung und Zersetzung des Smegmas *(Seborrhoe)* eine chronische Entzündung der Innenfläche der Vorhaut. Sie äußert sich in der Ansammlung schmieriger, pasten- oder krustenartiger *Smegmamassen* innerhalb des Präputiums oder in der Fossa glandis, in *Verdickung, Ulzeration, Sklerose, Ringbildung, Scheidewandbildung* und in *Verengerung (Phimose, Stenose)* der Vorhaut. Aus dem eingedickten Smegma können sich sog. *Eichelsteine* bilden, die sich in der Fossa glandis festsetzen und die Mündung der Harnröhre verengern oder verschließen und zu Harnverhaltung, Harnkolik, Blasenentzündung, Nierenentzündung und selbst Blasenruptur Veranlassung geben können. Die Verengerung des Vorhautkanals durch Sklerose und *klappenartige, ringförmige Scheidewandbildung* an der inneren Vorhaut hindert die Tiere am Ausschachten, so daß der Harn innerhalb des Präputiums entleert wird. Oft findet man bei älteren Fällen auch eine Atrophie des Penis. Außerdem entsteht beim Pferd die Vorhautentzündung im Verlauf des Petechialfiebers (Nekrose) oder durch Zersetzung des Harns innerhalb des Präputiums, wenn andere Hindernisse für das Ausschachten vorliegen.

Behandlung. Die Behandlung besteht in der gründlichen Reinigung der Vorhaut mit flüssiger Seife, in der Entfernung des angesammelten Smegmas oder der Eichelsteine und im Ausspülen des Präputialsackes mit Sagrotanlösung. Stenosen, Ring- oder Scheidewandbildungen müssen durch die Spaltung oder keilförmige Exzision der Vorhaut, durch die Exstirpation der narbig-derben Scheidewände, unter Umständen sogar durch die Zirkumzision der ganzen Vorhaut behandelt werden. Länger erkrankte Fälle *sind übrigens meist unheilbar.*

Präputialkatarrh beim Hund. Bei den meisten männlichen Hunden findet man einen eitrigen Präputialkatarrh *(Präputialblennorrhoe)*, der durch einen tropfenweise sich absondernden *eitrigen Ausfluß* aus der *Vorhautöffnung* gekennzeichnet ist. Es handelt sich somit *nicht*, wie beim

Menschen, um einen ansteckenden eitrigen *Katarrh der Harnröhre* (echter Tripper, Gonorrhoe), sondern um eine nicht ansteckende, durch Eitererreger bedingte Erkrankung der Vorhaut (Vorhauttripper). Gelegentlich finden sich als Ursache eitriger Entzündungen Fremdkörper in dem Präputialsack. Bei Hunden sind es u. a. Ähren von Getreide- oder Grasarten, abgebrochene Halme oder Holzwollteilchen. In älteren Fällen findet man beim Zurückschieben der Vorhaut in der Gegend des Schwellknotens des Penis die Schleimhautfollikel am viszeralen und parietalen Blatt der Vorhaut körnig geschwollen (leukozytäre Infiltration der Lymphfollikel) und die Schleimhaut mit follikulären Wucherungen besetzt (Posthitis follicularis); zuweilen ist auch das Präputium selbst verdickt.

Bakterien beim Präputialkatarrh des Hundes. Nach *Krage* liegt eine Mischinfektion vor, und zwar mit Micrococcus pyogenes aureus und albus (75%), Haemophilus haemoglobinophilus (60%) und Escherichia coli (40%). *Seitz* fand dagegen am häufigsten Streptokokken. Der *Gonococcus Neißer* wurde *niemals* gefunden.

Behandlung. Die Behandlung des schwer zu heilenden Leidens besteht in der Entfernung etwa vorhandener Fremdkörper, im häufigen Ausspülen des Präputialsackes mit milden desinfizierenden und adstringierenden Lösungen. Dabei ist es notwendig, daß die Spülflüssigkeit bis an den Grund des Präputialsackes gelangt. Je nach Größe des Hundes spritzt man 50–200 ml in den Präputialsack, dessen Öffnung man mit den Fingern fest an das Spritzenmundstück andrückt, so daß sich der Vorhautsack prall mit der Flüssigkeit füllt. Man läßt die Flüssigkeit einige Minuten einwirken und dann wieder ablaufen. Diese Spülung wiederholt man mehrere Male hintereinander. Ferner empfiehlt sich eine Behandlung mit Sulfonamid- oder Antibiotikum-Salben. Diese Behandlung verbürgt keine Dauererfolge und ist deshalb zu wiederholen, wenn erneut Ausfluß auftritt.

Vorhautentzündung beim Rind. Beim *Ochsen* entwickelt sich außer akuten phimotischen Abszessen namentlich im Sommer bei Grünfütterung (Polyurie) oder als Folge des Nichtausschachtens und von Harnzersetzung eine chronische Entzündung der Vorhaut mit Ansammlung zersetzter Smegmamassen *(Posthitis chronica)*, die sich als eine äußerlich sichtbare Anschwellung der Vorhaut *(Raumschlauch)* zu erkennen gibt. Die längliche, schmerzhafte Anschwellung bedingt eine Verengerung der Vorhautmündung *(Phimosis)* mit *Störungen des Harnabsatzes*, Harndrängen, tropfenweisem Harnabsatz, Kolik, Harnverhaltung, selbst Blasenruptur. Außerdem können eine *nekrotisierende Phlegmone* der Vorhaut mit Penisnekrose, *Harninfiltration* in der Umgebung des Präputiums und manchmal *Septikämie* hinzutreten. Bei Bullen hat die Infektion mit Trichomonaden eine erhebliche Bedeutung.

Behandlung. Die Behandlung besteht in der Entfernung der schmierigen Smegmamassen, in antiseptischen und adstringierenden Ausspülungen des Präputialsackes, Einlegen von Entozon- oder Protargolstäben oder im Spalten der verengerten Vorhaut und in langer Inzision der mit Harn infiltrierten Gewebspartien. Bei Bullen mit Trichomonasinfektion ist eine besonders sorgfältige Behandlung der entzündlichen Veränderungen am Präputium, insbesondere des Penisblattes, erforderlich. Nach *Küst* und *Schaetz* und dem diesen Verfahren nahestehenden Vorgehen von *Abelein* muß bei dem mit 50–120 ml einer 1–2proz. Tutocainlösung extradural anästhesierten und niedergelegten Bullen zunächst der Penis aus dem Präputium vormassiert werden, so daß er außerhalb vom Präputium fixiert werden kann. Dann werden Penis und Präputium gründlich mit einer 1promilligen Entozonlösung gewaschen und 50 ml derselben Entozonlösung in die Harnröhre injiziert. Anschließend werden Penis- und Präputialschleimhaut mit antibakteriziden, aber reizlosen Medikamenten durchmassiert, so daß diese überall die Schleimhaut und deren Falten, namentlich an ihrer Umschlagstelle in den Penis, innig berühren. Verwendet werden: Penizillin-, Aureomyzinsalbe, Supronalemulsion oder andere Antibiotika oder Sulfonamide. Nach Zurückverlagerung des Penis in das Präputium gibt man noch etwa 50 ml des betr. Mittels in den Vorhautsack und verschließt die Präputialöffnung bis zum Abklingen der Anästhesie mit einer Mullbindenligatur.

Impotentia coeundi beim Rind. Beim *Bullen (Stier)* kommen ferner verschiedene krankhafte Zustände am Präputium vor, die eine ganz besondere wirtschaftliche Bedeutung haben, da sie zum Unvermögen des Deckens *(Impotentia coeundi)* führen können.

Es handelt sich dabei nach *Götze* zunächst um strangartige Verbindungen zwischen Präputium und Penis, die deutlich erst bei der Untersuchung in hoher Extraduralanästhesie festgestellt werden können. *Behandlung:* Durchschneidung der Stränge. Die Deckfähigkeit wird wiederhergestellt.

Ferner kommen ringförmige Verengerungen der Präputialschleimhaut vor, die keinerlei entzündliche Veränderungen zeigen. Sie werden als angeborene *Präputialfalten-Phimose* bei jungen Bullen gefunden. Die Penisspitze bleibt manchmal völlig in der Ringfalte verborgen oder ist nur auf Fingerlänge sichtbar. Das Leiden muß als *unheilbar* gelten, die betreffenden Tiere scheiden demnach zur Zucht aus.

Eine ähnliche Ringfaltenbildung findet sich bei einer *Posthitis chronica* bei Bullen, die bereits gedeckt haben. Auch bei dieser Erkrankung kann die Penisspitze nicht mehr frei beweglich ausgeschachtet werden, sondern sie wird nur auf eine kurze Strecke außerhalb der Präputialöffnung sichtbar. Bei der in hoher Extraduralanästhesie vorzunehmenden Untersuchung des Präputiums und des Penis stellt man eine den Penis ringförmig umgebende Schleimhautfalte fest, die stets höher gerötet ist, zahlreiche Exkoriationen bzw. Ulzerationen aufweist oder manchmal mit fluktuierenden Abszessen besetzt ist. Die Infektionen sind durch Corynebact. pyog., Streptokokken oder Mischinfektionen mit Tuberkelbakterien bedingt. Die Erkrankung dürfte durch oberflächliche Verletzungen der Präputialschleimhaut, in denen dann die Erreger die Eintrittspforte gefunden haben, verursacht werden. Die zu dieser *Posthitis adhaesiva et apostematosa* führenden Veränderungen sind *unheilbar*. Die Bullen sind zur Zucht untauglich.

Dysfunktion der Afterpenismuskeln. Die *ohne* nachweisbare *entzündliche Veränderungen* oder *mechanische Hindernisse* bedingte Form der *Impotentia coeundi*, bei welcher der Penis ebenfalls nicht normal weit aus dem Präputium ausgeschachtet wird und infolgedessen der Nachstoß und das Abdecken unterbleiben, wird von *Götze* als eine *Dysfunktion der Afterpenismuskeln* aufgefaßt. Die Dysfunktion ist ein rezessiv bedingter Erbfehler.

Behandlung. Die Behandlung besteht in der *Myotomie* der Afterpenismuskeln von der Dammgegend her am stehenden Tier in tiefer Extraduralanästhesie oder am liegenden Tier in hoher Extraduralanästhesie. Da der Zustand auf Vererbung beruht, soll man in Hochzuchten mit der Operation zurückhaltend sein.

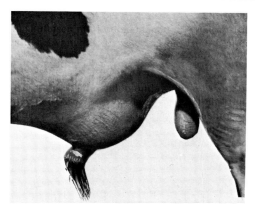

Abb. 377 *Abszeß am Präputium, Bulle.*

Abszesse im Präputium. In der Haut des Präputiums oder in der ventralen Bauchwand in der Umgebung des Präputiums kommen bei Bullen und Ochsen *Abszesse* (Pyogenesinfektion) vor, die manchmal eine erhebliche Ausdehnung annehmen können (Abb. 377).

Behandlung. Einreiben mit 10proz. Kampferoder Ichthyolsalbe; nach Reifung Spaltung der Abszesse, Entfernung von etwa vorhandenen, käsig eingedickten Eitermassen oder Nekrosen, desinfizierende Wundbehandlung.

Vorhautentzündung beim Schaf. Beim Schaf kommt eine spezifische infektiöse Posthitis vor, deren Erreger noch nicht eindeutig ermittelt ist (Virusinfektion?). Charakteristisch für das Krankheitsbild sind die zunächst entstehenden entzündlichen Rötungen des parietalen Präputialblattes mit stecknadelkopfgroßen, glasig veränderten Lymphfollikeln und die anschließend durch die nekrotisierenden Sekundärerreger verursachten tiefgreifenden ulzerierenden Prozesse in der Präputialschleimhaut. In hochgradigen Fällen entwickelt sich Verklebungen oder sogar Verwachsungen im Bereich der Präputialöffnung und der Penisspitze (Proc. urethralis). Die Folgen sind Störungen im Harnabsatz, völlige Harnverhaltung und schließlich Urämie.

Prognostisch ist die infektiöse Posthitis anfangs vorsichtig, später zweifelhaft bis ungünstig zu beurteilen, da sie bei nicht rechtzeitiger Beachtung und Behandlung sich schnell ausbreitet, irreparable Krankheitszustände verursacht und auch auf die übrigen Geschlechtsorgane übergreifen kann (Orchitis).

Behandlung. Sie besteht im wesentlichen in der sorgfältigen Überwachung der Herden und in Applikation von antibiotischen Salben.

Vorhautentzündung beim Schwein. Durch Ansammlung von Smegma im Nabelbeutel und Zersetzung des Harns entsteht namentlich bei kastrierten männlichen Schweinen eine entzündliche Schwellung der Vorhaut mit *Phimosis* und *Dysurie* und mit Bildung von *Vorhautsteinen*.

Behandlung. Die Behandlung besteht in der manuellen Entfernung der angestauten stinkenden Smegmamassen, in desinfizierenden Ausspülungen, in der Inzision und Zirkumzision.

Im *Nabelbeutel* (Präputialbeutel) der Schweine kommt nach *Köhler* etwa bei einem Viertel aller Tiere als Folge von Harnstauungen eine chronische Entzündung der kutanen Schleimhaut vor, die in einer *Hyperkeratosis, Parakeratosis* und *Akanthosis* besteht. Bei tiefergehenden Veränderungen findet man eine reichliche Ansammlung von eosinophilen Leukozyten. Die Erkrankung trägt den Charakter einer *Leukoplakie*. Besondere klinische Erscheinungen werden meist nicht ausgelöst. Differentialdiagnostisch kommen abgekapselte Abszesse, Hämatome und aktinomykotische Granulome in Betracht.

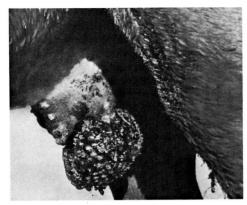

Abb. 378 Multiple *Papillome* am Präputium, Pferd.

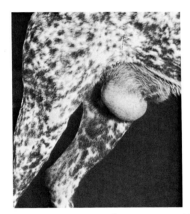

Abb. 379 *Fibrom* am Präputium, Deutscher Vorstehhund.

3. Phimosis und Paraphimosis

Phimosis. Man versteht darunter eine abnorme *Verengerung* der *Vorhautmündung*, die das Ausschachten verhindert und Störungen im Harnabsatz, Zersetzung des Harns in der Vorhaut und eine Vorhautentzündung veranlaßt. In der Regel ist die Phimose *erworben* und durch entzündliche und narbige Prozesse an der Vorhaut bedingt (Präputialkatarrh, Vorhautentzündung, Wunden); seltener ist sie *angeboren*. Man findet sie bei Hunden, Pferden, Bullen und Ochsen.

Behandlung. Die *Behandlung* besteht in der Inzision, Zirkumzision oder Exzision eines keilförmigen Stückes der Vorhaut und Vernähen des parietalen Blattes der Vorhaut mit der äußeren Haut.

Paraphimosis. Man bezeichnet damit das *Hervortreten des angeschwollenen Penis aus der Vorhaut*, die ihn einschnürt und in die er wegen seiner erheblichen Schwellungen nicht zurücktreten kann. Der bei Pferden einige Tage nach der Kastration auftretende „Vorfall" ist keine Paraphimose, sondern nur ein Vorfall des entzündlich geschwollenen inneren Vorhautblattes (s. Abb. 375, 376). Eine echte Paraphimose sieht man bei Hunden nach dem *Begattungsakt* infolge abnormer Schwellung des Schwellknotens des Penis oder dann, wenn Haare aus der Umgebung der Präputialöffnung sich um den Penis gelegt und ihn stranguliert haben. Dieselbe Strangulation durch Haare kommt auch bei Bullen vor. Bei Pferden findet man ferner die *Paraphimose* bei der *Penislähmung*. Auch andere Entzündungsreize (Wunden, Quetschungen, Peitschenhiebe, Einreiben von Pfeffer) und Neubildungen können Schwellung und Einschnürung des Penis bei Pferden und Hunden veranlassen.

Behandlung. Die Behandlung besteht beim Hund in der manuellen Reposition nach vorausgegangener Digitalkompression; nötigenfalls kann auch eine Inzision der einschnürenden Vorhaut vorgenommen werden (seltener ist eine Inzision des Penis notwendig). Der nach der Kastration beim Pferd auftretende Vorfall der inneren Vorhaut geht in der Regel nach 8 bis 10 Tagen bei regelmäßiger täglicher Bewegung des Pferdes von selbst zurück. Die Resorption des ödematösen Infiltrats der Vorhaut kann durch Einreiben mit 10proz. Kampfer- oder Ichthyolsalbe sowie durch Injektionen von Diuretika unterstützt werden (vgl. S. 253).

Neubildungen am Präputium. Am häufigsten sind *Papillome* (Abb. 378), *Botryomykome*, *Fibrome* (Abb. 379), *Sarkoide* und *Sarkome* (*Melanosarkome*, *Lymphosarkome* der inguinalen Lymphknoten beim Pferd), *Mastozytome* beim Hund, seltener *Karzinome*. Sie sind bei Hunden durch umfangreiche ödematöse Schwellungen des Präputiums gekennzeichnet, wenn durch Metastasen in den inguinalen Lymphknoten die Lymphzirkulation gestört ist. Melanosarkome der inguinalen Lymphknoten können einen Hoden vortäuschen (Differentialdiagnose des Kryptorchismus). Die *Behandlung* ist ausschließlich operativ. Bei Papillomen und Sarkoiden ist ebenso wie bei bösartigen Tumoren mit Rezidiven zu rechnen.

D. Krankheiten des Penis

1. Wunden am Penis

Vorkommen. Wunden am Penis finden sich bei allen Haustieren, wenn eine Gelegenheit zur Verletzung des Penis gegeben ist (Hängenbleiben an Stacheldraht, Sprünge über Zäune oder Hecken, Bisse bei Hunden oder rohes Auseinanderbringen des „hängenden" Rüden von der Hündin, Strangulationen durch Haare beim Deckakt bei Bullen und langhaarigen Hunden u. a.)

Symptome. Das Hauptmerkmal der Peniswunde ist die *Blutung* aus der Präputialöffnung, die manchmal ein für den Laien bedrohliches Ausmaß hat. Am Penis selbst sieht man flächenhaft ausgedehnte Sugillationen oder Hämatome. Die Zusammenhangstrennungen am Penis sind sehr verschiedener Art, strichartig oder gelappt. Selten ist der Penis ganz durchtrennt. Bei nicht sachgemäßer Versorgung der Wunden stellen sich Phlegmonen und Nekrosen ein, die den Harnabfluß beeinträchtigen können oder sistieren lassen.

Behandlung. Frische Wunden sind nach Applikation von einem Sulfonamid oder Antibiotikum durch tiefgreifende Nähte mit atraumatischer Nadel zu verschließen. Als Nähmaterial benutze man Katgut, damit man sich später um das Entfernen der Hefte nicht mehr zu kümmern braucht. Bei oberflächlichen Wunden kann man Spülungen des Präputialsackes mit Adstringenzien und Desinfizienzien in warmen Lösungen vornehmen. Bei Nekrosen regt man die Demarkation durch lokale Lebertranbehandlung an, lockere nekrotische Gewebe sind zu entfernen, Behandlung mit Antibiotika, Sulfonamiden in Pulver- oder Salbenform oder mit Bepanthensalbe zur Förderung der Epithelisierung. Bei vollständigen Durchtrennungen des Penis ist eine Harnfistel durch Vernähen der Harnröhrenschleimhaut mit der äußeren Haut anzulegen. Die dafür geeignete Stelle richtet sich nach dem Sitz der Peniswunde.

2. Die Penislähmung der Pferde

Ursachen und Vorkommen. Die auch als *Vorfall des Penis* (Prolapsus) bezeichnete *Lähmung des Penis* stellt eine Erkrankung beim Pferd dar, deren Ursachen im Einzelfalle nicht immer mit Sicherheit ermittelt werden können. In manchen Fällen ist die Penislähmung eine Folgeerscheinung von Infektionskrankheiten, z. B. der *Brustseuche*, des *ansteckenden Katarrhs* der *oberen Luftwege*, der *Beschälseuche* oder des *Petechialfiebers*. Vereinzelt ist die Penislähmung auch im Anschluß an schwere *Koliken* (Embolie?) und *Hämoglobinurie* beobachtet worden. Weiterhin kann sich bei Pferd und Rind eine Penislähmung nach der Sedierung oder Narkoseprämedikation mit einem *Neuroplegikum* der Phenothiazingruppe (Combelen-Bayer o. a. Propionyl-Promazin) entwickeln, wenn der mit der Anwendung dieser Mittel auftretende Penisvorfall länger als 6 Stunden besteht und nicht behoben wird. Andere Ursachen sind *Rückenmarkskrankheiten* (spinale Monoplegie), Erkrankungen des *Kreuzbeins* (Frakturen des zweiten bis fünften Kreuzwirbels), vor allem aber *Quetschungen* und *Zerrungen* des Penis bzw. seiner *motorischen Nerven* (Nervus pudendus, Nervus dorsalis penis). Hierbei spielen namentlich traumatische Einwirkungen auf den Schamnerven am *Arcus ischiadicus* eine Rolle (Reiten auf dem Standbaum). Im Kriege oder unter anderen ungewöhnlichen äußeren Bedingungen und Anforderungen kommen Penislähmungen häufig bei *erschöpften* und *unterernährten* Pferden vor.

Daß die Penislähmung auch im Kriege hauptsächlich als eine neurogen bedingte Erkrankung auftritt, hat *Henkels* durch seine Untersuchungen bewiesen. Er weist darauf hin, daß infolge der Unterernährung das perineurale Fettpolster schwindet. Deshalb ist der Schamnerv, der fast unmittelbar dem knöchernen Beckenboden aufliegt, an seiner Umschlagstelle am Sitzbeinausschnitt, wo er einen scharfen Knick machen muß, Quetschungen besonders ausgesetzt. Diese Quetschungen können schon durch außergewöhnliche Zugleistungen verursacht werden. Oder sie entstehen durch Zug des infolge allgemeiner Erschöpfung vorgefallenen Penis, dessen Gewicht wegen der rasch auftretenden Ödembildung immer mehr zunimmt. *Henkels* macht im übrigen darauf aufmerksam, daß auch toxische Ursachen Penislähmungen zur Folge haben können, z. B. fauliges, schimmeliges, saures Futter, Pflanzengifte und die SO_2-Behandlung der Räude. Bei der Begasung erschöpfter Pferde kann eine Resorption des Gases durch die Haut oder den offenstehenden After eine Nervenschädigung hervorrufen, die *Henkels* durch histologische Untersuchungen in Form einer *lokalisierten degenerativen Atrophie* des Nerven an seiner Umschlagstelle festgestellt hat. Durch experimentelle Untersuchungen hat *Henkels* nachgewiesen, daß pathologische Zustände an den Penismuskeln keine Penislähmung verursachen. Auch nach Durchschneiden der Penismuskeln konnte keine Penislähmung beobachtet werden.

Symptome. Die wichtigste Erscheinung der Penislähmung bildet das *Vorfallen* des Penis (Abb. 380). Indem der vorgefallene, aus der Präputialöffnung herabhängende und im Stehen und Gehen hin und her pendelnde Penis an die Gliedmaßen oder die Bauchwand anschlägt und beim Liegen der Pferde fortgesetzt mit dem Boden in Berührung kommt, treten an ihm *Ödeme, Exkoriationen* und *Ulzerationen*, eitrige Entzündung, chronische, phlegmonöse Prozesse *(Sklerose)*, unter Umständen sogar *Nekrose*, auf. An dem vorgefallenen, mehr oder weniger stark angeschwollenen Penis lassen sich in der Regel zwei Abteilungen unterscheiden. Die untere, der Glans des Penis entsprechende Hälfte besteht in einer festweichen, *kegelförmigen* Anschwellung. Oberhalb davon, durch eine deutliche Furche getrennt, liegt eine sehr derbe, *manschettenartige*, den Penis rings umgebende Wulst (Ödem und Sklerose des viszeralen Blattes der inneren Vorhaut). Diese manschettenförmige Ringschwellung und die Schwellung der Glans penis verhindern neben der Lähmung mechanisch das Zurücktreten des Penis (*Paraphimose*, s. S. 256). Der Harnabsatz ist übrigens meistens nicht gestört und erfolgt auch nicht unwillkürlich (keine Blasenlähmung). Dagegen beobachtet man manchmal gleichzeitig Schweiflähmung und Kreuzschwäche (Erkrankung des Lendenmarks und der Cauda equina). Zuweilen setzt sich die Anschwellung vom Präputium auf die ventrale Bauchwand fort, oder man findet beide Hintergliedmaßen geschwollen (Stauungsödem).

Die Penislähmung darf nicht mit *Phlegmone* und *Vorfall der Vorhaut* verwechselt werden (s. Abb. 375 u. 376).

Behandlung. Der bei Pferd und Rind nach der Injektion eines Neuroplegikums auftretende Penisvorfall erfordert eine Überwachung der Tiere, um der Entstehung einer Penislähmung vorzubeugen. Infolge der Abknickung des Penis mit nachfolgender venöser Stauung und degenerativer Schädigung des N. pudendus ist die Gefahr der bleibenden Lähmung gegeben, wenn die spontane Retraktion innerhalb von 6 Stunden nicht erfolgt ist. Beim Rind empfiehlt sich deshalb der *prophylaktische* Verschluß des Präputiums mit einer Binde bis zum Abklingen der Wirkung. Beim Pferd muß bei Ausbleiben der spontanen Retraktion nach 6 Stunden der vorgefallene Penis durch Druckmassage komprimiert, anschließend reponiert und durch ein Suspensorium oder durch eine die Präputialöffnung verschließende Bäuschchennaht gesichert werden. Traumatische Penislähmung oder sekundäre Lähmungen nach Brustseuche heilen zuweilen nach einigen Wochen von selbst. *Ältere Penislähmungen sind jedoch gewöhnlich unheilbar.* Im Anfangsstadium kann man die ödematösen Partien des Penis skarifizieren und die angestaute Gewebsflüssigkeit durch Druckmassage entfernen. Dadurch wird der Umfang des Penis so verkleinert, daß man ihn in den Präputialsack zurückbringen und dort durch ein Suspensorium oder eine nicht zu fest zusammen-

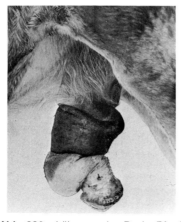

Abb. 380 *Lähmung* des Penis, Pferd.

gezogene Tabaksbeutelnaht in der Präputialöffnung zurückhalten kann. Die ödematöse Schwellung am Penis kann ferner durch einen Dauerverband behandelt werden. Oft bleiben aber alle Heilversuche (Salbenbehandlung, Massage, Suspensorium, Elektrizität, Inzision, Abtragen oder Abnähen der manschettenförmigen Ringschwellung) erfolglos oder erzielen nur geringe Besserung. Als Radikalmittel zur Beseitigung des vorgefallenen Penis ist namentlich bei ausgedehnter Nekrose die *Amputation* des Penis angezeigt. Mit Hilfe der Penisamputation lassen sich die durch den herabhängenden und fortgesetzt entzündlich gereizten Penis sehr entstellten und entwerteten Pferde immerhin noch eine Zeitlang gebrauchsfähig erhalten. Der Wert dieser Operation wird jedoch durch die Möglichkeit der in der Regel einige Monate nach der Amputation eintretenden *Striktur* der *Harnröhre* an der Amputationsstelle mit nachfolgender Dysurie, Harnverhaltung, Harnblasen-, Nieren- und Bauchfellentzündung oder Harnblasenruptur beeinträchtigt. Deshalb empfiehlt sich bei jeder Amputation des Penis *sofort anschließend* das Anlegen einer *künstlichen Harnröhrenfistel* in der Dammgegend. Die nach der Penisamputation u. U. auftretenden Strikturen der Harnröhre werden durch operative Methoden umgangen, bei denen der prolabierte Penis in das Präputium zurückgelagert und fixiert wird *(Bolz)* oder der gelähmte Penis nach Abtragen des ganzen Präputialblattes mit seiner natürlichen Harnröhrenmündung in eine entsprechende Öffnung des äußeren Präputialblattes implantiert wird *(Schebitz*, 1950). Diese Operationsmethoden sind der Amputation unbedingt vorzuziehen, da die Verwendungsfähigkeit der Pferde uneingeschränkt erhalten werden kann.

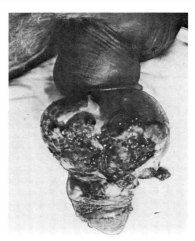

Abb. 381   *Sarkoid* des Penis, Pferd.

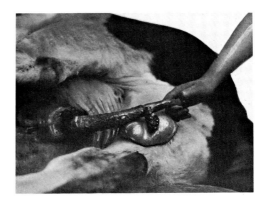

Abb. 382   *Fibrom* am Penis, Bulle.

3. Neubildungen am Penis

Vorkommen. Echte Blastome finden sich nicht selten am Penis bei Pferden, Hunden und Rindern. Beim Pferd handelt es sich meist um *Plattenepithelkarzinome* (Kankroide; Tafel V, Abb. G, S. 25), seltener um *Sarkoide* (Abb. 381), bei älteren Schimmeln werden gelegentlich *Melanosarkome* beobachtet. Bei *Hunden* sind die *Karzinome* seltener, außerdem kommen bei ihnen *Fibro-* und *Lymphosarkome* vor. Bei *Rindern* ist das *Karzinom* ebenfalls seltener gegenüber den häufiger bei *Bullen* auftretenden *Fibromen* (Abb. 382) und *Papillomen*. Außerdem sind bei Bullen und Ochsen auch spezifische *aktinomykotische* oder *tuberkulöse Granulome* festzustellen. Die Tumoren sitzen meist an der Glans, bei Hunden auch weiter kaudal in der Gegend des kugeligen Schwellknotens. Bei Pferden und Hunden treten die Geschwülste meist erst in fortgeschrittenem Alter auf, bei Bullen kommen sie schon im ersten und zweiten Lebensjahr vor.

Symptome. Beim Pferde befinden sich an der Glans blumenkohlartige, weiche, zerklüftete oder geschwürig veränderte Wucherungen, die der Glans aufsitzen oder die ganze Eichel in eine zerfallene Masse verwandelt haben, die leicht zu Blutungen neigt (Tafel V, Abb. G, S. 25). Bei Rindern und Hunden ist die Krebsgeschwulst auch uneben, höckerig, gewöhnlich aber von etwas festerer Konsistenz. Infolge Berührung der Geschwulstmasse mit dem viszeralen oder parietalen Blatt des Präputiums kann es zu Kontaktimplantationen, sog. *Abklatschmetastasen*, an der

Vorhaut kommen. Das Präputium muß daher immer auf das Vorhandensein solcher manchmal winzig kleinen Metastasen untersucht werden. In anderen Fällen bilden sich Metastasen in den oberflächlichen oder tiefen inguinalen Lymphknoten. Die aktinomykotischen Wucherungen bei Rindern sind meistens von derber Konsistenz. Bei den tuberkulösen Granulomen finden sich ein oder mehrere erbsen- bis haselnußgroße, derbe, gelbliche Knoten, die geschwürig zerfallen und unter Umständen zu einer ausgebreiteten käsigen Nekrose der ganzen Glansspitze führen. Die genaue Diagnose, die immer hinsichtlich der Rezidivbildung oder der Gefahr der Metastasierung, bei Bullen auch wegen der weiteren Verwendung als Zuchttier, wichtig ist, gibt allein die histologische Untersuchung, die niemals unterlassen werden sollte. Die Geschwulst wird für den Tierbesitzer entweder beim Ausschachten sichtbar, oder er bemerkt Blutungen aus dem Vorhautsack. Beim Bullen bildet eine Neubildung oft die Ursache des Nichtausschachtens oder des Unvermögens zum Decken. Beim Bullen und Ochsen geben sich die Tumoren auch durch Verdickungen des Präputiums zu erkennen bzw. sie sind bei der Palpation des Präputiums als knotige, druckempfindliche Umfangsvermehrungen im Präputium zu fühlen. Die einwandfreie Feststellung der Neubildung gelingt erst nach der künstlichen Ausschachtung des Penis mit Hilfe der hohen Extraduralanästhesie oder der Injektion eines entsprechend wirkenden Neuroplegikums der Phenothiazingruppe (Combelen – Bayer).

Behandlung. Die Beseitigung der Neubildungen ist nur auf operativem Wege möglich; sie kommt immer in Frage, solange noch keine Metastasen in den regionären Lymphknoten vorhanden sind. Ist dies der Fall, so ist die Tötung anzuraten. Bei Rindern erfolgt die Operation in hoher Extraduralanästhesie, bei Pferden in Allgemeinnarkose, bei Hunden in Allgemeinnarkose oder hoher Extraduralanästhesie. Bei bösartigen Tumoren hat die Exstirpation der Neubildung meist keinen Dauererfolg, es kommt im Gegenteil im Laufe von wenigen Monaten zu Rezidiven. Deshalb ist beim Pferd und Hund die *Amputation* des Penis auszuführen und zur Vermeidung von Narbenstrikturen an dem Penisstumpf und zur Verhinderung von Harnröhrenstenosen oder völligen Verwachsungen der Harnröhre eine Dauerentleerungsfistel distal vom Sitzbeinausschnitt anzulegen (Urethrostomia perinealis). Beim Bullen, Schaf- und Ziegenbock und Zuchtrüden würde diese Operation natürlich zur Zuchtuntauglichkeit führen. Deshalb kann man, um die betreffenden Tiere wenigstens noch eine Zeitlang zum Decken benutzen zu können, die Exstirpation vornehmen, allerdings muß dann mit dem Auftreten von Rezidiven gerechnet werden. Die Erhaltung der Zuchtfähigkeit ist bei diesen Tieren verständlicherweise ein ausschlaggebender Gesichtspunkt bei allen vorzunehmenden therapeutischen Maßnahmen. Gutartige Tumoren sind zu exstirpieren, ebenso aktinomykotische Granulome. Bei Tuberkulose des Penis kommt eine Behandlung nicht in Frage, die Tiere sind zu schlachten. *H. Müller* hat in der Gießener Klinik bei mehreren Pferden Plattenepithelkarzinome und Sarkoide mit Anwendung einer lokalen *Hyperthermie* (45°C) geheilt. Ausgehend von der Erkenntnis, daß die Tumorzelle thermolabil ist und bei der Erwärmung auf 45 Grad Celsius zugrunde geht, während die normale Zelle diese Übererwärmung überlebt, wird der tumorhaltige Teil des Penis unter gleichzeitiger *Esmarch*scher Blutleere in ein Wasserbad von 45 Grad Celsius gebracht und je nach der Größe des Tumors bei sorgfältiger Aufrechterhaltung dieser Temperatur hier 60 bis 90 Minuten belassen. Die Blutleere ist notwendig, um die Hyperthermie im Inneren des Tumors zu erreichen und zu erhalten, da bei bestehender Blutzirkulation die zugeführte Wärme laufend wieder abgeleitet wird. Innerhalb der nachfolgenden 10 bis 14 Tage erfolgt die spontane Demarkation des nekrotischen Tumorgewebes genau an der Grenze zwischen gesundem und tumorösem Gewebe, das vielfach eine größere Ausdehnung erreicht hatte, als vorher markoskopisch zu erkennen war (Tafel V, Abb. H, S. 25). Die abschließende Epithelisierung der entstandenen Granulationsgewebsfläche dauert je nach der Größe 3 bis 4 Wochen (Tafel V, Abb. I, S. 25).

4. Fraktur des Penisknochens beim Hund

Bei Verkehrsunfällen oder auf andere Weise kommt es bei *Hunden* selten zu einer einfachen oder multiplen *Fraktur* des *Penisknochens*. Verdacht auf eine solche Fraktur besteht bei erheblich blutenden Verletzungen am Präputium bzw. am Penis oder bei Blutungen aus der Urethra. Die Palpation des Penis ist sehr schmerzhaft. Den sicheren Nachweis gibt die Röntgenuntersuchung (Abb. 383).

Die ohne umfangreichere Verletzungen der Harnröhre vorkommenden Frakturen heilen ohne Behandlung und ohne spätere funktionelle Störungen beim Harnabsatz. Bei beträchtlichen Gewebszertrümmerungen und Rup-

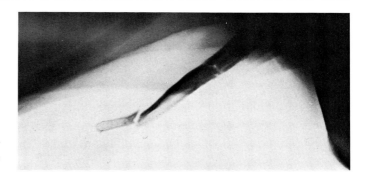

Abb. 383 *Röntgenbild* von einer multiplen *Fraktur* des Penisknochens, Deutscher Vorstehhund.

turen der Harnröhre muß der Penis kaudal vom Rutenknochen amputiert werden; dabei ist die Blutung aus dem Amputationsstumpf sorgfältig zu stillen. Anlegen einer Harnfistel durch Vernähen der Harnröhrenschleimhaut mit der äußeren Haut.

E. Krankheiten der Prostata

Vorkommen und **Einteilung.** Man findet Erkrankungen der Prostata fast nur bei Hunden. Am häufigsten sind die *Entzündung* und die *Hypertrophie* der Prostata; seltener sind *Tumoren* und *Prostatasteine*.

1. Die *Entzündung* der Prostata *(Prostatitis)* entwickelt sich beim Hund im Anschluß an Blasenkatarrhe und Harnstauung bei Harnröhrensteinen. Man unterscheidet eine *Prostatitis catarrhalis* und *purulenta (Prostataabszeß)*. Außerdem entstehen bei Ansammlung des Prostatasekrets und bei Harnstauung *zystöse* Erweiterungen der Prostata.

Symptome. Die klinischen Erscheinungen bestehen in Beschwerden beim Urinieren und Kotabsetzen, in Schwellung und Schmerzhaftigkeit der Vorsteherdrüse (rektale Untersuchung, Palpation der Bauchdecke). Die infektiösen Formen sind mit mehr oder weniger ausgeprägten Störungen des Allgemeinbefindens verbunden, wie Fieber, erhöhter, kleiner und drahtiger Puls, teilweises Abtropfen von blutigem Eiter aus dem Präputium unabhängig vom Harnabsatz, Leukozytose, beschleunigte BSG, geringe Linksverschiebung, während diese bei den nichtinfektiösen, zystösen und chronischen Formvergrößerungen fehlen. Die durch Zysten, Hypertrophie, Abszesse, Tumoren u. a. bedingte Vergrößerung der Prostata kann u. U. auch durch die Röntgenuntersuchung der mit Luft gefüllten Harnblase ermittelt werden. Bei Prostataschwellungen werden die Harnblase nach kranial hin verschoben, der Blasenhals verlängert und dadurch der Luftraum der Harnblase nach dem Blasenhals zu eingeengt (s. Abb. 341 und 384). Die Vorlagerung und Einengung der Harnblase durch eine vergrößerte Prostata werden ferner nach *Pommer* durch die Röntgenkontrastdarstellung der Harnblase nach Injektion von 20–60 ml einer warmen 10proz. Kaliumjodidlösung festgestellt. Die röntgenologische Abgrenzung der Harnblase gegenüber der vergrößerten Prostata ist vielfach nur mit Hilfe eines negativen (Luft) oder positiven Kontrastmittels möglich, das in die Harnblase oder in das Rektum oder in beide gleichzeitig eingebracht wird. Außerdem liefert die Ultraschalluntersuchung sehr sichere Ergebnisse.

Behandlung. Die Prostataabszesse können durch Punktion vom Mastdarm aus zu behandeln versucht werden, oder man entleert sie auf perinealem Wege, indem man sich zwischen After und Harnröhre an den Abszeß heranpräpariert, ihn eröffnet und die Höhle drainiert. Die auf diesem Wege nicht erreichbaren, in der Bauchhöhle lie-

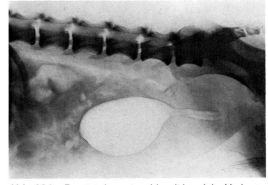

Abb. 384 *Prostatahypertrophie* mit kranialer Verlagerung der Harnblase und Einengung des verlängerten Blasenhalses durch die vergrößerte Prostata; *Röntgenbild* der durch Luftinsufflation dargestellten Harnblase, Hund (vgl. Abb. 341).

genden Abszesse müssen per laparotomiam freigelegt, total reseziert oder eröffnet und durch die Bauchwand drainiert werden.

2. Die *Hypertrophie* der Prostata findet sich nicht selten bei alten Hunden als senile Erscheinung. Ihre *Ätiologie*, wie auch die aller anderen Prostatavergrößerungen, ist in allen Einzelheiten noch nicht geklärt. Für die Prostata*hypertrophie* sind sicherlich hormonelle Dysfunktionen anzunehmen. Nach ihrem histologischen Aufbau handelt es sich entweder um eine *Plattenepithelmetaplasie* oder häufiger um eine Vermehrung des Drüsenepithels in Form einer *glandulären* oder *parenchymatösen Hypertrophie*. Erstere steht vielfach mit Hodentumoren, vor allem mit Sertolizellentumoren, seltener mit Zwischenzellentumoren und Seminomen, in ursächlichem Zusammenhang. Beide Formen bedingen eine Vergrößerung der Drüse, die mit mehr oder weniger ausgeprägter Zystenbildung sowie mit entzündlichen Veränderungen verschiedenen Ausmaßes einhergeht, wie oben dargestellt. Experimentell läßt sich eine Hypertrophie der Drüse sowohl durch hohe Östrogen- wie auch Testosterongaben erzeugen. Inwieweit das *Karzinom* der Prostata durch hormonelle Dysfunktion entsteht, ist nicht bekannt; es läßt sich aber durch Androgene in förderndem und durch Östrogene in hemmendem Sinn beeinflussen. Das Karzinom tritt meistens gemeinsam mit einer Hypertrophie der Prostata auf.

Symptome. Die oft beträchtlich vergrößerte Prostata ist durch Digitaluntersuchung vom Mastdarm aus leicht als eine weiche oder derbe, walnuß- bis faustgroße geteilte Geschwulst nachzuweisen. Sie erzeugt beim Hund chronische *Verstopfung, Harnverhaltung, Harnblasendilatation, Hydronephrose und Urämie*. In solchen Fällen kommt die Röntgenuntersuchung mit oder ohne Kontrastmittel als ein sehr wertvolles diagnostisches Hilfsmittel in Betracht, da sie über Umfang, Form, inneren Aufbau und Beziehungen zu anderen Organen genauen Aufschluß gibt.

Behandlung. Da für alle Formen der Hypertrophie der Prostata des älteren Hundes angenommen werden kann, daß die ihnen zugrunde liegende endokrine Störung durch eine in den Hoden lokalisierte Veränderung bedingt ist, läßt sich durch die Kastration die vermehrte Androgen- und auch Östrogenbildung beeinflussen bzw. weitgehend ausschalten. Auch für das Karzinom wird mit der Kastration die wichtigste Bildungsstätte des androgenen Hormons beseitigt. Unter diesen Umständen ist die *Kastration* bei allen Prostataerkrankungen des älteren Hundes grundsätzlich indiziert, zumal mit den klinischen Untersuchungsmethoden eine genaue differentialdiagnostische Abgrenzung der verschiedenen Erkrankungsformen nicht mit Sicherheit möglich ist. Dem entsprechen auch die klinischen Erfahrungen. Eine *hormonale* Wirkung mit so weitgehender Verkleinerung der Prostata, daß die klinischen Beschwerden manchmal bereits nach etwa 2–3 Wochen abklingen, kann nach eigener Erfahrung und nach Berichten anderer Autoren durch die *Kastration* erzielt werden (*E. Lettow*, Berl. Münch. Tierärztl. Wschr., 79 [1966], 86). In jedem Fall empfiehlt sich deshalb bei allen Formen der Prostatahypertrophie zunächst die Kastration als die einfachste und wirksamste Behandlungsmethode. Falls die Kastration nicht möglich ist oder nicht indiziert erscheint, kann eine medikamentöse Behandlung vorgeschaltet werden bzw. kann eine solche auch der Kastration nötigenfalls folgen. Grundsätzlich kann sowohl Androgen-, Gestagen- wie auch Östrogen-Verabreichung eine Verkleinerung bewirken. Im jeweiligen Einzelfall entscheidet nur der Versuch. (Deshalb zum Prüfen kein Depot-Präparat verwenden!) Die Östrogen-Verabreichung, die meistens erfolgreich ist, kann bei Rezidiven nach einer Latenzzeit wiederholt werden. Gefahrloser und einfacher ist deshalb die Fortsetzung bzw. der Beginn mit Gestagenen (z. B. Gestafortin® = Chlormadinonacetat; Clinovir® = Medroxyprogesteron/MPA). Auch Antiandrogene (Androcur®) können wirksam sein. *Frey* hat mit der *Elektrokoagulation* eine Verkleinerung der Prostata erzielen können.

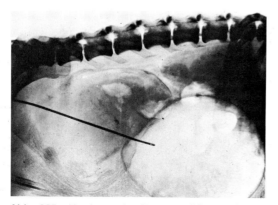

Abb. 385 *Karzinom der Prostata; Röntgenbild* mit Kontrastdarstellung der Harnblase durch Luftinsufflation, die nach kranial bis zum Rippenbogen vorgeschoben ist, Hund.

Pommer empfiehlt Röntgenbestrahlungen. *Motta, J. Archibald* und *Überreiter* haben Heilungen mit der *Prostatektomie* erreicht. Diese eingreifende und schwierige Operation ist jedoch erst dann angezeigt, wenn die anderen Behandlungen keinen oder keinen dauernden Erfolg gebracht haben. Die *symptomatische* Behandlung besteht im Katheterisieren und Entleeren des Mastdarms.

3. Von *Neubildungen* (Blastome u. a.) kommen vor *Karzinome* (zuweilen mit gleichzeitigem Hodenkrebs), *Adenome*, *Sarkome* und *tuberkulöse* Erkrankungen (Abb. 385). Ihre diagnostische Abgrenzung gegenüber den benignen Hypertrophien ist schwierig und vielfach unmöglich, wie oben dargestellt.

Behandlung: Die Kastration bleibt anders als bei den Hypertrophien meist ohne Erfolg. Durch Röntgenbestrahlung können in manchen Fällen eine Verkleinerung der Geschwulst und Beschwerdefreiheit für eine gewisse Zeit erreicht werden. Unter Umständen kommt die *Prostatektomie* in Frage. Auch diese muß in vielen Fällen erfolglos bleiben, da die Blastome bereits eine solche Größe erreicht haben und mit der Harnblase und den Ureteren so weitgehend verwachsen sind, daß eine operative Isolierung und Abtrennung nicht mehr möglich sind. Solche Fälle erweisen sich nach der Laparotomie als inoperabel.

4. Die *Prostatasteinchen* bestehen aus kalkig inkrustierten Epithelpfröpfchen.

VIII. Krankheiten der weiblichen Geschlechtsorgane

A. Krankheiten an Vulva, Vestibulum und Vagina

1. Verletzungen der Vulva und der Vagina

Vorkommen und Symptome. Sie kommen vor allem bei *Kühen* und *Stuten*, seltener bei anderen Tierarten vor. Es handelt sich dabei entweder nur um oberflächliche Exkoriationen der Haut, der Schamlippen oder der Vaginalschleimhaut oder um tiefergehende und ausgedehnte Verletzungen der Schamlippen, der Scheidenwand und des Dammes sowie um Perforationen der Bauchhöhle oder des Mastdarmes. Die Verletzungen ereignen sich meist während der Geburt, seltener bei der Begattung oder durch andere Einwirkungen (Reiben an irgendwelchen Gegenständen, unerlaubte Eingriffe, Sadismus usw.). Die Bedeutung der Verletzungen an Vulva und Vagina liegt darin, daß sich *Infektionen* mit *Gasödemerregern* (*Pararauschbrand*) anschließen können, die innerhalb einiger Tage zu einer tödlich verlaufenden Septikämie führen, oder es kommt bei Perforationen der Bauchwand zu septischen Infektionen der Bauchhöhle mit unsicherem Ausgang, oder es entstehen Vorfälle von Baucheingeweiden (Darm, Netz). Am häufigsten aber sind die Rißwunden an Vulva und Vagina, die nach *Götze* als seitliche und dorsale *Scham- und Scheidenvorhofrisse* unterschieden werden. Die dorsalen Risse werden auch als *Dammrisse* bezeichnet, und zwar als *unvollständige Dammrisse*, wenn die Scheidenvorhofwand vom dorsalen Schamwinkel aus eingerissen ist, ohne daß dabei die Mastdarmwand oder der Schließmuskel des Afters verletzt ist. *Vollständige Dammrisse* sind solche, bei denen die Wand zwischen Mastdarm und Scheidenvorhof völlig durchtrennt ist, so daß die Fäzes in die Scheide entleert werden (Abb. 386). Bei Perforationen des Mastdarmes entsteht eine *Mastdarmscheidenfistel*, durch die dann ebenfalls der Mastdarmin-

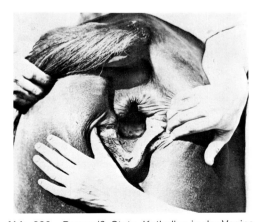

Abb. 386 *Dammriß*, Stute, Kotballen in der Vagina.

264　VIII. Krankheiten der weiblichen Geschlechtsorgane

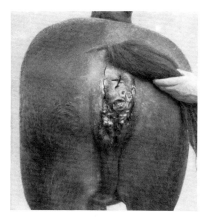

Abb. 387　*Karzinom* der Vulva und Vagina, Pferd.

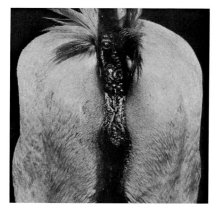

Abb. 388　*Melanosarkome* in der Vulva, der Clitoris und am After, Pferd.

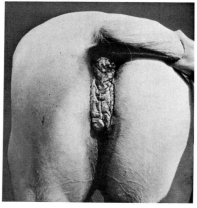

Abb. 389　*Sklerose* der Vulva, Pferd.

halt in die Scheide fällt (s. Abb. 326). Die Folgen der Dammrisse sind sehr erhebliche Zuchtschäden, da die damit behafteten Tiere in einem erheblichen Prozentsatz dauernd *unfruchtbar* werden, und zwar sollen es nach *Götze* im ehemaligen deutschen Reichsgebiet jährlich etwa 20000 Großtiere gewesen sein.

Behandlung. Die Behandlung der Verletzungen der Vulva und der Scheide erfolgt bei oberflächlichen Abschürfungen mit Bepanthensalbe oder mit antibiotischem bzw. sulfonamidhaltigem Puder, bei kleineren Wunden durch Reinigung mit Lösungen von Wasserstoffsuperoxyd oder anderen desinfizierenden Lösungen und mit möglichst sorgfältiger Naht der Wunde. Bei Vorfällen von Baucheingeweiden sind diese zu reinigen und zu reponieren und die Wunden nach Versorgung mit Antibiotika oder Sulfonamiden in der kranialen oder ventralen Scheidenwand zu nähen. Bei allen tiefergehenden Verletzungen ist prophylaktisch *Gasödemserum* zu injizieren. Die Behandlung frischer und älterer unvollständiger und vollständiger Dammrisse ist nach der Technik von *Götze* auszuführen.

2. Tumoren an Vulva, Vestibulum und Vagina

Vorkommen und Symptome. An der Vulva kommen bei *Stuten* gelegentlich *Karzinome*, und zwar Plattenepithelkarzinome, vor, die schmerzlose, unebene, ulzerierende, leicht blutende Wucherungen darstellen (Abb. 387). Oft nehmen diese Karzinome ihren Ausgang von der Klitoris. Bei älteren Schimmeln finden sich häufig multiple Melanome oder Melanosarkome in der Vulva, die dann gewöhnlich auch in der Umgebung des Afters und am Schweif vorhanden sind (Abb. 388). Selten ist eine Sklerose der Schamlippen (Abb. 389). In der Vagina sind Tumoren häufiger bei *Hündinnen*. Es sind *Fibrome, Lipome* (Abb. 390, 391), seltener *Sarkome* oder andere Geschwülste. Die Tumoren, die oft multipel über die Scheidenwand verteilt sind, wölben die Scham oder die Scheidenwand nach außen zwischen Anus und Vulva vor und wuchern selbst zwischen den Schamlippen hervor und nehmen manchmal eine beträchtliche Größe an. In Ausnahmefällen sind die Scheidentumoren gestielt und hängen dann an einem Gewebsstiel aus der Scheide heraus. Bei Hündinnen kann ein Scheidentumor vorgetäuscht werden durch ödematöse Schwellungen der Vulva bzw. der Vaginalwandung. Die ödematisierten

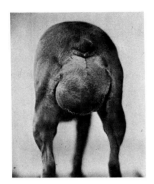

Abb. 390 *Lipom* der Vagina, Boxerhündin.

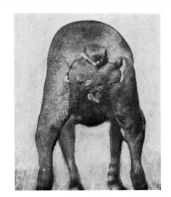

Abb. 391 Fall von Abb. 390 nach der Operation.

Bezirke wölben sich nach außen vor (Abb. 392). Bei *Kühen* finden sich nicht selten *Zysten* in der Scheide. Nach *Röder* handelt es sich dabei um Zysten in den rudimentären *Gartnerschen* Gängen, ferner kann eine Zystenbildung ausgehen von den *Bartholinschen* Drüsen (Glandulae vestibulares majores).

Behandlung. Die Behandlung der Tumoren ist ausschließlich operativ (s. Abb. 391). Bei *Großtieren* kann die Exstirpation in tiefer Extraduralanästhesie am stehenden Tier vorgenommen werden. Bei *Hunden* erfolgt die Operation ebenfalls in tiefer Extraduralanästhesie oder in Allgemeinnarkose. Wir nähen die Scheidentumoren bei Hündinnen meist mit der Schusternaht nach *Vennerholm* ab, die wir an die Basis des Tumors legen. Die Geschwulst selbst wird über der Naht abgetragen. Auf diese Weise läßt sich der Tumor fast völlig ohne Blutung exstirpieren. Ähnlich resezieren wir auch ödematisierte Vaginalwandbezirke bzw. Teile der Vaginalschleimhaut. Die nicht selten multipel und in großer Zahl vorkommenden *Fibrome* der Scheidenwand werden durch einen medianen Hautschnitt zwischen Anus und Vulva freigelegt, so daß man die einzelnen Tumoren aus ihrer Umgebung freipräparieren und entfernen kann. Da die Tumoren meist bis dicht an die Vaginalschleimhaut heranreichen oder sie sogar pilzförmig überragen, muß beim operativen Freipräparieren der Tumoren die Vagina eröffnet werden. Um die Harnröhre nicht zu verletzen, empfiehlt sich das Einlegen eines Metallkatheters für die Dauer der Operation. Nach einstülpender Etagennaht der Scheidenwand mit Katgut wird die Hautwunde durch dicht liegende Knopfnähte wieder verschlossen. Die elektrochirurgische Exzision hat sich für die Entfernung dieser Tumoren

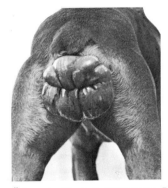

Abb. 392 *Ödem* der Vaginalschleimhaut, Deutscher Boxer.

bestens bewährt. Die Prognose der Operation von Vulvakarzinomen bei Stuten ist nur bei sehr frühzeitiger Operation günstig, wenn die Geschwulst noch keine flächenhafte Ausdehnung erlangt hat und noch eine Totalexstirpation durchführbar ist; u. U. kann gleichzeitig die Klitoridektomie angezeigt sein. Die Melanome lasse man unangetastet; die Sklerose der Schamlippen ist unheilbar.

B. Krankheiten des Euters

1. Tumoren

Vorkommen und Symptome. Am häufigsten kommen *echte Blastome* in der Mamma der *Hündin* vor, seltener bei der Katze und sehr selten bei den anderen Tieren. Beim Schimmel findet man gelegentlich Melanosarkome, bei älteren Stuten auch Karzinome. Von wenigen Ausnahmen abgesehen, sind alle Milchdrüsenblastome der *Katze* Karzinome. Ab etwa 6. Lebensjahr steigt die

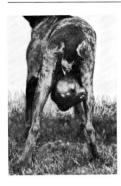

Abb. 393 *Mischtumor* in der *Mamma*, Deutsche Vorstehhündin.

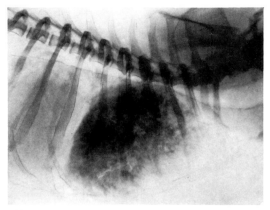

Abb. 394 *Maligner Mischtumor* mit Knochengewebe im präkardialen Mediastinum, Metastase von Mammatumor, Röntgenbild.

Anzahl der bei der *Hündin* auftretenden Mammageschwülste steil an. Sie betragen ein Drittel aller bei der Hündin vorkommenden Tumoren (*Kosugi*, 1973). In einem großen Teil der Fälle handelt es sich um sogenannte *Mischtumoren*, die sich aus epithelialen und mesenchymalen Gewebsteilen zusammensetzen. Zu den *epithelialen* Gewebsteilen gehören adenomatöse, papillifer-adenomatöse und drüsig-zystische Strukturen, die *mesenchymale* Komponente kann aus Bindegewebe, Knorpel oder Knochen oder allen drei Anteilen gemeinsam bestehen. Aus den sogenannten *Myoepithelien*, die am Aufbau zahlreicher Mischgeschwülste beteiligt sind, können sich myxoide und chondroide Partien ausbilden. Bevorzugter Sitz der Mischtumoren sind die kaudalen Mammarkomplexe der Drüse. Im Bereich der 4. und 5. Zitze sind etwa zwei Drittel aller Mammatumoren lokalisiert. Primäre einseitige und beiderseitige Multiplizität ist nicht selten. Es handelt sich in der Regel um knotig wachsende Geschwülste, die eine beachtliche Größe erreichen können (Abb. 393). Die *Mischtumoren* sind teils gutartig, teils zeigen sie eine maligne Entartung. Benigne, rein epitheliale Tumoren wie *Adenome* mit und ohne Zystenbildung sowie papillifere Adenome treten häufiger auf als benigne rein mesenchymale Blastome. Die Adenome bilden 78 Prozent der benignen und 45 Prozent aller bei der Hündin vorkommenden Mammageschwülste. Etwa ein Drittel aller Milchdrüsengeschwülste der Hündin sind Karzinome oder Sarkome. Das Verhältnis der *Benignität* zur *Malignität* beträgt *im Gesamten 56,8 zu 43,2 Prozent* bezogen auf eine Gesamtzahl von 895 untersuchten Mammatumoren. Bei den *Sarkomen* überwiegen die osteoplastischen Sarkome. Die *Karzinome* sind durch eine relativ große Typenzahl ausgezeichnet. Es finden sich Plattenepithelkarzinome, Adenokarzinome und andere Karzinomformen. Neben Blastomen, deren Zellen drüsige Strukturen bilden, finden sich Karzinome aus soliden Zellverbänden und solche, deren Zellen weitgehend entdifferenziert sind. Der Malignitätsgrad der einzelnen Karzinome ist unterschiedlich. Zur frühzeitigen und ausgebreiteten *Metastasierung* neigen besonders die Typen, bei denen im histologischen Präparat ein Einbruch in die Lymphgefäße der Milchdrüse nachweisbar ist. Diese Karzinome wachsen mit Vorliebe flächenhaft-plattenartig und können sich über mehrere Mammarkomplexe erstrecken. Häufiger ist jedoch bei Karzinomen und Sarkomen das knotenförmige Wachstum. Die Metastasierung erfolgt im allgemeinen zunächst in die supramammären Lymphknoten, bei Lokalisierung in einem kranialen Segment in die Achsellymphknoten. Bei Metastasierung in die Organe ist in erster Linie die Lunge betroffen (Abb. 394). Im Geschwulstbereich, besonders bei malignen Formen, entstehen nicht selten Ulzerationen. Ödembildung in der Umgebung der Geschwülste ist möglich. Diese Ödeme können auch auf die Hintergliedmaßen ausstrahlen. (Die Zahlenangaben beruhen auf einer an der Gießener Klinik angefertigten statistischen Erhebung, die sich auf 10 Jahre erstreckt und 895 Blastome der Mamma der Hündin umfaßt; *Kosugi*, Beitrag zur Statistik der Geschwülste bei den Haussäugetieren – Eine klinische Statistik, Diss. Gießen, 1973; vgl. auch *Stünzi* und *Überreiter*.)

Behandlung. Sie ist operativ und besteht in der Exstirpation der in der Ein- oder Mehrzahl vorhandenen Tumoren, seltener in der Amputation einer ganzen Mammahälfte. Bei Karzinomen und Sarkomen mit ausgebreiteten Ödemen ist eine Heilung meist nicht zu erwarten, deshalb ist die Tötung anzuraten. Nach *Überreiter* (1965) ist die Röntgentherapie schwierig in der Ausführung, unsicher im Erfolg und ebenso wie die Behandlung mit Hormonen, Chemotherapeutika und Zytostatika noch nicht so weit entwickelt, um eine abschließende Beurteilung ihrer therapeutischen Möglichkeiten zu erlauben.

2. Botryomykose

Vorkommen und Symptome. Diese spezifische, durch *Mikrokokken* (Staphylococcus pyogenes aureus) verursachte *Entzündung* des Euters kommt vor allem bei *Stuten* vor. Die Infektionserreger haben durch äußere Verletzungen der Haut des Euters (Reiten auf dem Standbaum) oder auf dem Wege des Zitzenkanals Eingang in das Euterparenchym gefunden. Charakteristisch für die Erkrankung ist, daß die Erreger in *brombeerförmigen Kolonien*, den sog. *Botryomyzesrasen*, zusammenliegen, und daß sich um diese kleinen und größeren Eiterherde eine oft ganz erhebliche Wucherung von Granulationsgewebe einstellt (Abb. 395). Diese Granulationsgewebszubildung kapselt die Eiterherde ab und verwandelt das Euterparenchym in ein derbes, speckiges Gewebe. Diese Wucherungen nehmen im Laufe von Wochen und Monaten allmählich immer größeren Umfang an und erstrecken sich über das Euter hinaus auch auf die ventrale Bauchwand und die Innenflächen der Schenkel. In seltenen Fällen tritt auf metastatischem Wege auch eine Verbreitung der Botryomykose in die Lungen ein. Im Bereiche der Wucherungen bilden sich kleine fluktuierende Stellen – oberflächlich gelegene Abszeßherde –, die sich spontan öffnen, in anderen Fällen entstehen einzelne oder multiple Fistelöffnungen, die einen rahmartigen Eiter entleeren.

Behandlung. Die Behandlung kann nur *operativ* sein. Es empfiehlt sich nicht, durch Injektionen mit Medikamenten der unspezifischen Reiztherapie eine Heilung herbeiführen zu wollen. Durch diese Behandlung wird der Ablauf der Erkrankung meist nur hinausgezögert. Es kann zwar nach der Injektionsbehandlung eine Abnahme der Umfangsvermehrung eintreten, weil das neugebildete Granulationsgewebe zum Teil resorbiert wird, aber die Infektionsherde bleiben bestehen, und infolge ihrer Reizwirkung nehmen über

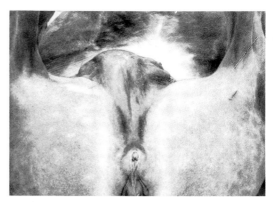

Abb. 395 *Euterbotryomykose*, Stute (Rückenlage).

kurz oder lang die Gewebszubildungen wieder den früheren Umfang an und werden immer umfangreicher. Man soll deshalb so frühzeitig wie möglich die *Amputation* des *Euters*, und zwar *beider Euterhälften*, vornehmen. Je eher die Operation vorgenommen wird, desto weniger eingreifend ist sie für das betreffende Tier. Bei sehr großen botryomykotischen Wucherungen haben wir manchmal nach der Operation, ohne daß etwa besonders großer Blutverlust eingetreten war, Kollapszustände oder so bedrohliche Herzschwächen erlebt, daß die Pferde getötet werden mußten.

3. Aktinomykose

Vorkommen und Symptome. Sie wird in erster Linie bei *Schweinen*, seltener bei *Rindern* beobachtet. Die Erreger dringen meistens durch kleine Verletzungen der Haut des Euters in das Euter-

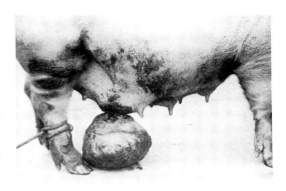

Abb. 396 *Euteraktinomykose*. Ohne Erfolg mit der Ligatur des Granuloms behandelt, Schwein.

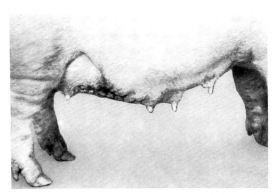

Abb. 397 Das Schwein der Abb. 396 nach Operation des Granuloms.

parenchym ein, selten gelangen sie auf metastatischem Wege dahin. Im Eutergewebe bildet sich um die aktinomykotischen Herde, die Pilzdrusen, ein Granulationsgewebe, in dem die Drusen als sandkornähnliche Gebilde verstreut liegen. Die Granulationen sind von einem schwartigen Bindegewebe umgeben, so daß im Euter, je nach der Zahl der Infektionsherde, ein oder mehrere kleinere und größere Knoten zu fühlen sind (Abb. 396, 397). Infolge von Sekundärinfektionen mit Eitererregern kommt es zur eitrigen Einschmelzung der Knoten oder zu Fistelbildung. Manchmal entstehen auch flächenhafte Geschwüre, die spontan abheilen können und dann strahlige Narben hinterlassen.

Behandlung. Die Behandlung soll wie bei der Botryomykose in möglichst frühzeitiger *Exstirpation* einzelner Knoten, Geschwüre oder Fistelkanäle, in fortgeschritteneren Fällen in der Resektion des erkrankten Euterteils oder in der Amputation einer Euterhälfte bestehen, soweit dieser Eingriff wirtschaftlich noch tunlich erscheint. Die Behandlung mit Injektionen, sog. Spezifika, oder mit Antibiotika bzw. Sulfonamiden ist unzuverlässig. Im Anfangsstadium kann bei Rindern die Jodstoßbehandlung versucht werden, vgl. S. 118.

Krankheiten der Vordergliedmaßen

I. Krankheiten der Schulter und des Oberarmes

1. Die Schulterlahmheit

Begriff. Mit dem Namen *Schulterlahmheit* wird eine große Zahl von Krankheitszuständen an der Schulter zusammengefaßt, denen eine von der Schulter ausgehende Lahmheit gemeinsam ist. Diese Lahmheit ist häufig eine *Hangbeinlahmheit*. Nicht selten bestehen jedoch auch *gemischte* Lahmheit (Gelenkkrankheiten) und Stützbeinlahmheit (Nervenkrankheiten). Bei der Schulterlahmheit im engeren Sinne sind das *Vorführen* und *Heben der Gliedmaße* erschwert, verzögert und verkürzt (Verkürzung des Schrittes nach vorn). Die Lahmheit tritt außerdem deutlicher in Erscheinung auf weichem Boden, bergauf und in der Kreisbewegung, wenn sich die kranke Gliedmaße außen befindet. Häufig findet man außerdem gleichzeitiges *Kopfnicken* („Hinken auf dem Ohr"), *Seitwärtsbewegungen* der Gliedmaße (Abduktionsstellung) und *Nachschleifen* des Beines beim Rückwärtstreten. In den übrigen Teilen der Gliedmaße ist nichts Krankhaftes nachzuweisen.

Ursachen und Einteilung. Die der Schulterlahmheit zugrunde liegenden Krankheitszustände haben ihren Sitz entweder im *Gelenk*, in den *Muskeln* und *Bursen*, in den *Knochen* oder in den *Nerven*, ausnahmsweise auch in den *Gefäßen*, *Lymphknoten*, in der *Haut* und Unterhaut (Phlegmone).

a) Von Krankheiten des *Schultergelenks* kommen in Betracht die *Kontusion, Distorsion, Subluxation* und *Entzündung* des Gelenks *(Omarthritis)*.

b) Die Krankheiten der *Schultermuskulatur* sind traumatischer Natur (*traumatische Myositis* des Kopf-Hals-Arm-Muskels).

c) Die Krankheiten der *Bursen* betreffen meist die Bursa des M. biceps *(Bursitis intertubercularis)*, seltener die des M. infra spinam.

d) Die Krankheiten der *Knochen* bestehen in *Frakturen* bzw. *Fissuren* und *Knochennekrose* (Fistelbildung) des *Schulterblatts* und des *Humerus*. In seltenen Fällen finden sich bei *Hunden* auch *Tumoren* (Sarkome) in Skapula und Humerus.

e) Die Krankheiten der *Nerven* betreffen teils den *Nervus suprascapularis*, teils das *Achselgeflecht* (Lähmung).

f) Die Krankheiten der *Gefäße* beziehen sich auf die sehr seltene *Verstopfung (Thrombose)* der *Achselarterie*.

g) Die Krankheiten der *Lymphknoten* sind teils Entzündungen (*Druse* beim Pferd, *Tuberkulose* beim Rind, seltener beim Pferd), teils Neubildungen (Sarkome).

2. Die Kontusion, Distorsion und akute Entzündung des Schultergelenks, Omarthritis acuta

Ursachen. Die beim *Pferd* und *Rind* sowie gelegentlich auch bei anderen Tieren vorkommenden Kontusionen (Quetschungen), Distorsionen (Verstauchungen) und Entzündungen des Schultergelenks lassen sich klinisch nicht immer sicher unterscheiden, da speziell die Distorsionen oft eine Omarthritis zur Folge haben. Als Ursachen der Omarthritis kommen *Quetschungen, Überdehnungen, Zerrungen* und *Zerreißungen* der *Gelenkkapsel* beim Ausgleiten, Stürzen, Anrennen und Anstoßen, beim plötzlichen Parieren, ungeschickten Aufstehen und Steckenbleiben in Löchern in Betracht. *Perforierende Gelenkwunden* führen zu eitriger Omarthritis. Bei Fohlen kommt eine pyämische Omarthritis im Verlauf der Fohlenlähme (Streptokokkeninfektion) vor.

Symptome. Neben *Schulterlahmheit* (Hangbein- oder gemischte Lahmheit), die gewöhnlich *plötzlich* während der Bewegung aufgetreten ist (Ausgleiten, Stürzen, Anrennen) und bei der Bewegung meist zunimmt, lassen sich *Schmerzen* bei *passiven Bewegungen des Schultergelenks* nachweisen (Beugen, Strecken, Abduktion, Adduktion). Bei frischen Kontusionen und Distorsionen findet man auch örtlich in der Umgebung des Schultergelenks vermehrte Wärme, leichte Schwellung und Schmerzhaftigkeit bei Druck. An den übrigen Teilen der Vordergliedmaße ist nichts Krankhaftes nachzuweisen (wichtig für die Diagnose). In zweifelhaften Fällen können dennoch beim Pferd eine diagnostische Anästhesierung der Palmarnerven, beim Rind eine zirkuläre, subkutane Umspritzung mit einem Lokalanästhetikum proximal des Fesselgelenks notwendig werden (Fortdauer der Lahmheit).

Prognose. Die Kontusionen sind im allgemeinen günstig, die Distorsionen und Entzündungen des Schultergelenks dagegen *nicht günstig* zu beurteilen. Wenn auch einige leichtere Fälle, wie dies bei allen Verstauchungen vorkommt, rasch heilen, so nehmen doch viele Distorsionen einen chronischen Verlauf, und es entwickelt sich eine *chronische Schulterlahmheit*. Besonders ungünstig sind die mit Zerreißung der Gelenkkapsel, Quetschung der Knorpel und die mit beträchtlichem Bluterguß ins Gelenk verbundenen Distorsionen. In diesen chronischen Fällen entwickelt sich bei Pferden, Rindern und Hunden sehr häufig eine *chronische deformierende Omarthritis* mit sichtbarer und fühlbarer Vergrößerung und Knochenauftreibung des Gelenks, die meist eine unheilbare Lahmheit hinterläßt (vgl. unten).

Behandlung. Sie besteht in Ruhe, Anwendung von Acetatmischungen, *feuchtwarmen Umschlägen* und *Massage* (frische Fälle) oder in *reizenden, spirituösen* und *scharfen Einreibungen* (ältere Fälle). In manchen Fällen können durch eine einmalige oder durch wiederholte intraartikuläre Injektionen von wäßrigen *Glukokortikoidpräparaten* rasche Schmerzfreiheit und Heilung erzielt werden.

Die *eitrige Omarthritis* entwickelt sich häufiger bei Fohlen, und zwar nach Stichwunden (Gabelstich), nach Huftritten durch die Mutterstute und nach Verletzungen auf der Weide (Stacheldraht, Holzsplitter). Die Ursachen sind in der Regel kleine, von den Besitzern nicht beachtete Wunden, die seitwärts an der Schulter liegen. Von hier aus schreitet die Infektion dann in der Regel von kaudal in das Schultergelenk fort und zeitigt die Erscheinungen, wie man sie in Abb. 398 sieht. Die Tiere hüpfen auf 3 Beinen und schleppen den Vorderfuß in Beugehaltung nach.

Wenn diese eitrige Schultergelenksentzündung schon längere Zeit besteht, kann man sie mit einer offenen Fraktur verwechseln, denn man hört und fühlt bei passiven Bewegungen der Gliedmaße im Bereiche des Schultergelenks deutlich Krepitation. Sie kommt dadurch zustande, daß infolge der Eiterung die Gelenkflächen vom Knorpel vollständig entblößt sind, und daß infolgedessen zwei rauhe Knochenflächen gegeneinander bewegt werden. Der Zustand ist *unheilbar*. Bei frischen perforierenden Verletzungen des Schultergelenks kann durch die rechtzeitige parenterale Behandlung mit Antibiotika und antibiotischen Chemotherapeutika eine Infektion der Gelenkhöhle verhütet werden. Die Medikamente müssen aber in hoher Dosierung und so lange Zeit verabreicht werden, bis sich der spontane Verschluß der Gelenkkapsel vollzogen hat. In Fällen, bei denen bereits eine Infektion der Gelenkhöhle zu befürchten ist (gestörtes Allgemeinbefinden, Fieber), kann neben der parenteralen Applikation die Behandlung mit intraartikulären Injektionen von antibiotisch wirksamen Chemotherapeutika versucht werden.

3. Die Luxation im Schultergelenk, Subluxatio humeri, Luxatio humeri

Die *Subluxation des Schultergelenks* ereignet sich bisweilen bei Reit- und Rennpferden, die nach dem Sprung über ein Hindernis auf das Schultergelenk fallen. Vor Jahren hat *Pape* durch einen Doktoranden *(Hoffmann)* 2 Subluxationen bei Rennpferden beschreiben lassen. Die Pferde zeigten nach dem Sturz auf die Schulter hochgradige Lahmheit, in der Ruhe Vorsetzen des kranken Beines. Beim Führen nahmen sie zwar die Last mit dem kranken Bein auf, führten dieses aber unter

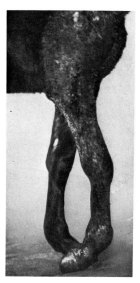

Abb. 398 Fohlen mit *eitriger Schultergelenksentzündung*, umfangreiche Verdickung des Schultergelenks, typische Haltung der Gliedmaße.

I. Krankheiten der Schulter und des Oberarmes

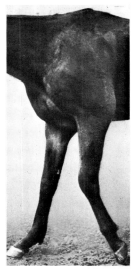

Abb. 399 Vollblüter mit *Subluxation* im Schultergelenk.

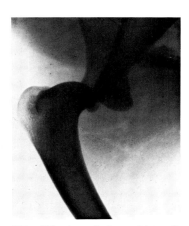

Abb. 400 *Luxatio humeri lateralis* (subacromialis), Hund, Röntgenbild.

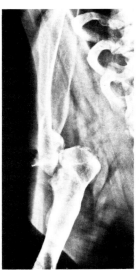

Abb. 401 *Luxatio humeri medialis* mit nachfolgender *Nearthrose*bildung infolge nicht erfolgter Reposition, Cockerspaniel, Röntgenbild.

Außenrotation schleppend vor (Abb. 399). Eine 10–12 Wochen lange Behandlung konnte keinen Erfolg haben, da eine Reposition und vor allem eine Retention nicht möglich waren. Auffallend war vor allem die schon wenige Tage nach dem Unfall einsetzende hochgradige Atrophie der ganzen Schultermuskulatur. Bei der *Obduktion* fanden sich bemerkenswerte Veränderungen am Gelenk: ein elfenbeinartiger Abschliff am Gelenkrand der Skapula und eine in den Humeruskopf eingeschliffene Rinne (Folgen der Dislokation der Gelenkflächen nach Kapsel-, Muskel- und Sehnenrissen), dazu ausgedehnte Kallusbildungen an beiden Knochen. Bei einem Pferde fand sich noch eine Absprengungsfraktur des lateralen Muskelhöckers und bei dem anderen eine Absplitterung des Processus coracoideus.

Wenn auch bei *Großtieren* durch die Röntgenuntersuchung die Diagnose gesichert ist, besonders das gleichzeitige Vorliegen einer Absprengungsfraktur ausgeschlossen ist, kann der Versuch einer Reposition am niedergelegten Patienten in Allgemeinnarkose gemacht werden. Wenn sich trotz Anwendung starker Zug- und Druckkräfte auf die luxierten Gelenkteile die Reposition nicht erreichen läßt, ist die wirtschaftliche Verwertung unumgänglich.

Bei *Hund* und *Katze* kommt die Luxation im Schultergelenk häufiger vor. Der Gelenkkopf kann nach dorsal, nach lateral oder medial aus der Gelenkpfanne der Skapula verlagert sein. Ursachen sind Verkehrsunfälle, Sprünge über Hindernisse und Stürze auf die Schulter.

Symptome. Bei der Luxatio humeri *dorsalis* erscheint die Gliedmaße etwas verkürzt und abduziert. Der Humeruskopf ist über und etwas lateral von der leeren Gelenkpfanne palpierbar. Bei der L. hum. *lateralis* (L. *subacromialis*) ist die Gliedmaße gebeugt und versteift, das Ellbogengelenk ist nach außen und die Zehen sind nach innen gedreht. Der Humeruskopf läßt sich lateral von der Gelenkpfanne unter dem Akromion palpieren, gegen das der Gelenkkopf anstößt (Abb. 400). Zuweilen ist der Humeruskopf in die Fossa infraspinata verlagert (L. h. *infraspinata*). Die L. hum. *medialis* (L. h. *axillaris*) ist dadurch gekennzeichnet, daß die Gliedmaße abduziert wird und die leere Gelenkpfanne nach lateral verschoben ist (Abb. 401). Sie kann mit einer Verletzung des Axillargeflechtes kompliziert sein; weiterhin sind die Luxationen nicht selten mit Absprengungsfrakturen an Skapula und Humerus verbunden. Die Prognose wird dadurch wesentlich ungünstiger. Die Röntgenuntersuchung ist zur Ermittlung der Luxationsform unentbehrlich.

Behandlung. Bei Kleintieren gelingt die Reposition in Allgemeinnarkose meistens leicht. Die Skapula wird mit der einen Hand fixiert, während mit der anderen Hand ein Druck auf den luxierten Gelenkkopf in Richtung auf die Gelenkpfanne ausgeübt wird. Unter Mitwirkung eines Gehilfen, der die Gliedmaße nach distal zieht, gleitet der Gelenkkopf in seine anatomische Lage zurück. Die Retention muß durch einen gesattelten Fixationsverband (Gips-, Dextrin-, Baycast- oder Lightcast-Verband) oder durch Anlegen einer Kirschner-Ehmer-Schiene mit extremer Streckung der Gliedmaße für 8–14 Tage gesichert werden.

4. Die chronische deformierende Omarthritis des Pferdes

Ursachen. Die chronische deformierende Entzündung des Schultergelenks entwickelt sich meist aus *Distorsionen* und Kontusionen (Prellungen) oder aus einer *akuten Omarthritis*. Sie kann jedoch auch von vornherein einen schleichenden Verlauf nehmen. Im ersten Fall wirken die bei der Distorsion erwähnten Ursachen ein *(Ausgleiten, Fehltritte, Stürzen, Anstoßen, Steckenbleiben, Verkehrsunfälle)*. Bei der schleichenden Entwicklung kommen als Ursache die fortwährende Erschütterung des Schultergelenks bei schneller Gangart auf hartem Boden und die übermäßige und ungleiche Belastung der Vorderhand bei Reitpferden in Betracht. *Prädisponierend* wirken hierbei bodenenge und bodenweite Stellung, zu enge und zu breite Brust (stärkere Belastung einer Gelenkhälfte) und ungünstige Winkelung der Schultern.

Symptome. Hauptsymptom ist die *chronische Schulterlahmheit*. Sie stellt meist eine *gemischte Lahmheit* dar. Auf hartem Boden, bei Trabbewegung, unter dem Reiter und bei kurzen Wendungen tritt sie bei Pferden deutlicher hervor (Stützbeinlahmheit). Das Vorführen und Heben der kranken Gliedmaße wird verlangsamt, auch vermindert sich die Lahmheit häufig auf weichem Boden nicht (Hangbeinlahmheit). Schmerzhafte Anschwellungen in der Umgebung des Schultergelenks fehlen. Dieser negative Lokalbefund ist in diagnostischer Beziehung wichtig (akute Omarthritis, traumatische Myositis!). Statt dessen besteht gewöhnlich eine *Atrophie der Schultermuskeln*, die zur Folge hat, daß das kranke Gelenk schärfer markiert hervortritt (nicht zu verwechseln mit einer Verdickung des Gelenks!). In älteren Fällen lassen sich jedoch durch die Palpation und Inspektion auch eine wirkliche *Verdickung* und *Deformierung* des Schultergelenks nachweisen (Exostosenbildung). Von diagnostischer Bedeutung ist ferner die *Schmerzhaftigkeit* des Schultergelenks bei *passiven Bewegungen* der Schulter, namentlich bei Abduktions-, Streck-, Beuge- und Drehbewegungen. Nach längerer Ruhigstellung und Schonung der Tiere vermindert sich meist die Lahmheit. Durch diagnostische Anästhesierung der Palmarnerven wird sie *nicht* beeinflußt.

Pathologisch-anatomischer Befund. Die *makroskopischen* Veränderungen am Schultergelenk betreffen vorwiegend die *mediale* Hälfte des *Humeruskopfes* und der *Gelenkpfanne* des Schulterblattes sowie die *Randpartie* des Schultergelenks und nehmen ihren Ausgangspunkt, ähnlich wie dies beim Spat, bei der Schale und der chronischen deformierenden Gonitis der Fall ist, vom Knochengewebe, subchondral unter der Lamina terminalis (*primäre Knochenentzündung*, sekundäre Erkrankung des Knorpels und der Kapsel). Im *Knochen* findet man die Erscheinungen der *entzündlichen Osteoporose* mit anschließender *Osteosklerose* (rote oder schmutzigbraune, punkt-, strich- und flächenförmige Herde im Knochengewebe, Einschmelzung und Porosität des Knochens, Knochenneubildung, Vergrößerung und Abflachung der Gelenkfläche). Der *Gelenkknorpel* zeigt *Erweichung* und *Zerfaserung* an der Oberfläche sowie *Usuren* in Gestalt punkt-, strich- und flächenförmiger Substanzverluste (rötlichblaue Farbe, rauhe, samtartige, aufgefaserte, zottige Beschaffenheit der Knorpelfläche, bis auf den Knochen reichende Defekte). Seltener sind Loslösungen größerer Knochen- und Knorpelstücke. Die *Gelenkränder* sind mit höckerigen, knolligen, warzenförmigen oder kammartigen Knochenwucherungen (*Pommer*sche *Randwülste, Exostosen*) bedeckt, die unter Umständen das ganze Gelenk umgeben und auch eine feste *äußere Ankylose* bilden (eine innere Ankylose von seiten der Knorpel kommt nie zustande), die Gelenkenden sind verdickt. Das Kapselband ist an den Ansatzstellen ebenfalls verdickt, die Synovialzotten sind vermehrt und zu langen Filamenten vergrößert. Vereinzelt kommt es ferner zur Bildung von freien Gelenkkörpern (Gelenkmäusen). Die chronische Omarthritis bietet somit die typischen Veränderungen einer chronischen deformierenden Arthritis.

Prognose. Die Prognose der chronischen Schultergelenksentzündung ist in allen Fällen *zweifelhaft*. Eine Heilung des entzündlichen Prozesses ist möglich, solange noch keine hochgradigen Veränderungen am Gelenkknorpel und am Gelenkrande (Exostosen) vorhanden sind. Spätere Rezidive sind möglich.

Behandlung. Da man die pathologisch-anatomischen Veränderungen im Gelenk selbst nicht beeinflussen kann, muß man sich beim *Pferd* darauf beschränken, durch Einreibungen, Massage und scharfe Einreibungen (Kantharidin- oder Quecksilberjodidsalbe) oder Punktbrennen (200 bis 300

I. Krankheiten der Schulter und des Oberarmes

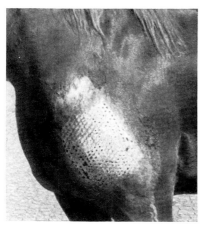

Abb. 402 Pferd mit Omarthritis chron. nach *Punktbrennen* und *scharfer Einreibung*.

Punkte, Abb. 402) mit nachfolgender scharfer Einreibung hyperämisierend zu behandeln. Daneben sind aber unbedingt *Außerdienststellung* und nur leichte Bewegung, möglichst in einer großen Boxe, angezeigt. Die besten Erfolge haben wir mit *Haarseilen* gehabt, die aber an der Schulter besonders vorsichtig angelegt werden müssen, und zwar streng subkutan. Die Verteilung der Haarseile an der Schulter zeigt die Abb. 403. Wir lassen sie hier 14 Tage liegen, tränken sie beim Legen mit Terpentinöl und bringen nach weiteren 3–4 Tagen dieses Mittel nochmals in die Wundkanäle. Im ganzen bleiben die Pferde 4 Wochen in der Boxe und gehen dann 1–2 Monate auf Weide. Auf diese Weise haben wir viele Fälle heilen können.

Beim *Rind* sind ebenfalls Einreibungen mit Scharfsalben *(keine Quecksilberpräparate)* angezeigt. Beim *Hund* empfehlen sich hyperämisierende Mittel, z. B. Jodvasogen u. a. Versuchsweise können auch wie bei der akuten Omarthritis intraartikuläre Glukokortikoidinjektionen appliziert werden.

5. Die traumatische Myositis der Schultermuskeln

Vorkommen und Ursachen. Die traumatische Entzündung der Schultermuskulatur betrifft namentlich den *Kopf-Hals-Arm-Muskel* (M. brachiocephalicus) in seinem distalen Abschnitt vor dem Schultergelenk sowie den *M. biceps brachii*. Veranlassung zur Myositis geben Quetschungen und partielle Zerreißungen der genannten Muskeln durch Anstoßen, Gegenrennen und beim Pferd durch Hufschläge, außerdem Zerrungen und Überdehnungen der Muskulatur beim Ausgleiten, Stürze und Zusammenstöße mit Kraftwagen.

Symptome. Außer typischer *Schulterlahmheit* (Hangbeinlahmheit) findet man eine umschriebene, höher temperierte, *schmerzhafte* und *geschwollene Stelle* im Verlauf des Kopf-Hals-Arm-Muskels oder Bizeps. Zuweilen sind dort außerdem die Erscheinungen eines Hämatoms (Fluktuation) oder einer Muskelzerreißung und Muskelhernie (Vertiefung im Muskel, derber Rand) nachweisbar. Beim passiven Beugen und *Rückwärtsziehen* der Schulter äußern die Tiere *Schmerzen*. Der übrige Untersuchungsbefund an der Gliedmaße ist negativ.

Prognose. Die Prognose der traumatischen Myositis ist im allgemeinen *günstig*. Sie gehört zu den am leichtesten heilbaren Schulterlahmheiten. Häufig verschwinden anfangs hochgradige Lahmheiten schon nach kurzer Zeit (8–14 Tagen). Nur selten werden ein chronischer Verlauf und nur ausnahmsweise bei sehr schweren Muskelzerreißungen eine unheilbare Lahmheit beobachtet.

Behandlung. *Ruhe, feuchte Wärme* und *Massage* sind die wichtigsten Behandlungsmethoden. Zur Förderung der Resorption kann außerdem später eine *reizende Einreibung* appliziert werden.

6. Die Bursitis intertubercularis beim Pferd

Ursachen. Die an der Schulterblattbeule entspringende bandartige Sehne des M. biceps brachii wird beim Gleiten über die Rollfortsätze des Humerus von einem Schleimbeutel *(Bursa intertubercularis)* umgeben, der verschiedenen traumatischen Einwirkungen ausgesetzt ist. Diese sind entweder *aseptischer* Natur *(Quetschungen* durch Sturz, Schlag und Gegenrennen; übermäßige Anstrengung des Bizeps bei schweren Zugpferden, Reit- und Wagenpferden), oder sie haben *infektiösen* Charakter *(eiternde Wunden*, infizierte Stichverletzungen, benachbarte Phlegmonen).

Symptome. Je nach den Ursachen und dem Verlauf lassen sich zwei Formen der Bursitis intertubercularis unterscheiden: die *aseptische* und die *eitrige Bursitis*.

a) Die *aseptische Bursitis* bildet die gewöhnliche Form. Sie stellt in *akuten* Fällen eine *seröse* oder

I. Krankheiten der Schulter und des Oberarmes

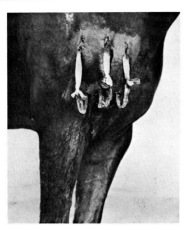

Abb. 403 *Haarseile* an der Schulter bei chron. Schultergelenksentzündung, Pferd.

serofibrinöse Bursitis dar. Bei *chronischem* Verlauf ist die Bursawand verdickt und mit Granulationen bedeckt, die Sehne des Bizeps zeigt Zerfaserung, *Verknöcherung* und Verwachsung; der Knorpelüberzug weist *Usuren* auf und der angrenzende Teil des Humerus *Exostosen* (Pommersche Randwülste). Die dadurch bedingte Schulterlahmheit ist vorwiegend eine *Hangbeinlahmheit* mit Abduktion und Nachschleppen der Gliedmaße, außerdem ist das *Rückwärtsziehen* der *Schulter* sehr schmerzhaft. Örtlich findet man *Schwellung* und *Schmerzhaftigkeit* im Bereiche des *Bizeps* unmittelbar distal vom Schultergelenk. Zuweilen läßt sich auch Pseudokrepitation nachweisen (Bursitis fibrinosa s. crepitans). Der übrige Befund an der Gliedmaße ist negativ. Die *Prognose* ist nur in leichteren Fällen günstig. *Die chronische Bursitis veranlaßt häufig monatelanges Lahmgehen und ist nicht selten unheilbar.*

b) Die *eitrige Bursitis* entsteht nach direkter blutiger Eröffnung der Bursa durch tiefe Wunden (Stichwunden) oder indirekt durch Übergreifen benachbarter phlegmonöser Prozesse. Sie ist außer durch hoch- bis höchstgradige Schulterlahmheit durch *Eiterausfluß* oder durch erhebliche *phlegmonöse Anschwellung* in der Umgebung des Bizeps und durch *Fieber* gekennzeichnet. Die sonstigen klinischen Erscheinungen sind fast die gleichen wie bei der eitrigen Schultergelenksentzündung (s. Abb. 398). Bei der eitrigen Bursitis kommt dieselbe Behandlung mit Antibiotika und antibiotisch wirkenden Chemotherapeutika wie bei der Eröffnung des Schultergelenks in Betracht, s. S. 270.

Behandlung. Die Behandlung der subakuten und chronischen aseptischen Bursitis, die man u. a. bei Reitpferden häufiger durchzuführen hat, kann auch nur eine hyperämisierende sein. Den besten Erfolg verspricht auch hier das Ziehen von *Haarseilen* (s. Abb. 403).

Bursitis M. infra spinam. Die distal vom lateralen Muskelhöcker des Humerus sich inserierende Sehne des M. infra spinam besitzt am Übergang über den lateralen Höcker eine Bursa, die zuweilen beim Stürzen, Stoßen und Ausgleiten gequetscht und entzündlich gereizt wird. Die Folge ist eine eigenartige *Schulterlahmheit*. Die Gliedmaße wird in *Abduktionsstellung* gehalten, und bei dem etwas schleppenden Vorwärtsführen beschreibt sie fast einen halben Kreisbogen. Örtlich findet man in der Gegend des *lateralen Muskelhöckers* am Humerus eine schmerzhafte, umschriebene *Anschwellung*. Die Lahmheit läßt sich durch Infiltration der Bursagegend mit einem *Lokalanästhetikum* zum Verschwinden bringen; für die Sicherung der Diagnose ist dies wertvoll! Die Prognose ist günstig, wenn nicht gleichzeitig ein Bruch des lateralen Muskelhöckers vorliegt. Die *Behandlung* besteht in feuchter Wärme, Massage und reizenden Einreibungen (Jodvasogen, 10proz. Jodvasoliment) oder Punktbrennen und scharfen Einreibungen.

Luxation des Bizeps. Mit diesem Namen wird eine *Dislokation* des Bizeps aus der Rolle des Humerus bezeichnet, die vereinzelt bei Pferden vorkommt und eine eigenartige Schulterlahmheit bedingt (Nachziehen der Gliedmaße, spitze Winkelstellung im Schultergelenk, totale Anschwellung). Die Prognose ist ungünstig.

7. Die Frakturen der Skapula und des Humerus

Frakturen des Schulterblatts. Sie kommen zuweilen beim *Pferd* und Rind, selten dagegen bei Hunden vor. Sie entstehen durch Stürzen, Springen, Gegenrennen, Parieren, Wenden, Angefahrenwerden, oft gleichzeitig mit einer schweren Distorsion des Schultergelenks. Man kann die Frakturen des eigentlichen Schulterblatts *(Hals, Pfanne, Basis, vorderer* und *hinterer Winkel)* von den Frakturen der Knochenfortsätze unterscheiden *(Gräte, Beule, Rabenschnabelfortsatz)*. In der Regel handelt es sich um gedeckte Frakturen (ohne Verletzung der Haut). Nur bei schweren, von außen einwirkenden Traumen ereignen sich auch offene Frakturen, die dann meist die Spina scapulae betreffen.

Symptome. Die *Erscheinungen* bei den Frakturen des eigentlichen Schulterblatts bestehen in einer *plötzlich* auftretenden, *hochgradigen Schulterlahmheit* (Stütz- und Hangbeinlahmheit), so daß die Tiere *auf drei Beinen* stehen, indem sie die kranke Gliedmaße hängen lassen und nicht aufstützen und schwer oder gar nicht vorwärts zu bewegen sind. Zuweilen entsteht durch die Knochenfragmente auch eine *Lähmung* des *Armgeflechts* (Plexus brachialis) infolge Zerrung und Zerreißung desselben. Nur bei den Frakturen der Fortsätze und der Winkel ist die Lahmheit zuweilen geringer. Örtlich findet man *Schwellung*, öfter auch bei passiven Bewegungen *Krepitation*. Dagegen ist eine abnorme Beweglichkeit selten nachzuweisen (Frakturen am Hals). In diagnostischer Beziehung ist ferner von Wichtigkeit, daß der übrige Befund an der Gliedmaße negativ ausfällt. Bei Kleintieren kann die Röntgenuntersuchung die Diagnose sichern. Bei Großtieren ist sie nur für die distalen Abschnitte der Skapula (Hals, Pfanne, Rabenschnabelfortsatz) anwendbar.

Prognose und Behandlung. Die Prognose ist bei den vollständigen Frakturen des eigentlichen Schulterblatts bei Großtieren ungünstig. Beim *Pferd* sind insbesondere die *Frakturen* der *Gelenkpfanne* und des *Halses* in der Regel *unheilbar*. Gelingt es auch zuweilen, die Pferde monatelang im Stehen zu halten, so entwickeln sich bei hochgradiger Muskelatrophie und allgemeiner Abmagerung umfangreiche lokale Kallusbildungen und selbst Pseudarthrose des Schultergelenks, so daß die Tiere doch dauernd lahm und unbrauchbar sind. Vereinzelt ist auch nach erfolgter Heilung der Schulterblattfraktur eine unheilbare Lähmung des Plexus brachialis mit Zusammenbrechen in allen Gelenken und mit den Erscheinungen der Supraskapularislähmung durch die umfangreiche, üppige Kallusbildung an der Frakturstelle und Druck auf den Nerven beobachtet worden. Dagegen kann unter Umständen bei Fissuren und bei Frakturen der Fortsätze, namentlich der *Schulterblattgräte*, Heilung nach längerer Zeit eintreten. Für diese Fälle kann auch eine operative Behandlung in Form einer Zugverschraubung oder Zuggurtung des Fragments erfolgversprechend sein oder die Exstirpation eines kleinen Fragments ist indiziert. Offene Frakturen hinterlassen zuweilen Schulterfisteln (Sequestration der Schulterblattgräte mit *Fistelbildung*). Etwas günstiger ist die Prognose bei *Hunden*, bei denen sich ein gesattelter Gipsverband oder ein anderer Fixationsverband anlegen läßt. Die konservative Behandlung ist angezeigt und erfolgversprechend, wenn die Fragmente nicht sehr weit disloziert sind und die Fraktur nicht im Bereich des Skapulahalses oder des Gelenks liegt, da sich hier sehr leicht Fehlstellungen und Nervenschäden einstellen (N. suprascapularis), die Funktionsstörungen verursachen. Deshalb empfiehlt sich für derartige Frakturen die operative Behandlung je nach Frakturform mit Schrauben, Spickdrähten, Platten oder Cerclagen. Bei Fistelbildung an der Skapula ist der Fistelkanal bis an sein Ende operativ freizulegen und der u. U. am Schulterblatt befindliche Sequester zu entfernen.

Frakturen des Humerus. Man findet sie am häufigsten bei *Hunden*, Pferden und Rindern.

Die *Ursachen* sind dieselben wie bei den Schulterblattfrakturen; außerdem kommen auch spontane Frakturen vor. In der Regel betreffen die Frakturen den eigentlichen Körper des Humerus *(Diaphysenfrakturen)*. Außerdem kommen *Epiphysenfrakturen* und *Frakturen der Kondylen* vor. Während beim Pferd schiefe Diaphysenfrakturen und Spiralfrakturen in der Mitte des Humerus am häufigsten vorkommen, sind bei Hund und Katze die Frakturen an der distalen Epiphyse dicht über den Kondylen (suprakondyläre Frakturen) und einzelne Kondylusfrakturen häufiger. Meist bricht der laterale Kondylus. Beim Pferd kommen auch partielle Frakturen, d. h. Frakturen an den *Muskelhöckern* des Humerus, vor, namentlich am *lateralen Muskelhöcker* (Ansatzstelle des M. infra spinam) und am *lateralen Rollhöcker* (Ansatzstelle des M. supra spinam).

Symptome. Die *Erscheinungen* bestehen bei den eigentlichen Humerusfrakturen in hochgradiger Lahmheit, umfangreicher lokaler Anschwellung und Schmerzhaftigkeit, Krepitation, abnormer Beweglichkeit und zuweilen in Verkürzung der Gliedmaße.

Prognose. Die *Prognose* ist beim Pferd und Rind ungünstig; *Humerusfrakturen sind bei erwachsenen Pferden und Rindern in der Regel unheilbar.* Nur die Frakturen der obengenannten Muskelfortsätze sind, auch wenn sie offen sind, bisweilen heilbar. *Wintzer* hat bei Jungrindern bis zum Alter von 2 Jahren mit einer von ihm modifizierten Thomasschiene bei Diaphysenfrakturen des Humerus befriedigende funktionelle Heilungen erzielen können. *Beim Hund* und bei der *Katze* sind die Heilungsaussichten der Diaphysenfrakturen wesentlich günstiger. Dagegen sind die Frakturen der distalen Kondylen beim Hund und bei der Katze prognostisch unterschiedlich zu beurteilen, je nachdem ob nur *ein* Kondylus (der mediale oder laterale) oder ob *beide* Kondylen in toto oder getrennt (T-förmige Fraktur) vom Knochenschaft abgebrochen sind oder ob gleichzeitig auch noch eine *Subluxation* bzw. *Luxation* der Fragmente vom Ellbogengelenk besteht. Je größer die Schädigung des Gelenks und je schwieriger die Reposition und Fixation der Fragmente in ihrer vorherigen anatomischen Lage sind, um so ungünstiger ist auch die Prognose, da sich meistens Kontrakturen und Ankylosen des Gelenks anschließen.

Behandlung. Heilungen können bei Hund und Katze mit einem gesattelten Gipsverband oder einem anderen fixierenden Verband erzielt werden, aber die Bruchstücke lassen sich damit gewöhnlich nicht genau aufeinanderstellen und sicher fixieren. Dies geschieht zuverlässiger mit einem geeigneten Verfahren der operativen Frakturbehandlung.

Die Behandlung der Gliedmaßenfrakturen bei unseren Kleintieren, in erster Linie bei Hund und Katze, ist in den letzten Jahren in Europa und vor allem auch in Amerika nach den Vorbildern in der Humanchirurgie abgewandelt worden. Das Ziel der Frakturbehandlung muß sein, die normale anatomische Lage der gebrochenen Knochen wiederherzustellen. Dazu dient zunächst die Reposition der Bruchstücke; die Bruchflächen müssen durch Zug und Gegenzug in Betäubung so aneinandergelegt, adaptiert werden, daß sie sich in ganzer Ausdehnung berühren. Die Bruchstücke müssen ferner so lange künstlich in der Adaptationslage gehalten werden, bis eine zuverlässige Konsolidierung des Bruches durch Kallusgewebe eingetreten und eine feste Vereinigung der Bruchstücke erfolgt sind. Zur Fixierung der eingerichteten Fragmente werden Fixationsverbände mit Wasserglas, Dextrin, Gips, Lightcast (Sharp u. Dohme), Baycast (Bayer) oder Heftpflaster angelegt, bei entsprechender Unterpolsterung der Gliedmaße mit Watte, teilweise unter Zuhilfenahme von Schienen. Bei unseren Tieren läßt sich meist eine absolute Fixierung der Bruchstücke nicht erreichen. Auch die verwendeten Schienen, die man außen an die Gliedmaße anlegt (Cramer-, Schröder-, Thomas-Schiene), können wegen der Unruhe der Tiere ihren Zweck nicht immer in idealer Weise erfüllen. Man kann unter dem Fixationsverband und mit der Schienenbehandlung eine Wiedervereinigung der Bruchstücke erreichen und funktionelle Heilungen erzielen, da eine etwa eingetretene Verkürzung der Gliedmaße durch offenere Winkelung in den Gelenken ausgeglichen werden kann. Eine befriedigende Heilung hinsichtlich der Wiederherstellung der normalanatomischen Lage der Knochenbruchstücke wird aber oft nicht erreicht. Außerdem hat die Ruhigstellung der ganzen Gliedmaße über die lange Zeit der Frakturheilung nicht selten irreversible Immobilisationsschäden zur Folge, wie Muskelatrophie und -dystrophie, Osteoporose, intraartikuläre Synechien, Fibrosierung und Kontraktur der Gelenkkapsel und -bänder, Atrophie des hyalinen Gelenkknorpels und andere Schäden, die später die Funktion der Gliedmaße mehr oder weniger

erheblich einschränken und behindern. Man bezeichnet sie als *Frakturkrankheit*.

Die bestmögliche Vereinigung der Knochenbruchstücke wird durch die *Osteosynthese* erreicht, d. h. durch die *operative Frakturbehandlung*. Trotzdem hat die konservative Frakturbehandlung mit den verschiedenen Möglichkeiten der Ruhigstellung und der Fixationsverbände noch ihre klinische Bedeutung und darf nicht grundsätzlich abgelehnt werden. In jedem Einzelfall muß unter Berücksichtigung aller äußeren und inneren Umstände und Gegebenheiten das Gefahrenrisiko der vorzunehmenden operativen Osteosynthese gegenüber dem erreichbaren und erstrebten besseren Frakturheilungsergebnis abgewogen werden, denn auch die verschiedenen Verfahren der operativen Osteosynthese sind mit nicht wenigen und schwerwiegenden Komplikationsmöglichkeiten verbunden.

Die *operative* Frakturbehandlung muß bestimmte Grundsätze beachten und mit aller Sorgfalt einhalten, wenn sie die erstrebten optimalen Ergebnisse erreichen will und die schwerwiegenden Komplikationen vermeiden soll. Außer einer genauen Reposition der Bruchstücke in ihre vorherige normale anatomische Form und Lage sowie einer sorgfältigen und schonenden Behandlung der umgebenden Weichteile und der Erhaltung der vorhandenen Vaskularisation muß eine *stabile Osteosynthese* hergestellt werden, die eine alsbaldige Bewegungsfähigkeit und Belastung der Gliedmaße ermöglicht, ohne daß dadurch die Stabilität der versorgten Frakturstelle gefährdet wird.

Eine stabile Osteosynthese läßt sich erreichen entweder durch eine *Kompressionsosteosynthese* oder durch eine stabile *Knochenschienung* oder durch die *Kombinierung* der beiden Techniken.

Das Prinzip der *Kompressionsosteosynthese* besteht darin, an die Knochenfragmente Implantate zu befestigen, die unter hohen Druck oder Zug gebracht werden und auf diese Weise die Bruchflächen der Fragmente so dicht zusammenpressen, daß der Frakturspalt kaum noch sichtbar ist und jede interfragmentäre Mikrobewegung vermieden wird. Es wird damit den Osteonen ermöglicht, den Frakturspalt direkt und unmittelbar zu überbrücken. Diese ohne sichtbare Kallusbildung sich vollziehende Heilung wird als *primäre Frakturheilung* bezeichnet.

Als operativ-technische Hilfsmittel der Kompressionsosteosynthese dienen die Zugschraube, die Kompressionsplatte und die Drahtzuggurtung.

Mit der *Zugschraube* läßt sich bei langen Schräg- und Mehrfachfrakturen der Diaphyse und bei Frakturen im epiphysären Bereich des Knochens das Ziel der Kompressionsosteosynthese erreichen. Bei Quer- und kurzen Schrägfrakturen wird der Frakturspalt zweckmäßigerweise durch eine *Platte* mit besonders geformten Löchern *(Dynamische Kompressionsplatte, DCP)* durch das einfache Anziehen der Plattenschrauben zusammengepreßt. Die *Zuggurtung* ist eine bei Abrißfrakturen von Knochenvorsprüngen angewandte Technik, bei der die an der Zugseite des Knochens angelegten Drahtschlingen dem Zug der hier ansetzenden Muskeln oder Bänder entgegenwirken und in Druckkräfte auf den Knochen umwandeln. Zusätzlich eingebohrte Kirschner-Drähte verhindern dabei eine Verschiebung oder Verdrehung der Fragmente.

Das Prinzip der *stabilen Knochenschienung* besteht darin, das proximale Fragment des Knochens mit dem distalen durch ein am oder im Knochen befestigtes Implantat stabil miteinander zu verbinden, damit alle bei der Gliedmaßenbewegung und -belastung im Knochen auftretenden Druck-, Scher- und Torsionskräfte von der Schiene übernommen und über die Frakturstelle, ohne diese zu belasten, hinweggeleitet werden. Die Stabilität dieser Osteosynthese ist dann gewährleistet, wenn das Implantat so widerstandsfähig ist, daß es sich durch die bei der Belastung auftretenden Kräfte nicht verbiegt oder bricht, und wenn das Implantat so sicher im Knochengewebe fixiert ist, daß es sich durch die Belastungskräfte nicht lockert oder ausreißt.

Als operativ-technische Möglichkeiten der stabilen Knochenschienung bieten sich an die Abstützplatte (Osteosynthese mit Platte), der Marknagel (Osteosynthese mit einem intramedullären Kraftträger, innere Schienung des Knochens) und der Fixateur externe (Osteosynthese mit externer Fixation, äußere Schienung).

Die *Abstützplatte*, die an die Hauptfragmente angeschraubt wird und an die auch die Zwischenfragmente mit Schrauben befestigt werden, stellt bei richtiger operativer Technik eine sehr stabile und vielseitig anwendbare Form der Knochenschienung beim Kleintier dar.

Die *Marknagelung nach Küntscher* ist ebenfalls als eine sehr stabile Form der Osteosynthese zu bewerten. Wenn der von einer frakturfernen Stelle in die Markhöhle eingeführte Marknagel die Fragmente in der reponierten Stellung sicher fixiert, übernimmt er als intramedullärer Kraftträger an Stelle des gebrochenen Knochens alle Stützfunktionen desselben. Deshalb sind für die Marknagelung nur die Quer- und kurzen Schrägfrakturen der Diaphyse geeignet, da die Schienung durch eine elastische Verklemmung des im Querschnitt kleeblatt-, V- oder U-förmigen Nagels in der Markhöhle beider Fragmente erreicht wird. Die nachfolgenden Muskelkontraktionen und Belastung der Gliedmaße erzeugen sekundär eine axiale, intrafragmentäre Kompression.

Bei dem *Fixateur externe* wird die Osteosynthese mit Hilfe von Schienen vorgenommen, die außen an den Gliedmaßen liegen und mit Metallstiften oder -schrauben verbunden werden, die durch die Haut und die Weichteile hindurch in die Knochenbruchstücke eingeschlagen oder eingeschraubt werden. Die Schiene läßt sich an den Metallstiften verschrauben; durch weitere Schienen, die mit den an den Knochenstiften befindlichen Schienen verschraubt werden können, erfolgt die Fixation der Bruchflächen aufeinander unter Röntgenkontrolle. E. Becker hat diese Methoden der Osteosynthese, die in ihrer technischen Ausführung und Anwendung sehr kompliziert sind und wegen eines notwendigen umfangreichen Instrumentariums einer allgemeinen Verwendung entgegenstehen, durch die Entwicklung eines auf den Hund und die Kleintiere abgestimmten, zweckmäßigen Instrumentariums sowie durch die Verwendung von selbstpolymerisierenden Kunststoffen als äußere Schienung und Fixierung der Knochenfragmente ganz erheblich vereinfacht und einer allgemeinen Anwendung zugänglich gemacht. Die als *perkutane Verschraubung* bzw. *Osteosynthese* mit *extrakutaner Schienung* bezeichnete Methode hat sich für die Kleintiere bestens bewährt, da die Verwendung von Knochenschrauben mit metrischem Gewinde und die Verbindung ihrer Schraubenschäfte durch plastischen, selbsthärtenden Kunststoff (*Technovit*, Kulzer) die praktische Ausführung der Frakturschienung ganz erheblich vereinfachen und trotzdem eine sichere Fixierung der Fragmente gewährleisten. Die perkutan in den Knochen einzudrehenden Schrauben können an der für den jeweiligen Fall günstigen anatomischen Stelle befestigt werden, und es braucht dabei auf die Form der extrakutanen Überbrückung der Fraktur keine Rücksicht genommen zu werden, da sich der Kunststoff in weichem, plastischem Zustand jeder Körperform und jeder Richtung der Schraubenschäfte leicht anpassen läßt.

Bei richtiger technischer Ausführung stellt der Fixateur externe ebenfalls eine sehr stabile Form der Osteosynthese durch Schienung dar. Als nachteilig ist lediglich zu bewerten, daß mit ihm eine optimale Fragmentadaptation nicht immer zu erreichen ist, daß eine exzentrische Kraftübertragung mit langen Hebelarmen stattfindet, daß sich eine intrafragmentäre Kompression nur teilweise herstellen läßt und daß eine, allerdings geringe, Infektionsmöglichkeit von den Einstichstellen der Haut aus gegeben sein kann.

In besonderen Frakturfällen können und müssen die Kompressionsosteosynthese und die Knochenschienung mittels Neutralisationsplatte oder Fixateur externe miteinander kombiniert werden, um eine Kompression und Stabilität der versorgten Fraktur zu gewährleisten und zu sichern.

Hinsichtlich der operativ-technischen Ausführung der verschiedenen Osteosyntheseverfahren wird auf das diesbezügliche Schrifttum verwiesen. Es muß aber dazu bemerkt werden, daß ein sehr vielseitiges und sehr kostspieliges Instrumentarium benötigt wird, um allen Anforderungen der operativen Frakturbehandlung gerecht werden zu können. Weiterhin sind die sichere Beherrschung der operativen Techniken und die strikte Einhaltung der Aseptik die unabdingbaren Voraussetzungen, um die erstrebten Heilerfolge zu erreichen und die drohenden schwerwiegenden Komplikationen zu vermeiden.

Für die Behandlung der verschiedenen Frakturen des Humerus, die nach ihrer Form und Lokalisation sehr unterschiedlich sind, müssen die jeweils geeigneten und indizierten Verfahren der operati-

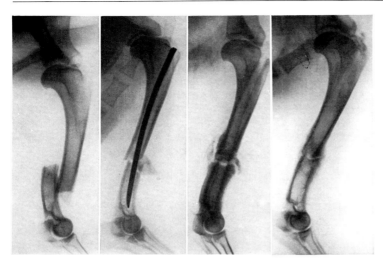

Abb. 404 14 Tage alte Fract. hum., mit Schrader-Thomas-Schiene vorbehandelt. Drucknekrosen am Rücken und an der Brust; rechter Humerus vor der Nagelung, seitl. Strahlengang, Hund.

Abb. 405 Rechter Humerus von Abb. 404 nach der Nagelung, seitl. Strahlengang.

Abb. 406 Humerus von Abb. 404 nach Entfernen des Nagels am 80. Tage nach der Nagelung.

Abb. 407 Humerus von Abb. 404 7 Monate nach der Nagelung, anatomische und funktionelle Heilung.

ven Osteosynthese oder der konservativen Behandlungsmethoden angewendet werden.
Spiral- und Splitterfrakturen können *konservativ* mit Fixationsverbänden behandelt werden. Die Indikation für die *Marknagelung nach Küntscher* bilden die Horizontal- und kurzen Schrägfrakturen der Diaphyse mit erheblicher Dislocatio ad longitudinem und ad latus (Abb. 404–407), während für die langen Schrägfrakturen ohne oder mit mehrfacher Splitterung und für die Frakturen in Gelenknähe die Knochenschienung als *perkutane Verschraubung mit extrakutaner Schienung* nach *Becker* (Abb. 408, 409) oder die *Osteosynthese mit der Abstützplatte* (Abb. 410–412, 413–415) geeignet sind. Für die Frakturen der distalen Kondylen des Humerus (Gelenkfrakturen) ist die *Verschraubung* mit Zug- oder Druckschrauben die Methode der Wahl, um eine belastungsstabile Druckosteosynthese zu erreichen (Abb. 416–418, 419, 420). Nicht belastungsstabile Osteosynthesen müssen 3 bis 4 Wochen lang durch einen zusätzlichen Verband immobilisiert werden.

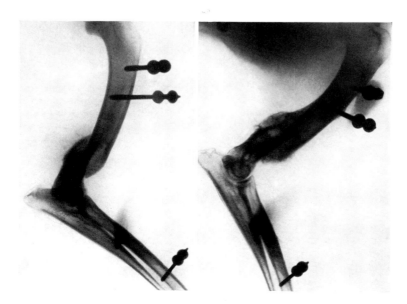

Abb. 408 *Gelenknahe, lange Schrägfraktur des Humerus* mit perkutaner Verschraubung und extrakutaner, transartikulärer Schienung mit *Technovit*, Röntgenbild, Deutscher Boxer.

Abb. 409 Fall der Abb. 408, geheilt nach 7 Wochen, Röntgenbild (Technovit gibt keinen Röntgenschatten).

Abb. 410 *Y-Fraktur* der distalen *Gelenkkondylen* des Humerus mit einseitig langer Bruchfläche, 6jähr. Deutscher Schäferhund, Röntgenbild mit transversalem Strahlengang.

Abb. 411 Fraktur der Abb. 410 nach der *Osteosynthese* mit interfragmentärer Kompression durch Schraube nach *Maatz* und Neutralisationsplatte (medial).

Abb. 412 Fraktur der Abb. 410 nach 117 Tagen, *in Heilung*, Gelenk frei beweglich.

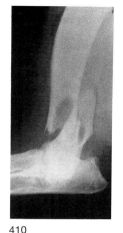

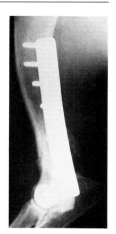

410 411 412

Abb. 413 *Y-Fraktur* der distaler *Gelenkkondylen* des Humerus, 4jähr. Deutscher Schäferhund, Röntgenbild mit transversalem Strahlengang.

Abb. 414 Röntgenbild der Fraktur der Abb. 413 mit sagittalem Strahlengang.

Abb. 415 Fraktur der Abb. 413, 414 nach der *Osteosynthese* mit Schraube nach *Maatz* und Neutralisationsplatte (medial).

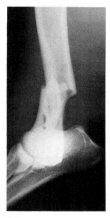
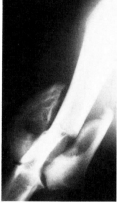
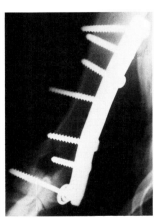

413 414 415

Abb. 416 *Absprengungsfraktur* des distalen lateralen *Gelenkkondylus* des Humerus *(Capitulum humeri)*, 6jähr. Hund, Röntgenbild.

Abb. 417 Fraktur der Abb. 416 nach der *Osteosynthese* mit Kreuzspickung und interfragmentärer Kompression mit Schraube nach *Webb*.

Abb. 418 Fraktur der Abb. 416 nach 38 Tagen, *in Heilung*, Gelenk frei beweglich.

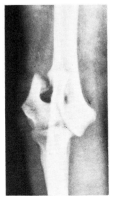
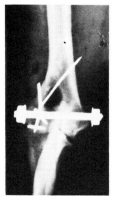
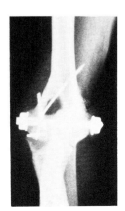

416 417 418

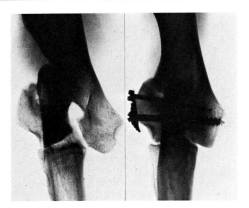

Abb. 419 *Absprengungsfraktur* des lateralen Gelenkkondylus des Humerus *(Capitulum humeri)* mit Subluxation, Deutscher Schäferhund, Röntgenbild.

Abb. 420 Fraktur der Abb. 419 nach der *interfragmentären Druckosteosynthese* mit 2 Schrauben nach *Maatz*.

8. Eosinophile Panostitis des Junghundes

Begriff und Vorkommen. Bei jungen Hunden, vorzugsweise bei Deutschen Schäferhunden, im Alter von 4–18 Monaten, gehäuft im 6.–8. Lebensmonat, wurde in den letzten Jahren in zunehmendem Maße eine Erkrankung der langen Röhrenknochen beobachtet, die *Gratzl* als *eosinophile Panostitis der Junghunde* bezeichnet, da im Blutbild neben einer Vermehrung der Leukozyten eine Eosinophilie nachzuweisen ist. Die Ätiologie ist noch nicht geklärt. Während *Gratzl, Baumann* und *Pommer* diese Erkrankung als eine *hämatogene eitrige Osteomyelitis* ansehen, da sie bei ihren bakteriologisch untersuchten Fällen im Knochenmark Streptokokken nachweisen konnten, betrachtet *Gärtner* sie aufgrund seiner Serumuntersuchungen auf P und Ca als *eine Störung des Knochenstoffwechsels*. Nach *Gärtner* liegt infolge der vorgefundenen Plasmakonfiguration eine Verwandtschaft zur Myositis eosinophilica nahe.

Symptome und Verlauf. Die klinischen Erscheinungen bestehen vorwiegend in Lahmheiten verschiedenen Charakters und Grades, u. U. werden die Tiere völlig bewegungsunfähig. Erkranken können an einer, an mehreren oder auch an allen Gliedmaßen vorwiegend *Humerus* und *Femur*, weniger oft *Radius, Ulna* und *Tibia* und selten die Metakarpalen. Druckschmerz besteht an den Meta- und Diaphysen dieser Röhrenknochen, die erkrankten Extremitäten sind meist vermehrt warm. Selten beobachtet man Weichteilschwellungen und harte Verdickungen an den o. a. Knochen. Im allgemeinen sind die benachbarten Gelenke nicht mitergriffen. Bei längerer Erkrankung kann sich eine mehr oder weniger starke Atrophie der Muskulatur, besonders am Oberschenkel, ausbilden. Nach *Gratzl* ist in der Regel bei dem ersten akuten Anfall eine – von einer Tonsillitis begleitete – septische Infektionskrankheit (Staupe, Leptospirose, hard pad disease) oder eine genuine Tonsillitis nachzuweisen, so daß eine hämatogene Infektion des Knochenmarks naheliegt. Im Anfang der Erkrankung besteht mittleres Fieber, gewöhnlich (aber nicht immer) fällt es bei Besserung der Lahmheit und steigt wieder bei Verschlechterung. Im Blutbild zeigen sich bei mehrmaliger – nicht bei jeder – Untersuchung eine leicht- bis hochgradige polymorphkernige neutrophile Leukozytose und auch eine Eosinophilie (bis 29%). Die Blutsenkung ist meist beschleunigt, der Serumphosphorwert oft erniedrigt.

Nach *Gärtner* findet man nur selten eine infektiöse Erkrankung oder eine Tonsillitis, ebenfalls wird auch Fieber kaum beobachtet. Das Allgemeinbefinden ist nicht gestört. Es besteht nur eine gering- bis mittelgradige Vermehrung der Leukozyten bei einer geringen Lymphozytose und einer Eosinophilie (bis 30%). Bei akuten Anfällen sind der Serum-Ca-Spiegel und der Serum-P-Wert oft erhöht.

Im Röntgenbild sind meist schon 14 Tage nach Beginn der Erkrankung an den Röhrenknochen großfleckige, unscharfe Verdichtungen in der Spongiosa, Verdickungen der Kompakta und später periostale Auflagerungen nachzuweisen. Diese Veränderungen können zusammen oder auch einzeln auftreten und sich wieder bei Heilung im Verlaufe von einigen Wochen u. U. vollständig zurückbilden.

Die histologische Untersuchung (*Baumann* und eigene) zeigt an den erkrankten Knochen ganz typische Bilder. In der Spongiosa sind neugebildete, starke, lamelläre Knochenbälkchen mit Osteoblastensäumen nachzuweisen. Diese makroskopisch sichtbaren Bälkchen ziehen in und durch die Markhöhle. In den Zwischenräumen liegt Zellmark mit zahlreichen eosinophilen Leukozyten und Meylozyten oder auch Fettmark. Die Kompakta besteht oft aus 2 lamellären Schichten, die nach dem Periost zu flechtartige Struktur zeigen. Hier bilden sich als Zeichen mehrmaliger Schübe einzelne lamelläre Zwischenzonen. Das Periost ist bindegewebig verdickt.

Unter der Behandlung kommen im allgemeinen die akuten Anfälle innerhalb von 2–8 Wochen zur klinischen Heilung. Ein großer Teil der Patienten neigt zu Rezidiven, bei ihnen können dann die Krankheitserscheinungen an bisher nicht erkrankten Gliedmaßen und Gliedmaßteilen auftreten.

Gratzl beobachtete in einem Fall 7 Rezidive. Sie werden vorwiegend bei sehr lebhaften Hunden und nach großen Anstrengungen gesehen. Das Blutbild ist in der Regel erst nach vollständiger Heilung normal, in den Zeiten zwischen den einzelnen Rezidiven ist meistens noch die Eosinophilie nachzuweisen. Oft verlieren infolge einer sehr langen Behandlungszeit (bis zu 17 Monaten) die Besitzer die Geduld und lassen die Tiere töten.

Behandlung. Ruhigstellung der erkrankten Hunde, am besten in einer kleinen Box. Der Schwerpunkt der medikamentösen Behandlung liegt in der Verabreichung von Breitspektrumantibiotika in Verbindung mit Glukokortikosteroiden und Anabolika; unterstützend können Ca-, P- und Vitamin D_3-Präparate wirken. Die Behandlung muß bei Rezidiven wiederholt werden. In indizierten Fällen von Panostitis ist die Tonsillektomie durchzuführen. Bei sehr schmerzhaften Erscheinungen gibt man Novalgin o. a. Analgetika. Röntgenbestrahlungen auf die erkrankten Gliedmaßen und die Nebennieren sollen gute Heilungsergebnisse haben. Bei dieser kombinierten Röntgentherapie sind Rezidive sehr selten *(Pommer)*.

9. Osteochondrosis dissecans capitis humeri, Aseptische Nekrose des Humeruskopfes des Junghundes und des Fohlens

Begriff und Vorkommen. Bei der von *Pobisch* (Wien. tierärztl. Mschr. 49 [1962] 571) aufgrund von röntgenologischen Untersuchungen erstmals festgestellten und als aseptische Nekrose des Humeruskopfes bei Junghunden bezeichneten Erkrankung handelt es sich um eine Osteochondrosis dissecans des Humeruskopfes. Sie kommt bei Hunden vorwiegend großer, seltener mittelgroßer Rassen im Alter von 7 bis 14 Monaten einseitig oder beiderseitig vor. Vereinzelt zeigt sie sich schon in einem früheren oder auch höheren Lebensalter.

Unter einer Osteochondrosis dissecans versteht man eine *zirkumskripte aseptische Knochennekrose* innerhalb einer Gelenkfläche, in die sekundär auch das Knorpelgewebe einbezogen wird und bei der es zu einer Ablösung eines Knochen-Knorpelstücks in der Gelenkhöhle kommt. Die Erkrankung beruht auf einer ernährungsbedingten avaskulären Nekrose eines kleinen subchondral gelegenen Knochenbezirks im kaudalen Teil des Humeruskopfes, in deren Verlauf sich der den Knochen bedeckende Knorpelüberzug von dem spongiösen Knochenbett teilweise oder ganz ablöst, da ihm die vom Knochengewebe ausgehende Ernährungsgrundlage fehlt. Gelegentlich kann sich der völlig abgelöste Knorpelteil als Corpus liberum (Gelenkmaus) frei in der Gelenkhöhle befinden. Die *Ursache* der O. dissecans ist noch nicht völlig geklärt. *Pobisch* rechnet sie zu der Gruppe von ossalen, aseptischen Epiphyseonekrosen, deren Ursachen eine übermäßige Druckbelastung des primär nicht vollwertigen Knochengewebes an dieser Stelle ist. Unter der Druckbelastung des kaudalen Randes der Gelenkpfanne der Skapula kommt es zu einem Zusammenbruch des Spongiosagerüstes der Epiphyse, so daß der Knorpelüberzug des Humeruskopfes an dieser Stelle eine Eindellung erfährt. Damit läßt sich zumindest erklären, daß der erkrankte Bezirk immer in der kaudalen Hälfte des Humeruskopfes lokalisiert ist. Es müssen aber außer der mechanisch-traumatischen Einwirkung auch noch andere kausale Faktoren vorliegen, wie eine konstitutionelle Schwäche des Gelenkes, Prädisposition bestimmter Rassen und andere noch nicht geklärte Faktoren, denn es hat sich gezeigt, daß der Knorpelüberzug über dem dissezierten Knochenbezirk anfangs intakt ist. Dafür spricht auch das häufige beiderseitige Vorkommen fast nur bei bestimmten großen Hunderassen (Deutscher Boxer, Deutsche Vorstehhunde, Deutsche Dogge, Bernhardiner, Berner Sennenhund).

Makroskopisch findet sich bei der operativen Eröffnung des Gelenkes immer ein typischer Befund. Die Synovia ist etwas vermehrt und zuweilen leicht rötlich verfärbt. In der kaudalen Hälfte des Gelenkkopfes hat sich ein scharf begrenzter etwa fingernagelgroßer Bezirk des Gelenkknorpels gelöst und steht nur noch durch einzelne feine Streifen und Brücken mit dem angrenzenden gesunden Knorpelgewebe in Verbindung. Die Oberfläche des betroffenen Knorpels hat ihre bläuliche Farbe und glänzende Glätte verloren, zeigt eine weißgraue Farbe und hat eine runzelige Beschaffenheit. Im Zentrum des Knorpelbezirks befinden sich eine oder mehrere stecknadelkopfgroße trichterförmige Eindellungen. Unter dem leicht abhebbaren Knorpel liegt das spongiöse Knochengewebe frei, dessen Oberfläche nekrotisch und sklerotisch erscheint; erst nach Abschaben einer 1 bis 2 mm dicken Schicht entsteht eine diffuse Blutung.

Während die *Osteochondrosis dissecans (O. d.)* beim *Menschen* schon seit 100 Jahren beschrieben wird, ist sie bei den *Haustieren* erst in den letzten 20 Jahren bekannt und näher untersucht worden. Die O. d. kommt nämlich bei allen Haustieren vor, nicht selten bei Hund und Pferd, und kann verschiedene Gelenke des Körpers betreffen, vorzugsweise aber bestimmte, besonders beanspruchte Gelenke der Gliedmaßen (vgl. bei den einzelnen Gelenken). Eine sichere Diagnosestellung ist nur mit Hilfe einer gezielt angewendeten Röntgenuntersuchung möglich.

Die *pathologisch-anatomische* Einordnung dieser Erkrankung ist bis jetzt unvollständig und nicht einheitlich, zumal die Ätiologie noch nicht völlig geklärt ist. *Differentialdiagnostisch* muß die O. d. von der isolierten Knorpelfraktur und der osteochondralen Fraktur abgegrenzt werden. In Anbetracht der unklaren Ätiologie und Pathogenese bezeichnen manche Autoren das nicht seltene Vorkommen von kleinen Fragmenten in der Nähe der Gelenkränder beim Pferd als intraartikuläre Absprengungsfrakturen. Eine eindeutige Unterscheidung zwischen einer Osteochondrosis dissecans und einer intraartikulären Absprengungsfraktur wird nicht von allen Autoren befürwortet.

Klinisch ist es nämlich sehr schwierig, in chronischen Stadien und bei unklarer Anamnese diese beiden Befunde als eigenständige Erkrankungen zu differenzieren. Die bei älteren Pferden ermittelten und durch ein direktes oder indirektes Trauma bedingten Fragmente, auch wenn ihre Ursache nicht eindeutig ermittelt werden kann, sollten jedoch als intraartikuläre Absprengungsfrakturen bezeichnet werden.

Symptome. Die klinischen Erscheinungen der Osteochondrosis dissecans des Humeruskopfes des *Hundes* bestehen in einer allmählich sich steigernden, besonders nach längerem Laufen auftretenden gering- bis mittelgradigen gemischten Lahmheit, die sich auch bei beiderseitiger Erkrankung meistens nur einer Gliedmaße zu erkennen gibt. Nach einer gewissen Zeit stellt sich eine deutlich erkennbare Inaktivitätsatrophie der Muskulatur der gesamten Gliedmaße ein, die die Knochenkonturen an Schulter und Oberarm hervortreten läßt. Die *Palpation* ist insofern kennzeichnend, als der Hund bei extremer Streckung des Schultergelenks und gleichzeitiger Rotation des Oberarms sowie Fingerdruck auf den Humeruskopf von kranial her eine laute Schmerzäußerung von sich gibt. Der übrige Befund an der Gliedmaße ist negativ. Störungen des Allgemeinbefindens, Fieber und neurologische Störungen fehlen. Die Diagnose, besonders die differentialdiagnostische Abgrenzung gegenüber der Panostitis eosinophilica, Tumoren u. a. kann nur durch die röntgenologische Untersuchung einwandfrei gesichert werden. Die Aufnahme mit mediolateralem Strahlengang, zu der die Gliedmaße möglichst weit nach kraniodistal vom Körper abgezogen werden muß, zeigt eine Unterbrechung der gleichmäßigen und scharf begrenzten Wölbung des Gelenkkopfes in der kaudalen Hälfte (Abb. 421, 422). In der Spongiosa findet sich an dieser Stelle eine mehr oder weniger in die Tiefe reichende, längliche Aufhellung mit unscharfen Spongiosakonturen und Verschattungen. In einzelnen Fällen zeichnet sich der abgelöste Knorpelbezirk als selbständige Schattenlinie ab (Abb. 422). Es empfiehlt sich in jedem Fall, von beiden Gelenken eine Aufnahme anzufertigen, auch wenn die andere Gliedmaße noch keine Lahmheit erkennen läßt, da diese gewöhnlich von der anderen überdeckt wird. In etwa einem Drittel der Fälle sind beide Gelenke betroffen.

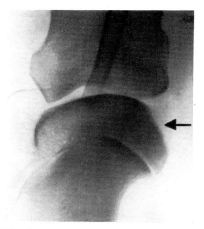

Abb. 421 *Osteochondrosis dissecans* des Humeruskopfes, 7 Monate alter Deutsch-Kurzhaar-Rüde, Röntgenbild (der Pfeil zeigt auf die veränderte Stelle).

Behandlung. Alle bisher empfohlenen medikamentösen Behandlungen, verbunden mit Ruhigstellung, sind nicht befriedigend, zumindest benötigen sie sehr lange Zeit und erhöhen damit die Gefahr der Entstehung einer deformierenden Arthrose. Die in Gießen seit einigen Jahren in mehreren hundert Fällen angewandte operative Behandlung hat sich bestens bewährt und kann empfohlen werden, denn sie beseitigt die Lahmheit innerhalb von 2 bis 4 Wochen endgültig. Die Operation besteht in der *Arthrotomie* des Schultergelenks von der kaudolateralen Seite und in der Entfernung des erkrankten Knorpelbezirks mit Kürettieren des freiliegenden Knochens bis zur diffusen Blutung. Bei dieser Operationsmethode erübrigt sich die Osteotomie des Akromions mit dem anhaftenden Musc. deltoideus, wie sie *Piermattei* und *Greely* (1960) vorschlagen. Es wird zunächst die Gliedmaße mit der deutlichsten Lahmheit operiert und anschließend unmittelbar nach der Heilung der Operationswunde die andere, sofern eine beiderseitige Osteochondrosis vorliegt.

Auch beim *Fohlen*, besonders beim reichlich und überfütterten Jährling, ist in neuerer Zeit die Osteochondrosis dissecans capitis humeri häufiger beobachtet worden. Die pathologisch-anatomischen Veränderungen sind ähnlich denen des Hundes und ebenfalls in dem stärksten belasteten kaudalen Abschnitt des Humeruskopfes lokalisiert, so daß auch beim Fohlen ein kausaler Zusammenhang zwischen Belastung und Schädigung des noch unreifen Gelenkknorpels zu bestehen scheint.

Symptome. Es besteht eine geringe schleichende Lahmheit, die sich allmählich verstärkt und nach Ruhegewährung wieder abklingt. Äußerlich erkennbare Erscheinungen fehlen außer einer geringen Inaktivitätsatrophie der Schulter- und Oberarmmuskulatur. Schmerzäußerung läßt sich durch extreme passive Streckung und Beugung des Schultergelenks auslösen. Gegebenenfalls diagnostische Anästhesie des Schultergelenks. Die Röntgenuntersuchung sichert die Diagnose. Der mit mediolateralem Strahlengang dargestellte Humeruskopf zeigt im kaudalen Drittel seiner Gelenkfläche einen kerbenförmigen Defekt, eine Abflachung oder ein von seiner Grundlage abgelöstes Knorpel-Knochenstück. Der Herd der aseptischen Nekrose wird meist von einem sklerotischen Rand umsäumt. In älteren Fällen zeigen sich periartikuläre Osteophyten als Ausdruck einer sekundären Osteoarthritis.

Behandlung. Da alle medikamentösen Behandlungen einschließlich der punktförmigen kutanen

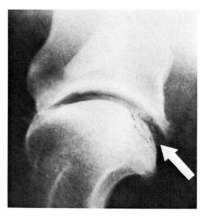

Abb. 422 *Osteochondrosis dissecans* des Humeruskopfes, 1jährige Deutsche Dogge, Röntgenbild (der Pfeil zeigt auf die veränderte Stelle).

Kaustik keinen Dauerheilerfolg bringen, scheint dieser nur durch die Arthrotomie mit dem Entfernen des abgelösten Knorpel-Knochenstücks erreichbar zu sein.

10. Tumoren an Skapula und Humerus

Geschwülste am Schulterblatt und Oberarm kommen bei Hunden vor. Sie kennzeichnen sich durch eine allmählich größer werdende Umfangsvermehrung und zunehmende Lahmheit. Es handelt sich gewöhnlich um *Sarkome*. Die Diagnose wird durch die Röntgenuntersuchung gesichert (Abb. 423). Oft sind bereits Metastasen in der Lunge vorhanden. Dann kommt nur die Tötung in Frage. (Vgl. Tumoren der Unterarmknochen.)

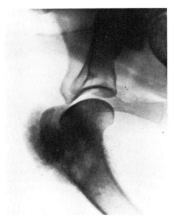

Abb. 423 *Osteosarkom* des Humerus, Deutscher Schäferhund, Röntgenbild.

11. Die Lähmung des Nervus suprascapularis

Ursachen. Die dem *Pferd* eigentümliche Lähmung des Nervus suprascapularis wird durch traumatische Insulte (*Gegenrennen, Ausgleiten, Sturz*, Springen über Gräben, Niederlegen, Schulterblattfrakturen) mit starker Rückwärtsbewegung der Schulter veranlaßt, durch die Quetschung, Zerrung oder Zerreißung des an der *Umschlagstelle um den vorderen Schulterblattrand* oberflächlich gelegenen Nerven direkt oder durch nachfolgende Kallusbildung entstehen. Der aus dem 6.–8. Halsnerven entspringende Nervus suprascapularis schlägt sich von der medialen Schulterblattseite nach lateral um, indem er zwischen dem M. subscapularis und M. supra spinam zwei Finger breit dorsal der Schulterblattbeule nach außen umbiegt, an der lateralen Fläche des Schulterblatthalses verläuft und die beiden Grätenmuskeln (M. supra spinam und M. infra spinam) innerviert.

Symptome. Die Suprascapularislähmung ist durch eine eigentümliche Stützbeinlahmheit mit *Abduktionsstellung* des *Schultergelenks* (sog. *Abblatten*) im Moment der *Belastung* charakterisiert. Die vom Suprascapularis innervierten beiden Grätenmuskeln dienen als seitliche kontraktile Spannbänder für das Schultergelenk, indem sie bei der Belastung das Abweichen der Schulter nach lateral verhindern. Infolge der Unterbrechung der Nervenleitung ist diese Funktion aufgehoben, so daß die Schulter nunmehr nach lateral abweichen (abblatten) kann. Hierbei entsteht zwischen Schulter und Brust ein deutlich sichtbarer Zwischenraum (ähnlich wie bei Ochsen). An den gelähmten Muskeln stellt sich bald, meist schon nach 2–3 Wochen, Atrophie ein (Inaktivitätsatrophie). Diese *Atrophie* der *Grätenmuskeln* erreicht meist einen hohen Grad (bandartige Beschaffenheit der Muskeln; Abb. 424).

Prognose. Sie ist nicht ganz *ungünstig*. Ein Teil der Fälle ist unheilbar oder doch erst nach mehreren Monaten heilbar. Prognostisch ungünstig ist namentlich die Ausbildung hochgradiger Atrophie des M. supra spinam. Abgesehen von den ganz leichten Fällen, die unter Umständen schon nach einigen Tagen oder Wochen heilen, dauert die Heilung mindestens 3–4 Monate. Nach dieser Zeit haben wir selbst noch Fälle heilen sehen, bei denen wir anfangs eine ungünstige Prognose gestellt hatten.

Behandlung. Sie besteht in *Massage* (Kneten, Klopfen), *Elektrisieren* mit Hochfrequenzströmen, *reizenden Einreibungen* sowie in fortgesetzten Injektionen von Vitamin-B-Komplex oder *Strychnin* (0,02–0,05) in Abständen von 3–4 Tagen. Außerdem empfiehlt sich *Bewegung* im Laufstand und in kleiner Koppel (Einzelkoppel). Ob diese physikalische und medikamentöse Therapie tatsächlich den Heilerfolg bringt, muß als fraglich gelten, denn da trotz der Irreversibilität der Muskelatrophie die Lahmheit und Bewegungsstörung verschwinden, darf angenommen werden, daß sich in den gelähmten Muskeln ein metaplastischer Umbau der kontraktilen Fasern in straffe Bindegewebsplatten vollzieht, die dann die Haltefunktion als Spannbänder für das Schultergelenk übernehmen.

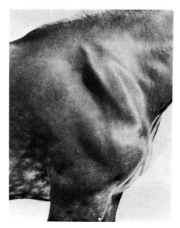

Abb. 424 *Lähmung des N. suprascapularis* mit Atrophie der Mm. supra spinam et infra spinam, Pferd.

12. Die Thrombose der Achselarterie und Armarterie

Ursachen. Die Thrombose der Achselarterie (A. axillaris) und ihrer Äste, insbesondere der Armarterie (A. brachialis), kommt bei Pferden sehr selten vor und wird entweder durch eine *Endarteriitis chronica deformans* oder durch *Embolien* vom Herzen her (Endokarditis) veranlaßt.

Symptome. Das Leiden ist durch eine *intermittierende*, hochgradige *Schulterlahmheit* bei *negativem* Untersuchungsbefund charakterisiert. Durch die partielle Verstopfung der Achselarterie und Armarterie wird namentlich bei der Bewegung die Muskulatur der ganzen Vordergliedmaße, weil sie erhöhten Blutzufluß nötig hat, nur unzureichend mit Blut versorgt. Diese ungenügende Versorgung der Extremität mit frischem Blut hat eine an die Lähmung des Armgeflechts erinnernde *allgemeine Muskellähmung* (anämische, myogene Lähmung) zur Folge, die verschwindet, wenn während der Ruhe des Tieres wieder die notwendige Blutmenge zugeführt werden kann. Das Krankheitsbild ist daher folgendes: Im Stande der Ruhe und im Anfang der Bewegung ist keine Lahmheit nachzuweisen. Bei fortgesetzter und rascher Bewegung treten jedoch ähnlich wie bei der Lähmung des Achselgeflechts *unsicherer* Gang, *Stolpern, Nachschleppen* der Gliedmaße (Hangbeinlahmheit infolge Lähmung des Bizeps), Unfähigkeit zum Stützen derselben und *Zusammenknicken* ein (Stützbeinlahmheit infolge von Ankonäenlähmung). Daneben beobachtet man *Schweißausbruch, Herzklopfen*, frequenten, pochenden Puls, Angst und beschleunigte Atmung (Rückstauung des Blutes nach dem Herzen und der Lunge, kompensatorische Herzhypertrophie) oder zuweilen Zusammenstürzen. *Der Puls an der Mittelfußarterie fehlt.* Die Extremität fühlt sich kühl und gefühllos an. Nach erfolgtem Ausruhen, meist nach ¼–½ Stunde, *verschwinden* alle genannten Krankheitserscheinungen von selbst.

Prognose. Die durch die Thrombose der Achselarterie bedingte intermittierende Lahmheit ist meist *unheilbar*. Vereinzelt hat man nach monatelanger Dauer der Krankheit Besserung und selbst Verschwinden der Funktionsstörung eintreten sehen (kollaterale Gefäßerweiterung und Gefäßneubildung; Kanalisierung des Thrombus).

Behandlung. Eine aussichtsreiche Behandlung gibt es nicht.

13. Die Lähmung des Armgeflechts (Plexus brachialis)

Vorkommen und Ursache. Sie kommt vereinzelt bei Pferden, Rindern und Hunden nach schweren Verletzungen, Quetschungen, Zerrungen und Erschütterungen der Schulter, bei Frakturen des Schulterblatts, im Verlauf von subskapulären Phlegmonen und Tumoren vor. Hierbei besteht eine *vollständige motorische und sensible Lähmung der ganzen Gliedmaße* (Hängenlassen der Gliedmaße). Sehr bald stellt sich Muskelatrophie ein.

Prognose und Behandlung. Die Prognose ist ungünstig; die meisten Fälle sind unheilbar. Die *Behandlung* besteht in Massage, Elektrisieren oder in reizenden Einreibungen. Bei der *unvollständigen* Lähmung des Armgeflechts wird jedoch

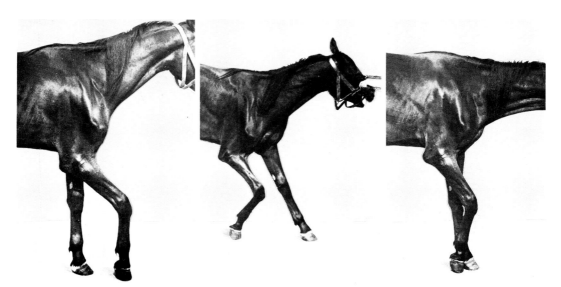

Abb. 425 *Lähmung des Plexus brachialis* mit deutlicher Inaktivitätsatrophie der Muskulatur der gesamten Gliedmaße; Stützen des Körpers durch die gesunde Gliedmaße und entspanntes Aufsetzen der gelähmten Gliedmaße, 2jähr. Pferd.

Abb. 426 Zusammenbrechen aller Gelenke der gelähmten Gliedmaße beim versuchten Aufnehmen der Körperlast und schnelles Auffangen durch die gesunde Gliedmaße.

Abb. 427 Wiederaufrichten des Körpers durch die gesunde Gliedmaße und entspannte Ruhestellung der gelähmten Gliedmaße.

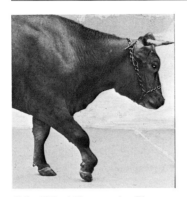 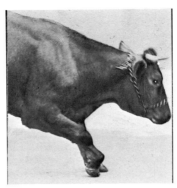 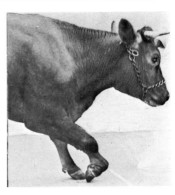

Abb. 428 *Lähmung des Plexus brachialis*, 3jährige Kuh, Stützen des Körpers durch die gesunde Gliedmaße und Aufsetzen des Fußes der gelähmten Gliedmaße.

Abb. 429 Zusammenbrechen beim Aufnehmen der Körperlast und schnelles Auffangen durch die gesunde Gliedmaße.

Abb. 430 Wiederaufrichten des Körpers durch die gesunde Gliedmaße und Hängenlassen der gelähmten Gliedmaße.

die Gliedmaße mit dem Fuß auf den Boden aufgesetzt, sie kann aber nicht die Körperlast aufnehmen, sondern bricht wie bei der Radialislähmung im Moment des Stützens unter gleichzeitigem Abblatten der Schulter im Ellbogengelenk zusammen (Abb. 425–427, 428–430). Diese Fälle sind vielfach in 3–4 Wochen heilbar. Die *Behandlung* erfolgt wie bei den übrigen Lähmungen mit reizender Massage, Elektrizität, Strychnin und Vitamin-B-Komplex und methodischer Bewegung. (Vgl. Behandlung der Lähmung des N. suprascapularis.) Besonders zu beachten ist, daß die Lähmungen des Plexus brachialis auch durch Frakturen des Ellbogenbeins vorgetäuscht werden können. Bei Tumoren ist, wenn sie inoperabel sind, die Prognose ungünstig.

II. Krankheiten am Ellbogen und Unterarm

1. Die Radialislähmung. Ankonäenlähmung

Begriff und Ursachen. Unter dem Namen *Radialislähmung* sind verschiedenartige Krankheitszustände zusammengefaßt worden, deren Unterteilung erforderlich erscheint.

a) Eine *neurogene* Lähmung der Ellbogenstrecker (Ankonäen, M. triceps brachii) und der Zehenstrecker kommt beim Pferd vor, seltener beim Rind und häufiger beim Hund, infolge peripherer *Lähmung* des *Nervus radialis* durch mechanische Insulte (Quetschungen der Schulter beim Stürzen, Liegen und Niederlegen, Aufbinden auf die Latte, durch Hufschläge von Nebenpferden, Deichselstöße, Anstoßen an Türpfosten, bei Hunden durch Zusammenstöße mit Kraftfahrzeugen). Besonders exponiert ist die *Umschlagstelle des Radialis* um den *Humerus* in der Gegend des *lateralen Kondylus*. Quetschungen an dieser Stelle, also unterhalb des Abganges der Ankonäenzweige, erzeugen nur eine Lähmung und Atrophie der Zehenstrecker. *Marolt et al.* (1962) haben durch experimentelle Unterbindung der Art. axillaris beim Pferd Bewegungsstörungen auslösen können, wie sie auch bei der Lähmung des N. radialis auftreten. Sie schließen daraus, daß vielfach nicht eine Schädigung des N. radialis vorliegt, sondern daß die durch lange einseitige Lagerung verursachte Kompression der Arterie die eigentliche Veranlassung der Bewegungsstörung und Lahmheit darstellt. Dafür spricht das manchmal sich sehr schnell, in einigen Stunden oder wenigen Tagen, einstellende Verschwinden derselben und auch der sehr unterschiedliche Grad der Lahmheit und Bewegungsstörung im Einzelfall.

b) Eine *myogene* Lähmung der Ankonäen (M. triceps brachii) wird beim Pferd durch eine *parenchymatöse Myositis* der Ellbogenstrecker bedingt (Hämoglobinurie, Myoglobinurie, Muskelüberanstrengung).

Symptome. Die Funktion der Ankonäen (M. triceps brachii) besteht in der Streckung des Ellbogengelenks. Sind sie selbst oder ihr Nerv, der Radialis, vollständig gelähmt, *so bricht die Gliedmaße im Moment des Stützens im Ellbogengelenk zusammen* (Abb. 431). Im Gegensatz zu dieser vollständigen Lähmung (Paralyse) äußert sich die unvollständige (Parese) durch Unsicherheit in der Belastung der Gliedmaße und häufiges *Stolpern*. Bei längerer Dauer entwickelt sich *Muskelatrophie* im Bereich der Ankonäen.

Hunde mit Lähmung des N. radialis zeigen eine auffällige Tiefstellung des Ellbogenhöckers der gelähmten Gliedmaße. Außerdem wird der distale Teil des Fußes vom Karpalgelenk abwärts in vollständiger Volarflexion nach innen und teilweise auch nach rückwärts gehalten, so daß der Fuß gekrümmt erscheint. Die ganze kranke Gliedmaße scheint gegenüber der gesunden zu lang zu sein. In der Bewegung fußen die Tiere nicht auf den Zehenballen, sondern sie schleifen die Gliedmaße auf den Dorsalflächen der Krallen, der Zehen, der Mittelfußknochen oder sogar des Karpalgelenkes (Abb. 432). Besteht die Lähmung längere Zeit, so werden die Weichteile der Zehe u. U. bis auf den Knochen durchgescheuert. Dabei kommt es zur Weichteilnekrose. Gelegentlich beobachtet man entzündliche Schwellungen (Ödeme) im Bereiche der Zehe bis zum Karpalgelenk.

Prognose. Im Gegensatz zu der Suprascapularislähmung ist die Radialislähmung beim Pferd *günstiger* zu beurteilen, da die Mehrzahl der Fälle durchschnittlich nach einem Monat heilt. Leichtere Fälle von Lähmung (Parese) können schon nach einigen Tagen behoben sein. Vollständige Lähmungen beim Hund sind dagegen ungünstig zu beurteilen.

Behandlung. In einem Kastenstand können Pferde mit Radialislähmung nicht stehen, auch nicht in einem gemeinsamen Stall neben anderen Pferden. Sie können bei hochgradiger Lähmung zusammenbrechen, sich im Kastenstand festlegen und im gemeinsamen Stall noch dazu die Nachbarpferde verletzen. Das Hilfspersonal ist gefährdet. Man bringe daher diese Pferde in eine große Boxe mit weichem Boden (Loheboxe), wo sie weich liegen und bequemer aufstehen können als auf Pflaster, evtl. sind sie, wenn sie festliegen, erst auf die gesunde Seite zu legen. *Örtlich* kann man *Massage und milde reizende Einreibungen* verwerden.

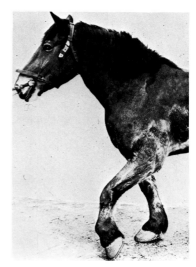

Abb. 431 *Radialislähmung*, Pferd.

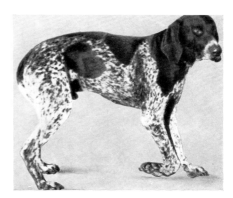

Abb. 432 *Radialislähmung*, Hund.

Wir sehen die Radialislähmung in der Klinik bei Pferden auftreten, die lange auf der Seite gelegen haben, meistens nach länger dauernden Allgemeinnarkosen. Die erste Behandlung der Tiere ist die wichtigste, denn es kommt vor, daß beiderseits eine Radialislähmung besteht, auf der einen Seite jedoch ausgeprägter als auf der anderen. Bei diesen Pferden ist die erste Versorgung auch die schwierigste. Unmittelbar nach dem Aufstehen ist kräftig zu massieren, danach tritt manchmal schnell eine Besserung ein. *Beiderseits* gelähmte Tiere, die in der Vorhand zusammenbrechen und sich überhaupt nicht stützen, müssen, auf großen Läufern liegend, in die Loheboxe transportiert werden. Auch dort erholen sie sich nur sehr langsam. Vereinzelt haben wir sogar gesehen, daß die Tiere sich nicht mehr von selbst aufrichten konnten und nach einigen Tagen getötet werden mußten. Die *einseitig* gelähmten Tiere sind nicht imstande, die Gliedmaße zu stützen, weil die Strecker völlig versagen, sie knicken in allen Gelenken ein und schleppen dann den Fuß nach. Beim Transport in den Stall helfen wir in der Weise, daß wir einen langen Strick hinter die Schenkelenden des Hufeisens um den Huf oder um die Fessel in der Fesselbeuge legen, daß ein Gehilfe dann mit dem Strick den Fuß oder die ganze Gliedmaße nach vorn zieht, und daß das Pferd dann angetrieben wird, um so Schritt für Schritt in seine Boxe zu gelangen. *Einseitig Gelähmte haben wir in 4–8 Tagen heilen sehen, einzelne Fälle brauchten* jedoch *mehrere Wochen*, ehe die Lähmungserscheinungen vollständig zurückgingen. Ein einseitig gelähmtes Pferd kann in seiner Boxe von selbst aufstehen, wenn es auf der gesunden Seite liegt.

Im übrigen kann bei *Pferden* und *Hunden* dieselbe Behandlung erfolgen wie bei der Lähmung anderer peripherer Nerven, vgl. bei Fazialis- und Trigeminuslähmung, S. 75 und 76. Bei Hunden mit Nekrose an den Gliedmaßenenden kommt als Ultima ratio die Amputation der Gliedmaße proximal vom Ellbogengelenk in Frage.

2. Die Ellbogenbeule oder Stollbeule

Begriff und Ursachen. Als *Ellbogenbeule* oder *Stollbeule* bezeichnet man eine häufig bei *Pferden*, nicht selten aber auch bei Hunden, vorkommende, durch *Quetschung* bedingte *Anschwellung* in der Gegend des Ellbogenhöckers (Abb. 433, 434). Sie soll bei Pferden nach der herkömmlichen Annahme dadurch hervorgerufen werden, daß die Tiere die Gewohnheit haben oder gezwungen sind (enge Stände, kurze Ketten), mit untergeschlagenen Beinen so zu *liegen*, daß die Stollen bzw. das Ende der Hufeisenschenkel auf die Gegend des Ellbogenhöckers einen Druck ausüben. Das Leiden wird aber auch bei Pferden beobachtet, die gar keine Hufeisen tragen. Hierzu prädisponieren insbesondere struppierte, innerlich kranke (dämpfige) sowie überhaupt solche Pferde, die längere Zeit im Stall stehen. Bei Hunden wird die Quetschung durch das Liegen auf hartem Boden ohne weiche Unterlage verursacht. Auch beim Pferd gibt nicht selten eine mangelhafte oder ganz fehlende Streu *(Holzpflaster)* die Veranlassung zu Ellbogenbeulen (Quetschungen beim *Aufstehen*).

Formen und Symptome. Ähnlich wie bei der Genickbeule und den Satteldrücken ist der *pathologisch-anatomische* Charakter der als Ellbogenbeule bezeichneten Umfangsvermehrung nach dem Grad der Quetschung, der Natur der gequetschten Teile (Haut, Unterhaut, Bursa olecrani) und dem gleichzeitigen Hinzutreten oder Fehlen einer Infektion sehr verschieden. Man hat eine *aseptische* und eine *eitrige* Form zu unterscheiden.

a) Die *aseptische* Form der Ellbogenbeule ist das Produkt einer rein traumatischen Entzündung (Quetschung) ohne Mitwirken von Infektionserregern. Die frischen, *akuten Fälle* bestehen in einer oft über Nacht entstandenen, heißen, schmerzhaften, teigigen, zuweilen fluktuierenden, apfel- bis faustgroßen, umschriebenen, entzündlichen Schwellung der *Haut* und Unterhaut *(Dermatitis, entzündliches Ödem)* oder der *Bursa olecrani* mit blutig-seröser Infiltration *(Bursitis serofibrinosa)* oder Hämatombildung. Bei geeigneter Behandlung können eine Resorption der

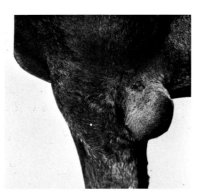

Abb. 433 *Bursahygrom am Ellbogen, Pferd.*

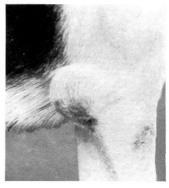

Abb. 434 *Bursahygrom am Ellbogen, Hund.*

ausgetretenen Flüssigkeit und vollständige Restitution eintreten. Bei andauernder Einwirkung der Ursachen entwickelt sich jedoch ein *Hygrom* der *Bursa olecrani* mit zystenartiger Verdickung und bindegewebiger Wucherung der Wand des Schleimbeutels (*Bursitis* und *Parabursitis chronica serosa et fibrosa*). Auch in der äußeren Haut führt der fortgesetzte Druck zur Schwielenbildung (*Tylome, Elephantiasis*).

b) Die *eitrige* Form der Ellbogenbeule wird durch das gleichzeitige Eindringen von Eitererregern und anderen Infektionserregern in und unter die Haut oder in den Schleimbeutel veranlaßt. Es liegt dann eine subkutane *Phlegmone* oder eine *eitrige Bursitis* und *Parabursitis*, zuweilen auch *Hautnekrose* vor. Die dadurch bedingten Schwellungen sind im Gegensatz zu der aseptischen Form diffus, viel schmerzhafter, oft sehr umfangreich und neigen zur Abszedierung. Auch das Allgemeinbefinden der Tiere ist häufig gestört *(Fieber)*. Die eitrige Bursitis abszediert, der Eiter bricht durch (Abb. 435).

Behandlung. Bei den *aseptischen* Ellbogenbeulen kann in frischen Fällen die künstliche Zerteilung versucht werden durch Anwendung von Mitteln, welche die Resorption fördern (*Kampfersalbe*, Bepinselung mit *Jodtinktur*, feuchte Wärme, tagsüber Hochbinden). Zur Entleerung der Flüssigkeit kann bei chronischer Erkrankung die *Punktion* vorgenommen werden, der unter Umständen zur Zerstörung der Kapsel die *Injektion* von *Jodtinktur* oder, wie bei der Karpalbeule des Rindes, die Injektion von 5proz. Kupfersulfatlösung folgt. Dann muß nach etwa 8 Tagen gespalten und die nekrotische Bursawand entfernt werden. Wir haben in Gießen mehrere große Bursahygrome mit erheblicher Schwellung der Umgebung durch Injektionen von je 125 mg Glukokortikoid bis auf eine reichlich faustgroße Verdickung reduzieren oder völlig zur Resorption bringen können. Als Ultima ratio kommt die *Exstirpation* des Hygroms in Frage. Wird dabei die Operationswunde der Haut sorgfältig genäht (rückläufige Naht) und das Niederlegen des operierten Pferdes einige Tage verhindert, so tritt sogar Heilung per primam ein. *Ätzmittel und bloße Inzisionen sind nicht angezeigt.* Im übrigen stellen die älteren Ellbogenbeulen oft nur einen Schönheitsfehler dar, der den Gebrauch der Pferde und Hunde nicht beeinträchtigt. Sie rezidivieren bisweilen bei fortwirkender Ursache. Aus diesen Gründen ist eine operative Behandlung nicht absolut notwendig. Bei Hunden hat die Totalexstirpation Erfolg und

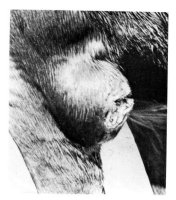

Abb. 435 *Eitrige Bursitis* mit Hautnekrose am Ellbogen, Pferd.

bietet keine Schwierigkeiten. Hautschnitt und -naht möglichst lateral legen, Stützverband.

Alle *eitrigen* Ellbogenbeulen müssen möglichst frühzeitig und unter Schonung der Haut *exstirpiert* werden; Naht, Drainage.

In *prophylaktischer* Beziehung ist bei Pferden für einen weiten Stand, für reichliche Streu, Matratzenstreu, Torfstreu oder Lohestand, langes Anbinden, für Ersatz des Bohlenpflasters durch Steinpflaster und für passende Hufeisen zu sorgen (kurze Hufeisen ohne Stollen). Außerdem können als Schutzmittel Lederschuhe mit weicher Ballenpolsterung, ringförmige Polsterkissen oder Gummiluftkissen oder Bandagen am Brustgurt (Änderung der Art des Liegens des Pferdes) angewandt werden.

3. Die Entzündung des Ellbogengelenks

Vorkommen und Ursachen. Die Entzündung des Ellbogengelenks ist bei den Haustieren gewöhnlich *traumatischen* Ursprungs, indem sie sich an *Kontusionen* und perforierende *Gelenkwunden* anschließt (Hufschläge, Mistgabeln, Überfahrenwerden bei Hunden). Zuweilen greifen ferner entzündliche Prozesse aus der Nachbarschaft auf das Gelenk über (Phlegmonen, Fasziennekrosen). Seltener handelt es sich um eine metastatische Arthritis im Verlauf innerer Krankheiten (Fohlenpyämie, *Tuberkulose, Bruzella*infektion beim Rind, Petechialfieber und Brustseuche beim Pferd).

Symptome. Die gewöhnliche Form beim *Pferd* ist die *akute eitrige* Arthritis im Anschluß an penetrierende Wunden. Beim *Sondieren* mit dem Fin-

II. Krankheiten am Ellbogen und Unterarm

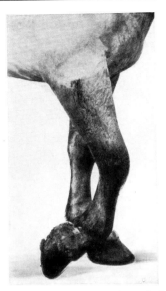

Abb. 436 *Eitrige Ellbogengelenkentzündung* nach *Schlagwunde* auf der *Außenseite* des Ellbogengelenks, typische Haltung der Gliedmaße, Pferd.

ger fühlt man die Gelenkenden freigelegt. Aus der Wunde ergießen sich in reichlicher Menge *Synovia* und *Eiter*. Oft fehlen anfangs diese Erscheinungen bei Schlagwunden am proximalen Ende des Radius. Die Wunden scheinen gut zu heilen. Dann, nach 6–8 Tagen, tritt über Nacht eine Verschlechterung ein, die Pferde *belasten nicht mehr*, halten die Gliedmaße wie in Abb. 436 (typisch), zeigen eine *schmerzhafte Verdickung handbreit unter dem Olekranon* und gelblichen, *mit Gerinnseln durchsetzten, dünnflüssigen, öligen Ausfluß* aus der Schlagwunde, dazu *Fieber*. Dann ist die durch Schlag gequetschte Gelenkkapsel im Bereiche des Epicondylus radii, d. h. an einer von Muskellagen nicht geschützten Stelle der Außenfläche des Ellbogengelenkes, dort, wo die Schlagwunde bei dem Pferde in Abb. 436 liegt, eingeschmolzen und es ist *nachträglich ein Durchbruch der Eiterung ins Gelenk* erfolgt. Stichwunden an dieser Stelle sahen wir oft denselben Verlauf nehmen. Man sollte daher diese Wunden auf der Außenseite, handbreit unter dem Ellbogenhöcker, *prognostisch stets vorsichtig* beurteilen. Wunden an der vorderen Fläche des Ellbogengelenks gefährden das Ellbogengelenk viel weniger, weil es hier durch die starken Muskelbäuche der Strekker und in der Tiefe noch durch den Bizeps geschützt ist. Sehr selten sind die *chronische deformierende* Arthritis und der *Gelenkhydrops*.

Behandlung. Die eitrige Arthritis ist bei allen Tieren hinsichtlich der Wiederherstellung der vollen Funktionsfähigkeit des Gelenks *ungünstig* zu beurteilen. Selbst wenn es gelingt, durch Behandlung mit intraartikulären Injektionen von antibiotischen Chemotherapeutika und intramuskulären Gaben von Depot-Antibiotika die Eiterung zu beheben, so bleiben doch u. U. Versteifungen des Gelenks zurück. Es empfiehlt sich daher bei schlachtbaren Tieren eine frühzeitige Schlachtung, um unnötige Gewichtsverluste zu vermeiden.

4. Dysplasie des Ellbogengelenks beim Hund

a) Isolierter Processus anconaeus

Begriff, Vorkommen, Ätiologie. Bei dem im Jahre 1956 *(Stiern)* erstmals am *Hund* beobachteten Leiden handelt es sich um eine Mißbildung des Olekranon, die darin besteht, daß der Proc. anconaeus keine feste knöcherne Verbindung mit dem Körper des Olekranon besitzt, sondern als ein etwa dreieckiges isoliertes Knochenstück zwischen der Facies semilunaris des Olekranon und der vom distalen Gelenkende des Humerus gebildeten Fossa olecrani innerhalb der Kapsel des Ellbogengelenkes liegt. Die Mißbildung ist bisher vorwiegend beim Deutschen Schäferhund beobachtet worden, kommt jedoch auch bei anderen großen Rassen vor, wie Bernhardinern, Berner Sennenhunden, Labrador-Hunden, Neufundländern, Deutschen Doggen (*eigene* Beobachtung) sowie seltener bei den chondrodystrophoiden Rassen Bassets, Bullterriers und Dachshunden. Sie findet sich einseitig und beiderseitig.

Die *Ätiologie* ist noch nicht völlig geklärt. Die bisherigen Beobachtungen berechtigen zu der Annahme, daß die Dysplasie des Ellbogengelenkes eine *angeborene, ererbte Anomalie* ist. Der Proc. anconaeus besitzt nämlich einen eigenen Verknöcherungskern, der zunächst nur durch eine Knorpelfuge mit dem Körper des Olekranon verbunden ist, die erst später während der ersten Lebensmonate verknöchert und dann die feste knöcherne Verbindung des Proc. anconaeus herstellt. Gleichzeitig vereinigen sich die zunächst zwischen Proc. anconaeus und Ulnadiaphyse getrennten Blutgefäßversorgungen miteinander. Bei der Anomalie unterbleiben aus bisher nicht geklärten Gründen die Verknöcherung des Fugenknorpels und die Vereinigung der beiden Blutgefäßsysteme, so daß der Proc. anconaeus entweder nur mit einigen fibrösen Strängen mit dem Olekranon verbunden ist oder völlig von ihm isoliert bleibt. Auch Traumen im frühen jugendlichen Alter sind als Ursache nicht gänzlich auszuschließen. Es ist jedenfalls noch nicht eindeutig geklärt, ob die Trennung des Proc. anconaeus vom Olekranon eine *angeborene, vererbbare Anomalie* darstellt oder auf eine *Fraktur* im Fugenknorpel zurückzuführen ist, die im frühen Lebensalter entsteht, bevor die Ossifikation des Fugenknorpels stattgefunden hat. Im zeitlichen Ablauf der Ossifikation bestehen zwar rassische und individuelle Unterschiede, aber im Lebensalter von 4 Monaten ist die Vereinigung abgeschlossen. Wenn in diesem Alter röntgenologisch nachgewiesen wird, daß eine Vereinigung nicht stattgefunden hat, so bleibt die Trennung bestehen, und es können auch schon Lahmheitserscheinungen auftreten.

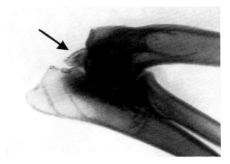

Abb. 437 *Dysplasie des Ellbogengelenkes* (isolierter Processus anconaeus, Pfeil), 9 Monate alter Deutscher Schäferhund-Rüde, Röntgenbild.

Symptome. Der abnorme Zustand kann jahrelang und zeitlebens bestehen, ohne daß sich klinische Beschwerden einstellen, auch wenn die betreffenden Hunde als Gebrauchstiere einer außerordentlichen Anstrengung und Belastung der Gliedmaßen ausgesetzt sind. Meist jedoch treten bereits in den ersten drei Lebensjahren klinische Erscheinungen in Form einer gering- bis mittelgradigen gemischten Lahmheit auf. Die auslösenden Ursachen sind in der Regel verschiedenartige Traumen, wie erhebliche Beanspruchung bei der Dressur, Springen über Hindernisse, Gegenstoßen, Anrennen, Angefahrenwerden u. a. Nicht selten wird die wirkliche Ursache der Lahmheit nicht sogleich erkannt, und die Tiere werden zunächst in unbestimmter konservativer Weise behandelt, so daß sich die Lahmheit über Wochen und Monate hinziehen kann. Die Gliedmaße wird beim Vorschwingen etwas abduziert, die Zehen werden im Stehen nach außen gedreht und oft mehr als gewöhnlich gespreizt. Palpatorisch lassen sich gewisse Veränderungen am Ellbogengelenk feststellen. Die Konturen des Gelenkes sind meist infolge chronischer arthritischer Prozesse etwas undeutlicher als die der Gegenseite. Es besteht eine mäßige knochenharte Verdickung im Bereich des ganzen Gelenkes, die in manchen Fällen jedoch fehlen kann. Bei passiver Bewegung des Gelenkes, besonders beim extremen Strecken, läßt sich Schmerzempfindung auslösen. Dabei ist häufig ein knackendes oder knirschendes Geräusch zu hören bzw. zu fühlen, wie es bei Pseudokrepitation vorhanden ist. Die Diagnose läßt sich durch die röntgenologische Untersuchung sichern.

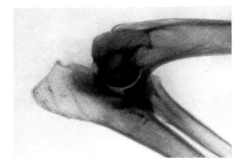

Abb. 438 Fall der Abb. 437 nach operativer Entfernung des isolierten Proc. anconaeus, geheilt.

Wenn der Hund über 4–4½ Monate alt ist und der Proc. anconaeus mit der Ulnadiaphyse noch nicht vereinigt ist, so kann dies als pathologisch angesehen werden. Wichtig sind dazu die Lagerung des Patienten und die Haltung des Gelenkes. Es muß in extremer Beugestellung mit mediolateralem Strahlengang dargestellt werden, um den isolierten Proc. anconaeus deutlich sichtbar zu machen. Bei Streckstellung des Gelenkes kann er durch die Kondylen des Humerus so verdeckt sein, daß er in manchen Fällen übersehen wird (Abb. 437).

Behandlung. Alle konservativen Behandlungsmethoden mit reizenden Einreibungen, intraartikulären Glukokortikoidinjektionen, Ruhigstellung u. dgl. haben sich als wenig erfolgreich erwiesen, da selbst nach langer Behandlungsdauer häufig erneute Lahmheit auftritt. Empfehlenswert ist die operative Entfernung des isolierten Proc. anconaeus (Abb. 438) mit Ruhigstellung und Schonen des Hundes bis zum Verschwinden der Lahmheit. Bei bereits bestehenden chronischen arthritischen Veränderungen kann eine mehrere Wochen dauernde Schonzeit notwendig sein. Nach mehrjährigen Erfahrungen der Gießener Klinik wird in etwa 75 Prozent der Fälle eine Heilung mit völligem Verschwinden der Lahmheit erzielt.

b) Isolierter Processus coronoideus

Begriff, Vorkommen, Ätiologie. Ähnlich wie bei der Dysplasie des isolierten Proc. anconaeus versteht man unter dem Begriff des isolierten Processus coronoideus ein kleines Knochenfragment, das im Bereich der Procc. coronoidei der Ulna innerhalb des Ellbogengelenks gelegen ist. Vermutlich liegt eine Erkrankung mit degenerativer Genese vor, da bisher ein Verknöcherungskern nicht nachgewiesen werden konnte.

Symptome. Es besteht eine geringgradige Lahmheit, die nach Bewegung zuweilen verschwindet, Schmerzhaftigkeit bei Druck auf die Ellbogengelenksbeuge, bei längerer Erkrankungsdauer derbe Umfangsvergrößerung des Gelenks und Muskelatrophie. Spätfolgen sind Osteophytenbildung, Erosionen des Humeruskondylus, Arthrose. Die Röntgenuntersuchung sichert die Diagnose. Der kleine Knochenkörper läßt sich bei mediolateralem Strahlengang meistens erst durch mehrere Aufnahmen mit mehrmals geänderter Projektionsrichtung und bei leicht gebeugtem Gelenk darstellen und nachweisen.

Behandlung. Die konservative Behandlung ist wenig erfolgversprechend. Es empfiehlt sich deshalb die frühzeitige operative Exstirpation der isolierten Knochenpartikel, um die Entwicklung einer Arthropathie zu vermeiden. Wegen der hier verlaufenden zahlreichen Blutgefäße und Nerven ist das operative Freilegen schwierig und erfordert größte Vorsicht! Der isolierte Teil der Procc. coronoidei und die Osteophyten müssen sorgfältig entfernt werden.

5. Die Luxatio antebrachii

Vorkommen und Ursachen. Die *Luxatio antebrachii*, die Verrenkung im Ellbogengelenk, wird vor allem bei *Hunden*, seltener bei *Katzen* beobachtet, während sie bei anderen Haustieren nur ganz vereinzelt vorkommt. Sie entsteht infolge traumatischer Einwirkungen, durch Überfahrenwerden, Stürze bzw. Sprünge aus Fenstern o. a. Manche Luxationen sind verbunden mit Absprengungsfrakturen der Kondylen des Humerus oder mit Frakturen an Radius oder Ulna.

Die Luxation kann nach verschiedenen Richtungen zustande kommen, und zwar am häufigsten nach *lateral*, weniger häufig nach *medial*, seltener *kaudal*wärts. Einer Luxation nach dorsal bzw. kranial steht das Olekranon im Wege und dürfte ohne Olekranonfraktur nicht möglich sein (Monteggiafraktur).

Symptome. Bei den seitlichen Luxationen wird die Gliedmaße in Beugestellung gehalten (Abb. 439). Die Gliedmaßenachse ist nach der Seite gebrochen, dabei ist der Gelenkquerdurchmesser verbreitert. Die Beweglichkeit des Gelenkes ist erheblich eingeschränkt, Bewegungen nach der Seite sind beschränkt möglich. Die Luxationen sind oft nicht vollständig, dann besteht eine *Subluxation*. Bei der Luxation nach kaudal ist der Humerus nach kranial, das Olekranon nach kaudal verlagert. Der sagittale Durchmesser des Gelenkes ist vergrößert. Die Gliedmaße verharrt in Streckstellung und wird unvollständig belastet, Bewegungen des Gelenkes sind eingeschränkt. Alle passiven Bewegungsversuche sind für das Tier schmerzhaft. Die Art der Luxation wird sicher durch das *Röntgenbild* geklärt, die Röntgenuntersuchung in zwei Ebenen sollte nie unterlassen werden (Abb. 440, 441).

Behandlung. Sie führt bei Luxationen ohne gleichzeitige Frakturen gewöhnlich zur vollen Wiederherstellung der Gelenkfunktion, wenn die Reposition gelingt. Dies ist leider nicht immer ohne Operation möglich. Für die Reposition ist das Tier zu narkotisieren. Die Einrenkung ist bei Subluxationen und bei Luxationen nach medial meistens unter Überstreckung des Gelenkes und bei seitlichem Druck und Gegendruck möglich.

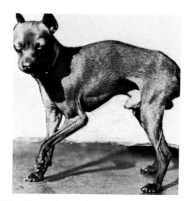

Abb. 439 Beugekontrakturhaltung bei *Luxatio antebrachii*, Pinscher.

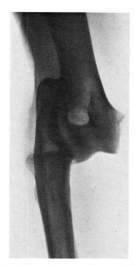
Abb. 440 *Luxatio antebrachii medialis*, Deutscher Schäferhund, Röntgenbild.

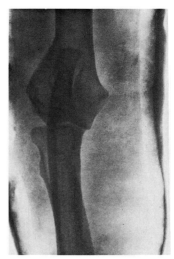
Abb. 441 Die *Luxation* von Abb. 440 nach der Reposition unter dem Gipsverband, Röntgenbild.

Etwas schwieriger sind die Repositionen bei Luxationen nach lateral. Auch hierbei ist nach Beugung, Abduktion und Pronation der Gliedmaße das Gelenk zu überstrecken, wobei der Proc. anconaeus sich am Humerus anlegen und als Hypomochlion dienen soll. Zum Schluß wird das Gelenk gebeugt. Bei der Luxation nach kaudal wird die Gliedmaße extrem gestreckt und ein nach distal gerichteter Druck auf den Ellbogenhöcker ausgeübt. Die Reposition geht leicht vonstatten. Nach der Reposition stellen wir das Gelenk für etwa 8 Tage durch einen Gipsverband oder einen anderen fixierenden Verband ruhig. Dann wird das Tier vorsichtig bewegt, u. U. wird das Gelenk durch Beugen und Strecken massiert. Gelingt die unblutige Reposition nicht, so kann sie operativ versucht werden. Eine Operation kommt auch bei Luxationen mit Frakturen in Frage, bei denen die Bruchstücke mit einer Knochennaht oder Verschraubung fixiert werden müssen. Für die Luxation nach kranial, die immer mit einer Fraktur des Olekranon oder der Ulna verbunden ist (Monteggiafraktur), empfiehlt sich die Marknagelung der Ulna, durch die auch der luxierte Radius nach seiner Reposition gleichzeitig fixiert wird, oder die Drahtzuggurtung, gegebenenfalls zusammen mit einer Zugschraube zur Fixierung des Radius. Die Prognose für eine völlige Beweglichkeit des Gelenkes ist danach immer zweifelhaft. Vielfach ist auch ohne Operation später eine Belastung der Gliedmaße möglich, wenn auch eine Lahmheit zurückbleibt. In besonderen Fällen kommt die Amputation in Frage.

6. Die Frakturen des Radius und der Ulna

Frakturen des Radius. Man findet sie am häufigsten beim *Hund*, nicht selten ferner bei Pferden und Rindern. Die Ursachen sind beim Hund Sturz, Schläge, Stöße, Bisse, Überfahrenwerden, beim Pferd Hufschläge, Anrennen und Fallen. Oft sind beim Hund *Radius* und *Ulna* gleichzeitig gebrochen. Gewöhnlich sind es gedeckte Frakturen in der distalen Hälfte der *Diaphyse*, häufig handelt es sich um Querfrakturen. Beim Pferd kommen zuweilen, insbesondere nach Hufschlägen, gedeckt Frakturen mit Splitterung vor (Abb. 442, 443); auch Spiralfrakturen und Fissuren sind bei Pferd und Hund nicht selten. Die Erscheinungen der Radiusfrakturen sind namentlich beim Hund sehr charakteristisch (abnorme Beweglichkeit, Pendeln, Krepitation, Lahmgehen, lokale schmerzhafte Anschwellung). Die Diagnose wird durch die Röntgenuntersuchung gesichert.

Frakturen der Ulna. Sie kommen besonders bei Pferden und Hunden vor, sind im allgemeinen aber beim Pferd seltener. Bei *Pferden* wird die Entstehung der Ulnafraktur durch die eigenartige innere Einrichtung (Struktur) der Ulna besonders begünstigt und namentlich durch Hufschläge,

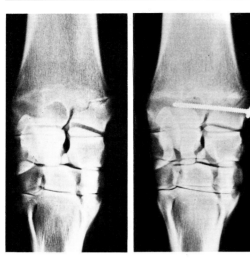

Abb. 442 *Absprengungsfraktur* des medialen distalen Gelenkrandes des Radius, 7jähriges Pferd, Röntgenbild.

Abb. 443 Fraktur der Abb. 442 nach der *interfragmentären Kompressionsosteosynthese* mit Schraube.

Niederstürzen, Anrennen, Schlag mit der Deichsel, Sichniederwerfen und Wälzen (Kolik), kurze Paraden und selbst einfaches Ausgleiten ohne Sturz veranlaßt. Entweder *bricht das Olekranon* direkt hinter dem Gelenk (Hufschlag), wobei in der Regel eine Bruchlinie noch in das Gelenk selbst zieht und durch den Zug des Musc. triceps brachii das Olekranon abgeknickt wird und ein breiter Frakturspalt entsteht (Dislocatio ad longitudinem cum distractione; Abb. 444); hochgradige Lahmheit und Verdickung, Haltung der Gliedmaße wie in Abb. 448. Dann tritt zwar nach Monaten Anheilung mit üppiger Kallusbildung ein, eine Lahmheit bleibt aber bestehen. Im Röntgenbilde sind diese Frakturen deutlich zu erkennen. Oder die *Ulnafraktur* ist insofern prognostisch günstiger zu beurteilen, als keine erhebliche Dislokation des Fragments mit breiter Frakturspaltbildung vorliegt (Abb. 445–447); zwar besteht zunächst auch hochgradige Lahmheit etc., aber die Aussichten einer Heilung ohne Reizkallusbildung und mit völliger funktioneller Wiederherstellung ohne Lahmheit sind bedeutend besser. Oder die *Ulnafraktur* kann auch *günstiger liegen*, und zwar am unteren, schmalen Teile der Ulna, dort, wo zwischen ihr und dem Radius eine kleine Lücke, das Spatium interosseum, bleibt. Hier kann es sich sogar nur um eine Fissur handeln. Solche *Ulnafissuren* haben wir einige Male gesehen, u.a. bei dem Pferde in Abb. 448, und heilen können. Dieses Pferd zeigte aber lange Zeit die *typische Gliedmaßenhaltung* wie in Abb. 448 und nur eine geringe Verdickung in halber Höhe der Ulna. Eine Prognose von Ulnafrakturen ist nur an Hand des Röntgenbildes möglich.

Bei *Kleintieren* wird die *Ulnafraktur* durch Stöße, Fußtritte, Überfahrenwerden, bei Katzen durch Tierfallen hervorgerufen und ist durch Lahmheit, Schmerzhaftigkeit an der Bruchstelle und evtl. durch Krepitation gekennzeichnet. Der Nachweis gelingt sicher durch die *Röntgen*untersuchung.

Prognose und Behandlung. Bei Großtieren sind die vollständigen Frakturen des *Radius* unter den gewöhnlichen wirtschaftlichen Verhältnissen *ungünstig* zu beurteilen. Bei Fissuren und bei Radiusfrakturen bei Fohlen und Kälbern kann ein Heilversuch mit Ruhigstellung und Fixationsverband gemacht werden. Wintzer erzielte beim Rind Heilungen mit Dauerstreckverbänden (vgl. S. 275). Heilversuche können auch bei Frakturen besonders wertvoller Zuchtpferde gemacht werden, bei denen im Laufe von Monaten eine Heilung eintreten kann. Für die *Ulnafraktur* kommen Loheboxe, Einreibung mit Antiphlogistine oder einer Scharfsalbe zur Hyperämisierung in Be-

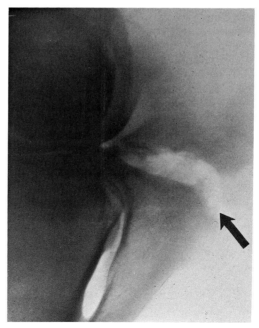

Abb. 444 *Fractura olecrani*, Pferd, Röntgenbild.

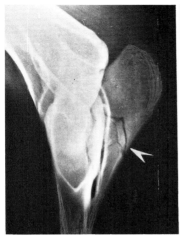 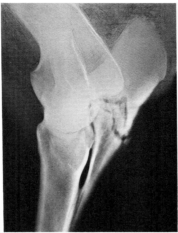 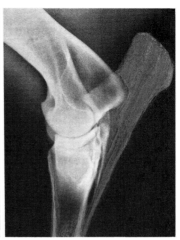

Abb. 445 *Fractura olecrani* mit Gelenkbeteiligung (Pfeil), 7jähr. Pferd, Röntgenbild.

Abb. 446 Fraktur der Abb. 445 nach 50 Tagen *konservativer* Behandlung, Röntgenbild.

Abb. 447 Fraktur der Abb. 445, anatomische und funktionelle *Heilung* nach 1 Jahr, Röntgenbild.

tracht. Wesentlich für den Erfolg ist die spontane Ruhigstellung und Unterbringung in einer geräumigen Loheboxe, in der das Pferd Gelegenheit findet, sich niederzulegen und mit eigener Kraft aufzustehen (s. Abb. 445–447). Ob die operative Osteosynthese der konservativen Behandlung in entscheidender Weise überlegen ist, muß die weitere Entwicklung und klinische Erfahrung zeigen. Als solche kommen in Frage die einfache Verschraubung, die Verschraubung mit einer dynamischen Kompressionsplatte und die Zuggurtung in Verbindung mit einem Marknagel als intramedullärem Kraftträger.

*Schräg*frakturen von Radius und Ulna bei *Kleintieren* können in 4–5 Wochen unter einem *Fixations*verband heilen. Dagegen ist die Prognose bei reinen *Quer*frakturen zweifelhafter, weil sich hier oft nur eine mangelhafte Kallusbildung einstellt und eine Pseudarthrose zustande kommt. Deshalb empfiehlt sich für diese Frakturen die *Osteosynthese*, auch bei ungedeckten Frakturen, entweder in Form der *Marknagelung* (Abb. 449–453) oder der *perkutanen Verschraubung* mit *extrakutaner Schienung* nach E. Becker (Abb. 454, 455) oder der *Plattenosteosynthese* (Abb. 456–458, 459–461, 462–464). Die bei Junghunden nicht selten vorkommenden Frakturen und Epiphyseolysen der distalen Radius- und Ulnaepiphyse lassen sich am besten durch eine *Kreuzspickung* von distal her stabilisieren (vgl. S. 279, 313). Ulna-

und Olekranonfrakturen (zuweilen als Monteggiafrakturen vorkommend) können durch eine *Marknagelung* oder durch eine *Zuggurtung* oder durch eine *Plattenosteosynthese*, gegebenfalls in Verbindung mit einer Zugschraube zur Fixierung des vorher nach kranial luxierten und nunmehr reponierten Radius zu einer stabilen Osteosynthese gebracht werden.

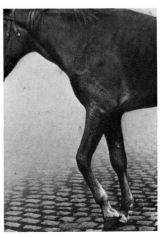

Abb. 448 Pferd mit *Ulnafissur* (Kreidestrich), typische Haltung der Gliedmaße, geheilt.

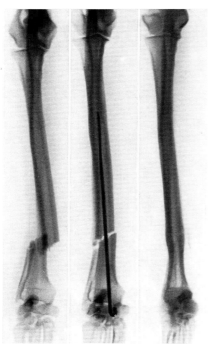

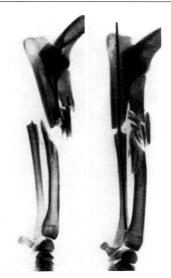

Abb. 452 *Querfraktur von Radius und Ulna* mit Aufsplitterung der Bruchenden des Radius, Foxterrier, Röntgenbild.

Abb. 453 Fall von Abb. 452 mit Marknagelung der Ulna, Röntgenbild.

Abb. 449 Frische *Horizontalfraktur von Radius* und *Ulna*, Hund, Röntgenbild, dorsovolarer Strahlengang.

Abb. 450 Die Fraktur der Abb. 449 unmittelbar nach der Marknagelung des Radius, dorsovolarer Strahlengang.

Abb. 451 Die Fraktur der Abb. 449 nach Entfernen des Marknagels am 91. Tage p. o., dorsovolarer Strahlengang.

Technik der Marknagelung am Radius. Bei Frakturen des *Unterarmes*, die meistens Radius und Ulna betreffen, muß sich die Einführungsstelle für den Marknagel nach der Lage der Fraktur richten. Im allgemeinen genügt die Marknagelung nur eines der beiden Knochen.

Bei Frakturen von Radius und Ulna oder der Ulna allein im proximalen Drittel sichert die *Nagelung der Ulna* (s. Abb. 452, 453) die Ruhigstellung der Fraktur. Nach dem Vorschlag von *Ammann* wird ein Marknagel von der Spitze des Olekranons in die Markhöhle der Ulna vorgetrieben. Die offene Reposition ist aber meistens nicht zu umgehen, da es schwierig ist, den Marknagel in den distalen Markraum einzuführen.

Bei den viel häufiger vorkommenden Frakturen im mittleren und distalen Drittel des Unterarmes muß die *Nagelung des stärkeren Radius* (s. Abb. 449–451) erfolgen, um eine sichere Ruhigstellung der Fraktur zu gewährleisten. Als Einführungsstelle für den Marknagel eignet sich das distale Ende des Radius.

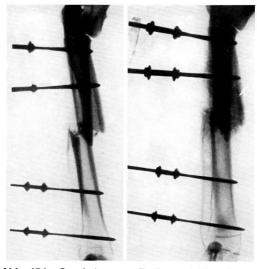

Abb. 454 *Querfraktur von Radius und Ulna*, Osteosynthese mit perkutaner Verschraubung und extrakutaner Schienung mittels *Technovit*, Röntgenbild (Technovit gibt keinen Röntgenschatten), Dobermann.

Abb. 455 Fall von Abb. 454 am Tage der Entfernung der Schiene und der Schrauben, geheilt nach 43 Tagen, Röntgenbild.

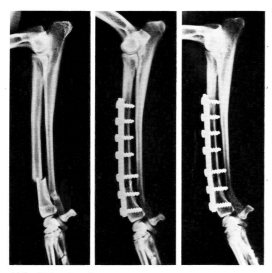

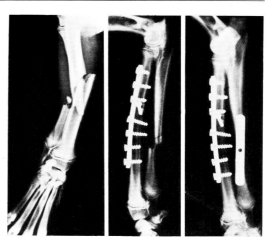

Abb. 456 *Querfraktur* von *Radius* und *Ulna* im distalen Drittel, Hund, Röntgenbild.

Abb. 457 Fraktur der Abb. 456 mit *Plattenosteosynthese* des Radius.

Abb. 458 Fraktur der Abb. 456 106 Tage post op., *Radius und Ulna geheilt.*

Abb. 462 *Schrägfraktur* des *Radius* und der *Ulna* im mittleren Drittel der Diaphyse mit Splitterbildung, Hund, Röntgenbild.

Abb. 463 Fraktur der Abb. 462 mit *Plattenosteosynthese* des Radius und *Kompressionsschraube.*

Abb. 464 Fraktur der Abb. 462 mit *Plattenosteosynthese* von *Radius* und *Ulna.*

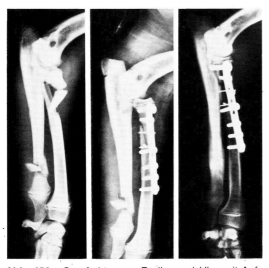

Abb. 459 *Querfraktur* von *Radius* und *Ulna* mit Aufsplitterung der Bruchenden, Hund, Röntgenbild.

Abb. 460 Fraktur der Abb. 459 mit *Plattenosteosynthese* und *2 Cerclagen* des Radius.

Abb. 461 Fraktur der Abb. 459 4 Wochen post op., *Radius und Ulna* in Heilung.

7. Tumoren der Unterarmknochen

Bei *Hunden* kommen nicht selten am Radius und an der Ulna Knochentumoren vor; bei den *Großtieren* sind sie dagegen sehr selten. Sie geben sich durch eine langsam größer werdende, im Anfang schmerzlose Anschwellung im Bereiche des Unterarms zu erkennen. Manchmal führen sie zu ringförmigen Auftreibungen am Unterarm, und zwar mehr in seinem distalen Abschnitt (Abb. 465), und zu Stauungsödemen im Bereiche des Unterarms und der distalen Gliedmaßenabschnitte. Dann gehen die Tiere lahm. In der Regel sind es Sarkome – Rundzellensarkome, osteoplastische Sarkome. Die Diagnose, ob es sich um einen echten Knochentumor handelt, wird durch die Röntgenuntersuchung gesichert, durch die oft die totale Zerstörung des Knochengewebes des betreffenden Knochens offenbar wird (Abb. 466, 467). Stets sollte die Lunge mitgeröntgt werden, weil oft schon Metastasen in ihr vorhanden sind, deren Nachweis hinsichtlich der Behandlung wichtig ist. Als *Behandlung* kommt beim *Hund* nur die Amputation der Gliedmaße in Frage, wenn noch keine Metastasen in der Lunge feststellbar sind (vgl. Tumoren an Skapula und Hu-

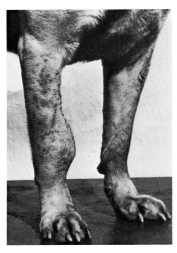

Abb. 465 *Tumor* des rechten Radius, Hund.

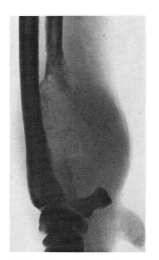

Abb. 466 *Rundzellensarkom* der Ulna, Hund, Röntgenbild.

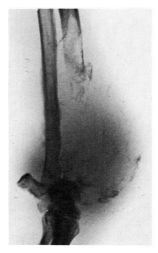

Abb. 467 *Osteoplastisches Sarkom* des Radius, Hund, Röntgenbild.

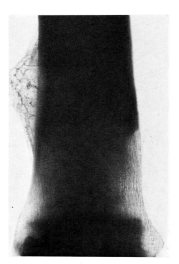

Abb. 468 *Osteoplastisches Sarkom* des Radius, 6jähriges Pferd, Röntgenbild.

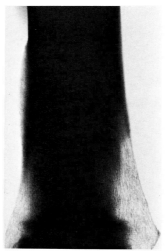

Abb. 469 *Osteoplastisches Sarkom* der Abb. 468, 7 Monate post op., geheilt, Röntgenbild.

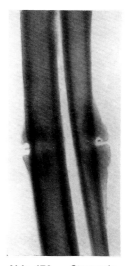

Abb. 470 *Strangulationsperiostitis* an Radius und Ulna infolge Umschnürung mit einem Gummibändchen, Deutscher Schäferhund, Röntgenbild.

merus, S. 283). Beim Großtier kann in Einzelfällen durch Totalexstirpation des Tumors Heilung erreicht werden (Abb. 468, 469).

Eine einen Tumor vortäuschende Verdickung im Bereiche der Unterarmknochen wird sehr selten bei Kleintieren durch eine *Strangulationsperiostitis* hervorgerufen. Sie kommt dadurch zustande, daß ein elastischer Fremdkörper (Gummibändchen) um die Gliedmaße geschlungen wurde, der im Laufe von Wochen die Weichteile durchgeschnürt und einen starken Reiz auf das Periost ausgeübt hat. Um den Fremdkörper hat sich dann eine Periostitis entwickelt, die auf dem Röntgenbild (Abb. 470) als ein wallartiger Schattenring um eine schattenlose Rinne dargestellt wird. Gleichzeitig kann eine Fistel vorhanden sein, wenn der Fremdkörper eine Nekrose und Eiterung verursacht hat. Neben der Verdickung bzw. Fistel besteht eine Lahmheit, die durch die Entfernung des Fremdkörpers behoben wird.

8. Akropachie

Bei *Hunden*, seltener beim *Pferd (Jarmai, v. Guoth)* und *Rind (László, 1929, Hofmeyr, 1964)* kommt eine eigenartige Erkrankung des Skeletts vor, die sich vorzugsweise an den Unterarm-, Mittelfuß- und Phalangenknochen, aber auch an anderen Röhrenknochen der Vorder- und Hintergliedmaßen zeigt. Es handelt sich dabei um eine flächenhaft ausgedehnte Periostitis und Ostitis ossificans *(Osteoarthropathie hypertrophiante)*, in deren Verlaufe die betreffenden Knochen im Umfang vergrößert werden. Die Oberfläche der Knochen ist mit spitzen oder blumenkohlartigen, warzigen Knochenwucherungen bedeckt (Abb. 471, 472). Lahmheit wird gewöhnlich nicht beobachtet. Die Erkrankung soll sich besonders an Lungenkrankheiten anschließen *(Tuberkulose, Karzinomatose, Sarkomatose* [Abb. 472, 473, 474], *Emphysem). Guoth* hat die Akropachie bei einem 3jährigen englischen Vollbut beobachtet, das etwa ½ Jahr lang an einer schweren Urtikaria gelitten hatte. Bei der Sektion wurden ebenso wie bei einem anderen 3jährigen englischen Vollblutrennpferd mit symmetrischen Knochenwucherungen an Radius und Tibia keine krankhaften Veränderungen an inneren Organen gefunden. *Hofmeyr* beobachtete die Krankheit bei einem 2½jährigen Bullen mit chronischer Abszeßbildung in der Milz und Glutäenmuskulatur nach einer vorausgegangenen und operativ behandelten Reticulitis traumatica. Ferner wird die Krankheit bei kachektischen Tieren ohne nachweisbare Organ-

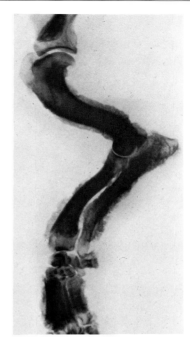

Abb. 472 *Akropachie* an Humerus, Radius, Ulna und Metakarpalen, Dachshund, Röntgenbild.

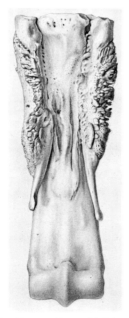

Abb. 471 *Akropachie* am Metakarpus, Pferd.

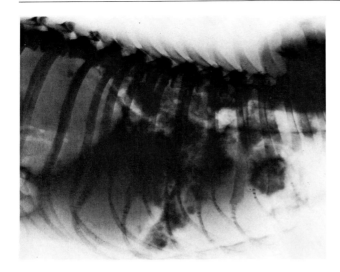

Abb. 473 *Osteoplastische Sarkome* in der Lunge bei dem Dachshund der Abb. 472, Röntgenbild.

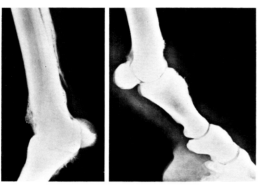

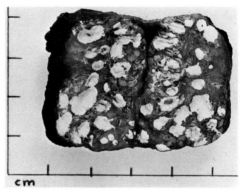

Abb. 474 *Akropachie an Metakarpus und Fessel* aller Gliedmaßen, entstanden im Verlauf von 2 Jahren im Anschluß an chronische infektiöse Erkrankungen der Atmungsorgane, 8jähr. Pferd, Röntgenbilder.

Abb. 476 Querschnitt durch einen exstirpierten Kalkgichtknoten, Hund.

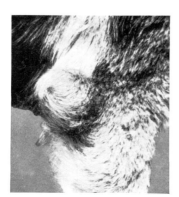

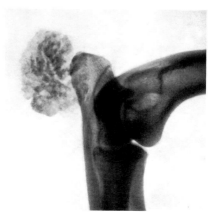

Abb. 475 *Kalkgichtknoten* in der Subkutis über dem Olekranon, Deutscher Schäferhund.

Abb. 477 *Röntgenbild* des Kalkgichtknotens der Abb. 476.

krankheiten festgestellt. Wahrscheinlich liegen dem Leiden toxische Einwirkungen auf die betreffenden Knochen zugrunde. Die *Diagnose* wird in Zweifelsfällen durch die Röntgenuntersuchung geklärt (Abb. 472, 474). Eine *Behandlung* ist unbekannt.

9. Kalkgicht in der Gegend des Ellbogengelenks

Begriff, Symptome und Ursache. Bei *Hunden* finden sich auf oder seitlich von dem Ellbogenhöcker rundliche oder höckerige, derbe, manchmal auch an einzelnen Stellen weiche Umfangsvermehrungen (Abb. 475). Sie enthalten in kleineren und größeren zystischen Hohlräumen eine kreidige, kalkige Masse (Abb. 476). Die Hohlräume sind mit einer Zystenkapsel ausgekleidet, in der in großer Zahl Riesenzellen eingelagert sind. Die Ätiologie dieser Erkrankung ist ungeklärt. Die Kalkgichtknoten könnten u. U. mit einer prall gefüllten Stollbeule (Bursitis chron. aseptica, vgl. Abb. 434) verwechselt werden. Eine Röntgenuntersuchung kann die für Kalkgicht typische Anwesenheit von Kalksalzen nachweisen (Abb. 477) und die Diagnose sichern.

Behandlung. Sie besteht in der sorgfältigen totalen Exstirpation der Kalkknoten; Hautnaht, Verband.

10. Liegeschwielen, Pachydermie

An den Seitenflächen des Ellbogengelenkes kommen beim *Hund* kleinere, umschriebene oder mehr flächenhaft ausgedehnte Hautverdickungen vor, die durch fortgesetzten Druck einer harten Unterlage auf die Haut entstehen. Vielfach finden sich in den verdickten Hautstellen eitrige Entzündungen der Talgdrüsen *(Furunkulose)*. Prophylaktisch ist für weiches Lager zu sorgen. Die Furunkel werden *operativ behandelt* – Spalten mit Kreuzschnitt, Jodtinktur, Lebertransalbe oder Totalexstirpation, Hautnaht, Leukoplastverband.

III. Krankheiten am Karpalgelenk

1. Wunden und Kontusionen an der Dorsalfläche des Karpalgelenks

Einteilung, Symptome und Behandlung. An der Dorsalfläche des Karpalgelenks entstehen namentlich beim Pferd, aber auch bei anderen Tieren, infolge *Quetschung* beim *Stürzen* mannigfaltige Arten von Verletzungen, welche hinsichtlich der Prognose sehr verschieden zu beurteilen sind.

a) Die *Hautabschürfungen* sind als Quetschungen ersten Grades am leichtesten zu heilen (Desinfektion, Jodtinktur, Mastisolpflaster, 10–20proz. Ichthyolsalbe, Lebertransalbe, antiphlogistische Salben [Enelbin-Paste, Cassella-Riedel] sowie besonders heparinhaltige Salben und Pasten [Hirudoid, Luitpoldwerk; Hepathrombin, Adenylchemie; Thrombophob, Nordmark u. a.], Verband).

Der gepolsterte *Wundverband* ist bei *allen* Läsionen am Karpalgelenk ein unerläßliches Behandlungsmittel, das durch kein Medikament ersetzt werden kann. Deshalb sollte man sich zur Regel machen, in jedem Fall einer Läsion am Karpalgelenk, auch bei nur oberflächlichen und harmlos erscheinenden Abschürfungen, einen Verband anzulegen, zumal der Verband neben seinen physikalischen Wirkungskomponenten – plane Kompression, kapilläre Drainage, Ruhigstellung – auch als Träger des aufgetragenen Medikaments dessen Wirksamkeit erhöht oder überhaupt erst ermöglicht.

b) Bei *Quetschungen zweiten Grades* entstehen häufig entzündliche *Quetschungsödeme* oder subkutane *Hämatome* (Abb. 478) und Lymphextravasate in Form umschriebener, fluktuierender Anschwellungen, zuweilen auch infolge eitriger Infektion *Phlegmonen, Abszesse* (feuchtwarme Verbände, Verbände mit antiphlogistischen Salben, Punktion, Inzision, Sulfonamide oder Antibiotika und Tamponade, Drainage bei Taschenbildung). Hämatome sind an der tiefsten Stelle zu spalten und nicht wie das in Abb. 479).

c) Die *Quetschungen dritten Grades* führen zu *Nekrose* der gequetschten Haut und der tiefer gelegenen Weichteile und zu *Geschwürsbildung* (Entfernung der abgestorbenen Teile, Sulfonamide bzw. Antibiotika, Lebertransalbe, Verband).

d) Die *Hautwunden* betreffen entweder nur die Haut oder gleichzeitig auch die oberflächliche und tiefe Karpalfaszie. Sie bilden oft *klaffende Querwunden* und *Geschwüre*, die wegen der fortgesetz-

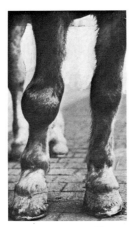

Abb. 478 *Hämatom* am Karpus, Pferd.

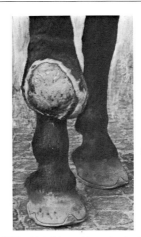

Abb. 480 *Keloid* am Karpalgelenk, Pferd.

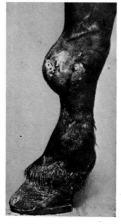

Abb. 479 Folgen der *Vereiterung* eines *Hämatoms* vor dem Karpalgelenk infolge fehlerhafter Spaltung, nicht an der tiefsten Stelle, Pferd.

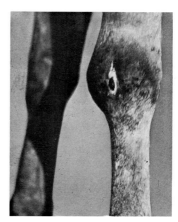

Abb. 481 Nach eitriger Sehnenscheidenentzündung (Strecksehnen) teilweise *Versteifung* des Vorderfußwurzelgelenks, Pferd.

ten Bewegung des Karpalgelenks eine lange Heilungsdauer beanspruchen oder gelegentlich zu umfangreichen Caro luxurians- und Keloidbildungen führen (Abb. 480). Von *Berge* wurde bei einem Pferde eine kindskopfgroße, derbe Wucherung auf der Dorsalfläche des Karpus festgestellt, die nach der Operation durch die histologische Untersuchung *(Nieberle)* als *Karzinom* diagnostiziert wurde. (Antiphlogistischer Salbenverband, s. oben; bei Keloiden operative Entfernung und Druckverband mit adstringierenden Mitteln [Alumen ustum, Acid. boric. pulv.]). Einen ausgezeichneten anhaltenden Druck erzielt man mit Gipsverbänden, die in Abständen von etwa 3 Wochen zu erneuern sind (gute Polsterungen am Os accessorium).

e) Die *Verletzungen* der *Sehnenscheiden* und *Sehnen* veranlassen *seröse* und *eitrige Tendovaginitis* und unter Umständen sogar Sehnennekrose. Sehnendurchschneidungen (Tafel VI, Abb. A, S. 26) können später zu Versteifungen des Karpalgelenkes führen.

f) Die *Verletzungen* der *Gelenke* führen zu einer *eitrigen Arthritis*, die bisweilen mit Ankylosenbildung heilt. Die Vereiterung des Gelenkes zwi-

III. Krankheiten am Karpalgelenk 303

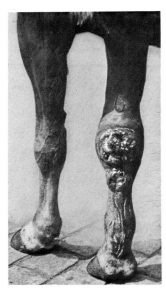

Abb. 482 Eitrig-jauchige *Sehnenscheidenentzündung* (tiefe Beugesehne) in der Karpalgelenksbeuge nach Forkenstich, Pferd.

schen Radius und Karpus ist jedoch prognostisch ungünstiger, aber nicht aussichtslos zu beurteilen.

g) Die *Verletzungen* der *Knochen* sind gedeckte *Frakturen* (durch Sturz bei Rennpferden, Überfahrenwerden bei Hunden) oder offene und dann meistens mit eitriger Arthritis verbunden. Erstere können, wenn keine Splitterung vorliegt, ohne besondere Behandlung heilen (Röntgenuntersuchung).

Behandlung. Sie besteht in Eröffnung der vereiterten Strecksehnenscheide an ihrem distalen Ende, Applikation von Sulfonamiden bzw. Antibiotika, feuchten Verbänden (feuchte Wärme) mit Chlorlösungen (Chloramin, Caporit), später Salbenbehandlung (s. o.) unter Verband. Diese eitrigen Sehnenscheidenentzündungen können zwar gut abheilen, bisweilen bleiben aber periartikuläre Verdickungen zurück, durch die die Bewegung des Karpalgelenks behindert sein kann, wie bei dem Pferde in Abb. 481, einem edlen Reitpferd. *Prognostisch ungünstiger* und in der Behandlung schwieriger als die Phlegmonen der Strecksehnenscheiden sind die *Phlegmonen der Sehnenscheiden an der Beugefläche* der Vorderfußwurzel. Sie sind infolge der hochgradigen Schwellung anfangs als Sehnenscheidenvereiterung schwer zu diagnostizieren (Probepunktion), ebenso schwer auch zu behandeln. Eröffnung durch 4–5 cm langen Einschnitt medial vom Ansatz des Unterstützungsbandes der tiefen Beugesehne an dem Karpus, Antibiotika, Sulfonamide, Verband. Die Heilung kann wie in Abb. 482 beim Pferd durch multiple Abszedierung, durch höchstgradige Lahmheit oder durch das Hinzutreten von Belastungsrehe auf dem gesunden Fuß vereitelt werden. Bei Verletzungen der Gelenke kommt dieselbe Behandlung mit feuchter Wärme usw. in Betracht. Bei ungedeckten Frakturen sind Knochensplitter zu entfernen, Salbenverband.

2. Die Hygrome am Karpus

Begriff und Ursachen. Als *Kniebeule, Liegebeule, Knieschwamm* oder besser als *Karpalbeule* bezeichnet man Verdickungen, die nicht selten an der Dorsalfläche des Karpalgelenks beim Rind, ausnahmsweise auch beim Pferd vorkommen. Sie sind das Produkt von sich wiederholenden *Quetschungen* beim Aufstehen und Liegen (Pflaster, Mangel an Streu). Beim Rind entwickeln sich nicht selten die Karpalbeulen im Gefolge von Bruzella-Infektionen (Abortus Bang), da die Bruzellen in der durch die Quetschung bereits geschädigten Bursa praecarpalis sich leicht ansiedeln können. Der pathologisch-anatomische Charakter dieser chronischen Krankheitszustände ist sehr verschieden.

1. **Hautschwielen, Bursahygrome und Hämatome der Unterhaut.** Schwielenbildung (Elephantiasis, Sklerodermie, Tylom, Keratose der Haut), *Hygrome* der *Bursa praecarpalis subcutanea* (chronische seröse, fibröse und ossifizierende Bursitis praecarpalis) und *abgekapselte* und *organisierte Hämatome* der *Unterhaut* (Blutzysten, Tumor fibrosus) bilden die häufigste pathologisch-anatomische Grundlage der Karpalbeule. Die Konsistenz der meist allmählich wachsenden, gewöhnlich schmerzlosen und mitunter sehr umfangreichen Anschwellungen ist entweder sehr derb, durch Hautsklerose, Keratose und bindegewebige Neubildung in der Subkutis und Bursa subcutanea bedingt (*harte* Karpalbeulen) oder weich, fluktuierend (Abb. 483, 484), durch Zysten- und Hygrombildung veranlaßt (*weiche* Karpalbeulen). Die Oberfläche der harten Karpalbeulen kann mit dichten Schichten zerklüfteter, hornartiger Massen bedeckt sein (Keratose).

Behandlung. Während die harten Karpalbeulen meistens unheilbar sind, kann die Bursitis praecarpalis serofibrinosa, die *gewöhnliche Karpalbeule des Rindes*, durch Punktion der Bursa und

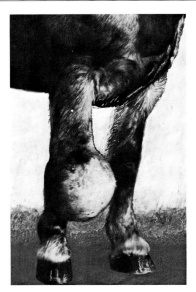

Abb. 483 *Hygrom* der Bursa subcutanea am Karpus (Karpalbeule), Pferd.

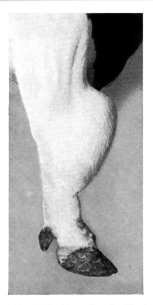

Abb. 484 *Karpalbeule*, Rind.

Entleerung derselben von flüssigem Inhalt und durch Einspritzen von ätzenden Mitteln in die Kapselhöhle sowie durch Spalten und Entfernen der nekrotischen Kapselwand geheilt werden. Früher geschah die Kapselnekrotisierung wie bei der Ellbogenbeule durch Injektion von Tinct. Jodi, 20 bis 100 ml und mehr. *Hartog*-Utrecht empfiehlt hier dagegen eine *wäßrige 5proz. Kupfersulfatlösung*, mit der er seit Jahren günstige Resultate erzielt hat. Auch er zieht zunächst mit Hilfe einer weiten Kanüle den serösen Erguß aus der Bursa ab und füllt diese dann mit 100–500 ml obiger Lösung auf. Er betont aber, daß davon nichts in die Unterhaut gelangen darf. Nach 8 bis 10 Tagen öffnet er die Bursa durch langen Schnitt an der „vorderen und lateralen Wölbung" und nimmt die nekrotische Kapsel heraus. Kleinere Reste stoßen sich von selbst ab. Danach Ausspülung mit desinfizierenden Lösungen, Schutzverband, Heilung 3 Wochen nach der Spaltung. Diese Behandlung hat auch bei uns Anhänger gefunden. Praktiker haben uns über günstige Erfolge berichtet. Das Verfahren dürfte sich mithin empfehlen. In nicht zu veralteten Fällen läßt sich das Hygrom in Infiltrationsanästhesie aus der Subkutis herausschälen. Die Haut wird mit der rückläufigen Naht genäht. Holzteerverband. Unter Umständen kann man an der Beugefläche des Gelenkes eine Schiene in den Verband legen, damit das Gelenk gestreckt wird. Der Verband bleibt etwa 14 Tage liegen. In akuten Fällen können die Punktion des Hygroms und anschließende Injektion von *Glukokortikoid* erfolgreich sein. Wir haben in *Gießen* in mehreren Fällen ein etwa gänseeigroßes frisches Hygrom bei wertvollen roten Niederungsbullen mit einer zweimaligen Injektion von insgesamt 375 mg Glukokortikoid innerhalb von 3 Wochen geheilt, so daß die Tiere zur Versteigerung kommen konnten.

2. **Sehnenscheidenhygrome.** Sie treten auf als *chronische Tendovaginitis* (T. serosa, serofibrinosa, fibrosa; Hygroma proliferum) der Sehnenscheiden des gemeinsamen Zehenstreckers (M. *extensor digitalis communis*; Abb. 485–487) und des Streckers des Vordermittelfußes (M. *extensor carpi radialis*; Abb. 487, 489), ferner als die des seitlichen Zehenstreckers (M. *extensor digitalis lateralis*; Abb. 488) und des schiefen Mittelfußstreckers (M. *abductor pollicis longus*; Abb. 488), die in zweiter Linie in Frage kommen. Die Sehnenscheidenhygrome *(Gallen)* entstehen bei Pferden nicht selten nach Überanstrengung (Springpferde), als Folge von Traumen, manchmal ohne nachweisbare Ursache, bei Fohlen als Symptom einer Mangelkrankheit. Die Hygrome sind weich, fluktuierend oder hart, wenn sich fibröse Verdickungen der Wand oder sogar Verknöcherungen in

ihr gebildet haben. Die Anschwellungen sind länglich, rundlich und haben unterschiedliche Ausdehnung.

Beim *Rinde* können die Sehnenscheidenhygrome am Karpus *tuberkulöser* Natur sein. Sie bilden im Gegensatz zu der gewöhnlichen umschriebenen Kniebeule eine diffuse, über das ganze Karpalgelenk, öfter auch über den ganzen Vorarm ausgedehnte, bis armdicke, schmerzhafte und höher temperierte, derbe, zuweilen knisternde Anschwellung (Tendovaginitis serofibrinosa seu crepitans), die mit hochgradiger Lahmheit, Muskelatrophie an der Schulter und allgemeiner Abmagerung verbunden und unheilbar ist.

3. Hygrome des Karpalgelenks. Es handelt sich hierbei meistens um einen Gelenkhydrops der oberen, großen Gelenkkapsel *(Unterarmkarpalkapsel)*. Sie bildet auf der Dorsalfläche eine rundliche Querwulst, auf der Außenfläche eine rundliche, gänseeigroße Anschwellung unmittelbar hinter dem Radius proximal vom Os access. (Schönheitsfehler).

4. Hygrome der Beugesehnen. Sie sind bei Pferden nicht selten als Hygrome der gemeinsamen Sehnenscheide des oberflächlichen und tiefen Zehenbeugers *(M. flexor digitalis supf. et profundus)* proximal und distal des Karpalgelenks (sog. *Knieboger*). Die Galle bildet eine sehr ausgedehnte, längliche, an der Volarfläche des Karpalgelenks

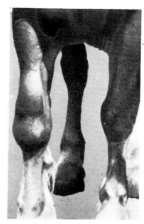

Abb. 487 *Hygrom* der Sehnenscheide des M. extens. carpi radialis und des M. extens. dig. communis, Pferd.

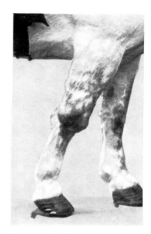

Abb. 488 *Hygrom* der Sehnenscheide des M. extens. dig. lat. und des M. abductor pollicis longus, Pferd.

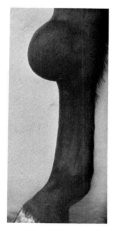 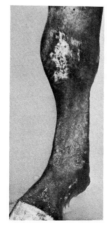

Abb. 485 *Hygrom* der Sehnenscheide des M. extensor digitalis communis, Pferd.

Abb. 486 Der Fall von Abb. 485 nach totaler Exstirpation der Sehnenscheidenausbuchtung, Pferd.

gelegene, 10 cm proximal vom Gelenk beginnende und bis zum zweiten Drittel des Metakarpus reichende, fluktuierende, schmerzlose Anschwellung. Sie ist häufig nur ein Schönheitsfehler.

Behandlung. Eine unbedingt zuverlässige Therapie der Sehnenscheiden- und Gelenkgallen, die die Hygrome vollständig und auf die Dauer zu beseitigen vermag, gibt es nicht. Darauf sollte man die Besitzer, zumal, wenn es sich um Hygrome ohne funktionelle Störungen handelt *(Schönheitsfehler)*, immer hinweisen und besonders auch darauf, daß durch eine Behandlung jeglicher Art eine Lahmheit hervorgerufen werden kann. Bei

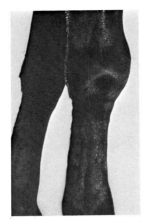 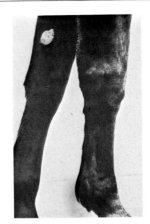

Abb. 489 *Hygrom* der Sehnenscheide des M. extens. carpi radialis, Pferd.

Abb. 490 Der Fall von Abb. 489 8 Tage nach der intrasynovialen Injektion eines *Glukokortikoids* (125 mg Hydrocortisonacetat – Schering).

Mangelkrankheiten junger Fohlen *muß* jegliche *lokale* Therapie (Einreibung, Punktion, Injektion) unterbleiben, da die Hygrome fast immer mit dem weiteren Körperwachstum resorbiert werden und spontan wieder verschwinden. Gegebenenfalls sind eine einmalige Vigantolapplikation und die Verabreichung von mineralstoffhaltigen Präparaten angezeigt. Im allgemeinen enthalten die gebräuchlichen diätetischen Beifuttermischungen die notwendigen Mineralien, Vitamine und Spurenelemente in ausreichender Menge.

Punktionen der Gallen und Absaugen der Synovia führen allein nicht zur Beseitigung des Hygroms, höchstens in Verbindung mit der Injektion von Medikamenten, s. u. Bei nicht lange bestehenden Gallen kann man blistern (Quecksilberjodidsalbe 1:5–6; englischer Blister – Cantharid. pulv. 12,5. Ol. Terebinth. 15, Euphorb. 25, Colophon. 6, Cera flava 4 und Adeps 60 Teile), Verband und 2–3 Wochen Ruhe. Nach *Überreiter* erzielt man Erfolge, wenn man eine im heißen Wasserbad erwärmte Mischung von gleichen Teilen Acid. carbol. liquefac. und Ol. Terebinth. mit einem harten Pinsel auf die rasierte Haut der Galle 10 Minuten lang aufträgt. Dann Ruhe für mindestens 5 Tage. Die Haut wird pergamentartig fest und trocken und löst sich nach etwa 3 Wochen ab. Kein Haarausfall.

Für eine Injektionsbehandlung muß die Haut rasiert und sorgfältig desinfiziert werden, Jodanstrich. Sterile Instrumente und Medikamente. Ablassen der Synovia und Injektion von *Glukokortikoid*präparaten in einer der Größe des Hygroms entsprechenden Menge, denen ein wasserlösliches Antibiotikum beigemischt werden kann. Diese Behandlung hat nur dann Aussicht auf Erfolg, wenn sie mit dem Anlegen eines gepolsterten Verbandes zur Verhütung einer erneuten Füllung verbunden und gegebenenfalls wiederholt wird. Wenn sich danach kein eindeutiger Erfolg einstellt, so ist eine weitere Wiederholung dieser Behandlungsmethode zwecklos und sollte unterbleiben. Abb. 489 und 490 zeigen ein Hygrom der Sehnenscheide des M. ext. carp. rad. eines Turnierpferdes vor und 8 Tage nach einer Injektion von 125 mg eines Glukokortikoidpräparates.

Schließlich käme für geeignete Fälle noch die Exstirpation der Hygromwandung in Betracht. Sie empfiehlt sich für Hygrome der Gelenke und Beugesehnenscheiden nicht.

3. Die akute eitrige Entzündung des Karpalgelenks

Ursachen. Eine akute, eitrige oder jauchige Entzündung des Karpalgelenks entwickelt sich nach *perforierenden Gelenkverletzungen* bei Pferden und Rindern, die auf die Vorderfußwurzel gestürzt sind. Gleichzeitig kann eine Fraktur der Karpalknochen vorliegen. Bei Hunden treten solche Verletzungen nach Unfällen im Kraftverkehr auf.

Symptome. Die eitrige Arthritis ist durch Ausfluß eitriger, mit dicken, gelben Fibrinklumpen vermischter Synovia, umfangreiche Schwellung in der Umgebung des ganzen Gelenks, hochgradige Lahmheit sowie fieberhafte Allgemeinerkrankung charakterisiert. Die Diagnose kann durch die Sondierung (Sonde) gesichert werden. *Die Prognose der eitrigen Entzündung des Karpalgelenks ist beim Pferd und Rind nicht in allen Fällen ungünstig.* Insbesondere wird zuweilen bei entsprechender Behandlung Heilung erzielt, sofern von den drei Gelenkkapseln nur die *untere*, kleinste, oder nur ein Zwischenknochengelenk eröffnet ist. Dagegen sind die Eröffnung und Entzündung der großen oberen Kapsel *(Unterarmkarpalkapsel)* beim Pferde immer ein sehr bedenkliches Ereignis, welches die Erwägung einer frühzeitigen Schlachtung nahelegt, da erfahrungsgemäß außer Belastungsrehe und Dekubitalgangrän häufig tödliche Septikämie nachfolgt.

Behandlung. Die Behandlung der eitrigen Karpitis sollte bei Pferden nur in einem Stall mit weichem Bodenbelag (Loheboxe, Matratzenstreu) geschehen. Aussicht auf eine erfolgreiche Behandlung bieten nur solche Fälle, bei denen die eitrige Infektion noch nicht das ganze Gelenk ergriffen hat und sich die Gelenkinfektion noch im Anfangsstadium ihrer Entwicklung befindet. Durch parenterale Applikation von Antibiotika und antibiotischen Chemotherapeutika in genügend hoher Dosierung läßt sich in günstig verlaufenden Fällen die Infektion beherrschen und ein Verschluß des Gelenkes erreichen. Die gleichzeitige lokale Applikation von Chemotherapeutika und das Anlegen eines Wundverbandes sind weitere unumgängliche therapeutische Maßnahmen. Die Medikamente müssen so lange verabreicht werden, bis sich das Gelenk geschlossen hat, die Verbandbehandlung muß noch länger fortgesetzt werden. In fortgeschrittenen Fällen kann außerdem versucht werden, das Gelenk in Abständen von 1–2 Tagen mit intraartikulären Injektionen von Antibiotika und Sulfonamiden zu gleichen Teilen zu behandeln, Verband. Die Medikamente werden in einer Knopfkanüle in das Gelenk injiziert. Die Behandlung ist jedoch teuer, da viel Verbandmaterial gebraucht wird. Wir legen einen Stützverband am Fesselgelenk an und darüber einen besonderen, gut gepolsterten Verband für das Vorderfußwurzelgelenk, Vorsicht, Dekubitus auf dem Os accessorium! Vielfach ist die Behandlung jedoch erfolglos (Schlachtung). Bei *Hunden* ist die Prognose bei Behandlung mit Antibiotika bzw. Sulfonamiden und Verbänden im allgemeinen günstiger.

4. Die chronische deformierende Entzündung des Karpalgelenks des Pferdes

Vorkommen und Ursachen. Die beim Pferd häufig vorkommende chronische Arthritis carpi wird durch sehr verschiedene Ursachen bedingt. In vielen Fällen entwickelt sie sich *schleichend* infolge *Quetschungen* der kleinen Karpalknochen durch fortgesetzte *Überanstrengung* des Gelenks *(Belastungsostitis).* Solche Überanstrengungen ereignen sich namentlich bei Reitpferden auf hartem Boden und im tiefen Sand, bei öfterem, kurzem Parieren, bei schnellen Wendungen und beim Springen und bei der zu frühzeitigen Indienstnahme der Pferde. Außerdem scheint die *forcierte Aktion des Karpalgelenks* bei manchen *Traberpferden* (sog. hohe Aktion) Veranlassung zu chronischer Arthritis carpi zu geben. Entsprechend der stärkeren Belastung der medialen Hälfte des Karpalgelenks wird die *innere* Seite des Gelenks von den quetschenden Einwirkungen am stärksten betroffen. *Prädisponierend* wirkt dabei eine *fehlerhafte Gliedmaßenstellung* (vorbiegige, rückbiegige, vorständige, zu enge, zu weite Stellung des Karpalgelenks) bei gleichzeitig kurzem Unterarm (russische Traber) oder eine mangelhafte Beschaffenheit der Vorderfußwurzel (kleiner, schwacher, scharf abgesetzter Karpus).

Eine andere Ursache der schleichenden Entwicklung der chronischen Entzündung des Vorderfußwurzelgelenks bildet das *Übergreifen* chronischer Entzündungsprozesse aus der *Nachbarschaft* des Karpalgelenks. Namentlich die *Überbeine* an der Innenfläche des *Metakarpus* zeigen oft ein Übergreifen der Entzündung nach proximal auf die darüberliegenden Karpalknochen und die Gelenkfläche.

In manchen Fällen bildet endlich eine *akute* Erkrankung des Karpalgelenks den Ausgangspunkt der chronischen Entzündung. Als solche sind zu nennen Distorsionen, Prellungen, *Quetschungen* und *akute Entzündungen* des Gelenks, *Verletzungen* und *Frakturen*. Auch aus der Nachbarschaft greifen mitunter akute Entzündungsprozesse auf das Gelenk über (eitrige *Phlegmonen* und Sehnenscheideneiterungen). Sie können zu teilweiser Versteifung des Gelenks führen (s. Abb. 481).

Symptome. Bei der gewöhnlich *schleichenden* Entwicklung des Leidens beobachtet man als erste Erscheinung eine allmählich zunehmende *Lahmheit*. Sie hat den Charakter einer gemischten Lahmheit (Stütz- und Hangbeinlahmheit) und

III. Krankheiten am Karpalgelenk

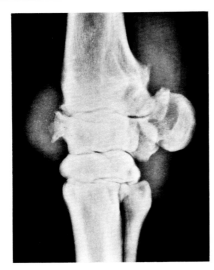

Abb. 491 *Arthritis chronica deformans* des Karpalgelenks, Pferd, Röntgenbild.

tritt meist bei angestrengtem Gebrauch deutlicher hervor, während sie nach längerer Ruhe geringgradiger wird. Nach längerem und extremem Abbeugen des Karpalgelenks *(Beugeprobe)* tritt die Lahmheit ähnlich wie beim Spat deutlicher in Erscheinung. Bei längerer Dauer des Leidens entwickelt sich ferner als wichtigstes Symptom eine oft sehr *umfangreiche harte Anschwellung* des ganzen Karpalgelenks, besonders an der Innenseite und Dorsalfläche, die bei *passiven Bewegungen* des Gelenks (Beugen, Drehen, Strecken) *schmerzhaft* ist und die freie Beweglichkeit des Gelenkes so beeinträchtigt, daß der Metakarpus bei der Beugeprobe nicht mehr an den Unterarm angelegt werden kann *(Gelenkkontraktur)*. Die Stellung der Vordergliedmaße wird häufig *vorbiegig* (sog. loser Stand der Vorderfußwurzel). An der Schulter und am Vorarm tritt Muskelatrophie auf.

Entwickelt sich die chronische Arthritis aus einer *akuten* oder aus einer Distorsion, Fraktur, Phlegmone usw., so findet man zu Beginn der Krankheit außer einer schnell entstandenen Lahmheit die Erscheinungen einer akuten Entzündung am Gelenk (vermehrte Wärme, Schwellung, Schmerzhaftigkeit).

Darüber hinaus ist in jedem Fall eine Röntgenuntersuchung in Streckstellung des Gelenks und in Karpalbeugehaltung vorzunehmen, um die Art und den Umfang der pathologischen Veränderungen festzustellen sowie auch um eine *Fraktur der Karpalknochen* auszuschließen (Abb. 491). Bei den Frakturen handelt es sich nicht selten um kleine Absprengungsfrakturen („Chipfraktur") am vorderen Gelenkrand des Os carpale tertium und des Os carpi radiale, für die besonders das Galopprennpferd prädestiniert ist. Diese Frakturen lassen sich nur röntgenologisch ermitteln, denn das klinische Erscheinungsbild stimmt mit dem einer Karpitis völlig überein. Gegebenenfalls sind mehrere Aufnahmen mit verschiedener Projektionsrichtung und in Karpalbeugehaltung anzufertigen.

Pathologisch-anatomischer Befund. Am Karpalgelenk beobachtet man teils die anatomischen Veränderungen der *Arthritis chronica deformans* (artikuläre Form), teils die der *Periarthritis* (periartikuläre Form). Oft liegt auch eine Kombination beider Prozesse vor *(Arthroperiarthritis, Arthropathia deformans)*. Am häufigsten ist die artikuläre Form (60%). Die chronische Entzündung der Vorderfußwurzel stimmt somit im Wesen und in der Entstehung mit dem Spat, der Schale und der chronischen Omarthritis überein („Spat der Vorderfußwurzel").

Bei der *artikulären Form (Arthritis chronica deformans carpi)* beginnt die Erkrankung im Knochengewebe in Form einer *rarefizierenden Ostitis*. In erster Linie sind die an der medialen Seite gelegenen Karpalknochen betroffen, nämlich das Os carpi radiale, Os carpale II und Os metacarpale II, in zweiter Linie die Knochen der

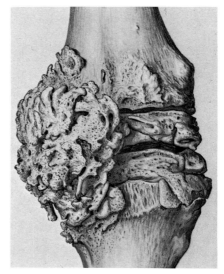

Abb. 492 *Arthritis chron. deformans* des Karpalgelenks, Pferd, Knochenpräparat.

Dorsalfläche, nämlich das Os carpale quartum, das Os carpale tertium und der Radius. Die rarefizierende Ostitis kennzeichnet sich auf Sägeschnitten durch hirsekorn- bis erbsengroße, fleckenförmige, rote Herde, die die erste Erscheinung der Krankheit darstellen. Von diesen Primärherden dringt der Entzündungsprozeß einerseits nach dem *Gelenkknorpel* hin, in dem er *Usuren* und *Ankylosenbildung* veranlaßt, andererseits nach dem *Periost*, in dem er die Bildung von *Osteophyten* (Exostosen, Hyperostosen) auslöst. Diese Hyperostosen finden sich bei der artikulären Form besonders an den Randpartien der Karpalknochen an der Innen- und Vorderfläche des Gelenks; zuweilen sieht man sie jedoch auch an sämtlichen Karpalknochen. Sie bilden zackige, blumenkohlartige, zotten-, warzen-, kamm-, blatt- und griffelförmige Gebilde, die an der Außenfläche zuweilen fingerartig ineinandergreifen und so eine *äußere Ankylose* herstellen (Abb. 492).

Bei der *periartikulären* Form beginnt der Entzündungsprozeß außen am Periost als *Periostitis ossificans*. Die *Osteophytbildung* beschränkt sich jedoch hierbei nicht auf die Randpartien, sondern bedeckt die ganze Oberfläche des Knochen, auch an der Außenfläche des Gelenks. – Daneben findet man eine Verdickung der Gelenkkapsel, der Gelenkbänder, der Fascia carpi und des perikarpalen Bindegewebes (im letzteren sind zuweilen kleine Knochenplatten eingelagert).

Die krankhaften Knochenveränderungen sind eindeutig durch die *Röntgenuntersuchung* nachweisbar.

Prognose und Behandlung. Im Hinblick auf die pathologisch-anatomischen Veränderungen am Gelenk ist die Prognose der chronischen Entzündung der Vorderfußwurzel in jedem Fall *sehr zweifelhaft* zu stellen. Eine günstige Beeinflussung der Lahmheit ist höchstens bei den leichteren periartikulären Formen zu erwarten. In allen Fällen von schweren artikulären Veränderungen und ausgedehnter Exostosenbildung ist die Prognose *ungünstig*, da eine unheilbare Lahmheit besteht, die sich immer mehr verschlechtert und die Pferde zur Arbeit gänzlich untauglich macht. Wenn sich bei artikulären und periartikulären Verdickungen das Gelenk nicht mehr vollständig beugen läßt, d. h. wenn der Unterfuß nicht mehr an den Unterarm herangelegt werden kann, ist auch die Beweglichkeit im Gelenk bei der Arbeit behindert.

Es kann ein Versuch mit *scharfen Einreibungen* oder mit *Punktbrennen* in Verbindung mit längerer *Ruhe* gemacht werden. Die Neurektomie (N. medianus und N. ulnaris) sollte aber nur bei Schrittpferden als Ultima ratio in Frage kommen, bei Gelenkversteifungen ist sie zwecklos und für Reitpferde kontraindiziert.

Die erfolgversprechendste Behandlung der Absprengungsfrakturen bietet die operative Entfernung des Knochenfragments bei einer Chipfraktur und beim Vorliegen eines größeren Fragments ist seine Fixierung mit einer Verschraubung angezeigt. Wenn nach Lage und Größe der Frakturstelle eine chirurgische Behandlung nicht möglich ist, so kann auch mit einer konservativen Behandlung, insbesondere durch eine strenge Ruhigstellung von 3 bis 4 Monaten, eine Selbstheilung erwartet werden.

5. Die Fraktur des Erbsenbeines des Pferdes (Os carpi accessorium)

Vorkommen und Ursachen. Frakturen dieses kleinen Knochens an der Beugefläche der Vorderfußwurzel sind selten. Wir sehen sie vereinzelt bei Pferden, die auf der Straße gestürzt sind. Bei *Rennpferden* wird sie häufig beobachtet. Sie kommt nach *Pape* dadurch zustande, daß bei den in Karpalbeugehaltung auf die Unterfüße niederstürzenden Pferden das Os access. infolge Verkrampfung seitens des medialen Ulnarmuskels nicht ausweichen kann und dann zwischen Radius und Metakarpus wie in einer Zange eingeklemmt und gesprengt wird (Abb. 493). Die frühere Annahme, daß Muskelzug allein die Ursache sei, kann nicht aufrechterhalten werden. Fast immer liegt eine Fraktur in der Segmentalebene vor, d. h. die Bruchlinie verläuft vertikal, da die beiden einklemmenden Knochen mit ihren Vorsprüngen das Os accessorium wie eine Zange auseinandersprengen, denn die scharfkantige Crista transversa des Radius wirkt dabei wie der Dorn eines

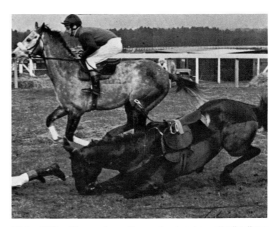

Abb. 493 Sturz eines Rennpferdes in vollständiger *beiderseitiger Karpalbeugehaltung*. Das Bild zeigt die große Wucht des Aufpralls auf die beiden Metakarpen, der zur Fraktur des *Os carpi accessorium* führen kann, Vollblüter.

III. Krankheiten am Karpalgelenk

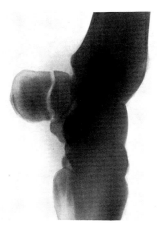

Abb. 494 *Segmentalfraktur* des *Os carpi accessorium*, 6jähriger Vollblüter, Röntgenbild.

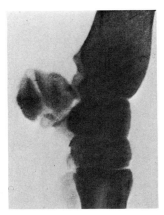

Abb. 496 *Fractura multiplex* des *Os carpi accessorium*, Pferd.

Nußknackers (Abb. 494, 495). Außerdem können noch kleinere Knochenstückchen abgesprengt sein (Abb. 496). In der Hoppegartener Klinik sah *Pape* diese Fraktur in 10 Jahren ungefähr 50mal.

Symptome. Das im Rennen gestürzte Pferd zeigt bald hinterher Lahmheit, stets wenn es sich beruhigt hat. Es zeigt steile Fesselstellung und hält die Vorderfußwurzel nach vorn gebeugt. Wenn die Schmerzen nach einigen Stunden hochgradig sind, schleift es den Fuß nach, die Zehenwand über den Boden. Anfangs sieht man eine flache Schwellung außen am Os access., bald danach, insbesondere bei einer vollständigen Fraktur, eine Schwellung der ganzen Vorderfußwurzel (Bluterguß), die

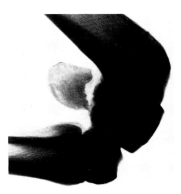

Abb. 495 *Segmentalfraktur* des *Os carpi accessorium* der Abb. 494 bei abgebeugtem Karpalgelenk, zangenartige Wirkung von Radius und Metakarpus, Pferd, Röntgenbild.

nach 8–10 Tagen zurückgeht. Bei der Palpation bestehen Druckschmerz am Rande des Os access. und in der Regel auch Krepitation und abnorme Beweglichkeit. Schon nach 2–3 Wochen kann die Lahmheit wesentlich geringer werden. Eine buckelartige Verdickung am Knochen bleibt. Das Einknicken der Vorderfußwurzel löst noch wochenlang Schmerzen aus.

Diagnose. Sie wird einwandfrei durch das Röntgenbild gesichert. Sie ist jedoch auch möglich, ohne zu röntgen, und zwar dadurch, daß man bald nach dem Sturz das kranke Bein im Karpalgelenk anbeugt und den hinteren Rand des Os access. hin und her zu bewegen versucht. Dabei läßt sich das abgebrochene Stück, da der kleine Knochen direkt unter Haut und Faszie liegt, hin und her verschieben, so daß in der Regel auch die Krepitation zu fühlen ist. Diagnostisch wichtig ist auch der Bluterguß gleich nach dem Unfall.

Prognose. Sie ist im allgemeinen nicht ungünstig. Die einfache Segmentalfraktur kann so geheilt werden, daß die Pferde wieder Rennen laufen, wenn auch nicht immer eine vollständige Wiedervereinigung der Bruchstücke durch fest verknöchertes Kallusgewebe zustande kommt. Bisweilen bleibt jedoch eine Behinderung in der Beugung des Karpalgelenks bestehen. Das ist gewöhnlich der Fall, wenn die Fraktur sich bis in eine der Gelenkflächen erstreckt, da die nachfolgende Kallusbildung eine Arthrosis deformans verursacht. Außerdem können nach *Mackay-Smith et al.* (1972) in Einzelfällen die Behinderungen auch von den röntgenologisch nicht nachweisbaren Veränderungen der Weichteile am volaren Karpus ausgehen, die ursächlich mit der vorausgegangenen Fraktur des Os accessorium zusammenhängen und die als *Karpalkanalsyndrom* bezeichnet werden. Die auftretenden, einer intermittierenden Lahmheit vergleichbaren Symptome sprechen für eine zeitweise Blockierung der Art. metacarpica magna im Karpalkanal. Unter 3–4 Monaten ist eine Heilung nicht zu erwarten.

Behandlung. Abnehmen der Hufeisen, Verbringung des Patienten, auch um Belastungsrehe zu verhüten, in eine geräumige Loheboxe, Verband (feuchte Wärme), dabei Vorsicht, daß der Verband auf dem Os access. nicht drückt, kein Gipsverband, kein Hängegurt. Nach Resorption des Ergusses Behandlung mit Antiphlogistine, nach 3–4 Wochen scharfe Einreibung, im ganzen 3–4monatige Stallhaltung, dann noch 4–6 Wochen Koppel. Von operativen Behandlungsversuchen muß abgeraten werden, da die dünne Knochenplatte kaum die notwendigen Anhaltspunkte für eine operative stabile Osteosynthese der Fragmente bietet und die damit verbundenen möglichen Komplikationen in keinem vernünftigen Verhältnis zu dem erstrebten besseren Heilungsergebnis stehen, zumal nach den vergleichenden Untersuchungen von *Freudenberg* (1985) der Erfolg der konservativen Behandlung von Osteosyntheseverfahren keinesfalls übertroffen werden kann. Liegt das Karpalkanalsyndrom vor, so läßt sich die Bewegungsstörung durch die leicht ausführbare Exzision eines ein Zentimeter breiten Streifens des Lig. carpi volare transversum beheben.

6. Kniehängigkeit

Eine zuweilen angeborene, gewöhnlich aber durch Schwäche der Streckmuskeln bei struppierten Pferden bedingte *Kontraktur* des äußeren und inneren Beugers des Mittelfußes (Mm. flexor carpi radialis et ulnaris). Sie ist gewöhnlich *unheilbar*.

7. Luxation des Karpalgelenks

Sie ist sehr selten bei Fohlen (Subluxation) und Hunden. – Sehr selten ist auch die *Dislokation des seitlichen Zehenstreckers* (M. extensor digitalis lateralis) beim Pferd (hochgradige Stützbeinlahmheit, örtliche Lageveränderung der Sehne am distalen Ende des Radius, sonst negativer Befund). Die *Prognose* ist zweifelhaft. Eine *Behandlung* kann nach Reposition mit Fixationsverbänden versucht werden, mit denen bei Kleintieren gute Erfolge zu erreichen sind.

8. Gliedmaßenverkrümmungen im Karpalbereich beim Fohlen und Junghund, Fehlstellungen (X-beinige bzw. O-beinige Stellung) der Vordergliedmaßen

Vorkommen und Ursache. Beim jungen Fohlen kommen zuweilen Verkrümmungen im Karpalbereich in Form von Knickungen der Gliedmaßenachse vor. Die beiden Vordergliedmaßen zeigen eine von der distalen Radiusepiphyse ausgehende Verkrümmung bzw. Achsenknickung, durch die der Unterfuß entweder nach außen hin (X-beinige Stellung) oder nach innen hin (O-beinige Stellung) von der geraden Gliedmaßenachse abweicht. Häufiger ist die Abweichung nach außen hin. Die angeborene oder in den ersten Lebenswochen entstehende und sich verstärkende Deformität betrifft meistens die beiden Vordergliedmaßen; jedoch ist sie gewöhnlich bei einer der beiden deutlicher ausgeprägt als bei der der Gegenseite. Verbunden ist sie in der Regel mit einer Außenrotation und zehenweiten Stellung (Abb. 497, 498).

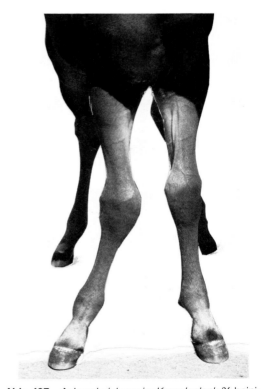

Abb. 497 *Achsenknickung im Karpalgelenk* (X-beinige Stellung) der rechten Vordergliedmaße, 6 Wochen altes Fohlen.

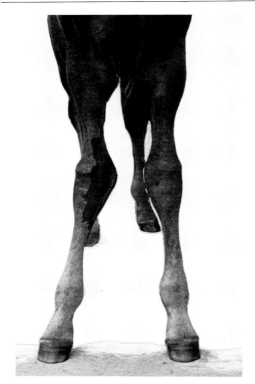

Abb. 498 *Gliedmaßenstellung* des Fohlens der Abb. 497 unmittelbar nach der Operation.

Ihre Ursache ist nicht eindeutig geklärt und auch nicht einheitlich. Verantwortlich gemacht werden intrauterine Fehllagerungen, die eine einseitige Schwächung der Seitenbänder des Karpus bewirken soll, postnatale Mangelernährungszustände sowie Störungen im Knochenwachstum als Folge von Defekten in der distalen Epiphysenfuge (*Vaughan*, 1976). Dieser einseitigen Hemmung des Epiphysenwachstums, der letztlich die Achsenknickung zugrunde liegt, kommt sicherlich die größere ursächliche Bedeutung zu, denn der Fugenknorpel der Epiphysenfuge stellt den empfindlichsten Knochenabschnitt dar, der durch die ungleiche, bei jedem Schritt wiederholte oder auch durch eine einmalig starke Überbelastung und auch infolge von Durchblutungsstörungen irritiert wird und daraufhin mit lokalen Wachstumsstörungen reagiert. Wenn dieser Vorgang erst einmal eingeleitet ist, wird er durch die infolge der Abknickung herbeigeführte einseitige Belastung noch gesteigert, denn jeder weitere Grad der Fehlstellung verstärkt ihrerseits die einseitige Belastung der betroffenen medialen bzw. lateralen Hälfte.

Symptome. Außer der äußerlich offensichtlichen Fehlstellung besteht eine mehr oder weniger deutlich ausgeprägte Bewegungsstörung. Die Röntgenuntersuchung zeigt die ungleich strukturierte und halbseitig verbreiterte distale Knorpelfuge des Radius (Abb. 499). Röntgenologisch läßt sich auch die beim Shetlandpony als angeborene Anomalie vorkommende und differentialdiagnostisch in Frage kommende Ulna completa abgrenzen.

Die **Prognose** ist bei rechtzeitiger Behandlung nicht ungünstig, das heißt, wenn diese zeitlich vor der Verknöcherung der distalen Radiusepiphyse stattfindet, somit spätestens nach 1 Jahr. Bei einer angeborenen ausgeprägten Fehlstellung empfiehlt sich dagegen eine alsbaldige Behandlung etwa von der dritten Lebenswoche an, da jegliches weiteres Abwarten den Grad der Fehlstellung vergrößert.

Behandlung. Die konservative Behandlung mit Anlegen eines Gips- oder Kunststoffverbandes (Baycast, Lightcast), der sich vom Huf bis zum Ellbogengelenk erstrecken muß, ist komplikationsgefährdet und mühsam, da er die Bewegungsfähigkeit der ganzen Gliedmaße erheblich einschränkt. Er muß deshalb nach 10 bis 14 Tagen gewechselt werden und bedarf der ständigen Überwachung. Erfolgversprechender ist die chirurgische Behandlung (*Heinze*, 1966; *Adams*, 1974; *Campbell*, 1977), deren Wirkung darin besteht, durch vermehrte Kompression des betroffenen Epiphysenabschnitts das weitere Längenwachstum des Knochens in diesem Abschnitt zu beeinträchtigen, damit dadurch die bisher verkürzte Hälfte sich durch Kompensation des Knochenwachstums in der Länge anpassen kann und sich allmählich die Fehlstellung und Achsenknickung ausgleichen. Das läßt sich erreichen durch eine feste Verklammerung des distalen Radiusabschnitts zwischen Meta- und Epiphyse mit Überbrückung der Epiphysenfuge medial bzw. lateral, indem 2 bis 3 Metallklammern oder eine Überplattung oder eine Zuggurtung mit Hilfe von zwei Kortikalisschrauben angebracht werden (Abb. 500, 501). Sobald die Wirkung eingetreten und die Achsenknickung behoben ist, muß die Kompressionswirkung durch die operative Entfernung der implantierten Materialien wieder aufgehoben werden, damit das weitere Knochenwachstum unbeeinflußt erfolgen kann. Eine Korrektur der Fehlstellungen soll auch in der Weise zu erreichen sein, indem auf der konkaven Seite der Krümmung eine operative Durchschneidung und lokale

Ablösung des Periostes über dem Fugenknorpel des Radius vorgenommen wird (*Periost-Lifting*; Auer, 1983); gegebenenfalls kann diese Operation auch mit einer der Kompressionsmethoden kombiniert werden.

Auch beim *jungen Hund* kommen vergleichbare Wachstumsstörungen im distalen Abschnitt des Radius und der Ulna recht häufig vor, die zu Verkrümmungen und Fehlstellungen der beiden Vordergliedmaßen im Bereich des Karpus führen. Sie werden als *Radius-Ulna-Kurven-Syndrom* bezeichnet, auch als *Carpus curvus, Carpus valgus* und gegebenenfalls als *Epiphyseolyse*. Betroffen werden große und kleine Hunderassen. Bei den Basset-Hounds handelt es sich um eine rasseeigentümliche Entwicklungsstörung der distalen Ulnaepiphyse, die schließlich zum Carpus curvus-Syndrom mit retardierter Ulna führt. Sonst entsteht das Kurvensyndrom, wenn sich im Anschluß an vorausgegangene Traumatisierungen die dista-

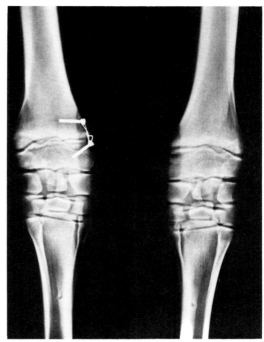

Abb. 501 *Röntgenbild* der beiden Vordergliedmaßen des Fohlen der Abb. 497 nach 6 Wochen mit *gerader Gliedmaßenstellung*, Schrauben entfernt.

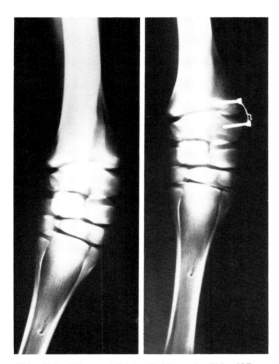

Abb. 499 *Röntgenbild* des Fohlens der Abb. 497 vor der Operation.

Abb. 500 *Röntgenbild* der Abb. 499 *nach der Operation*: je 1 Schraube in Diaphyse und Epiphyse mit Zuggurtung zur Überbrückung des erweiterten Fugenknorpels.

len Radius- und Ulnaepiphysen unterschiedlich und ungleich entwickeln.

Symptome. Außer der offensichtlichen X-beinigen Fehlstellung mit einer Deviation des Unterfußes nach lateral hin besteht Lahmheit, die bei frischen traumatischen Epiphyseolysen hochgradig ist. Das Radius-Kurven-Syndrom ist der Ausdruck des chronischen Stadiums. Die Röntgenuntersuchung sichert die Diagnose und zeigt besonders das Ausmaß der pathologisch-anatomischen Veränderungen.

Die **Prognose** ist bei rechtzeitiger Behandlung als günstig zu bewerten.

Die **Behandlung** muß sich je nach vorliegendem Befund konservativer und operativer Verfahren bedienen. Sie besteht in der Anwendung von Streck- und Fixationsverbänden, in der Ausführung von Osteotomien, in der Kreuzspickung mit zwei Metallstiften oder in der Anbringung von Verspannungsschrauben in der Ulna, die durch Zug und Druck das Längenwachstum der Knochen bis zur achsengerechten Stellung korrigieren (*Paatsama*). Vgl. Abb. 664–666.

IV. Krankheiten am Metakarpus

1. Die Überbeine am Metakarpus des Pferdes, Supraossa

Ursachen und Formen. Am Metakarpus kommen im proximalen Drittel (namentlich an der Innenfläche) bei etwa 75 Prozent aller erwachsenen Pferde *Überbeine (Supraossa)* vor, die je nach ihrem *Sitz* verschiedene Bedeutung gewinnen und verschiedene Benennungen erhalten haben. Man unterscheidet speziell drei *Formen* von Überbeinen:

a) die *seitlichen* oder *intermetakarpalen* (Abb. 502, 503);
b) die *hinteren* oder *postmetakarpalen* (Abb. 504);
c) die *tiefen metakarpalen* Überbeine (Abb. 505).

Alle diese Überbeine entstehen nicht, wie früher angenommen wurde, durch Verletzungen von außen, sondern durch innere Ursachen *(statischer Druck und Zug)*. Sie werden daher als *spontane* Überbeine (in der früheren Wehrmacht als „Remontekrankheit") bezeichnet im Gegensatz zu den durch eine äußere Einwirkung (Gegenschlagen, Streichen) bedingten *traumatischen* Überbeinen, die seltener sind und an jeder beliebigen Stelle des Knochens auftreten können.

Die seitlichen oder intermetakarpalen Überbeine. Die seitlichen Überbeine (Abb. 502, 503) bilden die häufigste Form der Überbeine am Metakarpus. Sie befinden sich an der *Innenfläche* im proximalen Drittel *zwischen dem Metakarpus* und dem *medialen Griffelbein* und bilden bohnen- bis walnußgroße, *längliche Exostosen*. Der Krankheitsprozeß beginnt in den *Querbändern* (Ligg. intraordinaria metacarpi), die das Griffelbein mit dem Metakarpus verbinden. Die fortgesetzte Zerrung und Reizung dieser Bänder durch *statischen Zug und Druck* veranlassen eine *chronische Entzündung* der Bänder, insbesondere an ihrer Verbindungsstelle mit dem Periost und den Metakarpalknochen. Hier entsteht eine *Osteoperiostitis ossificans* mit *Verknöcherung der Bänder*, deren Produkt das seitliche (intermetakarpale) Überbein ist. Die auf die Querbänder einwirkenden statischen Kräfte sind verschieden *(Oelkers)*.

a) *Druck von proximal nach distal.* Die ausschließliche Belastung des medialen Griffelbeines durch das Os carpale secundum verursacht eine fortgesetzte Zerrung und Reizung des Querbandes und des benachbarten Periostes mit allmählicher Verknöcherung (Periostitis ossificans). Während nämlich in der distalen Reihe der Karpalknochen das lateral gelegene Os carpale quartum auf

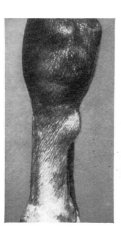

Abb. 502 Großes seitliches intermetakarpales Überbein, Pferd.

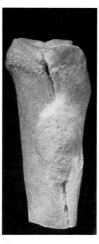

Abb. 503 Seitliches intermetakarpales Überbein am rechten Metakarpus, Pferd.

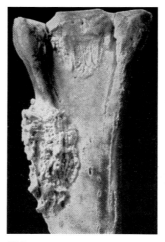

Abb. 504 Hinteres postmetakarpales Überbein, Pferd.

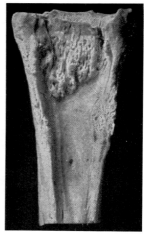

Abb. 505 Tiefes metakarpales Überbein, Pferd.

dem Kopf des lateralen Griffelbeines *und* auf dem Metakarpus liegt, so daß eine gleichmäßige Verteilung des Belastungsdrucks auf beide Knochen erfolgt, *ruht das medial gelegene Os carpale secundum ausschließlich auf dem Kopfe des medialen Griffelbeins,* so daß das Griffelbein den Belastungsdruck von proximal ganz allein zu tragen hat. Dieser Druck macht sich besonders geltend bei ungleicher, einseitiger Belastung infolge von zehenweiter (französischer) Stellung, kurzen inneren Trachten und fehlerhaftem Beschlag (zu eng gerichtete Hufeisen, namentlich zu eng gerichteter innerer Hufeisenschenkel, durch die eine Neigung des Fessels nach innen bedingt wird) und bei Fehltritten.

b) *Zug von distal nach proximal.* Die Griffelbeine, bei zehenweiter Stellung namentlich das mediale, werden durch die *Zugwirkung* der *Unterarmfaszie* bzw. Karpalfaszie bei äußerster Streckung der Gliedmaße nach proximal gezogen und Querbänder und Periost dadurch fortgesetzt gereizt. Außer der Karpalfaszie beteiligen sich auch Muskeln, und zwar an dem Hinaufziehen des medialen Griffelbeins der M. flexor carpi radialis und der M. abductor pollicis longus, des lateralen Griffelbeins der M. extensor carpi ulnaris.

Die seitlichen Überbeine entwickeln sich in sehr vielen Fällen ohne Lahmheit und bedingen auch später meist keine Lahmheit. Häufig bilden sie nur einen *Schönheitsfehler.* Eine an der Vordergliedmaße bestehende Lahmheit darf somit nicht ohne weiteres auf ein gleichzeitig vorhandenes Überbein bezogen werden *(diagnostische Injektion!).* Unter Umständen veranlassen indessen auch die seitlichen Überbeine Lahmheit. Dies ist namentlich dann der Fall, wenn der Entzündungsprozeß auf das *Karpalgelenk* übergreift (vgl. die chronische deformierende Entzündung des Karpalgelenks). Außerdem tritt anfangs Lahmheit auf, wenn sich die seitlichen Überbeine ausnahmsweise nicht allmählich, sondern *schnell* entwickeln. Inwieweit diese Überbeine ätiologisch als Frakturen der Griffelbeine anzusehen sind, kann im Einzelfall nur durch eine sorgfältige klinische und röntgenologische Untersuchung ermittelt und geklärt werden (vgl. Frakturen der Griffelbeine).

Die hinteren oder postmetakarpalen Überbeine. Die hinteren Überbeine sitzen gewöhnlich auf der *hinteren Kante* des *Griffelbeins,* 4–12 cm distal vom Karpalgelenk. Sie sind das Produkt eines *chronischen Entzündungsprozesses* am *Periost,* der durch den Zug der an der hinteren Kante des Griffelbeins sich inserierenden Sehnen und Bänder in Verbindung mit dem Zug des Fesselträgers hervorgerufen wird. Die Entzündung beginnt an der Ansatzstelle des äußeren Blattes der Karpalfaszie an der hinteren Kante des Griffelbeins. Die hierdurch entstandene örtliche Entzündung der Faszie greift auf das benachbarte Griffelbein über. Die Periostitis und Ostitis des Griffelbeins verbreiten sich dann am Griffelbein herunter und seitwärts nach der inneren, dem Fesselträger (Abb. 504) zugekehrten Seite. Hier führen sie häufig zu einer *Verwachsung der Exostose mit dem Fesselträger* (M. interosseus medius), der sogar von Knochenwucherungen durchsetzt wird. Bei sehr großen Überbeinen kann es auch zu einer Verwachsung der Exostose mit dem Unterstützungsband der *tiefen Beugesehne* kommen. *Differentialdiagnostisch* sind für die Entstehung der postmetakarpalen Überbeine auch Frakturen der Griffelbeine in Betracht zu ziehen. In fortgeschrittenen Fällen dürfte es schwierig sein, durch eine klinische und röntgenologische Untersuchung zu entscheiden, ob die oben angeführten Zugwirkungen der Sehnen und Bänder oder eine Fraktur oder auch beide im Zusammenwirken den Ausgangspunkt und Anlaß für den chronischen Entzündungsprozeß darstellen (vgl. Frakturen der Griffelbeine).

Man weist die *hinteren* Überbeine am aufgehobenen, im Karpalgelenk abgebeugten Fuß durch Fingerpalpation nach. Sie bedingen wegen ihrer ungünstigen anatomischen Lage häufig schwere, anhaltende und *unheilbare Lahmheit,* die sich aus der Verwachsung des Überbeins mit dem *Fesselträger* und dessen Durchwucherung mit Osteophytenmassen erklärt. Außerdem scheinen die hinteren Überbeine viel häufiger als die seitlichen schon im Stadium ihrer Entwicklung Lahmheit zu veranlassen. Die Röntgenuntersuchung mit tangentialer Aufnahmerichtung und isolierter Darstellung des Griffelbeins ist für eine genaue Diagnosestellung unentbehrlich.

Die tiefen metakarpalen Überbeine. Sie liegen an der *Palmarfläche* des Metakarpus unmittelbar *unter der Anheftungsstelle des Fesselträgers* (Abb. 505). Der entzündliche Verknöcherungsprozeß beginnt in der Mitte der Ansatzstelle des Fesselträgers an der Palmarfläche des Metakarpus und breitet sich von hier aus nach den Seiten und nach distal aus. Auch er entsteht zunächst aus einer örtlichen *Osteoperiostitis* (Zug des Fesselträgers). Die tiefen Überbeine bedingen eine chronische, oft *unheilbare Lahmheit* (Entzündung des Fesselträgers). Wegen ihrer verborgenen Lage sind sie klinisch schwer nachzuweisen (Palpation der Innenseite des Griffelbeinkopfes am aufgehobenen Fuß, Röntgenuntersuchung).

Die traumatischen Überbeine. Sie entstehen durch *Einwirkungen von außen* (Schlag, Stoß, Druck, Gegenschlagen, Streichen) an beliebigen Stellen des Metakarpus. Die traumatische *Periostitis* ist am Anfang schmerzhaft, höher temperiert und mit Lahmheit verbunden. Die Überbeine selbst sind indessen schmerzlos, weshalb gewöhnlich keine Lahmheit besteht.

Behandlung. Die Prognose der häufigen *seitlichen* und die der *traumatischen* Überbeine ist *günstig*, da Lahmheit gewöhnlich fehlt und weil die im Anfang zuweilen vorhandene Schmerzhaftigkeit und Lahmheit meist mit der Zeit von selbst verschwinden. *Ältere Überbeine bedürfen deshalb keiner Behandlung.* Die mit Lahmheit verbundenen jüngeren Exostosen behandelt man anfangs mit feuchter Wärme, dann mit Jodsalben oder mit scharfer Einreibung (Rp. Hydrarg. bijodat. rubr. 1, Vas. alb. 4 oder 6; M. f. ungt.) oder kutanes Brennen bei gleichzeitiger *Ruhe*. Bei dieser Behandlung verschwindet die Lahmheit meist nach 3 bis 4 Wochen. Auch die Überbeine verkleinern sich häufig unter der Einwirkung des Brennens und der scharfen Einreibungen; in einigen Fällen verschwinden sie sogar ganz. Nicht selten kann man ferner beobachten, daß die Überbeine ohne Behandlung mit der Zeit *von selbst* kleiner werden und sogar anscheinend verschwinden. Sobald nämlich durch die Verknöcherung der Querbänder die Metakarpalknochen fest verbunden sind, setzt die *Transformation* des neugebildeten Knochengewebes ein, die zu einer weitgehenden Um- und Rückbildung desselben führt. Sehr große Exostosen können *operativ* entfernt werden, wenn sie etwa einen erheblichen Schönheitsfehler bilden sollten. Wir haben in solchen Fällen durch die Operation günstigere Resultate erzielt als mit dem sonst empfohlenen perforierenden Brennen. In *prophylaktischer* Beziehung ist eine etwa vorhandene abnorme Gliedmaßen- oder Zehenstellung durch einen *zweckmäßigen Hufbeschlag* (Unterstützung der mehrbelasteten Seite durch ein entsprechend weitgerichtetes Hufeisen mit breiten Schenkelenden) zu regulieren.

Ungünstig ist dagegen die Prognose der *hinteren* und der *tiefen* Überbeine sowie der auf das Karpalgelenk übergreifenden *seitlichen*, weil hier gewöhnlich bei der Unheilbarkeit des Grundleidens nur eine symptomatische Behandlung möglich ist.

2. Überbeine am Metakarpus des Rindes

Nach *Linde* sind im Gegensatz zur Häufigkeit der Überbeine beim Pferd (75%) die umschriebenen Überbeine beim Rind sehr selten (0,05%). Die Mehrzahl ist traumatischen Ursprungs und meist durch mediale Streichverletzungen veranlaßt (⅓). Andere sind durch Tuberkulose bedingt (¹⁄₁₀). Häufiger trifft man diffuse Exostosenbildung als Folge von Phlegmonen.

3. Periostitis am Metakarpus und Metatarsus des Pferdes, die „Schienbeinkrankheit" des jungen Vollblutpferdes

Vorkommen, Ursache, Symptome. Bei der „Schienbeinkrankheit" handelt es sich um eine an der Dorsalfläche des Metakarpus(-tarsus) auftretende akute Periostitis, die besonders häufig bei jungen Vollblutpferden während der ersten Trainingswochen zu beobachten ist. Die Vordergliedmaßen sind häufiger als die Hintergliedmaßen betroffen. Bei über 3 Jahre alten Pferden tritt diese Knochenhautentzündung kaum noch in Erscheinung. Die Reizung bzw. die Entzündung des Periostes ist ursächlich auf die erstmalige starke mechanische und funktionelle Belastung der Mittelfußknochen zurückzuführen. Die statische und dynamische Belastung an dieser Stelle des Skeletts sowie auch gestörte Stoffwechselvorgänge des noch im Wachstum befindlichen jungen Organismus sind sicherlich in gleicher Weise an der Entstehung dieser Reaktion beteiligt. Die Erkrankung zeigt sich innerhalb der ersten Trainingswochen junger Pferde in Form von plötzlich einsetzenden Lahmheitserscheinungen, besonders der Vordergliedmaßen. In der Ruhestellung werden die beiden Gliedmaßen wechselseitig be- und entlastet. Bei der Erkrankung der beiden Gliedmaßen ist das Pferd arbeitsunwillig, bei der einseitigen Form zeigt es eine eindeutige gemischte Lahmheit. *Lokal* entwickelt sich im proximalen und mittleren Drittel vorwiegend an der Vorderfläche des Metakarpus(-tarsus) eine vermehrt warme, druckempfindliche, derbe, nicht verschiebbare Schwellung, die vom Periost und der Kompakta des Knochens ausgeht und deren Größe zwischen einer markstück- bis handtellergroßen Fläche schwankt. Diese als Anpassungsreaktion zu bewertende Veränderung klingt allmählich wieder ab und es bleibt eine Verdickung der Kompakta zurück.

Behandlung. Die Prognose ist günstig. Das junge Pferd muß jedoch, da es arbeitsunfähig ist und jegliche Belastung des Knochens schädlich ist, vorübergehend für die Dauer von 3 bis 4 Monaten aus dem Training genommen werden. Die lokale Behandlung mit antiphlogistischen Einreibungen, Bandagen und dgl. sind zwar als symptomatische Behandlungsmaßnahmen hilfreich und nützlich, vermögen aber die ursächlichen Zusammenhänge und die langsam ablaufenden Anpassungs- und Umbauvorgänge im Knochengewebe nicht wesentlich zu beeinflussen.

4. Die Entzündung der Beugesehnen, Tendinitis

Vorkommen. Die beim *Pferd* sehr häufig vorkommenden Entzündungen der Beugesehnen an der Palmarfläche des Metakarpus betreffen entweder den *tiefen Zehenbeuger* (M. flexor digitalis profundus), den *oberflächlichen Zehenbeuger* (M. flexor digitalis superficialis) oder den *Fesselträger* (M. interosseus medius). Die viel häufiger vorkommenden Entzündungen der Beugesehnen der *Vordergliedmaßen* des Pferdes beruhen darauf, daß diese in erster Linie dem Auffangen der Körperlast bei der Vorwärtsbewegung dienen und die Sehnen infolgedessen dabei einer sehr großen funktionellen Zugbelastung, besonders in schnellen Gangarten, ausgesetzt sind. Der tiefe Zehenbeuger erkrankt in der Regel allein, während oberflächlicher Zehenbeuger und Fesselträger, die sich in ihrer Funktion ergänzen, öfter gleichzeitig betroffen sind. Die Sehnenentzündungen der Pferde sind *Berufskrankheiten*. Die einzelnen Sehnen erkranken je nach ihrer Inanspruchnahme bei der Arbeit der verschiedenen Berufszweige der Pferde (Zugpferd, Reit- bzw. Turnierpferd, Galopprennpferd, Traber). Im allgemeinen kann man sagen, daß bei *einzelnen Berufsgruppen bestimmte Sehnen am häufigsten* erkranken.

Ursachen. Eigentliche *äußere* Ursachen der Sehnenentzündung sind fibrilläre oder faszikuläre Zerreißungen durch forcierte Anstrengungen (Stemmen bei schwerem Zuge, Galopp, Trab, Springen bei Reitpferden) oder bedeutend seltener Quetschungen von außen (Anschlagen, Hängenbleiben in der Kette). Als *innere* oder prädisponierende Ursachen kommen ferner in Betracht: schwache, schmale Sehnen, sehr lange und weiche oder zu *steile* Fessel, abnorme Stellungen, fehlerhafter Beschlag.

Physiologische Bedeutung der Beugesehnen. Sie besteht wesentlich in ihrer Funktion als Trageapparat *(Spannbänder)* zur Vermeidung einer übermäßigen Dorsalflexion (Hyperextension) des Fessel-, Kron- und Hufgelenks.

a) Der *tiefe Zehenbeuger*, insbesondere sein *Unterstützungsband*, ist das Spannband für das Hufgelenk. Er wird am stärksten in Anspruch genommen nach erfolgter Übernahme der Last beim Beginn des *Abstemmens der Last*. Während seiner äußersten Dehnung ist der Fesselträger wieder erschlafft. Die Anspannung des tiefen Zehenbeugers ist besonders intensiv bei steilem Fessel.

b) Der *oberflächliche Zehenbeuger* dient als Spannapparat für das Krongelenk und zur Unterstützung des Fesselträgers.

c) Der *Fesselträger* (M. interosseus medius) bzw. der *Gleichbeintrageapparat* (obere und untere Gleichbeinbänder, die durch das Lig. intersesamoideum verbundenen Gleichbeine) bildet das Spannband für das Fesselgelenk und wird am stärksten in Anspruch genommen bei der *Übernahme* der *Körperlast*. Während seiner äußersten Dehnung ist der tiefe Zehenbeuger im Zustande der Entspannung. Besonders stark ist die Anspannung des Fesselträgers bei weichem Fessel.

Die *Sehnen* stellen ein differenziertes Fasergewebe dar, das völlig auf Zugbeanspruchung strukturiert ist. Die einzelne Sehnenfaser besteht aus parallel verlaufenden und durch eine Zwischensubstanz miteinander verbundenen Fibrillen, die von einem feinen *Endotenonium* umgeben sind. Eine Anzahl von Sehnenfasern wird durch das *Peritenonium* zu größeren Bündeln von Sehnenfasern, den Faszikeln, zusammengefaßt und scheidenartig umgeben. Diese bilden im Gesamten die Sehne, die von dem *Epitenonium* eingescheidet ist. Das Peritenonium enthält zahlreiche elastische Fasern, Fettzellen und auch zuweilen knorpelige Gebilde. Außerdem verzweigt sich im Peritenonium ein Netz von feinen Blut- und Lymphgefäßen sowie zahlreichen sensiblen Nervenfasern. Im Verhältnis zur Menge der vorhandenen Sehnenfasern ist die Versorgung mit Blutgefäßen spärlich, weil der Stoffwechsel der einzelnen gefäßlosen Sehnenfasern infolge ihrer passiven Funktion gering ist. Aufgrund verschiedener anatomischer Strukturen und Eigenschaften des Sehnengewebes besitzt jede Sehne eine gewisse Elastizität in ihrer Längsrichtung, so daß sie sich bei Zugbelastung innerhalb gewisser Grenzen dehnen und verlängern kann. In funktioneller Hinsicht ist wesentlich, daß Elastizitäts- und Festigkeitsgrenze der Sehne zusammenfallen. *Eine bleibende Überdehnung einer Sehne gibt es deshalb*

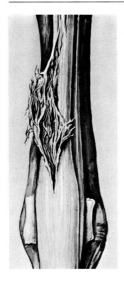

Abb. 506 Zerreißung des *oberflächlichen Zehenbeugers, Niederbruch* (anatomisches Präparat), Pferd.

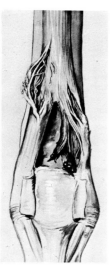

Abb. 507 Zerreißung *beider Schenkel* des *Fesselträgers* proximal der Gleichbeine, Niederbruch eines Steeplers.

nämlich zu einer echten Regeneration nicht befähigt. *Eine Restitutio ad integrum einer einmal eingerissenen Sehne im Sinne einer Regeneration der rupturierten Sehnenfaser ist deshalb nicht möglich.* Eine Ruptur jeglicher Art (fibrillär, faszikulär, total) kann infolgedessen nur auf dem Wege einer *Reparation*, also mit Bildung und Hilfe eines Ersatzgewebes heilen. Vom Epi-, Peri- und Endotenonium ausgehend, entwickelt sich ein zunächst sehr zellreiches Granulationsgewebe, das die Lücken zwischen den zerrissenen Fasern ausfüllt und sie auf diese Weise wieder miteinander verbindet. Dieses Gewebe wandelt sich allmählich in ein fibrillenreiches, aus *kollagenen Fasern* bestehendes, belastbares Narbengewebe um, denn unter der funktionellen Zugbelastung als einem formativen Reiz ordnen sich die zunächst noch unregelmäßig verlaufenden Fasern nach und nach in die Richtung des ursprünglichen Sehnenfaserverlaufs ein. Erst wenn dieser Vorgang in optimaler Weise abgelaufen ist, kann man von der Heilung einer Sehnenentzündung sprechen, die immer die Reparation einer partiellen Ruptur darstellt. Dabei ist zu berücksichtigen, daß die zerrissenen Sehnenfasern durch ein fibrilläres Gewebe ersetzt werden, das die Festigkeit und Elastizität des gesunden Sehnengewebes nicht besitzt und auch niemals gewinnt. Das Ersatzgewebe ist weniger widerstandsfähig und anfälliger. Die Sehne gewinnt daher nur bei sehr geringen fibrillären Zerreißungen ihre ursprüngliche schlanke anatomische Form wieder zurück. Meistens bedingt das entstandene Narbengewebe knotige, spindelförmige oder diffuse Verdickungen mehr oder weniger großen Ausmaßes und sehr unterschiedlicher funktioneller Qualität.

Die *pathologisch-anatomischen Veränderungen* bei Sehnenentzündungen sind an allen Sehnen die gleichen, sie sind nur gradatim verschieden. Studieren kann man diese Veränderungen am besten an niedergebrochenen Rennpferden, die kurz nach dem Unfall getötet worden sind, oder bei solchen Pferden, die sich nach monatelanger Behandlung für ihren Beruf nicht mehr eignen und die, da sie versichert sind, getötet werden. Zur Obduktion der Sehnen von Zugpferden oder Reitpferden hat man seltener Gelegenheit, weil die geringgradigen Sehnenerkrankungen dieser Tiere in der Regel ausgeheilt werden. Bei *frischen* Sehnenbeschädigungen des Rennpferdes z. B. findet man in der Unterhaut und unter der Faszie in der Regel erhebliche Blutergüsse und Auflokkerung des Bindegewebes. Die eingerissene Sehne selbst, z. B. des *oberflächlichen Zehenbeugers* in Abb. 506, wird durch ihr Epitenonium in der Regel noch zusammengehalten. Spaltet man dieses wie bei der Sehne in Abb. 506, so quillt das eigentliche, mit Blut

nicht, das Sehnengewebe bleibt vielmehr bis zum Zerreißen elastisch. Läßt die Zugbeanspruchung vorher nach, so nimmt die Sehne dank ihrer Elastizität sofort wieder ihre ursprüngliche Länge ein. Übersteigt dagegen die Belastung ihre Dehnbarkeits- und Elastizitätsgrenze, so zerreißen entweder einzelne Sehnenfasern (fibrilläre Ruptur) oder einige Faszikel (faszikuläre Ruptur) oder die ganze Sehne (totale Ruptur). Die fibrillären und faszikulären Zerreißungen stellen die eigentliche *Ursache* der *Sehnenentzündung* dar. Das Sehnengewebe als ein differenziertes Fasergewebe ist durchsetzte, aufgefaserte Sehnengewebe hervor. Die Sehnenfaserbündel verlaufen geschlängelt, sind aber in ihrer Längsrichtung aufgefasert und irgendwo eingerissen, in Blut eingebettet und lassen sich mit der Pinzette hervorziehen. Oft sind dickere Stränge des Sehnengewebes quer und schräg durchgerissen, auch am Fesselträger, so daß sich die Stümpfe zur Seite legen lassen (Abb. 507). Der oberflächliche Zehenbeuger ist meistens bis distal von den Gleichbeinen aufgefasert. Man kann ihn, wenn man sein Epitenonium gespalten hat, bequem zerlegen. Eine innige Verbindung der Fasern in der Längsrichtung besteht nicht mehr. Sie sind auseinandergezerrt wie die Fasern eines alten, stark abgenutzten und in der Längsrichtung eingerissenen Hanfseiles. Der oberflächliche Zehenbeuger kann vollständig zerrissen sein, so daß zwischen seinen beiden Stümpfen eine Lücke besteht wie in Abb. 508, innerhalb der die beiden Stümpfe durch Narbengewebe wieder vereinigt sind. Am Fesselträger sieht man bisweilen den einen Schenkel, proximal vom Sesambein, vollständig zerrissen, den anderen teilweise (Abb. 507). *So hochgradig verändert, wie nach dem Niederbruch der Rennpferde, sind die „entzündeten" Sehnen der Zug- und Reitpferde niemals.* Am Unterstützungsband des tiefen Zehenbeugers sieht man nur einzelne Sehnenfasern (fibrilläre) oder einzelne Faserbündel zerrissen (faszikuläre Zerreißung), dazwischen befindet sich Narbengewebe. Untersucht man wiederum die Sehne eines vor Monaten niedergebrochenen Rennpferdes, einen Fuß mit *alter* Sehnenentzündung am oberflächlichen Zehenbeuger, so findet man kaudal vom Metakarpus, abgesehen vom Fesselträger, einen einheitlichen, wurstähnlichen, speckigen Strang und stellt fest, daß das speckige Gewebe, der vernarbte oberflächliche Zehenbeuger, den tiefen Zehenbeuger von kaudal und von den Seiten her vollständig einschließt, daß der letztere aber als drehrunder, sehnig glänzender Strang unbeschädigt erhalten ist. Der oberflächliche Zehenbeuger selbst, d. h. das aus ihm entstandene Narbengewebe, ist um das Vielfache verdickt. Frei beweglich gegeneinander, in der Längsrichtung, sind beide jedoch nicht mehr so wie früher. Der größte Teil des Sehnengewebes vom oberflächlichen Zehenbeuger ist durch ein rosarotes, sehr festes, straffes Bindegewebe (Narbengewebe) ersetzt, in dem man aber die noch erhaltenen Sehnenstümpfe, wie in dem Präparat von Abb. 508, deutlich erkennen kann. In ihm sind der proximale und der distale Sehnenstumpf durch ein 4–5 cm langes Narbengewebe wieder miteinander verbunden. An einzelnen Sehnenknoten und am Unterstützungsband ist der Befund ein ähnlicher wie oben angegeben.

Symptome und Diagnose. Die Sehnenentzündungen stellen, wie oben dargestellt, reaktive Prozesse dar, die sich an Zerreißungen einzelner Sehnenfasern *(fibrilläre, faszikuläre Zerreißungen)* anschließen und als Vorgänge der Selbstheilung aufzufassen sind (aseptische, reaktive und produktive Entzündung). Entsprechend den Einriß-

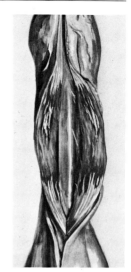

Abb. 508 Bindegewebige Narbe zwischen Sehnenstümpfen nach *Niederbruch (oberflächlicher Zehenbeuger im Längsschnitt)*, Pferd.

stellen entwickeln sich umschriebene, anfangs schmerzhafte und weiche, später härter werdende und schmerzlose, knotenförmige Anschwellungen *(Sehnenkallus)*. Gleichzeitig besteht hochgradige und plötzlich auftretende *Stützbeinlahmheit*, die man in schweren Fällen, bei Rennpferden, als „Niederbruch" bezeichnet.

a) Die Entzündung des *tiefen Zehenbeugers*, bei der in der Regel ausschließlich das palmar in dem proximalen Drittel des Metakarpus liegende *Unterstützungsband* erkrankt, ist eine ausgesprochene Berufskrankheit des *Zugpferdes*, hauptsächlich der schweren Zugpferde, die auf harten Straßen gehen. Etwa 75 Prozent der bei diesen Pferden vorkommenden Sehnenentzündungen entfallen auf diese Sehne. Ihre Erscheinungen können plötzlich einsetzen, nach besonders schwerer Arbeit, Abstemmen der Last oder auch nach Ausrutschen auf der Straße, d. h. durch plötzliche übermäßige Inanspruchnahme des Unterstützungsbandes als Spannband und nach Einreißung desselben. Im allgemeinen zeigt sich die Lahmheit allmählich und schleichend, gering- bis mittelgradig. Sie ist eine ausgesprochene Stützbeinlahmheit, bei der die Pferde im Fessel steil stehen und „knickeln". Man sieht eine umschriebene Verdickung, halbfingerlang, vom distalen Ende der Beugefläche des Karpus ab bzw. palmar im proximalen Drittel des Metakarpus, die vermehrt warm, hart und höckerig und auf Druck schmerzhaft ist. Das Leiden ist nicht selten beiderseitig, dann gehen die Pferde auf der Vorhand steif, in gebun-

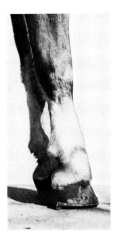

Abb. 509 *Chronische Tendinitis* des *tiefen Zehenbeugers* mit *Stelzfuß*, Pferd.

denem Schritt, sie legen sich nicht gern und können oft ohne Hilfe nicht aufstehen. Dieser Zustand wird leider oft nicht richtig gedeutet, insbesondere, wenn die Tiere dabei im Ernährungszustand zurückgehen und leicht schwitzen. Der Sitz der Lahmheit wird dabei bisweilen in der *Hinterhand* gesucht, *weil diese untergeschoben wird*. Es entwickelt sich häufig *Stelzfuß* (Abb. 509). Die *Prognose* ist stets zweifelhaft, bei schweren Zugpferden, die auf glatten und harten Fahrstraßen gehen müssen und viele Steigungen zu überwinden haben, sogar *ungünstig*.

b) Die Entzündung des *oberflächlichen Zehenbeugers* ist die *Berufskrankheit* aller Pferde, die sich in *schnellen Gangarten* bewegen, die Gewicht (Reiter, Sattel) zu tragen haben und die beim Auffangen der Körperlast, beim Landen, den oberflächlichen Zehenbeuger häufig überbeanspruchen, mithin aller *Reitpferde*, in erster Linie aber der *Galopprennpferde*, die im Fesselgelenk steil stehen. Günstigenfalls führt die Überbelastung nur zum Zerreißen einzelner Sehnenfibrillen. Dann macht sich die reaktive Entzündung als gleichmäßige, diffuse Verdickung des oberflächlichen Zehenbeugers in der ganzen Länge des Metakarpus bemerkbar, oder es reißen Fibrillen und Faszikel in größerer Menge an einer bestimmten Stelle der Sehne, z. B. proximal von den Gleichbeinen, ein, und es hebt sich danach eine besondere Verdickung an dieser Stelle ab (Abb. 510, 511), *untere Wade*. Die sehr erhebliche Verdickung betrifft öfter den oberflächlichen Zehenbeuger von den Gleichbeinen bis zum Karpus, d. h. in der ganzen Länge des Metakarpus (Abb. 512), die man früher auch als *obere Wade* bezeichnete. Ein genereller Unterschied zwischen beiden besteht nicht. Wenn eine „Wade" beim Reit- oder Galopprennpferd vorliegt, so ist das immer ein Zeichen einer erheblicheren Einreißung des oberflächlichen Zehenbeugers. Bei *Trabern* sieht man die Erkrankung dieser Sehne auch, jedoch viel seltener als bei Reit- und Rennpferden und dann nur als diffuse, gleichmäßige, 2–3fache Verbreiterung und Verdickung der Sehne, aber nur selten als Wade (s. Abb. 519). Bei seiner Entzündung ist der oberflächliche Zehenbeuger stets *verdickt*, anfangs auf Druck sehr *schmerzhaft* und auch *vermehrt warm*. Solange die akute Entzündung besteht, stehen die Pferde im Fesselgelenk steiler als auf der gesunden Seite. Dies verliert sich aber bald. Ein *Stelzfuß* folgt der Entzündung des oberflächlichen Zehenbeugers *niemals*.

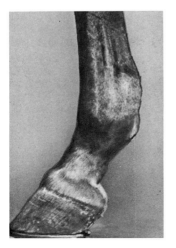 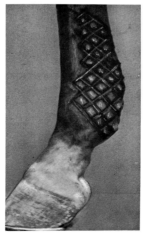

Abb. 510 und 511 Entzündung des *oberflächlichen Zehenbeugers* proximal der Gleichbeine, sog. „untere" Wade, vor und nach dem *Brennen*, Pferd.

IV. Krankheiten am Metakarpus 321

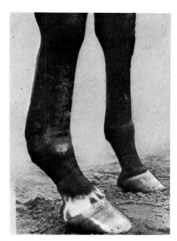

Abb. 512 Hochgradige Sehnenentzündung, „obere" Wade am *oberflächlichen Zehenbeuger* eines Vollblüters. Einreißung der Sehne nach Niederbruch. Beachtenswert ist die steile Fesselstellung an dem gesunden Bein, die zu Niederbrüchen prädisponiert – Causa interna.

Prognose. Die Prognose, die sich im allgemeinen nach dem Grade der Beschädigung richtet, ist für den Tierarzt schwer zu beantworten. Sie *kann* im Einzelfall *günstig* sein, wenn nur eine kleine Stelle der Sehne erkrankt ist und wenn das Pferd sofort außer Dienst gestellt, richtig behandelt wird und *monatelang* Ruhe bekommt. Bei höheren Graden der Verletzung, insbesondere wenn sich diese schon in Form einer „Wade" zeigt, ist sie *zweifelhaft*. Wer sich jedoch über die Prognose dieser Sehnenerkrankung äußern soll, muß sich darüber klar sein, daß eine Sehne, die auch nur an einer kleinen Stelle beschädigt ist, hier niemals wieder so fest und so widerstandsfähig gegen Zugbeanspruchung wird wie vorher. An der schadhaften Stelle bleibt ein Locus minoris resistentiae zurück, selbst wenn die Verdickung sich ganz zurückgebildet hat. Rezidive sind jederzeit möglich. Andererseits ist jedoch bekannt, daß selbst Rennpferde, die mit dem oberflächlichen Zehenbeuger niedergebrochen waren und danach eine erhebliche Wade zeigten, nach richtiger Behandlung, langer Außerdienststellung und vorsichtigem Training wieder Rennen bestreiten und auch Rennen gewinnen können. Eines Tages jedoch „gibt die Sehne wieder nach" (Rezidiv). Werden aber Pferde mit erheblichen Sehnenverletzungen, z. B. Rennpferde mit einer „Wade", einer anderen Verwendungsart zugeführt, z. B. als Reitpferde, jedoch nicht zum Springen, oder Reitpferde mit

„Wade" als Wagenpferde, so können sie hier noch jahrelang arbeiten, weil der oberflächliche Zehenbeuger bei dieser Arbeit weniger beansprucht wird als z. B. auf der Rennbahn.

Ganz vereinzelt sieht man bei Reitpferden eine Entzündung des *Unterstützungsbandes des oberflächlichen Zehenbeugers*, eines Bandes, das vom distalen Drittel des Radius an die Sehne herantritt. Pferde mit dieser Erkrankung lahmen deutlich. Sie zeigen bei näherer Besichtigung und Betastung eine fingerlange und daumenstarke, sehr schmerzhafte Verdickung des genannten Bandes hinter dem medialen Rande des distalen Radiusdrittels (Abb. 513). Die Erkrankung dieses Bandes ist in der Regel auch mit einer Verdickung des Periostes verbunden. Das Leiden ist hartnäckig (wochenlange Lahmheit). Behandlung: Ruhe in der Boxe und Punktbrennen (Abb. 513).

c) Die Entzündung des *Fesselträgers* (M. interosseus medius), des oberen Gleichbeinbandes, kann für sich allein auftreten. Sie ist oft die Folge einer heftigen Überbelastung und Einreißung im Augenblick der stärksten Beanspruchung, wenn sich beim Auffangen der Körperlast in der Stützbeinphase der Metakarpus von der Gelenkfläche des Fesselbeins volarwärts auf die Gleichbeine verlagert. Dann treten die Pferde im Fessel tief durch und berühren manchmal mit dem Sporn den Boden. Für gewöhnlich bestehen danach Lahmheit, diffuse *Verdickung* der Gegend *palmar* vom eigentlichen *Fesselgelenk*, *vermehrte Wärme*, *Schmerzhaftigkeit* bei Druck auf die Schenkel des Fesselträgers proximal der Gleichbeine und später *knotige, sehnenharte Verdickung* (Abb. 514). Im Röntgenbilde haben wir in den erkrankten Bändern Knocheninseln nachweisen können. Bei

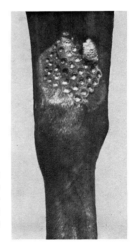

Abb. 513 *Einreißung* des Unterstützungsbandes des *oberflächlichen Zehenbeugers* am distalen medialen Ende des Radius. Kutanes Punktbrennen, Pferd.

IV. Krankheiten am Metakarpus

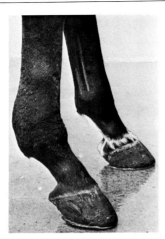

Abb. 514 Entzündung des *Fesselträgers* rechts. Diffuse Verdickung im Bereiche des Metakarpus, vgl. die normale Kontur des Fesselträgers links, Pferd.

sehr starker Inanspruchnahme des Gleichbeintrageapparates kann es sogar zur Beschädigung der in den Fesselträger eingelagerten Gleichbeine und auch zur Einreißung der distalen Bänder (Ligg. sesamoidea obliqua und Lig. sesamoideum rectum) kommen (vgl. Fraktur der Sesambeine). Oft ist die Erkrankung des Fesselträgers mit der des oberflächlichen Zehenbeugers vergesellschaftet, weil beide Sehnenapparate sich in ihrer Funktion unterstützen. Die alleinige Erkrankung des Fesselträgers sieht man vornehmlich bei *Trabern* und bei *Springpferden*. Bei *Rennpferden* ist sie ebenfalls nicht selten, sie wird auch hier als *Niederbruch*, als Einreißung der Fesselbänder, bezeichnet. Nach Abheilung der akuten Erscheinungen bleiben fast stets eine Verdickung des ganzen Gleichbeinapparates, des Fesselträgers, zurück, häufig auch ein tieferes Durchtreten im Fesselgelenk. *Rezidive sind häufig.* Die Entzündung des Fesselträgers gehört zu dem Syndrom der *Gleichbeinlahmheit.* Die *Prognose ist stets zweifelhaft.*

Diese drei Formen der Sehnenentzündung sind die Regel. Ihr Auftreten ist abhängig von der Verwendungsart des betreffenden Pferdes. Ausnahmen sind jedoch möglich. Es kann z. B. beim schweren Zugpferde vereinzelt auch eine Erkrankung des Fesselträgers und beim Rennpferde eine Erkrankung des Unterstützungsbandes des tiefen Zehenbeugers vorkommen. *Häufig sind diese Ausnahmen jedoch nicht.*

Behandlung. *Frische* Sehnenentzündungen kann man durch Kühlen behandeln, permanente Berieselung (Wasserleitung). Da aber erfahrungsgemäß an der beschädigten Sehnenstelle anfangs eine blutige Infiltration besteht, der eine starke Exsudation folgt, wenden wir schon in den ersten Tagen zur Beschleunigung der Resorption *feuchte Wärme* an und legen dazu einen reichlich gepolsterten *Watteverband* an. Der Verband hat insofern eine sehr günstige Wirkung auf den Heilverlauf, als er den erkrankten Abschnitt ruhig stellt und dadurch auch die Schmerzempfindung verringert. Durch die gleichmäßige, von allen Seiten her einwirkende elastische Kompression verhindert der Verband nachfolgende Hämorrhagien und weitere Ausbreitung und Infiltration der Extravasate in das geschädigte Sehnengewebe sowie auch zwischen die angrenzenden, noch in ihrem feingeweblichen Zusammenhang befindlichen Sehnenfasern, so daß diese nicht auseinander gedrängt und aufgelockert werden. Das Entzündungsgebiet und der zu erwartende Sehnenkallus werden dadurch auf die eigentliche Schadstelle der Sehne begrenzt und so klein wie möglich gehalten. Diese Wirkungen des Verbandes können während der ersten 24 Stunden noch durch Maßnahmen ergänzt werden, die die akute Entzündung dämpfen, wie Angießen des Verbandes mit kaltem Wasser, 40proz. Alkohol, adstringierender Lösung oder durch heparinhaltige Salben (Hirudoid, Luitpoldwerk; Hepathrombin, Adenylchemie; Thrombophob, Nordmark u. a.). Dabei bringen wir die Pferde gleich in eine *Lohe- oder Torfboxe.* Für die weitere Behandlung sind Maßnahmen erforderlich, die die aktive Durchblutung fördernd beeinflussen. Es ist notwendig, die Resorption des Blutergusses und des Exsudats zu beschleunigen, denn beide neigen dazu, sich in die Umgebung auszubreiten und die benachbarten Sehnenfaserbündel zu durchtränken, aufzulockern und aus ihrem feingeweblichen Gefüge zu lösen. Dazu eignen sich viele der hyperämisierend wirkenden Präparate mit mehr oder weniger intensiver Wirkung. Es kommt dabei darauf an, daß die geeigneten Medikamente dem jeweiligen Zustand angepaßt und die Wirkung in angemessenen Abständen geprüft werden. Das ständige Anlegen eines Verbandes ist dazu unerläßlich. – Gewarnt werden muß vor der Anwendung von *Glukokortikoid*präparaten. Sie dämpfen zwar die entzündlichen Reaktionen, verzögern aber auch die erwünschten und notwendigen proliferativen Vorgänge in erheblichem Maße. Ihre Anwendung ist, wenn überhaupt, nur für sehr heftige, schmerzhafte Reaktionen während der ersten Stunden einer frischen Entzündung bzw. Ruptur gerechtfertigt.

Wenn die benachbarte Schwellung zurückgegangen ist, nach 10–14 Tagen, kann man kleinere Sehnenverdickungen täglich mit Jodjodkalisalbe (1:5) oder mit Jodvasogen leicht massieren und das Bein bandagieren. Erheblichere Sehnenbeschädigungen *reiben* wir nach dieser Zeit gewöhnlich *scharf ein mit Ungt. Hydrarg. bijodat. (1:5)*, bei Voll- und Warmblutpferden ungefähr 5 Minuten lang, bei Kaltblutpferden bis zu 10 Minuten. Danach legen wir, nach Einfetten der Fesselbeuge, eine mehrfache Gazelage über die eingeriebene Stelle und einen nichtschnürenden Watteverband (Abb. 515). Nach der Einreibung muß der Patient jedoch 12–24 Stunden umgekehrt ausgebunden in einem gepflasterten Stande stehen oder hochgebunden und genau bewacht werden. Der Verband, der durch Eintrocknung des Exsudates fest wird, bleibt 3–4 Wochen liegen. Dann wird der Patient zweckentsprechend beschlagen. In der abschließenden Phase der Behandlung gilt es, das in der entzündeten Sehne entstandene Granulationsgewebe während der nunmehr beginnenden narbigen Retraktion funktionell so zu belasten und somit einem formativen Reiz auszusetzen, daß sich die kollagenen Fasern dem Faserverlauf der Sehne anpassen und eine dem Sehnengewebe annähernd entsprechende Festigkeit erhalten. Zu welchem Zeitpunkt dies geschehen kann, läßt sich an der zunehmend besseren Belastung der Gliedmaße erkennen. Das kann bei geringfügigen Läsionen der Sehne nach 3–4 Wochen, bei ausgedehnten faszikulären Rupturen erst nach 3–4 Monaten der Fall sein. Es gehört viel Erfahrung dazu, den rechten Zeitpunkt und das Maß der funktionellen Belastung zu bestimmen. Diese muß nämlich sehr vorsichtig mit allmählicher Steigerung der Anforderungen erfolgen. Dabei ist Longieren nicht zweckmäßig. Zu empfehlen ist das gleichzeitige Anlegen eines gepolsterten Watteverbandes oder einer weichen Bandage für längere Zeit während des Stallaufenthaltes, um die Blutzirkulation zu verbessern und die Ödembildung in den distalen Gliedmaßenabschnitten zu vermeiden. Entscheidend für das Behandlungsergebnis ist, daß die immer mehrere Monate betragende Behandlungs- und Anpassungszeit konsequent eingehalten wird. Von Laien werden die scharfen Einreibungen bei sehnenkranken Pferden (im Turniersport z. B.) oft falsch ausgeführt. Ausgedehnte Hautnekrosen können, wie bei dem Pferde in den Abb. 516 und 517, die Folge sein. Als Folge dieser Nekrosen bleiben später großflächige entstellende Narben bestehen (Abb. 518). Ein außerordentlich schwerer *iatrogener Schaden*

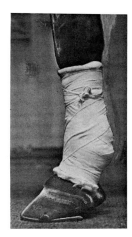

Abb. 515 *Watteverband* nach Brennen oder nach scharfer Einreibung, Pferd.

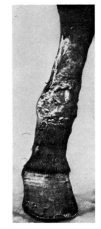 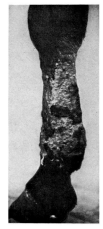

Abb. 516 und 517 *Hautnekrosen* nach unsachgemäßer scharfer Einreibung, Pferd.

ereignete sich nach einer anderenorts ausgeführten Röntgenbestrahlung einer Tendinitis, die nicht nur die Nekrose der Haut, sondern auch die aller Beugesehnen der beiden Vordergliedmaßen zur Folge hatte, so daß das Pferd getötet werden mußte (Tafel VI, Abb. B, S. 26).

Ältere Sehnenentzündungen können auch durch *scharfe Einreibung* oder *Scharfpflaster* mit gutem Erfolge behandelt werden. Wir verwenden sie jedoch nicht mehr, hingegen häufig und mit bestem Erfolge das *kutane Brennen*, entweder in Form des *Punktbrennens* (umschriebene Verdik-

324   IV. Krankheiten am Metakarpus

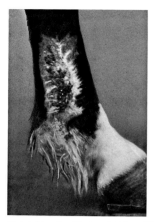

Abb. 518 Entstellende *Narbe* infolge Hautnekrose nach zu engem Brennen, ohne Verband belassen, Pferd.

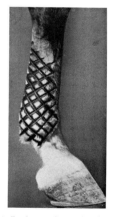

Abb. 519 *Entzündung* des *oberflächlichen Zehenbeugers* eines Traberhengstes, gebrannt mit Gitterbrennen.

kungen, Abb. 513) oder als *Strich- oder Gitterbrennen* wie in Abb. 511 und 519 und stets, wenn die Sehne vom Karpus bis zum Fesselgelenk verdickt ist. Das Brennen muß vorsichtig geschehen, nicht zu eng, nicht zu tief. Die Dosierung des Ferrum candens soll sich nach der Hautdicke des betreffenden Patienten richten. Besondere Vorsicht ist bei Vollblütern und Trabern angezeigt. Sind die Sehne erheblich verdickt und das Leiden schon alt, so tragen wir nach dem Brennen eine dünne Schicht 10–15proz. Quecksilberjodidsalbe auf. Dann decken wir die Brandfläche durch Gaze und Verband ab wie bei der scharfen Einreibung. Auch die Nachbehandlung der Pferde ist die gleiche, 12–14stündige Bewachung im Stande ist unbedingt notwendig. Wenn der Patient nach dem Brennen ruhig bleibt, wenn am oberen Rande des Verbandes kein Eiter zum Vorschein kommt, sich keine erheblichen Schwellungen und Fieber zeigen, so bleibt auch dieser Verband 3–4 Wochen liegen.

Das früher vielfach auch von uns geübte *perforierende Brennen*, das sog. Nadelbrennen, Brennen mit dem Autokauter, müssen wir aufgrund langjähriger eigener Beobachtung als zeitgemäße Behandlungsmethode einer jeden chronischen Tendinitis *ablehnen*. Diese Art der Sehnenbehandlung war ein Irrtum, der dem fundamentalen medizinischen Grundsatz „Nihil nocere" widersprach. Das tiefe Nadelbrennen schadet der Sehne, wenn durch das Kauterisieren noch gesund erhaltenes Sehnengewebe zerstört wird, und sollte daher höchstens als ultima ratio für ganz veraltete Fälle vorbehalten bleiben. Wer jedoch mit dem Autokauter nur die Haut stichelt, der erreicht eine ähnliche, hyperämisierende und heilende Wirkung wie wir durch das kutane Punkt- oder Strichbrennen.

Eine weitere Möglichkeit der Behandlung einer chronischen Tendinitis bietet sich mit der Operation des „Tendon Splitting" nach *Åsheim* (1964). Die Indikation für deren Anwendung ist bei einer zirkumskript verdickten, schmerzhaften, aber nicht mehr akut entzündeten Sehne gegeben, bei der sich die erkrankten Sehnenabschnitte nicht in den Bereich einer Sehnenscheide erstrecken dürfen. Die Operation besteht darin, daß die Sehne von der Seite her in ihrem Faserverlauf gespalten wird. Die Inzision muß proximal und distal bis in gesundes Sehnengewebe und in der Tiefe ebenfalls bis in gesundes Sehnengewebe der Gegenseite reichen. Die Sehnenschnittflächen werden durch eine Naht des gespaltenen Epitenoniums wieder miteinander vereinigt. Die therapeutische Wirkung der Längsspaltung der Sehne soll darin bestehen, daß mit dem weiten Spalten des Sehnengewebes bei geringer Schädigung des noch vorhandenen gesunden Sehnengewebes die Entwicklung und Bildung zusätzlicher Blutgefäße angeregt werden sollen. Die Verbesserung der Blutgefäßversorgung und der Durchblutung bewirkt den Abbau des nicht mehr erholungsfähigen, geschädigten Sehnengewebes und beschleunigt dessen Ersatz durch leistungsfähiges Narbengewebe. Das „Percutaneus Tendon Splitting" (*Åsheim* und *Knudson*, 1969) stellt eine operativ-technische Modifikation dar, bei der das Spalten des veränderten Sehnenabschnitts von mehreren Stichinzisionen aus perkutan ausgeführt wird. Die gesamte Heildauer soll mit dieser Methode verkürzt und das Ergebnis verbessert werden.

Ausgehend von Erfahrungen der Humanmedizin wird seit einigen Jahren auch die Implantation von *Carbonfaser-Bündeln* in das geschädigte Sehnengewebe von mehreren Autoren empfohlen. Die Carbonfaser zeichnet sich durch eine sehr günstige Gewebsverträglichkeit, Biegsamkeit und Festigkeit aus; ungünstig ist lediglich ihre geringe Elastizität in der Längsrichtung und ihre Empfindlichkeit gegenüber einwirkenden Scherkräften. Das in Längsrichtung in das gespaltene geschädigte Sehnengewebe implantierte Carbonfaser-Bündel dient als „Leitschiene" für das sich reaktiv bildende Ersatzgewebe, das zunächst aus einem zellreichen, vorwiegend aus Fibroblasten bestehendem Gewebe besteht und dann in ein faserreiches, aus kollagenen Fasern aufgebautes, sehnenähnliches Ersatzgewebe transformiert wird. Da jede einzelne Faser des aus sehr vielen Einzelfasern zusammengesetzten Carbonfaser-Bündels nach der Implantation in der Anfangsphase von einem fibroblastenreichen Granulationsgewebe umschlossen wird, kommt es nach etwa 6 Wochen zu einem völligen Einschluß des Implantats in das Sehnengewebe und zur Bildung eines sehr dichten Netzes von kollagenen Fasern, aus dem schließlich ein sehnenähnliches, aus kollagenen Fasern zusammengesetztes Regenerat entsteht. Dieses hat gegenüber dem normalen Sehnengewebe allerdings den Nachteil der fehlenden Elastizität in der Längsrichtung und der Empfindlichkeit gegenüber seitlich einwirkenden Scherkräften.

Für alle Formen der chronischen Tendinitis und ebenso für alle Behandlungsverfahren (scharfe Einreibung, Kauterisieren, „Tendonsplitting", Carbonfaser-Implantation) gilt grundsätzlich, daß das Behandlungsergebnis weitgehend davon abhängt, wie die Nachbehandlung und weitere Überwachung des Pferdes gehandhabt werden. Das im Laufe der reaktiven Entzündung entstehende Ersatzgewebe, dessen kollagene Fasern sich zunächst noch nicht in die funktionelle Zugrichtung der Sehne eingeordnet haben, erfährt nur bei angemessener und kontinuierlicher, aber langsam gesteigerter funktioneller Beanspruchung einen entsprechenden inneren Umbau und damit eine ausreichende Festigkeit. Im allgemeinen ist dazu ein Zeitraum von einigen Monaten notwendig, eine zu frühe oder eine zu starke

Beanspruchung verursacht ein Rezidiv und verschlechtert die Prognose einer Wiederherstellung. Mit der systematischen Bewegung des behandelten Pferdes soll begonnen werden, wenn die Lahmheit im Schritt nur noch geringgradig ist. Das kann 2 oder 3 oder 4 Wochen nach der Behandlung sein. Anfangs wird das Pferd nur an der Hand geführt, von der 2.–3. Woche an kann es schonend mit Ausbindezügeln longiert oder gegebenenfalls im Schritt geritten werden. Die Prognose ist in jedem Fall vorsichtig zu stellen.

5. Der Stelzfuß der erwachsenen Pferde

Begriff. Als Stelzfuß oder Überköten (Kötenschüssigkeit) bezeichnet man eine *Kontrakturstellung* der *Phalangengelenke*, insbesondere des *Fesselgelenks*, d.h. eine Störung der freien Beweglichkeit des Gelenks in der Weise, daß die Streckung (Dorsalflexion) gehemmt oder aufgehoben ist. Infolgedessen steht das Fesselbein mehr oder weniger senkrecht zum Boden *(steile Fessel)* und ist in hochgradigen Fällen sogar in umgekehrter Richtung nach rückwärts gestellt (Abb. 520). Das unvollständige Durchtreten im Fessel- und Krongelenk bedingt ferner eine Verlängerung der Trachten *(stumpfer Huf, Bockhuf)*.

Vorkommen und Ursachen. Der Stelzfuß der erwachsenen Pferde hat wesentlich andere Ursachen als der Stelzfuß der Fohlen (vgl. unten). Es sind zwei Hauptformen streng zu unterscheiden:

a) Der *Sehnenstelzfuß* ist eine *tendogene* Kontraktur namentlich des tiefen Zehenbeugers im An-

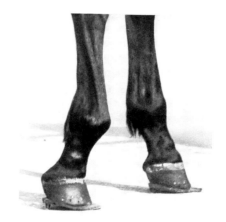

Abb. 520 *Einseitiger Sehnenstelzfuß*, Überköten im Fesselgelenk und Bockhuf, mit Schnabelhufeisen beschlagen, Pferd.

326 IV. Krankheiten am Metakarpus

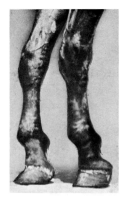

Abb. 521 *Beidseitiger Sehnenstelzfuß*, Pferd.

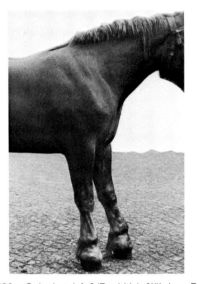

Abb. 522 *Gelenkstelzfuß* (Rachitis), 2jähriges Fohlen.

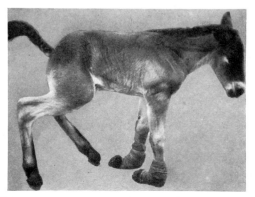

Abb. 523 5 Tage altes Fohlen mit *angeborenem Stelzfuß*.

schluß an eine *chronische Tendinitis*, insbesondere des *Unterstützungsbandes der tiefen Beugesehne* (s. oben). Er kann sich an beiden Vordergliedmaßen zeigen und Subluxationen in den Zehengelenken und hochgradige Bewegungsstörungen zur Folge haben wie in Abb. 520, 521.

b) Der *Gelenkstelzfuß* ist eine *arthrogene* Kontraktur infolge ungünstig geheilter Frakturen oder infolge von *Arthritis, Periarthritis*, Distorsion und Subluxation des *Krongelenks* oder des Fesselgelenks, seltener des *Hufgelenks*. Am häufigsten findet man ihn als Folgezustand der *Schale*, nicht selten auch bei Fohlen mit Rachitis (Abb. 522).

Prognose und Behandlung. Während der Gelenkstelzfuß in der Regel *unheilbar* ist (Ankylosierung!), kann der Sehnenstelzfuß durch scharfe Einreibungen oder durch kutanes Brennen, Punkt- oder Gitterbrennen und durch Verwendung zu angemessener Landarbeit gebessert werden. Da bei dem Stelzfuß die Körperlast mehr auf den vorderen Teil des Hufes gelegt wird, so ist dieser durch einen entsprechenden *Hufbeschlag* zu unterstützen. Dazu verwendet man je nach dem Grade der Steilstellung Hufeisen, deren Zehenteil nur bodenweit geschmiedet ist, oder Hufeisen mit weiter nach vorn verbreitertem Zehenteil, *Schnabel-* oder *Bügelhufeisen*, s. Abb. 520. Je nach dem Grade der Steilstellung werden auch entsprechend hohe Stollen angebracht.

6. Der Stelzfuß der Fohlen

Vorkommen. Den sog. Stelzfuß der Fohlen (das Überköten, die Kötenschüssigkeit) sieht man häufig. Er kann nicht wie der Stelzfuß der erwachsenen Pferde durch eine chronische Sehnenerkrankung bedingt sein. In der Hauptsache können wir zwei Formen des Stelzfußes unterscheiden:

a) den *angeborenen* Stelzfuß (kongenitaler Stelzfuß), Überköten der neugeborenen Fohlen, den man in allen Pferdezuchtbetrieben, namentlich aber bei Vollblutfohlen, Traber- und Warmblutfohlen, beobachtet. Die eben geborenen Tiere können weder stehen noch gehen, sie knicken vorn in allen distalen Gelenken zusammen, stützen sich günstigenfalls auf die Fesselköpfe (Abb. 523) und müssen zum Saugen an die Mutter gehoben werden. Die Ansichten über die Ursachen dieses Zustandes sind verschieden, die einen nehmen eine angeborene Kontraktur der Zehenbeuger an, die anderen eine Verkürzung des Beugeapparates infolge fehlerhafter Lage im

Mutterleibe. Dann wird auch die Verwendung zu schwerer Hengste zur Zucht und die dadurch bedingte übermäßige Knochenentwicklung als Ursache beschuldigt. Nach der von uns früher schon vertretenen Ansicht und aufgrund langjähriger Beobachtung ist unseres Erachtens, in Übereinstimmung mit einzelnen Angaben des Schrifttums, eine *angeborene Schwäche der Strecker* als Ursache anzunehmen, nicht ein fehlerhafter Zustand der Beuger. Nach *Böhm* ist die anomale Gliedmaßenstellung durch eine ungenügende Adaptation von Streck- und Beugesehnen an die Belastung bedingt. *Tatsache ist*, daß, wenn nicht schon in den ersten Lebenstagen der Neugeborenen eine sachgemäße Behandlung einsetzt, der *Zustand nicht mehr zu beheben ist* und die Fohlen an Sepsis im Anschluß an Hautnekrose am Fessel und anderen sich hieraus ergebenden Komplikationen zugrunde gehen können.

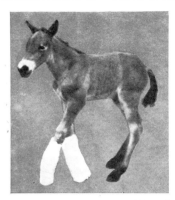

Abb. 524 Das Fohlen von Abb. 523 nach Anlegen eines Gipsverbandes.

Behandlung. Die Behandlung kann nur im Anlegen von *Stütz-* und *Streckverbänden* bestehen. Sie erfordert besondere Sorgfalt, da die Verbände an den feinhäutigen Vordergliedmaßen sorgfältig und ausreichend gepolstert und durch Schienen gestützt werden müssen. Dazu werden dünne Holzschienen (Pappelholz) verwendet. Wir haben seit Jahren Stützverbände mit *Metallgitterschienen* (Cramerschienen) von 4–6 cm Breite angelegt. Die Schienen werden an der dorsalen und volaren Fläche der Gliedmaße angebracht und sollen von der Zehenwand des Hufes, an der sie Auflage haben, bzw. von den Trachtenwänden bis dicht distal vom Karpalgelenk reichen. Die Zehe und der Mittelfuß werden mit Wattelagen dick umpolstert, und dann werden die Cramerschienen angelegt, die sich infolge ihrer Biegsamkeit den Konturen der Gliedmaße gut anschmiegen lassen. Die Cramerschienen werden dann mit Gipsbinden (Cellona- oder Cellabasterbinden) befestigt (Abb. 524). Sehr gut geeignet für den Streckverband ist auch der leichte und wasserfeste Kunststoff *Baycast* (Bayer), der die Verwendung von Schienen vielfach erübrigt. Außerdem werden die Fohlen so bald wie möglich mit einem Hufeisen, dessen *Zehenteil nach vorn verbreitert ist* und *gute Zehenrichtung hat*, beschlagen. Der Beschlag kann schon nach *9–12 Tagen* nach der Geburt ausgeführt werden. Die Fohlen sollen dann auf festem Untergrund gehen; wenig Streu, harte Weide. Je nach dem Grade des Stelzfußes dauert die Heilung eine bis mehrere Wochen (Abb. 525). In solchen Fällen muß der Streckverband im Abstand von 10 bis 14 Tagen mehrmals gewech-

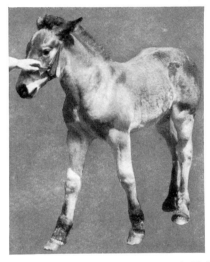

Abb. 525 Das Fohlen der Abb. 523 nach 28tägiger Gipsverbandbehandlung und Hufbeschlag.

selt werden, damit die Streckwirkung des Verbands dem jeweiligen Zustand der Zehe angepaßt werden kann und Komplikationen durch Druckwirkung vermieden werden. Dieselbe Gipsverbandbehandlung mit Cramerschienen haben wir mit gutem Erfolg auch beim *angeborenen Stelzfuß* der *Kälber* ausgeführt (Abb. 526, 527), der in den letzten Jahren häufiger zu beobachten ist.

Vielfach ist der angeborene Stelzfuß der *Fohlen* und *Kälber* auch in einer leichteren Form zu beobachten derart, daß die Tiere nur die Huf- oder Klauenspitzen auf den Boden aufsetzen, dann aber nicht im Fesselgelenk durchtreten, sondern eine steile Stellung aller Zehengelenke

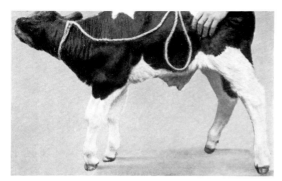

Abb. 526 Bullenkalb mit angeborenem *Stelzfuß*.

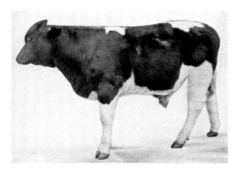

Abb. 527 Das Kalb der Abb. 526 nach 14tägiger Behandlung mit Gipsverband, vgl. Abb. 524 bei Fohlen.

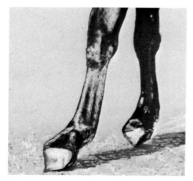

Abb. 528 *Erworbener Stelzfuß*, Fohlen.

einnehmen, so daß die Zehe mit dem Metakarpus eine Gerade bildet. Die Tiere knicken zwar nicht bei jedem Schritt, aber doch öfter im Fesselgelenk nach vorn über, treten aber auch nicht im Fesselgelenk durch, wie sich in Abb. 526 zeigt. Ohne Behandlung steigert sich alsbald der Zustand zu einem hochgradigen Stelzfuß. In solchen Fällen läßt sich eine Korrektur auch ohne einen Streckverband erreichen, indem man die Huf- oder Klauenspitzen mit Hilfe von *Technovit* (Kulzer) schnabelartig nach vorn verlängert. Durch die verstärkte Hebelwirkung wird wie beim Hufeisen mit verbreitertem Zehenteil das Durchtreten im Fesselgelenk erzwungen und dadurch ein formativer Wachstumsreiz auf die Beugesehnen ausgeübt, die meistens innerhalb von 14 Tagen zu einer normalen Stellung der Zehengelenke führt. Das Anbringen von Technovit anstatt eines orthopädischen Hufeisens hat sich auch in Verbindung mit dem Anlegen eines Streckverbandes bewährt.

b) Der *erworbene* Stelzfuß älterer Fohlen. Er kann durch lange Stallhaltung und mangelnde Bewegung verursacht sein, durch Rachitis, allgemeine Körper- und Muskelschwäche infolge von Verdauungsstörungen und durch ungenügende Ernährung. *Peters* unterscheidet hier zwei Formen. Es sollen einmal die Veränderungen lediglich am Huf auftreten (Zehenbelastung, hohe Trachten), während ein anderes Mal das Fesselbein steil steht, in einer Achse von vorn oben nach hinten und unten. Er nennt die erstere Form den Bockhuf und nur die zweite den Stelzfuß der Fohlen. Beim Stelzfuß mit Bockhuf besteht, wie die Abb. 528, 531, 533 zeigen, eine deutliche Brechung der Zehenachse im Hufgelenk, das sich in Hyperflexionsstellung (Überbeugung) befindet. In den anderen Fällen des Stelzfußes ist, wie die Abb. 534 erkennen läßt, die Brechung der Zehenachse vorwiegend im Fessel- und Krongelenk lokalisiert, während das Hufgelenk weniger daran beteiligt ist. *Hupka* unterscheidet zwischen einem tendogenen und einem arthroosteogenen Stelzfuß. Da beim Fohlenstelzfuß das Krongelenk sich deutlicher an der kranken Gliedmaße markiert als an einer gesunden, hat man diesen Zustand früher die „rachitische Schale" genannt. Er hat aber mit Schale nichts gemein und ist lediglich bedingt durch die Verlagerung der ersten beiden Phalangen gegeneinander. Der erworbene Stelzfuß zeigt sich meistens bei *Weidefohlen* und vornehmlich in *trockenen Jahren*, in denen der Boden hart und sehr wenig Gras vorhanden ist. Durch den harten Boden wird der *Zehenteil* der kleinen Hufe beim Vor- und Rückwärtsstellen der Füße während des Grasens und auch beim Gehen *übermäßig abgenutzt*. Die Tiere haben Schmerzen an der Zehe, und es bildet sich infolgedessen die eigentümliche Haltung des Fußes aus. Eine *Sehnen- und Bandkontraktur* ist unserer Ansicht nach *nicht die Ursache* des Stelzfußes. Daß trockene Weiden und harter Boden als Ursache zu beschuldigen sind, hat auch *Meyer* bestätigt, der in Altefeld in einem trockenen Jahr unter 34 Fohlen 33 mit Stelzfuß sah.

Bei im Stall aufwachsenden Fohlen bildet sich der Stelzfuß andererseits dann aus, wenn sich die Tiere dauernd auf hoher Streu (Fohlenstreu) aufhalten müssen, sich mit der Hufspitze tief in die Streu einbohren und keine Abreibung des Hufhornes am Trachtentragerande erfolgt. Dadurch werden dann die Trachtenwände abnorm hoch, die Zehenwände stehen senkrecht oder sind von oben vorn nach unten hinten gerichtet, zuweilen entsteht an ihnen auch ein Zehenwandhornspalt. Die Beugesehnen werden funktionell nicht mehr belastet.

Behandlung. Die Behandlung des erworbenen Stelzfußes sollte zunächst in *orthopädischem Hufbeschlag* bestehen. Er muß aber nach Angabe des Tierarztes von einem geschickten Schmied ausgeführt und häufiger erneuert werden. Wir verwenden in der Regel glatte Hufeisen mit einem um 6–10 mm verbreiterten Zehenteil und Zehenrichtung, keine Stollen (Abb. 529). In hochgradigen Fällen kann die Verbreiterung des Zehenteils des Hufeisens, der die Zehenwand nach vorn überragt, mehrere Zentimeter betragen (Schnabelhufeisen, Abb. 530). Früher sind Hufeisen mit Bügel verwendet worden, auch von uns mit teilweise gutem Erfolge. Sie haben den Nachteil, daß beim Stolpern der Tiere leicht die Zehenwand beschädigt wird. Die Bügelhufeisen wurden vielfach zugleich mit Stollen verwendet, die in gewissen Zeitabständen, nach besserem Durchtreten, verkürzt wurden. Von der Verwendung der Stollen haben auch wir in letzter Zeit abgesehen und benutzen fast nur noch den Hufbeschlag wie in Abb. 529 u. 530. In geringgradigen Fällen von Bockhuf genügt auch ein einfaches halbmondförmiges Hufeisen, um damit der weiteren Abnützung des Hornes an der Zehenwand vorzubeugen. Der orthopädische Hufbeschlag kann aber *nur*

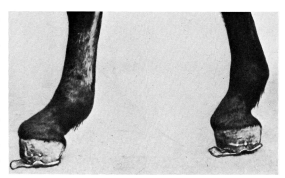

Abb. 530 Stellung des Fohlens der Abb. 528 *unmittelbar nach dem Beschlag* mit Schnabelhufeisen.

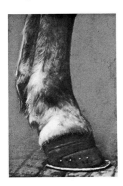

Abb. 529 Älteres Fohlen mit orthop. Beschlag.

dann Erfolg haben, wenn er *rechtzeitig* angewendet wird.

In fortgeschrittenen, ausgeprägten Stelzfußstellungen beider Formen läßt sich mit orthopädischen Hufbeschlägen allein eine Korrektur nicht mehr erreichen. Man halte sich deshalb nicht länger mit derartigen Maßnahmen und Versuchen auf, sondern bevorzuge sogleich eine operative Behandlung. Bestens bewährt hat sich die von *Sönnichsen* (1975) empfohlene *Desmotomie des Unterstützungsbandes der tiefen Beugesehne* (Caput accessorium der Sehne des Musc. flex. dig. prof.). Zweckmäßigerweise wird die Desmotomie mit einem gleichzeitig angebrachten orthopädischen Hufbeschlag kombiniert, um die Hebelwirkung zur Streckung der Zehengelenke und zum tieferen Durchtreten im Fesselgelenk zu verstärken (Abb. 531–533). Die an der lateralen Seite im proximalen Drittel des Mittelfußes ausgeführte Operation hinterläßt nur eine strichförmige, kaum wahrnehmbare und nicht entstellende Narbe. Während die Desmotomie bei den Stelzfußstellungen mit Bockhufbildung und mit Hyperflexion im Hufgelenk meistens erfolgreich ist, muß das zu erwartende Ergebnis bei den Formen mit steiler Fesselbeinstellung (Abb. 534) sehr häufig als zweifelhaft bis ungünstig bewertet werden. In diesen Fällen kommt als ultima ratio die *Tenotomie* des *tiefen Zehenbeugers* in Betracht, und zwar etwa in der Mitte des Mittelfußes. Nach *Henkels* kommt es dabei wesentlich auf die Einhaltung einer exakten operativen Technik an, die insbesondere unerwünscht starke Blutungen vermeidet (Schonung der großen Digitalgefäße) und eine Infektion der Operationswunde verhindert, weil sonst der Heilverlauf ungünstig beeinflußt wird. Die guten Ergebnisse des Sehnenschnittes werden auch von *Liebnitz* bestätigt. Nach der Operation

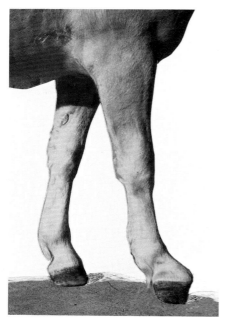

Abb. 531 *Erworbener Sehnenstelzfuß* mit Brechung der Zehenachse im *Hufgelenk*, Fohlen.

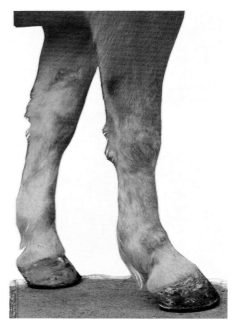

Abb. 532 Regelmäßige Gliedmaßenstellung nach *Desmotomie* des *Caput accessorium* der tiefen Beugesehne und *orthopädischem Hufbeschlag* des Fohlens der Abb. 531.

sind die Fohlen zu beschlagen, und zwar mit einem Hufeisen, das mit einem abschraubbaren erhöhten Steg *(Henkels)* oder mit Schraubstollen versehen ist. Die Höhe des Stegs an den Schenkelenden oder der Stollen richtet sich nach dem Grade der Dorsalflexion im Fesselgelenk. Treten die Pferde allmählich besser durch, so werden der Trachtensteg oder die Stollen niedriger gehalten, schließlich läßt man sie fort, wenn die Fesselstellung normal geworden ist.

Nach den Beobachtungen von *Forssell* ist beim Stelzfuß junger Pferde anstatt der Tenotomie des tiefen Zehenbeugers die *Tenotomie* der *oberflächlichen* Beugesehne angezeigt, weil danach eher

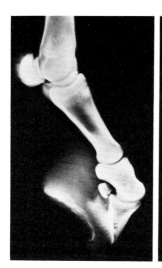
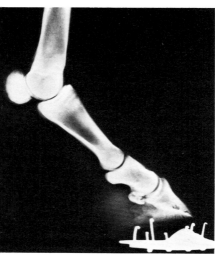

Abb. 533 *Röntgenbilder* des Fohlens der Abb. 531 und 532 mit Brechung der Zehenachse im Hufgelenk vor und nach der Behandlung.

IV. Krankheiten am Metakarpus

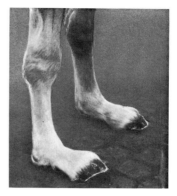

Abb. 535 *Hyperextension* des Fesselgelenkes, Kaltblutfohlen.

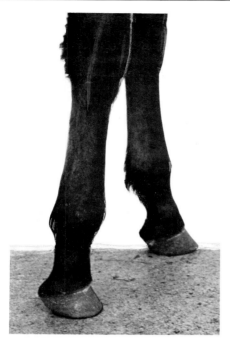

Abb. 534 *Erworbener Sehnenstelzfuß beiderseits* mit Brechung der Zehenachse im *Fessel- und Krongelenk* und steiler Stellung des Fesselbeins, 2jähr. Fohlen.

und besser die erwünschte Senkung des Fessels erzielt werden kann. Die Durchschneidung der Sehne soll nicht quer, sondern schief oder in Zickzackform vorgenommen werden.

Zu beiden Methoden der Tenotomie ist jedoch zu bemerken, daß in manchen Fällen eine Korrektur der Zehenstellung nicht erreicht werden kann. Solche Pferde müssen als unheilbar angesehen werden.

7. Die Hyperextension des Fesselgelenks

Begriff. Es handelt sich hierbei um einen Zustand, der das Gegenteil des Stelzfußes darstellt, nämlich um eine angeborene *Überstreckung im Fesselgelenk*, die von *Frick* als Hyperextension dieses Gelenkes benannt wurde. Abb. 535 zeigt ein Fohlen mit der Überstreckung der Zehe.

Vereinzelt wird dieser Zustand auch an den Hintergliedmaßen beobachtet. Die Fohlen stehen wie Sohlengänger, sie belasten u. U. die palmaren bzw. plantaren Flächen aller drei Zehenglieder.

Behandlung. Wir haben verschiedentlich die Hyperextension ebenfalls mit Gipsverbänden unter Benutzung von Cramerschienen behandelt, die wie bei der Behandlung des angeborenen Stelzfußes angelegt werden. Die Prognose ist aber bei der Hyperextension nicht *immer so günstig* wie beim Stelzfuß, da manchmal Drucknekrosen am Fesselgelenk eintreten. *Bolz* sah mit der Schienenverbandbehandlung in einem Falle Heilung nach 8 Wochen. *Peters* hat diesen Zustand einmal durch Schienenverband, das andere Mal durch Gipsverband heilen können.

8. Die Zerreißung der Beugesehnen

Vorkommen und Ursachen. Die vollständigen und *totalen* subkutanen Zerreißungen der Beugesehnen an den Vordergliedmaßen der Pferde werden entweder durch äußere oder durch innere Ursachen veranlaßt. Am häufigsten sind die durch *äußere* Ursachen hervorgerufenen Sehnenrupturen. Gewöhnlich werden sie durch plötzliche *Überbelastung* der Sehnen beim Springen, Galoppieren und Stürzen oder Anziehen schwerer Lasten oder durch fortgesetzte Überanstrengung bedingt. Seltener führt eine lokale Quetschung durch Schlag, Stoß oder Hängenbleiben in der Kette die Zerreißung herbei. Indirekt kann ferner eine Sehnenruptur dadurch zustande kommen, daß eine eitrige, nekrotisierende Entzündung in der Nachbarschaft der Sehnen, insbesondere eine *Phlegmone* der *Sehnenscheiden*, auf die Sehne übergreift, so daß die Widerstandsfähigkeit vermindert wird (eitrige Bursitis podotrochlearis nach Nageltritten). Den durch *innere* Ursachen veranlaßten sog. *spontanen* Sehnenzerreißungen liegen Ernährungsstörungen der Sehnenfasern zugrunde. Man beobachtet sie zuweilen nach der *Neurektomie*, im Verlauf der *Brustseuche* oder bei mangelhafter Verbindung der Sehnen mit den Knochen *(Osteomalazie, Rachitis).* Zuweilen läßt sich übrigens die Ursache der spontanen Zerreißungen nicht nachweisen. – Wegen der *partiellen* Zerreißungen vgl. das Kapitel Sehnenentzündung.

Symptome und Diagnose. a) Die totale *Zerreißung* des *tiefen Zehenbeugers* ereignet sich vor allem bei Zugpferden. Meistens handelt es sich um das Abreißen der tiefen Beugesehne vom *Hufbein* oder um ihre Zerreißung oberhalb des Kammes vom *Strahlbein*. Als Folge der Neurektomie ereignet sich die Zerreißung meist im Bereiche der tiefen gemeinsamen Sehnenscheide, oft dort, wo sie über das Zwischengleichbeinband gleitet. Charakteristisch für diese Sehnenruptur ist die *Aufrichtung* der *Zehe* bei gleichzeitiger hochgradiger Stützbeinlahmheit. Im Stande der Ruhe werden die Trachten und Ballen belastet, während die Sohle nach vorn, die Zehenspitze aufwärts und das Fesselbein horizontal gerichtet sind. Außerdem sieht man beim Vorführen des kranken Schenkels eine *schleudernde Bewegung des Hufes*, die auch durch die manuelle Palpation nachweisbar ist (Abb. 536).

b) Die totale *Zerreißung des Fesselträgers*, die hauptsächlich bei Renn- und Reitpferden vorkommt, erfolgt in der Regel unmittelbar proximal (s. Abb. 507) der Gleichbeine, die manchmal sogar gebrochen oder zertrümmert sind, oder auch mehr in der Mitte des Metakarpus. Zuweilen sind ferner außer den Gleichbeinbändern gleichzeitig auch der oberflächliche Zehenbeuger oder das Kapselband des Fesselgelenks zerrissen. In anderen Fällen ist nur der äußere oder innere Schenkel des Fesselträgers durchtrennt. Die vollständige Zerreißung des Fesselträgers äußert sich in plötzlicher, hochgradiger Stützbeinlahmheit mit auffallend tiefem *Durchtreten im Fessel* oder Aufrichtung der Zehe und ohne sonstige abnorme Stellung des Hufes. Die Palpation ergibt Schmerzhaftigkeit, Schwellung und höhere Temperatur in der Gegend der Gleichbeine. Charakteristisch ist ferner die leichte Beweglichkeit des Fesselgelenkes beim Strecken (abnorme *Dorsalflexion*). Zuweilen läßt sich auch Krepitation nachweisen (Fraktur der Gleichbeine), Röntgenaufnahme!

c) Die totale *Zerreißung* des *oberflächlichen Zehenbeugers* kommt bei Rennpferden und Reitpferden vor. Sie ist, nachdem die Pferde sich nach dem Rennen bzw. Reiten beruhigt haben, durch eine hochgradige Stützbeinlahmheit, durch einen diffusen Bluterguß im Bereiche des Beugesehnenstranges und oft auch durch eine palpatorisch nachweisbare Lücke an der Zerreißungsstelle, lokale Schmerzhaftigkeit und tieferes Durchtreten des Fessels gekennzeichnet (s. Abb. 508).

Prognose und Behandlung. Die vollständige Zerreißung des *tiefen* Zehenbeugers im Bereiche der Fußrolle ist ebenso wie dessen Durchschneidung in der Fesselbeuge unheilbar. Die Prognose der Zerreißung des *oberflächlichen* Zehenbeugers ist etwas günstiger. Unheilbar ist eine vollständige Zerreißung des *Fesselträgers* bzw. *beider Gleichbeinbänder* oberhalb der Sesambeine, auch die der distalen unteren Gleichbeinbänder. Heilbar ist hingegen die Zerreißung *eines* Gleichbeinbandes. Daher sollte bei wertvollen Pferden, die noch zur Zucht verwendet werden können, ein Heilversuch gemacht werden (Loheboxe, feuchte Alkohol- oder Burowverbände, später scharfe Einreibungen bzw. nach *Überreiter* perforierendes Brennen als ultima ratio). Daß Pferde später im Fesselgelenk etwas tiefer durchtreten, beeinträchtigt ihren Zuchtwert nicht. Wenn nach der Einreißung eines Schenkels des Fesselträgers eine Lahmheit zurückbleibt, so kann sie durch die *Neurektomie* des Palmarnerven auf der betr. Seite proximal von der Einreißung behoben werden (eigene Beobachtung, *Berge*).

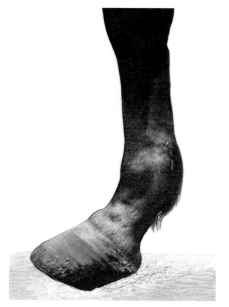

Abb. 536 *Ruptur des tiefen Zehenbeugers* der linken Vordergliedmaße nach *Neurektomie* der Nn. palmares vor 3 Jahren (Operationsnarbe über Gleichbein!), 11jähr. Pferd.

9. Sehnenwunden

Vorkommen, Ursachen, Symptome und Prognose. Im Gegensatz zu den subkutanen Sehnenzerreißungen stellen die Sehnenwunden offene Sehnenverletzungen mit gleichzeitiger Durchtrennung der Haut dar. Sie kommen nicht selten bei Pferden, Rindern und Hunden vor und sind meist Schnitt- oder Hiebwunden (Rinnhufmesser, Sensen, Pflugschare, Glasscherben, Eisenblech, Messer usw.). Sie stellen entweder nur partielle Einschnitte oder aber vollständige Durchtrennungen der oberflächlichen oder tiefen oder aller drei Beugesehnen dar. Die gewöhnliche Stelle ist die (von Sehnenscheiden freie) Mitte des Metakarpus bzw. Metatarsus. Liegt die Verletzung höher oder tiefer, so werden gleichzeitig auch die Sehnenscheiden eröffnet, was wegen der Gefahr einer folgenden eitrigen Tendovaginitis prognostisch ungünstig ist; sie ist aber nicht unheilbar. Die *Erscheinungen* stimmen im allgemeinen mit denen der Sehnenzerreißungen überein (*Durchtreten im Fesselgelenk, hochgradige Stützbeinlahmheit*). Außerdem bestehen die örtlichen Symptome der Verletzung. Die *Prognose der Sehnenwunden ist günstiger als die der Sehnenzerreißungen.* Besonders bei *Hunden* lassen sich frische Sehnenwunden nach Anlegen einer Sehnennaht und eines Verbandes mit gleichzeitigem Antibiotikumschutz leicht heilen. Beim *Pferd* ist die Durchschneidung aller 3 Beugesehnen *unheilbar*, auch die vollständige Durchschneidung der tiefen und oberflächlichen Beugesehne. Sonstige Sehnenwunden, nicht vollständige Durchtrennung (Pflugschar, Messer der Mähmaschine), sind *heilbar*, sie erfordern jedoch eine *lange Behandlungszeit*, in deren Verlauf sich oft störende Granulationshyperplasien und Keloide in der Wunde zeigen. Sehnenwunden, die sich in der Praxis ereignen, betreffen meistens den oberflächlichen Zehenbeuger, der hierbei oft ganz durchschnitten ist, wie in Abb. 537.

Betrifft die Durchtrennung der oberflächlichen Beugesehne die Vordergliedmaße, so treten die Pferde im Anfang tiefer durch. Im Verlaufe der Heilung geht diese Erscheinung jedoch wesentlich zurück. An der Hintergliedmaße treten Pferde mit Durchschneidung des oberflächlichen Zehenbeugers nicht so tief durch wie vorn. Die Wunden liegen meistens in der Mitte oder im oberen Drittel des Mittelfußes, so daß die tiefe gemeinsame Sehnenscheide unverletzt bleibt.

Behandlung. Wir schneiden Haut- und Sehnenwunden beim Pferd aus, glätten den Sehnen-

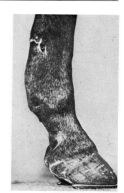

Abb. 537 Geheilte *vollständige Durchschneidung* des *oberflächlichen Zehenbeugers* eines Reitpferdes.

stumpf, injizieren ein Antibiotikum oder Sulfonamid oder beide Mittel zu gleichen Teilen und nähen darüber die Haut. Eine Sehnennaht hält an dieser Stelle meist nicht. Zwischen 2 Nähten legen wir einen Gazestreifen als Drain. Diese Durchschneidung des oberflächlichen Zehenbeugers heilt besser als die Zerreißung desselben nach einem Niederbruch. Das Pferd in Abb. 537 konnte wieder geritten werden. Ein Vollblüter mit vollständiger Durchschneidung dieser Sehne distal vom Sprunggelenk lief sogar wieder Rennen. Nur eine geringe Verdickung bleibt zurück. Behandlungszeit etwa 6 Wochen, dann noch 1–2 Monate Ruhe. Durchschneidungen des oberflächlichen Zehenbeugers mit *Sehnenscheidenwunden* sind prognostisch ungünstiger. Hierbei muß zuerst Wert auf die Behandlung der eröffneten Sehnenscheide gelegt werden. Die Prognose dieser Sehnenscheidenwunden ist aber günstiger als z. B. die Prognose der Sehnenscheidenphlegmone nach Stichverletzungen. Man warte daher bei *älteren* Wunden nicht ab, bis sich die Erscheinungen der Allgemeininfektion zeigen, sondern eröffne die Sehnenscheide an den Stellen, wo sie nicht von der palmaren Fesselbinde bedeckt ist, injiziere wie oben Sulfonamide bzw. Antibiotika und wende außerdem antiseptische Verbände mit heißen Lösungen an (häufiger Verbandwechsel). Bei *frischen* Sehnenscheidenwunden, z. B. oberhalb des Fesselgelenkes, genügt manchmal eine Injektion eines Antibiotikums (Knopfkanüle) von oben her, ohne künstliche Eröffnung der Sehnenscheide in der Fesselbeuge. Bei allen Sehnenwunden mit gleichzeitiger Eröffnung einer Sehnenscheide ist jedoch immer die Gefahr der Entwicklung einer *septischen Tendovaginitis* gegeben. Deshalb muß die örtliche Behandlung (Verbände!) sogleich mit einer parenteralen antibiotischen Chemotherapie in hoher Dosierung verbunden und so lange Zeit fortgesetzt werden, bis sich der Verschluß der Sehnenscheide vollzogen hat. Sehnenwunde und Sehnenscheidenentzündung können in 6 Wochen abgeheilt sein. Danach wird das Pferd täglich geführt. Man gebe ein Hufeisen mit verdickten Schenkelenden. Nach ergiebigem Brennen (Gitterbrennen, 14 Tage Ruhe) und weiterer täglicher Bewegung können die Pferde nach 3–4monatiger Behandlungsdauer wieder arbeiten (eigene Beobachtung). Ähnliche Verletzungen an der *Hintergliedmaße* sind insbesondere bei schweren Pferden ungünstiger zu beurteilen, siehe auch „Eitrige Sehnenscheidenentzündung".

10. Onchozerkose

Onchozerken sind Parasiten, die das Sehnen- und Bindegewebe befallen und sich durch spiralige kutikuläre Verdickungen im mittleren Körperbereich zu erkennen geben. Bei den *Equiden* kommen 2 verschiedene weltweit verbreitete Onchozerkenarten vor, die jeweils an bestimmten Körperstellen lokalisiert sind. *Onchocerca cervicalis* Railliert und Henry, 1910, kommt als adulte Form ausschließlich im Nackenband vor und verursacht hier bestimmte Widerristschäden. *Onchocerca reticulata* Diesing, 1841, findet sich vorwiegend im Bereich des Musc. interosseus medius und der Beugesehnen. Der früher auch als *Spiroptera reticulata, Filaria reticulata* oder als *Filaria cincinnata* bezeichnete, sehr feine und lange Rundwurm parasitiert beim Pferd unter anderem im Fesselträger, in den Sehnenscheiden der Beugesehnen und in der Wand der Mittelfußarterie. Er erzeugt namentlich oberhalb des Fesselgelenks, seitlich von den Beugesehnen *knotige* oder knollige, fibröse, *erbsen- bis hühnereigroße*, entzündliche *Verdickungen (Filiariose, Onchozerkose)*, die bei Druck auf Nerven schmerzhaft und mit deutlichem Lahmgehen verbunden sind und später wegen ihrer derben Konsistenz und umschriebenen Form mit Fibromen verwechselt werden können. In Rußland wurde die Onchozerkose auch in Schleimbeuteln und Sehnenscheiden festgestellt (*Otrosenko* und *Worobjew*). Die *Behandlung* ist *operativ* und besteht in der Exstirpation der verminderten Neubildung unter sorgfältiger Asepsis. Wir haben einen Fall beim Pferd mit Erfolg behandelt (Heilung per primam mit angelegter Naht). Nach *Dudzus* kommt die nur bei Einhufern beobachtete Onchozerkose des Fesselträgers in Deutschland äußerst selten, in Italien, Rußland und Frankreich dagegen häufig vor. Auch in Ungarn und im Orient wird das Leiden häufig beobachtet. *von Guoth* fand unter 264 zerlegten Pferden bei 189 (71,6%) die Onchocerca reticulata, und zwar bei Tieren verschiedener Rassen, in den oberen und unteren Gleichbeinbändern, im lockeren Bindegewebe, in der Umgebung der Sehnen und endlich gleichzeitig im Nackenband. *von Guoth* beobachtete die Befruchtung der Eier und die Entwicklung der Embryonen von Anfang September bis Ende Dezember. Die Parasiten verursachen örtlich Blutungen und eine heftige zellige Infiltration. Später vermindert sich diese, und in der Umgebung der einzelnen Wundherde entstehen meist nur geringgradige Bindegewebshyperplasien oder eine chronische Entzündung im interfaszikulären und peritendinösen Bindegewebe. Nur in etwa 15 Prozent der Fälle bilden sich erheblichere Bindegewebsneubildungen in Form von fibrösen Knoten und Knollen. – Nach den neueren Untersuchungen von *Supperer* parasitiert *O. reticulata* vor allem in der Unterhaut im Bereiche der Beugesehnen des Mittelfußes und in den proximalen Gleichbeinbändern. Die Parasiten verursachen schmerzhafte Verdickungen und Lahmgehen. Die *in den Wandungen der Gefäße* des Mittelfußes vegetierenden Filarien wurden von *Supperer* als eine mit der Onchocerca reticulata oder der O. cervicalis nicht identische eigene Filarienart, die *Elaeophora böhmi Supperer*, 1953, festgestellt. Diese Filarien bevorzugen die Arterien des Mittelfußes der Vordergliedmaße, sind aber auch in Venen und an der Hintergliedmaße anzutreffen. *Supperer* ist der Ansicht, daß diese Parasiten die Ursache mancher Lahmheiten sein können, deren Ursache nicht ermittelt wird. Durch die knotigen Verdickungen der Gefäße wird deren Lumen eingeengt, so daß eine Störung der Blutgefäßversorgung eintreten kann.

11. Die Frakturen des Metakarpus

Vorkommen und Ursachen. Frakturen des Röhrbeins, des Metakarpus, kommen bei *Pferden*, und zwar meist bei Rennpferden vor. Bei Zug- und Reitpferden sind sie durch Hufschläge, durch Gegenschlagen, durch Sturz, durch Ausgleiten auf der Straße entstanden. Bei Rennpferden ereignen sie sich bisweilen beim Trainieren, bisweilen im Rennen selbst. Nicht selten sind Frakturen des Metakarpus auch bei Fohlen (Fußtritt der Mutterstute und andere Unfälle). Beim *Hunde* sieht man die Frakturen des Metakarpus häufig. Ursachen sind Schläge, Stöße, Stürzen aus dem Fenster, Getretenwerden, Überfahrenwerden.

Symptome. Die Fraktur des Metakarpus beim *Rennpferd* ist in der Regel eine *Fissur* (Abb. 538), die fast immer auf der distalen Gelenkfläche neben der Walze beginnt. Die ersten Erscheinungen der Fraktur bzw. Fissur sind dieselben wie bei der Fesselbeinfraktur, nämlich höchstgradige Lahmheit, Vorsetzen des Fußes im Stande der Ruhe. Die sich bald zeigende Schwellung liegt jedoch höher als bei der Fesselbeinfraktur, und zwar im Bereiche der distalen Hälfte des Metakarpus (Blutung). Durch Palpation läßt sich auch hier deutlich eine örtlich begrenzte Schmerzlinie nachweisen. Im Röntgenbild ist die Rißlinie leicht zu sehen. Sie beginnt neben der Walze der distalen Gelenkfläche und zieht in sagittaler Richtung nach proximal, meistens nicht über die distale Hälfte des Mittelfußes hinweg (Abb. 538).

Beim *Hunde* können einzelne oder alle fünf Metakarpalknochen zugleich brechen. Es handelt sich teils um Fissuren, teils um Frakturen, häufig auch um Splitterfrakturen. Die Tiere lahmen, zeigen abnorme Beweglichkeit und Krepitation, Schwellung und örtliche Schmerzhaftigkeit. Bei der Untersuchung müssen die einzelnen Metakarpalknochen des Hundes sorgfältig durchpalpiert werden. Die sicherste Diagnose ergibt die Röntgenuntersuchung.

Prognose. Die Prognose der *Fissur* des Metakarpus beim *Rennpferd* ist nach Ansicht von *Pape* (mündliche Mitteilung) ebenso günstig wie die der Fesselbeinfissur. Eine Heilung ist in 4–6 Wochen möglich, danach ist jedoch noch längere Ruhe notwendig. Die *Fraktur* ist bei älteren Pferden prognostisch vorsichtig zu beurteilen. Bei Fohlen dürfte jedoch eine Behandlung meist zur Heilung führen. Bei Hunden ist die Prognose auch bei Splitterfrakturen günstig.

Behandlung. Die Behandlung besteht beim *Pferde* im Anlegen von fixierenden Verbänden (Gips, Lightcast, Baycast, Bayer) unter Benutzung entsprechender Schienen, u. U. auch in der operativen Frakturbehandlung. Bei Fohlen sind die Frakturen meist schon nach 6–8 Wochen geheilt. Beim *Hunde* heilen die Frakturen der Metakarpalknochen in 3–4 Wochen unter einem fixierenden Verband (Wasserglas- oder Gips- oder Baycastverband). Bei offenen Frakturen des Hundes mit Knocheneiterung kann eine Amputation einzelner Metakarpalen angezeigt sein. Man beeile sich aber nicht mit dem operativen Vorgehen, sondern versuche zunächst, durch Verbände mit *Lebertransalbe* die Demarkation des zertrümmerten Gewebes einschließlich losgelöster Sequester anzuregen. Danach tritt oft eine überraschend gute Heilung ein. Eine Indikation zur operativen Frakturbehandlung für die Vorder- und Hintergliedmaße ist gegeben, wenn mehrere Zehenknochen betroffen sind, eine erhebliche Dislokation der Fragmente oder eine Mehrfachfragmentfraktur vorliegt, die die Funktion der Zehe im Gesamten beeinträchtigt. Als Osteosynthesemethoden kommen je nach der vorliegenden Frakturform in Frage die Markraum- oder Kreuzspickung, die Knochenschraube, die Drahtcerclage oder die Plattenosteosynthese (Abb. 539, 540).

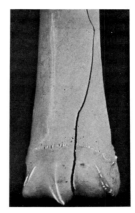

Abb. 538 *Fissur* des Metakarpus (Röhrbein), Pferd.

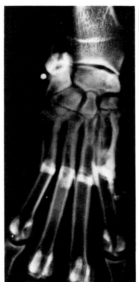

Abb. 539 Frakturen der *Metakarpalia* Mc$_2$ bis Mc$_5$, Hund, Röntgenbild.

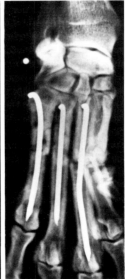

Abb. 540 Frakturen der Abb. 539 nach der *Osteosynthese* mit Bohrdrähten in Mc$_3$ bis Mc$_5$, Röntgenbild.

12. Die Frakturen der Griffelbeine

Vorkommen und Ursachen. Frakturen der Griffelbeine kommen bei Reit- und Rennpferden an den Vorder- und Hintergliedmaßen nicht selten vor. Nach ihrer Lokalisation und Ursache ist zwischen den gedeckten und offenen Frakturen im *proximalen* Drittel des Griffelbeins und den gedeckten Frakturen im *mittleren* und *distalen* Abschnitt des Knochens zu unterscheiden.

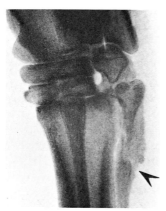

Abb. 541 *Fraktur* des Griffelbeins, Pferd, Röntgenbild.

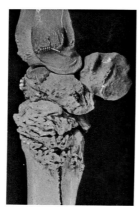

Abb. 542 Folgen eines offenen *Griffelbeinbruches*, Pferd, Knochenpräparat.

Die *Ursachen* der proximalen gedeckten und offenen Frakturen sind *äußere traumatische* Einwirkungen (Hufschlag, Anstoßen, Anschlagen, Gegenrennen, Stockschläge, Stiche u. a.). Die offenen Frakturen gehen infolge der hinzutretenden Infektion oft mit einer eitrigen Ostitis und Periostitis sowie langdauernder Sequester- und Fistelbildung einher. Wenn sie im Bereich des proximalen Griffelbeinkopfes liegen, können sie zur eitrigen Entzündung des Gelenkes zwischen Karpus und Metakarpus bzw. Tarsus und Metatarsus mit Kontraktur und Ankylose dieser Gelenke führen (Abb. 541, 542). Diese Frakturform ist vergleichsweise selten (etwa 5 Prozent).

Die bei Vollblutrennpferden und Trabern und gleicherweise auch bei anderen Sportpferden jeden Lebensalters häufig spontan auftretenden gedeckten Frakturen der mittleren und distalen Abschnitte des Griffelbeins haben eine andere Ursache. Obwohl ihr Entstehungsmechanismus in allen Einzelheiten noch nicht völlig geklärt ist, müssen sie doch als *Ermüdungsfrakturen* gedeutet werden (*Numans* und *Wintzer*, 1961). Da die distalen freien Enden der Griffelbeine zwischen den Schenkeln des Tendo interosseus medius elastisch federnd eingebettet sind und bei jedem Schritt nach innen und außern gebogen werden, und die Griffelbeine außerdem einer Druckbelastung in vertikaler Richtung vom Karpal- bzw. Tarsalgelenk her ausgesetzt sind und ihre Beweglichkeit durch die zunehmende knöcherne Verwachsung (Synostose) zwischen Griffelbein und Hauptmittelfußknochen eingeschränkt wird, entstehen an bestimmten Stellen des Griffelbeins Spannungszustände mit Abbau und Schwächung des Knochengewebes, die schließlich zur Fraktur des dünnen Knochens führen. Nach *eigenen* in der Gießener Klinik an über 300 Fällen gewonnenen Erfahrungen ereignen sich die Frakturen der Griffelbeine bei *Reitpferden* an den *Vorder*gliedmaßen viel häufiger als an den *Hinter*gliedmaßen. Das Verhältnis beträgt etwa 10 zu 1. Dies beruht sicherlich auf der Mehrbelastung der Vordergliedmaßen beim Auffangen der Körperlast. Weiterhin ist das *mediale* Griffelbein häufiger als das laterale frakturiert (Verhältnis 88 zu 12 Prozent), das wahrscheinlich auf die anatomisch bedingte stärkere vertikale Belastung des medialen Griffelbeins zurückzuführen ist (vgl. S. 314). Da die Frakturen der Vorder- und Hintergliedmaßen fast dreimal häufiger im mittleren Drittel (55 Prozent) als im distalen Drittel (20 Prozent) des Griffelbeins lokalisiert sind, kann man annehmen, daß hier, an der Stelle der am frühesten beginnenden Synostose und Fixierung des Griffelbeins am Hauptmittelfußknochen, sich der Biegungszug und -druck am stärksten auswirkt. Beim *Vollblüter* und *Traber* dagegen kommen die Frakturen an allen Gliedmaßen und an allen Griffelbeinen gleich häufig vor und sind meistens im distalen Drittel des Griffelbeins lokalisiert.

Die *pathologisch-anatomischen Veränderungen* sind je nach Entstehung, Lokalisation und Alter der Fraktur sowie auch nach dem Gebrauchszweck des Pferdes unterschiedlich. Bei den im distalen Drittel gelegenen frischen und auch älteren Frakturen läßt sich immer der Bruchspalt nachweisen, da es fast niemals zu einer abschließenden festen knöchernen Verbindung der Fragmente durch Kallusbildung kommt (Abb. 543, 545). Die im mittleren Drittel und proximalwärts

IV. Krankheiten am Metakarpus 337

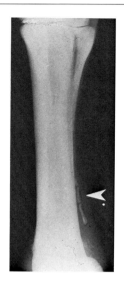

Abb. 543 *Doppelte Fraktur* des ateralen *Griffelbeins* im distalen Drittel (Pfeil), Pferd, Röntgenbild.

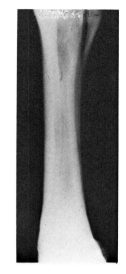

Abb. 544 Fall der Abb. 543 8 Wochen nach der Exstirpation der distalen Hälfte des Griffelbeins, Röntgenbild.

lokalisierten Frakturen zeichnen sich dagegen durch eine ausgeprägte Kallusbildung aus, die alsbald den schmalen Frakturspalt völlig überbrückt und darüber hinaus oftmals zu üppigen Reizkallusbildungen führt, die sich in Form von höckerigen Exostosen und Osteophyten auf die seitlichen und kaudalen Flächen des Hauptmittelfußknochens ausbreiten (Abb. 546). In jedem Fall entwickeln sich in der Umgebung der Fraktur in unterschiedlicher Ausdehnung und Intensität entzündliche seröse und später fibröse Reaktionen, die das Periost des Griffelbeins und Hauptmittelfußknochens und das peritendinöse Gewebe des Tendo interosseus medius betreffen und weiterhin auf die Faszie und das Unterhautbindegewebe bis zu den Beugesehnen hin nach proximal und distal ausstrahlen. Das fibrilläre Sehnengewebe selbst ist jedoch nicht in den entzündlichen Vorgang einbezogen. Eine echte Tendinitis des T. interosseus medius im Gefolge der Fraktur liegt somit nicht vor.

Symptome und Diagnose. Die im *proximalen* Drittel gelegenen *offenen* Frakturen verursachen eine gering- bis mittelgradige Stützbeinlahmheit, die bei eitriger Infektion der Wunde mit Seque-

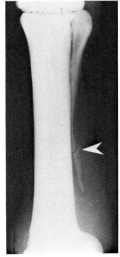

Abb. 545 2 Jahre bestehende Fraktur des *medialen Griffelbeins* im distalen Drittel (Pfeil), Pferd, Röntgenbild.

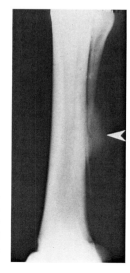

Abb. 546 3 Wochen bestehende *Fraktur* des *medialen Griffelbeins* im mittleren Drittel mit großem Reizkallus (Pfeil), Pferd, Röntgenbild.

ster- und Fistelbildung hochgradig werden kann und zu umfangreichen, harten, schmerzhaften, auf das Gelenk übergreifenden Verdickungen führt. Eine sich anschließende Kontraktur des Gelenks bedingt bleibende Lahmheit (s. Abb. 542). Die hier lokalisierten *gedeckten* Frakturen sind ebenfalls mit Lahmheit verbunden und lassen sich auch ohne Röntgenuntersuchung nachweisen. Für die Prognose und Behandlung ist diese jedoch zweckmäßigerweise heranzuziehen (s. Abb. 541), denn es entwickeln sich häufig im Verlauf der Kallusbildung üppige Exostosen, die als sichtbare metakarpale (-tarsale) Überbeine erscheinen. Sie bedingen in der Regel eine bleibende Lahmheit.

Die frischen gedeckten Frakturen im *mittleren* und *distalen* Abschnitt des Griffelbeins sind durch eine entzündlich-ödematöse Schwellung am Mittelfuß und im Bereich des Tendo interosseus medius gekennzeichnet, so daß eine akute Tendinitis dieser Sehne vorzuliegen scheint. Bei sorgfältiger palpatorischer Untersuchung läßt sich jedoch ein deutlicher Druckschmerz an der Frakturstelle des Griffelbeins nachweisen, besonders wenn ein Druck auf das distale Knöpfchen ausgeübt wird. Bei älteren, schon längere Zeit bestehenden Frakturen sind die akuten Erscheinungen abgeklungen, und es hat sich das Bild einer Tendinitis bzw. Peritendinitis des T. interosseus medius entwickelt. Die Konturen der Beugesehnen sind unklar und verstrichen. Es besteht eine diffuse Schmerzhaftigkeit proximal vom Fesselgelenk und den Gleichbeinen. In fortgeschrittenen, sich über längere Zeit hinziehenden Fällen, besonders wenn unsachgemäße Behandlungen (Einreibungen!) erfolgt sind, wird schließlich das klinische Symptomenbild von einer rezidivierenden Tendinitis des T. interosseus medius bestimmt. Dabei ist jedoch die Sehne selbst nicht erkrankt, sondern es handelt sich um entzündliche Reaktionen, die von der Frakturstelle ausgehen und auf das Peritendineum übergreifen. Der palpatorische Befund am Griffelbein ist nicht einheitlich. Da die im mittleren Drittel und proximalwärts gelegenen Frakturen zur knöchernen Kallusbildung neigen, ist in älteren Fällen die harte kallöse Verdickung der Frakturstelle unschwer festzustellen. Ihre Größe ist sehr unterschiedlich und schwankt zwischen Bohnen- und Walnußgröße und mehr. Zuweilen können sie seitlichen oder hinteren Überbeinen gleichen. Die älteren im distalen Drittel gelegenen Frakturen ergeben nur geringe Verdickungen, manchmal ist seitliche abnorme Beweglichkeit des distalen Fragments festzustellen.

Durch die *Röntgenuntersuchung* mit tangentialer Aufnahmerichtung und getrennter Darstellung des Griffelbeins läßt sich eine Fraktur jederzeit nachweisen. Bei den im distalen Drittel gelegenen Frakturen bleibt der Bruchspalt immer erhalten und das distale Fragment zeigt nicht selten eine Achsenknickung, indem das Griffelbeinknöpfchen gegen den T. interosseus medius gerichtet ist (s. Abb. 543, 545). Die im mittleren Drittel und proximalwärts gelegenen Frakturen stellen sich in frischen Fällen als feine, manchmal kaum wahrnehmbare Linien dar, während in älteren Fällen die Kallus- bzw. Reizkallusbildung vorherrscht, die die Frakturlinie völlig überdecken kann (s. Abb. 546). Eine differentialdiagnostische Abgrenzung gegenüber den auf anderen Ursachen beruhenden Überbeinen kann in solchen Fällen schwierig sein.

Die mit der Griffelbeinfraktur einhergehende *Lahmheit* zeigt sich meistens nur als eine geringgradige Stützbeinlahmheit. Kennzeichnend für chronisch verlaufende Fälle ist, daß die Lahmheit nach einer mehrwöchigen Ruhigstellung des Pferdes völlig verschwinden kann und das Pferd geheilt erscheint. Aber sobald es wieder in Arbeit genommen wird, tritt auch die Lahmheit sofort wieder auf, so daß in Verbindung mit dem örtlichen Befund die Symptome einer chronischen rezidivierenden Tendinitis vorzuliegen scheinen. Wenn nicht die richtige Diagnose gestellt wird und außerdem die vermeintliche Tendinitis in der üblichen Weise behandelt wird, kann sich dieser Vorgang mehrere Male wiederholen und über Monate und Jahre hinziehen.

Für die Diagnosestellung ist neben der genauen anamnestischen Erhebung die sorgfältige klinische Untersuchung unter Beachtung *aller* Symptome entscheidend, da knöcherne Auftreibungen unterschiedlicher Größe, Lage und Form an den Griffelbeinen bei den meisten Sportpferden palpatorisch und röntgenologisch nachzuweisen sind und selbst schon im jugendlichen Alter aufzutreten pflegen, ohne daß sie noch eine Lahmheit verursachen (vgl. Überbeine am Metakarpus).

Behandlung. Die prognostisch zweifelhaft bis ungünstig zu beurteilenden *proximalen* offenen und gedeckten Frakturen können mit scharfer Einreibung, kutanem Punktbrennen und längerer Ruhigstellung behandelt werden. Knochensequester mit Fistelbildung sind vorher operativ anzugehen.

Die im *mittleren* und *distalen* Drittel gelegenen gedeckten Frakturen sind *prognostisch* nicht ungünstig zu beurteilen. Die *konservative* Behandlung mit Ruhigstellung, scharfer Einreibung oder Brennen ist nicht befriedigend, da die von der Frakturstelle und dem beweglichen distalen Fragment ausgehende ständige Reizung des umgebenden Gewebes eine rezidivierende Lahmheit zur Folge hat. Bewährt hat sich die *operative* Behandlung mit Resektion des distalen Fragments einschließlich eines 1 bis 2 Zentimeter langen Teils des proximal anschließenden Griffelbeins. Dabei wird das Periost von dem zu resezierenden Teil des Griffelbeins sorgfältig abgelöst und nur der Knochen entfernt. Die gegebenenfalls vorhandenen Exostosen und Osteophyten werden vom Hauptmittelfußknochen abgetragen, so daß eine glatte Knochenfläche entsteht, die mit dem durch eine Naht vereinigten Periost überdeckt wird. Mit der Resektion werden alle von der Fraktur ausgehenden entzündlichen und schmerzhaften Reizzustände beseitigt (Abb. 544). Meistens sind die Pferde bei primärer Wundheilung nach einer Ruhigstellung von 6 bis 8 Wochen lahmheitsfrei und können wieder in Arbeit genommen werden.

V. Krankheiten an Fesselgelenk und Fessel

1. Die eitrige Sehnenscheidenentzündung des Pferdes

Die *eitrige Sehnenscheidenentzündung*, die Phlegmone, das Empyem, beschäftigt den Chirurgen häufig. Sie kommt an der Vordergliedmaße meistens an der distalen gemeinsamen Sehnenscheide der Beugesehnen, in der Fesselbeuge, vor.

Wer sie operativ behandeln will, muß über Lage und Ausdehnung genau orientiert sein. Die Abb. 547 zeigt, daß die Sehnenscheide 1–2 Finger breit proximal der Gleichbeine beginnt. Sie reicht fast bis an den oberen Rand des Strahlbeins. Hinter dem Fesselgelenk bzw. hinter den Sesambeinen ist sie von der oberen palmaren Fesselbinde, im oberen Teil der Fesselbeuge von der unteren palmaren Fesselbinde (vierzipfliges Band) und ungefähr von der Ballengrube ab von der Fesselsohlenbinde bedeckt. Sie liegt frei und für den Chirurgen leicht erreichbar, nur von Haut und Faszie bedeckt, am oberen Rande der Ballengrube, beiderseits vom vierzipfligen Band, und 1–2 Fingerbreiten proximal der Gleichbeine, seitlich vom oberflächlichen Zehenbeuger. Wir eröffnen sie in der Regel an den in der Abbildung näher bezeichneten Stellen. Die tiefste Stelle erreicht man bei Abb. 547, b, nicht ganz, wenn man nicht die Fesselsohlenbinde spalten will.

Ursachen der *sekundären* eitrigen Sehnenscheidenentzündung sind infizierte Stichwunden in der Fesselbeuge, Rißwunden (Stacheldraht), Streichwunden, Brandmauke, Ballentritte und Nageltritte mit nach proximal fortschreitender Phlegmone. Bei verschiedenen der genannten Wunden kann die Sehnenscheide *primär* eröffnet und infiziert werden (Abb. 548 u. Tafel VI, Abb. C, S. 26).

Die *Diagnose* der sekundären Sehnenscheideninfektion ist nicht leicht. In der Regel setzt im Verlaufe einer „scheinbaren" Heilung einer Wunde oder der Brandmauke über Nacht hohes Fieber ein, 40–41° C. Ferner zeigt sich bei hochgradiger Stützbeinlahmheit eine diffuse, vermehrt warme, umfangreiche Verdickung von der Fesselbeuge bis herauf zum Karpus, die im Bereiche des Sehnenscheidensackes sehr schmerzhaft ist.

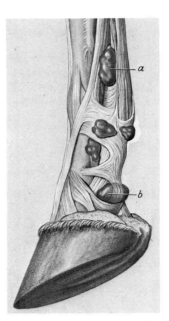

Abb. 547 Skizze zur *operativen* Behandlung der Sehnenscheidenwand und des Sehnenscheidenempyems an der Beugefläche des Vorderfußes beim Pferd. *Inzisionsstellen* bei a und b, Pferd.

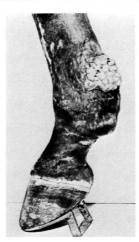

Abb. 548 *Eitrige Tendovaginitis* der distalen gemeinsamen Sehnenscheide der Zehenbeuger nach *Sichgreifen*, Entlastung der Sehnen durch orthopädischen Hufbeschlag mit erhöhtem Steg, Pferd.

Durch feuchte Verbände kann die diffuse Verdickung in einigen Tagen zurückgehen, es bleibt aber die Verdickung im Bereiche der Sehnenscheide. Bei der Probepunktion an einer der in Abb. 547 bezeichneten Stellen entleert sich eine gelbliche, trübe, mit kleinen Flocken durchsetzte Flüssigkeit, die bei Infektion der Sehnenscheide meist hämolytische Streptokokken enthält.

Verlauf und Behandlung. Da die Diagnose in der Regel am ersten oder zweiten Tage noch nicht geklärt wird, sind *feuchte Verbände* mit warmen desinfizierenden Lösungen angezeigt, nachdem der Patient unbedingt auf weichen Boden, in eine *Loheboxe* oder auf Matratzenstreu, gebracht ist. Spätestens nach 24 Stunden ist, wenn das Allgemeinbefinden gestört bleibt (Fieber), eine *Probepunktion* nötig. Geschieht dies nicht und wird weiter nur mit feuchter Wärme behandelt, so zeigt sich nach 4–6 Tagen eine multiple Abszedierung an verschiedenen Stellen des Sehnenscheidensakkes, in der Regel zuerst oberhalb der Gleichbeine (Tendovaginitis apostematosa). Dann sind oft Belastungsrehe, Dekubitus und Sepsis nicht mehr aufzuhalten. Diesem *katastrophalen Ausgang kann durch* rechtzeitige Indikationsstellung und durch *frühzeitige Operation* vorgebeugt werden. Wir üben sie seit vielen Jahren, seit *Bier, Klapp, Beck* u. a. uns die Wege hierzu gewiesen haben. *Bier* verwarf die lange, breite Spaltung in der Hohlhand des Menschen (Gefahr der Austrocknung der Sehne) und empfahl kleine und seitliche Inzisionen in die einzelnen Sehnenscheidenfächer, Erhaltung von Hautbrücken, Verhütung des Herausspringens der Sehne aus ihren Fächern. Beim *Pferde* darf auch keinesfalls gewartet werden, bis der Eiter nach außen spontan zum Durchbruch kommt. Man muß operieren, sobald die Diagnose gesichert ist. Deshalb soll die Probepunktion auch schon bei dringendem Verdacht vorgenommen werden. Geschieht dies nicht, so stirbt infolge des wachsenden hohen Binnendruckes und des hohen osmotischen Druckes das zarte Häutchen, das die Sehne ernährt, das Mesotenon, ab, und die Folge davon ist eine Nekrose der Sehne selbst und Abszedierung und Sepsis. Am ausreichend betäubten, niedergelegten Pferde wird zunächst eine kleine Inzision, 3 bis 4 cm lang, genau in der Mittellinie der Fesselbeuge angelegt (bei Abb. 547, b) und auch je zwei ebenso lange Einschnitte oberhalb der Gleichbeine medial und lateral von der oberflächlichen Beugesehne, beide jedoch hinter der Zehenarterie, bei hochgradigem Empyem auch noch am oberen Rande der Fesselbeuge seitlich vom vierzipfligen Band. Nach der Durchspülung der Sehnenscheide mit warmer physiologischer Kochsalzlösung wird dann in die Sehnenscheide mit einer Knopfkanüle ein geeignetes antibiotisches Chemotherapeutikum, gegebenenfalls in Form der Spüldrainage, instilliert und bei einer Phlegmone in der Unterhaut für einige Tage ein Redon-Drain vom proximalen zum distalen Einschnitt hindurchgezogen. Außerdem muß sogleich und gleichzeitig gegen die Infektion ein breit wirkendes Chemotherapeutikum und nach Feststellung des Erregers und seiner Resistenz das wirksamste Präparat (Penizillin, Streptomyzin o. a.) gezielt *parenteral* verabreicht werden. Das bedeutet, daß die Applikation nach der Normalisierung der Körpertemperatur und nach dem Abklingen der Sehnenscheidensymptome noch wenigstens 5 Tage lang täglich fortgesetzt werden muß. Um eine intensive Durchblutung und Hyperämie im erkrankten Bezirk zu erreichen und zu erhalten, ist auf die Entzündung örtlich einzuwirken, denn nur bei einer intensiven Durchblutung können die körpereigenen Abwehrkräfte voll wirksam und die therapeutische Konzentration des Chemotherapeutikums erreicht werden. Dazu eignet sich am besten feuchte hyperämisierende Wärme mit einem gepolsterten Watteverband (täglich mehrmaliges Angießen mit warmer desinfizierender Lösung). Der Verband stellt den erkrankten Bezirk ruhig, erhält die Wärme und schützt vor äußeren schädlichen Einwirkungen. Als allgemein entlastende und unterstützende Maßnahmen sind Ruhe, Loheboxe, hohe Matratzenstreu, orthopädischer Hufbeschlag (Abb. 548) u. a. unerläßlich und für den Erfolg mitentscheidend. Das Allgemeinbefinden muß überwacht und gegebenenfalls durch gezielte Behandlung (Kreislauf, Fütterung, Pflege) gestützt werden. Späterhin Trockenverbände. Dauer der Behandlung: 4–6 Wochen.

Infektionsverdächtige oder *bereits infizierte* Sehnenscheidenwunden (Stacheldrahtverletzung; s. Tafel VI, Abb. C, S. 26), bei denen die Sehnenscheide von vornherein miteröffnet und schon eitrig erkrankt ist, werden nach denselben Richtlinien unter Berücksichtigung der jeweiligen Wundverhältnisse behandelt.

Verlauf und Behandlung. *Frische* Wunden mit Eröffnung der Sehnenscheide zeigen infolge der traumatischen Schädigung der Synovialis zunächst nur eine gesteigerte Bildung von Synovia mit vermehrtem Abfluß nach außen. Damit verbunden ist immer eine ödembedingte Schwellung der Synovialis. Wenn der Synovialabfluß durch eine fehlende oder unsachgemäße Behandlung nicht rechtzeitig unterbrochen wird, wird die teilweise aneinanderliegende Synovialis bei jeder Be- und Entlastung zusätzlich mechanisch geschädigt. Diese Schädigung bewirkt wiederum eine erhöhte Exsudation, die mit einer Verringerung der Viskosität der Synovia und des Gleitschutzes für die Sehne verbunden ist. Erst die aufgrund dieser verhängnisvollen Wechselwirkung geschädigte Synovialis bietet geeignete Voraussetzungen für die Entwicklung einer bakteriellen Infektion. Der unmittelbar bei der Verletzung entstehende Befall der Sehnenscheidenwunde mit Bakterien hat deshalb bei alsbaldiger Behandlung meistens keine schwerwiegenden Folgen, denn die Erreger werden teils mit der abfließenden Synovia wieder ausgeschwemmt und teils unterliegen sie der schnell wirkenden körpereigenen Abwehr. Die sekundäre Infektion entwickelt sich dagegen vornehmlich bei fehlender Ruhigstellung und Behandlung und kann dann unter diesen Umständen einen ungünstigen Verlauf nehmen. Bei der Belastung und Anspannung der Sehne und Sehnenscheide wird nämlich die Synovia durch die offene Wunde ausgepreßt und bei der nachfolgenden Entlastung wird durch den in der Sehnenscheide entstehenden Unterdruck die in der Wunde befindliche Synovia und auch Luft wieder angesaugt. Durch diesen sich vielfach wiederholenden Vorgang erhält die Synovia eine blasige, zuweilen auch schaumige Konsistenz. Mit dem wechselseitigen Auspressen und Ansaugen der veränderten Synovia gelangen aber auch die in der Wunde befindlichen Bakterien in die Sehnenscheide und finden hier in der durch diesen Vorgang geschädigten Synovialis günstige Voraussetzungen für Besiedlung und Wachstum. In gleicher Weise können sich auch unsachgemäße Behandlung und Untersuchung, wie häufiges, unsteriles Sondieren auswirken.

Die *Therapie* hat unter Beachtung dieser Vorgänge für einen alsbaldigen Verschluß der Sehnenscheidenwunde, wirksame Bekämpfung der Infektion und mögliche Ruhigstellung der Sehnenscheide zu sorgen. Bei kleinen, frischen Wunden kann der Verschluß durch eine Einreibung mit einer stark hyperämisierenden Salbe (Scharfsalbe) und gepolstertem Verband erreicht werden. Gegebenenfalls können in dieser Weise auch noch ältere, einige Tage bestehende Wunden versorgt werden. Erheblich verunreinigte und infektionsgefährdete Sehnenscheidenwunden oder größere Eröffnungen der Sehnenscheide, bei denen durch eine entzündliche Schwellung ein Verschluß nicht zu erwarten ist, müssen operativ versorgt werden. Nach sorgfältigem Ausschneiden der Wunde kann der Verschluß durch eine Naht der Sehnenscheide versucht werden, jedoch nur dort, wo diese spannungslos möglich ist. Anderenfalls muß eine ausreichende Abdeckung der Perforationsöffnung durch Raffung des peritendovaginalen Gewebes oder notfalls durch die Hautnaht geschaffen werden. Intrasynoviale Spülungen sind meistens nicht notwendig und auch nicht zweckmäßig. Ebenso kann die *lokale* Applikation eines antibiotischen Chemotherapeutikums entbehrt werden, denn bei einer frischen Sehnenscheidenwunde und -entzündung besteht keine Blut-Sehnenscheiden-Schranke, so daß einer in jedem Fall zu befürchtenden Infektion durch die parenterale Applikation eines Chemotherapeutikums in wirksamer Weise begegnet werden kann. Die operative Behandlung muß deshalb immer mit der Verabreichung eines breit wirkenden Chemotherapeutikums verbunden werden, das in hoher Dosierung und ausreichend lange zu applizieren ist, wie oben dargestellt. Unerläßlich ist weiterhin die an- und abschließende Behandlung der Wunde mit einem gepolsterten, gegebenenfalls auch mit einem fixierenden Verband (Gips, Kunststoff), der zwischen dem 3. und 6. Tag gewechselt werden soll. Dazu empfiehlt es sich, unruhige, empfindliche und ängstliche Patienten zu sedieren, um Schädigungen der Wunde unbedingt zu vermeiden. Zeigt sich beim Verbandwechsel in oder auf der Wunde ein gelber, geleeartiger Pfropf geronnener Synovia, so ist dieser zu belassen, denn er bildet einen Schutz und hilft, die Sehnenscheide zu verschließen. Die Behandlung muß von allen obengenannten entlastenden und begünstigenden Maßnahmen der Unterbringung, Haltung, Fütterung und Überwachung des Patienten begleitet sein (s. Abb. 548). Wenn auch die *Prognose* einer offenen Sehnenscheidenverletzung von vielen Faktoren abhängig ist und deshalb von Fall zu Fall verschieden zu stellen ist, so kann doch allgemein festgestellt werden, daß die Heilungsaussichten bei frühzeitiger, sachgemäßer und konsequenter Behandlung nicht ungünstig sind. Die Heilung dauert mindestens 6 Wochen. Nach Abheilung der Sehnenscheidenwunden und des Sehnenscheidenempyems verbleiben gewöhnlich Verdickungen und Verhärtungen der Sehnenscheidenwand wie auch Lahmheiten unterschiedlichen Grades. Sie bedürfen der Behandlung mit kutanem Punkt- oder Strichbrennen. *Besonders ungünstig* ist die *Prognose* der Sehnenscheidenphlegmone der Beuger in der Karpalgelenksbeuge (s. Abb. 482).

2. Die Mauke der Pferde, Dermatitis in der Fesselbeuge

Begriff und Formen. Als *Mauke* bezeichnet man verschiedenartige *Entzündungszustände* der *Haut* in der *Fesselbeuge*, die meist bei kaltblütigen Pferden an den Vorder- und Hintergliedmaßen vorkommen und in der Regel durch *äußere* Ursachen mechanischer, chemischer, thermischer und infektiöser Natur hervorgerufen und unterhalten werden. Die äußeren Ursachen wirken entweder direkt oder indirekt (prädisponierend), nicht selten gleichzeitig in der Mehrzahl ein. *Mechanische* Reize sind namentlich Schmutz, mangelhafte Reinigung, Feuchtigkeit, Kot, Sand, das *Ausscheren der Fesselhaare* (auch experimentell wurde dadurch Mauke hervorgerufen), das Begehen von Stoppelfeldern und schließlich die *Fußräude* (Chorioptes equi). *Chemisch* reizend wirken grüne Seife, Petroleum, Kalkstaub, Salzstreuen, ammoniakhaltige Jauche. Von den *thermischen* Reizen kommen namentlich Schnee und Eis im Winter, Tauwetter, feuchte Kälte und die Einwirkung großer Sonnenhitze in Betracht. *Infektionserreger* (Eiterbakterien, Sphaerophorus necrophorus) wirken speziell bei der Brandmauke ein. Besonders empfindlich sind ferner Pferde mit weißem Fessel (Brand der weißen Abzeichen). Endlich hat man Mauke nach der Verfütterung von Schlempe, Torfmehlmelasse, Trockenkartoffeln und Weizenkleie oder überhaupt bei übermäßiger und stark eiweißhaltiger Fütterung (Kaltblutdeckhengste) und seltener als Komplikation der Brustseuche und Beschälseuche beobachtet (*innere* Ursachen).

Das Krankheitsbild der Mauke ist je nach dem Verlauf (akut, chronisch) und je nach der Natur und dem Grad der Entzündungsreize sehr verschieden. Man hat deshalb verschiedene *Formen* der Mauke zu unterscheiden (erythematöse, ekzematöse, gangränöse und verruköse Mauke, Schrundenmauke, Schwielenmauke, Brandmauke, feuchter und trockner Straubfuß, Igelfuß, Schmutzmauke). Für die chirurgische Praxis sind besonders folgende Maukeformen wichtig:
a) *Die ekzematöse Mauke* (Eccema squamosum bzw. madidans).
b) *Die verruköse Mauke* (Dermatitis verrucosa).
c) *Die Brandmauke* (Dermatitis gangraenosa).

Ekzematöse Mauke. Sie ist ein *Ekzem* in der Fesselbeuge, das mit entzündlicher Rötung und schmerzhafter Anschwellung der Haut beginnt (*erythematöse Mauke*) und nach einigen Tagen nässend wird, indem Bläschen zwischen den Haaren auftreten (*Eccema vesiculosum*), die bald platzen und eine anfangs seröse, lymphartige, gelbliche Flüssigkeit entleeren (*Eccema madidans*), die die Haare miteinander verklebt und später eitrig wird. Die erheblich geschwollene Haut zeigt Querfalten mit Rhagadenbildung (Schrundmauke). Trocknet das seröse und eitrige Exsudat ein, so bilden sich Krusten, unter denen sich häufig Eiter befindet (*Eccema crustosum* und *impetiginosum*). In den leichteren Fällen heilt der Prozeß unter diesen Krusten oder mit reichlicher Epidermisabschuppung ab (*Eccema squamosum*). Bei stärkerer Hautentzündung, namentlich dann, wenn die Mauke alle 4 Fesselbeugen befällt, lahmen die Pferde oder zeigen einen gespannten Gang.

Behandlung. Die Behandlung der akuten Ekzeme besteht in Ruhe, sorgfältiger Reinigung, Abhalten aller äußeren Reize durch einen *Verband* und in dem Aufstreuen *indifferenter, deckender* oder *austrocknender Pulver* (Talk, Zinkoxyd, Tannin, Tannoform, Lenizet). Oder man legt Salbenverbände an: 10proz. Ichthyolsalbe, 2proz. Bepanthensalbe. Die *Fußräude* läßt sich leicht mit den handelsüblichen Insektiziden beseitigen. Bei frühzeitiger Anwendung dieser Mittel kann die akute ekzematöse Mauke meist rasch heilen.

V. Krankheiten an Fesselgelenk und Fessel

Verruköse Mauke. Diese Form stellt eine chronische, *hyperplastische Dermatitis* dar, die sich entweder aus der akuten ekzematösen Mauke oder auch selbständig entwickelt. Da die Dermatitis verrucosa fast ausschließlich bei *Kaltblutpferden* angetroffen wird, dürfte hier eine konstitutionell bedingte Disposition für die Erkrankung vorliegen. Nicht selten kommt sie auch mit Hufkrebs zusammen vor, oder der Hufkrebs stellt sich nach der Dermatitis verrucosa ein. Unter der reizenden Wirkung des eitrigen, schmierigen, käseähnlichen, übelriechenden Exsudats entwickeln sich bei längerer Dauer der akuten Dermatitis *geschwürartige* Substanzverluste an der Hautoberfläche mit Bildung multipler *warzenartiger* Granulome (*Dermatitis verrucosa*; Abb. 549), schwielenförmiger, umschriebener Hautverdickungen *(Maukeschwielen)*, diffuser Sklerose der Haut und Unterhaut *(Elephantiasis)*, borstenartiger Aufrichtung und Ausfallen der Haare *(Straubfuß, Igelfuß)*.

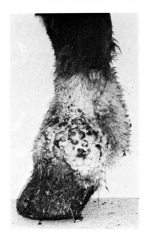

Abb. 549 Dermatitis verrucosa, Pferd.

Behandlung. Die Behandlung der chronischen verrukösen Mauke ist schwierig und langwierig. In sehr alten und über das Fesselgelenk hinauf ausgedehnten Fällen ist das Leiden manchmal unheilbar. Zunächst sind eine gründliche Reinigung und Desinfektion vorzunehmen. Solange noch keine ausgedehnten Wucherungen vorhanden sind, werden die eiternden Stellen erst mit feuchten Verbänden, dann trocken behandelt. Von Arzneimitteln empfehlen sich *austrocknende* (Tannin, Tannoform, Teer, Kreosot, Formalinspiritus 1:10, Pikrinsäurespiritus 1:1000). Von großer Wichtigkeit ist dabei ein häufiger *Verbandwechsel*. In fortgeschrittenen Fällen bleibt als letztes Mittel nur die *operative Entfernung* der Wucherungen mit dem Schleifenmesser, ohne oder mit nachfolgendem *Brennen*, oder die elektrochirurgische Behandlung, dann dauernd trockene Verbände mit Alumen ustum oder anderen adstringierenden Mitteln (Hufkrebspuder [vgl. Hufkrebs]). Mit medikamentöser Behandlung lassen sich die *Wucherungen nicht* beseitigen.

Brandmauke. Als solche wird eine *gangränöse Dermatitis* in der Fesselbeuge bezeichnet, die meist vereinzelt, zuweilen aber auch in einzelnen Stallungen mit vielen Pferden seuchenartig auftritt (seuchenhaftes Lahmen, ansteckende Mauke) und gewöhnlich im Winter vorkommt (prädisponierende Wirkung der Kälte, des Schnees, des Salzstreuens, des Tauwetters, des Straßenschmutzes, oberflächlicher Verletzungen, namentlich Streichwunden, schlechter Stallpflege, des Abscherens der Fesselhaare). Die Ursache ist *infektiöser* Natur; als Infektionserreger kommt namentlich *Sphaerophorus necrophorus* in Betracht. Wie es scheint, bildet der Stalldünger die Hauptquelle der Infektion (vorwiegende Erkrankung der Hinterfessel). Das Leiden beginnt mit einer sehr *schmerzhaften Anschwellung* der Haut in der Fesselbeuge, an den Ballen oder seitlich am Fessel, die mit hochgradigem Lahmgehen, zuweilen auch mit Fieber, verbunden ist. Im Zentrum der Anschwellung treten von der Umgebung scharf abgegrenzte, *blaurote, nekrotische Herde* auf, die mit einem hellroten Rand umsäumt sind. Dort kommt es zur *brandigen Abstoßung* größerer oder kleinerer Hautstücke, so daß geschwürartige, mit blutigem Eiter und übelriechenden Gewebsfetzen bedeckte Defekte in der Haut entstehen. Bei günstigem Verlauf heilen diese Substanzverluste unter Granulationsbildung und Vernarbung nach 2–3 Wochen ab. Nicht selten bleiben indessen kleine nekrotische Teile des Unterhautbindegewebes, der Zehenfaszie oder der benachbarten Sehnen und Bänder zurück, die eine chronische *Fesselfistel* oder *Kronenfistel* unterhalten. In anderen Fällen breitet sich der nekrotische Prozeß auf die Hufknorpel *(Hufknorpelfistel)* und auf die Huflederhaut aus *(Nekrose der Huflederhaut)*, oder er bricht in das Hufgelenk *(jauchige Hufgelenkentzündung)* oder in die tiefe gemeinsame *Sehnenscheide* ein und kann so durch *Septikämie* zum Tode führen. Wegen dieser häufig eintretenden Komplikationen ist die Prognose in jedem Fall von Brandmauke *zweifelhaft* zu stellen.

Behandlung. Die Behandlung besteht in der Anwendung feuchtwarmer Verbände mit desinfizie-

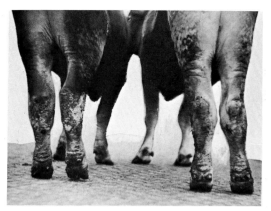

Abb. 550 *Exanthem* an den Hintergliedmaßen nach Schlempefütterung bei zwei Zugochsen.

renden Lösungen oder von Salbenverbänden (Lebertransalbe). Hierdurch sollen möglichst frühzeitige Demarkation und Abstoßung der abgestorbenen Hautstücke erfolgen. Der Geschwürsgrund wird dann unter Verband mit Wundpulvern – Antibiotikum- oder Sulfonamid-Puder – behandelt. Die Fesselfisteln und Kronenfisteln sind zu spalten. Die Hufknorpelfistel und die Nekrose der Hufkederhaut werden operativ behandelt (vgl. Krankheiten des Hufes). Die Arthritis des Hufgelenks ist meistens unheilbar, ebenso die jauchige Sehnenscheidenentzündung. Die einzige Behandlungsmöglichkeit besteht in der rechtzeitigen parenteralen und lokalen Applikation von Sulfonamiden bzw. Antibiotika.

Die Schlempemauke des Rindes. Ein *Exanthem* in der Fesselbeuge der Hintergliedmaßen bis zum Sprunggelenk hinauf (Abb. 550), seltener an den Vordergliedmaßen, meist nur bei Mast- und Zugochsen vorkommend. Die Ursache ist in der übermäßigen Verfütterung von *Kartoffelschlempe* zu suchen (*toxisches* Exanthem, verdorbene, in Gärung geratene, stark säurehaltige Schlempe). Auch nach der Fütterung roher und gekeimter Kartoffeln sowie von Kartoffelkraut und frischer Luzerne hat man das Leiden beobachtet. Das Exanthem beginnt mit einem schmerzhaften, juckenden *Hauterythem* und mit der Bildung von *Bläschen*, die platzen und eine seröse, gelbliche Flüssigkeit entleeren, welche die Haare verklebt und zu bräunlichen Schorfen eintrocknet. In schweren Fällen entwickeln sich Schrunden und *Geschwüre* mit übelriechender, jauchiger Flüssigkeit. Der Ausschlag breitet sich über größere Strecken des Körpers aus, und es treten nach längerer Dauer der Krankheit sogar zuweilen septische Phlegmonen (Sekundärinfektion mit Nekrosebakterien oder Corynebact. pyogenes), Dekubitalgangrän und tödliche septische Allgemeininfektion hinzu. Die *Behandlung* ist vor allem eine *prophylaktische* und besteht im Aussetzen der Schlempefütterung oder in Beigabe von reichlichem Rauhfutter, Neutralisieren der Schlempe mit Soda oder Basex (Bengen). Ebenso ist eine Abführkur mit Glaubersalz angezeigt. Die örtliche Behandlung besteht in Reinigen und Einreiben von Kreolinsalbe, Teersalbe, eines Kreolin- oder Teerliniments (Kreolin, Sapo viridis āā 50,0; Spiritus 500,0) oder mit Pikrinsäurespiritus 1 : 1000.

3. Die Gleichbeinlahmheit des Pferdes

Begriff und Ursachen. Mit dem Namen *Gleichbeinlahmheit* bezeichnet man herkömmlich einen chronischen Entzündungsprozeß an der *Hinterfläche* der *Gleichbeine*, d. h. an dem die Gleichbeine verbindenden Lig. intersesamoideum, das die Gleitfläche für die tiefe Beugesehne bildet, an den benachbarten *oberen* und *unteren Gleichbeinbändern* oder an der Gleitfläche der tiefen Beugesehne auf dem Lig. intersesamoideum. Die Gleichbeinlahmheit ist somit zum Teil identisch mit der chronischen Entzündung des Fesselträgers und den Erkrankungen der Gleichbeine (vgl. S. 345). Das Leiden wird an der vorwiegend betroffenen Vordergliedmaße, namentlich bei Reit- und Wagenpferden, durch schnelle Gangarten auf hartem Boden und bei schwerem Reiter, zuweilen auch durch Fehltritte, veranlaßt. Prädisponierend wirken lange und schmale Fessel, unregelmäßige Gliedmaßenstellung, fehlerhafter Hufbeschlag, insbesondere Vorderhufeisen ohne Zehenrichtung, sowie lebhaftes Temperament (hohe Aktion). Zur *chronischen* Gleichbeinlahmheit sind auch die Veränderungen zu rechnen, die nach geheilten *Einreißungen* des *Fesselträgers* und nach geheilten *Sesambeinfrakturen* zurückbleiben und die eine Verdickung (Kallus) an den Gleichbeinen und eine teilweise Versteifung mit Steilstellung im Fesselgelenk hinterlassen, wie sie die Abb. 558 zeigt, s. auch Fraktur der Sesambeine. Die Erkrankung wird in der fremdsprachigen Literatur auch als *Sesamoiditis* oder *Sesamoidose* bezeichnet.

Die *pathologisch-anatomischen Veränderungen* bestehen in fibrillären Einrissen, knotiger Verdickung, Verhärtung, Ossifikation und Verkürzung der Gleichbeinbänder, Exostosenbildung (Abb. 551) und selbst Fraktur und Kallusbildung an den Gleichbeinen, in Rauhigkeit, Zerfaserung oder Usuren bzw. Nekrosen des Lig. intersesamoideum und der tiefen Beugesehne an ihrer Gleitfläche oder auch in Einschmelzungsherden in den Sesambeinen selbst *(Osteomalazie)*.

Symptome. Die Gleichbeinlahmheit ist durch eine chronische, häufig *rezidivierende Stützbeinlahmheit* mit unvollkommenem Durchtreten im Fesselgelenk, steiler Fesselstellung und Neigung zum Stolpern gekennzeichnet. Dabei neigt das Fesselgelenk zum Überköten. In der Ruhestellung wird der Vorderhuf bevorzugt nur auf der Hufspitze belastet, während die Ruhestellung der Hintergliedmaße durch eine Beugehaltung der Zehengelenke, bei starker Schmerzempfindung noch durch eine vollständige Entlastung der Gliedmaße mit geringgradiger Beugehaltung von Sprung- und Kniegelenk gekennzeichnet ist. Die *hintere* Partie des *Fesselgelenks*, speziell die Gegend der Gleichbeine, erscheint *geschwollen* und bei Druck *schmerzhaft*. Auch das passive Beugen und namentlich Strecken (Dorsalflektieren) des Fesselgelenks ist mit Schmerzen verbunden. Die Fesselgelenksbeugeprobe und die Keilprobe sind positiv. Bei genauer Palpation der Gleichbeinbänder und der tiefen Beugesehne am aufgehobenen Fuße findet man sie diffus oder knotig verdickt, von derber Konsistenz und schmerzhaft. In zweifelhaften Fällen kann eine diagnostische Injektion im proximalen Drittel des Mittelfußes neben der tiefen Beugesehne oder in die distale gemeinsame Sehnenscheide vorgenommen werden. Die hohe Palmarnervenanästhesie vermag nach *H. Müller* die Lahmheit nicht zu beseitigen, da der M. interosseus medius noch von Ästchen des N. ulnaris versorgt wird, die dicht proximal des Karpus vom N. ulnaris abgehen. Diese Stelle müßte daher mit den beiden Palmarnerven anästhesiert werden. Die Exostosen und osteomalazischen Herde in den Gleichbeinen werden mit Sicherheit durch die Röntgenuntersuchung festgestellt. Mit ihr gelingt es, durch entsprechende Einstellung und Veränderung der Projektionsrichtung jedes Gleichbein einzeln darzustellen und die verschiedenen pathologischen Veränderungen zu erfassen (Abb. 551). Nach längerem Bestehen der Lahmheit kann sich ein *Sehnenstelzfuß* entwickeln.

Behandlung. Die Gleichbeinlahmheit ist ein schwer heilbares, häufig rezidivierendes und, je nach der die Lahmheit bedingenden Ursache, sehr oft überhaupt unheilbares Leiden. Die *Prognose ist daher sehr zweifelhaft*. Die Behandlung besteht in *Ruhigstellung* mit *feuchtwarmen Verbänden, Massage, reizenden Einreibungen* und *Brennen*. Sehr empfehlenswert ist ferner zur Nachbehandlung ein mehrwöchiger Weidegang ohne Hufeisen. In hartnäckigen Fällen bleibt nur die *Neurektomie* übrig (Palmarnerven im proxi-

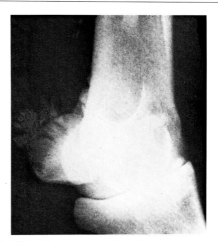

Abb. 551 *Exostosen* an den Gleichbeinen, Pferd.

malen Drittel des Metakarpus). Derartig neurektomierte Pferde sind jedoch als Reitpferde wegen der damit für Pferd *und* Reiter verbundenen Gefahren nicht mehr verwendbar.

4. Die Fraktur der Sesambeine (Gleichbeine) des Pferdes

Vorkommen, Arten und Ursache. Eine Fraktur dieser kleinen, in den Fesselträger, M. interosseus medius, eingelagerten pyramidenförmigen Knochen sieht man bei Zugpferden kaum, bisweilen bei Reit- und Turnier-, häufiger jedoch bei *Galopprennpferden*.

Auch bei Trabrennpferden kommt die *Gleichbeinfraktur* nach *Schmal* häufiger vor, als dies bisher im Schrifttum verzeichnet ist. Während die Fraktur bei den Galopprennpferden meist an den Vordergliedmaßen auftritt, findet sie sich bei den Trabern vorwiegend an den Hintergliedmaßen. Beim *Unterlassen* einer *Röntgenuntersuchung* werden die Frakturen in sehr vielen Fällen nicht als solche erkannt, sondern als Gleichbeinlahmheit oder Sehnenscheidenentzündung diagnostiziert.

Meistens handelt es sich um eine *Horizontalfraktur* des Knochenkörpers und in der Regel auch nur des *einen* Sesambeines (Abb. 552). *Pape* fand vereinzelt beide Sesambeine frakturiert. Auch in Gießen haben wir solche Fälle gesehen (Abb. 553). Bei Reit- und Zugpferden sieht man bisweilen eine *Abrißfraktur* an der Spitze der Pyramide bzw. am proximalen Rande des Sesambeines (Abb. 554, 555). Die Frakturen sind in der Regel

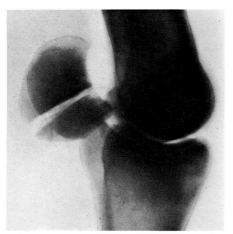

Abb. 552 Röntgenbild einer frischen *Horizontalfraktur* eines Sesambeines, Pferd.

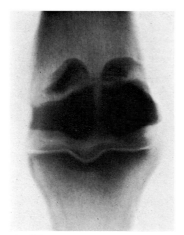

Abb. 553 Röntgenbild einer *Horizontalfraktur* beider *Sesambeine*, Vollblüter.

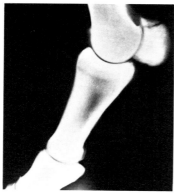

Abb. 554 *Abrißfraktur* am proximalen Rand eines Sesambeins, 6jähr. Pferd, Röntgenbild.

gedeckte. Abriß- und Absprengungsfrakturen können jedoch auch durch Anreiten und Angaloppieren zustande kommen und sind dann *offene* Frakturen, die wir mehrere Male mit einer eitrigen Entzündung des Fesselgelenks vergesellschaftet fanden. Abrißfrakturen kommen auch an der Basis der Gleichbeine vor (Abb. 556, 557), dann besteht manchmal gleichzeitig eine Luxation nach oben *(Pape).* Die Fraktur des Sesambeines ist in der Hauptsache eine *Berufskrankheit des Rennpferdes.* Sie kann beim gewöhnlichen Galoppieren zustande kommen. Meistens ereignet sie sich aber nach dem Hindernissprung durch übermäßige Zugbeanspruchung des Fesselträgers beim Auffangen der Körperlast. *Bürger* beschuldigt auch innere Knochenveränderungen als Ursache. Bei Trabern dürfte nach *Schmal* allzu scharfes Parieren oder Wenden bei schneller Gangart die Entstehungsursache sein. Der *Entstehungsmechanismus* kann in der Weise erklärt werden, daß die Fraktur des Knochens auf die Hebelwirkung eines transversal verlaufenden leistenförmigen Grates an der Gelenkfläche des Hauptmittelfußknochens zurückzuführen ist, der während des tiefen Durchtretens in der Belastungsphase auf die Gleichbeine wie ein Keil einwirkt, besonders bei etwas verkanteter Fußung.

Symptome. Bei der Horizontal(Transversal)fraktur der *beiden* Gleichbeine treten wie nach der Zerreißung der Sehne selbst die verunglückten Rennpferde im Fesselgelenk tief durch. Sie berühren u. U. den Boden mit dem Sporn. Es besteht hochgradige Lahmheit mit Schwellung an der palmaren Fläche bis zur Mittelfußmitte. Bei ganz frischen Horizontalfrakturen kann man an der eingebeugten Zehe bisweilen eine Lücke im Sesambein fühlen. Krepitation fehlt. Schmerz bei Palpation ist bald nach der Verletzung vorhanden. Die Schwellung ist die Folge einer Knochenblutung. Für die *Prognose* ist die Röntgenaufnahme wichtig. Wenn beide Sesambeine verschiebbar und nach proximal verlagert sind, so liegt eine Abrißfraktur der drei palmaren Bänder vor, oder es sind die Rindenstücke des Knochens mit abgerissen; Prognose ungünstig. Die *einseitige* Horizontalfraktur liegt überwiegend im proximalen Drittel des Knochens, so daß zwei ungleich große Fragmente entstehen. Die in der distalen Hälfte des Gleichbeins lokalisierten Frakturen sind sehr viel seltener zu beobachten. Die entstehende Lahmheit ist anfangs hochgradig, verringert sich jedoch durch Ruhigstellung innerhalb von einigen Tagen und steigert sich wieder bei erneuter Arbeitsbelastung. Die Umfangsvermehrung der steiler gestellten Fessel beschränkt sich im wesentlichen auf eine pralle Füllung des Fesselgelenks, dessen Kapsel sich medial und lateral etwa daumenbreit distal von den Griffelbeinknöpfchen hervorwölbt. Krepitation ist meist nicht ertastbar, doch löst der Palpationsdruck auf das betroffene Gleichbein deutliche Schmerzen aus. Ebenso ist die passive Beugung und Streckung des Fesselgelenks hochgradig schmerzhaft.

Die Prognose der einseitigen Horizontalfrakturen ist zweifelhaft, aber nicht ungünstig, wenn auch die durch den Zug des M. interosseus medius verhältnismäßig weit voneinander dislozierten Bruchstücke nicht durch einen festen knöchernen Kallus, sondern nur durch ein straffes fibröses Narbengewebe miteinander vereinigt werden. Es ist durchaus möglich, daß so „geheilte" Pferde wieder voll leistungsfähig werden. Die Prognose der Abrißfraktur ist günstiger, jedoch kann auch hiernach trotz Heilung eine Bewegungsstörung zurückbleiben (s. Abb. 554, 555). Für Zuchtpferde ist die Prognose in jedem Falle günstiger, da die Tiere, selbst wenn eine teilweise Versteifung im Fesselgelenk zurückbleibt, noch zur Zucht verwendet werden können. Die *Prognose* der offenen Frakturen ist in der Regel ungünstig, da das Fesselgelenk häufig in den Eiterungsprozeß einbezogen wird.

Behandlung. Die *Behandlung* der gedeckten Frakturen kann zunächst in der Anwendung feuchter Wärme bestehen (feuchter, ruhigstellender Verband). Nach Resorption des Blutergusses empfehlen sich eine scharfe Einreibung mit Verband oder Kauterisieren, Einreibung und Verband, danach Bewegung des Patienten in einer Loheboxe. Die offenen Frakturen sind nach den Regeln der Wundbehandlung mit Antibiotika bzw. Sulfonamiden zu versorgen. Die Fraktur eines Sesambeines am Hinterbein eines Trabers konnte im Verlaufe von 3 Monaten und nach dem Brennen so geheilt werden, daß das Pferd wieder Rennen lief. Die Aussichten auf Heilung des Knochenbruches am Hinterbein scheinen günstiger zu sein als am Vorderbein.

Die Abb. 558 zeigt die Vordergliedmaßen eines sehr guten Vollblutbeschälers, der sich vor 10 Jahren auf der Bahn vorn links eine Horizontalfraktur zuzog. Er ist so weit geheilt, daß er im Trab nur noch eine geringe Bewegungsstörung zeigt. Eine Verdickung hinter dem Fesselgelenk und eine Steilstellung sind deutlich zu erkennen. Bei Trabrennpferden kann vollständige Heilung eintreten. Nach entsprechender Behandlung

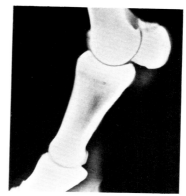

Abb. 555 Abrißfraktur der Abb. 554 nach 98 Tagen *konservativer* Behandlung in Heilung.

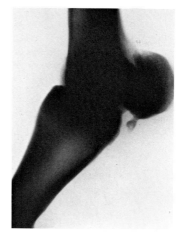

Abb. 556 Röntgenbild einer *Abrißfraktur* an der Basis eines Sesambeines, Pferd.

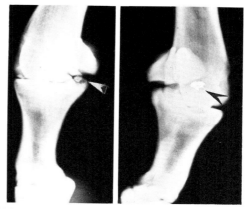

Abb. 557 *Abrißfraktur* an der Basis eines *Sesambeins* (Pfeile), Röntgenbild mit verschiedener Projektionsrichtung, 5jähr. Pferd.

V. Krankheiten an Fesselgelenk und Fessel

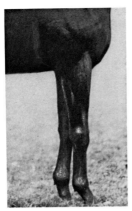

Abb. 558 Geheilte *Sesambeinfraktur*, Verdickung am linken Fesselgelenk und Steilstellung, Pferd.

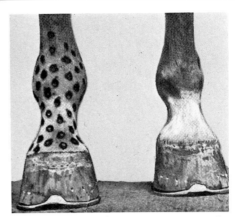

Abb. 559 *Punktbrennen* im Bereich der Zehe, danach Auftragen einer dünnen Schicht von Quecksilberjodidsalbe (1:5). Gazelagen und Verband wie in Abb. 515, Pferd.

(Brennen), mehrmonatiger Ruhe und Weidegang werden die Pferde trainiert und laufen wieder Rennen.

Da die Aussichten einer völligen Wiederherstellung als Reit- und Rennpferd bei den einseitigen Horizontal- und Abrißfrakturen durch die konservative Behandlung zumindest als unsicher bewertet werden müssen, hat sich die operative Therapie weitgehend durchgesetzt. Nach *Churchill* besteht sie in der chirurgischen Entfernung des Knochenfragments. Erfolgversprechend ist diese Operation nur dann, wenn das Fragment der Gleichbeinspitze nicht größer als ein Drittel des ganzen Knochens ist. Für die übrigen Fälle verbleibt nur die konservative Behandlung mit ihrer zweifelhaften bis ungünstigen Prognose.

5. Die Distorsion des Fesselgelenks

Ursachen. Die Distorsion *(Verstauchung)* des Fesselgelenks ist ein bei Pferden sehr häufig, bei Rindern seltener vorkommendes Leiden. Ursachen sind Fehltritte, Ausgleiten, Niederstürzen, scharfe Wendungen, plötzliches Anhalten in schneller Gangart, übermäßige Dorsalflexion beim Aufstehen, Steckenbleiben in Erdlöchern, tiefen Fahrgeleisen oder dergleichen. Begünstigt wird die Entstehung der Verstauchung durch unregelmäßige Gliedmaßen- und Zehenstellungen und fehlerhaften Hufbeschlag.

Symptome. Die Verstauchung äußert sich durch das *plötzliche* Auftreten einer *Stützbeinlahmheit*, durch *Anschwellung* und *höhere Temperatur* am Fesselgelenk (meist erst nach 12–24 Stunden nachweisbar), *Steilstellung* des *Fessels* (unvollständiges Durchtreten und Überköten im Fesselgelenk) und zuweilen durch *Schmerzhaftigkeit* beim passiven Beugen und Strecken des Fesselgelenks. Der übrige Befund an der Gliedmaße ist negativ. Der Verlauf ist je nach dem Grad der Verstauchung sehr verschieden. In den leichteren Fällen verschwindet die Lahmheit schon nach einigen Tagen wieder; in anderen mittelschweren dauert sie 8–14 Tage. Sehr häufig beobachtet man indessen, namentlich bei Distorsionen, die mit Zerreißung der Gelenkkapsel und der Seitenbänder, mit Quetschung des Gelenkknorpels und mit erheblichem Bluterguß ins Gelenk verbunden sind, mehrwöchige und selbst monatelange Lahmheit oder Subluxation und schließlich arthrogenen Stelzfuß infolge chronischer deformierender Arthritis. *Aus diesem Grunde ist die Prognose bei allen Verstauchungen des Fesselgelenks von vornherein zweifelhaft zu stellen.* Verstauchungen mit mittel- bis hochgradiger Lahmheit sind *oft* mit einer *Fissur des Fesselbeins vergesellschaftet,* daher hierauf genau zu untersuchen (schmerzhafte Linie, Röntgenbild). Sesambeine beachten!

Behandlung. Vor allem ist möglichst *Ruhe* angezeigt, die am wirksamsten in der Loheboxe herbeigeführt wird. Außerdem kann man die Verstauchung anfangs mit *Kälte*, später mit *feuchtwarmen Verbänden* behandeln. In chronischen Fällen empfehlen sich *Massage, reizende* und *scharfe Einreibungen* oder *Brennen* (Abb. 559). Bei sehr hartnäckiger Lahmheit ist bei Pferden die *Neurektomie* unter Berücksichtigung aller damit verbundenen Komplikationsmöglichkeiten zu erwägen (beide Palmarnerven).

6. Die Entzündung des Fesselgelenks

Formen, Ursachen und Prognose. Die Entzündung des eigentlichen Fesselgelenks (Dorsalpartie im Gegensatz zur Gleichbeinlahmheit) ist entweder die Folge von Kontusionen, Distorsionen und Frakturen *(akute seröse Arthritis, chronische deformierende Arthritis)* oder von Vereiterungen des Schleimbeutels auf dem Fesselkopf, unter der Strecksehne mit nachfolgender periartikulärer, abszedierender Phlegmone (Abb. 560) oder von perforierenden Gelenkwunden *(eitrige* und *jauchige Arthritis).* Die letztere ist beim Pferd nicht selten unheilbar und führt u. U. nach kürzerer oder längerer Zeit zu tödlicher Septikämie. Die aseptische seröse Arthritis ist heilbar. Sie äußert sich durch plötzliches, hochgradiges Lahmgehen mit Volarflexion im Fesselgelenk, diffuser, ringförmiger, schmerzhafter Anschwellung an der vorderen Gelenkpartie, Schmerzen bei passivem Beugen und Strecken des Gelenks und in einer fluktuierenden Anschwellung der Gelenkkapsel. Die *chronische deformierende Arthritis (Fesselgelenkschale)* bedingt eine meist unheilbare Lahmheit und beruht auf ähnlichen anatomischen Veränderungen wie die Krongelenkschale (s. Abb. 596). Aus jeder akuten Arthritis kann sich eine chronische deformierende Arthritis oder *Arthropathia deformans* entwickeln. Für das Fesselgelenk des Sportpferdes haben die der Gruppe der sekundären, degenerativen Arthropathien zuzurechnenden Veränderungen eine beachtliche klinische Bedeutung, die ursächlich zurückzuführen sind auf wiederholte Traumen, auf unzureichende Ausheilung von Schäden am Gelenkknorpel und der darunter befindlichen Knochenplatte sowie an den Ansatzflächen der Gelenkkapsel. Auch die auf nichtentzündlicher Grundlage entstehenden Alterationen durch zu frühe und zu starke Belastung des Gelenks gehören dazu, deren Entwicklung durch unregelmäßige Gliedmaßenstellung noch begünstigt wird.

Die *pathologisch-anatomischen* Veränderungen am Gelenk sind unterschiedlich und vielseitig. Teils entstehen artikuläre und periartikuläre Reaktionen (Osteoporose, Periostitis) der gelenkbildenden Knochen an den Seiten- und der Dorsalfläche des Gelenks, teils bilden sich freie Gelenkkörper (Corpora libera) im Dorsalteil des Gelenks oder in der kaudalen Ausbuchtung des Gelenksackes (Abb. 561, 562, 563, 564). Für diese Fälle ist die Röntgenuntersuchung mit verschiedener Projektionsrichtung unentbehrlich, besonders auch im Hinblick auf die differentialdiagnostische

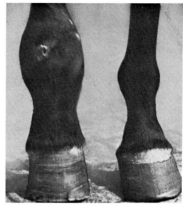

Abb. 560 *Fesselgelenkschale* nach periartikulärer, abszedierender Phlegmone, Pferd.

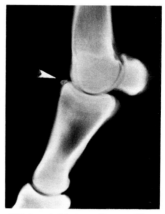

Abb. 561 Röntgenbild eines *Corpus liberum* (Pfeil) im Dorsalteil des Fesselgelenks hinten links, 9jähr. Pferd.

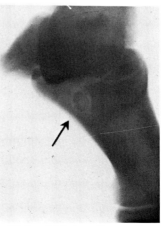

Abb. 562 Röntgenbild eines *Corpus liberum* im Fesselgelenk, Pferd.

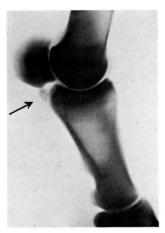
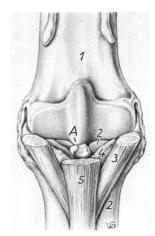

Abb. 563 Röntgenbild eines *Corpus liberum* im Fesselgelenk, Pferd (Die Pfeile zeigen die Lage der *Corpora libera* an).

Abb. 564 Sektionspräparat des Fesselgelenkes vom Pferd der Abb. 562 mit einem *Corpus liberum*: 1 Os metacarpale III; 2 Phalanx I; 3 Lig. sesam. obliqu.; 4 Lig. sesam. cruc.; 5 Lig. sesam. rect.; A *Corpus liberum*.

Abgrenzung einer Absprengungsfraktur am dorsalen Gelenkrand des Fesselbeins. Dabei kann es in länger bestehenden Fällen schwierig sein, eine kleine Absprengungsfraktur von einem Corpus liberum sicher zu unterscheiden. Diese Veränderungen erklären die ungünstige Prognose.

Behandlung. Die Behandlung der akuten serösen Arthritis besteht in Ruhe (Gipsverband) oder in feuchtwarmen Verbänden und später in Massage des Gelenkes. Bei schleichendem Verlauf kann sich ein chronischer Hydrops *(Fesselgelenkgalle)* entwickeln. In solchen Fällen können intraartikuläre Injektionen mit Glukokortikoid versucht werden. Das von einer *Arthritis deformans* des Fesselgelenks betroffene Sportpferd ist in seinem Nutzungswert erheblich gemindert, denn die scharfe Einreibung und die Kauterisation (kutanes Punktbrennen) können zwar in manchen Fällen eine schmerzfreie Wiederherstellung der Gelenkfunktion erreichen, aber die zu rezidivierenden Lahmheiten neigenden pathologischen Veränderungen nicht beseitigen. In einzelnen geeigneten Fällen kann nach genauer Lokalisation des Corpus liberum die operative Entfernung per arthrotomiam angezeigt und erfolgversprechender sein.

Bei frischen *Gelenkwunden* ist außer der streng einzuhaltenden Behandlung mit *Wundverbänden* die intraartikuläre Injektion von Sulfonamiden und Antibiotika angezeigt. Außerdem müssen für mehrere Tage Antibiotika und antibiotische Chemotherapeutika in hoher Dosierung parenteral verabreicht werden. Heilung kann ohne Zurückbleiben von Lahmheit in etwa 2 Wochen erzielt werden.

7. Die Luxation im Fesselgelenk

Die *Luxation (Verrenkung)* im Fesselgelenk kommt nach Überfahrenwerden im Straßenverkehr vor. Sie wird vereinzelt auch bei Reitpferden und Rennpferden sowie bei schweren Zugpferden im Anschluß an exzessive Beugung oder Streckung beim Stürzen, nach Fehltritten, übermäßigem Galoppieren, Hängenbleiben in Hindernissen, namentlich nach Steckenbleiben in Vertiefungen des Bodens beobachtet. Häufig besteht gleichzeitig eine Zerreißung der Beugesehnen. In einem Fall haben wir eine Luxation beim Pferd im Stall infolge Ausgleitens und heftigen Ausschlagens entstehen sehen. Die Erscheinungen der vollständigen Luxation bestehen in *Dislokation* des *Fesselbeins* und *Röhrbeins*, das sich zuweilen tief in den Boden einbohrt, in abnormer Beweglichkeit des Fessels und Hufs (Verwechslung mit Frakturen) und in hochgradiger Stützbeinlahmheit. Die *Prognose* ist *ungünstig*. Nur bei sehr wertvollen Pferden kann ein Heilversuch unternommen werden (Reposition, Gipsverband). Eine Unterform bilden die *Subluxationen*, bei denen das Fesselbein nach Zerreißung der Kapsel und einzelner Bänder eine Winkelstellung zum Metakarpus einnimmt. Diese unvollständigen Verrenkungen des Fesselgelenks sind günstiger zu beurteilen. Die Abb. 565–568 zeigen eine Subluxation des Fesselbeins nach medial und dorsal bei einer Kuh. Die Reposition erfolgte am niedergelegten Tiere in zirkulärer Anästhesie des Metakarpus proximal von den After-

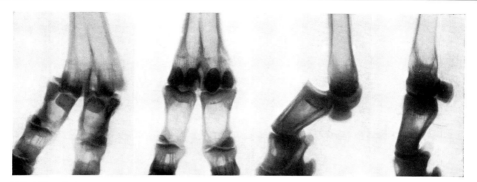

Abb. 565 Röntgenbild einer *Subluxation* im Fesselgelenk (Kuh) mit dorsovolarem Strahlengang.
Abb. 566 Röntgenbild nach Reposition des Falles der Abb. 565 (dorsovolarer Strahlengang).
Abb. 567 Röntgenbild des Falles der Abb. 565 mit seitlichem Strahlengang.
Abb. 568 Röntgenbild nach Reposition des Falles der Abb. 565 (seitlicher Strahlengang).

klauen. Gipsverband für 3 Wochen. Die Kuh ist später fast 3 Jahre lang als Fahrkuh benutzt worden (Abb. 569). Subluxationen sind auch unter dem Namen „*Kötenschüssigkeit*" bekannt, kommen namentlich an den Hinterfesseln als habituelle, chronische Zustände vor und äußern sich im ruckweisen Überknicken der Hinterfessel nach vorn („Knickeln"). Gewöhnlich findet man gleichzeitig eine ringförmige harte Verdickung des Gelenks, insbesondere an der Vordergliedmaße. Die Ursachen sind in Überdehnung der Bänder *(Distensionsluxation)* des Fesselgelenks und in Erkrankung des Gleichbeintrageapparates infolge häufiger Verstauchungen und fortgesetzter starker Anstrengungen zu suchen. In ausgebildeten Graden und bei sehr langer Dauer des Leidens tritt Dienstunfähigkeit ein.

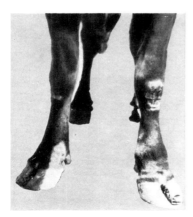

Abb. 569 Kuh mit der *Subluxation* (Abb. 565 bis 568) 1½ Jahre nach der Reposition (Verdickung medial am Fesselkopf).

8. Die Frakturen des Fesselbeins des Pferdes

Vorkommen und Ursachen. Die recht häufig vorkommenden Fesselbeinfrakturen sieht man bei Reitpferden, bei Galopp- und Trabrennpferden und schweren Zugpferden nach ungleicher Belastung im Fesselgelenk, bei schiefem Auftreten, Fehltritten, Ausgleiten, Stürzen, raschen Wendungen, plötzlichem Anhalten, Sprüngen, forcierten Drehbewegungen infolge Hängenbleibens in tiefen Wagengleisen, Erdlöchern oder zwischen Schienen, heftigem Anschlagen, Überfahrenwerden, Hufschlägen, selbst bloßem Anstoßen der Zehe (Stolpern). Zuweilen entstehen die Frakturen auch bei unerheblichen Veranlassungen, ja sogar ohne jede nachweisbare Ursache bei einfacher Trabbewegung (idiopathische Frakturen), mitunter gleichzeitig an mehreren Beinen (Fragilitas ossium). Diese zuletzt genannten Fälle können bei älteren Pferden und nach längerer Stallruhe beobachtet werden und durch eine Ostitis rarefaciens bedingt sein (entzündliche Osteoporose). Eine weitere innere Ursache bildet die *Neurektomie* der Zehennerven. Besonders zu beachten ist, daß eine erhöhte Bereitschaft zu Frakturen auch bereits unter der *diagnostischen Anästhesie* der Zehennerven besteht. Uns sind mehrere Fälle bekannt geworden, bei denen beim Longieren oder freien Lauf in der Reitbahn Frakturen des Fessel- oder Kron- oder Hufbeins in schneller Gangart unter der Anästhesie plötzlich aufgetreten sind. Die Pferde dürfen, so lange die Anästhesie wirksam ist, zur Prüfung der Lahmheit nur an

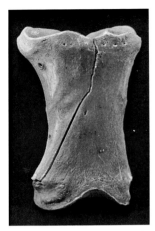

Abb. 570 *Sagittalfraktur* des Fesselbeins, Pferd.

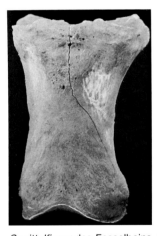

Abb. 571 *Sagittalfissur* des Fesselbeins, Pferd.

der Hand vorgeführt werden. Das Longieren oder unkontrollierte freie Laufenlassen des Pferdes in der Reitbahn erhöht die Gefahr einer Fraktur ganz erheblich, ist zudem für den diagnostischen Zweck unnötig und muß deshalb als eine Vernachlässigung der erforderlichen Sorgfaltspflicht des Tierarztes bewertet werden (Regreßanspruch!).

Formen und Entstehungsweise. Man unterscheidet vollständige und unvollständige Fesselbeinbrüche, *Frakturen* und *Fissuren*.

1. Die *Sagittalfrakturen* sind die häufigsten, ¾ aller Fesselbeinfrakturen (Abb. 570, 571 u. 582). Bei diesen erfolgt der Einriß in der Sagittalebene, und zwar meistens nach Fehltritten und scharfen Wendungen und dann stets durch Meißelwirkung des Kammes vom Metakarpus in der sagittal gestellten Mittelrinne der proximalen Gelenkfläche des Fesselbeins (Abb. 572). Die häufigste Sagittalfraktur ist die Sagittalfissur.

2. Seltener sind die *Segmentalfrakturen*, bei denen die Bruchlinie segmental (transversal) durch den Knochen verläuft. Sie entstehen durch Abscherung der palmaren von der dorsalen Knochenplatte, meistens bei zu scharfem Parieren der Pferde (Abb. 573, 574).

3. Daneben sieht man noch die *Absprengungsfraktur (-fissur)*, am proximalen oder distalen Kapitulum des Fesselbeins bzw. an den Bandansatzstellen, aber sie kommt nur vereinzelt vor.

Die nicht selten eintretenden *mehrfachen* und *Splitterfrakturen* müssen den Sagittal- oder den Segmentalfrakturen zugerechnet werden, denn ihre Einrißlinie ist die gleiche wie in den Abb. 570–574. Eine besondere Form der Sagittalfraktur ist die *Y-Fraktur* (Abb. 575), bei der die

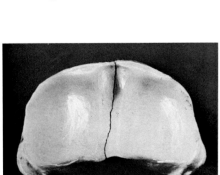

Abb. 572 *Sagittalfraktur*, Verlauf der Bruchlinie in der proximalen Gelenkfläche, Pferd.

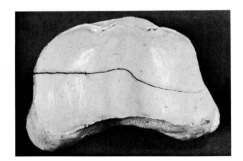

Abb. 573 *Segmentalfraktur*, Verlauf der Bruchlinie in der proximalen Gelenkfläche, Pferd.

anfangs in sagittaler Richtung durch den proximalen Teil des Fesselbeins verlaufende Frakturlinie sich ungefähr in halber Höhe des Fesselbeins, dort, wo in seinem Innern die kleine Markhöhle liegt, Y-förmig teilt und bei der die Teilungslinien (Riß- oder Bruchlinien) dann in den medialen und lateralen Bandhöcker des distalen Gelenkendes des Fesselbeins hineinziehen. Bei stark einwirkender Gewalt kann das Fesselbein hierbei in viele Teile zersplittern (Abb. 576). Die meisten Fesselbeinfrakturen sind *gedeckte Frakturen*. Sie können vereinzelt zur *offenen Fraktur* werden, wenn ein Knochensplitter die äußere Haut perforiert. In der Regel entstehen jedoch die mit Wunden vergesellschafteten *offenen* Frakturen durch Hufschläge (scharfe Stollen) oder durch Überfahrenwerden. Einen echten Querbruch des Fesselbeins (Horizontalbruch) gibt es nicht. An dieser Einteilung der Fesselbeinfrakturen, die *Silbersiepe* schon im Jahre 1908 vorgeschlagen hat, kann auch fortan festgehalten werden, um so mehr, als die bisherige Beobachtung gezeigt hat, daß diese Einteilung berechtigt ist, und daß sich die meisten Fesselbeinfrakturen, ihrer Entstehungsweise nach, auf die beiden zuerst erwähnten Grundformen zurückführen lassen.

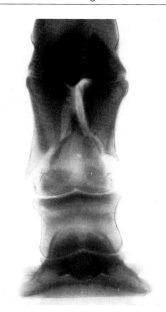

Abb. 575 Y-*förmige* Sagittalfraktur des Fesselbeins, Pferd, Röntgenbild.

Symptome. Fissuren und Frakturen zeigen anfangs dieselben Erscheinungen. Selbst für den

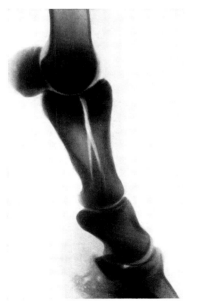

Abb. 574 *Segmental*-(Transversal-)*Fraktur* des Fesselbeins, Pferd, Röntgenbild.

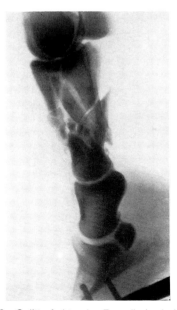

Abb. 576 *Splitterfraktur* des Fesselbeins beim Pferd, Röntgenbild.

354 V. Krankheiten an Fesselgelenk und Fessel

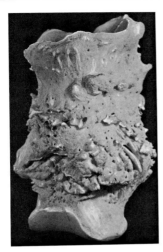

Abb. 577 Mit *Ankylose* des Krongelenks geheilte *Segmentalfraktur* des Fesselbeins, Splitterbruch, Pferd.

geübten Kliniker ist die einfache lange *Sagittalfissur* (s. Abb. 571) oft nicht von der Sagittal*fraktur* (s. Abb. 570) mit Sicherheit zu unterscheiden, auch nicht im Röntgenbild, hingegen leicht von dem mehrfachen und dem Splitterbruch. Auch bei der Fissur besteht zunächst eine plötzlich einsetzende *hochgradige Stützbeinlahmheit*. Die Pferde stehen anfangs auf 3 Beinen, setzen das kranke vor, treten jedoch nicht durch. In Einzelfällen ist die Schmerzempfindung, die durch die Verletzung des Periostes und durch das sich rasch bildende subperiostale Hämatom bestimmt wird, so erheblich, daß die Pferde zusätzlich Muskelzittern, Schweißausbruch und allgemeine Unruhe zeigen. Nach einiger Zeit fühlt man *verstärkte Pulsation* und sieht dann auch eine *Anschwellung* im Bereiche des ganzen Fessels, die später höher temperiert und auf Druck *schmerzhaft* ist. *Krepitation* und *abnorme Beweglichkeit* lassen sich in der Regel nur bei mehrfachen Frakturen feststellen, Krepitation bei der Fissur niemals und auch nur selten bei Frakturen wie in Abb. 570 und 574. Es besteht auch *Schmerzhaftigkeit bei passiven Drehbewegungen;* sie ist jedoch kein typisches Symptom für Frakturen, denn man findet sie auch bei der Distorsion. Nach einigen Tagen verringert sich die Anschwellung, so daß nur noch eine geringgradige diffuse Verdickung bestehenbleibt. Außerdem können die Pferde nach dieser Zeit den Fuß wieder belasten. Eins der *wichtigsten Symptome* ist die *schmerzhafte Linie* bei der Fingerpalpation. Man palpiere, vier Fingerkuppen nebeneinanderlegend und ohne mit dem Daumen in der Fesselbeuge zu drücken, zunächst die dorsale Fesselbeinwand durch (auf Sagittalbruch) und danach den medialen und den lateralen Rand des Fesselbeins (auf Segmentalbruch). Man vermeide aber bei der Palpation, das Fesselbein zu rotieren. Wesentlich erleichtert wird die Diagnose durch die *Röntgenuntersuchung*, die in einzelnen Fällen sogar die Differentialdiagnose zwischen Fissur und Fraktur klären kann, jedoch nur bei kurzen Fissuren, die ungefähr bis zur halben Höhe des Fesselbeins reichen. Lange Fissuren hingegen, wie die in Abb. 571, ergeben dasselbe Röntgenbild wie die gleichverlaufende Fraktur (s. Abb. 570). Im Röntgenbilde sieht man in der Regel zwei Bruchlinien, die durch die in den gegenüberliegenden Wänden der Kompakta verlaufenden Bruchflächen dargestellt werden (s. Abb. 574). Die eine hebt sich auf dem Film schärfer ab als die andere, und zwar stets die, die dem Film zunächst gelegen hat. Bei der Röntgenuntersuchung werden *stets zwei Aufnahmen* notwendig, eine mit dorsoplantarem, die andere mit lateromedialem Strahlengang.

Ohne eine Röntgenuntersuchung ist die Differentialdiagnose zwischen Fissur und Fraktur oft nur aus dem *Verlauf* der Erkrankung zu schließen. Die gleichen Erscheinungen klingen bei der Fissur viel schneller ab als bei der Fraktur, insbesondere die Schwellung, die Lahmheit und die örtliche Schmerzhaftigkeit. Diese Symptome sind bei richtiger Behandlung oft schon nach 4 Wochen kaum noch nachzuweisen (Fissur), während sie sich bei der Fraktur noch durch erhebliche Lahmheit und durch eine deutliche Verdickung bemerkbar machen. Die Lahmheit kann bei einfachen Frakturen ein Vierteljahr und noch länger anhalten. Die Verdickung bildet sich, wie auch *Bolz* nachgewiesen hat, erst allmählich zurück. Sie bleibt bei Störung des Heilverlaufs bisweilen für immer bestehen (äußerer Kallus).

Die klinische und röntgenologische Untersuchung sind die wichtigsten Untersuchungsmethoden für eine genaue Diagnosestellung, denn beim Verdacht einer Fissur oder Fraktur, auch wenn diese schon längere Zeit bestehen, ist die Ausführung einer diagnostischen Anästhesie kontraindiziert.

Prognose. Die Prognose der *Fissuren* ist im allgemeinen günstig, jedoch nur bei sachgemäß durchgeführter Behandlung. Wenn den Pferden mit Fissur nicht eine sechswöchige unbedingte Ruhe in der Loheboxe gewährt wird, so ist die Prognose zweifelhaft. Bewegung schadet fissurkranken

V. Krankheiten an Fesselgelenk und Fessel 355

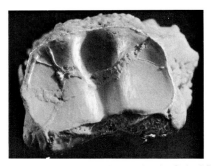

Abb. 578 Zu Abb. 577 die proximale Gelenkfläche des Fesselbeins mit Knochennarben, Pferd.

Pferden, weil selbst durch kurze Belastung auf einer harten Vorführbahn der Riß in der Gelenkfläche immer wieder auseinandergedrängt wird, so daß *Knochennarben in der Gelenkfläche*, wie wir sie in besonders ausgeprägtem Maße auf der Abb. 578 sehen, zurückbleiben. Diese können dann die Ursache einer chronischen Lahmheit sein. Die Prognose der *Frakturen* ist stets *zweifelhaft*. Sie gehen in der Regel mit Bruchlinien in beiden Gelenkflächen einher. Diese klaffen in der Regel auch etwas weiter als eine Fissurlinie in derselben Fläche, und zudem besteht die Möglichkeit, daß sich, obwohl das Fesselbein von einem sehr straffen Bandapparat gehalten wird, die beiden Fragmente bei Belastungsversuchen geringgradig gegeneinander verschieben. Mit der Möglichkeit des Zurückbleibens von Rauhigkeiten auf der Gelenkfläche und von äußeren, größeren Kallusmassen ist daher selbst bei den einfachen Frakturen zu rechnen. Die *Prognose* der *Absprengungsfrakturen* einer distalen Gelenkhälfte und die der mehrfachen und Splitterfrakturen muß als *fraglich* bezeichnet werden. Stets ist mit Verlagerung (Dislokation) und mit dem Auftreten großer Kallusmassen zu rechnen, die, wie in der Abb. 577, sogar zur Ankylose des Krongelenks führen können. Trotzdem können manche Pferde noch als Schrittpferde verwendet werden (Abb. 579). Auch bei Reitpferden haben wir Heilungen bei mehrfachen Frakturen gesehen. Die Pferde sind später wieder geritten worden. Bei *Zuchtpferden* schaden Verdickung und Lahmheit nicht.

Behandlung. Die Behandlung besteht in erster Linie, auch schon bei begründetem Verdacht auf Fissur oder Fraktur, im Verbringen des Patienten in eine *Loheboxe*, auf jeden Fall in einen Stall mit weichem Bodenbelag. Pflasterstand und gute Streu können diese niemals ersetzen. In der Loheboxe sollte der Patient *mindestens 6 Wochen* ver-

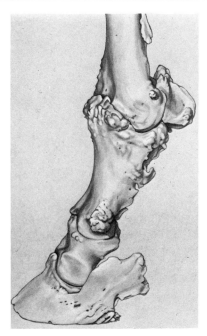

Abb. 579 Knochenpräparat einer geheilten *Fesselbeinfraktur*. Das Pferd hatte mit geringgradiger Lahmheit 10 Jahre lang nach der Heilung als Schrittpferd in der Landwirtschaft gearbeitet.

bleiben, ohne ihn einmal herauszunehmen. Daneben wenden wir in den ersten 8 bis 14 Tagen *feuchte Wärme* (Verband), dann *scharfe Einreibung* (Quecksilberjodidsalbe, Verband) an. Gipsverband geben wir bei Fissuren und einfachen Frakturen seit Jahren nicht mehr, weil sein Wert illusorisch ist und weil er schaden kann (Dekubitus). Fissurkranken Pferden geben wir danach 4 Wochen lang einen kleinen Laufstand, Pferden mit Fraktur 8 Wochen. „Verschleppte" Fälle von Fissuren, die erst nach Wochen zur Behandlung kommen, werden gebrannt; danach 6 Wochen Ruhe, später Laufstand. Als *Heilungsdauer* soll man für eine *Fissur* 2½ bis 3 Monate, für eine *einfache Fraktur* (s. Abb. 570 u. 574 *im ganzen 4–5 Monate* rechnen. Wenn bei Pferden mit besonderem Zuchtwert die Behandlung einer mehrfachen und einer Splitterfraktur wirtschaftlich tragbar erscheint, so kann ein gepolsterter *Gipsverband* angewendet werden. In besonderen Fällen kann die *Osteosynthese* mit Verschraubung der Fragmente versucht werden (Abb. 580–581, 582–585). Sie ist nicht für jeden Fall angezeigt und sollte auf besonders geeignete Frakturen un-

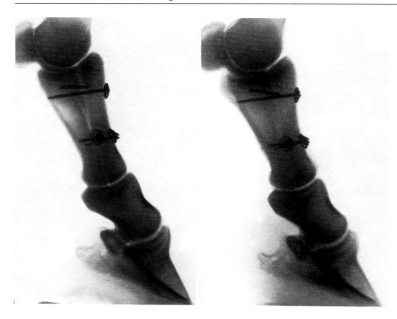

Abb. 580 Fraktur der Abb. 574, *Osteosynthese* mit Verschraubung der Fragmente, 4 Wochen nach der Operation.

Abb. 581 Fraktur der Abb. 580 in Heilung, 8 Wochen nach der Operation.

ter Berücksichtigung aller Vor- und Nachteile beschränkt bleiben. Die *Indikation* zur Osteosynthese ist nur für solche Frakturen gegeben, bei denen sich mit Zug- und Druckschrauben eine genaue Adaptation der Bruchflächen und sichere Fixation der Fragmente erreichen lassen. Nur in solchen Fällen sind die erreichbare Verkürzung der Heildauer und die mögliche Verbesserung des Heilergebnisses so beachtlich, daß sich das operative Risiko rechtfertigt. Andernfalls ist die konservative Behandlung vorzuziehen. Ungeeignet und schädlich ist die früher übliche Hängegurtbehandlung.

9. Die Periostitis an der Dorsalfläche des Fesselbeins beim Pferd

Vorkommen. An der Dorsalfläche des Fesselbeins der Vordergliedmaßen, seltener am Hinterfessel, kommen bei Reit- und Wagenpferden häufig *Exostosen* infolge von Periostitis vor. Sie haben ihren Sitz namentlich im *oberen lateralen Drittel*

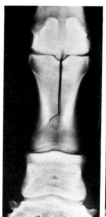 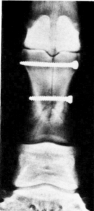 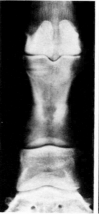 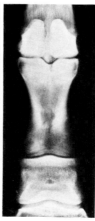

Abb. 582 *Sagittalfraktur des Fesselbeins*, 5jähr. Pferd, Röntgenbild.

Abb. 583 Fraktur der Abb. 582, *Osteosynthese* mit Verschraubung der Fragmente, 6 Wochen post op.

Abb. 584 Fraktur der Abb. 582, 4 Monate post op., Schrauben entfernt.

Abb. 585 Fraktur der Abb. 582, 9 Monate post op., geheilt.

des Fesselbeins an der Ansatzstelle der Sehne des M. extensor digitalis lateralis (seitlicher Zehenstrecker), außerdem in der Mitte und im unteren Drittel, in fortgeschritteneren Fällen überhaupt auf der ganzen Vorderfläche des Fesselbeins (Abb. 586).

Ursachen. Die Ursachen sind *Fehltritte, Distorsionen* des Fesselgelenks, Prellungen, Gegenstoßen oder Anstoßen mit dem Huf. Die äußeren Einwirkungen führen zur Erschütterung und Quetschung des Knochens und Periostes. Hierzu kommt die *Zug-* und *Druckwirkung* der Sehne des seitlichen *Streckers* und des gemeinschaftlichen Zehenstreckers. Prädisponierende Ursachen sind fehlerhafte Stellungen, unregelmäßige Gangarten, Jugend und lebhaftes Temperament.

Symptome. Die akute Periostitis des Fesselbeins ist durch eine deutliche und plötzlich auftretende *Lahmheit* gekennzeichnet. Im Stande der Ruhe halten die Pferde das kranke Bein in *Volarflexion*. Das Vorführen der Gliedmaße (Druck der Strecksehne) und das Belasten derselben sind schmerzhaft (gemischte Lahmheit). Die Lahmheit tritt besonders auf holperigem Pflaster deutlich hervor. An der *Dorsalfläche* des *Fesselbeins* sieht man, von der Seite betrachtet, eine mäßige, nicht scharf abgesetzte, länglich-runde *Verdickung* von knorpelharter Konsistenz (verletzte Linie), die in frischen Fällen vermehrt warm und sehr *schmerzhaft* ist, wenn man mit den Fingerspitzen einen Druck auf die Vorderfläche des Fesselbeins ausübt (der Daumen liegt dabei in der Fesselbeuge). Die Schmerzhaftigkeit ist in der Regel umschrieben und oft linear *(Fissur?)*. Alte Exostosen sind schmerzlos und knochenhart.

Differentialdiagnose. Wegen der hochgradigen und oft linearen Schmerzhaftigkeit bei Druck mit den Fingern und der plötzlich auftretenden und intensiven Lahmheit wird die Periostitis an der Vorderfläche des Fesselbeins leicht mit einer *Fissur* des Fesselbeins verwechselt. Eine sichere Entscheidung darüber, ob eine Periostitis oder eine Fissur vorliegt, wird gewöhnlich erst durch den weiteren Verlauf der Lahmheit ermöglicht, am besten durch die Röntgenaufnahme. Auch mit dieser ist zuweilen eine Fissur anfangs nicht festzustellen, wenn nämlich die Fissurlinie nicht genau im Strahlengang liegt. Sie wird dann aber an der spätestens nach 14 Tagen auftretenden periostalen Kallusbildung erkenntlich. Auch die im Anschluß an eine akute Periostitis entstehenden Osteophyten lassen sich erst nach 2 bis 3 Wochen

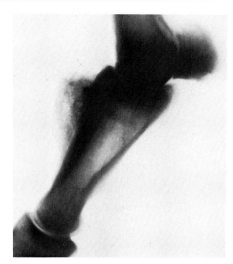

Abb. 586 Röntgenbild einer ausgedehnten *Periostitis ossificans* an der Dorsalfläche des Fesselbeins, Pferd.

röntgenologisch darstellen. Die Prognose ist *günstig*.

Behandlung. Sie besteht im Anfang in *Ruhe* und in *feuchten Verbänden (feuchte Wärme)*, später in der Applikation einer *scharfen Einreibung* (Hydrargyrum bijodatum 1:5) mit nachherigem Anlegen eines trockenen Watteverbandes oder in *Kauterisation* (s. Abb. 559). Anfangs kann die genannte Behandlung noch mit lokalen Infiltrationen eines Glukokortikoidpräparates verbunden werden, die im Abstand von 5 Tagen bis zur Besserung wiederholt werden. Nach jeder Injektion muß ein Schutzverband angelegt werden! Während in akuten Fällen gewöhnlich nach 2 bis 3 Wochen die Entzündung abklingt, benötigen die chronischen Fälle mindestens 6 Wochen bei gleichzeitiger strenger Stallruhe.

10. Polydaktylie

Man bezeichnet damit die *Mehrzehigkeit („überzählige Zehen")*. Man findet sie namentlich bei Fohlen (Abb. 587) angeboren an den Vordergliedmaßen, lateral oder medial. Nach Sonnenbrodt handelt es sich hierbei um einen atavistischen Erbfehler, einen echten Erbfehler durch Mutation oder um eine Hemmungsbildung. Die Anomalie kommt in Warm- und Kaltblutzuchten vor. Sie bedingt in der Regel kein Hindernis für die Bewegung und kann durch *Amputation* entfernt werden, wenn die Nebenzehe deutlich gegen die Hauptzehe abgesetzt ist. Die auf Spaltung der Hauptzehe beruhenden Fälle sind jedoch meist inoperabel.

358 VI. Krankheiten an der Krone

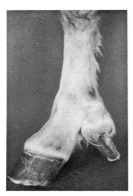

Abb. 587 *Polydaktylie* beim Fohlen, geheilt nach Amputation.

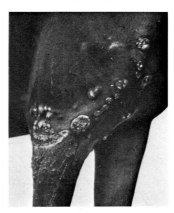

Abb. 588 *Lymphangitis epizootica* an der Vordergliedmaße, Pferd.

11. Lymphangitis epizootica

Die *Lymphangitis epizootica* des Pferdes ist während der beiden Weltkriege und in den ersten Jahren danach häufig an der Vordergliedmaße aufgetreten und jetzt nur in seltenen Einzelfällen zu beobachten. Die Erkrankung beginnt mit kleinen harmlos aussehenden Geschwüren an der Krone, dann treten rosenkranzähnliche Stränge auf bis zum Karpus, die sich später bis über die Schulter hinaus (Abb. 588) erstrecken und große Flächen in Mitleidenschaft ziehen. Näheres über dieses Leiden ist bei der Erkrankung der Hintergliedmaßen nachzulesen.

VI. Krankheiten an der Krone

1. Der Kronentritt

Begriff. Mit dem Namen *Kronentritt* bezeichnet man beim Pferd *Quetschwunden* an der *Krone* durch den Tritt eines andern Fußes. Besonders häufig und gefährlich sind Verletzungen durch scharfe Stollen. Die Kronentritte ereignen sich beim Ausgleiten nach kurzen Wendungen, beim Rückwärts- und Seitwärtstreten, durch Einhauen der Krone der Hinterhufe in die Stollen der Vorderhufeisen usw. Kronentritte entstehen außerdem durch Aufreiten und Greifen beim Springen. Die dadurch bedingten krankhaften Veränderungen sind je nach dem Grad der Quetschung, dem Sitz, der Tiefe und der Ausdehnung der Wunde sowie je nach dem Hinzutreten von Wundinfektionskrankheiten sehr verschieden. Man hat die nachfolgenden Zustände zu unterscheiden:

a) Die *oberflächlichen Abschürfungen* der Haut, des Hautsaumes und Saumbandes sind meist ohne Belang. Sie können jedoch trotz ihrer Geringfügigkeit bei gleichzeitiger Infektion Veranlassung zur Entwicklung von koronären Phlegmonen, seltener von Starrkrampf, geben.

b) Die *tiefen Quetschwunden* der *Hautkrone* und die mit Abtrennung des Saumbandes und der Hornwand verbundenen Kronentritte können ebenfalls bei sorgfältiger Wundbehandlung unter Verband verhältnismäßig rasch heilen. Gewöhnlich veranlassen sie aber eine *eitrige Entzündung* der Hautkrone und der Wandlederhaut des Hufes mit hochgradigem *Lahmgehen* oder *koronärer Phlegmone*. Außerdem können sich *Nekrose* der Haut (Abb. 589) und Huflederhaut, *parachondrale Phlegmonen*, Nekrose des Hufknorpels, *Hufknorpelfisteln*, Kronenfisteln oder *Narbenkeloide* (Abb. 590) entwickeln. Am Hufe selbst bleiben später zuweilen *Hornspalten*, Hornklüfte, Hornsäulen oder unregelmäßige, oft zapfenförmige Hornwucherungen (Abb. 591) zurück.

c) Die *Verletzungen* der *Strecksehne* des gemeinschaftlichen Zehenstreckers (M. extensor digitalis communis) sind mit hochgradiger Lahmheit verbunden und können zur *Sehnennekrose*, zur Ausbildung einer *Sehnenfistel,* sowie zum Übergreifen des entzündlichen Prozesses auf die Kapsel des Hufgelenks (Arthritis) führen.

d) Die *Verletzungen* der *Hufknorpel* haben meist *parachondrale Phlegmone,* häufig auch Nekrose des Hufknorpels oder *Hufknorpelfistel* zur Folge.

e) Die *Verletzungen* des *Huf- und Krongelenks* veranlassen in der Regel eine *eitrige* und *jauchige Gelenksentzündung,* die oft nach kürzerer oder längerer Zeit eine tödliche Septikämie im Gefolge haben (perforierender Kronentritt), wenn sie nicht frisch zur Behandlung kommen.

f) Die stumpfen *Quetschungen* des *Kronbeins* führen zuweilen zur Ausbildung einer periartikulären Schale (*traumatische* Schale).

Prognose. Abgesehen von den oberflächlichen, geringfügigen Exkoriationen ist die Prognose bei allen übrigen Kronentritten wegen der Gefahr der Wundinfektion *zweifelhaft* zu stellen. *Ungünstig ist die Prognose bei Eröffnung des Huf- und Krongelenks.* Auch die mit intensiver koronärer Phlegmone, mit Nekrose der Huflederhaut, der Strecksehne und der Hufknorpel komplizierten Kronentritte bedingen eine *vorsichtige* Prognose.

Behandlung. Sie beginnt mit sorgfältiger Reinigung der Wunde. Abscheren der Haare und Entfernen des losgelösten Horns. Sodann sind bei *frischen* Verletzungen Verbände *mit Lebertransalbe* oder Antibiotikum-Sulfonamid-Puder und *unbedingte Ruhigstellung* angezeigt. Zeigen sich schon *Folgen der Infektion* (Schwellungen, Hautverfärbung, Lahmheit, Fieber), so soll man hyperämisierend durch *feuchte* Verbände (feuchte Wärme), durch Anfeuchten mit warmen desinfizierenden Lösungen behandeln, bis die gequetschten Hautteile sich abgestoßen haben oder operativ entfernt sind, danach Trockenbehandlung mit Verbänden bis zur Heilung. In *beiden Fällen* ist aber, wenn der Kronentritt am Saumband liegt, das *Horn* des Hufes unterhalb des Kronentrittes gründlich *dünn zu raspeln* oder ein *halbmondförmiges* Hornstück zu entfernen. Das wird leider oft versäumt und kann dann Nekrose des Kronenwulstes und der Huflederhaut, Nekrose der Strecksehne am Processus extensorius und jauchige Hufgelenksentzündung zur Folge haben. *Verschlechterung der Belastung, Ansteigen der Körpertemperatur* und *Verdickung an der Krone* sind immer höchst verdächtige und *besorgniserregende Erscheinungen.* Dann sind baldigst operatives Freilegen des Infektionsherdes (s. Abb. 589)

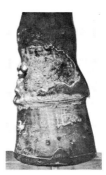

Abb. 589 *Hautnekrose* nach Kronentritt, Pferd.

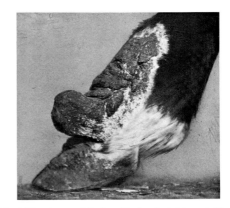

Abb. 590 Ausgedehntes *Narbenkeloid* nach Verletzung an der Krone und Dorsalfläche der Zehe; Pferd.

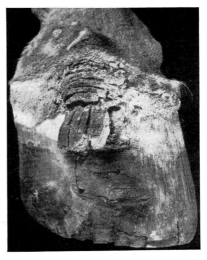

Abb. 591 *Hornwucherung* (Narbenkeloid) nach Kronentritt, Pferd.

und Abtragen der nekrotischen Teile mit nachfolgender Tamponade (Jodoformgaze, Antibiotikum oder Sulfonamid) und trockenem Verband angezeigt. Wechsel nach 3 Tagen. Wenn die Hornkapsel unterminiert ist (Nekrose der Huflederhaut), muß das Horn in größerer Ausdehnung entfernt werden; auch danach Antibiotikum- oder Sulfonamid-Puder, Tamponade, trockener Verband. Bisweilen bleibt eine Hufknorpelfistel zurück; siehe diese. Narbenkeloide von größerem Umfang (s. Abb. 590) sind unheilbar. Bei Gelenkverletzungen können intraartikuläre Injektionen eines Antibiotikums und eines Sulfonamids ää die Infektion der Gelenkhöhle wirksam aufhalten. Die Injektionen sind in Abständen von 2 Tagen zu wiederholen. Trockenverband. Ferner ist die gleichzeitige parenterale Applikation von Antibiotika und antibiotischen Chemotherapeutika in hoher Dosierung über längere Zeit erforderlich.

2. Die koronäre Phlegmone

Ursachen. Die koronäre Phlegmone besteht in einer *Entzündung des Bindegewebes unter der Haut der Krone* mit Neigung zur *Abszedierung*. Die koronäre Phlegmone in der Umgebung des Hufknorpels wird speziell als *parachondrale Phlegmone* bezeichnet. Als Ursachen kommen in Betracht:

a) *Kronentritte* und sonstige Verletzungen der Hautkrone (Stich-, Schnitt-, Streichwunden, Kettenhang) bilden den häufigsten Ausgangspunkt der Phlegmone. Die Eitererreger dringen durch die Verletzungen der Haut von außen in das Unterhautbindegewebe ein.

b) *Eitrige Entzündungen der Huflederhaut,* die sich im Anschluß an durchdringende, tiefe Kronrand-Hornspalten, eitrige Steingallen und Vernagelung oder nach Nageltrittverletzungen in den Strahl und das Strahlpolster entwickeln, führen ebenfalls häufig zur Entstehung von koronären Phlegmonen, indem der eitrige Entzündungsprozeß auf das benachbarte subkoronäre Bindegewebe übergreift und zur Abszedierung führt.

c) *Eitrige Podotrochlitis* und *eitrige Arthritis des Hufgelenks* nach Nageltritten führen in gleicher Weise sekundär durch Übergreifen der Eiterung auf das unter der Krone gelegene Bindegewebe zur koronären Phlegmone (siehe eitrige Hufgelenksentzündung).

d) Phlegmoneähnliche Ödeme im Bereich der Krone und des Fessels entstehen infolge einer mit Hyperämie einhergehenden Zirkulationsstörung (Ausfall der Blutgefäßinnervation!) nach der Neurektomie der Palmarnerven (Abb. 592).

Symptome und Verlauf. Die koronäre Phlegmone ist durch eine meist umschriebene, zuweilen auch diffuse *entzündliche Anschwellung* an der *Krone* gekennzeichnet, die schmerzhaft ist und sich vermehrt warm anfühlt, manchmal auch an einzelnen Stellen Fluktuation zeigt und *Lahmgehen* verursacht. Die Pulsation der Mittelfußarterie ist verstärkt. Der Verlauf des Leidens ist sehr verschieden. In leichteren Fällen findet eine *Resorption* des entzündlichen Infiltrates statt. Nicht selten kommt es ferner im weiteren Verlauf zur *Abszedierung* an einer oder an mehreren Stellen. Häufig entwickelt sich sodann *Nekrose* der Haut und des Unterhautbindegewebes, der Zehenfaszie wie in Abb. 593, der Strecksehne und des Hufknorpels, und im Anschluß daran bilden sich *Kronenfisteln, Sehnenfisteln* und *Hufknorpelfisteln.* Die eitrige Entzündung kann auch auf das benachbarte Hufgelenk übergreifen und eine *eitrige Hufgelenksentzündung mit tödlicher Septikämie* veranlassen. Seltener entsteht im Anschluß an eine eitrige Thrombophlebitis der großen Venennetze der Krone tödliche *Pyämie*. Die septischen Phlegmonen führen öfters zu *Nekrose* der *Huflederhaut,* die *Ausschuhen* (Exungulatio) im Gefolge haben kann. Bei chronischem Verlauf können eine

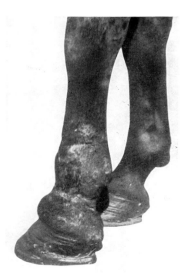

Abb. 592 *Ödem* an der Hufkrone und der Zehe bis zum Fesselgelenk, 6 Wochen nach der *Neurektomie* der Palmarnerven, Pferd.

Exostosenbildung und sogar Ankylosierung des Krongelenks und eine Sklerose der Subkutis mit Verdickung und Verlagerung der Hautkrone und nachfolgender Deformierung des Hufes zurückbleiben. Endlich entwickelt sich bisweilen bei längerer Dauer der Phlegmone und Lahmheit infolge übermäßiger Belastung eine Hufbeinrotation an dem gesunden Hufe, oder es tritt beim fortgesetzten Liegen Dekubitalgangrän ein. Im Anschluß an die Ödeme nach der Neurektomie tritt gewöhnlich Ausschuhen ein. Ist das ausnahmsweise nicht der Fall, so bildet sich eine chronische Induration des subkutanen Bindegewebes aus.

Differentialdiagnose. Die koronäre Phlegmone kann mit einer *serösen* oder *eitrigen Hufgelenksentzündung* oder mit *kollateralem Ödem* bei akuter Rehe verwechselt werden. Man hüte sich insbesondere vor einer Verwechslung mit der serösen Hufgelenksentzündung (Inzision!). Bei der eitrigen Hufgelenksentzündung besteht immer eine deutliche *ringförmige* (zirkuläre) Schwellung um die ganze Krone herum, während sonst die koronäre Phlegmone meist umschrieben oder einseitig ist. Außerdem bestehen bei der eitrigen Arthritis des Hufgelenks ausgeprägte Schmerzhaftigkeit bei passiven Bewegungen, hochgradige Lahmheit und Störung des Allgemeinbefindens.

Prognose. Die Prognose der koronären Phlegmone ist im allgemeinen zweifelhaft zu stellen. Wenn auch viele Fälle schließlich heilen, so kann doch in jedem Fall und zu jeder Zeit eine der obengenannten ungünstigen Komplikationen eintreten. Besonders häufig bleiben *Hufknorpelfisteln* zurück.

Behandlung. Im Anfang empfehlen sich zur Förderung der Zerteilung und Resorption *feuchtwarme antiseptische Verbände*. Auch Einreibungen der Krone mit 10proz. Kampfersalbe, 10proz. Ichthyolsalbe oder Carbolquecksilbersalbe sind angezeigt. Die Abszesse sind frühzeitig zu *spalten* und zu drainieren. Die abgestorbenen Gewebsteile sind zu entfernen. Ist der eitrige Entzündungsprozeß auf die Huflederhaut übergegangen, so muß das Horn dort verdünnt oder in einem halbmondförmigen Bogenschnitt entfernt werden. Die verschiedenen Komplikationen und Nachkrankheiten, insbesondere die Hufknorpelfistel, sind *operativ* zu behandeln. Außerdem ist in allen Fällen eine lokale und parenterale antibiotische Chemotherapie angezeigt. Bei den nach der Neur-

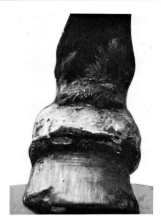

Abb. 593 *Koronäre Phlegmone* mit *Nekrose*, Pferd.

ektomie auftretenden Ödemen kann ebenfalls eine Behandlung mit feuchtwarmen Verbänden versucht werden. Meistens bleibt jedoch ihre Behandlung ohne Erfolg.

3. Die Distorsion des Krongelenks

Vorkommen und Ursachen. Die Distorsion *(Verstauchung)* des Krongelenks ist ein bei Pferden häufiges Leiden, das, ähnlich wie die Distorsion des Fesselgelenks bei ungleicher Belastung des Krongelenks, insbesondere nach Fehltritten, Ausgleiten, Sturz, Hängenbleiben in Erdlöchern usw. entsteht. Prädisponierend wirken schwache, schmale Beschaffenheit der Gelenke, unregelmäßige Stellungen, namentlich die zehenenge und bodenenge, die zehenweite und bodenweite Stellung, spitze Winkelung, *zu lange Zehenwände*, schiefe Hufe und *unzweckmäßiger* Hufbeschlag.

Symptome und Verlauf. Eine *plötzlich* auftretende, mittel- bis hochgradige *Stützbeinlahmheit*, deutliche *Schmerzen* bei *passiven Bewegungen* des Krongelenks, insbesondere beim Rotieren, zuweilen auch eine entzündliche *Schwellung* und vermehrte Wärme in der Umgebung des Krongelenks sind, bei sonst negativem Befund, die Erscheinungen der Distorsion des Krongelenks. Der Verlauf ist sehr verschieden. Zuweilen verschwinden die Lahmheit und Schmerzhaftigkeit des Gelenks schon nach wenigen Tagen. In den meisten Fällen dauert die Lahmheit jedoch längere Zeit und selbst viele Wochen und Monate, indem sich eine akute und später chronische Entzündung des Krongelenks und dessen Bandapparats ausbildet *(artikuläre* und *periartikuläre Schale)* oder eine chronische Entzündung der Kronbeinfesselbänder (s. *Leist).*

Behandlung. Es ist möglichst *Ruhe* in einer Boxe mit elastischem Bodenbelag angezeigt. Außerdem können anfangs kalte, später *feuchtwarme Verbände, reizende* und *scharfe Einreibungen, Punktbrennen* und längerer *Weidegang* angewandt werden. Prophylaktisch empfehlen sich Regelung des Hufbeschlags, Kürzen der Zehenwand, Unterstützen des mehrbelasteten Hufteiles durch das Hufeisen, weitgerichtetes Breitschenkel-Hufeisen bei bodenenger oder zehenenger Stellung.

4. Die Entzündung des Krongelenks

Zwischen *Distorsion* und akuter *seröser Arthritis* des Krongelenks läßt sich schwer eine Grenze ziehen, da beide ineinander übergehen, dieselbe Ursache haben und unter denselben Erscheinungen verlaufen. Eine *eitrige Arthritis* kommt nach perforierenden Gelenkwunden und offener Fraktur vor. Bei Eröffnung des Gelenkes kann durch frühzeitige intraartikuläre Injektion von Antibiotika und Sulfonamiden *und* gleichzeitige parenterale Applikation von antibiotischen Chemotherapeutika in hoher Dosierung eine Heilung eintreten. Offene Frakturen sind dagegen ungünstig zu beurteilen. Die *chronische deformierende Arthritis* wird als *Schale* bezeichnet, vgl. unten, desgleichen zum Teil auch die *chronische Periarthritis.* Zu dieser gehören ferner die chronische Entzündung und Verknöcherung der *Hufknorpelfesselbeinbänder* und die chronische Entzündung der *hinteren Kronfesselbeinbänder* (vgl. *Leist).*

5. Die Luxation im Krongelenk

Sie ist diejenige Veränderung, bei der die distale Gelenkfläche des Fesselbeins nach Zerreißung der Krongelenkkapsel und der Bänder die Gelenkfläche des Kronbeins verlassen hat. Sie ereignet sich vereinzelt als Folge schwerer Unfälle (Überfahrenwerden, Hängenbleiben in Gullis oder in Straßenlöchern). Sie sind in der Regel mit offenen Frakturen vergesellschaftet und daher unheilbar. Häufiger ist die *Subluxation* in diesem Gelenk, d.h. der Zustand, bei dem sich die Gelenkflächen nach Veränderungen mit Kapselrissen teilweise noch berühren. Oder es bestehen Einreißung der dorsalen Kapsel und Bänder und eine Verlagerung des Fesselbeinendes nach dor-

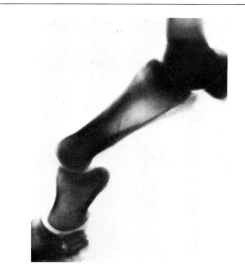

Abb. 594 *Subluxation* im Krongelenk, Pferd, Röntgenbild.

sal, *primäre* Subluxationen (Abb. 594). Bei der *sekundären* Subluxation verschiebt sich die distale Gelenkwalze des Fesselbeins (Kapitulum) über die proximale Kronbeinfläche nach vorn (dorsal) infolge früherer Einreißung und Vernarbung der unteren Gleichbeinbänder. Durch die narbige Retraktion und Verkürzung dieser Bänder wird die Gelenkwalze des Fesselbeins *sekundär* nach vorn (dorsal) verschoben. Im Bereiche des Krongelenks sieht man dann dorsal eine Verdickung, die hauptsächlich die Gelenkkapsel betrifft. Dieser Zustand wird irrtümlicherweise als „Schale" bzw. „Niederbruchschale" bezeichnet. Die *Prognose* beider Formen der Subluxation ist zweifelhaft. Es empfehlen sich bei der letzteren eine *Behandlung* der kranken Bänderteile wie bei der Distorsion des Krongelenkes und orthopädischer Hufbeschlag mit Trachtenkürzung.

6. Die Krongelenkschale

Begriff. Als *Krongelenkschale* oder *Ringbein* bezeichnet man die mit *Knochenauftreibungen* verlaufenden chronischen Entzündungsprozesse am *Krongelenk* des Pferdes, die als eine *Arthropathia deformans* zu bezeichnen sind. Man unterscheidet zwei Hauptformen der Schale. Betrifft die Entzündung das Gelenk selbst in Form einer *Arthritis chronica deformans,* so wird der Prozeß als *artikuläre* Schale bezeichnet. Besteht dagegen eine *Periarthritis* mit Exostosenbildung außerhalb der

Gelenkkapsel, also eine *Periostitis ossificans* an den Ansatzstellen des Kapselbandes und der Seitenbänder, so liegt die *periartikuläre* Schale vor, von der man je nach der Ausdehnung der Exostosen eine *zirkuläre* und eine *partielle* (laterale, bilaterale, dorsale, palmare, plantare) Schale unterscheidet.

Mit der Schale verwandt ist die chronische, ossifizierende Entzündung des Periostes an den Insertionsstellen der *Hufknorpelfesselbeinbänder,* der *hinteren Kronfesselbeinbänder* u. a. Diese beim Pferd ebenfalls sehr häufig vorkommenden Krankheitszustände sind jedoch anatomisch und klinisch von der eigentlichen Schale immerhin verschieden und werden daher gesondert besprochen (vgl. bei *Leist).* Auch die bei Turnier- und Rennpferden nicht selten als Folge von Bändereinrissen und unter dem Bilde der sekundären Subluxation im Krongelenk verlaufenden Erkrankungen können nicht als Schale angesehen werden, vgl. Subluxation im Krongelenk.

Ursachen. Man unterscheidet *innere* und *äußere* Ursachen.

a) Die *inneren* oder *prädisponierenden* Ursachen bestehen in unregelmäßigen Gliedmaßen- und Zehenstellungen (bodenenge, bodenweite, zehenenge, zehenweite usw. Stellung), die fortgesetzt eine ungleichmäßige Zerrung der Gelenkkapsel und der Gelenkbänder bedingen, in zu weicher oder zu steiler Fesselstellung, in schwach entwickelten, schmalen Gelenken, in unrichtigem, einseitigem, schiefem Beschneiden des Hufes, in zu starkem *Niederschneiden der Trachten und Langlassen der Zehenwand* (Brechung der Zehenachse, Nichtpassen des Hufes zum Fesselstand) oder in fehlerhaftem Hufbeschlag.

b) Die *äußeren,* eigentlichen Ursachen bestehen gewöhnlich in *Überanstrengung* und zu frühzeitigem Gebrauch der Pferde (Renn- und Reitpferde, schwere Zugpferde) und in *Distorsionen* und *Prellungen.* Bei der seltenen artikulären Schale ist eine durch den fortgesetzten *Belastungsdruck* des Kron- und Fesselbeins erzeugte Ostitis der genannten Knochen die eigentliche Krankheitsursache, bei der ohne Zweifel viel häufigeren periartikulären Schale sind es dauernde *Zerrungen und Dehnungen* der Bänder. Seltenere Ursachen sind Fissuren und Frakturen (s. Abb. 577), Kronentritte *(traumatische* Schale), entzündliche und degenerative Knochenkrankheiten *(rachitische* Schale bei Fohlen) und abgeheilte phlegmonöse Eiterungsprozesse.

Symptome und Verlauf. Die Schale kommt am häufigsten an den Vorder-, nicht selten aber auch an den Hintergliedmaßen vor. Die entzündlichen Veränderungen im Gelenk und in dessen Umgebung veranlassen eine *Lahmheit,* die sich gewöhnlich *allmählich* entwickelt. Sie kann indessen nach vorausgegangenen Distorsionen auch plötzlich entstehen. Meist nimmt die Lahmheit im Anfang der Bewegung und auf hartem Boden zu (Stützbeinlahmheit). In der Ruhe wird das kranke Bein häufig vorgestellt. Bei längerer Dauer der Lahmheit entwickelt sich ferner Muskelatrophie an der Schulter oder an der Kruppe. Bei passiven Bewegungen, namentlich beim *Rotieren* des Krongelenks, ist meist *Schmerzhaftigkeit* nachzuweisen. Diese kann übrigens trotz vorhandener Lahmheit auch fehlen (Belastungsschmerz). Die Zehengelenksbeugeprobe und die Keilprobe verstärken die Lahmheit. Die wichtigste Veränderung bildet die durch Palpation und Adspektion nachweisbare, *harte* und gewöhnlich schmerzlose *Auftreibung* in der Umgebung des *Krongelenks.* Bei der artikulären und bei der zirkulären periartikulären Schale ist die Auftreibung entweder flach und an der Dorsalfläche gelegen (*Schale;* Abb. 595) oder ringförmig um das ganze Gelenk herumlaufend (*Ringbein;* Abb. 596). Bei umfangreicher Knochenwucherung kann ferner eine innere (artikuläre; Abb. 597) oder äußere (periartikuläre) *Ankylosierung* des Gelenks eintreten (GelenksteIzfuß). Bei der lateralen und bilateralen periartikulären Schale betrifft die Knochenauftreibung die *Seitenflächen* des Fesselbeins und Kronbeins, oberhalb oder unterhalb des Krongelenks, entsprechend den Ansatzstellen der Seitenbänder. Bei der artikulären Schale fehlen im Anfang sichtbare Formveränderungen des Gelenks (*unsichtbare* Schale). Der Nachweis der artikulären Schale ist daher im Anfang wie beim Spat sehr schwer und meist nur auf dem Wege des Ausschlusses oder durch die Röntgenuntersuchung möglich (Abb. 598). In allen zweifelhaften Fällen ist zur sicheren Feststellung der Schale eine *diagnostische Injektion* der Zehennerven proximal vom Fesselgelenk erforderlich.

Pathologisch-anatomischer Befund. Die *makroskopischen* Veränderungen bestehen in der Bildung von *Hyperostosen* (Exostosen, Osteophyten) in der Umgebung des Krongelenks. Sie sind entweder *partiell,* d. h. lateral, bilateral, dorsal, volar, plantar gelegen oder *zirkulär,* d. h. um das Gelenk herumgehend, namentlich vorn (s. Abb. 597). Im Anfang der Entwicklung bildet sich ein weiches, gefäßreiches, mit dem Messer schneidbares, fibröses Gewebe, das nur teilweise verknöchert

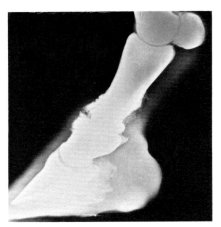

Abb. 595 *Periartikuläre Schale* des Krongelenks, Pferd, Röntgenbild.

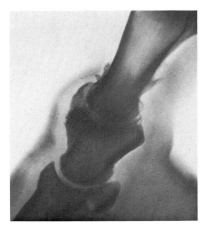

Abb. 597 *Artikuläre Schale* des Krongelenks, Pferd, Röntgenbild.

ist. Später, nach vollständiger Verknöcherng, sind die Wucherungen knochenhart. Im mazerierten Zustand zeigen sie eine unebene, höckerige, wie mit feinen Spitzen besäte Oberfläche mit ebenso zahlreichen Einschnitten und Vertiefungen. Im frischen Zustand sind alle Unebenheiten und Vertiefungen mit fibrösem Bindegewebe ausgefüllt, so daß die Oberfläche ganz glatt erscheint. In vorgeschrittenen Fällen verbinden sich die Hyperostosen des Fesselbeins und Kronbeins zu einer partiellen oder zirkulären *äußeren Ankylose*.

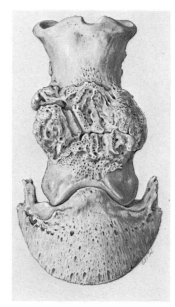

Abb. 596 Hochgradige periartikuläre (zirkuläre) *Krongelenkschale mit Ankylose, Ringbein*, Pferd.

Auf dem Durchschnitt der Knochen sieht man, namentlich einige Millimeter unter dem Periost, im Bereich der Ansatzstellen des Bandapparates *(subperiostal)* sowie unter dem Gelenkknorpel *(subchondral)* dunkelrote, anfangs punktförmige, später linsen-, bohnen- und haselnußgroße Flecke oder Höhlen im Knochen, die ein weiches, gelatinöses Gewebe enthalten und das Knochengewebe allmählich einschmelzen *(Ostitis rarefaciens)*. Daneben findet man Neubildung von hartem Knochengewebe in den Höhlen *(Ostitis condensans)*.

Die Gelenkknorpel zeigen bei der artikulären Schale die Erscheinungen des Zerfalls *(Knorpelusur)*. Ihre Oberfläche ist glanzlos, sammetartig, rauh, faserig, grubig oder trichterförmig vertieft. Die Usur entsteht durch Übergreifen der Ostitis rarefaciens auf den Knorpel und beginnt meist *marginal,* am Knochenrand, zuweilen auch zentral, und kann selbst zur totalen Zerstörung des Knorpels führen. Später tritt auch am gegenüberliegen-

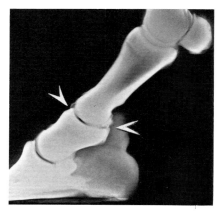

Abb. 598 *Artikuläre unsichtbare Schale* des Krongelenks (Pfeile), Pferd, Röntgenbild.

den Knorpel Zerfall ein *(Schliffusur)*. Schließlich kommt es zur Verwachsung beider Knochen im Innern des Gelenks, so daß in manchen Fällen das Fesselbein und Kronbein einen einzigen Knochen darstellen *(innere Ankylose)* wie nach Frakturen.

Den *Bandapparat* und die Sehnen findet man meist verdickt, die Bänder an den Ansatzstellen vielfach ossifiziert; auch die Strecksehne und das Kapselband sind zuweilen von Ossifikationen durchsetzt.

Prognose und Behandlung. 1. Die *artikuläre* Schale ist als *Arthritis chronica deformans* wegen der schweren pathologischen Veränderungen des Knorpels (Usur, Knorpelzerfall) und der mechanischen, durch die Exostosen bedingten Bewegungsstörungen *(Gelenkkontraktur, innere Ankylose)* unheilbar. Dasselbe gilt für die *zirkuläre periartikuläre* Schale *(äußere Ankylose)*. Beide Formen können lediglich symptomatisch durch die *Neurektomie* behandelt werden, vorausgesetzt, daß die Lahmheit nicht die Folge einer mechanischen Behinderung der Gelenkfunktion ist. Es ist die beiderseitige Neurektomie der Palmarnerven (vorn) oder der Plantarnerven (hinten) notwendig. Durch den Nervenschnitt werden die sonst wertlosen Tiere wenigstens für eine gewisse Zeit wieder brauchbar gemacht. Zur sicheren Beurteilung des operativen Erfolgs der Neurektomie empfiehlt sich eine vorherige diagnostische Anästhesie der Zehennerven proximal vom Fesselgelenk. Für *Reitpferde* empfiehlt sich jedoch der Nervenschnitt nicht, da wegen der Gefühllosigkeit der ganzen Zehe die damit verbundenen Gefahren für Pferd *und* Reiter die Verwendung als Reitpferd verbieten. Wenn ein Pferd nur noch zur Zucht gehalten werden soll, unterbleibt besser die Neurektomie.

2. Die *periartikuläre* Schale hat eine weniger ungünstige Prognose, namentlich die partielle (laterale und bilaterale) Schale. *Die Lahmheit kann hier in vielen Fällen schon durch eine Regulierung des Hufbeschlags behoben werden.* Die Hufeisen sollen möglichst lange und breite, weit gerichtete Schenkel und gute Zehenrichtung haben; auch verdickte Schenkelenden, Stollen und Sohleneinlagen sind oft angezeigt. Außerdem wird diese Form der Schale durch *Ruhe, scharfe Einreibungen* sowie durch *Brennen* (wie in Abb. 559) behandelt. Im übrigen verschwindet die Lahmheit, insbesondere bei der periartikulären Schale, zuweilen mit der Zeit auch von *selbst. Nicht selten bestehen erhebliche Knochenauftreibungen am Krongelenk ohne nachweisbare Lahmheit (Vorsicht bei der Diagnose!).*

7. Der Leist

Begriff, Ursachen und Vorkommen. In der Veterinärchirurgie versteht man unter *Schale* nur die mit Knochenauftreibung verlaufende chronisch-deformierende Arthritis und Periarthritis der *Zehengelenke* (Fesselgelenk-, Krongelenk- und Hufgelenkschale). Neben diesen Gelenkveränderungen gibt es noch verschiedene andere mit Knochenauftreibung (Osteophyten, Exostosen) einhergehende Periostitiden der Zehenknochen. Diese werden, soweit es sich um Entzündungen an den *Ansatzstellen* von *Bändern* am *Fesselbein* handelt, mit dem Namen *Leist* belegt. Die Osteophyten und Exostosen an den Insertionsstellen des Bandapparates der Zehen sind in der Regel die Folgen einer traumatischen Periostitis (Zerrung im Bandapparat). An den Angriffspunkten der Bänder kommt es infolge abnormer statisch-mechanischer Beanspruchung zu lokalen, chronisch-aseptischen Entzündungsprozessen, die unter dem Bilde der *Periostitis ossificans* verlaufen (Lahmheitspunkte). Als prädisponierende Ursachen kommen hinzu: unregelmäßige (diagonale) Gliedmaßen- und Zehenstellungen, diagonale Belastung, steiler Fesselstand, niedrige Trachten, lange Zehe, Abweichungen in der Zehenachse, falsche Zehenrichtung, Stollenbeschlag, schwerer Zug, harter Boden. Nach *Wittman* unterscheidet man folgende Leistformen:

1. *Leist* an den Ansatzstellen der *seitlichen, volaren Fesselkronbeinbänder*. Diese Leistbildung bleibt in der Regel auf die *Mitte des Seitenrandes des Fesselbeins* beschränkt (Abb. 599). Die Exostosen sind von fibrösen, verdickten Bandmassen umgeben, die häufig mit der Sohlenbinde und dem Hufknorpelfesselbeinband verwachsen sein können und manchmal großen Umfang annehmen können (Abb. 600).

2. *Leist* an den Ansatzstellen der *Sohlenbinde*. Er besteht in einer schwachen, kamm- und leistenartigen

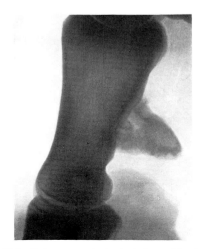

Abb. 599 Seltene *atypische Leistform,* Pferd, Röntgenbild.

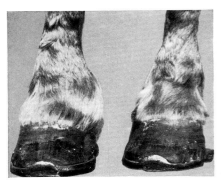

Abb. 600 Hochgradig seitlicher ausgedehnter *Leist* mit mittelgradiger Lahmheit, Pferd.

Erhabenheit, die sich an die obengenannten Exostosen distalwärts anschließt und sich bis zu den Bandhöckern des Fesselbeins erstreckt.

3. *Leist* an den Ansatzstellen der *Fesselbein-Hufknorpel-Hufbeinbänder* und *Seitenbänder* des Krongelenks. Diese Form befindet sich am *distalen*, seitlichen Ende des Fesselbeins und besteht in Rauhigkeit und Verdikkung des Bandhöckers.

4. *Leist* an der *palmaren* Fläche des Fesselbeins (Ansatzstellen der Ligg. sesamoidea obliqua und der mittleren palmaren Kronfesselbänder). Die Leistbildung im Bereich der Ligg. sesamoidea obliqua tritt in chrakteristischer Weise an den *Fesselbeinleisten* auf und verläuft daher an der Palmarfläche des Fesselbeins beiderseits in schräger Richtung, nach unten konvergierend. Das Fesselbeindreieck ist dann mit stecknadelkopf- bis erbsengroßen, höckerigen Osteophyten besetzt. Die Veränderungen an den Ansatzstellen des mittleren palmaren Kronfesselbeinbandes liegen distalwärts neben den Fesselbeinleisten und sind unbedeutend.

Symptome. Die *Diagnose* der Leistbildungen erfolgt durch eingehende Lokaluntersuchung, die eine genaue anatomische Kenntnis des Bandapparates der Zehe voraussetzt, sie wird bestätigt durch das Röntgenbild (s. Abb. 599). Die an dem Seitenrand des Fesselbeins auftretenden Leistbildungen zeigen sich als rundliche, verdickte, fibröse Bandmassen, welche die Exostosen einschließen.

Leist tritt in der Regel an *beiden Vorder-* und *Hintergliedmaßen* auf. Am häufigsten sind die Vordergliedmaßen betroffen. *In der Mehrzahl der Fälle bedingt der Leist keine Lahmheit.* Bei starker Exostosenbildung wird der Gang steif und klamm, besonders auf hartem Boden. Da die Kronfesselbeinbänder, die Sohlenbinde und die Hufbein-Hufknorpel-Fesselbeinbänder bewegungsphysiologisch (Abstemmen der Last) *gleichzeitig* beansprucht werden, so ist die häufig gemeinsame Erkrankung dieser Bänder bei schweren, auf hartem Boden arbeitenden Zugpferden die Regel (60–70%). Im Gegensatz hierzu tritt der *palmare* Leist (Ligg. sesa-

moidea obliqua) häufiger bei leichten Pferden (Reitpferden, Springpferden, Rennpferden) auf. *Differentialdiagnostisch* kommen *beiderseitig* auftretende chronische Hufrollenentzündung, Zwangshufbildung, Steingallen und Hufknorpelverknöcherung in Frage.

Behandlung. Bei der Behandlung des Leistes ist zu bedenken, daß nach Abschluß des Ossifikationsprozesses die ausgebildeten Exostosen nicht mehr beseitigt werden können. Daher soll man im Anfangsstadium versuchen, durch die üblichen chirurgischen Behandlungsmethoden, Ruhe, feuchte Wärme, Scharfsalben und Brennen, Erfolge zu erzielen. Später ist nur durch einen zweckmäßigen *Unterstützungshufbeschlag* eine Besserung bzw. Beseitigung der Lahmheit zu erreichen. Wenn durch einseitige diagnostische Anästhesie eines Palmarnerven die Lahmheit zu beseitigen ist, so kann sie dauernd durch die *einseitige Neurektomie* des betr. Palmarnerven behoben werden.

8. Die Fraktur des Kronbeins

Vorkommen und Ursachen. Frakturen des Kronbeins kommen bei Pferden vor, sind aber viel seltener als die Frakturen des Fesselbeins. Unter 100 Frakturen überhaupt kommen etwa 15 auf das Fesselbein und nur 3 auf das Kronbein. Ursachen sind Fehltritte, Kronentritt, Überfahrenwerden (Kraftwagen), starke Prellungen auf hartem, unebenem Boden, Stolpern, Stürzen, plötzliches Parieren, Hängenbleiben in Erdlöchern oder zwischen Eisenbahnschienen und hartgefrorenen Radfurchen. Eine innere Ursache bilden vereinzelt die artikuläre Schale (Osteoporose) und die Neurektomie. Auch die *diagnostische Anästhesie* der Zehennerven erhöht bereits die Möglichkeit einer Fraktur des Kronbeins (vgl. Frakturen des Fesselbeins, S. 351). Meist liegt eine *Fractura multiplex* vor (dreifacher, mehrfacher Splitterbruch). Zuweilen handelt es sich auch um *offene* Frakturen (Hautwunden). Fissuren sind selten.

Symptome. *Plötzlich hochgradiges Lahmgehen* (auf drei Beinen stehen und gehen), *Krepitation* (Schrotbeutelgefühl bei multipler Fraktur), *abnorme Beweglichkeit* des Hufes sowie die später eintretende außerordentlich *schmerzhafte*, diffuse *Anschwellung* an der *Krone* sichern in den meisten Fällen rasch die Diagnose. In schwierigen Fällen (diffuse umfangreiche Schwellung, Unmöglichkeit der Untersuchung wegen hochgradiger Schmerzhaftigkeit und großer Unruhe der Tiere, Fehlen der Krepitation und abnormen Beweglichkeit bei Fissuren) sollte nach Möglichkeit die *Röntgenuntersuchung* (Abb. 601) zu Hilfe genommen werden. Wichtig für die Diagnose der Kron-

VI. Krankheiten an der Krone

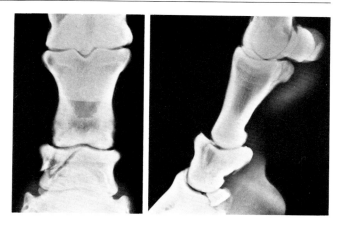

Abb. 601 *Fraktur des Kronbeins,* Pferd, Röntgenbild mit sagittalem und transversalem Strahlengang.

beinfrakturen sind auch der negative Untersuchungsbefund an den übrigen Teilen der Gliedmaße und das plötzliche Entstehen der Lahmheit.

Prognose und Behandlung. *Die Kronbeinfrakturen des Pferdes sind in der Regel als unheilbar zu beurteilen.* Mehrfache Bruchlinien, die gewöhnlich gleichzeitig vorhandene Verletzung des Krongelenks und Hufgelenks, die Verschiebung der Bruchstücke, die geringe Neigung des kurzen Kronbeins zu normaler Kallusbildung und die Unmöglichkeit einer *sicheren* Fixierung der Fragmente bedingt eine *äußerst ungünstige Prognose.* Auch können Pferde schon wenige Tage nach Eintritt einer offenen Fraktur an Septikämie zugrunde gehen. Außerdem bleibt bei gedeckten Frakturen stets eine unheilbare Lahmheit zurück (Ankylosierung), wenn ausnahmsweise nach mehrmonatiger Behandlung eine Verwachsung der Bruchstücke stattgefunden hat. Nur bei Fissuren und bei sehr wertvollen ruhigen und jungen Pferden, insbesondere zur Zucht geeigneten, kann ein Versuch der Heilung in einer Loheboxe unternommen werden. Die Heilungsdauer beträgt mehrere Monate. Im Fall einer einfachen, aber sehr selten vorkommenden Sagittalfraktur kann wie bei der entsprechenden Fesselbeinfraktur eine operative Verschraubung indiziert sein.

Krankheiten der Hals- und Rückenwirbelsäule, des Beckens und Schwanzes

1. Die Frakturen der Halswirbel

Ursachen. Frakturen der Halswirbel kommen am häufigsten bei Pferden und Rindern, seltener bei Hunden vor. Beim *Pferd* entstehen sie durch Sturz auf den Kopf (Renn- und Weidepferde), Überschlagen (bockende Reitpferde), Gegenrennen, Strangulation, Liegen unter dem Standbaum, Hängenbleiben mit einem Hinterfuße in der Halfterkette oder im Anbindestrick; beim *Rind* durch Sturz auf der Weide, Sichaufhängen an der Kette, Verfangen in Gittern und gegenseitiges Stoßen mit den Hörnern; beim *Hund* durch Überfahrenwerden, Bisse, Stockschläge. In der Regel handelt es sich um die vier ersten Halswirbel. Man hat die eigentlichen *Wirbelfrakturen* (Wirbelkörper, Wirbelbogen) von den Frakturen der Fortsätze (Quer- und schiefe Fortsätze, Flügelfortsätze des ersten, Zahnfortsatz des zweiten Halswirbels) zu unterscheiden. Außerdem kommen vollständige, den ganzen Halswirbel betreffende Frakturen und unvollständige, nur einzelne Teile betreffende Knochenrisse (Fissuren) vor.

Symptome. Die wichtigste Erscheinung der Halswirbelfrakturen, die allerdings manchmal fehlt, ist die durch die Dislokation der gebrochenen Wirbel und die Schmerzempfindung veranlaßte Verkrümmung, Schiefstellung und seitliche Abbiegung des Halses *(Torticollis)*, bei der die Halswirbelsäule nach der einen Seite eine fast bogenförmige Hervorwölbung beschreiben kann (Abb. 602, 603, 604, 605). Außerdem beobachtet man zuweilen steife Haltung des Halses und große Schmerzhaftigkeit, sogar Zusammenstürzen beim Hochheben des Kopfes. An der Bruchstelle findet man zuweilen eine subkutane *Infiltration,* seltener *Krepitation.* Bei Frakturen des vierten, fünften und sechsten Halswirbels beobachtet man hochgradige *Dyspnoe* (Lähmung der Zwerchfellsnerven). Außerdem können sich Erscheinungen einer *Meningitis spinalis* (Muskelzuckungen) oder eine *Drucklähmung* des Halsmarks (Lähmung der Extremitäten, ataktische Bewegungen, Sägebockstellung; s. Abb. 603) einstellen. Zuweilen stürzen oder überschlagen sich die Tiere bei Seitwärtsbewegungen. Seltener findet man die Anzei-

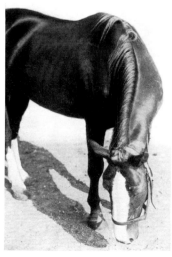

Abb. 602 *Torticollis* bei *Fraktur des 4. Halswirbels*, Pferd.

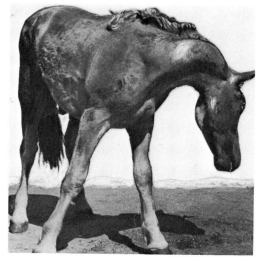

Abb. 603 *Torticollis* bei Fraktur des 1. Halswirbels, Fohlen.

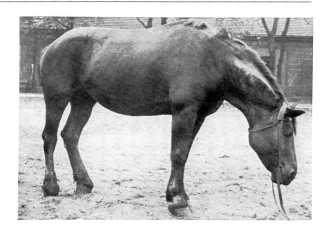

Abb. 604   *Torticollis* bei Fraktur des 1. Halswirbels, Pferd.

chen einer inneren Verblutung (Zerreißung der Vertebralarterien). Manchmal erfolgt der Tod plötzlich unter den Erscheinungen einer allgemeinen Lähmung. Eine Röntgenuntersuchung kann versucht werden; allerdings darf das Pferd dazu nicht niedergelegt werden.

Prognose. Während die Frakturen der schiefen Fortsätze und der Querfortsätze in der Regel heilbar sind oder nur dauernde Verkrümmungen des Halses *(Torticollis)* zur Folge haben, sind die Frakturen der Wirbelkörper und der Wirbelbogen gewöhnlich unheilbar und meist rasch tödlich. Als *Todesursache* kommen in Betracht:

1. *Lähmung* der *vegetativen Zentren* im verlängerten Mark bei Zertrümmerung, Quetschung und Druckanämie des Halsmarkes.

2. *Lähmung* des *Zwerchfells* nach Zerreißung, Quetschung und Kompression der Nervi phrenici (vierter bis siebenter Halswirbel).

3. *Myelitis* und *Meningitis spinalis* im Anschluß an die Verletzung des Halsmarks und seiner Häute.

4. *Septikämie* infolge der durch die allgemeine Lähmung und das Liegen veranlaßten Dekubitalgangrän.

5. *Innere Verblutung* nach Zerreißung der Vertebralarterien.

Behandlung. Eine direkte Behandlung der Wirbelfrakturen durch Reposition und Retention (Verband) der Fragmente ist in der Regel undurchführbar. In allen Fällen von schwerer Lähmung ist die Tötung der Tiere angezeigt. Bei Frakturen der Fortsätze und bei Verdacht auf Fissuren empfiehlt sich Ruhe.

Torticollis. Als Torticollis *(Schiefhals, Caput obstipum)* bezeichnet man verschiedenartige Krankheitszustände, die sich äußerlich durch eine *Verkrümmung* oder Schiefhaltung des Halses kenntlich machen und denen entweder eine *Fraktur* oder *Luxation* der Halswirbel bzw. einer *Kontraktur* der Wirbelgelenke oder Kontusionen und partielle Einreißungen der Halsmuskeln zugrunde liegen.

1. *Frakturen* der Halswirbel bedingen teils raschtödlichen (Wirbelkörper), teils bleibenden oder heilbaren Torticollis (Bruch der Fortsätze).

2. *Luxation* und *Subluxation* der Halswirbel verhalten sich meist ebenso; in Ausnahmefällen kann eine in Narkose vorzunehmende Reposition einer Luxation erfolgreich sein. Unter den Halswirbelluxationen stellt die *Atlanto-axiale Luxation bzw. Subluxation* eine besondere Form dar. Sie ist von einigen Autoren beim Pferd beschrieben worden, hat aber mehr bei den Zwerghundrassen eine gewisse klinische Bedeutung, insbesondere beim Chihuahua, Pekinesen und Zwergpudel. Bei diesen kommt es in Verbindung mit einer angeborenen Hypoplasie oder Separation des Zahns des Axis (Epistropheus) und einer Schwäche der ligamentösen atlanto-axialen Verbindung zu einer teilweisen oder völligen

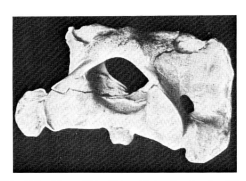

Abb. 605   Die zu Abb. 604 gehörige Fraktur des Altas.

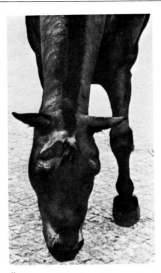

Abb. 606 Ödem am Kopf und gesenkte Kopfhaltung bei *Torticollis* nach Verfangen in der Anbindekette, Pferd.

Dislokation zwischen Atlas und Axis, so daß der Abstand zwischen dem Wirbelkörper des Atlas und dem Achsenfortsatz (Dens) des Axis vergrößert ist.

Die *klinischen* Erscheinungen treten spontan auf oder nach, oft geringfügigen, Unfällen (Hängenbleiben, Hochheben am Halsband, Beißerei o. ä.) und gleichen denen eines Bandscheibenvorfalls im Halsbereich. Erst durch die *Röntgenuntersuchung* mit transversalem Strahlengang und abgebeugtem Kopf (Vorsicht beim Abbeugen!) läßt sich der auf das zwei- bis dreifach vergrößerte Abstand zwischen dorsalem Atlasbogen und Dornfortsatz des Axis nachweisen. Die *Behandlung* besteht in einer operativen Stabilisierung des atlantoaxialen Gelenks, bei der der dorsale Wirbelbogen des Atlas an den kranialen Rand des Proc. spinosus axis mit einer Drahtschlinge adaptiert und fixiert wird.

3. *Kontrakturen* der Halswirbelgelenke, d. h. Beschränkungen der freien Gelenksbewegung, sind entweder myogenen, neurogenen und arthrogenen Ursprungs oder angeboren. Die *myogenen* Kontrakturen werden durch Zerreißungen und Krampf (spastischer Torticollis), die *neurogenen* durch Lähmung (paralytischer Torticollis) der Halsmuskeln (insbesondere des M. brachiocephalicus), die *arthrogenen* durch Arthritis, Osteodystrophie der Wirbelgelenke veranlaßt. Seltener ist bei den Tieren der *angeborene* Torticollis.

4. *Kontusionen und partielle Einreißungen der Halsmuskulatur;* sie finden sich nicht selten *beim Pferde.* Solche traumatische Insulte betreffen die Halsmuskulatur dann, wenn sich die Pferde in der *Anbindekette verfangen* haben oder unter die Futterkrippe zu liegen gekommen sind und sich während der Nacht oft stundenlang bemühten, aus der Zwangslage freizukommen. Dabei treten Quetschungen, partielle Einreißungen und Blutungen in der Muskulatur auf. Sie fühlt sich gespannt an und ist auf Druck sehr empfindlich. Infolge der Schmerzempfindung bei den Halsbewegungen halten die Pferde den Hals schief, den Kopf tief gesenkt und stützen ihn auf den Boden auf. Im Laufe von mehreren Stunden tritt dann ein immer mehr an Umfang zunehmendes *Stauungsödem* am Kopf ein (*Nilpferdkopf;* Abb. 606). Dadurch werden schließlich die Futteraufnahme, das Abschlucken und die Atmung erschwert. Infolge des behinderten Abschluckens besteht die Gefahr der *Aspirationspneumonie.* Die Prognose ist günstig, wenn rechtzeitig eine entsprechende Behandlung eingeleitet wird, sonst gehen die Tiere an *Aspirationspneumonie* zugrunde. Die *Behandlung* muß darauf abzielen, den *Kopf hochzustellen.* Dies geschieht durch Kurzbinden des Pferdes an zwei Anbindeketten, und zwar so, daß sich das Tier mit dem Unterkieferrand auf den Futtertisch stützen kann, andererseits aber am Zurücktreten vom Futtertisch gehindert wird. Der Futtertisch wird, damit kein Dekubitus am Unterkiefer entsteht, durch eine zusammengefaltete Decke, Strohsack o. ä. gepolstert. Die am Kopf und Hals befindlichen Ödeme werden mit 10proz. Ichthyol-, Kampfer- oder einer anderen zerteilenden Salbe eingerieben. Solange die Ödeme bestehen, ist nur Wasser und Kleietrank zu geben. Die Ödeme werden innerhalb von 2–3 Tagen vollständig resorbiert.

2. Die Frakturen der Brust- und Lendenwirbel

Vorkommen und Ursachen. Die bei allen Haustieren vorkommenden Frakturen der Brust- und Lendenwirbelsäule haben beim Pferd und Hund eine besondere klinische Bedeutung. Die Ursachen sind entweder *äußere* (Traumen) oder *innere* (spontane Frakturen). *Die äußeren* traumatischen Einwirkungen bestehen in Sturz, Quetschungen der Wirbelsäule beim Liegen unter dem Flankierbaum, Anrennen, plötzlichem Parieren, Einbrechen im Rücken während der Begattung durch schwere Zuchttiere (Pferd, Rind), bei roher Geburtshilfe, durch Herabfallen schwerer Gegenstände, *Überfahrenwerden,* Stockschläge, Steinwürfe, Bisse und Schüsse *(Hunde, Katzen).* Die *spontanen* Wirbelfrakturen entstehen durch innere Ursachen, insbesondere durch abnorm starke *Muskelkontraktion* des *M. longissimus dorsi* beim *Niederlegen* der Pferde mit starker Krümmung und Wölbung der Wirbelsäule und durch seitliche Biegungen der Wirbelsäule im Liegen, vereinzelt sogar im Stehen (Zahnextraktion). Prädilektionsstelle ist hierbei die Gegend der letzten (16–18.) Brustwirbel und des 1.–3. Lendenwirbels, welche die schwächste Partie des Rückens darstellen. Andere innere Ursachen bedingen die *idiopathischen* Frakturen, nämlich Rachitis, Osteomalazie, Tuberkulose, senile Knochenatrophie, Osteodystrophie, Neubildungen in den Wirbelkörpern, starre Verbindung und Ankylosierung der Lendenwirbel oder eine individuelle Fragilität der Knochen. Auch in der tierärztlichen Praxis kommen Frakturen *bei zu einer Operation niedergelegten Pferden* vor. Hierbei handelt es sich meistens um eine Fraktur des 1.–3. Lendenwirbels (Prophylaxe: ausreichende Betäubung).

Formen. Die Frakturen betreffen entweder den *Körper* und *Bogen* oder die *Fortsätze* der Wirbel (schiefe Fortsätze, Querfortsätze, Dornfortsätze). Sehr häufig sind *Splitter-* und *Konquassationsfrakturen* mit vollständiger Zertrümmerung des Wirbelkörpers (Abb. 607, 608) und Kompression oder Zermalmung des Rückenmarks. Nicht selten sind ferner *Fissuren*. Zuweilen sind mehrere Wirbel gleichzeitig gebrochen. Nicht selten ist mit der Wirbelfraktur eine Luxation der Wirbelsäule verbunden (Abb. 609).

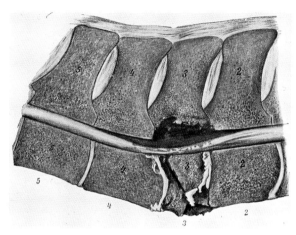

Abb. 607 *Splitterfraktur* des 3. Lendenwirbels, Pferd.

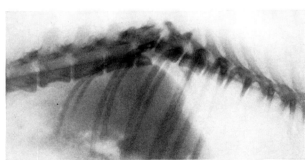

Abb. 608 *Splitterfraktur* des 13. Brustwirbels, Hund, Röntgenbild.

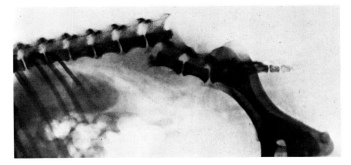

Abb. 609 *Fraktur* des 5. Lendenwirbels und *Luxation* der Wirbelsäule, Foxterrier.

Symptome. Die durch die Frakturen hervorgerufenen Erscheinungen sind sehr verschieden, je nachdem eine *vollständige* Fraktur des Körpers oder eine *partielle* Fraktur der Fortsätze oder eine *Fissur* vorliegt.

a) Die *vollständigen Frakturen der Wirbelkörper* bedingen eine *plötzliche, motorische und sensible Paraplegie der Hinterhand*. Die motorische Lähmung äußert sich durch Schwanken, Zusammenbrechen und Unfähigkeit zum Aufrichten der Nachhand (hundesitzige Stellung). Gleichzeitig sind häufig auch die Harnblase, der Mastdarm und der Schwanz gelähmt. Die sensible Lähmung besteht in vollständiger, nach vorn scharf begrenzter Anästhesie der Haut (Nichtreagieren auf Nadelstiche). Vereinzelt hat man auch gürtelförmigen Schweißausbruch in der Lendengegend beobachtet. Örtliche Veränderungen, namentlich Schwellung, Einbiegung und Hervorwölbung der Wirbelsäule, abnorme Beweglichkeit und Krepitation, sind beim Pferd und Rind wegen der dicken Muskelmassen nicht nachweisbar, bei kleineren Haustieren dagegen meist vorhanden. Sehr selten läßt sich beim Pferd und Rind rektal die Bruchstelle nachweisen. Bisweilen hört man bei Großtieren ein knallartiges, dumpfes Geräusch im Moment der Entstehung der Fraktur. Bei Kleintieren sichert die *Röntgenuntersuchung* die Diagnose.

b) Die *Fissuren* der *Brust-* und *Lendenwirbel* sind meist durch keinerlei sichtbare Erscheinungen oder nur durch unbestimmte Symptome (*Schwanken*, Steifheit im Kreuz) charakterisiert. Pferde mit Wirbelfissuren können unter Umständen noch tage- und wochenlang (in einem von uns beobachteten Fall 29 Tage lang) stehen, gehen und ihren Dienst leisten. Nach kürzerer oder längerer Dauer pflegt sich jedoch die Fissur *plötzlich* in eine Fraktur mit vollständiger motorischer und sensibler Lähmung umzuwandeln.

c) Die *partiellen Frakturen der Wirbelfortsätze* sind zuweilen durch lokale *Anschwellung*, Schmerzhaftigkeit und Deformierung gekennzeichnet (Querfortsätze der Lendenwirbel, Dornfortsätze der Brustwirbel).

Prognose. Die *vollständigen* Wirbelfrakturen sind *unheilbar* und direkt *lebensgefährlich*. Werden die Tiere nicht frühzeitig getötet, so sterben sie im Verlauf weniger Tage an Degeneration des Herzmuskels oder an Septikämie im Anschluß an Dekubitalgangrän. *Auch die Fissuren sind in der Regel unheilbar,* da eine normale Kallusbildung gewöhnlich nicht eintritt. Dagegen sind die *partiellen* Frakturen der Fortsätze heilbar. Da bei unvollständiger Lähmung der Grad der Wirbelverletzung oft nicht festgestellt werden kann, empfiehlt sich stets Vorsicht betreffs der Prognose. *Behandlung* bei Pferden: Stallruhe, Loheboxe, *kein Hängegurt;* bei Hunden ebenfalls Ruhe, evtl. Osteosynthese.

Prophylaxe. Die Maßnahmen gegen die Wirbelfrakturen sind im wesentlichen nur prophylaktischer Natur. Zur *Verhütung der spontanen Wirbelfrakturen beim Niederlegen der Pferde* empfehlen sich speziell bei Vollblutpferden und allen warmblütigen und muskulösen Pferden überhaupt, die nachstehenden Vorsichtsmaßregeln:

a) *Vor dem Niederlegen* bereite man die Pferde, insbesondere trainierte und *vollkräftige* Pferde, wenn die an dem Tier auszuführende Operation dies zuläßt, durch diätetische Maßnahmen mehrere Tage vor und gebe zur Operation selbst eine entsprechende Dosis eines Betäubungsmittels.

b) *Während des Niederlegens* und im Liegen lasse man sofort und dauernd den Kopf zurücknehmen (gute Halfter und Trense auflegen) und lasse die Kruppe durch eine kräftige Person belasten. Die früher üblichen Rücken-Hals-Genick-Riemen nützen nichts.

c) *Nach der Operation* beaufsichtige man selbst das Zurückführen des betäubten Patienten in den Stall (Kopf hoch, ein Mann an den Schwanz, je ein Mann an jede Kruppenseite) und stelle im Stall eine Wache zu dem Patienten.

d) *Alte Pferde* lege man *nicht* ohne Not nieder, sondern versuche im Stehen zu operieren (Sedativum, Neuroleptikum, örtliche Betäubung). Andernfalls mache man den Besitzer auf die Gefahr des Niederlegens *alter Pferde* aufmerksam.

3. Die Luxationen (Diastasen) der Brust- und Lendenwirbel

Eine reine Diastase *(Luxation)* ohne gleichzeitige Wirbelfraktur ist sehr selten (Abb. 610); die Erscheinungen sind dieselben wie bei den Wirbelfrakturen, d.h. sie bedingen eine unheilbare Querschnittslähmung des Rückenmarks mit vollständiger motorischer und sensibler Lähmung der Hinterhand. Unvollkommene Diastasen (*Distorsionen,* sog. *Rückenmarksverstauchung*) mit Quetschung und Zerrung der Zwischenwirbelscheibe und des Rückenmarks kommen häufiger

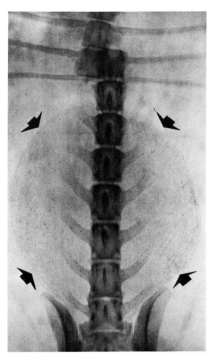

Abb. 610 *Luxation der Wirbelsäule* zwischen 12. und 13. Brustwirbel beim Hund. Der unter der Wirbelsäule befindliche elliptische Schatten rührt von der gelähmten und prall gefüllten *Harnblase* her (Pfeil).

vor. Sie werden im allgemeinen durch dieselben Ursachen bedingt wie die Wirbelfrakturen und äußern sich durch steife Rückenhaltung, steifen Gang, Schwanken und durch lokale Schmerzhaftigkeit bei Palpation (Hunde, Katzen). Die Röntgenuntersuchung ergibt, wie zuweilen auch bei den Frakturen, nicht immer einen eindeutigen Befund. Geringfügige Verschiebungen oder Frakturen und Luxationen (Diastasen), deren betroffene Teile nachträglich ihre ursprüngliche Lage wieder eingenommen haben, können unentdeckt bleiben oder schwierig zu erkennen sein. Verdachtsmomente sind Knickung oder Rotation der Wirbelkörper und Dornfortsätze, Verkürzung des Wirbelkörpers, verengter Zwischenwirbelspalt, veränderte äußere und innere Form, Verdichtung der Wirbelspongiosa, Asymmetrie des Wirbelkörpers und seiner Fortsätze u. dergl.

Die *Prognose* ist zweifelhaft zu stellen. Wenn auch das Leiden nicht lebensgefährlich ist und häufig nach einigen Wochen heilt, so können doch die Erscheinungen der Kreuzschwäche zurückbleiben.

Die *Behandlung* besteht in Ruhe, feuchtwarmen Umschlägen und Anlegen eines Stützverbandes für 3 bis 4 Wochen. Bei Paresen ohne röntgenologisch festgestellte Veränderungen empfiehlt sich zunächst Abwarten und Verabreichung von Vitamin B_{12}, E und auch B_1. Gegebenenfalls noch symptomatische Behandlung (Harnblasen- und Mastdarmlähmung!). Bei Luxationen und Luxationsfrakturen ohne offensichtliche totale Schädigung des Rückenmarks kann die operative Reposition versucht werden, die in allgemeiner Narkose in vorsichtiger Weise vorgenommen werden muß, um eine weitere Schädigung des Rückenmarks zu vermeiden. Die operative Immobilisierung der betroffenen Wirbel erfolgt nach *Rieger* mit 2 Stahlschienen (Marknägel oder Platten), die an die angrenzenden Wirbelkörper bzw. deren Dornfortsätze angelegt und mit Drahtschlingen oder Schrauben fixiert werden.

4. Die Kreuzschwäche und Kreuzlähmung

Begriff und Ursachen. Mit dem Namen *Kreuzschwäche, Kreuzlähmung* oder *Rückenmarkslähmung* werden herkömmlich sehr verschiedenartige Schwäche- und Lähmungszustände der Hintergliedmaßen bezeichnet, die teils eine unvollständige *(Parese)*, teils eine vollständige Lähmung des Hinterteils *(Paraplegie)* zur Folge haben. Am häufigsten findet man die Lähmungszustände bei Hunden, Pferden und Rindern (Festliegen). Die anatomischen Krankheitsursachen haben ihren Sitz entweder im *Nervensystem* (Rückenmark, periphere Nerven) oder in den *Knochen* (Wirbelsäule, Kreuzbein, Becken) und *Gelenken* (Wirbelgelenke, Kreuzdarmbeingelenk) oder in den *Muskeln* (Lendenmuskel, Kruppenmuskel) oder in den *Gefäßen* (Becken- und Schenkelarterie). Inwieweit bei Pferden auch Avitaminosen eine Kreuzschwäche verursachen können, ist noch nicht genügend geklärt.

a) Die Krankheiten des *Rückenmarks (spinale* Lähmung) bestehen in Pachymeningitis, Leptomeningitis und Myelitis spinalis, in Blutungen, Erschütterungen, Zertrümmerung (Wirbelbruch), Neubildungen, Parasiten und Intoxikationen bei starkem Wurmbefall (Askariden bzw. Strongyliden) und bei übermäßiger Fütterung (Fohlen). Die *Pachymeningitis* ist eine seröse, eitrige oder ossifizierende; namentlich die Pachymeningitis chronica ossificans ist eine häufige Ursache der Kreuzschwäche älterer Hunde. Die *Leptomeningitis* ist serös oder eitrig. Die *Myelitis* spinalis tritt in Form von Erweichungsherden (rote Erweichung) oder mit Bindegewebsneubildung auf (chronische interstitielle Myelitis, Rückenmarksklerose). Ursachen sind Quetschungen, Erschütterungen, Sturz, Schläge, Blitzschlag und andere *traumatische Einflüsse,* Übergreifen benachbarter Entzündungsprozesse auf das Rückenmark (Widerristfistel), *Infektionskrankheiten* (Staupe der Hunde, Brustseuche der Pferde, Druse, Beschälseuche, Bornasche Krankheit, Tollwut, Traberkrankheit), *Vergiftungen* (Saturnismus, Merkurialismus, Equisetumkrankheit) und *Erkältung.* Von *Hippen, Koch* und *Fischer* ist vor einigen Jahren bei Nachkommen eines Oldenburger Hengstes eine Erbkrankheit mit rezessivem Erbgang festgestellt worden, die als „Purzelkrankheit" oder „Oldenburger Fohlenataxie" bezeichnet wird. Die Tiere zeigen ataktische Bewegungen, die sich schließlich zu vollständigen Lähmungen steigern können. Dieses Krankheitsbild wird unter dem Begriff *spinale Ataxie* zusammengefaßt und hat in dem englischsprachigen Schrifttum unter der Bezeichnung ›Wobbles‹, ›Wobbler-Syndrom‹ oder ›Equine Incoordination‹ eine ausführliche Darstellung und Diskussion erfahren, ohne daß eine eindeutige und sichere Ätiologie ermittelt werden konnte. Übereinstimmung besteht insoweit, als jeder raumeinengende Prozeß im Halswirbelkanal zu einem unkoordinierten Bewegungsablauf der Vorder- und Hintergliedmaßen führen kann. Nach den Untersuchungen von *Dahme und Schebitz* (1970) liegen eine primäre Degeneration im Halsmarkbereich als Folge einer Kontusion desselben sowie eine sekundäre *Waller*'sche Degeneration langer efferenter und afferenter Leitungsbahnen vor. Die Kontusion geht von verschiedenen traumatischen Einwirkungen aus, wie Sturz, extreme Ventroflexion des Halses o. ä., die an der Halswirbelsäule zu Überdehnungen der Ligg. interarcualia, Nekrosen am Epiphysenknorpel und Protrusionen der Kapsel der seitlichen Wirbelgelenke in den Wirbelkanal hinein führen. Durch die *Röntgenuntersuchung* läßt sich der raumbeengende Zustand des Wirbelkanals feststellen, der am häufigsten zwischen dem 3. und 5. Halswirbel lokalisiert ist. Die Röntgenaufnahme muß allerdings in maximaler Ventroflexion der Halswirbelsäule durch extreme passive Abbeugung angefertigt werden, um die Einengung des Wirbelkanals sichtbar zu machen, welches sich nur am niedergelegten und narkotisierten Patienten erreichen läßt. Bei älteren Fohlen sind abweichend von diesen Befunden auch diffuse degenerative Veränderungen vorwiegend in den Brustsegmenten des Rückenmarks nachgewiesen worden, deren Ätiologie nicht geklärt werden konnte.

Auch beim Hund, besonders bei großen und mittelgroßen Rassen, kommt eine mit Ataxien einhergehende Nachhandschwäche infolge einer chronischen oder rezidivierenden Kompression des Rückenmarks im kaudalen Halsbereich vor, die als *Kompressionssyndrom der kaudalen Halswirbelsäule, Stenose des Wirbelkanals, zervikale Myelopathie, Spondylopathie, Wobbler-Syndrom, Ataxiesyndrom* und fälschlicherweise auch als *Spondylolisthesis* (Wirbelgleiten) beschrieben worden ist. Von den hiesigen Rassen ist am häufigsten die Deutsche Dogge und der Dobermann im Alter von 3 Monaten bis mehreren Jahren betroffen. Die klinischen Erscheinungen des unkoordinierten, unsicheren, tappigen Gangs, der Ataxie, Nachhandschwäche und des schwankenden Gangs bei ungestörtem Allgemeinbefinden ziehen sich über mehrere Wochen hin und steigern sich. Die Ursachen sind nicht einheitlich: Deformierung der kaudalen Wirbelkörper des Halses mit nach kranial hin sich verengendem konischen Wirbelkanal; erhöhte gegenseitige Verschieblichkeit der Wirbel beim Abbeugen und Strecken des Halses; Degeneration und Vorfall des Diskus; Exostosenbildung an Wirbelkörper und Fortsätzen, deren Entstehung wahrscheinlich auf genetischer Grundlage beruht. Die Prognose ist zweifelhaft bis ungünstig, da eine erfolgversprechende Behandlung der sehr unterschiedlichen Zustände nicht gegeben ist. Die Diagnose muß durch die Röntgenuntersuchung und Myelographie gesichert werden. Außerdem erzeugen *Blutungen, Neubildungen* (Sarkome, Lipome), Tuberkulose und Lymphadenose beim Rind oder bisweilen *Parasiten* (Coenurus), in den Wirbelkanal eingedrungene Dassellarven, und *intervertebrale dystrophische Verkalkungen (Hansen)* beim Hund, *spinale Drucklähmungen.*

Von allen Tierarten wird der Hund am häufigsten mit dem Syndrom der durch eine Kompression des Rückenmarks bedingten motorischen Schwächezustände angetroffen, die in vielen Fällen durch eine *intervertebrale Verkalkung* verursacht werden (Abb. 611). Unsere Kenntnisse über die pathologisch-anatomischen Befunde und die jeweilig resultierenden klinischen Bilder sind durch die Untersuchungen von *Frauchinger* und *Fankhauser, Hansen, H. Müller, Olsson, Pommer, Riser, Tillmanns u. a.* wesentlich bereichert worden. Die den klinischen Symptomen zugrunde

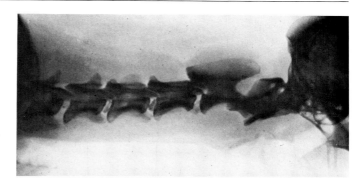

Abb. 611 *Intervertebrale dystrophische Verkalkungen* zwischen 3. und 4. und zwischen 4. und 5. Halswirbel, Dachshund, Röntgenbild.

liegenden Veränderungen werden durch eine partielle oder totale Ruptur des Anulus fibrosus der Zwischenwirbelscheibe (Diskus) ausgelöst. Infolgedessen kommt es zu einem Vorquellen (Vorfall) des *Nucleus pulposus* in den Wirbelkanal, zu einer Wirbelkanalstenose und zu einer Kompression des Rückenmarks. Diese Vorfälle kommen beim Hund in zwei Typen vor, die sich pathologisch-anatomisch und im klinischen Verhalten unterscheiden. *Typ I* tritt bei jüngeren Tieren der zu dieser Erkrankung besonders disponierten Rassen auf. Zu ihnen gehören Hunderassen, die eine chondrodystrophoide Konstitution haben, nämlich Dachshunde, französische Bulldoggen, Pekinesen, Scotchterrier und Spaniels. Die pathologischen Veränderungen treten vorzugsweise solitär auf und sind die Folge einer totalen Ruptur des Anulus fibrosus und des anschließenden Vorfalls des degenerierten oder knorpelig umgewandelten Diskusgewebes in den Wirbelkanal. Kennzeichnend für diese Art des Vorfalls sind seine beachtliche Größe (Abb. 612, 613, 614), die spröde und körnige Konsistenz und die unebene Oberfläche, die mit der Dura mater in Verbindung steht. Da die Vorfälle oft plötzlich nach mechanischen Insulten eintreten, findet man nicht selten Blutungen, durch die der Druck auf das Rückenmark noch verstärkt wird.

Die Kompressionsstenosen des *Typ II* kommen bei Hunden aller Rassen im fortgeschritteneren Alter vor. Sie finden sich multipel an verschiedenen Stellen des Wirbelkanals und stellen mehr rundliche, harte, knotenartige Verdickungen mit glatter Oberfläche dar, die nicht mit der Dura in Verbindung stehen. Sie treten oft symmetrisch beiderseits des Lig. longitudinale dorsale genau in Höhe der Zwischenwirbelscheibe auf. Sie können vergesellschaftet sein mit einer *Spondylarthritis ankylopoetica* (Verknöcherungen im Bereich der kleinen Wirbelgelenke und ihrer Bänder) und mit einer *Spondylitis ossificans deformans* der Wirbelkörper.

Die Kompressionsstenose trifft das Rückenmark und die Nervenwurzeln oder auch nur die Nervenwurzeln allein. Dabei kann das Rückenmark eine wesentliche Umfangsverminderung erfahren, ohne daß zunächst klinische Erscheinungen ausgelöst werden.

Die krankhaften Veränderungen der Zwischenwirbelscheiben sollen nach *Jakob* bei den chondrodystrophoiden Rassen deshalb häufiger zu finden sein, weil bei ihnen eine ungenügende Unterstützung der Lendenwirbelsäule durch die zu ihrer Länge in einem ungünstigen Verhältnis stehenden kurzen Gliedmaßen vorliegt. Die Gefahr der Diskuserkrankung ist am größten in den Abschnitten der Wirbelsäule, die höheren mechanischen Be-

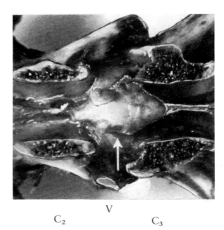

Abb. 612 *Vorfall* des *Nucleus pulposus* zwischen 2. und 3. Halswirbel, Dachshund. C_2 und C_3 2. und 3. Halswirbel, Vorfall (Pfeil), Sektionspräparat.

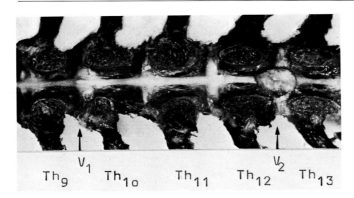

Abb. 613 *Vorfall* des *Nucleus pulposus* zwischen 9. und 10. und 12. und 13. Brustwirbel, Dachshund. Th$_{9-13}$ Brustwirbel, V$_1$ und V$_2$ Vorfälle (Pfeile), Sektionspräparat.

anspruchungen unterliegen. Das ist einmal der Zervikal- und zweitens der Thorako-Lumbal-Abschnitt. Der Bereich der ersten 9 Brustwirbel ist nie betroffen. Im Brust-Lenden-Teil finden sich die Bandscheibenveränderungen vom 11. oder 12. Brustwirbel an bis zum 2.–3. Lendenwirbel. Im Halsabschnitt sind die Bandscheiben zwischen 2. und 3. und zwischen 5., 6. und 7. Halswirbel verändert. Kennzeichnend für den Systemcharakter der Erkrankung ist ihr gleichzeitiges multiples Auftreten im Hals- und im Brust-Lenden-Abschnitt bei einem Tier (Abb. 611, 613, 615).

Von Krankheiten der *peripheren Nerven* ist die beiderseitige Zerrung, Quetschung und Entzündung des *Hüftgeflechts* (Festliegen beim Rind) und die *Polyneuritis* (Beschälseuche) zu erwähnen.

b) Die Krankheiten der *Muskeln (myogene* Kreuzlähme) bestehen in traumatischen, toxischen und infektiösen, akuten oder chronischen Entzündungen der *Lenden-* und *Kruppenmuskeln.* Insbesondere kommen in Betracht *Myoglobinurie* und *Lumbago, akute Muskeldegeneration* und *Myositis parenchymatosa* (Selbstüberhetzung nach dem Niederlegen beim Pferd, Eisenbahnkrankheit beim Rind), *Zerrungen* und *Zerreißungen* der Muskeln.

c) Die Krankheiten der *Knochen* und *Gelenke* beziehen sich auf die *Fissuren* und *Frakturen* der Rückenwirbel, Lendenwirbel, des Kreuzbeins und Beckens, auf *Tuberkulose* der Wirbelsäule (Rind, Schwein, Pferd) auf *Distorsionen* und *Luxationen* der Wirbelgelenke und des Kreuzdarmbeingelenks.

d) Von Krankheiten der *Gefäße* kommt die *Thrombosierung* der *Becken-* und *Schenkelarterien* in Betracht.

Symptome. Die *vollständige* Lähmung (Kreuzlähmung, Paralyse der Nachhand) äußert sich in einer *motorischen* und *sensiblen* totalen *Lähmung* der *Hintergliedmaßen* bei freiem Bewußtsein. Pferde und Rinder können sich nur mit den Vordergliedmaßen, nicht aber mit den Hintergliedmaßen erheben, die gelähmt am Boden liegen (hundesitzige Stellung). Hunde und Katzen schleifen den kaudalen Körperteil wie eine leblose Masse nach oder bewegen sich mit untergeschlagenen bzw. gekreuzten Hintergliedmaßen schleppend vorwärts. Die Reflexerregbarkeit und die Empfindlichkeit der Haut auf Nadelstiche und andere Hautreize sind meist aufgehoben *(Anästhesie)*. Gleichzeitig besteht, namentlich bei Erkrankung des Lendenmarks, auch eine Lähmung der *Harnblase*, des *Mastdarms*, des *Penis* und des *Schwanzes*.

Die *unvollständige* Lähmung (Kreuzschwäche, Parese der Nachhand) bedingt erschwertes Aufstehen, einen unsicheren, schwankenden Gang, namentlich bei Wendungen, Unsicherheit und Überknicken beim Aufsetzen oder zuweilen hahnentrittartiges Hochheben der Beine *(Ataxie)*. Infolge des schwankenden Ganges streichen sich manche Pferde an der Innenfläche der Hinterfessel. Die Empfindlichkeit und Reflexerregbarkeit sind herabgesetzt. Die Sehnenreflexe (*Westphal*sches Phänomen beim Beklopfen des Lig. rectum patellae) sind vermindert oder aufgehoben bei Myelitis lumbalis, während sie bei Myelitis dorsalis und cervicalis abnorm erhöht sind. Auch die Beweglichkeit des *Schwanzes* ist oft beeinträchtigt (Hammelschwanz).

Die beim Hund durch *Diskusvorfälle des Typ I* ausgelösten Symptome treten meist plötzlich und oft nach mechanischen Insulten auf und werden einerseits durch die Lokalisation des Vorfalls und

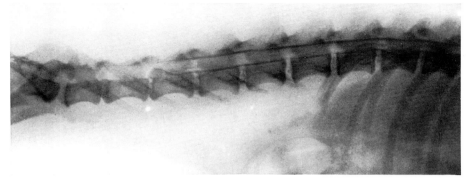

Abb. 614 *Verkalkter Vorfall* des *Nucleus pulposus* bei einer 5jährigen *Dachshündin* mit den Symptomen einer Blasenlähmung. Totale Blockierung des Kontrastmittels bei der *Myelographie* über der Bandscheibe zwischen dem 5. und 6. Lendenwirbel, Röntgenbild.

andererseits durch die Art der Entstehung bestimmt. Aufgrund der Symptome läßt sich deutlich unterscheiden, ob der Vorfall im Bereiche der Halswirbelsäule oder der Brust- und Lendenwirbelsäule stattgefunden hat. Andererseits sind die Symptome graduell weniger abhängig von der Lage und Größe des Vorfalls als von der Art und Weise seiner Entstehung und von der bestehenden Fähigkeit der Zwischenwirbelscheibe, auf den Vorfall weiterhin einzuwirken. Ein plötzlich erfolgter Vorfall führt zu den schwersten Symptomen, da. u. U. der ganze Diskusinhalt in den Wirbelkanal hineingeschleudert wird und zu einem tödlichen Rückenmarksschock führen kann. Die Dauer der Symptome scheint hauptsächlich von der Reizung des Rückenmarks abzuhängen, die durch den veränderten Druck seitens des Diskus ausgeübt wird, wenn sich die Wirbelsäule bewegt. Die Beseitigung dieses dynamischen Faktors und die Anpassungsfähigkeit des Rückenmarks an die Kompression bestimmen den Verlauf der Krankheit und sind auch die Voraussetzung zur Heilung, die spontan erfolgen kann. Klinische Rückfälle ereignen sich, wenn durch einen erneuten mechanischen Insult der bestehende Vorfall eine Größenzunahme erfährt und eine erhöhte Kompression des Rückenmarks bedingt oder wenn ein Vorfall an einer anderen Zwischenwirbelscheibe eintritt.

Während für die Diskusvorfälle im thorakolumbalen Bereich der Wirbelsäule die oben angeführten Symptome zutreffen, verursachen die Vorfälle in der Halswirbelsäule einen intensiven Schmerz im Nacken und Hals und zuweilen auch am Brustkorb und an den Vordergliedmaßen. Wenn bei thorakolumbalen Vorfällen Schmerz besteht und nachzuweisen ist, lokalisiert er sich hauptsächlich auf die Lendengegend. Weiterhin sind diese Pa-

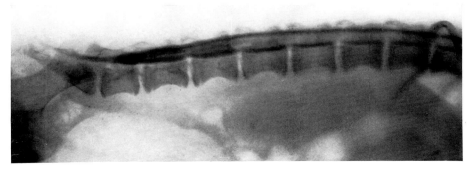

Abb. 615 Partieller *Vorfall* des *Nucleus pulposus* an allen Bandscheiben der Lendenwirbel bei einem 7 Monate alten Dachshundrüden mit den Symptomen einer Parese der Nachhand. Die *Myelographie* zeigt eine Vorwölbung der ventralen Kontrastlinie über den Bandscheiben sämtlicher Lendenwirbel, Röntgenbild.

tienten trotz völliger Paralysen oft sehr lebhaft, haben guten Appetit und zeigen keine Störung des Allgemeinbefindens. Bei zervikalen Diskusvorfällen dagegen scheinen die Schmerzen viel vorherrschender zu sein, und die betroffenen Tiere zeigen eine ausgesprochene psychische Depression. Fälle mit leichten Symptomen dieser Art werden oft als Myalgie und Rheumatismus diagnostiziert. Weiterhin können zervikale Diskusvorfälle schwere Paresen oder Paraplegien spastischer oder schlaffer Natur der Nachhand verursachen; aber die Symptome sind mit motorischen Störungen an den Vordergliedmaßen, und zwar meist mit einer Parese der Streckmuskeln, verbunden. Es können aber auch Nachhandparesen fehlen und neben dem intensiven Schmerz nur motorische Störungen an allen vier Gliedmaßen, an den Gliedmaßen der einen Seite oder an irgendeiner Gliedmaße allein vorkommen.

Beim *Typ II* sind im Anfang eindeutige Symptome nicht immer vorhanden. Es zeigen sich geringgradige Störungen der Motilität mit Schmerzen im Bereiche des Rückens, steifer Körperhaltung und Unlust zur Bewegung. Schließlich steigern sich die Symptome allmählich zu Ataxien und vollständigen Lähmungen. Charakteristisch für den Typ II ist, daß sich die Beschwerden anfallsweise zeigen und spontan verschwinden können, um nach kürzeren oder längeren Intervallen gewöhnlich in stärkerer Form wiederzukehren.

Neben der neurologischen Untersuchung sind die Röntgenuntersuchung und die Myelographie mit einem Kontrastmitel, das subarachnoideal ins Foramen occipitale injiziert wird, die sichersten objektiven Methoden zum Nachweis eines Diskusvorfalles und zu seiner genauen Lokalisierung (Abb. 614, 615).

Prognose. Paresen der Nachhand sind naturgemäß weniger ungünstig zu beurteilen als Paralysen. *Indessen ist auch bei unvollständiger Kreuzlähmung die Prognose sehr zweifelhaft,* da sie oft schwer heilbar ist und häufig mit der Zeit in eine vollständige übergeht. Für die Prognose ist ferner die anatomische Grundlage der Lähmung von Bedeutung. Die *plötzlich* entstandenen *unvollständigen* Lähmungen sind relativ am günstigsten zu beurteilen, da sie meist auf bloße Rückenmarkserschütterung, Blutungen im Rückenwirbelkanal, Nervenzerrungen, Distorsionen der Wirbelgelenke und des Kreuzdarmbeingelenks oder auf eine leichtere Myositis des Iliopsoas oder der Kruppmuskeln zurückzuführen sind. Weniger günstig sind die *allmählich* entstehenden *un-* *vollständigen* Kreuzlähmungen. Sie sind entweder durch chronische Entzündungsprozesse des Rückenmarks und seiner Häute (motorische und sensible initiale Reizerscheinungen) oder durch Neubildungen und Parasiten oder durch Gefäßkrankheiten (Thrombose) bedingt. Ungünstig ist die Prognose bei den *plötzlich* auftretenden *vollständigen* Lähmungen; ihnen liegt meist ein Wirbelbruch mit Verletzung des Rückenmarks oder eine schwere Myositis der Lenden- und Kruppenmuskulatur (Hämoglobinurie, Myoglobinurie, Lumbago) zugrunde.

Behandlung. Die Behandlung der Kreuzschwäche ist im wesentlichen eine *erregende* und *ableitende*. Insbesondere empfehlen sich *reizende* und *scharfe Einreibungen* auf die Haut, kalte Duschen, *Massage, Elektrizität* (unterbrochener Strom oder Hochfrequenzströme bei Pferden und Hunden), subkutane *Strychnin-* oder *Veratrininjektionen* (0,05 für erwachsene Pferde, 0,02–0,04 für Fohlen, 0,001–0,003 für Hunde) oder Abführmittel und speicheltreibende Mittel (Arekolin, Eserin), sie haben jedoch selten Erfolg. In neuerer Zeit wurde bei Pferden Strychnin (10–20 ml einer 1promilligen Lösung) extradural injiziert. Die Injektionen sind wochenlang in Abständen von etwa 4 Tagen fortzusetzen. Bei Hunden haben wir auch mit Injektionen des Vitamin-B-Komplexes „Roche", die in mehrtägigen Abständen verabreicht werden, Erfolge erzielt (vgl. S. 75, 76). Bei Fohlen sind *Wurmkuren* angezeigt. In manchen Fällen führen *Vigantolkuren* und gleichzeitige Fütterung von Fischmehl bei Fohlen zur Heilung.

Beim *Hund* können die durch Diskusvorfälle des Typs I ausgelösten Paresen spontan heilen. Die angeführten konservativen Behandlungsmethoden fördern neben der *Ruhe* die Stabilisierung des vorgefallenen Nucleus pulposus. Wenn allerdings bereits irreversible Schädigungen des Rückenmarkes eingetreten sind, ist eine Heilung nicht mehr zu erwarten.

Von *Olsson* und *Hansen* wird eine *operative* Behandlung des Diskusvorfalles empfohlen, die sog. *Diskusfensterung*. Die Operation besteht in einer Inzision und dem Anbringen einer Öffnung (Fenster) von 3–4 mm in den Anulus fibrosus von der Außenseite ohne Eröffnung des Wirbelkanals und dem Ausräumen des Nucleus pulposus mit einem kleinen scharfen Löffel. Der Druck des Vorfalls auf das Rückenmark soll dann abnehmen, da dieser nunmehr größtenteils durch das Fenster nach außen abgeleitet wird. Die besten Ergebnisse werden in den Fällen erzielt, bei denen der

Schmerz das Hauptsymptom ist. Auch leichte motorische Lähmungen verschwinden völlig. Außerdem wird die Gefahr der Vergrößerung des Vorfalls durch die Operation vermindert. Die prophylaktische Wirkung der Fensterung von gefährdeten Zwischenwirbelscheiben ist ausgezeichnet. Deshalb sollen außer dem eigentlichen vorgefallenen Diskus auch die benachbarten gleichzeitig gefenstert werden. Bei irreversiblen Veränderungen am Rückenmark, die sich durch schwere Symptome kennzeichnen, vermag auch die Operation keine Heilung mehr zu erzielen. Sie kommt daher auch nicht für die Fälle des Typs II in Frage. Die Fensterung hat die besten Ergebnisse im Bereiche der Halswirbelsäule, weniger aussichtsreich ist sie an den Brust- und Lendenwirbeln.

5. Die Frakturen des Beckens

Ursachen und Vorkommen. Beckenfrakturen kommen häufig bei *Pferden* vor; 20 Prozent aller Frakturen beim Pferd betreffen das Becken. Auch beim *Rind* sind sie nicht selten, beim *Hund* sind sie sogar sehr häufig. Die Ursachen sind bei den großen Haustieren insbesondere *Stürzen* oder *Niederlegen* auf hartem Boden, *Anstoßen* und *Anrennen* mit der *Hüfte, Hufschläge,* Stöße, Quetschungen durch herabfallende schwere Körper, übermäßige Belastung beim Begattungsakt, *Ausgleiten,* scharfe Wendungen sowie schwere Geburten (rohe Geburtshilfe). Bei Hunden werden die Beckenfrakturen meist durch *Überfahrenwerden* bzw. *Zusammenstöße* mit *Kraftfahrzeugen,* Quetschung zwischen Türen, Stockschläge, Fußtritte u. a. veranlaßt. Sehr selten sind *spontane* Brüche (Sträuben in den Fesseln beim Pferd); etwas häufiger dagegen sind *idiopathische* Frakturen (Osteomalazie, Tuberkulose beim Rind, Melanosarkome beim Pferd).

Paralescu beobachtete in 4 Fällen eine Beckenfraktur während des Rennens. *Pape* sah zweimal eine Fraktur der Darmbeinschaufel bei Rennpferden *während des Startes* infolge Aufbäumens der Tiere beim Abspringen (mündliche Mitteilung). In unseren *Kliniken* sahen wir Beckenfrakturen nach *Stürzen* der Pferde auf glatten *Fahrstraßen*. In der *Schmiede* können sich Frakturen beim unerlaubten *Hochziehen eines Hinterbeines* mit einem Seil durch einen Ring an der Decke ereignen. Auch beim *Niederlegen* (mangelhafte Betäubung) kann eine Beckenfraktur zustande kommen. Eine Statistik der Tierversicherung „Deutscher Bauerndienst" besagt, daß unter 14 Kno-

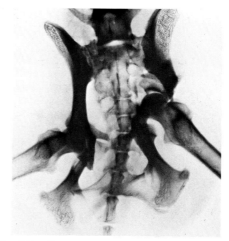

Abb. 616 *Fractura multiplex* des *Beckens,* Hund, Röntgenbild.

chenbrüchen, die sich während der Kastration ereigneten, *5mal das Becken,* 8mal der Oberschenkel und 1mal ein Wirbel betroffen waren.

Formen. In der großen Mehrzahl der Fälle bricht bei Pferden die *Darmbeinschaufel* oder der *äußere Darmbeinwinkel,* seltener ist die Fraktur der *Darmbeinsäule.* Früher ereignete sich in der Großstadt meistens die Fraktur des Pfannenastes (Ramus superior) des Scham- und Sitzbeines. Selten ist die Fraktur des Sitzbeinhöckers. Am seltensten sind die Frakturen des inneren Darmbeinwinkels. Häufig ist das Becken, namentlich bei *Hunden und Katzen,* an *mehreren Stellen zugleich,* insbesondere auch die Hüftgelenkspfanne (Abb. 616), gebrochen. In der Regel handelt es sich um *gedeckte* Frakturen ohne Verletzung der Haut und Schleimhäute; nur am äußeren Darmbeinwinkel kommen nicht selten auch *ungedeckte* (offene) Frakturen vor. Vereinzelt beobachtet man auch Kontrafrakturen (Fraktur des inneren Darmbeinwinkels beim Fallen auf das Sitzbein), mehrfache Frakturen des Scham- und Sitzbeins sind häufig Hüftgelenksbrüche.

Allgemeine Symptome. Die erste Krankheitserscheinung beim Großtier bildet eine *plötzlich auftretende Lahmheit.* Sie ist bald eine Hangbeinlahmheit (Fraktur der Darmbeinschaufel, Ansatzstelle des Tensor fasciae latae = Vorwärtszieher der Gliedmaße), bald eine Stützbeinlahmheit, bald eine gemischte Lahmheit. Außerdem bestehen zuweilen *Schwankungen,* auffallende *Abduk-*

tions- und *Adduktionsstellung*, Nichtbelasten oder vollständiges *Zusammenbrechen* der Hintergliedmaßen.

Sichtbare *Deformierungen* am Becken bilden ein ebenso wichtiges Symptom der Beckenfrakturen. Am häufigsten beobachtet man *Einhüftigkeit, Senkung einer ganzen Beckenhälfte* (Fraktur der Darmbeinsäule), Anschwellungen in der Gegend des Sitzbeinhöckers, der Scheide und des Afters (Frakturen des Sitzbeins), des Hüftgelenks (Pfannenfrakturen). Andererseits machen sich manche Beckenfrakturen durch Abflachungen in der Gegend der Darmbeinsäule und des Sitzbeinhöckers bemerkbar. *Zuweilen fehlt jede Formabweichung des Beckens und der Kruppe* (Fraktur des Schambeins und Sitzbeins).

Krepitation in Form eines knackenden Geräusches, das sowohl mit der aufgelegten Hand bei Bewegung und beim Hin- und Herschieben der Tiere *fühlbar* (eine Hand auf dem äußeren Darmbeinwinkel, die andere auf dem Sitzbeinhöcker) und auch mit dem angelegten Ohr *hörbar* wird, ist das wichtigste, allerdings nicht immer vorhandene Symptom der Beckenfrakturen. Man beobachtet die Krepitation namentlich bei Frakturen der Darmbeinsäule, des Sitzbeins, des Schambeins und bei Pfannenfrakturen.

Eine *abnorme Beweglichkeit* am Becken ist seltener nachweisbar. Man findet sie zuweilen bei Frakturen der Darmbeinschaufel, bei denen das abgebrochene Stück bei Druck etwas beweglich ist, und bei Pfannenfrakturen in Form einer abnormen Beweglichkeit der Hintergliedmaße.

Die *rektale Untersuchung* ist beim Großtier *unerläßlich*. Sie bestätigt die Frakturen der Darmbeinsäule, des Scham- und Sitzbeins und ist deshalb ein sehr wertvolles diagnostisches Mittel. Man kann vom Mastdarm aus bei gleichzeitigen passiven Bewegungen der Gliedmaße neben einer *Anschwellung* in der Umgebung der Frakturstelle (Blutung, Kallus) mitunter die *Frakturränder*, zuweilen auch Rauhigkeit und Vertiefungen, *Krepitation* und *abnorme Beweglichkeit* (Hüftgelenksfrakturen, Splitterfrakturen) nachweisen.

Die *vaginale Untersuchung* ergibt oft ähnliches; außerdem kommen bei mehrfachen Frakturen des Sitzbeinastes Anschwellungen und manchmal Blutungen aus der Scheide vor.

Die *Röntgenuntersuchung* läßt beim Hund und anderen Kleintieren den Sitz und die Art der Beckenfraktur genau erkennen, während die einfache Feststellung des Vorliegens einer Beckenfraktur im Gegensatz zu den Großtieren aufgrund der klinischen Erscheinungen und des palpatorischen Befundes in der Regel leicht getroffen werden kann. Beim Pferd, Rind und erwachsenen Schwein ist eine Röntgenuntersuchung mit transrektaler oder transvaginaler Aufnahmetechnik möglich, zu der flexible, aufblasbare und intrakavital durch Luftdruck fixierbare Filmträger benötigt werden. Andernfalls ist die röntgenologische Untersuchung jedoch schwierig und auch nicht ohne Risiko, da die Aufnahmen nur an dem in Allgemeinnarkose befindlichen und niedergelegten Patienten ausgeführt werden können.

Von *Allgemeinerscheinungen* sind manchmal *Fieber* (Resorptionsfieber), seltener hochgradige *Anämie* der Schleimhäute nachweisbar (Zerreißung der Arteria obturatoria). Vereinzelt hat man auch eine *Lähmung* des Nervus obturatorius (Lähmung und Atrophie der Adduktoren) nach Frakturen des Scham- und Sitzbeins in der Nähe des Foramen obturatum beobachtet.

Spezielle Symptome der einzelnen Beckenfrakturen. Die einzelnen Beckenfrakturen sind häufig durch ganz bestimmte Erscheinungen gekennzeichnet, so daß eine spezielle Diagnose möglich ist. Zuweilen fehlen indessen Spezialsymptome, in diesem Falle ist nur die allgemeine Diagnose „Beckenfraktur" zu stellen. Die wichtigsten diagnostischen Anhaltspunkte für den Nachweis der einzelnen Beckenfrakturen sind folgende:

1. Die Fraktur des *äußeren Darmbeinwinkels,* Hüfthöckers (Abb. 617, 1), ist oft nur eine partielle Fraktur, eine Absprengung des ventralen oder des dorsalen Tuberkulum des Hüfthöckers. Man sieht die Fraktur nach Straßenunfällen und Angefahrenwerden. Sie ist bisweilen mit tiefen Wunden verbunden, offene Fraktur. Fehlt die Wunde, d. h. ist die Fraktur gedeckt, so bestehen örtliche Anschwellung und Hangbeinlahmheit (Tensor fasciae latae). Diese Fraktur kann in 4–6 Wochen heilen. Die offene Fraktur muß operativ behandelt werden: Entfernung des Fragmentes. Werden die Bruchstücke nicht entfernt, so bildet sich später eine Fistel (Abb. 618) oder ein Abszeß in der Flankengegend. In der Tiefe des Fistelkanals bzw. der Abszeßhöhle liegt der oft mazerierte Sequester. Die *Behandlung* besteht dann im Freilegen des Fistelkanals und Entfernen des Knochensplitters. Offene Wundbehandlung. Differentialdiagnostisch kommen gegenüber von Abszessen *Hämatome* in Frage (Abb. 619), die bei Rindern nicht selten auf Transporten eintreten; sie sind zu spalten.

Krankheiten der Hals- und Rückenwirbelsäule, des Beckens und Schwanzes 381

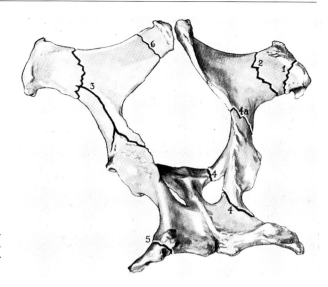

Abb. 617 *Verlauf der Frakturlinien der häufigsten Beckenfrakturen* beim Pferd. Zusammengestellt nach der Beckensammlung der Berliner Klinik.

2. Die Fraktur der *Darmbeinschaufel* (Abb. 617, 2) ist beim Pferde in der Regel die Ursache der *Einhüftigkeit*. Örtliche Schwellung, anfangs hochgradige, sich bald bessernde Lahmheit, Nachschleppen der Gliedmaße sind Begleiterscheinungen, rektale Untersuchung negativ. Die Wiederherstellung der Arbeitsfähigkeit braucht 2–3 Monate.

3. Bei der Fraktur des *Darmbeinschaftes*, der Darmbeinsäule (Abb. 617, 3) sieht man eine erhebliche Abflachung der betroffenen Kruppenhälfte. Da mit dieser Fraktur häufig auch eine Fraktur der Darmbeinschaufel verbunden ist, können die Pferde auch einhüftig sein; außerdem bestehen Schwellung bis zum Hüftgelenk (Bluterguß) und hochgradige Lahmheit. Kurz nach der Verletzung kann Krepitation zu fühlen sein. Später fehlt sie bisweilen, wenn das obere Fragment des Darmbeinschaftes sich nach unten verschoben hat. Rektal fühlt man eine diffuse Verdickung

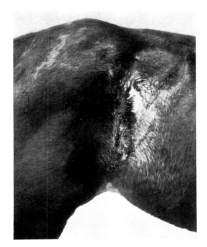

Abb. 618 *Fistel* in der rechten Flanke infolge *offener Absprengungsfraktur* des Hüfthöckers, Pferd.

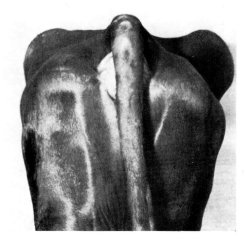

Abb. 619 *Hämatom* am rechten Hüfthöcker, Kuh.

vom Foramen obturatum aufwärts im ganzen Bereich des Darmbeinschaftes.

4. Die Fraktur des *Pfannenastes* (Ramus superior) des *Scham- und Sitzbeines* (Abb. 617, 4) *ist die häufigste Beckenfraktur bei Pferden,* die auf glatten Fahrstraßen arbeiten. Sie kommt ohne Zweifel durch Sturz auf das Hüftgelenk zustande, bei dem die erwähnten Knochenteile nach innen eingedrückt werden. War der Sturz sehr heftig, so kann auch noch der Darmbeinschaft (4a) kranial der Hüftgelenkspfanne einbrechen. Mit dieser mehrfachen Fraktur (4 und 4a) ist dann auch stets eine Fraktur des Hüftgelenks (der Pfanne) verbunden und die Fraktur ein Splitterbruch. Früher nannte man die Fraktur des Darm- und Sitzbeins (Abb. 617, 4) die Fraktur durch das „eirunde" Loch, Foramen obturatum. Formveränderungen an der Kruppe sieht man bei letzterer in der Regel nicht. Es besteht hochgradige Stützbeinlahmheit, schwankender Gang. Der Huf wird meistens plan angesetzt. In der Ruhe wird die Gliedmaße nach vorn und innen, im erzwungenen Schritt nach vorn und außen angesetzt. Bei passiven Bewegungen der Gliedmaße, bei denen man diese stets in gestreckter Haltung, Huf am Boden, und in Kreisform bewegen soll, fühlt und hört man Krepitation. Die Fraktur ist rektal leicht nachzuweisen. Man fühlt in den ersten Tagen eine diffuse Schwellung, später halbgänseeigroße fibröse Verdickungen vor und hinter dem Foramen obturatum. Die Krepitation ist rektal leicht zu fühlen. Die Fraktur kann auch bei ungeschicktem Fall während des Niederlegens (ohne Betäubung) zustande kommen und dann ein Splitterbruch sein (4 und 4a), dann ist er unheilbar.

5. Die Fraktur des *Sitzbeinhöckers* bei dem die Bruchlinie auch noch weiter kranial liegen kann als in Abb. 617, 5, kommt dann zustande, wenn Pferde auf hartem Boden in hundesitziger Stellung auf den Sitzbeinhöcker fallen. Es besteht mittelgradige Stützbeinlahmheit, Abflachen eines Sitzbeinhöckers, Verdickung seitlich vom After, bisweilen auch abnorme Beweglichkeit des Höckers.

6. Der *innere Darmbeinwinkel* (Abb. 617, 6) bricht bei Pferden sehr selten.

Seit Jahren haben wir alle Becken von Pferden, die wegen Unheilbarkeit abgegeben wurden, untersucht und gesehen, daß die Fraktur des Darmbeinschaftes (Abb. 617, 3) mit der der Schaufel (Abb. 617, 2) und die Fraktur des Scham- und Sitzbeins (Abb. 617, 4) in Verbindung mit der Fraktur des Darmbeinschaftes (Abb. 617, 4a) häufig Splitterbrüche waren. Sie sind von vornherein *unheilbar.* Die Fraktur des Hüfthöckers (Abb. 617, 1), die der Schaufel (Abb. 617, 2) und die der beiden Pfannenäste allein (Abb. 617, 4) und die Fraktur des Sitzbeinhöckers (Abb. 617, 5) können jedoch heilen. Bei jungen Pferden, insbesondere bei Fohlen, sollte man den Versuch dazu stets machen. Bei älteren Pferden lohnt sich jedoch auch die Behandlung der Sitzbeinhöckerfraktur (Abb. 617, 5) und die der Pfannenäste von Scham- und Sitzbein (Abb. 617, 4) nicht, weil sich nach unseren Beobachtungen bei der letzten Fraktur umfangreiche Kallusmassen bilden, die an der ventralen Beckenfläche sich bis an die Hüftgelenkskapsel heran erstrecken. Daher rührt auch eine zurückbleibende Lahmheit.

Die *Prognose* ist mithin bei der Fraktur 3 und 4 + 4 a in Abb. 617 stets ungünstig. Bei den übrigen zweifelhaft. Es ist auch zu berücksichtigen, daß unter 3 Monaten selbst die Fraktur 4 und 5 in Abb. 617 nicht heilen kann. Die Verwendungsart des einzelnen Pferdes ist für die Prognose weitestgehend maßgebend.

Behandlung. Verbände können bei *Pferden* und *Rindern* nicht in Frage kommen. Hochbinden und Hängegurt sind für Beckenbruchpatienten eine Qual. Man bringt das betreffende Pferd, auch solange die Diagnose noch nicht einwandfrei feststeht, in eine große Boxe mit *Matratzenstreu* oder besser noch in eine *Loheboxe.* Pferde, die sich hier legen und von selbst wieder aufstehen können, haben Aussicht auf Heilung. Erfahrungsgemäß *legen sich* aber *Pferde* mit einer *Fraktur* des Darmbeinschaftes (Abb. 617, 3) ebenso wie Patienten mit einer Fraktur des Scham- und Sitzbeins (Abb. 617, 4) in der Regel *nicht.* Sie bleiben tagelang stehen und können, wenn sie sich vor Übermüdung legen müssen, ohne Hilfe nicht mehr hochkommen (schwere Pferde). Ein Behandlungsversuch an solchen Pferden ist zwecklos. Verschiedentlich sind Pferde bei einer Fraktur des Darmbeinschaftes im Liegen verblutet (Gefäßrisse durch Bruchstücke). Die genaue Ausdehnung einer Fraktur ist klinisch beim Pferd und Rind nur selten zu ermitteln. Bei der Obduktion sieht man in der Regel schwerere Veränderungen am Becken als die klinischen Erscheinungen vermuten ließen.

Bei *Hunden* und *Katzen* ist die *Prognose* der Beckenfrakturen viel *günstiger.* Auch multiple Beckenfrakturen, insbesondere auch Symphysen-

und Pfannenfrakturen, heilen so, daß später die Bewegung nicht behindert ist. Nach *Überreiter* sind Verkürzungen der Gliedmaße nicht zu befürchten, da die Beckenverschiebung und die dadurch bedingte Lageverschiebung der Gliedmaße durch eine größere Öffnung der Gelenkwinkel im Hüft- und Kniegelenk kompensiert werden. Die *Behandlung* besteht darin, daß das Tier vollständige Ruhe hat (Unterbringung in einem kleinen Raum, in einem der Tiergröße entsprechend großen Käfig, Vermeiden des Treppensteigens). In den ersten Tagen nach dem Unfall sind Kot- und Harnabsatz zu kontrollieren. Beim Sistieren der Entleerung müssen Klysmen gegeben werden bzw. muß katheterisiert werden. Verletzungen des Mastdarmes, der Harnröhre oder der Harnblase sind operativ unter dem Schutz antibiotischer Chemotherapeutika und Antibiotika zu behandeln. In Anbetracht dessen, daß die meisten Beckenfrakturen, auch die multiplen Formen, bei Hund und Katze durch Ruhigstellung funktionell befriedigend heilen, ist eine Indikation für eine operative Frakturbehandlung nur für einige besondere Fälle gegeben. Sie ist indiziert, wenn die Gelenkpfanne frakturiert ist, besonders wenn sie durch den Gelenkkopf des Femur tief eingedrückt worden ist, und wenn das Iliosakralgelenk bei gleichzeitiger Fraktur des Beckens erheblich disloziert ist. Außerdem empfiehlt sich die operative Osteosynthese bei Zuchthündinnen, deren Beckendurchgang infolge der Fraktur eingeengt wird und ein Hindernis für eine Geburt darstellt.

6. Die Frakturen des Kreuzbeins

Ursachen. Die ziemlich seltenen Kreuzbeinfrakturen kommen namentlich beim *Rind* und bei den kleineren Haustieren vor *(Hund, Katze)*, seltener beim *Pferd*. Bei Rindern bilden das Bespringen durch zu schwere Bullen, das Herunterfallen schwerer Körper sowie das Stürzen, bei Hunden das Überfahrenwerden, Stockschläge, Steinwürfe, Fußtritte und Bisse, bei Pferden Unglücksfälle, Angefahrenwerden von Kraftwagen u. a. die häufigste Ursache.

Symptome. Die Frakturen der eigentlichen Wirbelkörper bedingen je nach dem Sitz verschiedene Erscheinungen. Die Frakturen des *ersten Kreuzwirbels* (Ursprungsstelle des Plexus ischiadicus) erzeugen eine ähnliche motorische und sensible *Paraplegie* wie die Frakturen der Rücken- und Lendenwirbel. Dagegen haben die Frakturen der *übrigen Kreuzwirbel* (Ursprung des Plexus pubococcygicus) nur eine Lähmung des *Schwanzes, Mastdarms, Penis* und der *Harnblase* zur Folge.

Behandlung. Frakturen des ersten Kreuzwirbels und solchen der übrigen Wirbel mit Zertrümmerung der Wirbel und schwerer Verletzung des Lendenmarks sind *unheilbar*. Liegt nur eine Mastdarmlähmung vor, so kann bei wertvollen Tieren eine Behandlung wenigstens versucht werden (regelmäßige Entleerung des Mastdarms, Ruhe, Vitamin-B-Gaben).

7. Die Diastase des Kreuz-Darmbein-Gelenks

Ursachen. Die *Diastase* oder *Luxation* (Verrenkung) des zwischen dem Kreuzbein und dem Darmbein (Becken) gelegenen straffen Gelenks ist ein beim *Rind* häufiges, beim *Pferd* und *Hund* dagegen selteneres Ereignis. Es wird bei Kühen im Anschluß an die *Geburt* oder kurz vorher durch verschiedene traumatische Einflüsse hervorgerufen (rohe Hilfeleistung, Aufhebung der Kühe am Schwanz, Überanstrengung beim Transport).

Symptome. Die Verrenkung ist entweder vollständig (eigentliche Luxation) oder unvollständig (Subluxation). Bei der *vollständigen* Diastase zeigen die Kühe eine *Lähmung der Nachhand,* ähnlich wie bei spinaler Paraplegie. Die Wirbelsäule erscheint bei der Besichtigung in der *Lenden-* und *Kreuzgegend eingesunken,* während die inneren Darmbeinwinkel hervorstehen. Bei der rektalen Untersuchung findet man das *Promuntorium nach abwärts gerichtet* und die Beckenhöhle dadurch verkleinert. Die *unvollständige* Luxation bedingt Steifheit in der Hinterhand, erschwertes Auftreten und Schmerzen bei der Palpation der Kreuzgegend. Hunde zeigen Gehbeschwerden und Asymmetrien in der Gegend der Hüfte.

Behandlung. Die Prognose der *unvollständigen* Luxation ist nicht ungünstig. Häufig tritt nach mehrwöchiger Behandlung (Ruhe, reizende Einreibung) Heilung ein. Wir haben mehrere Fälle heilen sehen. Ungünstiger ist die *vollständige* Luxation zu beurteilen. Wenn auch in einigen Fällen nach Monaten erhebliche Besserung und Rückkehr des Gehvermögens eintreten, so können sich doch infolge des fortgesetzten Liegens Dekubitalgangrän und tödliche Septikämie einstellen. Bei weniger wertvollen Großtieren ist daher die Schlachtung angezeigt. Bei Hunden sind Heilungen durch einfache Ruhigstellung möglich.

8. Die Entzündung der Rücken-, Lenden- und Kruppenmuskeln

Ursachen. Bei Pferden und Hunden kommen zahlreiche Fälle von *Myositis* der *Lendenmuskeln* und nicht selten auch der *Rücken-* und *Kruppenmuskeln* vor, die unter dem Bilde der Kreuzschwäche und Kreuzlähmung verlaufen und durch verschiedene Ursachen hervorgerufen sein können.

a) Die *Myoglobinaemia paralytica* der Pferde besteht in einer schweren parenchymatösen, hyalinen bzw. wachsartigen Myositis der Lenden-, Kruppen- und Psoasmuskulatur. Die Erkrankung ist bedingt durch eine *Autointoxikation* mit toxischen Abbauprodukten, die bei intensiver Muskeltätigkeit entstehen.

b) Die nach dem *Niederlegen* der Pferde zuweilen auftretende *akute Muskeldegeneration* der Rücken- und Kruppenmuskeln besteht in einer durch Selbstüberhetzung bedingten parenchymatösen Myositis (körnige und fettige Degeneration, fibrilläre Muskelzerreißung, Blutungen).

c) Die *traumatischen* Muskelentzündungen der Lenden- und Kruppenmuskulatur entstehen durch Quetschungen, Zerrungen und Zerreißungen der Glutäen und des Illiopsoas.

Symptome. a) Die *Myoglobinaemia paralytica* kommt namentlich bei Zugpferden und nach längerem Stehen im warmen Stall, bei intensiver Fütterung und infolge einer *Erkältung* vor, die kurze Zeit nach dem Verlassen des Stalles einwirkt (Feiertagskrankheit). Die Tiere *brechen plötzlich in der Hinterhand gelähmt zusammen*, nachdem zuweilen ein unsicherer, steifer oder schwankender Gang und Schweißausbruch vorausgegangen sind, und sind unfähig, sich zu erheben *(beiderseitige myogene Lähmung)*. Die Kruppenmuskeln sind straff gespannt. Der Harn ist braunschwarz (Myoglobin). Die Mortalitätsziffer beträgt 50–70 Prozent. Manchmal ist nur *eine* Seite der Hinterhand oder nur *ein* Muskel betroffen *(einseitige myogene Lähmung;* vgl. die *Quadrizepslähmung).* Bei einseitiger Erkrankung bleibt zuweilen eine chronische Lähmung des Quadrizeps zurück. In anderen Fällen hinterläßt die Krankheit dauernde Kreuzschwäche oder Penislähmung.

b) Die nach dem *Niederlegen* auftretende *akute Muskeldegeneration,* die man bei allgemeiner Betäubung kaum noch sieht, befällt entweder den *Longissimus dorsi* (oft nur einer Seite), oder gleichzeitig den *Iliopsoas* und die *Glutäen*. Die Entzündung des *Longissimus* äußert sich durch eine derbe, schmerzhafte Schwellung des Rückens vom Widerrist bis zum Becken und steife Körperhaltung; schon nach 3–4 Tagen stellt sich eine rasch zunehmende erhebliche *degenerative Atrophie* ein, die sich oft erst nach mehreren Monaten wieder ausgleicht (Massage, Elektrizität). Die beiderseitige Lähmung des *Iliopsoas und der Glutäen* ist durch eine plötzliche *Lähmung der Hintergliedmaßen* charakterisiert, ähnlich wie bei den schweren Fällen von Myoglobinurie. Sie endet zuweilen schnell tödlich; der Tod kann manchmal schon innerhalb weniger Stunden eintreten (Degeneration des Herzmuskels).

Behandlung. Während die schweren Fälle von Myositis der Lenden- und Kruppenmuskeln nicht selten jeder Behandlung trotzen und rasch tödlich verlaufen, lassen sich die leichteren und mittelschweren Fälle zuweilen günstig beeinflussen und selbst unerwartet rasch heilen. Bei der Myoglobinurie besteht die wichtigste therapeutische Maßregel darin, daß man die Pferde aufrichtet und ab und zu durch Hängegurt stützt, wenn sie sich ohne große Gewaltanwendung und Anstrengung hochbringen lassen, sonst läßt man sie besser liegen, um jede Anstrengung für die Tiere zu vermeiden. Ihr Lager muß weich sein. Ferner ist der in der Blase gestaute Harn durch Massage vom Mastdarm aus zu entleeren. Daneben empfehlen sich heiße Packungen auf der Kruppe und in der Lendengegend, *reizende* und *ableitende* Mittel, Hautreize, Aderlaß, Kreislaufmittel und intravenöse Infusion von wäßrigen Alkalilösungen (Natriumbikarbonatlösung 5proz., 3–5 l, Magnesiumsulfatlösung 5proz., 1 l, Wiederholung nach etwa 12 Stunden) sowie Kalziumlösungen in Verbindung mit Glukokortikoid und bei Unruheerscheinungen Analgetika und Neuroplegika (Combelen-Bayer oder Combelen 4,0 ml und Polamivet-Hoechst 16,0 ml intravenös). Die vielen bisher als Spezifika für Lumbago empfohlenen Medikamente haben sich nicht als spezifisch wirksame Heilmittel erwiesen. Beim Hund läßt sich durch eine subkutane *Morphininjektion* oder eine intravenöse Injektion von *Atophanyl* (5–10 ml, je nach Größe des Hundes) oft eine sehr rasche, wenn auch nur vorübergehende Wirkung erzielen. Für Hunde kommt ferner eine Diathermiebehandlung in Frage.

Psoasabszesse. Bei Pferden beobachtet man vereinzelt Psoasabszesse nach *Zerreißung* und Hämatombildung in den Psoasmuskeln, bei Stuten im Anschluß an den Deckakt, bei *Druse* (Metastasen in den Lendenlymphknoten), Senkungsabszesse nach Abszedierung der Darmbeinlymphknoten), nach offenen *Beckenbrüchen* (Senkungsabszesse) oder im Anschluß an *Nierenabszesse* (paranephritische Abszesse). Auch nach Schußverletzungen sind sie mehrfach aufgetreten. In manchen Fällen ist die Entstehungsweise ungeklärt. Die Erscheinungen sind je nach der Ursache verschieden. Zuweilen beginnt der Prozeß mit einer abszedierenden *Anschwellung* in der *Lendengegend* oder einer *Lendenfistel*. Später stellen sich einseitige Lahmheit, auffallend umfangreiche Schwellung der ganzen lahmen Gliedmaße, fluktuierende Schwellung *(Abszesse)* in der *Leistengegend* mit Entleerung großer Eitermassen, Abmagerung und septisches Fieber ein. Auch Verwachsung der Abszesse mit dem Mastdarm und Entleerung in die Bauchhöhle hat man beobachtet. Die *Prognose* ist fraglich, weil die Diagnose schwer zu stellen ist und eine wirksame *Behandlung* (Spaltung) bei der tiefen Lage der Abszesse meist nicht ausführbar ist. In zwei Fällen haben wir die Abszesse durch Resektion der Querfortsätze des betreffenden Lendenwirbels freigelegt und zur Heilung gebracht.

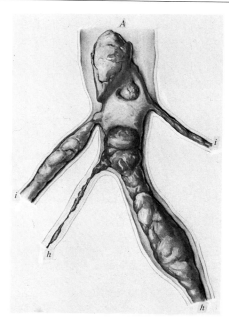

Abb. 620 *Thrombose* der Aorta, der *Arteriae iliaca* externa und *hypogastrica*. A Aorta; i A. iliaca externa; h A. hypogastrica, Pferd.

9. Die Thrombose der Darmbein-, Schenkel- und Beckenarterien, intermittierendes Hinken

Ursachen. Die beim Pferd, viel seltener beim Hund, vereinzelt vorkommende Thrombose der Darmbein- und Schenkelarterien *Aa. iliaca externa et femoralis)* sowie der Beckenarterie *(A. hypogastrica)* wird in der Regel entweder durch fortgeschwemmte *Emboli* aus dem Aneurysma der *vorderen Gekröseaterie*, seltener aus einem Aortenaneurysma und aus dem Herzen (Endokarditis), oder durch eine lokale *Endarteriitis chronica* der genannten Gefäße veranlaßt. Bei der Entstehung der Endarteriitis spielt *Strongylus vulgaris* (S. bidentatus) eine Hauptrolle. Diese Form der Thrombose ist die gewöhnliche Ursache des chronischen sog. *intermittierenden Hinkens*. Vereinzelt wird das Krankheitsbild der intermittierenden Lahmheit auch durch komprimierende *Sarkome* in der Umgebung der Aorta oder durch eine angeborene *Aortenstenose* hervorgerufen.

Anatomische Veränderungen. An der *Teilungsstelle* der Aorta in die beiden Darmbein- bzw. Schenkelarterien und in die Beckenarterien findet sich eine Erweiterung der Aorta und ihrer Äste mit erheblicher Verdickung, Verhärtung und Bildung eines organisierten derben *Thrombus* im Innern, der das Lumen der Aorta verengt und sich in die genannte Äste einseitig oder beiderseitig fortsetzt (s. Abb. 620). Daneben besteht meist eine kompensatorische Herzhypertrophie.

Symptome. Während in der Ruhe gewöhnlich keine Krankheitserscheinungen nachweisbar sind, tritt bei der Bewegung eine allmählich zunehmende, schließlich sehr hochgradige und nach kurzem Ausruhen wieder verschwindende *(intermittierende) Lahmheit* auf. Sie ist verschieden, je nachdem vorwiegend die Schenkelarterie oder Beckenarterie einer oder beider Seiten oder beide Äste gleichzeitig thrombosiert sind. Die Thrombose der Schenkelarterie (Tensor fasciae latae, Iliopsoas) bedingt vorwiegend eine *Hangbeinlahmheit* mit Nachschleppen des Schenkels, die der Beckenarterie (Glutaei, Quadrizeps) eine *Stützbeinlahmheit* mit Zusammenknicken beim Belasten. In der Regel besteht indessen eine gemischte Lahmheit. Die Pferde fangen plötzlich an, unter dem Reiter oder vor dem Wagen zu schwanken, auf einer Seite zu lahmen oder eine Gliedmaße nachzuschleppen (Abb. 621, 622) oder an die gegenüberstehende anzuschlagen, nur mit der Zehe aufzutreten oder beim Versuch der Belastung im Kniegelenk zusammenzubrechen. Der Schwanz wird, z.B. an der Longe, anfangs

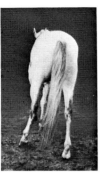
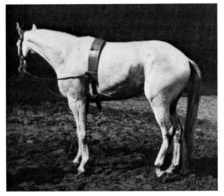

Abb. 621   **Abb. 622**

Abb. 621 und Abb. 622 Nachschleppen der linken Hintergliedmaße bei der *Thrombose* der Schenkelarterie, Pferd.

eingeklemmt, später pendelt er und zeigt bei einseitiger Erkrankung oft eine Knickung. Schließlich stürzen die Pferde in den Hintergliedmaßen zusammen (Abb. 623) und liegen erschöpft und wie gelähmt am Boden. Gleichzeitig bestehen Dyspnoe, Herzklopfen, hohe Pulsfrequenz, Zittern, Schweißausbruch und große Angst; zuweilen fehlt die Pulsation der peripheren Arterien. Diese Erscheinungen lassen sich am besten beim Longieren beobachten. In einem Fall (Thrombose nur einer Beckenarterie) ging die Lahmheit nach monatelanger Ruhe fast ganz zurück. Sie trat jedoch nach dieser Zeit im schärfsten Galopp an der Longe wieder in Erscheinung. Das Pferd (Vollblüter) brach nicht zusammen.

Die rechte Beckenarterie war ein nicht pulsierender, harter Strang. Bei *rektaler* Untersuchung findet man die *Teilungsstelle der Aorta* verdickt, hart und *ohne Pulsation* oder auf einer Seite schwächere Pulsation. Allmählich erholen sich die Pferde wieder und erheben sich, so daß nach Ablauf von etwa einer Viertelstunde oder halben Stunde der ganze Anfall vorüber und der normale Zustand wiederhergestellt sind. Für die Diagnose von Wichtigkeit ist ferner, daß sich durch *Bewegung* (Longieren, Traben, schweren Zug) die geschilderten Anfälle *wiederholt* herbeiführen lassen.

Von *Gratzl* sind 2 Fälle von Thrombose der Aa. iliacae, hypogastricae et femorales mit den klinischen Symptomen der Nachhandlähmung auch beim *Hund* beobachtet worden, in einem eigenen Fall *(H. Müller)* bei einer *Katze*.

Behandlung. Die Thrombose der Schenkel- und Beckenarterie ist in der Regel ein *unheilbares* Leiden und einer Behandlung nicht zugänglich. Ausnahmsweise findet eine Selbstheilung durch Ausbildung kollateraler Gefäßbahnen oder infolge Kanalisierung des Thrombus statt.

10. Andere Erkrankungen der Wirbelsäule und des Schwanzes

1. **Deformierungen der Wirbelsäule.** Als *angeborene* Anomalien oder infolge von *Rachitis, Tuberkulose*, wiederholter Trächtigkeit, abnormer Belastung kommen beim Pferd, Rind, Hund und Geflügel verschiedene Deformitäten der Wirbelsäule vor. Die wichtigsten sind die *Lordose* (Senkrücken), die *Kyphose* (Karpfenrücken) und die *Skoliose* (seitliche Verkrümmung). Nicht selten sind ferner die Kombinationen *(Kyphoskoliose)*. Eine *Behandlung* dieser gewöhnlich unheilbaren Zustände ist bei den Tieren aussichtslos.

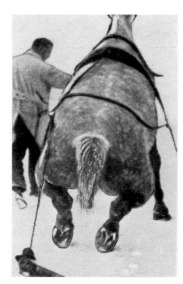

Abb. 623 Zusammenbrechen eines Pferdes mit *Thrombose*.

Weiterhin finden sich im Bereiche der Wirbelsäule, und zwar vorzugsweise an den letzten Brustwirbeln und an den Lendenwirbeln, seltener an den Halswirbeln, auf entzündlicher Basis beruhende Verknöcherungsprozesse, die als *Spondylose* bzw. als *Spondylosis deformans* oder *Spondylarthritis ankylopoetica* bezeichnet werden. Die Entwicklung der krankhaften Veränderungen vollzieht sich langsam und geht zumeist vom Lig. longitudinale ventrale aus. Es bilden ich Osteophyten und Excstosen von verschiedener Form und Ausdehnung an den Wirbelkörpern, insbesondere an deren Rändern am Zwischenwirbelspalt (Abb. 624). Seltener sind bei Tieren die arthroostitischen Veränderungen an den Wirbelgelenken an den Processus articulares. In fortgeschrittenen Fällen kommt es zu einer knöchernen Überbrückung des Zwischenwirbelspaltes, ohne daß die Zwischenwirbelscheibe mitbetroffen sein muß. Infolge solcher *Brückenankylosen*, die entweder nur die Wirbelkörper betreffen (*Spondylosis ankylopoetica*, Abb. 625, 626) oder die Wirbelgelenke mit den Processus articulares einbeziehen (*Spondylarthritis ankylopoetica*, Abb. 627), wird die Wirbelsäule an den betr. Stellen vollständig steif. Beim *Pferde* können derartige Zustände (Abb. 624, 627) die Ursache für die als „Sattelzwang" bekannte

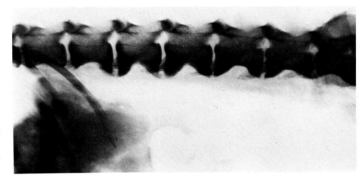

Abb. 624 *Spondylosis deformans* an den Wirbelkörpern von L_2–L_6, Deutsche Schäferhündin, Röntgenbild.

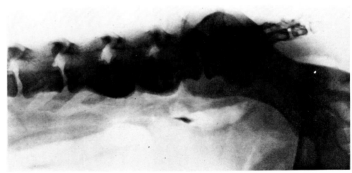

Abb. 625 *Spondylosis ankylopoetica* an L_5–L_7, Chow-Chow-Rüde, Röntgenbild.

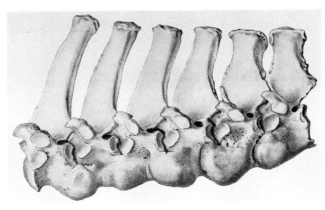

Abb. 626 *Spondylosis ankylopoetica*, vollständige Ankylose der Brustwirbelsäule, Pferd.

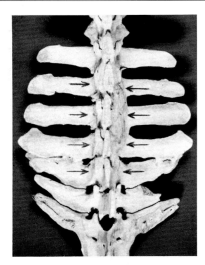

Abb. 627 *Spondylarthritis ankylopoetica* der Lendenwirbelsäule. Verwachsung der Procc. transversi von L_2 bis L_5 (Pfeile). Knochenpräparat in Dorsalansicht, Pferd.

Reittätigkeit sein, bei der sich die Pferde gegen das Satteln und Gurten sträuben, sich widersetzlich gegen den Reiter zeigen und ihn abzuwerfen versuchen. Verhältnismäßig häufig finden wir spondylotische Veränderungen auch bei *Hunden,* vorzugsweise bei *deutschen Boxern,* und zwar bereits im jugendlichen Alter. Möglicherweise handelt es sich um eine erbbedingte Prädisposition dieser Rasse. In der Mehrzahl der Fälle bedingen geringe Grade von Spondylosis bei Hunden keine klinischen Beschwerden. Das Vorhandensein dieser Erkrankung wird vielfach bei Röntgenaufnahmen ermittelt, die wegen anderweitiger Indikationen erforderlich waren. In Einzelfällen sind leichte Ermüdbarkeit, mühsameres Aufstehen, gelegentlich auch Schmerzäußerungen bei der Palpation des Rückens, festzustellen. Paretische Zustände werden durch die Spondylosis kaum ausgelöst. Eine *Behandlung* aller Spondylosisformen ist hinsichtlich einer Beseitigung der krankhaften Veränderungen aussichtslos. Bei Schmerzzuständen kommt die Verabreichung von Analgetika in Frage. Bei *erwachsenen Katzen* wird eine *Spondylosis deformans* bzw. *ankylopoetica* der Halswirbelsäule, die auch auf die kranialen Brustwirbel übergreift, durch eine einseitige, über längere Zeit, teils über mehrere Jahre hin sich erstreckende Ernährung mit roher oder nur schwach erhitzter Rinderleber und dadurch bedingter *A-Hypervitaminose* verursacht. Dabei finden sich auch Exostosen an den Gliedmaßenknochen, an den Rippen, am Brustbein und auch an den kaudalen Brust- und Lendenwirbeln, die besonders an den Ansatzstellen von Sehnen, Bändern und Gelenkkapseln lokalisiert sind und auch hier zu Kontrakturen und Ankylosen führen können. *Klinisch* erzeugen diese Veränderungen Lahmheit. Bewegungsstörungen, steife Halshaltung und zuweilen känguruhartige Körperstellung. Die *Behandlung* besteht im Entwöhnen von der Lebernahrung, das oft schwierig ist und durch Applikation von Glukokortikoiden unterstützt werden kann (*Bruyere,* 1971).

2. **Verletzungen des Schwanzes.** Sie entstehen zufällig, so namentlich bei Hunden, beim Rind und Pferd (Tafel VI, Abb. D, S. 26) durch Quetschung (Überfahrenwerden, Getretenwerden, Einklemmung zwischen die Tür), Verbrennung, Verätzung oder absichtlich (Kupieren, Englisieren). Sehr häufig schließen sich *Wundinfektionskrankheiten* an: Phlegmone, Nekrose der Haut und der Schwanzwirbel, Geschwüre (Schwanzspitze beim Hund), Knochenfisteln, septische Infektionen, Tetanus, seltener Anaerobierinfektionen. Die *Behandlung* ist eine antiphlogistische (Salbenbehandlung und Verband) und operative (Amputation der nekrotischen und infizierten Teile).

3. **Geschwüre und Nekrosen an der Schwanzspitze.** Man findet *Geschwüre* als typisches Leiden bei Hunden an der Schwanzspitze. Wegen des fortgesetzten Benagens und Beleckens seitens der Hunde sind sie namentlich bei deutschen Doggen schwer heilbar. Man behandelt sie mit Lebertran, Ichthyol- oder einer Sulfonamid-Antibiotikum-Salbe oder bedeckt sie mit Jodoformkollodium oder Deckpaste und mit einem Heftpflasterverband und verordnet einen Halskragen gegen das Ablecken und Abbeißen des Verbandes. *Nekrose* des Schwanzes kommt namentlich beim Rind, Hund (Deutsche Dogge) und Pferd vor. Beim Rind führt eine besondere, zuweilen seuchenartig auftretende Form der Schwanznekrose unter dem Namen „Sterzwurm", die eine Entzündung der Haarfollikel (*Folliculitis, Sykosis*) der Haut am wirbellosen unteren Schwanzende darstellt, nach *Borcic* durch den Micrococcus pyogenes bedingt wird und experimentell auf gesunde Rinder und Schafe übertragbar ist. Abgesehen von der nach einer *Quetschung* des Schwanzes durch Nachbarkühe eintretenden Nekrose sowie dem zuweilen beim *Festliegen* beobachteten Brand hat man als Ursache der *enzootisch* auftretenden, gewöhnlich der Schwanzspitze in einer Länge von 10–13 cm befallenen Schwanznekrose spezifische *Infektionserreger* (Nekrosebakterieninfektion von der Stalljauche), *Verätzung* (Ammoniak, Kalkdünger, Kainitstreuen), *Maul- und Klauenseuche, Mutterkornvergiftung* und *Osteomalazie* beschuldigt (nicht zu verwechseln mit der physiologischen Erweichung der letzten Schwanzwirbel bei hochträchtigen Kühen!). Zur *Behandlung* der Nekrose empfiehlt sich Lebertransalbe oder eine Antibiotikum- bzw. Sulfonamidsalbe; in fortgeschrittenen Fällen kommt die Amputation des betreffenden Schwanzteiles in Frage. Bei Hunden, namentlich bei *Doggen,* ist danach besonders für Ruhigstellung des Schwanzes zu sorgen (Lederfutteral), da sonst die Amputationswunden schlecht heilen oder von neuem Nekrosen eintreten, die eine erneute Amputation erforderlich machen.

Krankheiten der Hals- und Rückenwirbelsäule, des Beckens und Schwanzes 389

4. **Ekzem der Schwanzwurzel.** Eine bei Pferden und Hunden häufige Hautkrankheit, meist durch Schmutz, Ektoparasiten, Waschen mit grüner Seife usw. veranlaßt. Nach gründlicher Reinigung reibt man die kranken Stellen mit Ichthyolsalbe, Teersalbe oder Teerspiritus ein und legt einen Verband oder eine Lederkappe an. Bei Hunden außerdem Halskragen! – Das *Ausfallen der Haare* (sog. Rattenschwanz) wird teils durch Ekzeme, teils durch trophische Störungen der Haarwurzeln bedingt. – Das *Abbrechen der Haare (Trichorrhexis nodosa)* ist wahrscheinlich mykotischen Ursprungs (Behandlung mit 1proz. Sublimatlösung). Sehr selten ist die *Elephantiasis* der Schwanzhaut. Sie ist mit 10proz. Salizylsalbe zu behandeln, der Erfolg ist aber unsicher.

5. **Frakturen der Schwanzwirbel.** Beim Hund handelt es sich meistens um offene, durch Quetschungen veranlaßte Frakturen, beim Pferd und Rind um offene oder gedeckte Frakturen (Mißhandlung, Treten durch Nachbartiere). Die offenen Frakturen werden durch Amputation des Schwanzes mit nachfolgendem Kauterisieren der Wundfläche behandelt. Bei den gedeckten Frakturen kann ein Schienenverband oder ein einfacher Gipsverband mit Cellonagipsbinden angelegt werden; andernfalls bleibt eine Knickung des Schwanzes zurück. – Als *Luxation* der Schwanzwirbel (Diastase) wird das Zerreißen der Zwischenwirbelscheiben mit Dislokation der Wirbel bezeichnet.

6. **Lähmung des Schwanzes.** Sie hat eine klinische Bedeutung namentlich beim Pferd (sog. *Hammelschwanz*). Sie entsteht zentral infolge von *Rückenmarkskrankheiten* (akute und chronische interstitielle Myelitis und Meningitis spinalis des *Lendenmarks* oder der Cauda equina, *Kreuzbeinfrakturen*, Tumoren, Quetschung, Dehnung und Entzündung der *Cauda equina* bei traumatischen Einwirkungen am Schwanzansatz), im Verlauf der *Brustseuche* oder peripher durch *traumatische Ursachen* (Quetschungen des Schwanznerven, Luxation der Schwanzwirbel). Von *Überreiter* ist eine Hemmungsmißbildung in Form einer *Spina bifida occulta*, d. h. eine Spaltung in der Wirbelsäule mit ungenügender Differenzierung des Nervengewebes der Sakral- und Kokzygealsegmente als Ursache einer angeborenen Schwanzlähmung festgestellt worden. Die spinale Schwanzlähmung ist u. U. kombiniert mit Lähmungen der Harnblase, des Afters und des Mastdarmes *(Sphinkterenlähmung)*. Die Erscheinungen sind: symmetrische oder asymmetrische Anästhesie oder Herabsetzung der Hautempfindungen in der Umgebung des Afters, Schwanzes und der Vulva, ferner Muskelatrophie der Kruppenmuskulatur, zuweilen Paresen der Nachhand. Die Erkrankung entwickelt sich meist langsam, in anderen Fällen ist der Verlauf rascher. Manchmal dauert der Zustand jahrelang. Die *Prognose* ist zweifelhaft. Als *Behandlung* kann Elektrisieren (Hochfrequenzströme) oder die Injektion von *Strychnin* subkutan oder extradural versucht werden. Bei der subkutanen Injektion erhält das Pferd $^1/_{10}$ mg pro kg Kgw., bei der extraduralen 10–20 ml einer 1promilligen Lösung. Zu versuchen sind ferner i. m. Injektionen von Vitamin-B-Komplex.

7. **Kontraktur des Schwanzes.** Das Schieftragen des Schwanzes kommt bei Pferden und Hunden vor und kann durch einseitige Muskelschwäche oder durch arthrogene Kontrakturen bedingt sein. Diese Zustände können erworben oder seltener angeboren sein. Bei Hunden ist unter Umständen der sog. *Ringelschwanz* (deutsche Schäferhunde, Foxterrier u. a.) eine unerwünschte Erscheinung. Die *Behandlung* besteht in *Myotomie* der Schwanzmukeln, beim Ringelschwanz der dorsalen Schwanzmuskeln. Die Myotomie gegen das Schieftragen des Schwanzes ist beim Pferd nicht ungefährlich, weil Infektionen danach nicht selten sind. Weitere Folgen sind: Nekrose der Faszien und Zwischenwirbelscheiben und Abfallen des Schwanzes. Prophylaxe: Aseptik und Verband.

8. **Tumoren des Schwanzes.** Am häufigsten sind bei Pferden Melanome und Melanosarkome bei Schimmel (s. Abb. 332); es kommen aber auch Sarkome, Fibrome (Abb. 628), Karzinome (Abb. 629) und botryomykotische Wucherungen vor (Tafel VI, Abb. E, S. 26). Beim Rind wurden Fibrome, beim Hund Kalkgicht (Abb. 630), Hämangiome (Abb. 631), Fibrome und Karzinome beobachtet. *Behandlung:* Exstirpation des Tumors oder in fortgeschritteneren Fällen Amputation des Schwanzes. Die multiplen Melanome am Schwanz der Schimmel läßt man besser unangetastet, da sich nach der operativen Entfernung einzelner Tumoren Geschwulstanlagen an anderen Stellen um so rascher entwickeln.

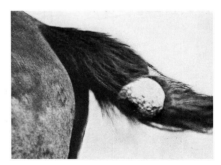

Abb. 628 *Fibrom* am Schwanz, Pferd.

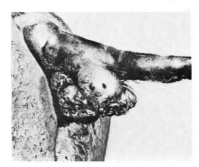

Abb. 629 *Karzinom* am Schwanz, Pferd (die Schweifhaare sind kurz geschoren).

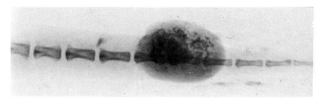

Abb. 630 *Kalkgicht* in der Haut des Schwanzes, Dachshund, Röntgenbild.

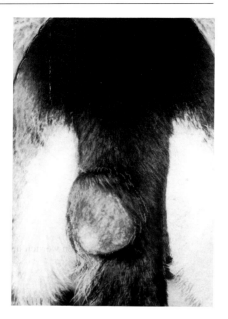

Abb. 631 *Hämangiom* am Schwanz, Deutscher Schäferhund.

Krankheiten der Hintergliedmaßen

I. Krankheiten des Oberschenkels

1. Wunden und Wundinfektionskrankheiten

Vorkommen und Ursachen. Sie sind häufig bei Pferden und bei Hunden. Es handelt sich um lange Riß-, Quetsch- und Lappenwunden, häufig in Dreiecksform, die durch Hufschläge, Angefahrenwerden, Stiche mit der Düngergabel, durch Holzsplitter usw. verursacht werden. Die Verletzungen betreffen außer der Haut meist auch die Muskulatur, so namentlich den Bizeps, Semitendineus und Semimembranaceus und selbst die Knochen. Die Muskelwunden zeigen manchmal sehr umfangreiche Gewebsdefekte. Im Anschluß an die Verwundung treten einfache Ödeme oder septische subkutane und subfasziale und intermuskuläre *Phlegmonen und Gasödeme* auf, die bei Pferden meist durch Infektion mit dem *Pararauschbranderreger* verursacht werden. Besonders gefährlich sind die durch diffuse, sehr schmerzhafte Schwellungen, hohes Fieber und starke Lahmheit gekennzeichneten subfaszialen Phlegmonen und die Gasödeme (Abb. 632), die innerhalb von 2–3 Tagen zu einer tödlich verlaufenden Septikämie führen. Wenn eine solche Infektion nicht vorhanden ist, so ist die *Prognose* auch bei großen Gewebsverlusten *günstig* (Abb. 633, 634, 635). Manchmal bleiben allerdings im Bereich der Narbe *Abszesse* (Abb. 636) oder *Fisteln* zurück, wenn ein *Fremdkörper* (Holzsplitter, abgestorbene Gewebsstücke, Knochensequester u.a.) zurückgeblieben ist. Unter Umständen liegt dann der betreffende Fremdkörper am Ende eines tief in die Muskulatur reichenden Fistelkanals.

Behandlung. Frische Hautwunden, namentlich Lappenwunden, können nach Reinigung und physikalisch richtiger Regelung des Exsudatabflusses (Drainage) bis auf eine Abflußöffnung im distalen Wundwinkel genäht werden. Bei tiefen Muskelwunden ist auf Fremdkörper zu achten, und außerdem sind alle nicht im festen Zusammenhang befindlichen und nicht mehr lebensfähigen Muskel- und Gewebsteile zu exzidieren (Wundausschneidung!). Es ist ebenfalls, unter Umständen durch Anlegen von Gegenöffnungen, für ungestörten Abfluß des im Anfang reichlich abgesonderten Exsudates zu sorgen. Ältere Wunden und

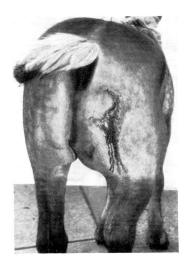

Abb. 632 *Gasödem* am 3. Tage nach einer Verletzung in der Oberschenkelmuskulatur, Pferd (tödlicher Ausgang).

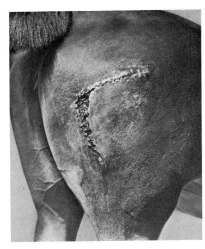

Abb. 633 Zum Teil genähte und p.p. geheilte *Lappenwunde*, Pferd.

I. Krankheiten des Oberschenkels

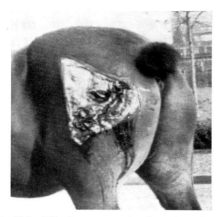

Abb. 634 *Riß-, Lappenwunde* mit großem Gewebsverlust (Naht nicht ausführbar), Pferd.

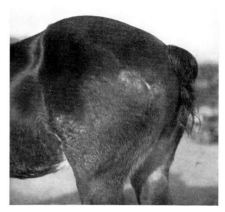

Abb. 635 Fall der Abb. 634 ein Jahr nach der Verletzung. Sekundäre Wundheilung mit schmaler Narbe.

solche, die wegen der nicht mehr zu überwindenden Gewebsspannung oder wegen zu umfangreicher Substanzverluste (s. Abb 634) nicht mehr genäht werden können, müssen dagegen *offen* behandelt werden. Dies geschieht, wenn unbedingt notwendig, mit schonender desinfizierender und desodorierender Berieselung der Wundhöhle, um die Wunde zu reinigen, und ferner mit Antibiotika, Sulfonamiden, 10proz. Jodoformäther oder anderen granulationsanregenden Mitteln. Bei abszedierenden Phlegmonen oder bei umschriebener Abszeßbildung muß neben parenteraler antiobiotischer Chemotherapie inzidiert, unter Umständen drainiert werden. Bei *Fistelbildung* ist nach *Fremdkörpern* bzw. Gewebssequestern zu suchen. Dazu muß der Fistelkanal bis in die Tiefe gespalten werden, damit man bis an sein Ende gelangen und den dort liegenden Fremdkörper entfernen kann. Gegen Tetanusinfektion empfiehlt sich, prophylaktisch Tetanusantitoxin subkutan zu geben. Gegen Gasödeminfektionen kann nur die bald nach der Verletzung vorzunehmende Injektion von Gasödem-Serum einen Schutz bieten. Es sind bei Pferden und Rindern prophylaktisch jeweilig 25–30 ml *intravenös* zu injizieren. Bei schon bestehenden Gasödemen (s. Abb. 632) ist jede Behandlung erfolglos.

2. Die Hüftlahmheit

Begriff. Mit dem Namen *Hüftlahmheit* faßt man ähnlich wie mit dem Begriff „Kreuzlahmheit" und „Schulterlahmheit" eine *Anzahl von verschiedenen Krankheitszuständen* zusammen, die ihren Sitz am Oberschenkel bzw. am Becken in der Gegend des Hüftgelenks oder im Gelenk haben und durch eine einseitige Lahmheit gekennzeichnet sind, die entweder eine ausgesprochene Hangbeinlahmheit oder eine Stützbeinlahmheit oder eine gemischte Lahmheit darstellt. Die *Hangbeinlahmheit* äußert sich durch Verzögerung und Verkürzung des Vorführens und Hebens oder in schweren Fällen durch förmliches *Nachschleppen* der *kranken Gliedmaße*. Bei der *Stützbeinlahmheit* ist der Moment des Stützens und Stemmens abgekürzt, und die Tiere belasten die Gliedmaße

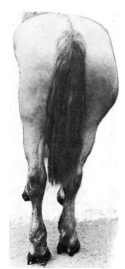

Abb. 636 *Abszeß* am rechten Oberschenkel nach abgeheilter Verletzung.

bei hochgradiger Lahmheit gar nicht oder brechen im Moment der Belastung zusammen. Bei der *gemischten* Lahmheit sind beide Bewegungsstörungen gleichzeitg vorhanden. Manchmal gehen die Tiere beim Vorführen nicht geradeaus, sondern in schräger Richtung nach der gesunden Seite.

Einteilung. Der Sitz der die Hüftlahmheit veranlassenden Krankheitszustände ist entweder im *Hüftgelenk* oder in den *Knochen* (Femur, Becken) oder in den *Muskeln* und *Bursen* oder in den *Nerven*, seltener in den *Gefäßen* zu suchen.

a) Die Krankheiten des *Hüftgelenks* bestehen in angeborener *Dysplasie* (Hund), *Distorsion, Kontusion, Entzündung* des Hüftgelenks *(Coxitis)* und *Luxation* des Femur.

b) Die Krankheiten der *Knochen* betreffen das *Femur* und das *Becken* (Frakturen, Epiphysenlösung, Periostitis, Osteomyelitis).

c) Die Krankheiten der *Muskulatur* sind teils Kontusionen, Zerrungen, *Zerreißungen*, Luxationen, teils *Muskelentzündungen* (traumatische, infektiöse, parenchymatöse), teils *Muskellähmungen* (Glutäen, Biceps femoris und Quadriceps femoris), oder es handelt sich um Infektionen, die im Anschluß an Verletzungen der Muskulatur auftreten (vgl. S. 391).

d) Die Krankheiten der *Bursen* betreffen die Entzündung des *Schleimbeutels* unter der Sehne des Glutaeus medius am vorderen großen Umdreher *(Bursitis trochanterica)*.

e) Die Krankheiten der *Nerven* sind *Lähmungen* des *Nervus ischiadicus, tibialis, fibularis, femoralis* und *obturatorius*.

Außerdem können *Thrombose* der Schenkel- und Beckenarterien *(intermittierendes Hinken,* vgl. S. 385), schmerzhafte Entzündungen der Haut und Unterhaut (Phlegmone), der Leistenlymphknoten (Lymphadenitis) und des Samenstranges (Samenstrangfistel) oder inkarzerierte Leistenbrüche (kolikkranke Hengste) die Veranlassung zu einer Hüftlahmheit bilden.

3. Die angeborene Dysplasie des Hüftgelenks beim Hund

Vorkommen und Wesen. Bei Hunden der verschiedensten Rassen, vorwiegend jedoch bei großen Rassen, kommt eine angeborene *Dysplasie* des *Hüftgelenks* (HD) vor. Sie besteht in einer verschiedengradig ausgeprägten Abflachung des *Acetabulum,* so daß Subluxationen oder Luxationen des Femurkopfes die Folge sein können. Außerdem treten Gestaltsveränderungen am Femurkopf und -hals ein in Form von *Coxa vara* oder *Coxa valga* ähnlichen Zuständen. Bei der Coxa-vara-Deformität bildet sich eine Verkleinerung des Schenkelhalswinkels, während er bei Coxa valga vergrößert ist. Die Erkrankung wird entweder schon in ganz jugendlichem Alter oder erst später beobachtet. Sie ist eine echte Erbkrankheit, deren Erbgang noch nicht eindeutig geklärt ist. Man spricht von einer polygenen multifaktoriellen Vererbung. Auch Umweltfaktoren spielen eine ursächliche Rolle. Phänotypisch gesund erscheinende Tiere können durchaus genotypische Merkmalsträger sein. Deshalb können auch HD-negative Eltern eine gewisse Anzahl HD-positive Nachkommen haben, allerdings in viel geringerer Zahl.

Symptome. Je nach der Hochgradigkeit der anomalen Zustände an der Hüftgelenkspfanne bzw. am Femurkopf sind die Erscheinungen recht unterschiedlich. Bei geringgradigen Veränderungen zeigen die Tiere wenig oder kaum wahrnehmbare Abweichungen im Exterieur oder in der Bewegung der Hintergliedmaße. Dem mit der Dysplasie vertrauten Fachmann fällt manchmal nur auf, daß Wendungen auf der Hintergliedmaße einen unfreien Eindruck machen. Gelegentlich wird die Dysplasie nur bei Röntgenuntersuchungen entdeckt, die wegen anderer Verdachtsmomente ausgeführt werden. In fortgeschritteneren Krankheitsfällen fällt dem Besitzer oder dem Untersucher eine Beeinträchtigung des freien Ganges an einer oder an beiden Hintergliedmaßen auf. Der Gang ist zögernd, die Gliedmaße wird nachgezogen und im Stande nicht vollständig belastet oder nur auf den Zehenspitzen gestützt. Das Aufstehen scheint manchen Tieren Mühe zu machen, dann zeigt sich die Gangbeeinträchtigung bei den ersten Schritten nach dem Aufstehen besonders deutlich. Bei längerem Gehen ermüden die Tiere leicht und wollen sich öfter hinsetzen. Manchmal ist der Gang schwankend, die Besitzer sprechen dann von einer „wackeligen Hüfte". Die Hüft- bzw. die Beckengegend zeigt in verschiedenen Graden eine *Asymmetrie*, sie scheint „eckig", „quadratisch" oder „rhombisch". Besondere Schmerzen äußern die Tiere bei passiven Bewegungen im Hüftgelenk während der Untersuchung nicht immer.

Diagnose. Die Veränderungen am Hüftgelenk bzw. am Femur lassen sich mit Sicherheit *nur*

394 I. Krankheiten des Oberschenkels

durch die *Röntgenaufnahme* (Abb. 637, 638) ermitteln. Dabei sollen die Hunde auf den Rücken gelegt werden, und zwar so, daß keine Verkantung nach den Seiten zu stattfindet. Die Hintergliedmaßen müssen möglichst parallel zueinander nach hinten gestreckt und einwärts gehalten werden. Die genaue Medianlage ist u. U. nur in allgemeiner Betäubung zu erreichen. Das Röntgenbild zeigt die oben geschilderten Veränderungen. Auffallend sind bisweilen *spornartige Zakkenbildungen* am lateralen Pfannenrand (Abb. 637) an seinem Übergang zur Darmbeinsäule. Zur Erfassung von Grenzfällen der Dysplasie ist nach *Olsson* eine zweite Röntgenaufnahme erforderlich. Dazu muß der Hund in Rückenlage mit extrem gebeugten und abduzierten Gliedmaßen gelagert werden. Wichtig ist dabei, daß das Becken genau parallel zur Filmebene liegt.

Prognose und Behandlung. Da es sich um eine angeborene Anomalie handelt, gibt es *keine aussichtsreiche Behandlung*. Eine Beseitigung der Veränderungen ist niemals zu erwarten. Hunde mit geringgradigen pathologisch-anatomischen Veränderungen und nicht merklichen Beschwerden können weiter gehalten werden und erfüllen auch ihren Zweck als Gebrauchshunde in bestimmtem Umfange (Wachhund). In solchen Fällen läßt sich durch die Änderung der Statik des Hüftgelenks mittels der *Myotomie,* bzw. der Tenomyektomie des *Musc. pectineus* einer Schmerzempfindung im Hüftgelenk vorbeugen und die Entwicklung einer Koxarthrose hinausschieben. Der Musc. pectineus ist ein Adduktor. Nach seiner funktionellen Ausschaltung wird die Gliedmaße etwas mehr abduziert, so daß durch die Veränderung der gewichtstragenden Berührungsflächen zwischen Femurkopf und Azetabulum die Schmerzen im Hüftgelenkbereich verringert werden können. Die Schmerzlinderung bzw. -freiheit beruht auf einer Verminderung der Gelenkkapselspannung, auf einer Stellungsänderung des Femurkopfes, auf der Aufhebung der Spannungskontraktur des Musc. pectineus und der übrigen Hüftmuskulatur. Der Erfolg der Operation hängt von der richtigen Indikation ab, d. h. von der zutreffenden Auswahl der für die Operation geeigneten Fälle sowie von der vollständigen Durchtrennung und partiellen Entfernung des Muskels. Die Operation muß immer beiderseitig ausgeführt werden. Hunde mit hochgradigen Krankheitszuständen und Gangbehinderungen sollte man ausmerzen, denn der Wert anderer eingreifender Operationen (Osteotomie, Korrekturosteotomie, Resektion des Femurkopfes, Endoprothese u. a.) muß doch als sehr zweifelhaft und bedenklich angesehen werden. Keinesfalls dürfen die *Hunde mit Dysplasie auch in geringen Graden zur Zucht verwendet werden*. Die meisten deutschen Rassehundzuchtverbände haben sich zum Ziel gesetzt,

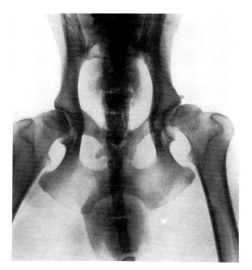

Abb. 637 Beiderseitige *Dysplasie* des Hüftgelenks mit einseitiger *Subluxatio femoris* und Spornbildung am Pfannenrand, 4jähriger Deutscher Schäferhund-Rüde, Röntgenbild.

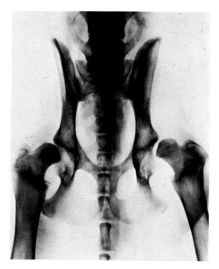

Abb. 638 Beiderseitige *Dysplasie* des Hüftgelenks mit beiderseitiger *Luxatio femoris,* 6 Monate alte Deutsche Schäferhündin, Röntgenbild.

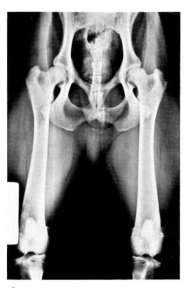

Abb. 639 *Röntgenbild* des Beckens und der Gliedmaßen zur Diagnose der *Hüftgelenksdysplasie* (HD); sedierter Hund in Rückenlage mit gestreckten und nach innen rotierten Gliedmaßen, so daß die Kniescheiben zwischen die Femurkondylen projiziert werden, *kein Hinweis für HD,* 1jähr. Riesenschnauzer.

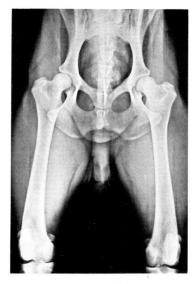

Abb. 640 *Verdächtig für HD* (Übergangsform, Grenzfall), 14 Mon. alter Riesenschnauzer.

durch Bekämpfungsverfahren auf der Grundlage züchterischer Maßnahmen der weiteren Ausbreitung des Erbleidens entgegenzuwirken und es schließlich auszumerzen. Einzig durch die Röntgenuntersuchung im Lebensalter von 12 bis 18 Monaten je nach Rasse kann eine genaue Diagnose gestellt, der Grad der Hüftgelenksdysplasie festgelegt und der Erbträger ermittelt werden. Weder die eingehende klinische Untersuchung noch irgendwelche Belastungsprüfungen reichen für die Diagnose aus, denn es müssen auch die leichten Grade von HD ermittelt werden, die u. U. jahrelang symptomfrei bleiben, aber als Erbträger ermittelt werden müssen. In der Bekämpfung der HD ist deshalb eine erfolgreiche Mitwirkung der Tierärzte unentbehrlich. Die wichtigste Voraussetzung hierfür ist die Herstellung einwandfreier Röntgenaufnahmen nach einheitlicher Aufnahmetechnik. Im deutschsprachigen Raum und darüber hinaus ist im Einvernehmen mit den zuständigen Zuchtverbänden eine Vereinheitlichung des Verfahrens zustande gekommen, dessen Einzelheiten von *L. Felix Müller* u. *Chr. Saar* dargestellt wurden und auf die verwiesen wird: Eine Anleitung zur Röntgen-Diagnose der Hüftgelenksdysplasie, Kleintierpraxis, 11. Jg., 1966, S. 33–42. Als sehr zweckmäßig hat sich die Einteilung der HD in 4 Schweregrade erwiesen (Abb. 639, 640, 641, 642, 643).

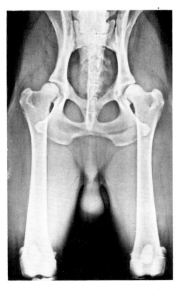

Abb. 641 *Leichte HD,* 2jähr. Deutscher Schäferhund.

396   I. Krankheiten des Oberschenkels

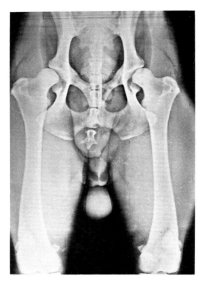

Abb. 642 *Mittlere HD,* 1jähr. Riesenschnauzer.

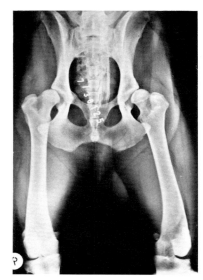

Abb. 643 *Schwere HD,* 15 Mon. alter Riesenschnauzer.

4. Die Distorsion, Kontusion und Entzündung des Hüftgelenks, Coxitis

Vorkommen und Ursachen. Distorsionen, Kontusionen und daraus hervorgehende Entzündungen des Hüftgelenks kommen vor allem bei Hunden und Pferden vor. Sie entstehen durch *Sturz, Ausgleiten,* Quetschung und andere traumatische Einwirkungen. Außerdem kann ein Coxitis durch Übergreifen entzündlicher Prozesse aus der Nachbarschaft auf das Gelenk entstehen. Bei Hunden kommt es im Anschluß an nicht frühzeitig reponierte Luxationen im Hüftgelenk und nach Frakturen des Femurhalses oder der Hüftgelenkspfanne zu einer chronischen deformierenden Coxitis. Seltener liegen der Coxitis innere Ursachen zugrunde (Tuberkulose beim Rind, Pyämie bei Fohlen).

Symptome. Die *Distorsion, Kontusion* und die *akute Coxitis* äußern sich in einer *plötzlich* auftretenden gemischten Lahmheit, die in der Bewegung zunimmt, oder in *Schmerzäußerungen* bei *passiven Bewegungen* des *Hüftgelenks* (Beugen, Strecken, Abduktion, Adduktion, Rotation). Der übrige Untersuchungsbefund ist negativ. Eine entzündliche Anschwellung des Hüftgelenks läßt sich bei den großen Haustieren wegen der benachbarten Muskelmassen gewöhnlich nicht ermitteln, jedoch ist manchmal eine vermehrte Temperatur in der Hüftgelenksgegend nachweisbar. Bei der *chronischen Coxitis,* die sich durch eine Hangbeinlahmheit zeigt, kann man bei kleinen Haustieren und auch bei Pferd und Rind infolge der bald eintretenden Muskelatrophie zuweilen eine knochenharte Anschwellung am Hüftgelenk mit Knochenauftreibung feststellen *(Coxitis chronica deformans).* Bei Kleintieren gibt das Röntgenbild die sichere Diagnose.

Prognose. Die Prognose der Distorsion, Kontusion und akuten Entzündung des Hüftgelenks ist *zweifelhaft* zu stellen. Zwar verschwindet in leichteren Fällen zuweilen die Lahmheit in kurzer Zeit. Es können sich jedoch auch chronische und selbst *unheilbare* Hüftlahmheiten entwickeln, wenn eine Zerreißung des Kapselbandes oder eine Zerreißung (Dehnung) des runden Bandes stattgefunden hat und eine chronische deformierende Coxitis mit schweren Veränderungen am Knorpel (Usuren) und an den Gelenkrändern (Exostosen, Pommersche Randwülste) entstanden ist.

Behandlung. *Ruhe* und *Einreibungen mit Kampfersalbe,* Josorptol, 10proz. Jodvasoliment u. a., in chronischen Fällen *Massage,* reizende und *scharfe Einreibungen* bzw. *Punktbrennen* und *Haarseile* sind bei Großtieren die einzigen anwendbaren Mittel. Bei Hunden sind intraartikuläre Injektionen von Glukokortikoidpräparaten oder subkutane Injektionen von Primodian-Depot in Abständen von 2–3 Wochen indiziert.

5. Die aseptische Nekrose des Caput ossis femoris, die Calvé-Perthessche Erkrankung

Vorkommen und Ursachen. Die beim Menschen seit langem bekannte Erkrankung wird wegen der noch ungeklärten Ätiologie mit verschiedenen Namen belegt: *die beidseitige aseptische Nekrose des Femurkopfes und Femurhalses, Osteochondrosis deformans coxae juvenilis, Malum deformans juvenilis coxae, Morbus Legg-Calvé-Perthes, Legg-Perthes-Disease.* Unter den Haustieren ist der Hund von dem Leiden betroffen, vorwiegend die Vertreter kleiner Rassen im Alter von 4 bis 10 Monaten. Das Leiden besteht in einer ein- oder beidseitig auftretenden aseptischen deformierenden Nekrose des Femurkopfes und -halses und der proximalen Femurepiphyse; fortschreitend greifen die Veränderungen auch auf das Azetabulum, die Gelenkkapsel und das Lig. teres über. Die dystrophische Deformierung ist irreversibel und vermutlich die Folge von Durchblutungsstörungen. Histologisch findet sich im Caput femoris eine Nekrose des Knochen- und Markgewebes, umgeben von reparatorischem Ansatz von verkalktem Knorpel- und jungem Knochengewebe. Die Krankheit scheint auf einer erblichen Disposition zu beruhen und kann durch vorausgehende traumatische Insulte ausgelöst und klinisch manifest werden.

Symptome. Sie sind vielfältig. Die Krankheit äußert sich in einer Lahmheit, die anfangs geringgradig ist, sich aber allmählich steigert, zumindest einseitig, bis zur gänzlich fehlenden Belastung. Es entwickelt sich eine Muskelatrophie verbunden mit einer Verkürzung der betreffenden Gliedmaße und eingeschränkter Beweglichkeit. Zuweilen fehlen anfangs lokale Symptome und auch die röntgenologisch nachweisbaren pathologisch-anatomischen Veränderungen treten erst einige Wochen nach dem Sichtbarwerden der klinischen Erscheinungen auf. Die Röntgenuntersuchung sichert die Diagnose. Im Anfang besteht eine verminderte Größe des Caput femoris und Abflachung der Gelenkfläche sowie eine osteoporotische Aufhellung des Epiphysenkerns mit Störungen im Verkalkungs- und Knochenbildungsprozeß als die typischen Nekrosen im Femurkopf. Mitunter finden sich auch Frakturen. Schließlich erfährt das ganze Gelenk eine erhebliche Formveränderung im Sinne einer Arthropathia deformans, so daß der Zustand von einer fortgeschrittenen Form der Hüftgelenkdysplasie nicht mehr zu unterscheiden ist (Abb. 644).

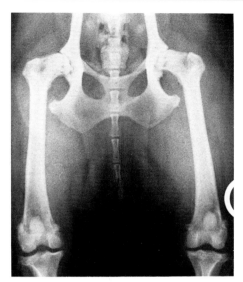

Abb. 644 Beiderseitige *aseptische Nekrose des Caput ossis femoris, Calvé-Perthes*sche Erkrankung, Terrier, Röntgenbild.

Prognose. Sie ist zweifelhaft bis ungünstig, besonders für Gebrauchshunde.

Behandlung. Es kann versucht werden mit Ruhe und schonender Belastung zusammen mit der Verabreichung von Anabolika den fortschreitenden Deformierungsprozeß aufzuhalten und Schmerzfreiheit zu erreichen. Bei Erfolglosigkeit empfiehlt sich die Resektion des Femurkopfes und -halses; es bildet sich eine funktionsfähige Nearthrose. Die Tiere sind von der Zucht auszuschließen.

6. Die Luxatio femoris

Vorkommen und Ursachen. Man findet die Luxatio femoris *(Verrenkung des Oberschenkels)* am häufigsten beim *Hund* und *Rind,* seltener beim *Pferd.* In der Regel handelt es sich um eine *traumatische* Luxation, die durch abnorme Streckung, Beugung und Drehung des Gelenkes beim Überfahrenwerden (Kraftwagen), Stürzen, Ausgleiten, plötzlichen Wenden, Treten über den Standbaum, Hängenbleiben in der Halfterkette, Ausbinden des Hinterfußes beim Operieren oder durch Stoß oder Schlag verursacht wird. Selten sind angeborene und spontane oder pathologische Luxationen (chronische deformierende Arthritis beim Pferd, Dysplasie des Hüftgelenks beim Hund).

398 I. Krankheiten des Oberschenkels

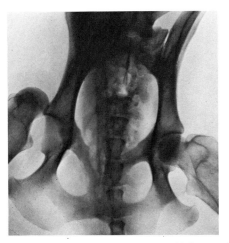

Abb. 645 *Luxatio femoris supraglenoidalis anterior*, Hund, Röntgenbild.

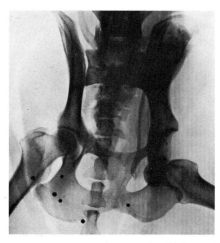

Abb. 646 *Luxatio femoris supraglenoidalis posterior*, Hund. Schrotkörner als Fremdkörper in der Beckengegend, Röntgenbild.

Symptome. Gewöhnlich liegt bei den Haustieren, insbesondere beim Hund und bei der Katze, eine Luxation nach oben und kranial vom Hüftgelenk, neben der Darmbeinsäule vor *(Luxatio supraglenoidalis anterior;* Abb. 645 u. 647). Seltener ist die Luxation nach oben und kaudal vom Hüftgelenk *(Luxatio supraglenoidalis posterior,* Abb. 646). Ebenfalls selten sind die Luxationen unter den lateralen Ast des Sitzbeins *(Luxatio ischiadica* oder *retroglenoidalis),* unter den Querast des Schambeins *(Luxatio pubica* oder *infraglenoidalis)* und in das Foramen obturatum *(Luxatio obturatoria).* Die typischen Kennzeichen der Luxatio supraglenoidalis sind neben *Lahmgehen* infolge Behinderung der freien Beweglichkeit der luxierten Gliedmaße: Nichtbelasten oder Rückwärtsstellung der kranken Gliedmaße, wobei die kranke Gliedmaße die gesunde kreuzen kann, *Verkürzung* der kranken Gliedmaße (Vergleich der Lage der Sprunghöcker und der Zehenspitzen, wenn bei Kleintieren beide Hintergliedmaßen nach hinten gestreckt werden), Asymmetrie der Lage der Trochanteren (Abb. 647, 648) und der Hüfthöcker und veränderte Richtung des Femur (Steilstellung). Bei der Bewegung der Gliedmaße äußern die Tiere Schmerzen; bisweilen ist dabei auch ein krepitationsähnliches Geräusch hörbar. Bei der selten vorkommenden beiderseitigen L. supraglenoidalis ant. (Abb. 649) nehmen die Tiere eine hundesitzige Stellung ein und rutschen wie bei der schlaffen Paralyse der Nachhand über den Boden.

Prognose und Behandlung. Bei der Luxatio femoris finden in der Regel eine Zerreißung des Kapselbandes und ein Einreißen oder Zerreißen des Ligamentum teres statt. Außerdem besteht eine Blutung innerhalb und außerhalb des Gelenks. Bei den komplizierten Luxationen ist ferner der Pfannenrand des Beckens frakturiert. Wegen der Schwierigkeit der Reposition ist die Prognose der Verrenkung des Hüftgelenks beim Großtier im allgemeinen ungünstig. *Beim Pferd und Rind ist*

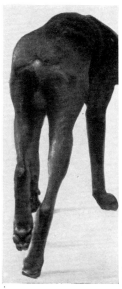

Abb. 647 *Luxatio femoris supraglenoidalis anterior* links, Hund (Umfangsvermehrung in der Trochantergegend, Kreuzen der Gliedmaßen).

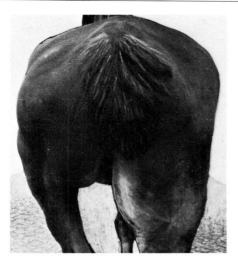

Abb. 648 *Luxatio femoris* links, Pferd.

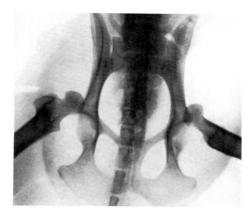

Abb. 649 Beiderseitige *Luxatio femoris supraglenoidalis anterior*, Spaniel, Röntgenbild.

die Luxatio femoris meist unheilbar. Günstiger ist die Prognose beim *Hund* und bei der *Katze*. Erfolgt die Reposition nicht rechtzeitig, so bildet sich bei Hunden und Katzen gewöhnlich eine *Nearthrose* am Pfannenrand (Abb. 650). Die Tiere belasten dann zwar die Gliedmaße, aber es bleibt eine Verkürzung bestehen. Trotzdem sind manche Patienten später im Gang erstaunlich wenig oder überhaupt nicht behindert. Wenn trotz mehrfacher Reposition und konservativer Fixierungsversuche immer wieder eine Reluxation eintritt, so muß angenommen werden, daß fibröses Gewebe, Gelenkkapselteile oder Ausbruchsfragmente vom Pfannenrand im Azetabulum oder das Vorliegen eines dysplastischen Gelenks einen festen Sitz des reponierten Femurkopfes verhindern. Wenn in solchen Fällen die Entwicklung einer Nearthrose nicht abgewartet werden soll oder untunlich erscheint, muß operative Fixierung mit Freilegen des Gelenks erfolgen. Die Fixierung wird mit mehreren Nähten aus nicht resorbierbarem Nahtmaterial hergestellt, die in verschiedener Weise an der Gelenkkapsel, am Gelenkrand oder am Rand des Azetabulums einerseits und am Schenkelhals andererseits befestigt werden. Nachfolgend werden einige Verfahren zur Reposition und Fixierung beschrieben.

Nach *Überreiter* wird bei Hunden die Reposition des Femur in Allgemeinnarkose vorgenommen. Das Tier wird auf den Rücken gelagert, so daß die kranke Gliedmaße in der Nähe der Tischkante zu liegen kommt. Das Becken wird von einem Gehilfen so fixiert, daß sich die Daumen an den Sitzbeinhöckern stützen, während die übrigen Finger das Becken in der Weise umfassen, daß sie gegen die Darmbeinschaufeln gerichtet sind. Der Operateur ergreift mit der rechten Hand die Gliedmaße am Unterschenkel, Sprunggelenk und Metatarsus, die linke Hand umfaßt den Oberschenkel so, daß die Quadrizepsgegend zwischen Daumen und Zeigefinger liegt. Dann wird die Gliedmaße nach hinten und außen gezogen, um den Femurkopf von der Luxationsstelle zu entfernen. Nun wird die Gliedmaße nach außen rotiert, wobei die Finger der linken Hand auf das Femur ventralwärts und die rechte Hand dorsalwärts (auf das Tier

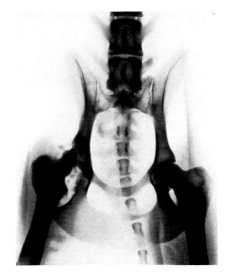

Abb. 650 *Nearthrose* des Hüftgelenks nach *Luxatio femoris*, 4jährige Deutsche Drahthaar-Hündin, Röntgenbild.

bezogen) einen Druck ausüben. Während die Finger der linken Hand hierbei den Femurkopf nach der Pfanne drücken, und der Daumen im dorsalen Teil des Femur einen Druck dorsalwärts ausübt, führt die rechte Hand unter Beugung des Sprung-, Knie- und Hüftgelenkes das Femur in Adduktionsstellung nach vorn gegen die seitliche Bauchwand. Dann wird der Hund vorsichtig auf die gesunde Seite gelegt und in die Umgebung des Gelenkes *subkutan* 1–1½ ml einer Mischung von gleichen Teilen Terpentinöl und Kampferspiritus injiziert. Dadurch wird die erforderliche Ruhestellung des Gelenkes erreicht. Es tritt dann eine Schwellung, manchmal auch eine Abszeßbildung, auf. Die Lahmheit verschwindet in 2–3 Wochen. Beim Nichtgelingen der Reposition bildet sich eine Nearthrose, mit der sich aber die Tiere meist gut bewegen können.

Nach eigenen Erfahrungen gelingt die Reposition auch an dem narkotisierten Tier oder in Extraduralanästhesie, indem man die Gliedmaße extrem streckt und durch manuellen Druck den dislozierten Femurkopf in das Hüftgelenk zurückdrückt. Die Streckung erreicht man, indem ein Gehilfe die Gliedmaße distal fest streckt und ein anderer Gehilfe fest an den beiden Enden eines Handtuches zieht, das man so um den Oberschenkel gelegt hat, daß es der Inguinalgegend anliegt. Der Zug am Tuch geschieht über die Kruppe und den Rücken des Hundes.

Westhues empfiehlt zur Fixierung derjenigen Fälle, die trotz gelungener Reposition des Caput femoris in die Gelenkpfanne immer wieder reluxieren, folgendes operative Verfahren. Nach der Reposition des luxierten Femur wird im proximalen Drittel des Oberschenkels, genau über dem Os femoris, ein etwa 5–8 cm langer Schnitt durch die Haut und Muskulatur bis auf den Knochen angelegt und das Trochantergebiet freipräpariert. Nach nochmaliger Kontrolle der genauen Lage des Caput femoris im Azetabulum wird in Höhe des Trochanter tertius quer durch das Femur, in senkrechter Richtung zu dessen Längsachse ein Kanal gebohrt und durch diesen eine für diesen Zweck entwickelte stumpfe Schraube eingedreht, die mit ihrem vorderen Teil bis unter den Beckenboden reichen muß. Die Schraube besitzt nur im hinteren Teil ein Gewinde, durch das sie im Knochengewebe des Femur fixiert wird, während der vordere Teil glatt ist. Da die Gliedmaße und somit auch die Schraube in der Regel schon nach wenigen Tagen voll belastet werden, muß die Schraube möglichst lang sein sowie weit und dicht unter den Beckenboden reichen. Die auf diese Weise angelegte Schraube soll das Herausgleiten des Caput femoris aus dem Azetabulum nach dorsal hin verhindern. Das Entfernen der Schraube nach 6–8 Wochen ist nicht einfach, da das aus dem Femur herausragende Endteil der Schraube leicht gefunden werden kann. Die Vorteile des Verfahrens liegen neben der einfachen operativen Technik darin, daß das Gelenk selbst nicht eröffnet werden muß und die Operation sich in einiger Entfernung vom Gelenk abspielt sowie die Beweglichkeit des Hüftgelenkes mit geringer Einschränkung erhalten bleibt. Allerdings können ältere Fälle, bei denen eine konservative Reposition wegen beginnender Nearthrosebildung nicht mehr gelingt, mit dieser Methode auch nicht fixiert und geheilt werden. Diese Fälle müssen der spontanen Nearthrosebildung überlassen bleiben.

Obel hat vorgeschlagen, die Hintergliedmaße nach Reposition des luxierten Femurkopfes für etwa 8 Tage in extremer Beugehaltung zu fixieren. Zu diesem Zwecke wird der Mittelfuß der betr. Gliedmaße mit sorgfältiger Unterpolsterung bandagiert, um Druckschäden zu verhüten. Die Bandage wird mit einer elastischen Klebebinde umgeben. Dann wird an der Plantarfläche der Gliedmaße ein breiter Lederriemen mit Heftpflaster befestigt, mit dem die Hintergliedmaße so gebeugt wird, daß die Dorsalfläche der Phalangen die Bauchwand berührt. Der Riemen wird über die Lendengegend geführt und dort so fest wie möglich angezogen. Leichter läßt sich nach *eigenen* Erfahrungen die Gliedmaße auch mit einem um den Thorax gelegten Wickelverband in der abgebeugten Stellung fixieren. Das Verfahren hat sich bisher vielfach bewährt und kann empfohlen werden.

7. Die Frakturen des Femur

Vorkommen und Ursachen. Die Frakturen des Oberschenkels findet man weitaus am häufigsten beim *Hund*. Meist handelt es sich um Frakturen der *Diaphyse* mit erheblicher Dislocatio der Bruchstücke ad longitudinem und ad latus (Abb. 651 u. 653). In zweiter Linie kommt es zu Frakturen des Collum femoris (s. Abb. 656, 657) und zu suprakondylären Frakturen (s. Abb. 662, 664) proximal vom Kniegelenk oder zur Fraktur nur eines Kondylus. Die Ursachen sind gewöhnlich Überfahrenwerden, Stürzen, Ausgleiten, Fußtritte, Stockschläge und Steinwürfe, seltener Bisse und Schußwunden. Am häufigsten sind gedeckte Querfrakturen und Schrägfrakturen; indessen kommen auch offene Frakturen und Splitterfrakturen vor (Abb. 659).

Beim *Pferd* und *Rind* sind die Femurfrakturen viel seltener. Sie entstehen entweder durch Sturz oder Ausgleiten, beim plötzlichen Zusammenstürzen oder bei niedergelegten Pferden infolge übermäßiger Kontraktion der Streckermuskulatur. Veranlassung zu diesen Frakturen gibt auch *fehlerhaftes Ausbinden* der obenliegenden Hintergliedmaße bei der Kastration und anderen Operationen (Vorschieben des Hufes über das Ellbogengelenk hinaus oder Aufbinden des Metatarsus auf den Radius). *Spontane* pathologische Frakturen sind als Folge von Knochenneubildungen (Sarkome) beobachtet worden. Vereinzelt kommen beim Pferd partielle Frakturen vor (Brüche der Trochanteren).

I. Krankheiten des Oberschenkels 401

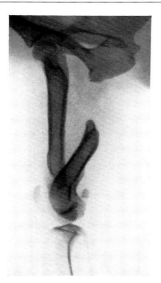

Abb. 651 *Femurfraktur* ohne Kallusbildung 10 Jahre nach Eintritt der Fraktur, Spitz, Röntgenbild.

Beim *Rind* sind die Frakturen des Femur durch äußere (Sturz, Ausgleiten) und innere Ursachen bedingt (idiopathische Frakturen bei Osteomalazie hochträchtiger Kühe mit hoher Milchleistung).

Symptome. Die Frakturen des Femur sind durch eine plötzlich auftretende, *hochgradige Lahmheit*, abnorme *Beweglichkeit* der Gliedmaße, *Krepitation, Schmerzhaftigkeit* und *Anschwellung* infolge Hämatombildung in der Umgebung der Bruchstelle gekennzeichnet und in der Regel leicht zu diagnostizieren. Bei Frakturen des Collum femoris bestehen außerdem *Verkürzung* der Gliedmaße und eine der Luxatio femoris ähnelnde Asymmetrie im Bereiche der Trochanteren. Der Troch. major der kranken Seite wölbt sich lateral deutlich vor (Abb. 652). Bei den partiellen Frakturen der Trochanteren fehlen die abnorme Beweglichkeit der Gliedmaße und in der Regel auch die Krepitation. Bei Hunden und anderen Kleintieren werden der Sitz und die Form der Fraktur leicht durch die Röntgenuntersuchung festgestellt.

Prognose und Behandlung. Während beim Hund und Kleintier die Mehrzahl aller Femurfrakturen im Verlauf von 4–7 Wochen heilbar ist, müssen die Frakturen des Femur beim erwachsenen *Pferd* und *Rind* in der Regel als *unheilbar* bezeichnet werden. Dagegen können beim Fohlen Selbstheilungen mit ungestörter Funktion der Gliedmaße eintreten (eigene Beobachtungen, *Berge*). Die Fohlen beläßt man in einem Laufstall, eine Fixation des Femur ist nicht erforderlich. Heilbar sind auch die partiellen Frakturen der Trochanteren.

Die Heilung der Femurfrakturen bei Kleintieren einschließlich der Splitterfrakturen kann durch einfache Ruhigstellung der Gliedmaße ohne Fixationsverband vor sich gehen. Nach *Micklitz* heilten in Wien nur 6 von 428 Femurfrakturen *nicht*. Eine *genaue Adaptation* der *Bruchstücke* ist mit *einfacher Ruhigstellung* und *Fixationsverbänden allerdings nicht* zu erzielen, dies gilt auch für die Behandlung mit der *Thomasschiene*. Selbst bei nicht exakter Vereinigung der weit dislozierten Bruchstücke bildet sich meist ein genügend fester Brückenkallus, so daß später die Belastung der Gliedmaße ohne Zurückbleiben einer Lahmheit möglich wird, da auch erhebliche Verkürzungen der Gliedmaßen bei weiter Dislokation der Bruchstücke durch eine größere Streckung im Hüft-, Knie- und Sprunggelenk ausgeglichen werden. Anderseits kann aber die Kallusbildung ausbleiben, und es bildet sich dann eine Pseudarthrose. Abb. 651 zeigt das Röntgenbild einer 10 Jahre nach dem Unfall nicht verheilten Femurfraktur, an der eine Pseudarthrose vorhanden war, Belastung der Gliedmaße war entsprechend unvollkommen. Zweifelhaft ist die Prognose hinsichtlich einer störungsfreien Aktion im Hüftgelenk bei gleichzeitiger Fraktur des Femurhalses und einer Luxation des Caput femoris (s. Abb. 656). Die anatomisch und funktionell besten Hei-

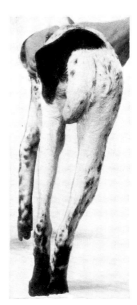

Abb. 652 Asymmetrie des Beckens bei *Fraktur* des *Collum femoris*, Vorstehhund.

I. Krankheiten des Oberschenkels

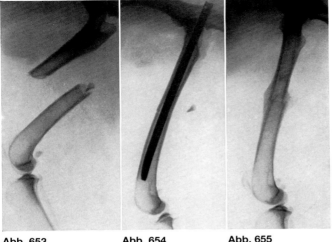

Abb. 653 *Fraktur des Femur* beim Hund mit Dislocatio der Bruchstücke ad longitudinem und ad latus, seitl. Strahlengang. An dem distalen Bruchstück befindet sich auf seiner Bruchfläche ein abgesprengter Knochensplitter.

Abb. 654 Fraktur der Abb. 653 unmittelbar nach der Marknagelung. Der Knochensplitter ist seitwärts verlagert. Seitl. Strahlengang.

Abb. 655 Fraktur der Abb. 653 106 Tage nach der Nagelung. Der Nagel wurde am 46. Tage entfernt. Der Knochensplitter ist resorbiert. Seitl. Strahlengang.

Abb. 653   Abb. 654   Abb. 655

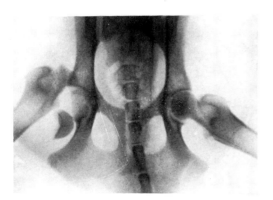

Abb. 656 *Fraktur* des *Collum femoris* und *Luxation* des Caput femoris, Hund, Röntgenbild.

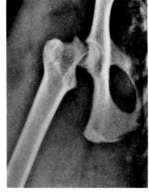

Abb. 657 Fraktur des *Collum femoris,* Katze, Röntgenbild.

lungen werden mit einem geeigneten Verfahren der operativen Frakturbehandlung erreicht. Für die nach ihrer Form und Lokalisation sehr unterschiedlichen Frakturen müssen die jeweils geeigneten und indizierten Methoden der operativen Osteosynthese angewendet werden. Die *Marknagelung* ist bestens geeignet für die Quer- und kurzen Schrägfrakturen der Diaphyse des Knochens, die dem Kniegelenk nicht zu nahe liegen (Abb. 653, 654, 655). Auch manche Schenkelhalsfrakturen lassen sich mit einem Marknagel oder einer Schraube oder Bohrdrähten stabilisieren (Abb. 657, 658). Die nicht selten vorkommenden langen Schräg- und Mehrfragmentfrakturen mit mehr oder weniger umfangreicher Aufsplitterung des Knochenschaftes werden erfolgversprechend

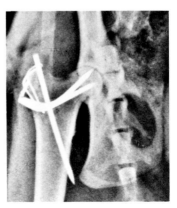

Abb. 658 Fraktur der Abb. 657 nach der *Osteosynthese* mit 2 Bohrdrähten und Zuggurtung.

I. Krankheiten des Oberschenkels

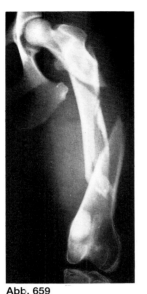 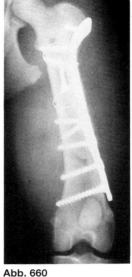 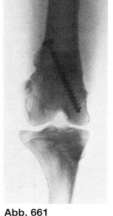 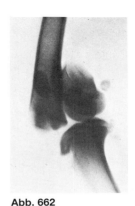

Abb. 659 Abb. 660 Abb. 661 Abb. 662

Abb. 659 *Splitterfraktur* der Diaphyse des *Femur,* Hund, Röntgenbild.
Abb. 660 Fraktur der Abb. 659 nach der *Osteosynthese* mit interfragmentärer Kompression durch Schrauben und Cerclagen und Neutralisationsplatte.
Abb. 661 Durch *Verschraubung* geheilte *suprakondyläre Fraktur* des Femur, Hund, Röntgenbild.
Abb. 662 *Suprakondyläre Fraktur* des Femur, Airedaleterrier, Röntgenbild.

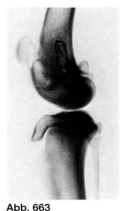 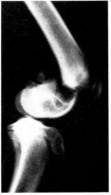 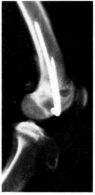 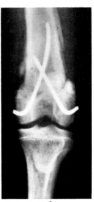

Abb. 663 Abb. 664 Abb. 665 Abb. 666

Abb. 663 Röntgenbild der Fixation der *suprakondylären Fraktur* der Abb. 662 mittels Drahtligatur.
Abb. 664 *Suprakondyläre Fraktur* des *Femur,* 10 Monate alter Terrier, Röntgenbild.
Abb. 665 Fraktur der Abb. 664 nach der *Osteosynthese* mit 2 Rush-Pins, Röntgenbild transversal.
Abb. 666 Fraktur der Abb. 664 *in Heilung* 6 Wochen nach der Osteosynthese, Röntgenbild sagittal.

mit einer *Verschraubung* oder *Plattenosteosynthese* versorgt (Abb. 659, 660). Die suprakondylären Frakturen sind durch *Verschraubung* (Abb. 661) oder *Drahtfixierung* (Cerclage, Abb. 662, 663) zu behandeln. Die sehr häufig bei jungen Hunden und Katzen vorliegenden Epiphyseolysen und Osteoepiphyseolysen des distalen Femurendes lassen sich mit einer *Kreuzspickung* von distal her zu einer stabilen Osteosynthese vereinigen, ohne daß durch die eingeführten Metallstifte das Längenwachstum des Knochens beeinträchtigt und gehemmt wird (Abb. 664–666). Bei nicht exakter Reposition und Fixierung bilden sich nicht selten osteoarthritische Veränderungen, die nicht mehr eine vollständig freie Beweglichkeit im Kniegelenk zulassen.

Technik der Marknagelung am Femur. Der Zugang zur Markhöhle ist beim Femur infolge der besonderen anatomischen Form ohne Schwierigkeit zu finden. Durch einen kurzen Schnitt wird die Kuppe des unter der Haut deutlich hervortretenden und fühlbaren Trochanter major freigelegt. Der Pfriem wird nicht genau auf dessen Mitte, sondern dicht medial von dieser aufgesetzt, so daß die Spitze des Pfriems an der medialen Fläche des Trochanter major entlang in die Fossa trochanterica gleitet und in der Tiefe die Markhöhle eröffnet. Mit wenigen bohrenden Bewegungen ist die dünne Knochenschicht perforiert, und die Spitze zeigt in die Markhöhle. Das Einführen des Führungsspießes und das Einschlagen des geraden Marknagels über diesem in das proximale Knochenfragment gelingen dann ohne Schwierigkeit. In den meisten Fällen ist eine *offene* Marknagelung (Freilegen der Frakturstelle) notwendig, da sich wegen der weiten Dislokation der Fragmente und der sich in kurzer Zeit einstellenden Kontraktur der Muskulatur eine gedeckte Reposition nicht ermöglichen läßt.

8. Die Epiphysenlösung am Femurkopf, die Epiphysiolysis capitis femoris

Vorkommen und Ursachen. Bei *Fohlen*, namentlich Kaltblutfohlen, kommt eine in der älteren Literatur und vor Jahren von *Hellmich* wieder beschriebene und auch von uns beobachtete Erkrankung vor, die in einer partiellen oder totalen Trennung des Kopfes des Femur von der Diaphyse besteht, und von *Hellmich* als *Epiphysenlösung* bezeichnet wird. Die Krankheit kommt meist bei sehr gut entwickelten und ernährten Pferden vor. Sie tritt in der Mehrzahl der Fälle einseitig auf, von *Göbel* ist jedoch auch beiderseitiges Vorkommen beobachtet worden.

Diese auch als *Epiphysiolysis* bezeichnete Erkrankung kommt außerdem nicht selten beim *Schwein* vor. Sie tritt öfter bei Jungebern, aber auch bei Schweinen unterschiedlichen Alters und Gewichts gleichermaßen auf, und zwar der schnellwüchsigen Rassen, ohne daß bislang eine auffällige Rassedisposition nachgewiesen werden konnte. Gesicherte Kenntnisse über die Ätiologie und Pathogenese liegen bisher noch nicht vor. Da sich jedoch die typischen pathologischen Veränderungen immer auf die proximale Femurepiphyse und den Schenkelhals erstrecken, ist eine einheitliche Ursache zu vermuten. Deshalb dürften auch die von einigen Autoren (*Vukelić* und *Repić*, 1960) am distalen Femurende und an der proximalen Epiphyse der Tibia beobachteten Epiphysenablösungen wahrscheinlich auf anderen Ursachen beruhen, traumatisch oder sekundär bedingt sein (*Bollwahn*, 1965). Die *röntgenologisch* nachweisbaren pathologischen Veränderungen bestehen in Auflösungen der Knochenstruktur am femurseitigen Teil des Epiphysenfuge, die sich in Richtung auf den Femurschaft allmählich verdünnt und konisch zugespitzt erscheint, bis er schließlich völlig aufgelöst ist. Demgegenüber bleibt der abgelöste Femurkopf relativ lange erhalten. Der *Verlauf* ist entweder *akut* mit plötzlich auftretender hochgradiger Lahmheit oder *chronisch* mit einer sich allmählich steigernden Lahmheit, die dann mit der anschließenden endgültigen Ablösung hochgradig wird. Dabei können auch traumatische Einwirkungen und Belastungen als auslösende Ursachen mitwirken, was sicherlich das gehäufte Auftreten bei Jungebern erklärt. Die Erkrankung kann einseitig und beidseitig auftreten.

Von dieser *idiopathischen Form* der Epiphysiolysis ist die *traumatische* zu unterscheiden, die am häufigsten beim *Hund* zu beobachten ist. Diese Form kann bei allen Tierarten vorkommen und ist an das jugendliche Alter bis zum Abschluß des Längenwachstums des Knochens gebunden, so lange die knorpelige Epiphysenfuge noch besteht (s. Abb. 668).

Symptome. *Fohlen* gehen hochgradig lahm. Die Gliedmaße hängt schlaff herunter, wird meist nur mit der Hufspitze oder zeitweise überhaupt nicht belastet (Abb. 667) und in Adduktionsstellung in Richtung auf die diagonale Vordergliedmaße ge-

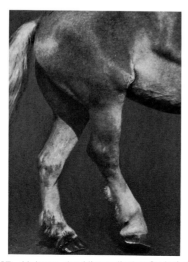

Abb. 667 Haltung der Hintergliedmaße bei der *Epiphysenlösung*, Fohlen.

halten. Beim Vorführen wird die Gliedmaße entweder nachgeschleppt oder in langem Schritt in Richtung auf die diagonale Vordergliedmaße vorgeführt. Bei der Palpation der Trochantergegend äußern die Tiere Schmerzen. Oft hört man beim Druck auf den Trochanter oder bei passiven Bewegungen des Hüftgelenks ein knackendes Geräusch. Beim *Schwein* finden sich ähnliche Erscheinungen. Eine Stützbeinlahmheit mit ausschließlicher Belastung der Zehenspitze rechtfertigt immer den Verdacht einer Epiphysenlösung. Bei der Untersuchung des in Seitenlage befindlichen sedierten Patienten läßt sich durch rotierende passive Bewegungen der Gliedmaße im Bereich des Trochanter mit der flach aufgelegten Hand oder mit dem Phonendoskop ein deutliches Reibegeräusch feststellen. Die allmählich beginnende Epiphysenlösung kündigt sich durch eine geringgradige Stützbeinlahmheit schon Tage oder Wochen vorher an. Besondere Belastungen der Gliedmaße, wie Transport, Deckakt, Geburt u. a., lösen schließlich das akute Krankheitsbild der totalen Abtrennung des Femurkopfes aus. Bei der Sektion wird innerhalb der Gelenkkapsel eine Lösung des Femurkopfes von der Diaphyse im Bereiche der Epiphysenlinie gefunden. Der Femurkopf wird durch das Lig. teres in der Gelenkpfanne festgehalten. Reparative Kallusbildung pflegt zu fehlen. Unter Umständen kann der Femurkopf vollständig abgetrennt sein, meist ist die Ablösung nur partiell (Abb. 668). Bei *Hund* und *Katze* liegen ähnliche Symptome vor, die denen der Luxatio femoris supraglenoidalis gleichen. Wegen der traumatischen Ursachen kann die Epiphysenlösung auch mit Frakturen des Bekkens verbunden sein bzw. von diesen überdeckt werden. Durch die Röntgenuntersuchung läßt sich differentialdiagnostisch die Situation klären.

Prognose und Behandlung. Eine Heilung ist bei den landwirtschaftlichen Nutztieren aussichtslos, deshalb kommt nur die Schlachtung in Betracht. Dagegen ist die Prognose bei Hund und Katze nicht als völlig ungünstig zu beurteilen, da durch eine Verschraubung oder Spickung eine Fixierung der Fragmente zu erreichen ist bzw. durch die Resektion des gelösten Caput femoris eine funktionelle Heilung mit Bildung einer Nearthrose erzielt werden kann (Abb. 669, 670).

9. Muskelzerreißung und Muskelentzündung im Oberschenkel

Ursachen. Quetschungen, Zerrungen, Zerreißungen und Entzündungen der Muskulatur der Krup-

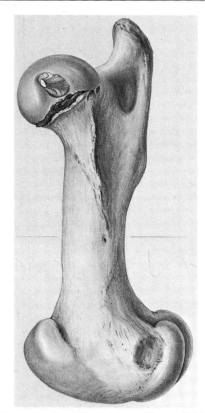

Abb. 668 *Partielle Epiphysenlösung*, Fohlen.

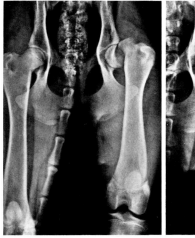

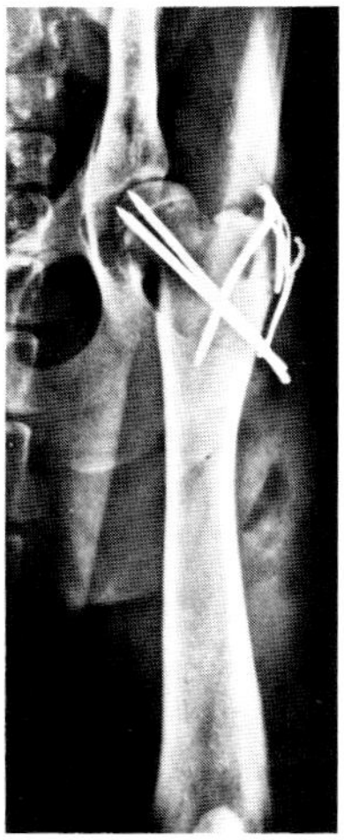

Abb. 669 Rechtsseitige totale *Epiphysiolysis capitis ossis femoris*, 6 Monate alter Hund, Röntgenbild.

Abb. 670 Epiphysiolysis der Abb. 669 nach der *Osteosynthese* mit 2 Bohrdrähten und Zuggurtung, Röntgenbild.

pe und des Oberschenkels entstehen insbesondere beim Pferd durch sehr verschiedenartige *traumatische* Einwirkungen, so namentlich durch Stürzen, Ausgleiten, Hufschläge, Gegenstoßen, Anrennen, Überanstrengung beim Ziehen, Geschleiftwerden, Hängenbleiben in Schienen. Auch durch *Erkältung,* im Verlauf der *Myoglobinämie* (Hämoglobinurie), *Lumbago* des Pferdes oder durch *Selbstüberhetzung* beim Niederlegen und im Liegen werden mehr oder weniger schwere Muskelentzündungen bzw. hyaline Degenerationen der Muskulatur veranlaßt. Betroffen werden insbesondere die Gluten, der Tensor fasciae latae, der Quadrizeps, der Bizeps, Semitendineus, Semimembranaceus und Grazilis.

Symptome. Die Zerreißungen und Entzündungen der Muskeln äußern sich zunächst durch eine einseitige *Lahmheit.* Sie ist entweder eine Hangbeinlahmheit (Tensor fasciae und Grazilis) oder eine Stützbeinlahmheit (Quadriceps femoris, Gluten). Die Lahmheit kann so hochgradig sein, daß eine Fraktur des Femur oder eine Beckenfraktur vorgetäuscht wird. Außerdem findet man *Anschwellung,* vermehrte Wärme, Schmerzhaftigkeit und als besonders wichtiges Symptom für Muskelzerreißungen *Lücken* im Verlauf der eingerissenen Muskeln (Tensor fasciae latae, Rectus femoris, Vastus externus, Grazilis). Später entwickelt sich Muskelatrophie (Gluten, Quadrizeps). Der *Verlauf* ist sehr verschieden. Manchmal verschwindet die Lahmheit schon nach wenigen Tagen. Im allgemeinen ist die Prognose bei der rein traumatischen Myositis und bei den Muskelzerreißungen günstig. In anderen Fällen wird die Lahmheit chronisch und unter Umständen sogar unheilbar (Myositis des Quadrizeps).

Behandlung. Sie besteht in *Massage* und in reizenden *Einreibungen.* Bei der parenchymatösen Myositis des Quadrizeps können ferner Koffein, Veratrin und Elektrisieren mit Hochfrequenzströmen sowie Glukokortikoidpräparate angewendet werden. Über die Behandlung der *Lumbago* vgl. die Entzündung der Rücken-, Lenden- und Kruppenmuskeln sowie die Lehrbücher der spez. Pathologie und Therapie.

Zerreißung des M. gracilis. Eine Zerreißung dieses Muskels beim Pferd infolge Überdehnung beim Grabenspringen hat *Köhler* beobachtet. Sie äußert sich durch plötzliche Lahmheit, eine schmerzhafte Anschwellung an der Innenfläche des Oberschenkels im Bereich der unteren Hälfte des Grazilis und durch eine dort querverlaufende fingerdicke Rinne. Nach 14 Tagen war die Lahmheit verschwunden. 2 Monate später war an der Gliedmaße keine Abweichung mehr zu sehen.

Luxation des M. biceps. Eine Lageveränderung *(Dislokation)* des M. biceps femoris kommt zuweilen nach dem Ausgleiten beim *Rind* in der Weise vor, daß der obere, vor dem Trochanter verlaufende Kopf dieses Muskels sich von dem Trochanter löst und hinter den Umdrehern festhakt, so daß eine *plötzliche Lahmheit* mit *Streckstellung* des Knie- und Sprunggelenkes und Volarflexion der Zehengelenke (wie bei der Patellaluxation nach oben) eintritt. Die Gliedmaße wird im Bogen nach außen und vorn geführt. Die Klauenspitze schleift dabei über den Erdboden. Die *Behandlung* ist operativ (subkutane oder offene Myotomie in Infiltrationsanästhesie).

10. Die Quadrizepslähmung beim Pferd

Begriff und Ursachen. Die Quadrizepslähmung kann myogenen und neurogenen Ursprungs sein. In der Mehrzahl handelt es sich um eine myogene Lähmung des Quadrizeps.

a) Die *myogene* Lähmung der Kniescheibenstrecker ist durch eine *parenchymatöse Myositis* bedingt, die ihren Ursprung meistens in der *Myoglobinämie* hat. Diese Krankheit lokalisiert sich namentlich bei schweren Zugpferden zuweilen ausschließlich oder vorwiegend in den Kniescheibenstreckern. Bei der Sektion findet man in den genannten Muskeln die Anzeichen der wachsartigen, hyalinen Degeneration (hellgraue Farbe, mürbe Beschaffenheit, körnige Trübung, Verlust der Querstreifung). Ähnliche Muskelveränderungen mit Lähmung des Quadrizeps beobachtet man ferner infolge *übermäßiger Anstrengung* der Kniescheibenstrecker nach dem Niederlegen schwerer Pferde, beim Anstemmen gegen die Fessel, beim Ausschlagen, Ausgleiten und Niederstürzen, bei Überanstrengung im Zug und Selbstüberhetzung (Analogie mit der Ankonäenlähmung).

b) Die *neurogene* Quadrizepslähmung wird durch Quetschung, Zerreißung, Kompression (Abb. 671) und Entzündung des *Nervus femoralis* veranlaßt. Man findet sie auch im Verlauf der Beschälseuche (periphere Neuritis). *Leuthold* und *Fankhauser* haben bei einem Pferd mit Quadrizepslähmung makroskopisch und mikroskopisch hochgradige degenerative Veränderungen im N. femoralis nachgewiesen. Deshalb ist *Leuthold* der Ansicht, daß die Nervenerkrankung stets die Lähmungsursache sei.

Symptome. Die wichtigste Erscheinung der Lähmung der Kniescheibenstrecker besteht in einer *plötzlichen,* meist einseitigen, seltener beiderseitigen *Stützbeinlahmheit, im Zusammenbrechen* der Gliedmaße *im Kniegelenk* beim Versuch der Bela-

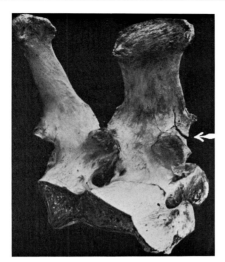

Abb. 671 *Fissur* des Dornfortsatzes vom 4. Lendenwirbel eines Pferdes. Infolge der Fissur war eine Blutung entstanden, die durch Kompression eines Astes des N. femoralis eine typische Lähmung der Quadrizepsmuskulatur hervorgerufen hat.

stung. Im übrigen ist der Untersuchungsbefund negativ. Sehr bald stellt sich in dem gelähmten Muskel eine *degenerative bzw. Inaktivitätsatrophie* ein, als deren Folge der Quadrizeps schwindet und mit der Zeit zu einem schlaffen, dünnen, aponeuroseartigen Gebilde zusammenschrumpft. Dann ist im Bereiche des Quadrizeps eine hochgradige Eindellung sichtbar, und die Patella steht höckerartig vor. Der Verlauf ist etwa in der Hälfte der Fälle chronisch. Nicht selten hält die Lähmung *mehrere Monate* unverändert an, so daß die Pferde als dauernd untauglich getötet werden müssen. Ausnahmsweise beobachtet man noch nach sechsmonatiger Dauer der Lahmheit Heilung. In der anderen Hälfte der Fälle tritt in kurzer Zeit Heilung ein. Danach ist die *Prognose ungünstig* (50% Verluste). Besonders ungünstig ist die Prognose bei der *beiderseitigen* Quadrizepslähmung; die Pferde sterben hier oft innerhalb weniger Tage infolge von Dekubitus oder Degeneration des Herzmukels.

Prognose. Eine vollständige Wiederherstellung ist bei allen Formen der Quadrizepslähmung fraglich. Die durch schwere traumatische Insulte bedingten Lähmungen sind unheilbar. Andere Lähmungen zeigen erst im Laufe von Wochen und Monaten eine Besserung. *Ungünstig* ist stets eine schnell zunehmende *Muskelatrophie* im Bereiche des Ober- und Unterschenkels.

Behandlung. Sie besteht in *Massage* (Kneten, Klopfen), reizenden *Einreibungen* und in wiederholten *Vitamin-B-Komplex-, Koffein-, Veratrin-* und *Strychnininjektionen.* Auch die Applikation von Glukokortikoidpräparaten sowie die frühzeitigen Injektionen von Vitamin-E-Selen-Kombinationspräparaten scheinen sich als günstig erwiesen zu haben. Außerdem empfiehlt sich *methodisches Bewegen* der Pferde. Auch *Elektrizität* kann in Form von Hochfrequenzströmen Anwendung finden.

11. Nervenlähmungen

Lähmung des Kreuzbeingeflechtes. Außer den Erscheinungen der Ischiadikuslähmung – s. u. – treten Lähmungen und einseitige Atrophie der *Glutäen*, des Bizeps und Semitendineus und Anästhesie an der *Kruppe* ein.

Lähmung des Nervus obturatorius. Der Nerv innerviert die Einwärtszieher der Hintergliedmaße *(Sartorius, Grazilis, Pektineus, Adduktor)* und seine Lähmung hat daher eine Unfähigkeit zum Einwärtsführen der Gliedmaße, also ausgeprägte *Abduktion* mit mähender Bewegung der Gliedmaße und nachfolgender Atrophie der Adduktoren zur Folge (Beckenfrakturen, Beschälseuche). Einen Fall von Obturatoriuslähmung mit gleichzeitiger Lähmung des Nervus glutaeus inferior hat *Kettner* beobachtet.

Lähmung des Nervus ischiadicus. Zuweilen bei Hunden nach peripheren traumatischen Einwirkungen, Luxationen der Wirbelsäule, Blutergüssen im Wirbelkanal oder im Verlauf der *Staupe*, seltener bei Pferden (Beschälseuche, Druseabszesse im Becken, Kontusionen der Lendengegend). Die Lähmung betrifft die *Zehenbeuger* (N. tibialis), so daß die Gliedmaße nicht gebeugt werden kann, sondern schlaff herunterhängt, und außerdem die *Zehenstrecker* (N. fibularis), was zur Folge hat, daß die Zehengelenke im Moment der Belastung überköten und die Belastung auf der Dorsalfläche der Zehe erfolgt. Gleichzeitig besteht herabgesetzte Empfindlichkeit oder Anästhesie.

Lähmung des Nervus fibularis. Der Fibularis innerviert den *Tibialis anterior* und die *Zehenstrecker.* Die Fibularislähmung wurde bei Beschälseuche und Brustseuche und nach dem Niederlegen (Dänische Methode) und Hängenbleiben der Gliedmaßen bei Unglücksfällen beobachtet. Sie äußert sich in weiter Öffnung des Sprunggelenks und Nachschleifen der Gliedmaße, bei dem die Vorderfläche der Zehe den Boden berührt, und im Überköten des Fessels im Moment der Belastung (Abb. 672, 673, 674).

Prognose und Behandlung. Die *Prognose* der Nervenlähmungen an der Hintergliedmaße ist im allgemeinen nicht günstig, vollständige Lähmungen sind meist unheilbar. Bei unvollständigen Lähmungen kommt dieselbe *Behandlung* in Betracht wie bei der Quadrizepslähmung (vgl. oben).

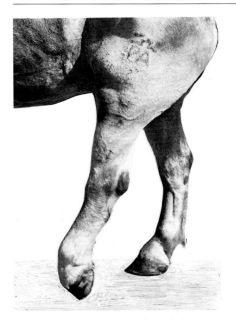

Abb. 672 Lähmung des N. fibularis, 13jähr. Pferd.

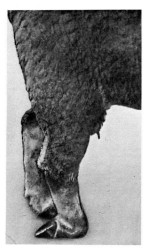

Abb. 673 Fibularislähmung, Schafbock.

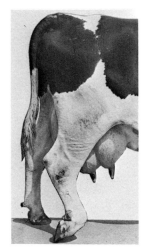

Abb. 674 Lähmung des N. fibularis, Rind.

12. Die Bursitis trochanterica

Begriff und Ursachen. Als *Bursitis trochanterica* oder *Bursitis glutaei* bezeichnet man die bei Pferden und Rindern zuweilen vorkommende Entzündung der *Bursa* unter dem M. glutaeus accessorius, der tieferen Schicht des M. glutaeus medius auf dem vorderen großen Umdreher (Trochanter major anterior) des *Femur*. Sie wird in der Regel durch Quetschung der Bursa bei Fallen auf harten Boden, durch Schläge und Anstoßen und durch Überdehnung der Sehne bei schweren Zugpferden veranlaßt.

Symptome. Die wichtigste Erscheinung der Bursitis trochanterica besteht in einer schmerzhaften *Anschwellung* in der Gegend des *großen Umdrehers,* an der zuweilen bei Palpation Pseudokrepitation (Schneeballknirschen) nachweisbar ist (Bursitis fibrinosa s. crepitans). Außerdem besteht eine eigenartige Lahmheit, die sich als Hangbeinlahmheit mit *Adduktion* der *Gliedmaße* äußert (Schiefgehen nach Art der Hunde). Der Verlauf ist entweder akut oder chronisch. In chronischen Fällen entwickeln sich zuweilen am Trochanter Knochenauftreibungen mit langwieriger, selbst bleibender Lahmheit und ausgedehnter Muskelatrophie. Meist ist indessen das Leiden nach wenigen Wochen heilbar.

Behandlung. Sie besteht in *Ruhe* und in der Anwendung von Azetatmischungen und von *Massage.* In chronischen Fällen sind *Jodtinkturbepinselung, Jodvasogen, Josorptol* und *scharfe Einreibungen* (Ungt. Canth. p. us. vet. oder Hydrarg. bijodat, 1:6) angezeigt.

13. Hämatome am Oberschenkel

Vorkommen und Ursachen. Durch Einwirkung stumpfer Gewalten kommen im Bereich des Oberschenkels Blutergüsse in die Unterhaut oder auch zwischen die Muskulatur vor, die manchmal eine recht erhebliche Ausdehnung annehmen und bei Großtieren mehrere Liter Serum und große Mengen von Blutkoagulum enthalten können. Bei *Pferden* finden sich die Hämatome in der Kniefaltengegend (Reiten auf dem Standbaum, Abb. 675, 676 oder an der lateralen und plantaren Oberschenkelfläche (Abb. 677, 678) infolge von Hufschlägen, Angefahrenwerden durch Kraftwagen, Quetschungen im Notstand usw. Die Hämatome in der Gegend der Kniefalte können Anlaß zu diagnostischen Irrtümern insofern geben, als sie als Hernien, subkutane Prolapsus oder Abszesse angesehen werden. Die rektale Untersuchung ergibt beim Hämatom, daß die Bauchwand unversehrt ist (vgl. S. 220). Bei *Rindern* kommen

I. Krankheiten des Oberschenkels

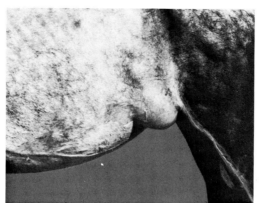
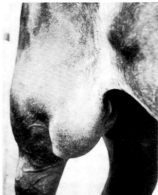

Abb. 675 und 676 *Hämatome* in der Kniefalte, Pferd.

Abb. 675   Abb. 676

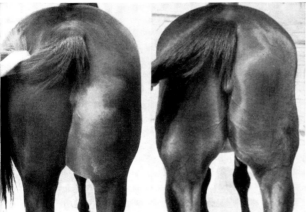

Abb. 677 *Hämatom,* durch Quetschung am Querholm im Notstand entstanden, Pferd.
Abb. 678 Hämatom der Abb. 677 nach Heilung.

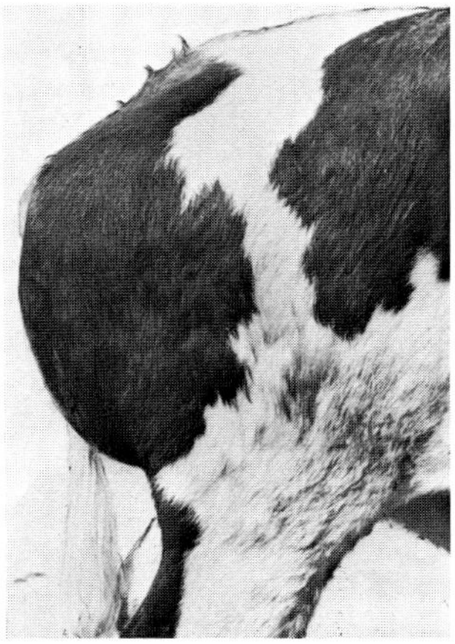

Abb. 679 *Hämatom* am Oberschenkel, Rind.

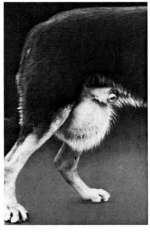

Abb. 680 *Hämatom* an der Innenfläche des Oberschenkels durch Kraftwagenunfall, Deutscher Schäferhund.

die Hämatome ebenfalls entweder an der lateralen oder plantaren Oberschenkelfläche oder auch in der Gegend der Sitzbeinhöcker vor (Anprall an die Waggonwand bei Eisenbahntransporten; Abb. 679). Bei *Hunden* sind große Hämatome an der Außen- oder Innenfläche des Oberschenkels oft die Begleiterscheinungen von Femurfrakturen, sie kommen aber auch ohne Frakturen nach Angefahrenwerden durch Kraftwagen vor (Abb. 680).

Behandlung. Sie besteht in Spaltung der Hämatome (bei großen Hämatomen erst 8–10 Tage nach der Entstehung) und Entfernen der Blutkoagula durch Spülungen mit 2proz. Wasserstoffsuperoxyd oder anderen Lösungen, offene Wundbehandlung.

I. Krankheiten des Oberschenkels

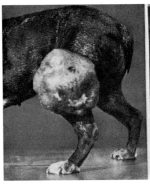
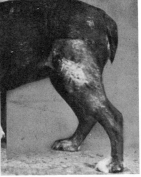

Abb. 681 *Knopfgeschwulst*, Französische Bulldogge.

Abb. 682 Fall der Abb. 681 nach der Operation.

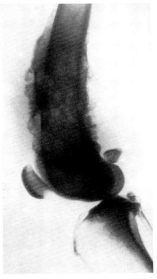

Abb. 683 *Osteomyelitisches Spindelzellsarkom* des Femur, Deutsche Schäferhündin, Röntgenbild.

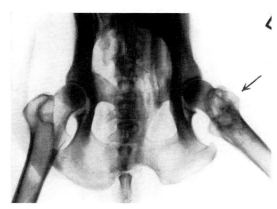

Abb. 684 *Großzelliges Osteosarkom* am Trochanter major (Pfeil), 10jähriger Deutscher Schäferhund-Rüde, Röntgenbild.

14. Tumoren am Oberschenkel

Vorkommen. Blastome sind am Oberschenkel nicht häufig und werden hauptsächlich beim Hund, seltener bei Pferden beobachtet, bei denen *Berge* in einem Falle ein Osteom in der Kniefaltengegend diagnostizieren konnte. Bei Hunden handelt es sich um Hautkarzinome, Sarkome oder gutartige Geschwülste, die aus einem unspezifischen Granulationsgewebe *(Knopfgeschwulst)* bestehen, trozdem aber manchmal eine große Ausdehnung erlangen können (Abb. 681). Die Neubildungen befinden sich in der Haut, zwischen der Muskulatur und seltener im Knochen *(Sarkome;* Abb. 683, 684 u. 689). Die Diagnose von Knochentumoren geschieht durch die Röntgenuntersuchung. Verdacht auf Tumoren im Knochen bestehen immer, wenn allmählich eine Umfangsvermehrung im Bereiche des Oberschenkels sichtbar wird und sich in den distalen Abschnitten der Gliedmaßen Ödeme bilden (Lymphstauung). Manchmal sind bereits ausgedehnte Metastasen in der Lunge vorhanden. Deshalb sollte immer die Lunge geröngt werden.

Behandlung. Die Behandlung der Weichteiltumoren besteht in ihrer Exstirpation (Abb. 682). Die Knochentumoren sind unheilbar, es kommt nur die Amputation der Gliedmaße in Betracht; beim Vorhandensein von Metastasen in der Lunge ist Tötung angezeigt.

15. Eosinophile Panostitis der Junghunde

Betr. der am *Femur* und den distalen Knochen der Hintergliedmaßen vorkommenden Panostitis vgl. S. 280.

II. Krankheiten am Knie

1. Die akute Entzündung des Kniegelenks, Gonitis acuta

Ursachen. Die Ursache der bei *Pferden, Rindern* und *Hunden* nicht selten akuten Kniegelenksentzündungen sind meist *traumatischer* Natur und bestehen in *Kontusionen, Distorsionen* und perforierenden *Gelenkwunden.* Auch durch Fortpflanzung einer eitrigen oder phlegmonösen Entzündung aus der Nachbarschaft, insbesondere einer *eitrigen Tendovaginitis* der mit der Kniegelenkskapsel kommunizierenden *Sehnenscheide des M. extensor digit. pedis longus,* entsteht zuweilen eine Entzündung des Kniegelenks. Seltener sind *innere* Krankheitsursachen (allergisch bedingte Arthritis bei Serumpferden, Bruzellainfektionen bei Rindern und Pferden, Pyämie bei Fohlen, metastatische Arthritis post partum nach Metritis beim Rind).

Formen. Je nach den Ursachen und dem pathologisch-anatomischen Charakter der akuten Gonitis kann man verschiedene Formen unterscheiden. Klinisch wichtig ist die Unterscheidung einer *aseptischen,* serösen und einer *infektiösen,* eitrigen und jauchigen Form.

a) Die *seröse akute Gonitis* (Hydrops acutus genus) entwickelt sich nach traumatischer Reizung der Gelenkkapsel (Arthritis serosa und serofibrinosa) und ist durch eine rasch auftretende, höher temperierte, schmerzhafte, zuweilen *fluktuierende Anschwellung* des Gelenks, hochgradige Lahmheit und Flexionsstellung des Kniegelenks ohne erhebliches Fieber gekennzeichnet.

b) Die *eitrige* und *jauchige Gonitis* verursacht eine sehr umfangreiche und diffuse, sehr schmerzhafte und heiße, *fieberhafte Gelenkschwellung* mit hochgradiger Lahmheit und später den Erscheinungen der *Septikämie.*

Prognose. Die *eitrige* und *jauchige Gonitis* verläuft oft *tödlich,* bzw. die betreffenden Tiere kommen zum Festliegen und müssen getötet werden. Die Prognose der akuten serösen Entzündung des Kniegelenks ist insofern *vorsichtig* zu stellen, als sich erfahrungsgemäß häufig aus der akuten eine *chronisch deformierende Gonitis* entwickelt. Auch kann die akute seröse Gonitis in die *chronische seröse Gonitis* übergehen (Hydrops chronicus genus, Kniegelenksgalle; Abb. 685).

Behandlung. Bei der Distorsion und der akuten serösen Arthritis des Kniegelenks ist vor allem *Ruhe* angezeigt. Sodann wendet man anfangs Kälte, später *feuchte Wärme, Massage* und *reizende Einreibungen* mit Jodvasogen, Josorptol u. a., bei kleinen Gelenkwunden (Stich- und Schlagwunden) sofort scharfe Einreibungen *(Westhues)* an. Bei der aseptischen akuten Gonitis können intraartikuläre Injektionen von *Glukokortikoidpräparaten* gute Erfolge zeitigen. *Ammann* hat auch bei Pferden mit Injektionen von 100–150 mg Glukokortikoid in Abständen von 3–5 Tagen Erfolge bzw. Besserung gesehen. Die eitrige Arthritis wird, wenn ein Heilungsversuch gemacht werden soll und noch einen Erfolg verspricht, mit intraartikulären Injektionen von Sulfonamiden und Antibiotika und mit parenteralen Injektionen von Antibiotika und antibiotischen Chemotherapeutika behandelt, die in hoher Dosierung und über längere Zeit verabreicht werden müssen.

2. Die chronische deformierende Gonitis

Ursachen. Die chronische deformierende Kniegelenksentzündung der *Pferde* wird gewöhnlich durch *Überanstrengung* veranlaßt. Am häufigsten erkranken schwere Zugpferde. Das häufige Wiederanziehen schwerer Lasten und das kurze Parieren bedingen eine fortgesetzte schwere Quetschung der Gelenkenden, namentlich an der *Innenfläche* des Kniegelenks, die schon normal stärker belastet ist als die äußere Hälfte. Dieser übermäßige und fortwährend einwirkende *Belastungsdruck* hat wie beim Spat schleichende Entzündungsprozesse am Knochen und Knorpel bzw. an der Gelenkkapsel zur Folge. In anderen Fällen

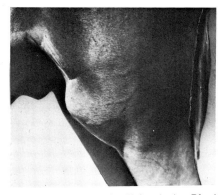

Abb. 685 *Hydrops* des Kniegelenks, Pferd.

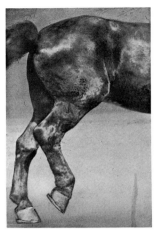

Abb. 686 *Beugestellung* des Kniegelenks bei *Gonitis chronica deformans*, Pferd.

entwickelt sich das Leiden aus einer durch Ausgleiten in schneller Gangart entstandenen *Distorsion* oder akuten Gonitis. Bei *Rindern* kommt die Gonitis durch sich wiederholendes Abrutschen in Kurzständen oder ebenso wie beim *Hund* im Anschluß an nicht ausheilende akute Kniegelenksentzündungen nach Kontusionen usw. oder aus nicht nachweisbarer Ursache vor. Beim *Hund* ist die weitaus häufigste Ursache die Ruptur der Lig. decussata (s. dort) und seltener die Osteochondrosis dissecans. Vereinzelt beobachtet man chronische Gonitis auch bei Serumpferden und Bruzellainfektionen (Pferd und Rind).

Prädisponierend wirken unregelmäßige Stellungen der Hintergliedmaßen; steile, stark gewinkelte, zu enge, zu weite Kniegelenke, faßbeinige, säbelbeinige, kuhhessige Stellung, schwache Konstitution, lebhaftes Temperament.

Symptome. Die chronische deformierende Gonitis, die sich bei älteren Pferden und bei Hunden jeden Alters vorzugsweise am Femoro-Tibial-Gelenk, selten aber auch am Femoro-Patellar-Gelenk abspielt, äußert sich durch eine für den Besitzer vielfach ohne nachweisbare Ursache entstandene und ganz allmählich deutlicher in Erscheinung tretende *chronische Lahmheit,* die sich bei längerer Ruhe fast verliert, bei angestrengter Arbeit oder bei Hunden nach längerem Laufen, nach Sprüngen oder Treppensteigen aber wieder deutlicher hervortritt. Bei *einseitiger Gonitis* besteht eine Hangbeinlahmheit, d. h. eine Schrittverkürzung der kranken Gliedmaße nach vorn; bei *beiderseitiger Gonitis* beobachtet man nicht so sehr eine eigentliche Lahmheit als vielmehr einen steifen oder trippelnden Gang und abwechselndes Hochheben der Hintergliedmaßen. Auf harten Straßen fallen die Pferde leicht. Bei deformierenden Zuständen an den Menisken (Zerfaserung und Knochenwucherung) wird die kranke Gliedmaße mit Vorliebe im *Kniegelenk gebeugt* gehalten, wobei der distale Teil der Gliedmaße in Richtung auf das Kniegelenk angezogen wird und der Unterfuß mit dem Huf fast senkrecht auf den Boden zeigt (Abb. 686). Bei der Inspektion des Gelenkes fällt eine mehr oder weniger hochgradige Umfangsvermehrung der Gelenkkapseln auf, die durch einen *chronischen Hydrops* nach außen vorgewölbt werden (s. Abb. 685). In Anfangsstadien ist dieser Hydrops besser durch die Palpation festzustellen, namentlich wenn man sich bei gleichmäßiger Belastung beider Hintergliedmaßen (Vorderfuß hochheben lassen) hinter das Pferd stellt und beide Kniegelenke gleichzeitig von ihrer Dorsalfläche her abtastet. Bei den mittleren Graden des Leidens ist eine tauben- bis hühnereigroße, schmerzlose, *knochenharte Auftreibung* nur an der *Innenfläche* des Gelenkkopfes der *Tibia,* handbreit distal von der Patella und eine Handlänge von ihrem vorderen Rand nach medial entfernt, zu fühlen. Von diagnostischer Bedeutung ist die Schmerzhaftigkeit des Gelenkes bei passiven Bewegungen, besonders beim Beugen und gleichzeitigen Abduzieren. Wie beim Spat wird die Lahmheit nach längerem Abbeugen des Kniegelenkes *(Beugeprobe)* deutlicher. Nach der Beugeprobe setzen übrigens gonitiskranke Pferde die Gliedmaße *nur zögernd* nieder, während sie beim Spat *schneller* heruntergesetzt und wieder belastet wird. In Zweifelsfällen kann die *diagnostische Anästhesie* der Spatstelle oder des Kniegelenks über den Sitz der Lahmheit entscheiden. Bei längerer Zeit bestehenden Lahmheiten ist ferner eine Atrophie, vor allem der Quadrizepsmuskulatur, ausgeprägt. Bei beiderseitiger Gonitis zeigen Pferde einen hoch aufgeschürzten Hinterleib, steile Schenkelhaltung und Bockhufe (Abnutzung der Hufeisen nur am Zehenteil). Diese Pferde legen sich ungern und können, wenn sie vor Müdigkeit umfallen, nur mit Hilfe wieder aufstehen. Die Pferde magern dann auch rasch ab.

Bei *Hunden* ist eine mehr oder weniger ausgeprägte Lahmheit vorhanden. Da die gesunde Gliedmaße stärker belastet wird, gehen die Tiere manchmal eigenartig schief, bei hochgradigen Veränderungen im Gelenk laufen sie nur auf 3 Beinen. Je nach Dauer der Erkrankung ist stets eine Atrophie der Oberschenkel- und Unterschenkelmuskulatur vorhanden. Bei der vergleichenden Palpation der Kniegelenke, die man in ähnlicher Weise wie oben beim Pferd beschrieben von hinten her vornimmt, kann man auch unter Berücksichtigung der Muskelatrophie eine Umfangsvermehrung des kranken Knies feststellen. Bei passiver Beugung und Streckung des Gelenkes und auch bei der Palpation äußern die Tiere Schmerzen. Meist ergibt die Röntgenaufnahme Knochenzubildungen an Femur, Tibia und auch an der Patella (Abb. 687). Die Röntgenuntersuchung sollte stets vorgenommen werden, da beim Nachweis von Knochenveränderungen die Prognose stets zweifelhaft, meist ungünstig ist. Das gilt besonders für das Erkennen einer gegebenenfalls vorliegenden *Osteochondrosis dissecans genus* (aseptische Nekrose des Femurkondylus). Sie wird vornehmlich bei jungen Individuen großer Hunderassen im Lebensalter zwischen 5 bis 10 Monaten beobachtet. Der klinische Befund ist meistens unbefriedigend und nicht eindeutig, während erst die Röntgenuntersuchung den für eine O. dissecans typischen Befund ermittelt. Der laterale Kondylus des Femur, nicht selten beide, vereinzelt nur der mediale, zeigt eine Eindellung oder Abflachung seiner Kontur. Die angrenzenden Knochenstrukturen des Femurkondylus zeigen zystenartige, hanfkorngroße Aufhellungen. Später können die abgelösten Knochenknorpelstücke als Corpora libera nachweisbar sein. Im späteren Verlauf entsteht als Endzustand das Symptomenbild einer Gonarthrosis chronica deformans (Arthropathia deformans) oder einer „Heilung" in Form einer Konsolidierung des Knochengewebes mit verbleibenden Deformierungen des Kondylus.

Pathologisch-anatomischer Befund. Die pathologisch-anatomischen Veränderungen bestehen in einem der *Schale*, der *chronischen Omarthritis* und dem *Spat* analogen *deformierenden Entzündungs- und Degenerationsprozeß* am Knochen, Knorpel und an der *Gelenkkapsel*.

Bei dem vielfach schleichenden Verlauf der chronischen Gelenkerkrankungen ist es fraglich, wieweit sich hierbei überhaupt eigentlich entzündliche Vorgänge abspielen, oder ob es sich dabei um Störungen in der Ernährung bzw. Entwicklung oder um mechanisch-statisch bedingte Veränderungen handelt. Derartige Erkrankungen, die wahrscheinlich auf nichtentzündlicher Basis beruhen, bezeichnet man heute in der vergleichenden Pathologie nicht mehr als *Arthritis*, sondern als *Arthropathien* oder *Arthrosen*. Auch bei den Tieren fehlen oft ausgesprochene entzündliche Veränderungen, dagegen sind *regressive* und *regenerative* Erscheinungen nachweisbar.

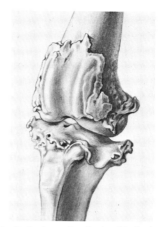

Abb. 687 Pathol.-anatomische Veränderungen bei *Gonitis chronica deformans*, Deutscher Schäferhund.

Am *Knorpel* befinden sich als Ausdruck degenerativer Veränderungen an Stellen, die dem stärksten Druck ausgesetzt sind *(Cohrs)*, matte, glanzlose Stellen und grubige Vertiefungen *(Usuren)*, die durch die ganze Dicke des Knorpels reichen und an deren Grunde der Knochen freiliegt. Die Knorpelusuren stellen entweder gleichmäßig scharf begrenzte oder ganz unregelmäßig, ausgefranst erscheinende Knorpeldefekte dar, die manchmal mit einem schwammigen Granulationsgewebe ausgefüllt sind. Die Defekte sind meist zirkumskript, in fortgeschritteneren Fällen flächenhaft ausgedehnt. Infolge der Druckeinwirkung auf den vom Knorpel entblößten *Knochen* bilden sich an ihm sog. *Schliffrinnen*, d. h. in Richtung der Gelenkbewegung sich vollziehende Abschleifungen des Knochens. Diese Schliffrinnen sind teils wirklich rinnenartig oder mehr flächenhaft, so daß der ganze Knochen wie poliert erscheint. In den Rinnen erscheinen die freigelegten Haversschen Kanäle als feinste Öffnungen. In anderen Fällen findet eine lakunäre Resorption des Knochengewebes statt. Dann finden sich im Knochen unregelmäßig gestaltete kleinste und größere Höhlräume *(Osteoporose)*. Neben den regressiven Veränderungen finden sich progressive Erscheinungen, und zwar in Form der *Pommer*schen Randwülste, die vom subchondralen Markgewebe ausgehen und an der Grenze der Gelenkflächen als blumenkohlartige oder lappige, perlschnurartige Wucherungen kranzähnlich die Gelenkfläche an dem Ansatz der Gelenkkapsel umgeben. An der Gelenkkapsel bemerkt man fibröse Verdickungen und vor allem Wucherungen der Synovialzotten, die der Synovialoberflä-

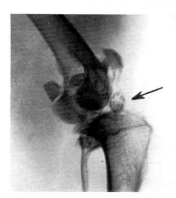

Abb. 688 *Corpus liberum* im Kniegelenk (Pfeil), Pudel, Röntgenbild.

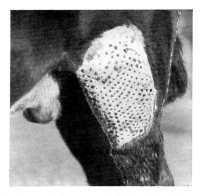

Abb. 690 *Punktbrennen* bei Gonitis, 14 Tage alt, Pferd.

che das Aussehen eines Schaffelles verleihen. An dem freien Ende mancher Zotten finden sich kolbige Verdickungen, die manchmal abreißen und ebenso wie vom Knorpel abgesprengte Knorpelstückchen als freie *Gelenkkörper* oder *Gelenkmäuse* in der Synovia herumschwimmen. Die *Gelenkmäuse* können unter Umständen durch Anlagerung von Kalksalzen und zusammengeklumpten Epithelien eine beträchtliche Größe erreichen (Abb. 688 u. 695).

Die *Synovia* ist oft erheblich vermehrt (Hydrops), meist schmutzig gelbrot, fadenziehend, klebrig oder gallertig und enthält Fibrinflocken sowie platte oder reiskornartige Klümpchen *(Corpora oryzoidea)*.

Sehr selten sind *Tumoren* des Kniegelenkes. Von *Mensa* wurden ein *Sarkom* der Patella, von *Berge* bei Hunden mehrfach *osteo-* bzw. *chondroblasti-* sche *Sarkome* (Abb. 689) an den Kondylen des Femur und an der Tibia beobachtet, die zu einer vollständigen Ankylosierung des Kniegelenkes geführt hatten.

Prognose. Im Hinblick auf die schweren Veränderungen im Knochen, im Knorpel und an der Gelenkkapsel ist die Prognose der chronischen Gonitis im allgemeinen *ungünstig* zu stellen. Eine Heilung ist nur in leichteren Fällen und bei großer Schonung der lahmen Tiere *(Rezidive!)* möglich, während eine Wiederherstellung normaler anatomischer Zustände in fortgeschrittenem Stadium ausgeschlossen ist. Deshalb sind alle schweren und älteren Fälle als *unheilbar* zu bezeichnen, wenn auch vorübergehend durch Ruhe eine Besserung des Lahmgehens erzielt wird. Besonders ungünstig ist die Prognose bei der nicht seltenen beiderseitigen Gonitis, ebenso bei Gelenktumoren.

Behandlung. Die Therapie hat sich auf Anordnung von Schonung und *Ruhe* zu beschränken. Unterstützend wirken bei Pferden *scharfe Einreibungen* und *Brennen* (Punktbrennen, 200–400 Punkte, Abb. 690) und Haarseile wie bei der chron. Omarthritis (vgl. S. 273). Der Hufbeschlag ist wie beim Spat zu regulieren *(Stollen* und *Zehenrichtung)*. Bei Hunden kann *Ruhe* eine Linderung der Beschwerden herbeiführen. Behandlungen mit resorbierenden Salben (Jodsalben, Josorptol u.a.) sind wenig aussichtsreich. Die Therapie mit intra- und periartikulären *Glukokortikoid*präparaten hat bei uns in *Gießen* nicht in jedem Falle befriedigende Erfolge gezeigt, insbesondere nicht bei den durch Ruptur der Ligg. decussata und Osteochondrosis dissecans verur-

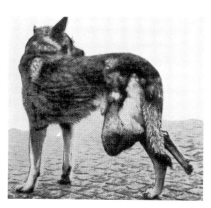

Abb. 689 *Osteo-chondroblastisches Sarkom* am Femur, Deutscher Schäferhund.

sachten Fällen, bei denen sie *kontraindiziert* ist. Da bei älteren fortgeschrittenen Fällen von Ruptur der Ligg. decussata das pathognostische Schubladensymptom wegen arthrotischer Veränderungen undeutlich sein oder völlig fehlen kann, sollte die intraartikuläre Glukokortikoidtherapie *nur* in diagnostisch gesicherten Fällen angewandt werden. Die *Osteochondrosis dissecans genus* mit geringgradiger Lahmheit und mäßigen Veränderungen kann zunächst konservativ mit einem ruhigstellenden Fixationsverband und schonender Belastung behandelt werden. Bei andauernder Lahmheit, ausgeprägten Veränderungen, schmerzhaften Zuständen und Corpora libera empfiehlt sich die Arthrotomie zum Zweck der Exstirpation der veränderten Gewebspartien und Corpora libera. Bei Gelenktumoren käme höchstens die Amputation in Frage (Hunde, Katzen).

Gonitis beim Rind. Die *traumatisch-aseptische* Gonitis des Rindes kommt nach *Karnetzky* in manchen Gegenden häufig als Stallkrankheit vor. In der Umgebung von Berlin, wo sie unter dem Namen „Tasche" bekannt ist, litten an ihr 3 Prozent aller lahmenden Rinder. Die Ursache ist gewöhnlich eine *Distorsion* (Ausgleiten auf glattem Klinkerpflaster). Die *akute Gonitis* ist durch eine Schwellung *dorsal* in der Gegend der geraden Kniescheibenbänder und *lateral* am Kniegelenk gekennzeichnet. In schweren Fällen treten schon nach 10–14 Tagen deutliche *Abmagerung* und Milchrückgang ein. Bei der *chronischen* Gonitis besteht ausgeprägte Atrophie am Quadrizeps, Bizeps und Glutaeus maximus. Die Exostosenbildung ist klinisch nicht zu palpieren. Die pathologisch-anatomischen Veränderungen sind wie beim Pferd. Die Prognose ist ungünstig (frühzeitige Schlachtung!). Es kann ein Behandlungsversuch mit intraartikulären Injektionen von Glukokortikoidpräparaten gemacht werden, die gewöhnlich 2- bis 3mal wiederholt werden müssen. Scharfsalben *dürfen nur lateral eingerieben werden;* bei Einreibung *dorsal* und *medial* entsteht bei Kühen eine schwere Entzündung der Haut des Euters, bei Bullen eine Entzündung des Hodensackes, wenn Euter bzw. Hodensack nicht dick mit Vaseline bestrichen werden! – Nach *Hübscher* betreffen 50–60 Prozent aller Gelenkerkrankungen des *Rindes* das Kniegelenk.

3. Die Ruptur der Ligamenta decussata s. cruciata

Vorkommen und Ursachen. Eine selten beim Pferd und Rind, bei *Hunden* aller Rassen aber sehr häufig vorkommende Erkrankung des Kniegelenkes ist die Ruptur der gekreuzten Bänder (Ligg. decussata s. cruciata). Auch beim *Rind* scheint die Ruptur der gekreuzten Bändern infolge von Fehltritten und Ausgleiten häufiger vorzukommen als früher. In einzelnen Fällen ereignet sich die Zerreißung auch bei der Katze.

Die gekreuzten Bänder, die von der Fossa intercondylica des Femur zur Eminentia tibiae (fossula intercondylica centralis) innerhalb der Gelenkhöhle verlaufen und sich dabei spiralig überkreuzen, verhindern einerseits die Überstreckung und andererseits die Überbeugung des Femorotibialgelenkes und tragen zusammen mit den kollateralen Bändern wesentlich zu seiner Stabilisierung bei. Infolge ihrer erheblichen funktionellen Beanspruchung sind sie Schädigungen und Rissen leicht ausgesetzt. Besonders bei großen Hunderassen, bei denen die gekreuzten Bänder im Verhältnis zur Körpergröße zu schwach ausgebildet zu sein scheinen, kommt es oft zu Rupturen. Prädisponierende Faktoren sind fortgeschrittenes Alter, hohes Körpergewicht, angeborene Hüftgelenksdysplasie und ein relativ großer Kniegelenkswinkel. Ob eine Rassedisposition vorliegt, ist noch nicht eindeutig nachgewiesen. Nach statistischen Erhebungen an der *Gießener* Klinik trifft eine solche für den Deutschen Boxer, den Chow-Chow und die Deutsche Dogge zu *(Küpper,* 1972). Die eigentliche auslösende Ursache ist fast immer ein Trauma, das eine übermäßige Belastung der Bänder bedingt. So reißen die gekreuzten Bänder nach Autounfällen, Sprüngen auf unebenem Boden und über Hindernisse, Hängenbleiben in Zäunen u.a. In manchen Fällen kann allerdings vom Besitzer kein eindeutiger traumatischer Anlaß angegeben werden. In solchen Fällen dürfte ein *primär* degenerativ verändertes Band (Arthropathia deformans) die Ruptur bei bereits physiologischer Belastung bedingen. Zuerst reißt meistens das vordere, stärker beanspruchte gekreuzte Band, während die Ruptur des hinteren unmittelbar danach oder später erfolgt. Bei längere Zeit bestehendem Zustand schließt sich eine chronische deformierende Osteoarthritis an, s. S. 413.

Symptome. *Hunde* mit einer Ruptur der gekreuzten Bänder belasten die betroffene Gliedmaße nicht oder setzen sie nur sehr vorsichtig und zögernd auf. Das Gelenk ist vermehrt warm, geringgradig diffus verdickt und bei passiven Bewegungen deutlich schmerzempfindlich. Bei länger bestehenden Zerreißungen der Bänder entwickelt sich eine chronische deformierende Gonitis, die am Femoropatellargelenk an den Rändern der Trochlea patellaris in Form von perlschnurartig angeordneten Exostosen beginnt, und eine

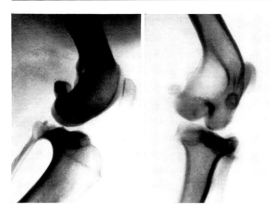

Abb. 691 *Ruptur der Ligg. decussata,* Verschiebung der Kondylen des Femur nach kaudal, „Schubladensymptom", Scotch-Terrier, Röntgenbild, mediolateraler Strahlengang.

Abb. 692 Fall der Abb. 691 mit sagittalem Strahlengang.

Inaktivitätsatrophie der Ober- und Unterschenkelmuskulatur. Palpatorisch lassen sich dann am Gelenk harte Umfangsvermehrung mit Verlust der klaren Konturen der Gelenkform sowie zuweilen auch Pseudokrepitation nachweisen. Ein sehr charakteristisches diagnostisches Merkmal ist das sog. *Schubladensymptom* oder *Schubladenphänomen.* Man versteht darunter die Möglichkeit, das Gelenkende der Tibia gegenüber den Gelenkflächen der Kondylen des Femur passiv vor- und rückwärts zu bewegen und frei gegeneinander verschieben zu können. Man verfährt zweckmäßigerweise dabei so, daß das Femur durch Umfassen des Oberschenkels mit der einen Hand dicht proximal vom Kniegelenk festgehalten wird und der Unterschenkel mit der anderen Hand nach kranial und kaudal verschoben wird. Bei einem Riß des vorderen gekreuzten Bandes läßt sich die Gelenkfläche der Tibia einige Millimeter nach kranial und bei einer Ruptur des hinteren gekreuzten Bandes etwas nach kaudal verschieben. *Röntgenologisch* kann sich eine Ruptur der gekreuzten Bänder in einer Subluxation der Tibia in kaudaler oder kranialer Richtung darstellen (Abb. 691, 692), dagegen ist die eigentliche Ruptur nicht sichtbar zu machen. Die Veränderungen einer chronischen deformierenden Osteoarthritis bestehen in Osteophytenbildung an den Gelenkrändern, besonders des Femoropatellargelenkes (s. Abb. 687).

Beim *Rind* zeigt sich die frische Ruptur neben einer hochgradigen Lahmheit und Umfangsvermehrung des Kniegelenks durch ein knackendes Geräusch beim Umtreten oder Gehen an. Dabei läßt sich mit der flach auf das Kniegelenk angelegten Hand fühlen, daß sich die Kondylen des Femur ruckartig gegenüber dem Gelenkende der Tibia unter Auswärtsdrehung nach lateral verschieben. Auch passiv läßt sich das knackende Geräusch durch plötzliches Einwärtsdrehen des am Kalkaneus erfaßten Unterschenkels auslösen, während das Schubladensymptom nicht deutlich nachweisbar ist. Dieses läßt sich jedoch am niedergelegten Tier unter hoher Extraduralanästhesie oder Relaxation auslösen *(Fritsch,* 1965). Im übrigen bestehen die Symptome einer akuten traumatischen Gonitis, aus der sich später eine chronische Gonitis entwickelt.

Prognose. Wird eine Ruptur der gekreuzten Bänder frühzeitig erkannt und kommen die Hunde bald zur Operation, ist die Prognose nicht ungünstig zu stellen. Wenn sich aber schon eine chronische deformierende Osteoarthritis des Kniegelenkes ausgebildet hat (s. Abb. 687), ist die Prognose zweifelhaft, da eine Wiederherstellung der Gelenkfunktion nicht mehr eintreten kann.

Behandlung. Eine konservative Behandlung mit reizenden Einreibungen, Ruhigstellung des Gelenkes u. dergl. hat sich beim *Hund* als wenig erfolgversprechend erwiesen. Die einzige kausale Therapie ist die Operation mit dem Zweck, die zerrissenen Bänder entweder durch eine *Faszientransplantation* zu ersetzen *(Paatsama)* oder mit Hilfe von *synthetischen Fäden* die feste Verbindung der Gelenkenden zu erreichen *(Westhues).* Für den Erfolg der Operation ist entscheidend, daß die abnorme Beweglichkeit der Gelenkenden aufgehoben und die Stabilisierung des Gelenkes wiederhergestellt werden. Es muß sich eine 6–8 Wochen dauernde Schonzeit der operierten Hunde anschließen. Ein endgültiges Urteil über den Erfolg der Operation läßt sich im allgemeinen erst nach 3–4 Monaten geben. Nach *eigenen* Erfahrungen konnte an der Gießener Klinik mit der Operationsmethode nach *Westhues* in mehr als 500 Fällen ein Heilungsergebnis von fast 90 Prozent unabhängig von Lebensalter, Geschlecht, Rasse und bestehenden arthrotischen Veränderungen erzielt werden. Beim *Rind,* besonders beim jungen Tier, kann eine Behandlung einer frischen Ruptur mit unbedingter mehrwöchiger Stallruhe versucht werden. Ältere Fälle sind wie die Gonitis unheilbar.

4. Arthritis chronica deformans des Kniescheibengelenks bei Fohlen, Gonotrochlitis, Gonotrochlose

Vorkommen und Ursachen. Bei Fohlen wird eine deformierende Kniegelenkserkrankung, und zwar meist bei *Warmblutfohlen*, beobachtet *(Berge, Peters, Pfeiffer, Schäper)*. Die Erkrankung kommt mehr links, aber auch rechts oder gleichzeitig beiderseits vor. Sie wird im Alter von wenigen Tagen, mehreren Wochen und auch erst nach Monaten festgestellt. Nachweisbare Ursachen fehlen im Vorbericht gewöhnlich; nur gelegentlich werden Traumen – Ausrutschen, Anrennen, Fehltritte usw. – als wahrscheinliche Ursachen angegeben. Fohlenlähme scheidet ätiologisch aus, ebenso Bruzellainfektion. In den letzten Jahren ist mehrfach *familiär gehäuftes Auftreten* beobachtet worden. Nach diesen Feststellungen wird die Krankheit als eine *rezessive Anlage vererbt*. Nach dem derzeitigen Stand der Gelenkpathologie ist diese zutreffender als *Gonotrochlose* zu bezeichnende Erkrankung dem Begriff der *Osteochondrosis dissecans* zuzuordnen (vgl. S. 281).

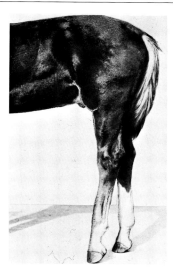

Abb. 693 *Arthritis chronica deformans* des Kniescheibengelenks, Fohlen.

Symptome. Die Erkrankung offenbart sich durch eine Lahmheit, die in den Anfangsstadien des Leidens ganz geringgradig ist, allmählich aber an Stärke zunimmt und in älteren Fällen so hochgradig ist, daß die betreffende Gliedmaße nur auf der Zehenspitze oder zeitweise überhaupt nicht belastet wird. Die Gliedmaßenstellung erinnert bisweilen an die Stellung bei *Stelzfuß*. Ebenso wie bei dieser Erkrankung wird infolge der Zehenbelastung und der fehlenden Abnutzung der Trachtenpartien des Hufes ein *Bockhuf* ausgebildet. Die Zehenwand steht u.U. senkrecht (Abb. 693). Beim Vorführen wird die Gliedmaße nachgeschleppt, so daß sich dann eine typische *Hangbeinlahmheit* zeigt. Am auffallendsten ist der *Hydrops* des Kniescheibengelenkes, der manchmal zu kindskopfgroßen Umfangsvermehrungen führen kann. Die *Gelenkkapsel* ist ganz straff gespannt, so daß man kaum die Fluktuation der Synovia nachweisen kann. Ganz *charakteristisch* für die Erkrankung ist die leichte Dislozierbarkeit der Patella auf dem *lateralen Rollkamm* (keine Luxation!). Die Kniescheibe läßt sich ganz leicht auf dem lateralen Rollkamm des Femur hin- und herschieben. Dabei hört man oft ein knackendes Geräusch.

Die pathologisch-anatomischen Veränderungen im Kniescheibengelenk ähneln der oben bei der chronischen Gonitis beschriebenen. Sie bestehen in *Knorpelusuren* an Patella und lateralem, später auch am medialen Rollkamm, Ausbildung von Schliffrinnen, *Osteoporose* der Knochen, Wucherung der *Synovialis*, Zerfaserung der *Sehne* des M. extensor dig. pedis longus an seiner Insertionsstelle, Absprengung von Knorpelteilen vom Knochen, Bildungen von *Gelenkmäusen, Corpora libera*, Ansammlung von Synovia. Vgl. Abb. 694, 695. Durch die *Röntgenuntersuchung* mit lateromedialem Strahlengang lassen sich die pathologischen Veränderungen in fortgeschrittenem Zustand leicht nachweisen, während im Anfangsstadium der krankhaften Entwicklung vielfach kein deutlicher Befund am Gelenk zu ermitteln ist (Abb. 696).

Prognose und Behandlung. Aufgrund der vorliegenden schweren pathologischen Veränderungen muß eine *völlige Wiederherstellung unbedingt aussichtslos erscheinen*, eine *Behandlung gibt es nicht*. Wenn der Prozeß in einem nicht zu weit fortgeschrittenen Stadium zum Stillstand kommt, kann der Hydrops fehlen und sich die Lahmheit verlieren. Gewöhnlich versagen aber die Pferde doch, wenn sie arbeiten sollen. Deshalb lohnt sich die Aufzucht nicht. Da es sich bei der Erkrankung um einen Erbfehler handelt, sind auch zur Verhinderung der Weitervererbung die rechtzeitige Diagnose und frühzeitige *Ausmerzung* der Fohlen anzustreben.

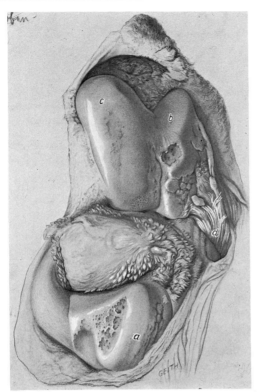
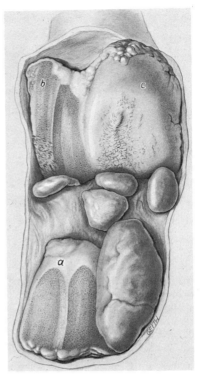

Abb. 694 und 695 *Arthritis chronica deformans* des Kniescheibengelenks, *Osteochondrosis dissecans genus,* Fohlen. In Abb. 695 *5 Corpora libera* (Gelenkmäuse). a Patella; b lateraler Rollkamm; c medialer Rollkamm; d Sehne des M. ext. dig. ped. longus; Sektionspräparate mit eröffnetem Gelenk und nach distal umgeklappter Kniescheibe.

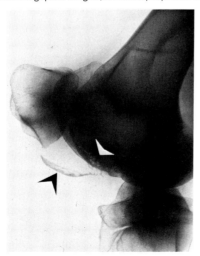

Abb. 696 *Arthritis chronica deformans* des Kniescheibengelenks mit Absprengung des Knorpelteils (schwarzer Pfeil) und Knorpelusuren am lateralen Rollkamm (weißer Pfeil), *Osteochondrosis dissecans genus,* Fohlen, Röntgenbild.

5. Die Verrenkung der Kniescheibe, Luxatio patellae

Ursachen. Luxationen der Kniescheibe kommen namentlich beim *Rind, Pferd* und nicht selten beim *Hund* vor. Sie stellen meistens *traumatische* Luxationen dar, indem die Kniescheibe durch abnorme Kontraktionen des Quadrizeps femoris beim Ausschlagen, Springen, Ausgleiten, Stürzen und Aufstehen oder infolge der Überdehnung und Zerreißung des medialen Querbandes oder des inneren geraden Bandes der Patella nach proximal disloziert wird. Außerdem kommen *spontane* Luxationen bei abnormer Abflachung des medialen Kondylus des Femur und bei jungen, abgemagerten und sehr schlaffen Pferden infolge Erschlaffung und Dehnung der geraden Kniescheibenbänder, z. B. vereinzelt im Verlauf der Brustseuche, vor. Eine krampfhafte Kontraktion des M. vastus medialis soll gleichfalls zuweilen die Ursache der Luxation ein. Nicht selten sind die *angeborenen* Luxationen, die man bei Hunden

II. Krankheiten am Knie

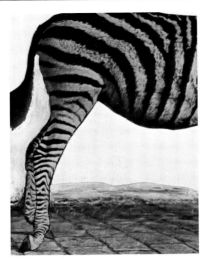

Abb. 697 *Stationäre Luxation* der Patella nach oben, Zebra.

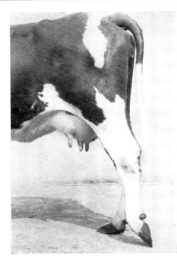

Abb. 698 *Stationäre Luxation* der Patella nach oben, Kuh.

(Foxterriern, Pudeln und anderen Rassen) beobachtet.

Formen. Man unterscheidet *momentane* oder *habituelle* (rezidivierende) und *stationäre* (bleibende), außerdem *vollständige* und *unvollständige* Luxationen. Für die Praxis empfiehlt es sich ferner, die drei nachstehenden Formen zu unterscheiden:

a) *die Luxation der Kniescheibe nach* **oben**

b) *die Luxation der Kniescheibe nach* **außen,**

c) *die Luxation der Kniescheibe nach* **innen.**

Luxation der Kniescheibe nach oben. Diese am häufigsten beim *Rind* und *Pferd* vorkommende Kniescheibenverrenkung ist die gewöhnliche, wohl auch als *Ramm* oder *Rampf* (Krampf) bezeichnete Form.

a) Bei der *stationären* Luxation treten nach den oben genannten Ursachen infolge Hochziehens und Festhakens (Reiten) der Kniescheibe auf dem an seinem proximalen Ende beulenartig verdickten medialen Kondylus des Oberschenkelbeins *plötzliche Steifheit und Streckung der ganzen Gliedmaße* mit *Unvermögen* der *Beugung* im Knie- und Sprunggelenk ein (Abb. 697, 698), während die Beweglichkeit im Hüftgelenk und in den Zehengelenken *nicht* aufgehoben ist. Bei Vorwärtsbewegungen der Tiere wird die Gliedmaße steif nachgeschleppt oder im Bogen nach außen mühsam vorgeführt, wobei die Zehengelenke in Volarflexion gehalten werden. Die Zehenwand des Hufes schleift über den Boden. Örtlich findet man die *nach proximal dislozierte Kniescheibe* auf dem medialen Kondylus des Femur mit straff angespannten Bändern *unbeweglich* festgehakt. *Überreiter* hat erstmalig bei einem 3½ Monate alten Eselfohlen eine Luxation der Patella auf den lateralen Rollkamm mit den gleichen klinischen Symptomen festgestellt. Zuweilen renkt sich die Patella auch plötzlich während der Bewegung mit einem *hörbaren Ruck* wieder ein, so daß danach alle krankhaften Erscheinungen verschwunden sind. Insbesondere bleibt eine entzündliche Anschwellung des Gelenks oder eine andauernde Lahmheit in der Regel nicht zurück. Die Luxation kann ferner nur ein einziges Mal auftreten und später nie wiederkehren.

b) Bei der *habituellen* Luxation (momentane, spontane, rezidiverende Verrenkung), die *namentlich bei Rindern,* aber auch nicht selten bei *Pferden* vorkommt, treten *ohne nachweisbare Ursache,* bei einfachem Herumtreten im Stall oder im langsamen Schritt, eine plötzliche Steifheit und Streckstellung der Gliedmaße mit Verlagerung der Kniescheibe nach oben ein, die ebenso plötzlich unter hörbarem Knacken von selbst wieder *verschwinden* und später mehr oder weniger häufig *wiederkehren (Kugelschnapper).* Im übrigen ist das klinische Erscheinungsbild, besonders beim *Pferd* sehr unterschiedlich, so daß die Diagnose nicht einfach ist und u. U. erst nach mehrmaliger und mehrtägiger Untersuchung gestellt werden kann. Es gibt Fälle, bei denen das Festhaken der Kniescheibe nur einen kurzen Augenblick lang zu Beginn des Schrittes beim Abheben des Hufes vom Boden andauert und den Schrittbeginn nur etwas verzögert. Während sich die Patella ruckartig löst, wird der Schritt anschließend unbehindert ausgeführt. Dieses Verhalten ist auch nicht jederzeit zu beobachten, sondern tritt nur gelegentlich auf, meist nach Rückwärtsrichten oder nach Ermüdung oder nach Stallruhe oder völlig unregelmäßig. Im Trab läßt sich vielfach keine Schrittbehinderung erkennen. In anderen Fällen bleibt die Luxation der Patella einen oder mehrere Schritte lang bestehen und löst sich erst dann wieder spontan. Zwischen diesen beiden extremen Formen der habituellen Luxation sind alle Übergänge möglich. Mitunter beobachtet man auch hahnentrittähnliche Erscheinungen (patellarer Hahnentritt). Zuweilen entwickelt sich die habituelle aus der stationären Luxation. Auch die habituelle Luxation kann sich mithin zu jeder Zeit schnell entwickeln. Wir finden sie häufig bei Traberpferden.

Prognose. Die Prognose der stationären Luxation ist namentlich bei Rindern und Pferden günstig, da sie häufig ohne bleibenden Schaden vorübergeht und nicht wiederkehrt. *Ungünstiger ist die habituelle Luxation,* die zwar mit der Zeit ebenfalls heilen kann, meist jedoch hartnäckig wiederkehrt, wenn sie nicht operativ behandelt wird.

Behandlung. Die Behandlung der *stationären* Luxation besteht in der Reposition der luxierten Kniescheibe. Am besten läßt man den kranken Fuß am Fessel mit der Hand oder besser mittels eines um den Hals herumgeführten Strickes möglichst weit *nach vorn und oben* führen und *drückt mit der Hand die Kniescheibe distalwärts,* indem das Tier gleichzeitig zum *Vorwärtsgehen angetrieben* wird. Zuweilen gelingt die Einrenkung der Kniescheibe auch durch *Zurückschieben* oder *Hinüberschieben* des Tieres auf die kranke Seite.

Gelingt die Reposition am stehenden Tier nicht, so ist sie am narkotisierten und niedergelegten Tier vorzunehmen. Nach *Silbersiepe* wird das Tier zum Niederlegen nur an den drei gesunden Gliedmaßen eingeschellt, so daß die kranke Gliedmaße freibleibt. Am liegenden Tier umfaßt dann ein Gehilfe den Huf dieser Gliedmaße mit beiden Händen und beugt die Zehengelenke, während der Operateur, der hinter dem Pferde kniet, die Patella nach vorn und distalwärts drückt. Auf diese Weise lassen sich auch ältere Fälle von stationärer Luxation beheben. Wenn unmittelbar nach dem Aufstehen oder später sich die Luxation wieder einstellt, was nicht selten geschieht, sollte mit der Operation nicht gezögert werden.

Bei der *habituellen Luxation* kommt als einzige erfolgversprechende Behandlung, auch bei der Luxation auf den lateralen Rollkamm *(Überreiter),* die Tenotomie des medialen geraden Kniescheibenbandes in Frage, die beim *Rind* unter allgemeiner Sedierung (Combelen, Rompun) und in Infiltrationsanästhesie fast immer am stehenden Tier auszuführen ist. *Pferde* müssen niedergelegt werden. Die Durchschneidung erfolgt mit dem spitzen Tenotom, mit dem zunächst die Haut, dann das Band durchtrennt werden. Die Hautwunde wird u. U. mit einem Heft verschlossen, im übrigen Mastisol oder Anstrich mit Pix liquida. Längere Ruhe ist nicht erforderlich.

Luxation der Kniescheibe nach außen. Die *laterale* Luxation kommt zuweilen beim Rind, seltener beim Pferd (junge Tiere schwerer Rassen) und Hund vor und wird beim Pferd und Rind teils durch die Überdehnung und Zerreißung des inneren, geraden Bandes oder des medialen Querbandes, teils durch chronische Gonitis verursacht. Sie ist stationär oder habituell. Häufiger scheint die angeborene, beiderseitige laterale Patellaluxation beim *Shetland-Pony* vorzukommen (*Rathor,* 1968), als deren Ursache eine Hypoplasie des Lig. femoropatellare mediale und eine Abflachung des lateralen Kondylus des Femur im Sinne einer Mißbildung angesehen wird. Die Luxation ist anfangs habituell, wird aber alsbald stationär, wenn nicht behandelt wird. Die *stationäre* laterale Luxation äußert sich im Gegensatz zu der Luxation nach oben durch mehr oder weniger ausgeprägte *Beugestellung* und *Zusammenknicken* der ganzen Gliedmaße beim Versuch der Belastung (ähnlich wie bei der Quadrizepslähmung). Bei lokaler Untersuchung findet man die Kniescheibe lateralwärts disloziert. *Die Prognose dieser Luxation ist ungünstig.* Die Durchschneidung des medialen und lateralen Bandes der Kniescheibe ist wirkungslos. Dagegen können bei Pferd und Rind intrakutanes Punktbrennen und eine scharfe Einreibung versucht werden *(W. Pfeiffer).* Für die angeborene laterale Luxation des Shetland-Pony ist von *Numans* eine operative Korrektur der Lageveränderung mit der Herstellung einer funktionellen Fixierung der Patella entwickelt worden. Wegen der Erblichkeit des Leidens ist jedoch Zurückhaltung geboten. Beim Hund ist die Behandlung *operativ* nach einem der unten beschriebenen Operationsverfahren.

Luxation der Kniescheibe nach innen. Sehr selten ist endlich bei Pferd und Rind die *stationäre* Luxation nach *innen*. Sie wird dagegen häufig bei jungen Hunden, besonders der kleinen Rassen (Zwerg- und Kleinpudel!) ein- und beiderseitig (angeborene Mißbildung?) beobachtet. Es bestehen Beugekontrakturhaltung des Kniegelenkes und Unvermögen der Belastung der Gliedmaße. Bei beiderseitiger Luxation bewegen sich die *Hunde* wie Kaninchen hüpfend vorwärts. Bei der angeborenen Luxation oder beim jungen noch im Wachstum befindlichen Hunde stellen sich in Verbindung mit einer seitlichen Luxation der Patella infolge des nach medial verlagerten Muskelzugs des Quadrizeps meistens Deformierungen des Femur und der Tibia ein, wenn nicht rechtzeitig die Luxation behoben und normale funktionelle Belastungsverhältnisse hergestellt werden. Bei längerem Bestehen findet sich dann auch die Patella, meist medial, seltener lateral, bereits so fest auf dem Kondylus des Femur verwachsen, daß eine passive Rücklagerung der Patella auf die Trochlea ossis femoris nicht mehr möglich ist. Solche Fälle sind prognostisch als sehr *ungünstig* zu beurteilen. Wenn die Luxation ältere Hunde befällt, deren Größenwachstum abgeschlossen ist, läßt sich meistens die Patella leicht auf die Trochlea ossis femoris reponieren, und es fehlen auch die Deformierungen des Femur und der Tibia. Diese Formen der seitlichen Luxation sind prognostisch günstig zu beurteilen.

Im Hinblick auf die vorzunehmende Behandlung müssen die Form und das Aumaß der pathologisch-anatomischen Veränderungen ermittelt werden, denn eine erfolgversprechende Behandlung ist nur dann gegeben, wenn sie die Ursache der Luxation und die vorhandenen Deformierungen des Femur, der Trochlea ossis femoris, der Patella und der Tibia berücksichtigt. Dazu ist die Röntgenuntersuchung unerläßlich, denn sie ermöglicht die Feststellung im einzelnen. Die Veränderungen sind entsprechend ihrem Schweregrad sehr unterschiedlich: einfache Lockerung und leichte Verschiebbarkeit der Patella infolge Schwäche des Bandapparats oder Ruptur eines Bandes ohne erhebliche Deformierung der knöchernen Anteile; Hypoplasie des medialen Femurkondylus, der Trochlea ossis femoris (Abflachung) und der Patella; laterale Verkrümmung des distalen Drittels des Femur und mediale Verkrümmung des proximalen Drittels der Tibia; Verlagerung und Rotation der Tuberositas tibiae nach medial; Coxa vara; Coxa valga (Abb. 699–702). Für die Symptomatik, Diagnostik, Pro-

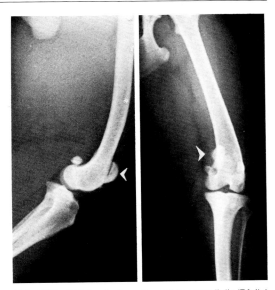

Abb. 699 Habituelle *Luxatio patellae medialis* (Pfeile) 1. Grades nach Singleton, Pudel, Röntgenbild.

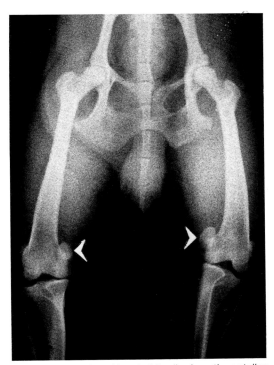

Abb. 700 Beiderseitige habituelle *Luxatio patellae medialis* (Pfeile) 2. Grades nach Singleton; Coxa valga mit Verkrümmung des distalen Endes des Femur und des proximalen Drittels der Tibia und Inkongruenz der Gelenkspalten des Femorotibialgelenks, 4jähr. Mittelpudel, Röntgenbild.

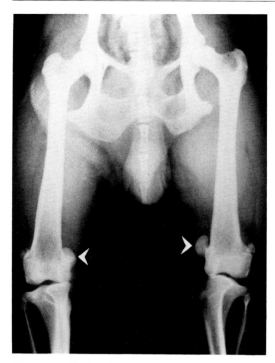

Abb. 701 Beiderseitige stationäre *Luxatio patellae medialis* (Pfeile) 3. Grades nach Singleton; Coxa vara mit Verkrümmung des Femur und der Tibia, mit Inkongruenz der Gelenkspalten des Femorotibialgelenks sowie Verlagerung der Tuberositas tibiae, Chow-Chow, Röntgenbild.

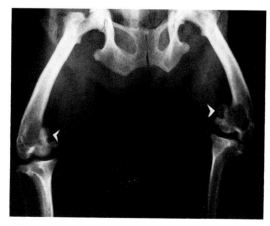

Abb. 702 Beiderseitige stationäre *Luxatio patellae medialis* (Pfeile) 4. Grades nach Singleton mit Deformierung des Femur und der Tibia, Japan-Chin, Röntgenbild.

gnose- und Indikationsstellung zur Operation hat sich die Gradeinteilung nach *Singleton* (1969) als sehr zweckmäßig erwiesen, der die Patellaluxation nach ihrem klinischen Erscheinungsbild und der Deformierung der beteiligten knöchernen Anteile in vier Schweregrade unterteilt, die nach dem Röntgenbild ermittelt werden. Mit der kongenitalen Luxation der Patella nach medial ist eine Verlagerung der Zugachse des Musc. quadriceps femoris nach medial hin verbunden, die durch den operativen Eingriff kompensiert werden muß, wenn eine Heilung und funktionelle Korrektur erzielt werden soll. Diese Fälle bedürfen einer der jeweiligen Veränderung entsprechenden Korrekturosteotomie, während die Formen mit einer leicht reponierbaren Patella ohne erhebliche Deformierung der knöchernen Anteile durch eine operative Fixierung der Patella geheilt werden können. Unbehandelt bleibende Fälle führen letztlich zu einer Arthropathia deformans.

Behandlung: Nach *Überreiter* kann die seitliche Luxation mit leicht reponierbarer luxierter Patella ohne erhebliche Deformierung (Grad 1 und 2 nach *Singleton*) in folgender Weise operativ beseitigt werden. Mit einem Bogenschnitt wird in Längsrichtung auf der der Luxation entgegengesetzten Seite die Haut durchtrennt und so abpräpariert, daß die Kniegelenkgegend seitlich und die Patella auch vorn frei liegen. Dann wird die Faszie in gleicher Schnittführung durchtrennt. Danach werden einige Raffnähte durch das Seitenband und die Gelenkkapsel gelegt. Dabei werden die Endsehne des Musc. quadriceps und der proximale Teil der Patella an die Gelenkkapsel und das Seitenband genäht. Während der Naht wird die Gliedmaße im Hüftgelenk gebeugt und im Kniegelenk gestreckt, um den Musc. quadriceps zu entspannen. Nach der Naht wird die Gließmaße in Streckstellung in einen Dextrinverband gelegt, der 8–14 Tage liegenbleibt.

Nach unseren *eigenen* Erfahrungen hat sich das folgende von *G. Schäfer* (1981) dargestellte Operationsverfahren für die Fälle mit reponierbarer Patella und ohne schwerwiegende Deformierung zur Fixierung der Patella sehr gut bewährt. Das Freipräparieren des Kniegelenkes und Spalten der Faszie erfolgen in derselben Weise wie oben beschrieben. Die Fixierung der luxierten Patella auf den Rollkämmen des Femur wird in der Weise erreicht, daß mit Hilfe eines in bestimmter Anordnung implantierten synthetischen, nicht resorbierbaren Fadens die Patella durch Zuggurtung so fixiert wird, daß sie zwar auf der Trochlea ossis femoris auf- und abgleiten, jedoch nicht über den medialen resp. lateralen Rollkamm der Trochlea seitwärts abgleiten und luxieren kann. Der implantierte Faden umfaßt als Doppelschlinge die Patella in ihrer ganzen Zirkumferenz und die beiden Fadenenden werden einzeln durch zwei in den Kondylen des Femur angelegten Bohrkanälen hindurchgeführt und über ihrer Austrittsstelle auf der Gegenseite nach entsprechender Anspannung verknotet, so daß sie im Knochen einen festen Halt finden. Gegenüber der Umstechung und Fixierung der Fäden an dem Vesalischen Sesambein bietet dieses Verfahren den Vorteil der sicheren Fixierung durch Zuggurtung. Fasziennaht mit Katgut, Hautnaht, gepolsterter Verband für die Dauer von 2 bis 3 Wochen.

Nach *Stader* erfolgen die Reponierung und Fixierung der luxierten Patella in ähnlicher Weise durch einen Faszienstreifen, der aus der Fascia lata hergestellt wird. Die Verfahren der *Korrekturosteotomie* sind vielseitig und müssen differenziert angewendet werden. Eine von *Singleton* empfohlene Operationsmethode besteht in der Ablösung eines Knochenspans von der Tuberositas tibiae mit dem hier ansetzenden geraden Kniescheibenband und seiner Verpflanzung nach lateral mit gleichzeitiger Vertiefung der Gleitrinne der Trochlea patellaris. Die dadurch veränderte Zugrichtung an der Patella soll ihre Lage in der Gleitrinne gewährleisten. Angeborene seitliche Luxationen und solche mit ausgeprägten Deformierungen und Beugekontrakturhaltungen bieten nur geringe Aussichten einer Heilung.

6. Frakturen der Kniescheibe

Formen und Ursachen. Die Kniescheibenfrakturen sind im allgemeinen selten. Sie kommen als *gedeckte* und *offene,* als *vollständige* und *partielle* Frakturen vor; dabei kann das abgesprengte Knochenstück innerhalb oder außerhalb der Gelenkkapsel liegen (*innere* und *äußere Partialfraktur*). Die vollständigen Frakturen werden als *Längs-* (Sagittal), *Quer-* (Horizontal-), *Schräg-, mehrfache* und *Splitterbrüche* angetroffen. Sie werden durch *Hufschläge,* Niederstürzen, Gegenrennen gegen die Deichsel, Flankierbäume, Standsäulen, durch andere direkte traumatische Insulte, Verkehrsunfälle oder durch abnorme Kontraktion und Überdehnung des *M. quadriceps femoris* bzw. der Kniescheibenbänder beim Ausschlagen, Ausgleiten und Stürzen herbeigeführt.

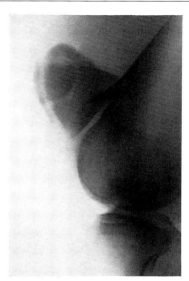

Abb. 703 *Fraktur* der *Patella* bei einem Vollblüter, Röntgenbild. Das Pferd hat 6 Monate nach der Heilung 2 Rennen gewonnen und wurde mehrfach placiert.

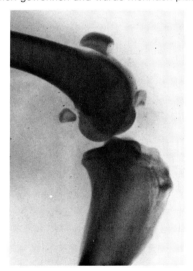

Abb. 704 *Querfraktur* der *Patella* mit weiter Dislokation der Fragmente, Hund, Röntgenbild.

Symptome. Sie bestehen in *hochgradiger Lahmheit* (Stehen und Gehen auf drei Beinen), Unvermögen der Feststellung des Kniegelenks (wie bei der Lähmung des M. quadriceps, da die Kniescheibe ein in den Muskel eingelagertes Sesambein ist), sehr schmerzhafter, entzündlicher Anschwellung des ganzen Gelenks, zuweilen in nachweisbarer *Krepitation*. In zweifelhaften Fällen ist die *Röntgenuntersuchung* (Abb. 703, 704) ein

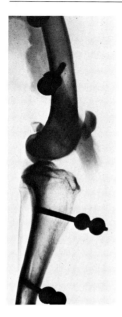

Abb. 705 Fraktur der Abb. 704 nach der *Cerclage* mit synthetischem Faden und *Arthrorhisis* mittels perkutaner Verschraubung und Technovitschienung, 6 Wochen post op., geheilt, Hund, Röntgenbild.

wertvolles diagnostisches Hilfsmittel. Bei kleineren Absprengungsfrakturen sind Lahmheit und entzündliche Erscheinungen bedeutend geringer. *Für sie ist die Prognose vielfach günstig, während sie bei den übrigen Frakturen für die Großtiere ungünstig lautet.* Dagegen sind *alle* Frakturformen beim *Hund prognostisch günstiger* zu beurteilen.

Behandlung. Beim *Pferd* und *Rind* sind die Frakturen der Kniescheibe *meist*, aber nicht immer *unheilbar* (s. Abb. 703). Partielle Frakturen bieten Aussicht auf Heilung (Ruhe, Loheboxe, Kauterisieren in Punktform, scharfe Einreibung, eventuell Operation), neigen aber zuweilen zu Nekrose und jauchiger Gonitis (eigene Beobachtung). Beim *Hund* kann ein fixierender Verband (Gips, Lightcast, Baycast) angelegt werden. Bessere Heilungserfolge verspricht die Naht oder die Cerclage der Fraktur mit ganz dünnem rostfreiem Draht oder mit synthetischem Faden. Auch wenn die Bruchstücke nicht fest aneinander adaptiert werden, bildet sich ein fibröser Kallus, so daß später keine funktionelle Störung zurückbleibt. Auch nach der Naht oder der Cerclage muß die Gliedmaße für 3–4 Wochen durch einen fixierenden Verband (Gips, Lightcast, Baycast) ruhiggestellt werden, um die Frakturheilung gegenüber der distrahierenden Zugwirkung des Musc. quadriceps femoris zu gewährleisten. Nach *eigenen (H. Müller)* vielfachen Erfahrungen in Gießen hat sich zur Arthrorhisis des Kniegelenks die perkutane Verschraubung mit extrakutaner Technovitschienung bestens bewährt, bei der je ein Schraubenpaar in das Femur und die Tibia eingeschraubt und das in Streckstellung gebrachte Kniegelenk mit der fixierenden Technovitschiene überbrückt werden. Diese Methode der vorübergehenden Ruhigstellung des Gelenks hat sich dem fixierenden Verband als eindeutig überlegen erwiesen (Abb. 705).

7. Die Bursitis subpatellaris

Begriff und Ursachen. Von den in der Kniescheibengegend vorkommenden Schleimbeuteln erkrankt beim Pferd nicht selten die an der Insertionsstelle des mittleren geraden Kniescheibenbandes an der Tibia gelegene *Bursa subpatellaris*. Die Ursachen bestehen in Hufschlägen, Anrennen und anderen Einwirkungen, die, ähnlich wie bei der Stollbeule, eine *Quetschung der Bursa* bedingen.

Symptome. Etwa *handbreit distal der Kniescheibe*, an der Dorsalfläche und Innenfläche des Unterschenkels, findet sich eine umschriebene Anschwellung unter der Haut zwischen Tibia und Kutis. In frischen Fällen ist sie schmerzhaft und höher temperiert, zuweilen auch fluktuierend *(Bursitis serosa, Hämatom)*. Bei gleichzeitiger Verletzung der Haut besteht eine *eitrige Bursitis* mit *Phlegmone*. In anderen Fällen bildet sich ein *Bursahygrom* oder ein *Tumor fibrosus* in Form einer zysten- oder fibromartigen Neubildung aus, ähnlich wie bei älteren Ellbogenhygromen. Ein ähnliches Hygrom kommt auch an der Vorderfläche der Patella vor *(Bursitis praepatellaris)*. Die akuten Bursitiden sind mit *Lahmheit* verbunden.

Behandlung. Frische aseptische Bursitiden können bei kleinem Umfang durch Einreibung resorbierender Salben *Jodpräparate, Kampfersalbe)* oder durch Bepinselung mit *Jodtinktur,* evtl. nach vorausgegangener aseptischer *Punktion,* zur Zerteilung und Resorption gebracht werden. Zu versuchen ist ferner eine Injektion von Glukokortikoid. Der Inhalt größerer Bursitiden wird mit der Hohlnadel entfernt, die Bursa mit Jodtinktur gefüllt, und dieses Verfahren wird nach 5–6 Tagen wiederholt. Hierauf folgen nach 6–9 Tagen lange *Spaltung* und *Ausschaben* der Kapselreste mit dem Schleifenmesser. *Eitrige Bursitiden sind zu spalten.* Dagegen ist die *Inzision nicht* angezeigt bei den frischen und alten aseptischen Bursitiden und Bursahygromen. Die letzteren müssen vielmehr, wenn sie überhaupt beseitigt werden sollen (häufig sind sie bloße Schönheitsfehler), ähnlich wie die Ellbogenhygrome total *exstirpiert* werden. Bei aseptischer Ausführung der Operation, Anlegen einer Entspannungsnaht und Hochbinden der Pferde kann Heilung per primam eintreten. Bei manchen Pferden rezidivieren übrigens die Hygrome auch nach der Operation, wenn nämlich die traumatische Ursache fortwirkt oder von neuem einwirkt (eigene Beobachtung) oder wenn die Bursa nicht restlos entfernt werden konnte.

8. Die Bursitis bicipitalis femoris

Lateral von der Kniescheibe befindet sich unter der mit dem lateralen gerade Bande der Kniescheibe verschmelzenden Endsehne des M. biceps femoris zwischen dem Bizeps und dem lateralen Kondylus des Femur die *Bursa bicipitalis femoris*. Die Bursa ist beim *Rind* zuweilen der Sitz eines Hygroms, der sog. *Liegebeule,* wenn die Bursa durch Liegen auf hartem und unebenem Boden gequetscht wird. Es entsteht zunächst eine akute seröse und fibrinöse Bursitis, aus der sich später eine chronische fibrinöse Bursitis und Parabursitis, d.h. ein *Hygrom,* entwickelt (eine eitrige Bursitis ist sehr selten). Die Liegebeule des Rindes bildet eine apfel- bis faustgroße, rundliche oder längliche, derbe Verdickung (Abb. 706), die gewöhnlich nur einen Schönheitsfehler darstellt und daher außer der Verbesserung des Lagers keiner *Behandlung* bedarf. Eventuell kann wie bei dem Ellbogenhygrom des Pferdes eine Bepinselung mit Jod-

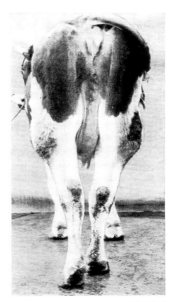

Abb. 706 Beiderseitige *Bursitis bicipitalis femoris,* Kuh.

tinktur oder die Punktion mit nachfolgender Einreibung mit Jodvasogen oder anderen Mitteln vorgenommen werden. Zu versuchen wären Injektionen von Glukokortikoid. Bei Infektionen des Hygroms muß gespalten werden, offene Wundbehandlung mit Pix liquida.

III. Krankheiten am Unterschenkel

1. Wunden und Phlegmonen

Vorkommen und Ursachen. Der Unterschenkel ist namentlich beim Pferd und Hund, seltener beim Rind, sehr verschiedenartigen Verletzungen ausgesetzt. Am häufigsten sind Quetschungen und Verletzungen durch *Hufschläge* an der Innenfläche der Tibia und *Stichwunden* durch spitze Stallgeräte an der Außenfläche des Schenkels. Außerdem kommen Verletzungen durch Anstoßen, Gegenrennen, Stürzen, operative Verletzungen (Neurektomie des N. tibialis bzw. fibularis prof.) oder durch Überfahrenwerden (Hunde) vor. An diese Wunden können sich verschiedene *Wundinfektionskrankheiten* anschließen. Am häufigsten sind neben der gewöhnlichen *subkutanen* Phlegmone die *eitrige Tendovaginitis* der Sehnen der langen Zehenmuskeln bei Stichwunden, außerdem die eitrige und nekrotisierende *Periostitis* (periostale Phlegmone) bei Quetschwunden an der Innenfläche.

Subfasziale Phlegmone. Sie äußert sich durch eine *diffuse,* sehr schmerzhafte, höher temperierte, derbe, gespannte *Anschwellung* in der Umgebung der Wunde, die mit *erheblicher Lahmheit,* häufig auch mit *fieberhafter* Allgemeinerkrankung verbunden ist, zuweilen unter *Nekrotisierung* der Haut, Schenkelfaszie, Sehnen und Muskeln abszediert und dann zu üppigen *Granulationen,* zuweilen auch zur Fistelbildung und spontaner Sehnenruptur Veranlassung gibt. In besonders bösartigen Fällen entwickelt sich eine *septische Phlegmone,* die unter hohem Fieber in wenigen Tagen eine tödliche *Septikämie* zur Folge haben kann.

Behandlung. Die Behandlung besteht in langen, tiefen Inzisionen, in antiseptischer Irrigation, Versorgung mit Antibiotika bzw. Sulfonamiden. Sie sind bis zur Entfieberung und Wiederherstellung des Allgemeinbefindens in hoher Dosierung zu verabreichen. Die äußere Anschwellung kann ferner mit Ichthyol-, Kampfer- oder Jodoformsalbe eingerieben oder mit einem Kampferspiritus bzw. feuchtheißen Verbänden behandelt werden.

Quetschwunden an der Innenfläche der Tibia. Sie können oberflächlicher Natur sein und nur die *Haut* und *Unterhaut* betreffen. Meist aber handelt es sich gleichzeitig um Quetschung und Verletzung des *Periosts* und der *Tibia* (Periostwunden, Knochenwunden, Frakturen und *Fissuren*). Die Infektion dieser Wunden hat eitrige und ossifizierende *Periostitis*, eitrige *Ostitis* und *Osteomyelitis*, *Knochennekrose* oder die Ausbildung von *Knochenfisteln* und *Caro luxurians* zur Folge. Die Prognose ist in jedem Fall zweifelhaft zu stellen, weil sich sehr langwierige Eiterungsprozesse anschließen können und außerdem die Gefahr besteht, daß aus einer anfangs vorhandenen, nicht nachweisbaren Fissur sich plötzlich eine *Fraktur der Tibia* entwickelt.

Behandlung. Bei oberflächlichen Wunden erfolgt übliche Wundbehandlung. Bei tieferen Wunden bzw. bei Eiterverhaltung muß inzidiert werden. Applikation von Antibiotika bzw. Sulfonamiden in die Wunde und parenterale antibiotische Chemotherapie, s. o. Unter Umständen muß drainiert werden, um den Abfluß des Exsudats zu sichern. Bei Knocheneiterungen bzw. Fistelbildung ist der Herd im Knochen durch Aufmeißeln freizulegen. Nachbehandlung mit Lebertransalbe oder Sulfonamiden bzw. Antibiotika. Verband, der in mehrtägigen Abständen zu wechseln ist.

Eitrige Tendovaginitis des langen Zehenstreckers. Die Verletzung der gemeinsamen *Sehnenscheide des Zehenstreckers* (M. extensor dig. pedis longus) und des M. tibialis anterior *distal vom Kniegelenk* an der Dorsalfläche des Unterschenkels hat eine diffuse eitrige Tendovaginitis mit umfangreicher, phlegmonöser Anschwellung des ganzen Unterschenkels, hochgradiger Lahmheit und fieberhaften Allgemeinerkrankungen zur Folge, die häufig durch hinzutretende *Septikämie* tödlich endet. Außerdem besteht wegen der Kommunikation der Sehnenscheide des M. extensor dig. ped. longus mit dem Kniegelenk die Gefahr einer *eitrigen, septischen Gonitis*. Die Prognose ist daher zweifelhaft.

Behandlung. Sie besteht in tiefen und ausgiebigen Inzisionen, Anlegen einer Abflußöffnung am distalen Ende der Sehnenscheide und Applikation von Antibiotika oder Sulfonamiden (s. o.) in die Sehnenscheide und parenterale antibiotische Chemotherapie, s. o. Die Phlegmone wird mit Einreibungen von antiphlogistischen Salben (Kampfer, Ichthyol o. a.) behandelt.

2. Die Frakturen der Tibia und der Fibula

Vorkommen und Ursachen. Die Frakturen der Tibia gehören beim *Pferd* zu den wichtigsten Frakturen, indem sie hinsichtlich der Häufigkeit nach den Beckenfrakturen kommen. Gewöhnlich entstehen die Tibiafrakturen an der *inneren*, von den Muskeln nicht bedeckten *Knochenfläche* (Diaphyse) durch Hufschläge von Nebenpferden; sie können aber auch hier und an anderen Stellen durch sonstige Einwirkungen (Stürzen, Ausgleiten, heftiges Ausschlagen, Anrennen usw.) verursacht werden. Manchmal entstehen Tibiafrakturen auch ohne nachweisbare Ursache auf Märschen oder beim Geführtwerden (Marschfraktur?, idiopathische Fraktur, konstitutionelle Schwäche des Knochenbaues?). Tibiafrakturen beim *Rind* sind weniger häufig. Beim *Hund* und bei der Katze sind die Frakturen der Tibia (s. Abb. 709, 712 u. 715) und der Fibula (s. Abb. 712 u. 715) dagegen sehr häufig. Die wichtigsten Ursachen sind Überfahrenwerden, Stürze, Schläge usw.

Symptome. Die Tibiafrakturen sind beim *Pferd* und *Rind* gedeckt oder auch oft *offen*, mit einer Verletzung der Haut verbunden, beim *Hund* dagegen gewöhnlich *gedeckt; meist sind es Schrägfrakturen (Spiralfrakturen)*. Sie sind ferner entweder *vollständig* oder *unvollständig (Fissuren)*, oft ist die Fibula mit gebrochen. Nicht selten sind *Splitterfrakturen* (Abb. 707 u. 715). Bei der Katze sieht man ungedeckte Frakturen, wenn das Tier in eine Falle geraten war.

a) Die *vollständigen Frakturen* der Tibia sind durch *plötzlich* auftretende, *hochgradige Stützbeinlahmheit* (Stehen und Gehen auf drei Beinen), *abnorme Beweglichkeit* des Unterschenkels, Pendeln, Winkelbildung in der Gegend der Bruchstelle bei passiver Abduktion (Abb. 708), *Krepitation* und schmerzhafte Anschwellung mit hämorrhagischer Infiltration an der Bruchstelle gekennzeichnet.

III. Krankheiten am Unterschenkel 427

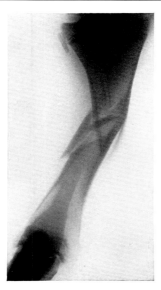

Abb. 707 Splitterfraktur der *Tibiadiaphyse,* 9 Monate altes Vollblutfohlen, Röntgenbild.

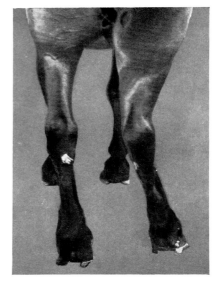

Abb. 708 *Fraktur* der *Tibia.* Winkelbildung an der Bruchstelle bei passiver Abduktion, Pferd.

b) Die *Fissuren* der Tibia sind schwieriger zu erkennen. Meist sind sie nur zu vermuten (hochgradige und anhaltende Lahmheit, auffallende lokale Schmerzhaftigkeit). Eine sichere Diagnose ergibt die *Röntgenuntersuchung.*

c) Eine besondere Form stellt die Ablösung der proximalen Apophyse der Tibia, die *Apophysiolysis tibiae,* bei wachsenden Individuen dar, die analog zur Humanmedizin auch als *Morbus Osgood-Schlatter* bezeichnet wird. Sie betrifft junge Hunde und Katzen im Alter von 2 bis 12 Monaten und sehr selten auch Pferde im Alter von 1 bis 3 Jahren. Die Erkrankung besteht in einer Ablösung und Verlagerung des Apophysenkerns von seiner Verbindungsunterlage der Tibia, bes. in seinem distalen Bereich, die sich zum völligen Abriß und zur Dislokation der Apophyse nach proximal steigern kann. Ein direktes oder indirektes Trauma kann als auslösende Ursache wirken (Stockschlag, Gegenstoßen, Hängenbleiben an Hindernissen o. dgl.). Pathogenetisch wird in der Humanmedizin das auch als aseptische Nekrose der Apophyse der Tuberositas tibiae bezeichnete Leiden der juvenilen Osteochondrosis zugeordnet. Die bei den erwachsenen Tieren gelegentlich in diesem Bereich vorkommenden Abrißfrakturen, rarefizierende Ostitis und Periostitis und Gonitis dürfen nicht dem Morbus Osgood-Schlatter zugeordnet werden.

Die klinischen Erscheinungen bei Hund und Katze sind unterschiedlich ausgeprägt. Neben einer örtlichen Druckempfindlichkeit und Schmerzhaftigkeit besteht eine gering- bis mittelgradige Lahmheit sowie gegebenenfalls eine Lockerung und Verschiebbarkeit der Apophyse mit Krepitation. Beugung und Streckung des Kniegelenks sind leicht möglich. Die Röntgenuntersuchung sichert die Diagnose, da sie die Störung des Verknöcherungsvorgangs und den Hochstand der Apophyse erkennen läßt. Es empfiehlt sich, immer eine Vergleichsaufnahme der gesunden Gegenseite anzufertigen, da die Verknöcherung der Apophyse und ihr knöcherner Anschluß an das Knochengewebe der Tibia an beiden Gliedmaßen zeitlich und räumlich differenziert und unterschiedlich ablaufen kann.

Prognose. *Die vollständigen Frakturen der Tibia, insbesondere die offenen Frakturen und die Splitterfrakturen sind bei erwachsenen Pferden in der Regel unheilbar.* Auch die Prognose der *Fissuren* ist beim Pferd *zweifelhaft,* weil sie sich zu jeder Zeit in eine vollständige Fraktur umwandeln können. In der Regel tritt dieses Ereignis innerhalb der ersten Wochen nach der Entstehung der Fissur ein; sie kann sich aber auch erst nach mehreren Wochen und selbst nach einigen Monaten (¼ Jahr) ausbilden. Bei *Rindern* lassen sich durch Dauerstreckverbände nach den Erfahrungen von

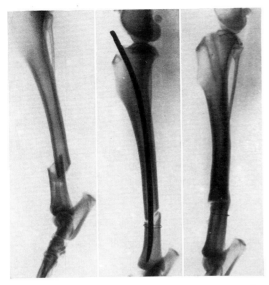

Wintzer Heilungen erzielen. s. S. 275. *Dagegen ist die Prognose der Tibiafrakturen beim Hund und bei der Katze günstig,* auch wenn es sich um offene Frakturen handelt. Die meisten Fälle (90%) sind nach 3–4 Wochen, offene Frakturen nach 8–10 Wochen geheilt. Die Prognose der *Apophysiolysis tibiae* ist günstig, da in Fällen ohne erhebliche Dislokation mit dem Abschluß der natürlichen Ossifikation das Leiden spontan verschwinden kann. Andernfalls muß eine operative Fixierung erfolgen.

Behandlung. Sie besteht beim Hund bei gedeckten Spiral- oder Schrägfrakturen im Anlegen eines *Gips-* oder *Wasserglasverbandes* oder eines anderen *Fixationsverbandes* (Baycast, Lightcast) und in Ruhe. Alle im mittleren Drittel liegenden Schaftfrakturen der Tibia ohne erhebliche Dislokation der Fragmente können konservativ behandelt werden. Die operative Frakturbehandlung ist notwendig für Gelenk- und gelenknahe Frakturen des proximalen und distalen Tibiaendes. Bei gedeckten Querfrakturen und gleichzeitiger Fibulafraktur ist die *Osteosynthese* mit Marknagelung (Abb. 709–711) oder mit perkutaner Verschraubung und extrakutaner Schienung mittels Technovit nach *E. Becker* (vgl. S. 277 und Abb. 712–714) oder bei Mehrfachfragmentfrakturen mit einer Plattenosteosynthese (Abb. 715, 716) angezeigt. Die proximalen und distalen Gelenk- und gelenknahen Frakturen der Tibia und ebenso die Epi-

Abb. 709 *Fraktur* der Tibia und Längssplitterung des distalen Bruchstückes, Hund, Röntgenbild, seitl. Strahlengang.

Abb. 710 Fraktur der Abb. 709 unmittelbar nach der Nagelung und Drahtschlingenfixation am distalen Bruchstück, Röntgenbild, seitl. Strahlengang.

Abb. 711 Fraktur der Abb. 709 nach Entfernung des Nagels am 99. Tage p.o., Röntgenbild, seitl. Strahlengang.

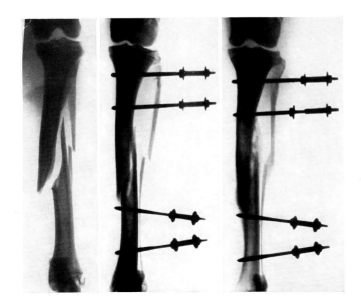

Abb. 712 Lange *Schrägfraktur* der *Tibia* und *Querfraktur* der *Fibula,* Whippet-Rüde, Röntgenbild.

Abb. 713 Fall der Abb. 712 unmittelbar nach der *perkutanen Verschraubung* und extrakutanen Schienung mit *Technovit,* Röntgenbild.

Abb. 714 Fall der Abb. 712 und 713 geheilt nach 6 Wochen, Röntgenbild.

und Apophyseolysen müssen mit einer Verschraubung oder einer Spickung (parallel oder gekreuzt eingeführte Bohrdrähte mit oder ohne Zuggurtung) stabilisiert werden. Eine Abrißfraktur des Kalkaneus heilt wegen der Distraktion des abgebrochenen Fragments nicht. Deshalb muß das dislozierte Fragment mit einer Drahtzuggurtung adaptiert und fixiert werden. Außerdem ist eine postoperative Ruhigstellung mit einem Verband erforderlich. Bei offenen Frakturen sind alle zertrümmerten Weichteile und abgelösten Knochensplitter zu entfernen (Wundausschneidung!). Dann erfolgt zunächst allgemeine Wundbehandlung, in erster Linie mit Lebertran- oder einer Antibiotikum- bzw. Sulfonamidsalbe. Unter dem Schutz einer antibiotischen Chemotherapie können auch bei ungedeckten Frakturen die Marknagelung, die Drahtschlingen- oder Verplattungsosteosynthese sowie die perkutane Verschraubung mit extrakutaner Schienung mit p.p. Heilung zum Erfolg führen, denn die unbedingte Ruhigstellung der Fragmente durch die Osteosynthese bildet eine wirksame Voraussetzung zur Verhütung einer Wundinfektion, insbesondere einer Ostitis und Osteomyelitis.

Technik der Marknagelung der Tibia. Der Zugang zur Markhöhle der *Tibia* ist nur von ihrem proximalen Ende aus möglich. Bei extrem abgebeugtem Kniegelenk wird mit einem kurzen Hautschnitt das kammartig vorspringende Proximalende der Tuberositas tibiae freigelegt.

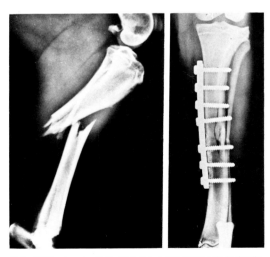

Abb. 715 *Lange Schrägfraktur der Tibia* mit Aufsplitterung der Bruchenden und *Querfraktur* der *Fibula*, Hund, Röntgenbild.

Abb. 716 Fraktur der Abb. 715 mit *Plattenosteosynthese* der Tibia, Röntgenbild.

Dicht medial von der distalen Ansatzstelle des geraden Bandes der Patella wird der Pfriem in spitzem Winkel zur Crista tibiae angesetzt und in die Markhöhle eingebohrt. Infolge der Abbeugung des Kniegelenkes und der damit verbundenen straffen Anspannung der Gelenkkapsel wird diese nicht berührt und eröffnet.

3. Die Zerreißung des Musculus fibularis tertius (peronaeus)

Vorkommen und Ursachen. Bei Pferden, Rindern und Hunden kommt nicht sehr selten eine subkutane Ruptur oder partielle Einreißung des *Tendo femorotarsicus, des M. fibularis tertius,* an der Dorsalfläche des Unterschenkels vor. Die Rupturen ereignen sich entweder im Bereiche der Muskulatur oder an der Ansatzstelle des Muskels in der Fossa muscularis cran. des Femur. Klinisch läßt sich jedoch die Rupturstelle nicht mit Sicherheit nachweisen. Die Ruptur wird durch *Ausgleiten,* heftiges *Ausschlagen* nach hinten, durch Aufziehen der Gliedmaße mit einem Seil nach hinten oder im *Notstand,* bei heftigem Sträuben der Tiere, durch Schlagen über die Deichsel oder den Standbaum usw. veranlaßt.

Symptome. Da der M. fibularis tertius zusammen mit dem an der Plantarfläche der Gliedmaße verlaufenden *Fersensehnenstrang* einen antagonistisch wirkenden Spannbandapparat bildet – beide Spannbänder spannen die Tibia zwischen sich und bringen die Bewegungen des Knie- und Sprunggelenkes in Abhängigkeit zueinander –, sind die Erscheinungen der Zerreißung sehr *charakteristisch.* Das *Sprunggelenk* ist auffallend *gestreckt,* und der Sprunggelenkwinkel wird beim Gehen abnorm weit *geöffnet* unter *Nachschleppen* des *schlotternden, pendelnden Unterschenkels* und unter *Faltung der Achillessehne* und der oberflächlichen Beugesehne. Beim Aufheben des Fußes fehlt der erwartete Widerstand, und die Gliedmaße läßt sich weit nach hinten strecken (Abb. 717). Der sonst straff gespannte Fersensehnenstrang läßt sich dabei leicht in *Falten legen* (Abb. 717). Gewöhnlich ist eine Lücke im Muskel nicht nachweisbar (tiefe Lage); auch örtliche Anschwellung und Schmerzhaftigkeit können fehlen.

Prognose und Behandlung. Die Prognose der Fibulariszerreißung ist *nicht ungünstig* bei Rupturen im Bereich der Muskulatur. Die Mehrzahl der Fälle wird nach 6–8 Wochen durch Ruhigstellung ohne weitere Therapie geheilt. Abrisse an der Insertionsstelle am Femur sind dagegen *unheilbar* (eigene Beobachtung).

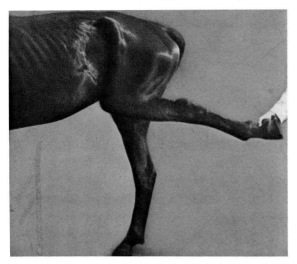

Abb. 717 *Zerreißung* des *Musculus fibularis tertius* links, Pferd.

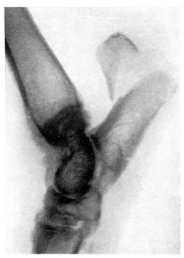

Abb. 719 *Abrißfraktur* des *Kalkaneus*, Ziege, Röntgenbild.

4. Die Ruptur bzw. Durchschneidung des Fersensehnenstranges

Vorkommen und Ursachen. Der *Fersensehnenstrang* (Tendo communis calcis) besteht aus der *Achillessehne* (Tendo calcaneus), dem *Tendo solei* und *Tendo accessorius* und dem Unterschenkelabschnitt der *oberflächlichen Beugesehne* (Tendo plantaris) und stellt das antagonistisch zum M. fibularis tertius wirksame *Spannband* an der Plantarfläche der Gliedmaße dar. Vor allem ist es die oberflächliche Beugesehne, die im Zusammenwirken mit dem M. fibul. tertius die Tibia zwischen Knie- und Sprunggelenk so fixiert, daß beide Gelenke in funktioneller Abhängigkeit zueinander stehen. Die Zusammenhangstrennungen am Fersensehnenstrang kommen zustande durch *Ausgleiten*, *Überdehnung* des Stranges beim Stürzen mit *untergeschlagenen* Gliedmaßen, beim *Festliegen* der *Rinder* vor und nach der Geburt usw. (Abb. 718). Die Rupturen ereignen sich entweder am Sprungbeinhöcker durch Abreißen des Sehnenstranges oder im Bereiche seines Verlaufes proximal von der Insertionsstelle. Bei der *Osteomalazie* der *Rinder* und *Ziegen* bleibt der Fersensehnenstrang intakt, dagegen bricht bei übermäßigen Beanspruchungen des Spannbandes der *Kalkaneus* (Abrißfraktur, Abb. 719). Bei *Hunden* wird der Fersensehnenstrang gelegentlich durchschnitten (Sensen oder andere scharfe Gegenstände). Gedeckte Zerreißungen ereignen sich bei heftigen Anstrengungen, Sprüngen über Hindernisse und bei Zusammenstößen mit Kraftwagen (s. Abb. 721).

Symptome. Die Tiere verlieren die *Fähigkeit* des normalen *Stützens* im Sprunggelenk. Dabei ist aber, wie aus den experimentellen Untersuchungen von *Köster* hervorgeht, sehr wesentlich, welcher Anteil des Fersensehnenstranges durchtrennt und deshalb unwirksam geworden ist. Bei *alleiniger* Durchtrennung der *Achillessehne* proximal ihrer Vereinigungsstelle mit dem Tendo solei und ebenso bei *alleiniger* Durchschneidung der *oberflächlichen Beugesehne* bleibt die Belastung des Sprunggelenks *fast normal*, es fällt nur eine veränderte Fesselstellung und eine gewisse Senkung des Sprunggelenks auf. Ist dagegen auch der *Tendo solei* bzw. der *Tendo accessorius* mit durchtrennt, so verliert das Tier jeden Halt im Sprung-

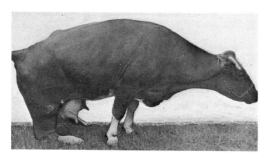

Abb. 718 *Ruptur* des *Fersensehnenstranges*, Rind.

gelenk, und die Gliedmaße knickt im Sprunggelenk ein. Auch bei *gleichzeitiger* Ruptur der *Achillessehne* und der *oberflächlichen Beugesehne* wird ein deutliches Einknicken im Sprunggelenk wahrnehmbar (s. Abb. 721). Bei *Abrißfrakturen* (Abb. 719, 720) bricht die Gliedmaße bei der Belastung ebenfalls im Sprunggelenk zusammen.

Prognose und Behandlung. Beim *Pferd* und *Rind* ist bei Trennungen des *gesamten* Fersensehnenstranges und bei *Abrißfrakturen* die Prognose *ungünstig*. Bei *Hunden* kann ein in Streckstellung der Gliedmaße angelegter fixierender Verband (Gips, Lightcast, Baycast), der 4–6 Wochen liegenbleiben muß, vollständige Heilung erzielen. Frische Querdurchtrennungen bei Hunden sind durch Sehnennaht und Stützverband für mehrere Wochen so zu heilen, daß völlig normale Funktion erzielt wird (Abb. 722). Nach *eigenen* vielfachen Erfahrungen in Gießen hat sich zur Fixierung des Tarsalgelenkes in Streckstellung die perkutane Verschraubung mit extrakutaner Technovitschienung bestens bewährt, bei der ein Schraubenpaar in die Tibia und ein Schraubenpaar in den Kalkaneus eingeschraubt werden und das Tarsalgelenk mit der fixierenden Technovitschiene überbrückt wird. Diese Art der Fixierung hat sich dem fixierenden Verband als eindeutig überlegen erwiesen. Bei *partiellen* Rupturen ist auch beim Großtier u. U. durch Ruhigstellung eine so weitgehende Besserung zu erzielen, daß die normale Belastung der Gliedmaße wieder möglich wird.

5. Die spastische Parese der Hintergliedmaßen bei Kälbern und Jungrindern

Vorkommen und Ursachen. Das von *Götze* erstmalig ausführlich beschriebene Leiden kommt bei Kälbern und Jungrindern vor und wurde hauptsächlich in *Ostfriesland* unter den Nachkommen des Bullen „Elso II" beobachtet. Deshalb wurde das Leiden in Norddeutschland als „Elsohacke" bezeichnet. Nach *Rosenberger* kommt die Erkrankung aber auch in anderen Gegenden und Rassen vor, so z. B. beim *Grauvieh* im Allgäu und beim *Fleckvieh* in der Schweiz. Nach *Rosenberger* wird in seltenen Fällen der Zustand auch bei über 2 Jahre alten Tieren beobachtet, die früher gesund erschienen. Die Erkrankung wird wahrscheinlich durch degenerative Vorgänge in den Pyramidenseitenstrangbahnen des Rückenmarks hervorgerufen. Wichtig ist die Feststellung, daß die Erkrankung *vererbt* wird, und zwar nach *Rosenberger* als eine *rezessive* Anlage.

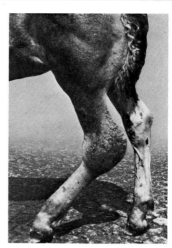

Abb. 720 Fohlen mit *Abrißfraktur* des *Kalkaneus* und Peritarsitis.

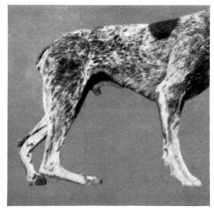

Abb. 721 *Zerreißung der Achillessehne* und der *oberflächlichen Beugesehne*, Deutscher Vorstehhund.

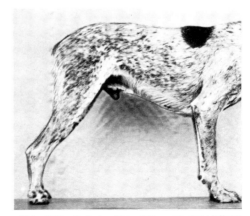

Abb. 722 Fall der Abb. 721 nach der Heilung.

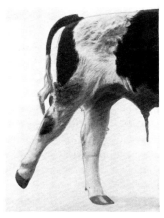

Abb. 723 *Spastische Parese (Elsohacke),* Jungbulle.

Symptome. An einer oder gleichzeitig an beiden Hintergliedmaßen fallen eine eigenartige Steifheit bzw. Steilstellung des Sprunggelenkes (Abb. 723) und eine deutlich hervortretende Anspannung des Fersensehnenstranges auf; der Fersenhöcker wird der Tibia genähert. Manchmal ist das Kniegelenk leicht gebeugt, und die Gliedmaße wird nur auf der Zehenspitze oder zeitweise überhaupt nicht belastet (Abb. 723). Die Kruppenmuskulatur fällt dachartig ab; bei längerem Bestehen des Leidens tritt Muskelatrophie ein. In der Bewegung werden die ersten Schritte nur mühsam gemacht, besonders erschwert sind die Bewegungen nach dem Aufstehen. Nach einigen Schritten wird der Gang etwas freier. Bei der Untersuchung der Gliedmaße ist der Fersensehnenstrang als gespannter bis knochenharter Strang zu fühlen. Ebenso fühlen sich einzelne Mukelpartien gespannt an.

Behandlung. Da es sich um ein *Erbleiden* handelt, sollten zur *Zucht* bestimmte Tiere *nicht* behandelt werden. Soweit die betreffenden Tiere *nur im Bestande* genutzt werden sollen, kommt nach *Götze* als Behandlungsmethode die *Tenotomie* der *Achillessehne* und der *oberflächlichen Beugesehne* in Frage. Die Indikation für eine erfolgversprechende Tenotomie ist allerdings nur bei gering- bis mittelgradigen Fällen gegeben, hoch- und höchstgradige Steilstellung mit Verkürzung der Gliedmaße und erheblichen Bewegungsstörungen lassen sich auch durch die Tenotomie nicht beheben.

de Moor, Bouckaert und *Top* (1964) sowie *Bouckaert* und *de Moor* (1966) empfehlen ein von ihnen entwickeltes Verfahren zur *Denervation* der spastisch kontrahierten Muskeln, um den spastischen Zustand zu beheben. Von dem operativ freigelegten N. tibialis werden die den Musc. gastrocnemius versorgenden motorischen Nervenäste durch mechanische oder elektrische Reizung ermittelt und neurektomiert. Einige Stunden nach der Operation ist der Muskelspasmus abgeklungen, und die Tiere belasten die Gließmaße normal. Die Neurektomie erzielt zwar bessere Ergebnisse als die Tenotomie, ist aber technisch schwieriger und aufwendiger. Hochgradige Formen mit deformierenden Veränderungen des Sprunggelenks sind jedoch nicht zu beheben.

6. Hahnentritt

Begriff. Als *Hahnentritt* oder *Zuckfuß* bezeichnet man eine beim Pferd vorkommende, unwillkürliche, zuckende Bewegung einer oder beider Hintergliedmaßen, bei der die Gliedmaße beim Gehen plötzlich extrem gebeugt und schnell in die Höhe gezogen wird. Zuweilen verliert sich diese Erscheinung nach längerer Bewegung; nicht selten bleibt sie jedoch bestehen. Ein ähnliches, im Stall auftretendes, krampfhaftes Aufziehen der Hintergliedmaßen wird als *Streukrampf* bezeichnet.

Ursachen. Die Ursachen des Hahnentritts sind nur zum Teil bekannt. Man unterscheidet einen *symptomatischen* (falschen) und einen *idiopathischen* (echten) Hahnentritt.

a) Der *symptomatische* oder *falsche* Hahnentritt ist eine Begleiterscheinung verschiedener schmerzhafter Entzündungszustände an den Hintergliedmaßen (Reflexbewegung). Man findet ihn beim *Spat* (sog. Hahnenspat), bei der habituellen *Luxation* der *Kniescheibe* (sog. patellarer Hahnentritt), nach der Doppelneurektomie der Nn. fibularis et tibialis (Neuritis? Narbenreaktion?) oder nach *Kronentritten* und *Nageltritten,* bei *Mauke,* Narbenkeloiden im Fessel, schleichender Rehe, Hasenhacke und verschiedenen anderen peripheren Entzündungszuständen. Hierbei kann das veranlassende Leiden heilen und trotzdem der Hahnentritt dauernd bleiben. Auch nach Brustseuche und bei der Beschälseuche wird Hahnentritt beobachtet (*Neuritis* des N. ischiadicus?). Endlich sieht man das Leiden auch nach *übermäßigem Gebrauch* des *Sporens* beim Reiten (Dressur, Hohe Schule, Passage) entstehen *(H. Friis).*

b) *Der idiopathische* oder *echte* Hahnentritt ist ätiologisch nicht sicher aufgeklärt. Wahrscheinlich liegen ihm teils Krankheitszustände im Rük-

kenmark (spinale Ataxie), teils *periphere Nervenaffektion* (Neuritis, Erkrankungen des Fibularis und Ischiadikus?) zugrunde. Nach anderen Anschauungen sollen Verkürzung der Schenkelfaszie oder Retraktion des Tensor fasciae latae, des seitlichen Zehenstreckers usw. die Veranlassung bilden (anatomische Beweise hierfür fehlen).

Behandlung. Der Hahnentritt läßt sich beim Pferd *nicht mit Sicherheit heilen*. Er kann übrigens von selbst verschwinden, wie er auch jederzeit, z.B. nach der Neurektomie, schnell entstehen kann. Man hat verschiedene *Operationen* zur Beseitigung des Hahnentritts empfohlen. Die gebräuchlichste Operationsmethode ist die *Tenotomie* der *Sehne* des *seitlichen Zehenstreckers* (M. extens. dig. ped. lat.). Durch diese Operation nach *Boccar* kann der Hahnentritt in einzelnen Fällen beseitigt werden. Mißerfolge dieser Operation führt *Friis* auf das zu frühzeitige Zusammenheilen der Sehnenenden zurück. Er hat deshalb die Boccarsche Operation dahin modifiziert, daß er ein etwa 5 cm *langes Stück* der Sehne reseziert. Sorgfältige Desinfektion des Operationsfeldes, etwa 7 cm langer Schnitt durch Haut, Faszie und Sehnenscheide in der Längsrichtung der Sehne in Richtung auf das Sprunggelenk, Exzision eines etwa 5 cm langen Stückes der Sehne und u.U. der vorliegenden Muskelteile des M. ext. dig. ped. brevis, Antibiotikum oder Sulfonamid, eng angelegte Naht und Deckpaste oder Verband. Sofort nach der Operation lasse man die Pferde bewegen und verordne auch in den folgenden Tagen längere Bewegung.

Gute Resultate liefert ferner zuweilen die Durchschneidung des *medialen geraden Kniescheibenbandes (Bassi)*.

O. Dietz empfiehlt beim idiopathischen Hahnentritt eine einmalige oder wiederholte *lumbale Sympathikusblockaden* (100 ml 0,5–1prozentiges Novokain) mit der zusätzlichen Applikation von Präparaten des Vitamin-B-Komplex.

7. Tumoren am Unterschenkel

Vorkommen. Geschwülste am Unterschenkel kommen hauptsächlich bei Hunden in den Weichteilen und im Knochen vor (Abb. 724, 725). Die Knochentumoren sind nur durch röntgenologische Untersuchung sicher zu diagnostizieren. Als **Behandlung** kommt bei Weichteiltumoren die Totalexstirpation in Frage, während bei Knochentumoren nur die Amputation der Gliedmaße indiziert sein kann.

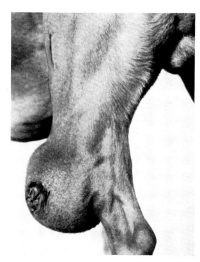

Abb. 724 *Mastozytom* der Weichteile des Unterschenkels, 6jähriger Deutscher Boxer-Rüde.

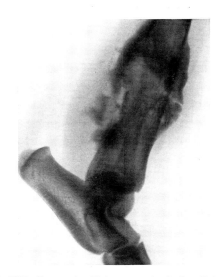

Abb. 725 Tumor der *Tibia, osteoplastisches Spindelzellsarkom,* Deutsche Schäferhündin, Röntgenbild.

IV. Krankheiten des Sprunggelenks

1. Der Spat beim Pferd

Begriff. Mit dem Namen „Spat"[1]) bezeichnet man seit alters her eine *chronisch-deformierende Entzündung* des *Sprunggelenkes*, die sich meist zunächst in der Gegend des *Os tarsale III* und *Os tarsi centrale* abspielt, später auf die übrigen Teile des Gelenkes, den Metatarsus und die Griffelbeine übergreift und in der Hauptsache bei *Pferden*, seltener bei *Rindern* beobachtet wird. An der Erkrankung beteiligen sich alle Teile des Gelenkes: *Periost, Knorpel, Knochen* und *Gelenkkapsel*. Die Erkrankung ist nach ihrem Wesen dem Begriff der Osteoarthropathia deformans zuzuordnen, deren Entstehungsursache in einer chronischen, sich ständig wiederholenden Traumatisierung der drei Gelenkreihen liegt. Da das Sprunggelenk im Zuge der phylogenetischen Entwicklung der Equiden die Tendenz erkennen läßt, sich durch Rückbildung, Verwachsung und Ankylosierung zu vereinfachen, kann der Spat auch als eine art- und erbbedingte schmerzhafte *Übergangsform* in der phylogenetischen Entwicklung aufgefaßt werden.

Ursachen. Die Ursachen des Spats sind teils *äußere*, teils *innere* (prädisponierende).

a) Die *äußere*, direkte, eigentliche Ursache des Spats ist die fortgesetzte *Quetschung (Zusammenpressung)* der kleinen *Sprunggelenkknochen* durch die *Körperlast* infolge von *Überanstrengung* der Pferde durch zu frühzeitigen, anstrengenden Dienstgebrauch *(Belastungsostitis)*. Bei Zugpferden sind namentlich das Ziehen schwerer Lasten auf schlechten Wegen, bei *Reitpferden* das anhaltende und zu frühe Galopp- und Trabreiten sowie das Rennen zu beschuldigen. Beim jungen 3–5jährigen Reitpferd kommt heutzutage der Spat aus diesem Grund sehr häufig vor. Die ersten Anfänge für die Entstehung der Spaterkrankung werden vielfach schon bei der ersten reiterlichen Ausbildung gelegt. Nicht selten geschieht dies, wenn die jungen Pferde für Auktionen oder dergl. in relativ kurzer Zeit in einen gewissen reiterlichen Ausbildungszustand gebracht werden sollen. Durch die ungenügende allgemeine gymnastische Ausbildung können die Sprunggelenke einseitig überbelastet werden. Von den Rennpferden erkranken am häufigsten die *Traber* an Spat. Er ist für diese eine *Berufskrankheit*, die sich infolge ungewöhnlich starker Beanspruchung der Sprunggelenke einstellt. Die Erkrankung der *inneren* Seite des Gelenks erklärt sich aus der physiologischen Mehrbelastung der inneren Gelenkhälfte. Zuweilen entwickelt sich auch der Spat bei ausgewachsenen Pferden im Anschluß an Prellungen (Quetschungen) des Sprunggelenks.

b) Die *inneren*, indirekten, *prädisponierenden* Ursachen sind zunächst die *Jugend* und das lebhafte *Temperament* edler Pferde. Sodann kommen als prädisponierende Momente in Betracht: *mangelhafte anatomische Beschaffenheit des Sprunggelenks* (schmales, schwaches, flaches, kleines, kurzes, eingeschnürtes Sprunggelenk), *unregelmäßige Gliedmaßen- und Zehenstellungen* (säbelbeinige, kuhhessige, bodeneng- und zehenweite, faßbeinige, rückständige Stellung, Überbautsein), übermäßige Entwicklung der *Kruppenmuskulatur* bei schwachem Sprunggelenk, schlechte Beschaffenheit der *Knochen* und außerdem *unzweckmäßiger Hufbeschlag* (zu starkes Niederschneiden der Trachten, einseitiges, schiefes Beschneiden, zu schmale und zu eng gerichtete und zu kurze Hufeisenschenkel). Soweit diese Ursachen auf angeborenen Skelettverhältnissen beruhen, sind sie als *Anlage* zum Spat auch *vererbbar;* der *Krankheitsprozeß des Spats* selbst ist dagegen *nicht vererbbar*.

Symptome. Der Spat ist durch zwei Haupterscheinungen gekennzeichnet: *die Spatlahmheit* und die *Spatexostose*.

a) *Die Spatlahmheit* entwickelt sich meist *allmählich*, zuweilen aber auch plötzlich. Sie zeigt sich gewöhnlich am deutlichsten unmittelbar nach dem Herausführen der Pferde aus dem Stall und *vermindert sich* bei der *Bewegung*, bei der sie sogar ganz verschwinden kann (sog. „Einlaufen"). Besonders tritt die Lahmheit nach der sog. *Spatprobe* hervor, d. h. wenn die Gliedmaße vor-

---

[1]) Das Wort „Spat" ist abzuleiten von dem althochdeutschen *Spatz* = Knollen, Knoten, Knödel (vgl. die heute noch in Bayern übliche Aussprache Spatz für Spat, ferner die in manchen Weingegenden gebräuchliche Bezeichnung Spatz für die knotenartigen Absätze der Reben, endlich die schwäbische Benennung Spätzle = Knödel). Das lateinische Wort *spavanus*, von dem andere das Wort Spat ableiten wollen, ist späteren Ursprungs und stammt von dem althochdeutschen Wort *sparve* = Sperling (vulgär = Spatz).

her einige Minuten in extrem abgebeugter Stellung aufgehoben gehalten wurde *(Beugeprobe,* vgl. Diagnose). Die Pferde gehen hiernach häufig die ersten Schritte auf drei Beinen. Im Stall erscheint das Herumtreten nach der gesunden Seite für die Tiere schmerzhaft. Sie entlasten auch häufig die erkrankten Gliedmaßen, indem sie den Huf bei abgebeugten Zehengelenken fast mit der Zehenwand aufstützen („Schildern"). Zuweilen beobachtet man ferner bei der Bewegung und in der Ruhe ein krampfhaftes, zuckendes Hochheben der kranken Gliedmaße mit extremer Abbeugung der Gliedmaße *(Hahnentritt, Zuckfuß, Streukrampf).* Da das Strecken und Belasten, nicht aber das Abbeugen des Gelenks schmerzhaft sind, entwickelt sich vorwiegend in den Streckmuskeln (Glutäen) eine Inaktivitätsatrophie. Außerdem wird bei der Bewegung die *Kruppe* mitbewegt und deutlich sichtbar *gesenkt,* um die Streckung des Sprunggelenkes zu vermindern (Auf- und Abschwingen der Hüfte). Bei längerer Dauer der Lahmheit wird die ganze Gliedmaße *atrophisch.* Als Folge des verminderten Durchtretens wird der *Huf* an den Trachten hoch, an der Zehe kurz und *stumpf.* Das *Hufeisen* zeigt sich nur an der *Zehe* abgenützt, und zwar am vorderen Drittel des Zehenteils (sog. Zehenrichtung des Hinterhufeisens). Beim Vorführen des Pferdes an der Hand auf hartem Boden vollführt der vorschwingende Huf einen flachen Bogen über dem Boden. Dabei berührt die abgebeugte Hufspitze bei jedem Schritt oder zumindest manchmal den Boden oder der Huf schlägt kurz mit der Spitze auf. Neben dem Anlaufen einer Zehenrichtung kann dies auch zu Schleifspuren an der Zehenwand führen. Besonders beim jungen Pferd ist dies häufig zu beobachten, wie überhaupt die Spatlahmheit der *jungen* Pferde vielfach einige Besonderheiten erkennen läßt. Ein charakteristisches *Anfangssymptom* ist das sog. „Verspannen im Rücken und Kreuz", während äußerlich erkennbare Veränderungen am Sprunggelenk noch fehlen. Zuerst bemerkt der Reiter, daß sich das Pferd im Rücken versteift und verspannt sowie mit den Hintergliedmaßen nicht schwungvoll und weit ausgreifend vor und unter den Körper vorwärts tritt. Da das extreme Strecken und Belasten des Sprunggelenks schmerzhaft sind, sucht sich das Pferd dieser Schmerzempfindung durch einen kürzeren Schritt und durch Anspannen der Muskulatur der Hintergliedmaßen und des Rückens zu entziehen. Die jungen Pferde zeigen auch keine Verringerung des Lahmheitgrades in der Bewegung, sie „laufen sich nicht ein" und zeigen

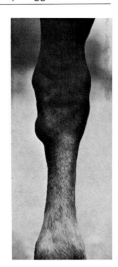

Abb. 726 *Spatexostose* links, Pferd.

auch im Stall meistens kein „Schildern" oder ähnliches Verhalten.

b) Die *Spatexostose* ist nicht in allen Fällen, namentlich nicht im Anfang der Krankheit und nicht bei *jungen* Pferden vorhanden (sog. *unsichtbarer* Spat). Sie ist charakterisiert durch ihren Sitz in der Gegend des Os tarsale III und Os tarsi centrale, ihre *knochenharte Konsistenz,* Schmerzlosigkeit, flache, umschriebene Form und die Nichtverschiebbarkeit auf der Unterlage bei Verschiebbarkeit der Haut. Zuweilen ist die Spatexostose mehr nach vorn oder mehr nach hinten gelagert. Manchmal ist sie deutlicher sichtbar, wenn man die Sprunggelenksgegend von vorn her, durch die Vordergliedmaßen hindurch besichtigt (Abb. 726). Der übrige Untersuchungsbefund an der Gliedmaße ist *negativ.*

Bei Trabern, die häufig an Spat leiden (Berufskrankheit), die aber infolge ihrer eigentümlichen Gangart auf einer Vorführbahn schwierig vorzuführen und zu beurteilen sind, die auch infolge ihres Spats oft nur wenig lahmen, während sie in der Arbeit bzw. im Rennen eine unreine Gangart zeigen, ist die Exostose oft das einzige Symptom der Erkrankung. Bei diesen Trabern verhält sich die Krankheit in der Regel so, daß sie auf der Gliedmaße mit Spatexostose korrekt gehen, während sie auf der anderen Gliedmaße, an der eine Exostose noch nicht zu sehen ist (unsichtbarer Spat), nur geringe Grade der Lahmheit oder nur eine unreine, „manschende" Gangart im Rennen zeigen. Außerdem neigen an Spat lahmende Traber dazu, aus dem Trab in den Galopp überzuwechseln, weil sie in dieser Gangart die spatkranke Gliedmaße entlasten. Bei Reitpferden macht man übrigens bisweilen ähnliche Beobachtungen über Verlauf und Symptome des Spats.

IV. Krankheiten des Sprunggelenks

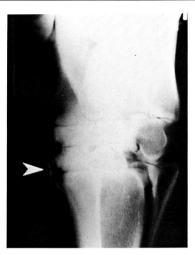

Abb. 727 *Spat* mit *äußerer* und *innerer* partieller Ankylose zwischen Os centrale und Os tarsale III und Os metatarsale III (Pfeil), Pferd, Röntgenbild mit schrägem Strahlengang.

Pathologisch-anatomischer Befund. Die *makroskopischen* Veränderungen des Sprunggelenks bestehen in *Hyperostosen* (Exostosen, Osteophyten), namentlich in der Gegend des Os centrale und des Os tarsale III. Nach den Untersuchungen von *Wamberg* lassen sich die Defekte am häufigsten an der proximalen Fläche des Os tarsale III und an der distalen Gelenkfläche des Os centrale nachweisen. Die Exostosen bilden am mazerierten Knochen vielfache, zackige, zottige, blättrige, blumenkohlähnliche, griffelartige, unregelmäßig zusammengehäufte Knochenauswüchse, die oft beide Knochen durch fingerförmiges Zusammenwachsen von außen unbeweglich miteinander verbinden *(äußere Ankylose, Pseudoankylose;* Abb. 727). Nicht selten sind

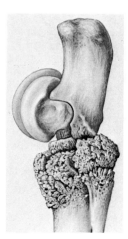

Abb. 728 Hochgradige *Exostosen* am Sprunggelenk bei Spat, Pferd.

auch der Metatarsus (Mt_3) mit dem medialen Griffelbein (Mt_2), das Os tarsale I und II und das Sprungbein, Talus (Os tibiale), Sitz von Knochenwucherungen (Abb. 728). Bei weiterer Ausbreitung auf die Tibia entsteht eine chronische deformierende Arthritis und Periarthritis des ganzen Sprunggelenks. Auf der Durchschnittsfläche zeigen die Tarsalknochen im Beginn des Leidens eine fleckige oder flächenförmige entzündliche Rötung und eine abnorm weiche Konsistenz *(Ostitis rarefaciens, Osteoporosis, Osteoklasie).* Später tritt in den weichen Entzündungsherden festes, hartes neugebildetes Knochengewebe auf *(Ostitis condensans, Osteosklerosis).* Der diesen Herden benachbarte *Gelenkknorpel* ist matt, glanzlos, rötlich-bläulich verfärbt, oberflächlich zerfasert, später tief zerklüftet und punktförmig, strichförmig oder flächenförmig usuriert. Auf einer zerklüfteten, unebenen Oberfläche treten kleine weiße Kalkpunkte und später Knochenwucherungen auf *(Knorpelusur, Osteoarthritis, Arthritis sicca, Arthritis chronica deformans).* Außerdem findet man auf dem Durchschnitt im Zentrum häufig eine Verwachsung der beiden Tarsalknochen, zuweilen auch noch des Metatarsus, miteinander *(innere Ankylose;* Abb. 729). Durch die Ankylose wird in Verbindung mit den ostitischen Prozessen eine *Transformation* der kleinen Sprunggelenksknochen, des Metatarsus und der dazugehörigen Gelenke herbeigeführt. Die Knochen werden nicht allein miteinander verbunden, sondern durch Änderung ihrer Struktur (Lagerung der Knochenbalken, Verschmelzung der Kompakta und namentlich der Spongiosa, Auflösung und Verschiebung der Markhöhlen) und Zerstörung der Gelenkflächen zu einer einheitlichen Knochenmasse verschmolzen. Die Bursa des M. tibialis anterior wird in der Regel unverändert gefunden.

Diagnose. Für die Diagnose des Spats sind die *Spatexostose* an der medialen Sprunggelenksfläche unmittelbar vor der Kastanie, die eigenartige, bei der Bewegung in vielen Fällen sich vermindernde *Spatlahmheit,* das positive Ergebnis der *Beugeprobe* und der *negative* Befund an der übrigen Gliedmaße in der chirurgischen Praxis meist ausreichend. Der gleichzeitige Nachweis aller dieser vier Momente genügt gewöhnlich zur Diagnose. Zur Beurteilung der *Lahmheit* muß das Pferd an der Hand auf ebenem, hartem Boden (Pflaster, Asphalt o. a.) vorgeführt werden, nicht auf weichem nachgiebigem Boden und auch nicht unter dem Reiter. Eine geringgradige Lahmheit kann auf weichem Boden u. U. nicht in Erscheinung treten, und ein guter Reiter kann durch die reiterlichen Hilfen auf das Pferd in der Weise (unbewußt oder absichtlich) einwirken, daß eine Schrittverkürzung ausgeglichen wird (Die Lahmheit wird „weggeritten"). Die *Beugeprobe allein beweist nichts,* da sie auch bei der *chronischen Gonitis* und Coxitis und bei anderweitigen Krankheitszuständen positiv ausfällt. Ein Unterschied besteht oft allerdings insofern, als die Pferde beim *Spat* die Gliedmaße nach dem Loslassen durch den Aufhalter *schnell*, bei *Gonitis* und *Coxitis* nur *allmählich* und *zögernd* wieder aufsetzen. Wenn auch das positive Ergebnis der Beugeprobe nicht ein für die Spaterkrankung spezifisches Symptom darstellt, so ist sie doch als ein wichtiges und wertvolles diagnostisches Hilfsmittel zu bewerten. Die Beugeprobe wird zweckmäßigerweise in einem angemessenen zeitlichen Abstand an *beiden* Gliedmaßen ausgeführt, und zwar auf hartem Boden. Geringste Schmerzempfindungen können durch das extreme Abbeugen nachgewiesen werden. Da bei den dispositionell bedingten Spatformen in der Regel beide Gliedmaßen betroffen sind, fällt auch die Beugeprobe *beiderseits,* allerdings graduell unterschiedlich, positiv aus. Auch das Vorhandensein einer Knochenauftreibung allein beweist an sich noch nicht das Vorhandensein von Spatlahmheit (abgeheilter Spat!). Ebensowenig schließt umgekehrt das *Fehlen* der *Spatexostose* das *Vorhandensein* von Spat aus *(unsichtbarer Spat).* In solchen Fällen lassen sich mit der *Röntgenuntersuchung* die vorhandenen pathologisch-anatomischen Veränderungen nachweisen. Sie ist ein ausgezeichnetes diagnostisches Hilfsmittel, um schon die geringsten Veränderungen innerhalb der distalen Gelenkabteilungen in ihren Anfängen zu erkennen: unscharfe Konturen der Randpartien des Os tarsi centrale und/oder des Os tarsale III in Form einer Spitze, eines Hakens oder Wulstes; unscharfe Darstellung der linienförmigen Gelenkspalten zwischen Os tarsi centrale und tarsale III und metatarsale III durch Usurbildung an deren Gelenkflächen infolge einer Knorpelnekrose, mit der eine innere Ankylose beginnt; intrakapsuläre Exostosenbildung durch eine reaktive Synovialitis an Os tarsi centrale und Os tarsale III; partielle oder totale Ankylosierung der Articulatio centrodistalis oder A. tarsometatarsea in fortgeschrittenen Fällen. In solchen Fällen vermittelt sie einen Überblick über das Ausmaß und den Grad der Veränderungen (s. Abb. 727 u. 729). Die Aufnahme muß mit schräger, um 70° von der sagittalen abweichenden Aufnahmerichtung angefertigt werden; u. U. muß die Aufnahme durch weitere Aufnahmen mit anderer Projektionsrichtung ergänzt werden. Andererseits darf ihr Ergebnis weder für die Diagnose der Spatlahmheit noch für die anzuwendende Therapie überbewertet werden. Ihr diagnostischer Wert ergibt sich vielmehr zusammen mit den anderen Symptomen. Ein negativer Befund schließt Spat

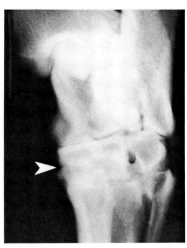

Abb. 729 *Spat* mit *innerer Ankylose* zwischen Os centrale und Os tarsale III und Os metatarsale III (Pfeil), Pferd, Röntgenbild mit schrägem Strahlengang.

nicht unbedingt aus. In zweifelhaften Fällen wird die Diagnose, namentlich die Unterscheidung von der chronischen deformierenden Gonitis, nach *Berge* durch eine *diagnostische Injektion* (subkutane Infiltration der medialen Sprunggelenksfläche mit 60–100 ml eines Lokalanästhetikums) gesichert. Namentlich in forensisch zweifelhaften Fällen darf die Vornahme einer diagnostischen Injektion zur Sicherung der Diagnose nicht unterlassen werden. Liegt wirklich Spat vor, so muß die Lahmheit nach der Injektion verschwinden oder mindestens wesentlich geringgradiger werden. Wenn die Lahmheit nicht völlig verschwindet, so bedeutet dieses Ergebnis nicht, daß keine Spatlahmheit vorliegt. Dieser Anästhesie wie auch den anderen hier angezeigten diagnostischen Anästhesien (Nn. plantares, distale gemeinsame Beugesehnenscheide) darf bei nicht völligem Verschwinden der Lahmheit immer nur ein bedingter Wert beigemessen werden, denn eine zuverlässige diagnostische Anästhesie zur sicheren Bestätigung des Spatverdachts gibt es nicht. Trotzdem ist ihre Anwendung in gegebenen Fällen für eine sichere Diagnose unentbehrlich.

Prognose. Die *Spatkrankheit* an und für sich ist bei vorhandener Exostosen- und Ankylosenbildung *unheilbar,* dagegen ist die *Spatlahmheit* durch verschiedene Mittel zu beseitigen. Zuweilen kommen auch, namentlich im Anfang des Leidens, Selbstheilungen des Spats vor (vgl. die oben beschriebenen reparatorischen Vorgänge der Ostitis

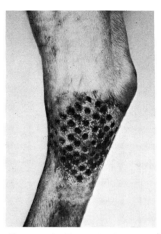

Abb. 730 *Brennen* in Form des kutanen Punktbrennens beim *Spat*, Pferd.

condensans und der Transformation). Im allgemeinen hängt die Prognose von verschiedenen Umständen ab, namentlich von der Dauer und dem Grad der Spatlahmheit, von dem Sitz der Spatexostose, von dem Alter, der Rasse, dem Exterieur und dem Gebrauch der Pferde. *Ungünstig* sind eine lange Dauer der Lahmheit, erhebliche Muskelatrophie an der Kruppe, Sitz der Spatexostose weit vorn, sekundäre Kontrakturen in den distalen Gelenken und Sehnen (steile Fesselstellung, Schale, Verkürzung der Beugesehnen), fortgesetzte Anstrengung des Gelenks durch Reiten und schweren Zugdienst, ungünstiges Exterieur, insbesondere schwache Sprunggelenke und unregelmäßige Gliedmaßen- und Zehenstellungen bei jugendlichen Tieren. Das trifft besonders für die bei den Reitpferden sehr häufig anzutreffende *bodenenge* Stellung der Gliedmaßen mit gleichzeitig *diagonal nach außen verdrehter weiter Zehenstellung* zu. *Günstig* sind dagegen eine frühzeitige Behandlung zu Beginn des Leidens, geringe Lahmheit, Sitz der Spatexostose hinten, Möglichkeit der schonenden Beanspruchung und reiterlichen gymnastischen Ausbildung sowie normale anatomische Verhältnisse.

Behandlung. Die Spatlahmheit kann nach verschiedenen Methoden behandelt werden.

a) Mit einem *orthopädischen Hufbeschlag* läßt sich fast immer eine Besserung und in manchen Fällen sogar eine Beseitigung der Lahmheit erzielen. Der früher empfohlene und vielfach angewandte Spathufbeschlag mit *hohen Stollen*, ausgeprägter Zehenrichtung und langen, weit gerichteten Schenkeln des Hufeisens ist für *Reitpferde* nicht anwendbar. Für diese hat sich vielmehr der von *Nyffenegger* vorgeschlagene Hufbeschlag bewährt.

Nach den Erfahrungen von *Nyffenegger* und *Löhrer* wird eine Entlastung des *Os tarsale III* und des *Os tarsi centrale* erreicht durch ein sachgemäßes Kürzen des inneren Huftragerandes und durch ein Hufeisen, dessen *äußerer* Schenkel breiter gehalten und weiter gerichtet wird. Außerdem soll der äußere Schenkel dicker sein als der innere. Dies wird bewirkt durch Aufschweißen eines höchstens 3 mm dicken Plättchens, das bis zur Schenkelmitte reichen soll. Im übrigen richten sich die Dicke und Breite des Hufeisenschenkels nach der Gliedmaßenstellung (bodenenge bzw. faßbeinige Stellung) und nach der Abnutzung der äußeren Hufwand. Der verdickte und verbreiterte Hufeisenschenkel muß bei anderen unregelmäßigen Stellungen der *innere* sein, wie das bei der häufig vorkommenden *bodenengen* Stellung der Gliedmaßen mit gleichzeitig *diagonal nach außen verdrehter weiter Zehenstellung* der Fall ist.

b) *Scharfe Einreibungen* (Unguentum Cantharidum pro usu veterinario, Quecksilberjodidsalbe 1:5, Chromsalbe, Arseniksalbe) oder *Scharfpflaster* (Emplastrum Cantharidum pro usu veterinario) haben nur eine relativ geringe Wirkung.

c) Das *Brennen* in Form des *kutanen* Punktbrennens über die mediale Sprunggelenksfläche hinweg (Abb. 730) und Abdecken der Brandwunden mit einem Verband. Dieses Brennen hat eine stärkere hyperämisierende und damit heilende Wirkung als das perforierende. Ihm muß eine 4–6wöchige Ruhe in der Boxe folgen. Werden die Pferde nicht gebrannt, so läßt sie der Besitzer auch nicht stehen. Nach 4 Wochen Hufbeschlag mit verdickten Schenkelenden oder kurzen Stollen und ausgeprägter Zehenrichtung. Das *perforierende* Brennen sollte bei Reitpferden nicht angewandt werden. Es ist nicht ungefährlich, da vereinzelt eine Infektion der tiefen Brandwunden und eine Gelenkeiterung eintreten können. Perforierend gebrannte Pferde dürfen hinterher niemals geführt werden. Wundschutz und sofortige Stallruhe. Bei *Traberpferden* empfiehlt sich beiderseitiges, kutanes Punktbrennen. Danach müssen die Pferde ein Vierteljahr Ruhe haben.

d) Der *Spatschnitt* besteht in der V-förmigen subkutanen *Periostomie*. Die Wirkung dieser Spatoperation ist häufig gut *(Peters-Schmidt)*.

e) *Die Doppelneurektomie* (Nn. fibularis prof. et tibialis) kann für Reit- und Sportpferde nicht empfohlen werden, denn in schnelleren Gangarten bleibt ein gewisser Grad der Lahmheit bestehen. Außerdem sind die nach der Neurektomie auftretenden postoperativen Komplikationen zu befürchten, die diese Pferde als Reit- und Sportpferde untauglich erscheinen lassen müssen.

f) An Stelle der unter e) angeführten Doppelneurektomie empfiehlt *Wamberg* die „*periphere Neurektomie*" der um die Spatexostose gelegenen Nervenfasern. Die Operation ist insbesondere bei Reit- und Sportpferden und Trabern indiziert.

Für die bei *Reit-* und *Sport*pferden heutzutage sehr häufig vorkommende Spaterkrankung hat sich nach den *eigenen* (H. Müller, 1972) langjährigen Erfahrungen an einer großen Zahl von Patienten in der Gießener Klinik folgendes Behandlungsverfahren bewährt. Bei jeder Spatlahmheit und -form wird unabhängig von dem Ausmaß der pathologischen Veränderungen zunächst der orthopädische Hufbeschlag nach *Nyffenegger* aufgelegt. Es ist dabei zu beachten, ob der verdickte und verbreiterte Hufeisenschenkel unter die äußere oder innere Hufhälfte zu legen ist. Das Hufeisen muß außerdem mit einer ausgeprägten *Zehenrichtung* versehen werden. Der verdickte Schenkel des Hufeisens gehört an die Hälfte des Hufes, die stärker belastet wird, damit durch die Erhöhung der betreffenden Seiten- und Trachtenwand die einseitige Überbelastung des Hufes und des Sprunggelenks korrigiert wird. In zweifelhaften Fällen ist es zweckmäßiger, die Verdickung eines Hufeisenschenkels wegzulassen und das Hufeisen nur mit einer Zehenrichtung zu versehen. Das Ergebnis des Hufbeschlages bestimmt dann die weitere Behandlung. Wenn unmittelbar oder einige Tage nach dem Hufbeschlag die Lahmheit verschwindet oder erheblich geringer wird, bleibt dieser die einzige therapeutische Maßnahme. Sie *muß* aber mit einer anschließenden *funktionellen Bewegungstherapie* verbunden werden, die einen wesentlichen und wichtigen Bestandteil des Behandlungsverfahrens darstellt.

Der Besitzer wird angewiesen, das Pferd unter Vermeidung von Seitengängen und Hindernisspringen ungeachtet einer noch etwa vorhandenen Lahmheit dressurmäßig zu reiten. Das bedeutet auch gleichzeitig eine wirksame gymnastische Ausbildung des Pferdes, während Weidegang zwecklos ist. Wenn bis zum nächsten Hufbeschlagwechsel die Lahmheit beseitigt ist oder sich wesentlich verringert hat, wird der orthopädische Hufbeschlag beibehalten und auch die Bewegungstherapie fortgesetzt.

Wenn dagegen nach 6 bis 8 Wochen der Lahmheitsgrad nicht wesentlich geringer geworden ist, wird die *periphere Neurektomie* nach *Wamberg* ausgeführt und weiterhin der orthopädische Hufbeschlag nach *Nyffenegger* beibehalten. Das operierte Pferd erhält eine Ruhigstellung von etwa *einer* Woche, um die Wundheilung nicht zu gefährden, und wird dann einer *funktionellen Bewegungstherapie* unterzogen. Sie besteht darin, daß das Pferd zunächst 14 Tage lang täglich steigernd ½ bis 1 Stunde lang im Schritt und Trab longiert wird. Nach *Wamberg* dient die postoperative Bewegung der funktionellen Anpassung des Narbengewebes. Deshalb müssen die Dauer und die Intensität der Bewegungsanforderungen entsprechend dem jeweiligen Verhalten des Pferdes erfolgen. Das Pferd soll kurzzeitig angestrengt, aber nicht überfordert werden. Darauf folgt tägliches dressurmäßiges Reiten ungeachtet einer etwa noch bestehenden Lahmheit unter Vermeidung von Seitengängen und Springen. Das Pferd muß dabei zum ausgreifenden und schwungvollen Vorwärtstreten angeregt werden. Der orthopädische Hufbeschlag wird für mehrere Beschlagsperioden beibehalten. Da meistens eine dispositionell bedingte Spaterkrankung vorliegt, erfolgt in der Regel die Operation gleichzeitig an beiden Gliedmaßen. Das Ausmaß und der Grad der pathologischen Veränderungen stellt kein Kriterium für den zu erwartenden Behandlungserfolg dar. Pferde mit fortgeschrittenen Veränderungen können mit dieser Behandlung innerhalb kurzer Zeit wieder lahmheitsfrei werden, während sich Fälle mit geringgradigen pathologischen Veränderungen des Sprunggelenks als unheilbar erweisen können.

g) Ausgehend von der klinischen Erfahrung, daß die periphere Neurektomie nach *Wamberg* in manchen Fällen keine Beseitigung der Lahmheit bringt, da vermutlich mit dieser Operation nicht alle das Krankheitsgebiet versorgenden sensiblen Nerven erfaßt werden und somit die Schmerzempfindung nicht völlig aufgehoben wird, kann eine Erweiterung des Analgesiegebiets mit Hilfe einer zusätzlichen Neurektomie die für die Behebung der Lahmheit notwendige Schmerzausschaltung bringen. Die hierfür in Frage kommenden sensiblen Nerven sind der Ramus cutaneus des N. tarsalis medialis des N. tibialis sowie die Äste des N. saphenus, die die Vena saphena begleiten. Beide Nerven innervieren in gegenseitiger überlappenden Weise die mediale Fläche des Sprunggelenks und somit auch die hier lokalisierten schmerzhaften Spatveränderungen. Nach *eigenen (H. Müller)* klinischen Erfahrungen vermag die *Neurektomie der Äste des N. saphenus* und *des Ramus cutaneus des N. tarsalis medialis des N. tibialis* in Verbindung mit der gleichzeitig ausgeführten *peripheren Neurektomie* nach *Wamberg* und deren unter f) beschriebenen therapeutischen Nachbehandlung in einer beachtlichen zusätzlichen Zahl von Fällen einen Dauererfolg zu bringen.

h) Der von *Adams* (1970) empfohlenen *Arthrodese* des mittleren und distalen Gelenks kann nicht ohne Vorbehalt zugestimmt werden. Bei dieser chirurgischen Destruktion der Gelenkknorpelflächen, um eine alsbaldige Ankylosierung und Analgesie zu erreichen, ist die Gefahr einer Schädigung der jeweiligen subchondralen Knochenplatten sehr groß und die Entstehung einer überschießenden, sehr schmerzhaften und heftigen Knochenreaktion mit einer sehr lange dauernden Ruhe- und Heilungszeit fast unvermeidbar. Die Analgesie kann jedenfalls auf eine schonendere Weise erreicht werden.

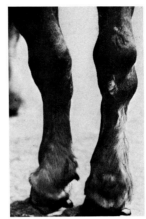

Abb. 731 *Rehbein*, rechts, Pferd.

2. Der Spat beim Rind

Der beim *Rind,* namentlich bei Zugrindern, nicht seltene Spat besteht nach *Blumenfeld* genau wie beim Pferd in einer regressiven und progressiven Veränderung der Sprunggelenksknochen (Ostitis rarefaciens und condensans). Seine Entwicklung wird durch die beim Rind häufige kuhhessige Stellung begünstigt. Er äußert sich in Steifheit, Lahmheit und Exostosenbildung. *Behandlung* wie beim Pferd. Bei Verwendung von Scharfsalben am Sprunggelenk ist daran zu denken, daß die Salbe bei Bullen mit dem Hodensack und bei Kühen mit dem Euter in Berührung kommen und dort sehr unangenehme Hautentzündungen verursachen kann. Um sie zu vermeiden, müssen die entsprechenden Stellen am Hodensack bzw. Euter dick mit Vaseline bestrichen werden. Quecksilberhaltige Salben dürfen bei Rindern nicht angewendet werden!

3. Rehbein

Man bezeichnet mit diesem Namen verschiedene Zustände: 1. eine *spatähnliche,* chronische Entzündung an der Außenfläche des Sprunggelenks, Os tarsale IV, „Rehspat", 2. eine traumatische *Periostitis ossificans,* 3. eine chronische Entzündung in der Umgebung des äußeren Seitenbandes (*Periarthritis,* Abb. 731). Alle diese Affektionen verlaufen meist ohne Lahmheit und sind daher ohne klinische Bedeutung. *Gottlieb* (Wien. t. Mschr., VI. Jg., 1919, S. 250 u. 283) hat in der Wiener

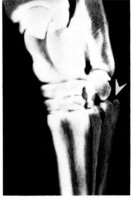

Abb. 732 *Angeborenes Rehbein* der rechten Hintergliedmaße, röntgenologische Darstellung des vergrößerten lateralen Griffelbeinköpfchens durch schräge plantodorsale Projizierung (Pfeil), 4jähr. Araberhengst.

chirurgischen Klinik unter 2180 Pferden 33 Fälle von *erworbenem* Rehbein = 1,5 Prozent festgestellt, und zwar in der Form von: Rehspat 7mal, Spat und Rehspat 4mal, Hautsklerose 11mal, Periarthritis 7mal, Periostitis ossificans 2mal, Übergreifen eines Überbeins 1mal und Verknöcherung der Sehne und Sehnenscheide des Seitenstreckers 1mal. *Der Rehspat stellt den gleichartigen Prozeß in den lateralen straffen Gelenken dar wie der Spat in der medialen Sprunggelenksabteilung (Osteoarthritis)* und kann daher auch mit den beim Spat üblichen Methoden behandelt werden. Als *angeborenes Rehbein* wird eine Bildungsanomalie des lateralen Griffelbeinköpfchens (und Würfelbeins) mit deutlichem Hervortreten desselben bezeichnet (Abb. 732). *Gottlieb* fand diese Abweichung, die mehr exterieuristisches Interesse hat, klinisch aber nur differentialdiagnostisch von Bedeutung ist, da sie niemals Lahmheit verursacht, bei mehr als 80 Prozent der untersuchten Pferde (vgl. Hasenhacke).

4. Die Verletzung und Entzündung des Sprunggelenks und der Sehnenscheiden

Verletzung und Entzündung der Sehnenscheiden am Sprunggelenk. Sie sind besonders häufig beim Pferd, bei dem sie durch Hufschläge, Gabelstiche, Hängenbleiben im Stacheldraht usw. veranlaßt werden und eine mittel- bis hochgradige Lahmheit verursachen. Die Eröffnung des Gelenks ist an dem *Ausfluß* von *Synovia,* zuweilen auch durch Sondieren mit dem Finger festzustellen. Die *Prognose* ist zweifelhaft, wenn es sich um perforierende Wunden des großen Gelenks *(Talokruralgelenk)* handelt. Beim Pferd und Rind, seltener bei Kleintieren, kann eine eitrig-jauchige Arthritis mit tödlichem Ausgang eintreten. Nicht so ungünstig ist die Prognose bei der Eröffnung der distalen kleinen Gelenke *(Intertarsalgelenke* und *Tarso-Metatarsal-Gelenk),* bei der Heilung eintreten kann.

Behandlung. Sie ist aussichtsreich bei sofortiger Injektion von einem Antibiotikum und Sulfonamid zu gleichen Teilen – insgesamt etwa 15 bis 20 ml – in das Gelenk. Die Gelenkinjektionen sind in Abständen von etwa 2 Tagen zu wiederholen, bis die Gliedmaße normal belastet wird und Fieberfreiheit eingetreten ist. Außerdem sind von Anfang an hohe Dosen von Antibiotika und antibiotisch wirksamen Chemotherapeutika über mehrere Tage bis zur Fieberfreiheit parenteral zu injizieren. Trockenverband um das Gelenk ist unerläßlich.

Entzündung des Sprunggelenks. Sie entsteht nach perforierenden Verletzungen, Kontusionen, Distorsionen (nicht selten), Frakturen und Luxationen (sehr selten), infolge Übergreifens benachbarter Phlegmonen oder einer eitrigen Sehnenscheidenentzündung auf das Gelenk, insbesondere bei subfaszialen Phlegmonen und eitrigen Entzündungen der Sehenenscheide an der Innenfläche des Gelenks (M. flexor hallucis longus). Seltener wird die Arthritis durch innere Ursachen veranlaßt (Serumpferde, Pyämie, Septikämie, Fohlenlähme, Druse). Man kennt zwei Hauptformen der Sprunggelenksentzündung, eine *aseptisch-seröse* (akute und chronische) und eine *eitrig-jauchige* Arthritis. Am wichtigsten ist die eitrig-jauchige Arthritis, die sich in der Regel an Verletzungen oder an benachbarte eitrige Entzündungsprozesse anschließt. Sie äußert sich durch umfangreiche, diffuse, sehr schmerzhafte Anschwellung des ganzen Sprunggelenks, hoch- bis höchstgradiges Lahmgehen, Ausfluß eitriger Synovia (bei Wunden) und Fieber. Oft führt sie beim Pferd durch septische Allgemeininfektion, zuweilen auch infolge von Hufbeinsenkung *(Belastungsrehe)* auf dem gesunden Hinterfuß oder durch Dekubitalgangrän zum Tod bzw. zur *Schlachtung.* Bei der Arthritis der kleinen Gelenke kann jedoch Heilung nach vorausgegangener Ankylosierung eintreten. Bezüglich des aus der akuten serösen Arthritis sich entwickelnden chronischen Gelenkhydrops vgl. das nachfolgende Kapitel über Sprunggelenkgallen.

Behandlung. Sie besteht wie bei der aseptischen Entzündung in feuchtheißen Verbänden, Alkohol-Prießnitz, Einreiben mit Scharfsalben oder Punktbrennen und Scharfsalbenbehandlung. Die Behandlung septischer Gelenkentzündungen ist die gleiche wie bei Verletzungen des Gelenkes, s. o.

Verletzung und Entzündung der Sehnenscheiden am Sprunggelenk. Am häufigsten wird beim Pferd die an der Innenfläche des Sprunggelenks gelegene *Sehnenscheide* des M. flexor hallucis longus und M. tib. post. verletzt. Die sich anschließende Entzündung ist gewöhnlich eitriger Natur. Sie äußert sich durch eine deutliche, längliche, schmerzhafte, anfangs weiche, später derbe *Anschwellung* im Gebiet der genannten Sehnenscheide, eitrigen oder geleeartigen, gelblichen *Ausfluß* mit graugelben *Gerinnseln,* in hochfieberhafter *Allgemeinerkrankung* und in *hoch- bis höchstgradiger Lahmheit.* Patienten dieser Art halten im Stall die Gliedmaße hoch (Beugehaltung), sie legen sich anfangs nicht, später zeigt sich auf hartem Stallboden bald Dekubitus. Die *Prognose* ist zweifelhaft oder ungünstig, denn schwere Pferde überstehen das Leiden, wenn nicht chirurgisch eingegriffen wird, bisweilen nicht. Bei leichten Pferden haben wir es jedoch bei entsprechender chirurgischer Behandlung oft heilen können, wenn rechtzeitig operativ eingegriffen wurde.

Behandlung. Da sich nach kleinen Verletzungen, Forkenstich, Hufschlag (Abb. 733) bisweilen eine paratendovaginale Phlegmone und sekundär ein Sehnenscheidenempyem ausbilden, so kann, wenn das Empyem durch Probepunktion festgestellt ist, die Sehnenscheide an ihrem distalen Rezessus im Bereiche der Kastanie, d. h. hinter der Spatgegend, durch einen kurzen Einschnitt, 4–5 cm lang, eröffnet werden und nach Einführung einer langen bleistiftdicken Knopfsonde auch an ihrem proximalen Ende. Ist die Sehnenscheide durch die Wunde primär eröffnet und

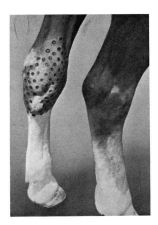

Abb. 733 *Eitrige Sehnenscheidenentzündung* des M. flexor hallucis longus am Sprunggelenk, durch Operation geheilt, dann Punktbrennen, Pferd.

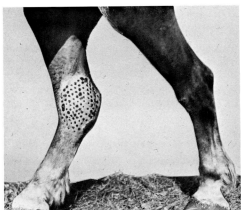

Abb. 734 *Sehnen-* und *Sehnenscheidenwunde* (M. flex. hallucis longus), *eitrige Tendovaginitis,* geheilt und dann gebrannt, Pferd.

fließt bereits typisches Synovialsekret ab, das mit großen Fibrinflocken durchsetzt ist, so spaltet man die Sehnenscheide mit dem geknöpften Messer von dieser Wunde aus und verfährt proximal wie oben. Danach führt man einen Gummistreifen als Drain durch die Länge der Sehnenscheide und injiziert ein Antibiotikum und Sulfonamid āā. Ist die Sehnenscheide jedoch, wie in Abb. 734, durch eine breite Wunde (Pflugscharverletzung) eröffnet, so genügen eine gründliche Ausschneidung dieser Wunde und eine Drainage der Sehnenscheide durch einen von der Wunde aus eingeführten und mit einem sulfonamid- oder antibiotikumgetränkten Tupfer. Bei dem Fall in Abb. 734 war durch die Pflugschar sogar der Flexor hallucis longus zur Hälfte quer durchschnitten. *Niemals soll man die Sehnenscheide in ihrer ganzen Länge spalten.* Die jede Sehnenscheideneiterung begleitende, hochfieberhafte paratendovaginale Phlegmone behandelt man zweckmäßig mit parenteralen Injektionen von Antibiotika und antibiotisch wirksamen Chemotherapeutika in ausreichend hohen Dosen (s. o.) und mit feuchten Verbänden einer warmen desinfizierenden Lösung. Die Antibiotika sind bis zum Eintritt der Fieberfreiheit zu injizieren. Neu auftretende Abszesse sind zu spalten. Üppiges Granulationsgewebe, Caro luxurians, an den Wunden tragen wir erst ab und verschorfen die Fläche, wenn die Eiterung nachläßt, und wenn der Patient wieder gut belastet (nach 4–6 Wochen). Haben sich die Wunden geschlossen und beginnt der Patient zu belasten, so empfiehlt sich Punktbrennen (s. Abb. 733, 734)

oder Gitterbrennen über die ganze mediale Sprunggelenksfläche. Danach wird die Belastung zusehends besser. Die Behandlung der Sehnenscheideneiterung nimmt jedoch allein 6–8 Wochen in Anspruch, die Nachbehandlung, Brennen und Bewegung in der Boxe, mindestens 4 Wochen. Auch für diese Pferde ist die *Loheboxe* ein wichtiger Heilfaktor, andernfalls sind Dekubitus und Belastungrehe oft unvermeidlich.

Bei hochgradigen und verschleppten Fällen kann als Behandlung auch die *Resektion* der Sehne des M. flexor hallucis longus und des M. tibialis caudalis in Frage kommen. Die beiden innerhalb der Sehnenscheide verlaufenden Abschnitte der Sehnen werden reseziert. Die entfernten Sehnenanteile werden zunächst durch Granulationsgewebe innerhalb von 6 bis 8 Wochen ersetzt, das sich nachfolgend in einen fibrösen Narbenstrang umformt, der in der Sehnenscheide die Funktion der rezesierten Sehnen übernimmt. Die Operation ist auch beim Rind indiziert und erfolgreich. Etwa die Hälfte der tenektomierten Pferde wird geheilt.

Seltener ist die eitrige Entzündung der *Sehnenscheide des seitlichen Zehenstreckers* (M. extensor digitalis ped. lat.) an der Außenfläche des Sprunggelenks, die zuweilen nach zufälligen oder operativen Verletzungen beobachtet wird (Operation des Hahnentritts). Ihre *Prognose* ist *günstiger.*

Die Behandlung ist dieselbe wie bei der Tendovaginitis des M. flex. hall. longus. Gewöhnlich tritt hiernach Heilung ein.

IV. Krankheiten des Sprunggelenks

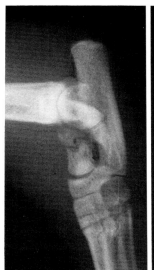
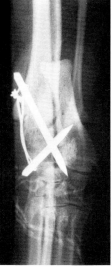
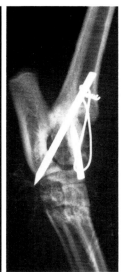

Abb. 735 Fraktur des *Talus* (Rollbein), Katze, Röntgenbild.

Abb. 736 Fraktur der Abb. 735 nach der *Osteosynthese* mit 2 gekreuzten Bohrdrähten und Zuggurtung, Röntgenbild mit sagittalem (links) und transversalem (rechts) Strahlengang.

5. Frakturen der Sprunggelenksknochen

Sie sind relativ selten und betreffen meist das *Fersenbein* (Kalkaneus) und das *Sprungbein* (Talus). Sie werden gewöhnlich durch Hufschläge, Stürzen, rasche Wendungen oder Überfahrenwerden (Hunde) veranlaßt (Abb. 735 u. 737). Seltener entstehen sie spontan durch starke Muskelkontraktion der Gastrocnemii (Kalkaneus, Abrißfraktur; Abb. 720) und nach der Doppelneurektomie der Nn. tibialis et fibularis (schifförmiges Bein). Die Frakturen des *Fersenbeinhöckers* äußern sich durch Erschlaffung der Achillessehne, Hochziehen des abgebrochenen Knochenstücks durch die Gastrocnemii, hochgradige Stützbeinlahmheit, Zusammenknicken des Sprunggelenks beim Versuch der Belastung, abnorme Beweglichkeit des Unterfußes beim Aufheben, Krepitation und lokale Deformation. Die Prognose ist beim Pferd und Rind im allgemeinen ungünstig; eine Heilung tritt nur ausnahmsweise und erst nach Monaten ein. Günstiger ist sie bei Fersenbeinfrakturen ohne Abhebung des Fersenbeinhöckers sowie bei den *Frakturen der Hunde*. Die übrigen Frakturen der Tarsalknochen, insbesondere des *Sprungbeins* (Rollbeins), rufen die Erscheinungen einer schweren Arthritis hervor: hochgradige Lahmheit, umfangreiche Schwellung und Schmerzhaftigkeit, Fieber; Krepitation ist meist nicht nachweisbar. Eine sichere Diagnose ist nur durch Röntgenuntersuchung möglich. Beim Pferd und Rind sind diese Frakturen in der Regel unheilbar. *Behandlung* wie bei der Entzündung des Sprunggelenkes. Bei Hund und Katze lassen sich die verschiedenen Formen der Frakturen und Luxationen mit den jeweils geeigneten und indizierten Methoden der *Osteosynthese* erfolgreich behandeln und heilen (Abb. 735, 736, 737, 738).

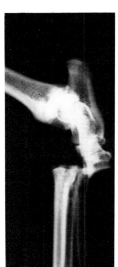
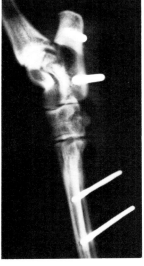

Abb. 737 *Luxatio metatarsi cranialis* im Tarsometatarsalgelenk, 5jähr. Pudel, Röntgenbild.

Abb. 738 Luxation der Abb. 737 nach der *Reposition* und *Fixation* mit perkutaner Verschraubung und extrakutaner Technovitschienung (Fixateur externe), Röntgenbild.

6. Die Periarthritis des Sprunggelenks

Vorkommen. Im Gegensatz zu den umschriebenen Verdickungen des Sprunggelenks beim Spat und Rehbein kommen bei Pferden auch *diffuse,* das ganze Sprunggelenk umfassende chronische Verdickungen vor, die als *Periarthritis chronica* *tarsi* oder *Peritarsitis* zu bezeichnen sind. Man findet sie bei Pferden jeglichen Alters, bei Reitpferden ebenso wie bei Sportpferden. Gewöhnlich ist nur *ein* Sprunggelenk betroffen.

Ursachen. Die Periarthritis tarsi entwickelt sich entweder *primär* infolge von Verletzungen, Frakturen (s. Abb. 720), Distorsionen und übermäßigen Anstrengungen oder *sekundär* durch Übergreifen entzündlicher Prozesse aus der Nachbarschaft (Spat, Hasenhacke, Sehnenscheidenentzündungen, Arthritis des Talokruralgelenks, Phlegmonen, Brennen, scharfe Einreibungen). Namentlich der *Spat,* die *Sehnenscheidenentzündung* des M. flexor hallucis longus oder diffuse *Phlegmonen* am Sprunggelenk führen oft zu einer diffusen chronischen Periarthritis.

Pathologisch-anatomische Veränderungen. Das ganze Gelenk ist infolge ossifizierender Periostitis und Exostosenbildung in allen Durchmessern *verdickt.* In schweren Fällen zeigt das kranke Gelenk den doppelten und dreifachen Umfang des gesunden. Auf der Oberfläche der präparierten Gelenkknochen findet man *Osteophytenbildung* in allen Formen und Graden: bimssteinähnliche Rauhigkeiten, griffelartige, zackige, zapfenförmige gestielte, traubenähnliche Auflagerungen, klippenartige Kämme und Vorsprünge, schwamm- und blumenkohlartige Wucherungen oder platte, flache Verdickungen. Dabei sind diese Knochenneubildungen nicht auf die eigentlichen Sprunggelenkknochen beschränkt, sondern sie greifen auch auf das distale Ende der Tibia und das proximale Ende des Metatarsus über. Bei ausgedehnter Exostosenbildung kommt es zur äußeren *Ankylosierung* der Gelenke. Das Kapselband und die Seitenbänder sind verdickt und zuweilen sogar verknöchert. Haut und Unterhaut sind sklerosiert und durch derbes Bindegewebe mit den Sehnenscheiden und der Gelenkkapsel fest verwachsen. Sind Phlegmonen vorausgegangen, so findet man in dem sklerosierten periartikulären Gewebe multiple, abgekapselte Abszesse.

Symptome. Die chronische deformierende Periarthritis schließt sich immer an vorausgegangene schmerzhafte Entzündungen am Sprunggelenk an. Man beobachtet daher im Anfang je nach den vorliegenden Ursachen *schmerzhafte Anschwellung* und *Lahmheit,* die sich namentlich nach der Beugeprobe erheblich steigert. Charakteristisch für die ausgebildete Periarthritis ist die *diffuse harte Anschwellung des ganzen Sprunggelenks,* die in den schwersten Fällen bis Mannskopfgröße erreichen kann. Dabei fühlt sich die Oberfläche der Anschwellung meist glatt, nicht besonders höher temperiert und schmerzlos an. Die Haut ist über der Anschwellung nicht verschiebbar, sondern straff gespannt. Die Beweglichkeit des Gelenkes ist vermindert *(Kontraktur)* oder aufgehoben *(Ankylose).* In vielen Fällen besteht trotz umfangreicher Auftreibung des ganzen Gelenks, ähnlich wie beim Spat, *keine Lahmheit,* wenn der entzündliche Prozeß zum Stillstand gekommen ist. Pferde mit chronischer deformierender Periarthritis *legen sich oft nicht* oder können schwer oder gar nicht aufstehen. Für die Diagnose ist die Röntgenuntersuchung wertvoll.

Behandlung. Die deformierende Periarthritis tarsi ist in der Regel *unheilbar.* Nur in leichteren Fällen und zu Beginn des Leidens kann eine Behandlung versucht werden (Ruhe, feuchte Wärme, Massage). *Durch Punktbrennen und scharfe Einreibungen wird der Prozeß häufig verschlimmert.* Als letzte Maßnahme zur Beseitigung der Lahmheit bleibt meist nur die *Neurektomie* übrig (Doppelneurektomie der Nn. tibialis et fibularis profundus), die aber vielfach die Lahmheit nicht völlig zu beseitigen vermag.

7. Der Hydrops des Sprunggelenks

Vorkommen. Der als *Sprunggelenkgalle, Kreuzgalle* oder *durchgehende Galle* bezeichnete Hydrops des Talokruralgelenks ist die Folge einer schleichenden serösen oder serofibrinösen Arthritis. Die anatomischen Veränderungen bestehen in der Ansammlung der zähflüssigen, fadenziehenden, gelbroten, mit Flocken und Gerinnseln vermischten Flüssigkeit (bis 400 ml), in Verdickung der fibrösen Wandschicht, Wucherung der Synovialiszotten und Bildung fibröser Körper (Corpora oryzoidea), von Spangen und Scheidewänden im Inneren der Gelenkhöhle. Die Sprunggelenkgalle tritt bei Fohlen nicht selten plötzlich beiderseitig auf und ist vermutlich auf Fütterungseinflüsse zurückzuführen. Besonders ein einseitiges Nährstoffangebot beim ganztägigen Weiden auf jungen Grünflächen im Frühjahr kann der auslösende Faktor sein. Einseitiges Auftreten ist wohl traumatisch bedingt. Die Abgrenzung gegenüber einer akuten Arthritis ist im Einzelfall schwierig und muß durch eine sorgfältige klinische und röntgenologische Untersuchung erfolgen (intraartikuläre Absprengungsfraktur resp. Osteochondrosis dissecans; s. dort). Klinisch zeigt sich die Sprunggelenkgalle beim *Pferd* gewöhnlich in

Form von *zwei rundlichen*, weichen, fluktuierenden, schmerzlosen *Anschwellungen*, von denen die eine *außen, oben* und *hinten* am Sprunggelenk in der Gegend des Tibiaendes *(laterale Galle)*, die andere *innen* und *unten*, etwas vor der Spatgegend kranial von dem medialen Seitenband ihren Sitz hat *(mediale* Galle; sog. Wasserspat). Außer dieser durchgehenden (lateralen und medialen) Galle gibt es eine einfache laterale bzw. mediale, eine vordere und eine zirkuläre Sprunggelenkgalle. Meist ist nur ein Sprunggelenk, mitunter sind aber auch beide betroffen. Beim *Rind* hat die äußere obere Sprunggelenkgalle etwa dieselbe Lage wie beim Pferd, dagegen befindet sich die innere untere Galle kaudal von dem Seitenband.

Behandlung. Die Sprunggelenkgalle verursacht meist keine Lahmheit, sondern bildet gewöhnlich nur einen *Schönheitsfehler*, der keiner *Behandlung* bedarf. Dies trifft besonders für junge, noch im Wachstum befindliche Pferde zu, bei denen eine lokale reizende Behandlung geradezu *kontraindiziert* ist. Meistens verschwinden die Gallen mit dem weiteren Körperwachstum spontan. Liegen Fütterungsfehler zugrunde, so muß eine Umstellung auf ein vitaminisiertes, rohfaserreiches Zusatzfutter vorgenommen werden. Nur bei alten, indurierten und umfangreichen Gallen tritt zuweilen später Lahmheit auf, dann kann noch ein Behandlungsversuch mit Punktbrennen und nachfolgender scharfer Einreibung gemacht werden. In akuten Fällen kann bei erwachsenen Pferden die Behandlung mit intraartikulären Injektionen von Glukokortikoidpräparaten versucht werden. Die Erfolge sind allerdings nicht sehr eindrucksvoll.

8. Die intraartikuläre Absprengungsfraktur im Talokruralgelenk (Articulus talokruralis) beim Pferd, Osteochondrosis dissecans im Talokruralgelenk

Wesen, Vorkommen, Ursache. Bei dieser Erkrankung handelt es sich um eine Ablösung von kleinen, etwa linsen- bis bohnengroßen Knorpelknochenteilen von der distalen Tibiagelenkfläche oder der Gelenkfläche des Talus (Rollbein). Sie kommt bei Vollblütern (Traber) und Warmblutpferden vor, nicht selten beiderseitig. Die zahlreichen Autoren (*Birkeland et al.*, 1968; *de Moor et al.*, 1971 u.a.), die zuerst auf diese Erkrankung aufmerksam gemacht haben, ordneten sie der *Osteochondrosis dissecans* zu. Dagegen haben *Schebitz, Dämmrich* u. *Waibl* (1975) diesen Zustand als eine im Talokruralgelenk vorkommende Knorpelknochen*absprengung* unterschiedlicher Größe interpretiert, die als die Folge einer extremen Beugung dieses Gelenks bei gleichzeitiger Außenrotation oder nach medial gerichteter Kippbewegung auftreten soll (Ausgleiten, plötzliches Aufspringen o.a.). Dieser Bewegungsvorgang soll eine Knochenabsprengung unter Erhaltung einer Gelenkknorpelbrücke aus der dorsalen Kante des Sagittalkamms der Cochlea tibiae ermöglichen. Die Lockerung und Lösung des Fragments durch jede Gelenkbewegung und das Eindringen von Synovia in den Frakturspalt lassen eine knöcherne Vereinigung mit der Bruchfläche an der Cochlea tibiae nicht mehr zustande kommen. Die weitere Folge ist, daß das Fragment nur locker mit seiner Unterlage verbunden bleibt (Pseudarthrose) oder sich völlig löst und zum freien Gelenkkörper (Corpus liberum) wird, der sich in der Synovialis an irgendeiner Stelle des Gelenks anlegt und mit ihr eine feste bindegewebige Verbindung eingehen kann. Die bisherigen Kenntnisse über den Entstehungsmechanismus dieser Absprengungsfraktur lassen vermuten, daß dieser Vorgang sich bereits im Fohlen- und Jährlingsalter abspielt, aber meistens als Ursache einer nur wenige Tage dauernden Lahmheit nicht erkannt wird. Erst wenn später das ältere Pferd in Ausbildung genommen wird und das Gelenk einer verstärkten funktionellen Belastung ausgesetzt wird, bildet sich eine vermehrte Gelenkfüllung (Hydrops), die nach Ruhigstellung auch wieder verschwindet. Wenn unter Nichtbeachtung dieser Vorgänge das Pferd durch zunehmende Arbeit weiter beansprucht wird, vergrößert sich der Hydrops des Gelenks, und es tritt dann auch eine Lahmheit in Erscheinung.

Trotz zahlreicher Untersuchungen muß die Ätiologie dieser Erkrankung als noch nicht völlig geklärt betrachtet werden. Nach *Zeller* (1975) geht der Ablösung des Fragments eine länger anhaltende oder wiederholte mechanisch-traumatische Irritation an der kranialen Kante des Sagittalkamms der Cochlea tibiae ursächlich voraus, da die hier vorliegende Osteochondrosis durch eine subchondrale epiphysäre Knochennekrose charakterisiert ist, in die sekundär auch der Gelenkknorpel miteinbezogen wird. (Vgl. die zusammenfassende Darstellung: *Samy*, Osteochondrosis dissecans bei Mensch, Hund und Pferd; Diss. Hannover, 1977).

Symptome. Die Lahmheit ist unterschiedlich. Sie kann anfangs fehlen oder zeigt sich erst nach

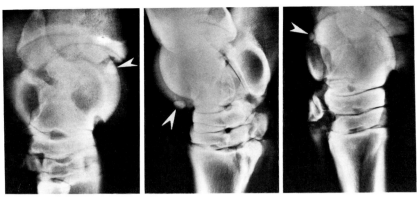

Abb. 739 *Intraartikuläre Absprengungsfraktur* (Pfeil) vom kranialen Rand der Cochlea tibiae, 3jähr. Pferd, Röntgenbild.

Abb. 740 *Corpus liberum* (Pfeil) im Talokruralgelenk infolge Absprengungsfraktur, 3jähr. Pferd, Röntgenbild.

Abb. 741 *Intraartikuläre Absprengungsfraktur* (Pfeil) vom kaudalen Rand der Gelenkwalze des Talus, 11jähr. Pferd, Röntgenbild.

längerer Bewegung. Es ist gewöhnlich eine geringgradige gemischte Lahmheit, die für eine gewisse Zeit auch mittel- und hochgradig werden kann, um dann wieder völlig zu verschwinden. Das verzögerte und unvollständige Abbeugen des Sprunggelenks im Trab bewirkt eine Schrittverkürzung nach vorn. Die Beugeprobe hat ein schwaches oder deutlich positives Ergebnis. Das gefüllte, sich deutliche markierende Gelenk ist im allgemeinen weder vermehrt warm noch auf Druck schmerzempfindlich. Die genaue Diagnose kann nur durch die Röntgenuntersuchung gesichert werden. Die mit lateromedialer und tangentialer Schrägprojektion in mehreren Richtungen (Aufnahmewinkel zwischen 90 und 135 Grad) angefertigten Röntgenaufnahmen lassen die streichholzkopf- bis kirschkerngroße Fraktur als isoliertes Knochenstück am Ort der Fraktur oder als freien Gelenkkörper erkennen. Auch die Defekte am Talus oder an der Tibiagelenkfläche sind nachweisbar (Abb. 739–741).

Die **Prognose** ist bei rechtzeitiger Behandlung günstig.

Behandlung. Bei fehlenden klinischen Erscheinungen, besonders bei fehlender Lahmheit kann eine Behandlung unterbleiben, andernfalls muß behandelt werden. Ein konservativer Versuch mit Ruhig- und Außerdienststellung über längere Zeit oder auch mit scharfer Einreibung oder Kauterisieren bringt meistens nur einen vorübergehenden Erfolg, denn nach erneuter Beanspruchung rezidiviert der Gelenkhydrops und auch die Lahmheit tritt wieder auf. Deshalb empfiehlt sich die alsbaldige operative Entfernung des Knorpelknochenfragments durch eine *Arthrotomie*. Je nach dem Lahmheitszustand können die Pferde nach 2 bis 3 bis 4 Monaten wieder in Arbeit und Training genommen werden. Die Operation verspricht allerdings nur dann einen Erfolg, wenn sich noch keine sekundäre Arthropathia deformans des Talokruralgelenks entwickelt hatte.

9. Der Hydrops der Sehnenscheiden und Schleimbeutel am Sprunggelenk

Sehnenscheidengallen. a) Die *Sprunggelenkbeugesehnengalle* oder *Kurbengalle* besteht in einem Hygrom der *Sehnenscheide* des M. flexor hallucis longus und M. tibialis post. und bildet eine bis kindskopfgroße (Abb. 742, 743), ovale, fluktuierende, nicht schmerzhafte Anschwellung an der *Innenfläche* und *Außenfläche* des Sprunggelenks und eine etwa hühnereigroße ähnliche Anschwellung an der *plantaren Fläche* distal vom Fersenbeinhöcker (Kurbengalle).

b) Die *Galle oberhalb des Fersenhöckers* ist ein Hygrom des Synovialbeutels der oberflächlichen Beugesehne (M. flexor dig. pedis supf.), an dessen Kreuzungsstelle mit der Achillessehne, in Form einer ovalen, handbreit über dem Fersenbeinhöcker zu beiden Seiten der *Achillessehne* gelegenen, fluktuierenden, schmerzlosen Anschwellung.

IV. Krankheiten des Sprunggelenks 447

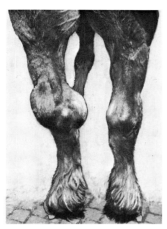

Abb. 742 *Hygrom* der Sehnenscheide des *M. flexor hallucis longus*, Pferd.

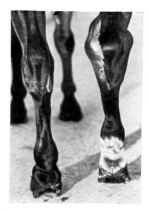

Abb. 743 *Hygrom* der Sehnenscheide des *M. flexor hallucis longus*, Pferd. Die Haut ist für die Punktion rasiert.

c) Die *Sprunggelenkstrecksehnengalle* ist ein Hygrom der *Sehnenscheide* des *seitlichen Zehenstreckers* (M. extensor digitalis ped. lat.) und bildet eine etwa walnußgroße, ovale, fluktuierende, schmerzlose Anschwellung an der *äußeren* und *unteren* Partie des Sprunggelenks.

d) Die *Sehnenscheidengalle* des *langen Zehenstreckers* (M. extensor digitalis pedis longus) kommt vereinzelt in der Mitte der Beugefläche des Sprunggelenks vor.

Behandlung. Alle diese Sehnenscheidengallenstellen, ähnlich wie die Gelenkgallen, stellen meist nur Schönheitsfehler dar, ohne Lahmheit zu bedingen. Ihre Behandlung ist daher nicht unbedingt erforderlich. Die bei *Fohlen* auftretenden Gallen am Sprunggelenk verlieren sich oft ohne irgendwelche Behandlung. Für die Fälle, in denen vom Besitzer eine Beseitigung des Schönheitsfehlers gewünscht wird, können die Punktion der Sehnenscheide und Injektion von Glukokortikoid (125 mg) vorgenommen werden (Chromogallin steht heute nicht mehr zur Verfügung; Abb. 744). Die Injektionen sind u. U. in Abständen von 1–2 Wochen mehrere Male zu wiederholen. Das anschließende Anlegen eines gepolsterten Verbandes ist für den Erfolg der Behandlung sehr wesentlich. Bei *aseptischer Durchführung* dieser Behandlung ist eine Infektion der Sehnenscheide nicht zu befürchten. Nach der Injektion treten manchmal stärkere Reaktionen (Schwellung, Lahmgehen) auf; sie sind aber bedeutungslos und klingen ohne Behandlung ab (s. Abb. 743, 744).

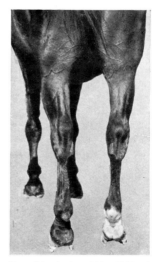

Abb. 744 Das Pferd der Abb. 743, 1 Jahr nach 4maliger Behandlung mit Chromogallininjektionen.

10. Luxation der Sehne des oberflächlichen Zehenbeugers

Vorkommen, Ursachen und Symptome. Die auf dem Fersenhöcker gelegene *Fersenbeinkappe des oberflächlichen Zehenbeugers* wird zuweilen beim Pferd durch äußere traumatische Einwirkungen oder spontan durch Überanstrengung und sonstige übermäßige Aktionen (Hindernissprung bei Rennpferden, Ausziehen der Gliedmaßen im Notstand) seitlich nach außen oder innen *dislo-*

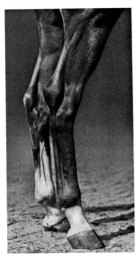

Abb. 745 *Luxation* der Sehne des *oberflächlichen Zehenbeugers* am rechten *Kalkaneus* nach außen, Pferd.

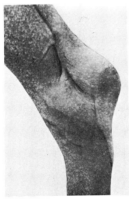

Abb. 746 *Luxation* der Sehne des *oberflächlichen Zehenbeugers* nach lateral am linken *Kalkaneus*, Vollblüter.

ziert, wodurch Lahmheit mit unsicherem, schlotterndem Gang und Schleifen der Zehe am Boden bedingt werden. Daneben findet man eine örtlich schmerzhafte Anschwellung oberhalb und seitlich vom Kalkaneus (Abb. 745, 746). Typisch ist als Begleiterscheinung eine bis faustgroße Bursitis auf dem Kalkaneus. Die Sehne liegt entweder dauernd oder nur zeitweise seitlich von der Achillessehne. Bei Belastung erfolgt übermäßiges Durchtreten im Fesselgelenk. Das Sprunggelenk steht stets steiler, die normale Winkelung geht verloren.

Behandlung. Eine Retention der dislozierten Kappe gelingt nicht, Annähen und Tenotomie der Sehne sind wirkungslos. Wir erzielten in zwei Fällen durch Ruhe, feuchte Wärme, Bäder, durch Punktbrennen und Regelung des Beschlags (kurze Stollen) nach 6 Wochen wieder bedingte Gebrauchsfähigkeit. Die Sehne bleibt gewöhnlich verlagert. *Breuer* (1985) erzielte bei fünf Pferden Heilung mit dem Anbringen von Situationsschrauben in den Kalkaneus, durch die eine dauerhafte Reposition der luxierten Sehne mit ihrer Fersenbeinkappe erreicht wurde.

11. Die Piephacke

Begriff und Ursachen. Als *Piephacke* bezeichnet man eine *Anschwellung* auf dem *Fersenhöcker* beim Pferd, seltener beim Rind, die durch Ausschlagen, Auffahren oder durch Quetschungen in kurzen Ständen oder in Eisenbahnwagen verursacht wird (Abb. 747). Die pathologisch-anatomischen Veränderungen sind je nach dem Grad der Quetschung und der Dauer des Leidens verschieden. Es kommen die nachstehenden Krankheitzustände in Betracht:

a) Quetschungen der *Haut* und *Unterhaut* (Quetschung 1. und 2. Grades, Dermatitis, Phlegmone, Hämatom, Sklerose).

b) Quetschungen der *Bursa calcanea subcutanea* (akute seröse Bursitis, Bursahygrom; eigentliche Piephacke, Abb. 747).

c) Quetschungen der *Kappe* des *oberflächlichen Zehenbeugers* oder dessen Synovialbeutels, der *Bursa calcanea subtendinea* (Tendinitis, akute und chronische Bursitis).

d) Quetschung oder Splitterfraktur bzw. Fissur des *Fersenhöckers* (Periostitis, Exostosen).

Meist handelt es sich bei diesen Erkrankungen um aseptische Zustände, selten liegt eine pyogene Infektion vor (Abb. 748).

Symptome. Die frische Piephacke kennzeichnet sich durch eine rasch auftretende, vermehrt warme und druckempfindliche Anschwellung auf dem Fersenhöcker von weicher, fluktuierender Beschaffenheit (Dermatitis, Bursitis, Tendinitis). Ältere Piephacken fühlen sich derb und schmerzlos an (Sklerose, Hygrom, Exostosen). Seitlich gelegene Anschwellungen weisen auf eine Erkrankung der Bursa unter der Kappe des oberflächlichen Zehenbeugers hin (sog. *Eiergalle*); in akuten Fällen bedingt diese manchmal eine Lahmheit.

Prognose. Die durch Kontusion entstandenen Anschwellungen der Sehne und des Synovialbeutels unter der Kappe des oberflächlichen Zehenbeugers und des Fersenbeinhöckers sind gewöhnlich nicht vollständig zu beseitigen. Leicht heilbar sind jedoch bei geeigneter Behandlung die Quetschungen der Haut und Unterhaut. Die Prognose der Bursitis und des Bursahygroms des subkutanen Schleimbeutels ist *zweifelhaft*, sie sind nur in frischen Fällen heilbar. Im übrigen veranlassen die Hygrome, insbesondere die älteren, keine Lahmheit. Sie stellen vielmehr nur Schönheitsfehler dar. Bei Exostosen am Sprunghöcker können dauernde Lahmheiten bestehen bleiben.

Behandlung. *Frische* Quetschungen werden mit feuchten antiseptischen Verbänden (Kampferspiritusverband) oder durch Einreibungen mit 10proz. Kampfer-, Jodoform-, Ichthyolsalbe behandelt. Gegen *ältere Hautverdickungen* werden stärker resorptionsanregende Salben und Linimente – Josorptol, 10proz. Jodvasogen und Jodvasoliment usw. – angewendet. Die *Bursahygrome* und Exostosen werden mit Jodtinktur, Scharfsalben und Scharfpflastern behandelt. Die Wirkung dieser Behandlung ist ebenso wie Brennen unsicher. In manchen frischen Fällen erzielt man Erfolge durch Punktion des Hygroms und mehrmalige Injektion von Glukokortikoidpräparaten *(aseptisch arbeiten!)*. Die Injektion ist in Abständen von 1–2 Wochen zu wiederholen, während denen ein gepolsterter Verband ununterbrochen angelegt sein muß. Die Inzision mit antiseptischer Irrigation und Drainierung ist angezeigt bei allen Fällen von eitriger Bursitis und abszedierender Phlegmone. Auch die seitliche Punktion und Injektion von Sulfonamiden bzw. Antibiotika mit nachfolgendem Schutzverband können nach 2–3maliger Wiederholung zuweilen rasch zur Heilung führen. Die *Exstirpation* der Bursahygrome (seitliche Schnittführung und Naht) ist wegen der langwierigen Heilung nur für Ausnahmefälle zu empfehlen. Nach der Operation müssen die Pferde hochgebunden bzw. kurz angebunden werden, damit sie das Gefühl bekommen, daß sie sich nicht legen können. Dann ist auch ein Aufplatzen der Wundnaht nicht so leicht zu befürchten. Tritt keine p. p. Heilung ein und reißen die Nähte aus, so entstehen in der Wunde üppige Wucherungen des Granulationsgewebes. Meist fehlt die Neigung zur Epithelisierung, und infolgedessen bilden sich manchmal recht umfangreiche

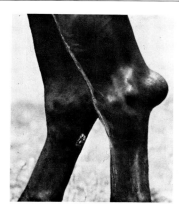

Abb. 747 *Aseptische Piephacke,* Bursahygrom, Pferd.

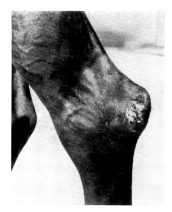

Abb. 748 *Eitrige Piephacke,* Pferd.

Keloide, die sich nur schwer beseitigen lassen. Denn nach ihrer operativen Entfernung kommt es erneut zum Wachstum eines Caro luxurians, daher Vorsicht mit der Operation bei allen Pferden.

12. Die Hasenhacke

Begriff und Ursachen. Der Name *Hasenhacke* oder *Kurbe* ist ein Sammelbegriff für sehr verschiedenartige Krankheitszustände an der *Hinterfläche* des *Fersenbeins* und Sprunggelenks, die eine bei seitlicher Betrachtung sichtbare *bogenförmige Anschwellung* (Kurbe) der plantaren distalen Gelenkpartie miteinander gemein haben. Man hat insbesondere die nachstehenden Formen der Hasenhacke zu unterscheiden:

a) Die *Sehnenhasenhacke*, eine Entzündung der *tiefen Beugesehne*, und zwar entweder des Unter-

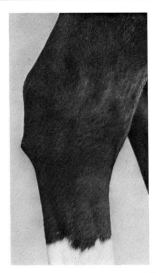

Abb. 749 *Knochenhasenhacke,* Pferd.

stützungsbandes (*harte* Sehnenhasenhacke) oder der Sehnenscheide (*weiche* Sehnenhasenhacke, Kurbengalle).

b) Die *Knochenhasenhacke,* eine *spatartige* Erkrankung der kaudalen, unteren Knochen (Os tarsale primum et secundum, Griffelbein) und Gelenke *(Hasenspat)* oder eine chronische Entzündung des *hinteren Bandes* mit Exostosenbildung (Lig. tarsi plantare rectum).

c) Die *angeborene* Hasenhacke oder die sog. *verletzte Linie,* eine angeborene Sprunggelenkanomalie, bei der die kaudale Linie nicht gerade, sondern am Übergang vom Tarsus auf den Metatarsus gebogen ist. Meist handelt es sich um eine schwache Entwicklung der distalen Tarsalknochen bei starker Entwicklung des lateralen Griffelbeins (Eigentümlichkeit mancher Vollblutpferde). Chirurgische Bedeutung besitzen danach nur die Sehnenhasenhacke und Knochenhasenhacke (vgl. Rehbein).

Sehnenhasenhacke. Die *Entzündung* der *tiefen Beugesehne* an der Hinterfläche des Sprunggelenks betrifft meist das *Unterstützungband.* Die Ursachen bestehen wie bei der analogen Tendinitis an den Vordergliedmaßen in Überanstrengung der Sehne und des Sprunggelenks beim Reiten und Springen über Hindernisse. Besonders veranlagt sind junge Pferde mit säbelbeinigen, eng gestellten und schwachen Sprunggelenken. Die Erscheinungen der akuten Tendinitis bestehen in *Lahmgehen* mit unvollständigem Durchtreten und in einer schmerzhaften, höher temperierten, derben (Unterstützungsband) oder weichen und selbst fluktuierenden *Anschwellung* (Sehnenscheide) an der Hinterfläche und an den Seitenflächen des Sprunggelenks. Der Verlauf ist verschieden; entweder tritt unter Verschwinden der Lahmheit Heilung ein, oder es bildet sich eine bleibende Verdickung bzw. ein Sehnenstelzfuß. Nicht selten sind ferner Rezidive. Die Prognose ist daher zweifelhaft zu stellen.

Behandlung. Die Behandlung besteht in Ruhe, Anwendung feuchter Wärme, Massage, scharfer Einreibungen oder des Brenneisens (Strich- oder Gitterbrennen) und nachfolgender scharfer Einreibung. Der Hufbeschlag ist sorgfältig zu regulieren (hohe Stollen oder verdickte Schenkelenden, *kein Griff, gute Zehenrichtung).*

Knochenhasenhacke. Der sog. *Hasenspat,* eine chronische *Ostitis, Periostitis* und Periarthritis des distalen Abschnittes des Sprunggelenks (Abb. 749), ist ein beim Pferd ziemlich seltenes, durch Überanstrengung beim Reiten und Hindernisspringen veranlaßtes und durch säbelbeinige Sprunggelenkstellung begünstigtes Leiden. Die Anschwellung an der Hinterfläche des Sprunggelenks ist hart und veranlaßt in den schwersten Fällen eine chronische, oft sehr erhebliche Lahmheit. Die Prognose ist ungünstig.

Behandlung. Sie ist dieselbe wie beim Spat (Ruhe, Stollen, scharfe Einreibungen, Brennen, Neurektomie des N. tibialis).

V. Krankheiten an Metatarsus und Fessel

1. Der Einschuß des Pferdes

Begriff und Ursachen. Als *Einschuß* bezeichnet man beim Pferd eine sehr häufig an den Hintergliedmaßen (seltener an den Vordergliedmaßen), besonders an der Innenfläche auftretende und sich rasch von distal nach proximal ausbreitende *diffuse entzündliche Anschwellung der Haut und Unterhaut*. Die Erkrankung stellt eine *Phlegmone* des Unterhautbindegewebes dar. Sie entsteht als *Wundinfektionskrankheit,* namentlich im Anschluß an oberflächliche Streichwunden, an kleine Schürfwunden bei der Fußräude (Chorioptesmilben), Kronentritte, Strahlfäule und nach Stichwunden. *Tufvesson* hat das Leiden besonders im Frühjahr und im Herbst festgestellt. Bei 1418 Armeepferden wurden nur in 13 Prozent der Fälle Hautverletzungen nachgewiesen, und bei 700 Pferden einer skandinavischen Versicherungsgesellschaft kamen bei 23,9 Prozent der Fälle Verletzungen in Frage. *Dieter* ist der Auffassung, daß die Phlegmone durch eine verminderte Ausscheidung von Stoffwechselprodukten bedingt sein könnte, weil die Phlegmone oft bei gleichbleibender Fütterung nach Arbeitsruhe am Wochenende auftritt. Er glaubt, daß der herabgesetzte Kohlensäure-Sauerstoff-Austausch ein gestörtes Gleichgewicht im Säure-Basen-Haushalt zur Folge hat. Die muskelreichen Hintergliedmaßen stellen einen Locus minoris resistentiae dar, da an ihnen die Stoffwechselvorgänge während der Ruhetage eine Stagnation erfahren.

a) Die *gewöhnliche* Form stellt ein *entzündliches Ödem* bzw. eine *nicht abszedierende Phlegmone* dar. Pathologisch-anatomisch findet man seröse Aufquellung und gelbsulzige Durchtränkung und Schwellung des Unterhautbindegewebes. Beim chronischen Verlauf kommt es zu Bindegewebswucherungen, die dann manchmal eine mehrere Zentimeter dicke speckige Schwarte bilden.

b) Die *seltenere* Form ist dagegen eine *abszedierende Phlegmone* mit multiplen Abszessen (Streptokokkeninfektion).

Symptome. 1. Die *gewöhnliche* Form des Einschusses besteht in einer plötzlich, oft über Nacht, und vielfach ohne nachweisbare Veranlassung auftretenden *entzündlichen, teigigen* oder *derben, schmerzhaften, sich rasch ausbreitenden Anschwellung,* die meist an der Innenfläche des Fesselgelenks und Metatarsus beginnt und sich schnell nach proximal über das Sprunggelenk, den Unterschenkel und mitunter auch über den Oberschenkel erstreckt (Abb. 750). Am proximalen Ende grenzt sich die Anschwellung meist *wallartig* gegen die gesunde Haut ab. Bei dieser sehr schnell verlaufenden Form der Phlegmone ist das Abwehrsystem des Körpers durch vorausgegangene, wiederholte Infektionen so sehr sensibilisiert, daß es auch bei einer an sich geringen Infektion mit äußerster Intensität reagiert. Gleichzeitig *lahmen* die Pferde, zeigen Schwellung der inguinalen Lymphknoten und erhöhte Temperatur. In selteneren Fällen bestehen hohes Fieber, Appetitlosigkeit und mittelgradige Lahmheit, ohne daß zunächst eine äußerlich deutlich sichtbare Anschwellung zu sehen wäre. Dann ist eine Lokalisation der Entzündung in den *inguinalen Lymphknoten,* in deren Umgebung und an der *Innenfläche des Oberschenkels* vorhanden. Bei Palpation dieser Gegenden fühlt man eine heiße ödematöse Anschwellung, die bei der Palpation außerordentlich schmerzempfindlich ist. In vielen Fällen sind die Pferde jedoch völlig fieberlos und auch frei von sonstigen allgemeinen Krankheitserscheinungen. *Der Verlauf ist meist gutartig.* In zahlreichen Fällen erfolgen nach 8–14 Tagen vollständige Resolution und Resorption der Infiltrationen.

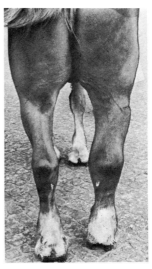

Abb. 750 *Phlegmone* der rechten Hintergliedmaße, Pferd.

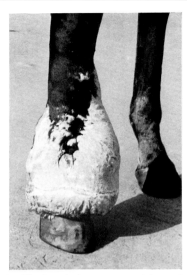

Abb. 751 *Elephantiasis* der rechten Hintergliedmaße, 11jähriger Vollblüter.

Manchmal tritt die Heilung jedoch auch erst nach mehreren Wochen und mit Zurücklassung einer bleibenden Verdickung der Gliedmaße im Bereiche des Metatarsus und des Sprunggelenkes ein *(Sklerose, Pachydermie, Elephantiasis,* Abb. 751). Selten kompliziert sich endlich diese Form des Einschusses mit einer *Lymphangitis.*

2. *Die abszedierende* Form des Einschusses ist durch eine viel intensivere und schmerzhafte Anschwellung, *multiple,* erbsen- bis wahlnußgroße, unregelmäßig über die geschwollenen Partien verteilte subkutane *Abszesse* mit blutig-eitrigem Inhalt, *hohes Fieber* und schwere Allgemeinsymptome charakterisiert. *Die Dauer beträgt bisweilen mehrere Monate,* indem immer neue Abszesse (100 und mehr) aufbrechen, wenn die alten bereits vernarbt sind. Außerdem besteht große Neigung zu Rezidiven und gefährlichen Komplikationen. Von letzteren sind zu erwähnen *ausgedehnte Hautnekrosen* (Tafel VI, Abb. F, S. 26), *subfasziale Phlegmonen, eitrige Thrombophlebitis* der *Vena saphena, eitrige Lymphangitis* und *Lymphadenitis, Hufknorpelfistel, eitrige Tendovaginitis, Pyämie* und *Septikämie.* Hiernach ist die Prognose der abszedierenden Form des Einschusses zweifelhaft zu stellen. In differentialdiagnostischer Beziehung kommt eine Verwechslung mit *Hautrotz* und *Lymphangitis epizootica* in Betracht (Malleinaugenprobe, Blutuntersuchung auf Malleus, mikroskopischer Nachweis des Histoplasma farciminosum).

Behandlung. Die *gewöhnliche* Form des Einschusses behandelt man am besten möglichst frühzeitig mit feuchtheißen Verbänden oder mit einem *Kampferspiritusverband* (Spiritus camphoratus und Spiritus zu gleichen Teilen). Man kann damit bei regelrechter Applikation (feuchter Verband, Billrothbatist, wollene Binde) bisweilen schon in 8 Tagen vollständige Heilung erzielen. Der reichlich gepolsterte und richtig angelegte Verband entfaltet dank seiner elastischen planen Kompression eine außerordentlich günstige resorptionsfördernde Wirkung gegenüber den entzündlichen Infiltrationen, so daß die diffuse ödematöse bzw. entzündliche Anschwellung alsbald abklingt. Außerdem empfehlen sich Einreibungen mit Ichthyolsalbe, Kampfersalbe, Jodoformsalbe oder einer anderen desinfizierenden und resorptionsfördernden Salbe. Die äußerliche Behandlung kann durch parenterale Injektion von Sulfonamiden oder Antibiotika sowie von einem Diuretikum (Lasix-Hoechst, Dimazon-Hoechst) unterstützt werden. Wichtig ist, die Pferde in akuten Fällen *ruhig* stehenzulassen und nicht zu früh wieder zum Dienst zu verwenden (Rezidive). Dagegen wird bei subakutem und chronischem Verlauf die Resorption durch *mäßige Bewegung* (Laufstand) unterstützt. Zur Vermeidung von Stoffwechselstörungen kommen knappere Fütterung während der Arbeitsruhe und regelmäßige Bewegung auch an Ruhetagen in Betracht.

Die *abszedierende* Form muß durch *Inzision* aller Abszesse und mit parenteraler Applikation von Antibiotika, u. U. auch mit Irrigationen bei Exsudatstauung behandelt werden. Für die chronische abszedierende Phlegmone ist zur Aktivierung der natürlichen Heil- und Abwehrkräfte des Organismus (unspezifische Reiztherapie!) die Behandlung mit *Eigenblut* empfohlen worden. Das aus der Vena jugularis entnommene Blut wird sofort intramuskulär oder subkutan injiziert. Bei einer Anfangsdosis von 10 ml werden die Dosen bei in der Regel 2- bis 3mal wöchentlich erfolgender Injektion allmählich bis auf 100 ml erhöht. Liegt eine chronische Elephantiasis vor, so ist meist jede Behandlung erfolglos (s. Abb. 751).

2. Die Lymphangitis epizootica (Pseudorotz) des Pferdes

Begriff und Ursachen. In Italien, Südfrankreich, Ägypten, Nord- und Südamerika, Rußland, Ostasien, Japan, Indien und den Balkanländern ist eine epizootische, durch einen *Hefepilz, Histo-*

plasma farciminosum oder *Cryptococcus* bzw. *Blastomyces farciminosus*, bedingte Lymphangitis (Hefe-Lymphangitis, L. endomycotica, enzootische Lymphangitis) heimisch, die durch den 1. und 2. Weltkrieg auch nach Deutschland eingeschleppt worden ist. Jetzt wird sie in Deutschland nur noch ausnahmsweise beobachtet.

Die Lymphangitis epizootica ist eine *typische Wundinfektionskrankheit*. Die Erreger dringen durch kleine Wunden in die Haut ein. Deshalb tritt das Leiden meist zuerst in der Geschirr- und Sattellage, am Hodensack und Euter und namentlich an den Gliedmaßen auf, breitet sich von der Eingangspforte den Lymphbahnen entlang weiter aus und kann in kurzer Zeit große Ausdehnung gewinnen. Im Gegensatz zu anderen Wundinfektionskrankheiten bleibt sie auf die Haut beschränkt, ohne Metastasen zu bilden.

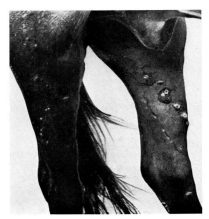

Abb. 752 *Lymphangitis epizootica* an den Hintergliedmaßen, Pferd.

Symptome. In der *Haut* finden sich harte, wenig oder gar nicht schmerzhafte zirkumskripte *Knoten* von Erbsen- bis Walnußgröße und selbst Faustgröße, die entweder isoliert oder entlang den geschlängelt verlaufenden, entzündeten Lymphgefäßen auftreten. Die *Lymphgefäße* selbst treten dann als *strangförmige* oder *rosenkranzartige* Gebilde hervor, wie in Abb. 752. Die Knoten erweichen später und zeigen beim Eröffnen einen eingedickten gelblichen *Eiter*. Nach der spontanen oder künstlichen Eröffnung der Abszesse können sich langdauernde *Geschwüre* mit zerfetzten Rändern und unebenem, höckerigem Grunde bilden, oder es kann auch lokal verhältnismäßig schnelle Heilung erfolgen. Mit der Weiterausbreitung des Leidens treten dann immer wieder neue Herde in der Nachbarschaft auf. Die regionären Lymphknoten werden ebenfalls mit ergriffen und vereitern unter erheblicher Vergrößerung. Vereinzelt beobachtet man auch ein Übergreifen auf benachbarte Schleimhäute.

Bei der *diffusen* Lymphangitis erfahren *Haut* und *Unterhaut* eine erhebliche *Verdickung* (bis zu 5–6 cm) und nehmen eine feste, fibröse und speckartige Beschaffenheit an. Die Abszesse liegen hierbei oft verschieden tief neben- und untereinander. In fortgeschrittenen chronischen Fällen können sich eitrige Periostitis, Osteomyelitis, Ostitis sowie Spontanfrakturen anschließen. Zu Beginn der Krankheit und in leichteren Fällen zeigen sich keine Störungen des Allgemeinbefindens. Später treten dann aber zunehmende Abmagerung und Tod durch Erschöpfung ein, wenn die Tiere nicht geschlachtet werden. Mortalitätsziffer 10–25 Prozent. Meist dauert die Krankheit viele Monate.

Diagnose. Die Diagnose wird durch den mikroskopischen Nachweis des Erregers gesichert (ovoide, lichtbrechende, doppelt konturierte Gebilde). *Differentialdiagnostisch* kommt der *Hautrotz* in Betracht. Man unterlasse nicht, durch die Malleïnaugenprobe und erforderlichenfalls durch die Blutuntersuchung das Vorliegen von Rotz auszuschließen.

Behandlung. Die Behandlung der Lymphangitis epizootica geschieht durch chemische Mittel *(Chemotherapie)*, deren Zahl ebenso groß wie ihre Wirkung unsicher ist, durch *Serumtherapie, Vakzinotherapie* und *Pyotherapie*, über deren Wirksamkeit die Meinungen sehr geteilt sind. Von *Bagirow* wurden vor einigen Jahren gute Erfolge mit intravenösen Injektionen von Trypanblaulösungen beobachtet. 5 bis 6 Injektionen von 100–200 ml in Abständen von 10 Tagen brachten die Erkrankung zur Heilung. In frischen und wenig ausgedehnten Erkrankungsfällen bietet die chirurgische Behandlungsmethode die zuverlässigste Aussicht auf Heilung. Sie besteht am besten in vollständiger *Exstirpation der Krankheitsherde* (Knoten, Lymphgefäße und Lymphknoten) am stehenden oder besser niedergelegten und narkotisierten Pferde. Ist dies bei zu ausgebreiteter Erkrankung nicht möglich, so spaltet man die Krankheitsherde, kratzt sie gründlich mit dem *scharfen Löffel* oder dem Schleifenmesser aus und brennt sie mit dem *Glüheisen* aus, um das kranke Gewebe zu zerstören. In nicht fortgeschrittenen Fällen erzielt man Heilung durch Einreibungen der Krankheitsherde mit Quecksilberjodidsalbe 1:4.

In Indien hat *Sundar Singh* eine große Anzahl Pferde und Maultiere mit chirurgischer Entfernung oder Ausräumung der Geschwüre und Knoten und anschließender 5maliger intravenöser Injektion von Lugolscher Lösung behandelt. Es wurden in 48stündigen Abständen injiziert am 1. Tag 170 ml, am 3. Tag 225 ml, am 5. Tag 285 ml, am 7. Tag 340 ml und am 9. Tag 340 ml. Diese Behandlung kann in Intervallen von 3–4 Wochen 2–3mal wiederholt werden.

3. Das Streichen des Pferdes

Begriff und Ursachen. Unter *Streichen* oder *Streifen* versteht man eine fehlerhafte Gangart des Pferdes, bei der im Schritt und besonders im Trabe der Huf der vorschwingenden Gliedmaße die stützende Gliedmaße wiederholt berührt und verletzt. Durch das *Streichen* entstehen oberflächliche *Scheuerwunden* (Exkoriationen) und Quetschungen der Haut an der *Innenfläche* des Fessels, der Hufkrone und am unteren Ende des Metatarsus, die meistens an den Hintergliedmaßen, zuweilen aber auch an den Vordergliedmaßen vorkommen. Das Streichen geschieht meist mit der Innenseite der Zehenwand bzw. mit dem Rand des Hufeisens. Die Ursachen des *Streichens* bestehen entweder in einer *unregelmäßigen Gliedmaßen- und Zehenstellung* (zehenweite, faßbeinige und x-beinige Stellung) oder in einem eigentümlich schleudernden, *fuchtelnden Gang*. Außerdem begünstigen Jugend, Schlaffheit und *Mattigkeit* der Pferde, Ermüdung auf langdauernden Märschen, lässige Führung und unrichtiges, schiefes Anspannen sowie *fehlerhafter Hufbeschlag* (zu weite oder verschobene Hufeisen, zu *eng* oder zu *weit gerichteter innerer Hufeisenschenkel* bei der *boden- oder zehenweiten Stellung,* vorstehende Niete) und *falsches Zurichten* des Hufes (zu starkes Niederschneiden der Innenwand) die Entstehung des Streichens. Seltener ist das Streichen Begleiterscheinung der Kreuzschwäche und des intermittierenden Hinkens.

Symptome. Meist handelt es sich lediglich um oberflächliche *Exkoriationen* der Haut mit leichter entzündlicher Anschwellung und Borkenbildung. An diese geringfügigen Hautverletzungen können sich jedoch verschiedene Wundinfektionskrankheiten anschließen, indem eine umschriebene *Phlegmone, Lymphangitis* und *Einschuß* hinzutreten, durch die Lahmgehen bedingt wird. Seltener werden durch das Streichen Hämatome hervorgerufen. Bei fortgesetztem Scheuern bilden sich als Produkt einer chronischen Dermatitis *schwielige* Verdickungen der Haut oder *Sklerose* der Unterhaut (sog. *Streichballen*). Zuweilen entsteht auch eine ossifizierende Periostitis (Überbein) an dem unter der Streichstelle liegenden Knochen. Nicht selten entwickeln sich ferner im Anschluß an das Streichen Gewebswucherungen, wie *Narbenkeloide* und spezifische Entzündungen (Botryomykose). Gelegentlich können Streichwunden auch die Eintrittspforte für Tetanuskeime abgeben.

Behandlung. Außer der antiseptischen Behandlung der Streichwunden (Teersalbe) und der sekundären Wundinfektionskrankheiten (Prophylaxe gegen Tetanus) sind die unregelmäßige Stellung und der *Hufbeschlag* zu *regulieren* (Streichhufeisen mit bodeneng geschmiedeter Streichstelle, Überstehenlassen der inneren Hornwand, Weglassen der Hufnägel innen am streichenden Huf, Nageln über die Zehe, breiter äußerer Schenkel, Seitengewichtshufeisen), am *Trachtenteil nicht zu eng gerichteter Innenschenkel beider Hufeisen*. Außerdem können Streichriemen, Streichkappen, Streichlappen oder Streichringe angelegt werden. Die Schwielen der Haut und die Sklerose der Unterhaut sind meist unheilbar; versuchsweise können erweichende Salben angewandt werden.

4. Das Einhauen des Pferdes

Begriff und Ursachen. Unter *Einhauen* oder *Sichgreifen* versteht man eine fehlerhafte Gangart des Pferdes, bei der im Trab und Galopp der Zehenteil des Hufes einer Hintergliedmaße den Vorderfuß der gleichen Seite berührt und verletzt. Das *Einhauen* oder *Sichgreifen* entsteht infolge Überbautsein der Pferde (rückständige Stellung der Hintergliedmaßen), fehlerhafter Gangart, fehlerhaften Hufbeschlags (zu lange Zehenwand der Hinterhufe), Ermüdung und unaufmerksamer Führung der Pferde (zuweilen kommt es auch zu Verletzungen an der Krone der einhauenden Hinterhufe). Meist entstehen hierbei Verletzungen der *Ballen*, seltener der Haut in der Fesselbeuge und an der Hinterfläche der oberflächlichen Beugesehne.

Behandlung. Außer der Behandlung der entstandenen Wunden und Wundinfektionskrankheiten empfehlen sich als *Prophylaxe* Regelung des Hufbeschlags (Kürzung der Zehen und Hufeisen mit seitlichen Zehenaufzügen an den Hinterhufen, kurze Hufeisen an den Vorderhufen, Klinkstollen, Konkaveisen) und unter Umständen das Anlegen von Schutzkappen um die Hufkrone.

Den beiden fehlerhaften Gangarten des Streichens und Sichgreifens kommt beim *Trabrennpferd* eine besondere Bedeutung zu, weil durch eine wirksame Prophylaxe leicht vorkommende Verletzungen verhindert werden müssen, um Unfallsicherheit für Mensch und Tiere einerseits und höchste Rennleistung andererseits zu ermöglichen. Diese wird vornehmlich mit einem zweckentsprechenden orthopädischen Hufbeschlag angestrebt (Vgl. *K. Koch,* Wien. tierärztl. Mschr., 52 (1965), 75 und 160).

5. Die Erkrankungen der distalen gemeinsamen Sehnenscheide des oberflächlichen und tiefen Zehenbeugers

Vorkommen und Ursachen. Die vom Übergang des mittleren zum distalen Drittel des Metatarsus bzw. Metakarpus an den Vordergliedmaßen bis in die Höhe des Kronbeins herabreichende distale gemeinsame Sehnenscheide der beiden Beugesehnen (s. Abb. 547) ist an den Hintergliedmaßen, seltener an den Vordergliedmaßen der Sitz verschiedenartiger Erkrankungen. Es handelt sich dabei einmal um akute und chronische, *aseptische, serös-fibrinöse* Entzündungen, die durch sich wiederholende Zerrungen der Sehnenscheidenwand oder funktionell bedingt durch Überbeanspruchung der betreffenden Sehnen, namentlich bei schweren Pferden beobachtet werden. Weniger häufig sind *eitrige Entzündungen,* die sich hauptsächlich im Anschluß an perforierende Verletzungen der Sehnenscheide (Gabelstiche, Stacheldraht, Sensenschnitte, Pflugschar usw.) ausbilden. Oder sie kommen auf metastatischem Wege (Brustseuche, Septikämie, Streptokokkenlähme der Fohlen, Brucella abortus) zustande (vgl. S. 339).

Bei schweren Pferden und Reitpferden ist die distale gemeinsame Sehnenscheide ferner der Sitz der mit dem Sammelbegriff „*Gleichbeinlahmheit*" bezeichneten Lahmheit (vgl. Gleichbeinlahmheit der *Vorder*gliedmaßen). Ihr liegen verschiedene Krankheitszustände zugrunde, nämlich partielle oder seltener totale Zerreißungen des tiefen Zehenbeugers an der Fesselrolle, d. h. der Stelle, wo die Sehne über die Gleitfläche des Zwischengleichbeinbandes gleitet, ferner querverlaufende Zerfaserungen, *Usuren* und *Nekrosen* an dem Zwischengleichbeinband (Abb. 753) und an den Gleichbeinen selbst (*lokale Malazie der Gleichbeine,* Abb. 754), an denen reaktive Knochenwucherungen in Form von ausgedehnten Exostosen auftreten, die sich manchmal gleichzeitig auch am Fesselbein und am Metatarsus ausbilden können (Abb. 755). Außerdem entstehen chronische Entzündungen der Sehnenscheidenwand. An ihr finden sich oft schwartige Verdickungen (s. Abb. 753), Verknorpelungen und Knochenwucherungen. Diese *Gleichbeinlahmheit* ist eine *häufige Lahmheit* der Hintergliedmaßen bei *schweren*

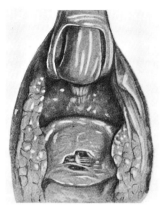

Abb. 753 *Nekroseherd* im Zwischengleichbeinband. Verdickung der Sehnenscheidenwand durch entzündliches neugebildetes Bindegewebe. Der tiefe und der oberflächliche Zehenbeuger sind nach oben zurückgeschlagen. Präparat vom Pferd.

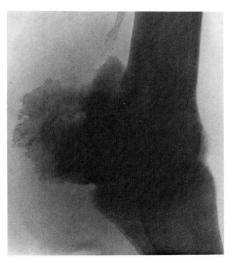

Abb. 754 *Nekroseherd* in den Gleichbeinen (*Lokale Malazie*) und *Exostosen* an den Gleichbeinen bei „*Gleichbeinlahmheit*", Pferd, Röntgenbild.

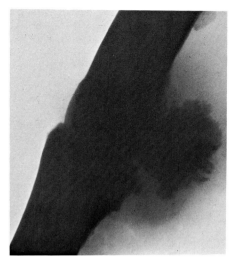

Abb. 755 *Exostosen* an den Gleichbeinen, am Fesselbein und Metatarsus bei *"Gleichbeinlahmheit"*, Pferd, Röntgenbild.

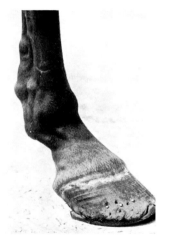

Abb. 756 *Tendovaginitis serosa chronica* (Flußgalle), 10jähriges Pferd.

Zugpferden mit chronischem bzw. rezidivierendem Verlauf. Sie kommt aber auch bei *Reitpferden* vor. Bei Pferden, die wegen Spat oder Gonitis vorbehandelt waren, wurde schließlich vereinzelt eine Gleichbeinlahmheit durch die diagnostische Injektion in die distale gemeinsame Sehnenscheide festgestellt. Ihre differentialdiagnostische Abgrenzung gegenüber diesen Krankheiten ist in zweifelhaften Fällen auf diese Weise möglich.

Symptome. a) Die *akute seröse Tendovaginitis* äußert sich durch eine umschriebene, schmerzhafte, höher temperierte, fluktuierende, längliche oder rundliche *Anschwellung* außen und innen zu beiden Seiten der oberflächlichen und tiefen Zehenbeuger proximal vom Fesselgelenk sowie durch Lahmgehen; fieberhafte Allgemeinerscheinungen fehlen. Zuweilen beobachtet man bei der Palpation Pseudokrepitation (Tendovaginitis serofibrinosa).

b) Die *chronische seröse Tendovaginitis* bildet die sog. *Fesselbeugesehnengalle* oder *Flußgalle* (Abb. 756), eine schmerzlose, nicht höher temperierte, fluktuierende, scharf umschriebene Anschwellung oberhalb vom Fesselgelenk. Zuweilen ist die Konsistenz infolge erheblicher bindegewebiger Veränderungen sehr derb, fast hart. In seltenen chronischen Fällen kommt es zu einer Verknöcherung der Sehnenscheidenwand. Ältere Fälle sind durch sehr große Umfangszunahmen gekennzeichnet (Abb. 757, 758; Tendovaginitis chronica fibrosa). Das Hygrom ist gewöhnlich nicht mit Lahmheit verbunden.

c) Die *eitrige Tendovaginitis* ist durch eine diffuse, sehr schmerzhafte, höher temperierte Anschwellung, hochgradiges Lahmgehen, Fieber und zuweilen durch *Ausfluß* von Synovia und Eiter (Wunde) gekennzeichnet (vgl. S. 339, 341).

d) Bei der *Gleichbeinlahmheit* ist auch ein mehr oder weniger hochgradiger *Hydrops* der distalen gemeinsamen Sehnenscheide vorhanden, die sich entweder mehr nach lateral oder in anderen Fällen mehr nach medial vorwölbt. Manchmal ist die Sehnenscheide ganz prall mit Synovia gefüllt, so daß man bei der Palpation den Eindruck einer festen Geschwulst erhält. Stets ist eine Lahmheit vorhanden, die geringgradig oder hochgradig sein kann. Vielfach wird die Gliedmaße in Abduktionshaltung fast im Bogen seitwärts und vorwärts geführt. Im Stande der Ruhe wird die Gliedmaße bisweilen minutenlang nicht belastet, sondern in Beugekontraktur gehalten, und zwar mit dem Unterfuß und Huf in Richtung auf die Vordergliedmaße der kranken Seite zu (Abb. 759), im Gegensatz zur Beugehaltung bei Gonitis (s. Abb. 686). Charakteristisch ist für die Diagnosestellung die *Schmerzprüfung* am Gleichbeinapparat. Man umfaßt dazu die Gleichbeine von der plantaren Fläche her so, daß der Daumen außen und die übrigen Finger medial an den Seitenflächen der Gleichbeine zu liegen kommen. Nun übt man von beiden Seiten einen gleichmäßigen Druck auf die

V. Krankheiten an Metatarsus und Fessel 457

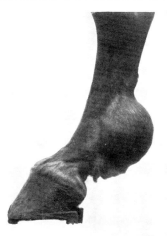

Abb. 757 Chronisches Hygrom der distalen gemeinsamen Sehnenscheide, Pferd.

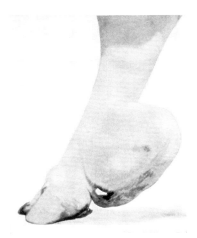

Abb. 758 Chronisches *Hygrom* der distalen gemeinsamen Sehnenscheide, Kuh.

Gleichbeine aus. Dabei empfinden die Tiere Schmerzen und suchen sich dem Druck durch Anhebung der Gliedmaße zu entziehen. Oder man übt am aufgehobenen Fuße einen Druck auf die tiefe Beugesehne aus, und zwar an der Stelle, wo sie über die Gleitfläche der Gleichbeine hinwegzieht. Man drückt die Sehne fest an diese Gleitfläche an, indem man beide Daumen auf die Sehne ansetzt und mit den übrigen Fingern die Gleichbeingegend umfaßt. Auch bei dem Andrücken der Sehne auf die Gleitfläche äußern die Tiere Schmerzen durch Entziehen der Gliedmaße. Die sicherste Diagnose, daß es sich in unklaren Fällen um eine durch Gleichbeinlahmheit bedingte Lahmheit handelt, ergibt die *diagnostische Injektion* in die *distale gemeinsame Sehnenscheide* nach *Forsell*. Man benutzt dazu eine 3proz. Tutocainlösung oder ein anderes geeignetes Lokalanästhetikum und braucht je nach dem Umfang des Hydrops 30 bis 60 ml. Bei aseptischem Arbeiten (Hautreinigung und Desinfektion, sterile Instrumente, steriles Anästhetikum) ist die Injektion gänzlich gefahrlos und für die Diagnose unentbehrlich.

Behandlung. *Die akute seröse* Sehnenscheidenentzündung wird durch Ruhe, feuchtwarme Verbände, Massage, Kompression mit Wasserglasverband oder später durch reizende Einreibungen (Jodtinktur, Jodvasogen, Jodvasoliment 10proz.) behandelt. Sehr hartnäckig sind zuweilen die im Verlaufe der Brustseuche auftretenden metastatischen Entzündungen. Die *Beugesehnengallen* be-

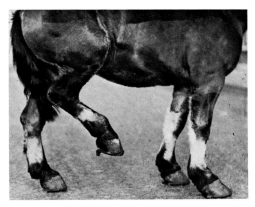

Abb. 759 Beugehaltung der Hintergliedmaße bei fortgeschrittener „*Gleichbeinlahmheit*", Pferd.

dürfen in der Regel keiner Behandlung. In Frage kämen Massage, Bandagen, scharfe Einreibung, Brennen oder Injektionen von Glukokortikoidpräparaten. Die *eitrige* Tendovaginitis muß durch frühzeitig intrasynoviale Injektion von Antibiotika bzw. Sulfonamiden in Abständen von 2–3 Tagen und heiße antiseptische Verbände behandelt werden, um eine Sehnennekrose, Sehnenruptur und Allgemeininfektion (Septikämie) zu vermeiden. Außerdem sind parenterale Injektionen von Antibiotika und antibiotischen Chemotherapeutika angezeigt, wie im einzelnen bei der eitrigen Sehnenscheidenentzündung der distalen gemeinsamen Sehnenscheide der *Vorder*gliedmaßen dargestellt wurde (vgl. S. 340). Später folgt Kauterisieren mit Strichbrennen (vgl. S. 323). Die *Gleichbeinlahmheit* ist höchstens in ganz akuten Fällen durch *Punktbrennen* und *Scharfsalben* zu beeinflussen. In allen fortgeschritteneren Stadien kommt zur dauernden Beseitigung der Lahmheit nur die *Neurektomie* des N. tibialis in Betracht. Manchmal verschwindet die Lahmheit vollständig erst nach der *Doppelneurektomie* der *Nn. tibialis et fibularis profundus*. Für Reit- und Sportpferde ist Zurückhaltung geboten!

6. Bursitis der Bursa des M. ext. dig. pedis longus am Fesselgelenk des Pferdes

Ähnlich wie unter der Sehne des M. ext. dig. communis an der Vordergliedmaße befindet sich auch unter der Sehne des M. ext. dig. pedis longus am distalen Ende des Metatarsus proximal vom Fesselgelenk eine Bursa, in der sich meist ohne nachweisbare Ursache ein Hygrom entwickelt. Die nicht schmerzhafte, unterschiedlich große Anschwellung dehnt sich gewöhnlich beiderseits von der Strecksehne nach lateral und medial aus (Abb. 760). In ihrer Mitte ist infolge der Sehnenspannung eine seichte Längsfurche vorhanden. Lahmheit besteht gewöhnlich nicht, so daß das Hygrom nur einen Schönheitsfehler darstellt. Wird die Beseitigung gewünscht, so kämen die Punktion des Hygroms und wiederholte Injektionen von Glukokortikoidpräparaten mit gleichzeitiger Verbandbehandlung in Betracht. Eine operative Behandlung in Form von Exstirpation der Synovialis ist nicht anzuraten, da danach doch Verdickungen zurückbleiben.

7. Zusammenhangstrennungen der Beugesehnen am Metatarsus (Durchschneidungen und Zerreißungen)

Vorkommen, Ursachen und Symptome. Die Ursachen, Symptome und der Verlauf der Sehnenrupturen und Verletzungen sind ganz ähnlich wie an dem Sehnenapparat der Vordergliedmaße (vgl. S. 331, 333). Die Abb. 761 und 762 zeigen die Belastung der hinteren Huf- und Klauenpartien, das Aufrichten der Zehe und das tiefere Durchtre-

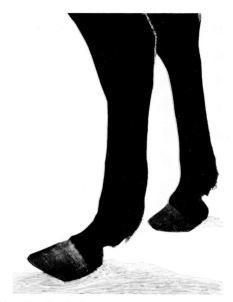

Abb. 761 *Totale Ruptur des tiefen Zehenbeugers* der linken Hintergliedmaße in der Fesselbeuge durch Überbelastung (Hindernissprung), Pferd.

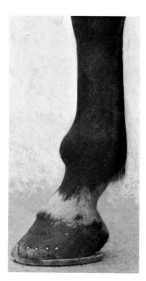

Abb. 760 *Hygrom* der Bursa unter der Sehne des *M. ext. dig. pedis longus*, Pferd.

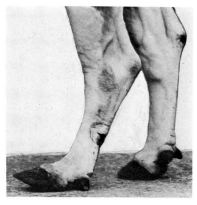

Abb. 762 *Durchschneidung* der *oberflächlichen* und *tiefen Zehenbeuger* links, Rind.

ten im Fesselgelenk bei einer Ruptur oder offenen Durchtrennung des tiefen Zehenbeugers. Spontanrupturen beider Beugesehnen (oberflächliche und tiefe) kommen am häufigsten nach der *Neurektomie* vor. Die Ursachen bilden einmal übermäßige Beanspruchung der Sehnen (fehlendes Gefühl beim Auftritt), ferner aber auch eine Lockerung des festen Sehnengefüges durch eine seröse Durchtränkung der Sehnenfibrillen infolge der durch den Ausfall der vegetativen Nervenfasern (Sympathikus und Parasympathikus) bedingten Zirkulationsstörungen distal von der Neurektomiestelle. Die *Prognose* der Spontan- und Totalrupturen ist bei Pferd und Rind sehr ungünstig. Bei glatten Sehnenwunden (Sensenschnitte, Pflugscharverletzung usw.) kann Heilung eintreten.

Behandlung: Eine Sehnennaht ist bei Pferd und Rind nicht angezeigt, sie kann bei Hunden dagegen mit Erfolg angewendet werden. Bei Hunden müssen danach Fixationsverände angelegt werden.

8. Wunden am Metatarsus

Vorkommen und Symptome. Im Bereiche des Metatarsus und auch in der Gegend des Sprunggelenkes kommen nicht selten tiefergehende Verletzungen vor (Sensenschnitte, Pflugschar- oder Stacheldrahtverletzungen usw.). Es handelt sich dabei um quer oder längs verlaufende Wunden (Abb. 763, 764, 765), die entweder Schnittwunden oder zerrissene Lappenwunden sind. Wenn die Verletzungen das Periost betreffen, kommt es

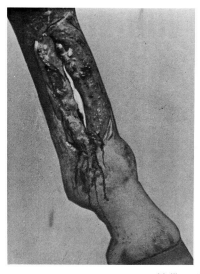

Abb. 764 *Rißwunde* am Metatarsus, Vollbutstute.

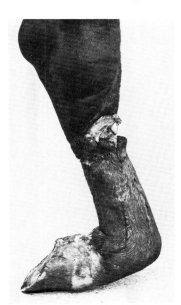

Abb. 763 Frische querverlaufende Wunde mit *totaler Durchtrennung der Strecksehne* am Metatarsus durch Stacheldraht, 2jähr. Pferd.

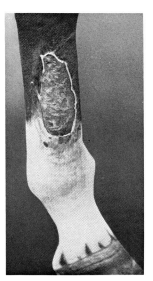

Abb. 765 Die Wunde der Abb. 764 nach Verbandbehandlung. Die Wunde ist später bis auf eine kleine Narbe vollständig verheilt.

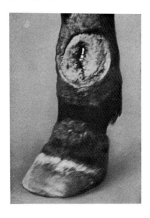

Abb. 766 Wunde am Metatarsus mit eitriger Periostitis, *Knochensequester* (Knochenfistel), Pferd.

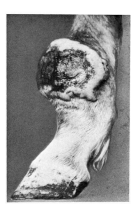

Abb. 767 Wunde am Metatarsus mit Verletzung der Strecksehne, *Sehnensequester* (Sehnenfistel), Pferd.

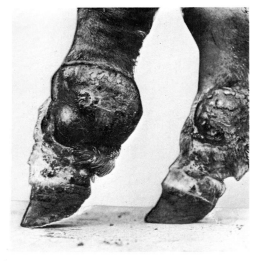

Abb. 768 *Caro luxurians* an der Plantarfläche des Metatarsus nach Stacheldrahtverletzung, Pferd.

hier oft zu einer eitrigen Periostitis, Ostitis und Osteomyelitis, in deren Verlaufe es zur Exfoliierung von Knochensplittern aus der Kompakta des Metatarsus kommt (Abb. 766). Wenn eine Sehne verletzt ist, so findet man oft Nekrose von Sehnenteilen (Abb. 763, 767). Der Wucherungsreiz ist bei Sehnennekrose (Abb. 767) noch stärker als bei Knochennekrose (Abb. 766). Meist ist bei den Verletzungen ein außerordentlicher Wachstumsreiz an dem die Wundheilung bewirkenden Granulationsgewebe vorhanden, so daß es u. U. zu unförmigen Wucherungen kommt, deren Oberfläche nicht epithelisiert *(Caro luxurians, Narbenkeloid;* Abb. 768, 769, 770 u. Tafel VI, Abb. G, S. 26). Ein ähnlicher Wachstumsreiz ist wegen der dauernden Bewegung auch bei Wunden in den Gelenkbeugen (Sprung-, Fesselgelenk; Abb. 770) zu bemerken. In Ausnahmefällen kann sich aufgrund eines länger bestehenden Reizzustandes des Gewebes ein *Karzinom* entwickeln. Deshalb ist wegen der prognostischen Beurteilung immer eine histologische Untersuchung des exstirpierten Gewebes anzuraten. In einem Fall wurden von *Berge* in der Tiefe eines Keloids eine durch histologische Untersuchung als *Kalkgicht* diagnostizierte *dystrophische Verkalkung* festgestellt.

Behandlung. Bei der Behandlung solcher Wunden ist daher von vornherein der größte Wert auf sorgfältig anzulegende *Verbände* zu legen. Wir verwenden als Wundpuder Antibiotika, Sulfonamide, Acidum boricum pulv., Alumen ustum und andere adstringierende Mittel. Bis zur sichtbaren Epithelisierung muß die Verbandbehandlung unbedingt fortgesetzt werden, sonst tritt eine schrankenlose Wucherung ein. Bei *Fistelbildung* im Granulationsgewebe ist *stets* nach sich abstoßenden *Sequestern* zu fahnden. Die *Behandlung* der umfangreichen Wucherungen besteht in Abtragen, Kontrolle der Wundbasis am Knochen auf Sequester, Fisteln im Knochen, deren operativer Entfernung und in Verbänden mit Adstringenzien oder mit Gipsverbänden, die ohne besondere Polsterung durch Watte um die Gließmaße gelegt werden. Die Wundfläche selbst kann mit Adstringenzien bepudert werden. Da in vielen Fällen von umfangreichen Wucherungen nach der Operation eine sehr große Flächenwunde entsteht, bleibt es fraglich, ob sich diese mit Epithel eindeckt. Ist dies nicht der Fall, so bildet sich die Wucherung von neuem. Nur in Ausnahmefällen kann man die Wucherungen so abtragen, daß die Wundränder zum Teil oder in ganzer Ausdehnung genäht werden können (Abb. 771, 772). Keloide exstirpieren wir u. U. bis auf den Knochen und die Sehnen und halten die Operationswunde dauernd unter Verband (Sulfonamid- oder Antibiotikumpuder, Lebertransalbe oder Adstringenzien, wie Alumen ustum o. a., später Bepanthensalbe). Wir haben hiermit sehr gute Erfolge gehabt. Heilungsdauer u. U. mehrere Monate. Wegen der fraglichen Wirtschaftlichkeit einer derartigen langen Behandlungsdauer empfiehlt es sich, diese Frage in jedem Fall mit dem Besitzer vor dem Beginn der Behandlung zu erörtern.

Lassen sich nach der operativen Entfernung der Wucherungen keine Nähte anlegen, weil nicht genügend Haut zur Verfügung steht, so kann man ewa 8 Tage nach der

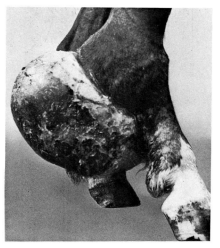

Abb. 769 *Riesenkeloid* am Sprunggelenk, entstanden nach einer *Sehnenverletzung* am Fersenbeinhöcker. Gewicht nach der Ausschälung *36 kg,* Pferd.

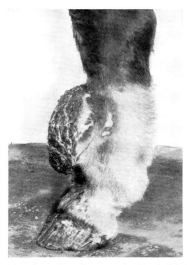

Abb. 771 *Caro luxurians* nach Stacheldrahtverletzung, Pferd.

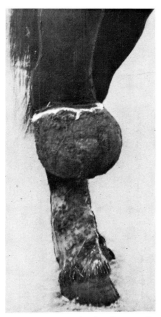

Abb. 770 *Caro luxurians* in der Beuge des Tarsalgelenks, Pferd.

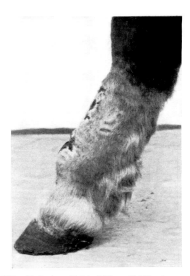

Abb. 772 Fall der Abbl. 771 – 7 Wochen nach der Operation, *p.p. Heilung.*

Operation die Epithelisierung der granulierenden Fläche durch Transplantation von Koriumläppchen anregen und unterhalten. Nach dem früheren Vorgehen von *Braun*, *Svanberg* und *Nilsson* hat *Ammann* das Verfahren modifiziert. Nach entsprechender Vorbereitung der Haut werden an der Schenkelinnenfläche des betreffenden Tieres (Autoplastik) mit einer Pinzette kleine Hautkegel abgehoben und deren Kuppe mit sägenden Skalpellzügen parallel zur Hautoberfläche durchtrennt. Es dürfen nur die obersten Kutisschichten abgetragen werden. Das mit der Pinzette gefaßte Gewebsstück wird dann in das Granulationsgewebe verpflanzt. Dazu wird ein schmales Skalpell etwa 0,5 cm tief in schräger Richtung in das Granulationsgewebe eingestochen. Nach dem Herausziehen des Messers wird das mit der Pinzette gehaltene Hautstück in den Wundkanal versenkt. Damit das Transplantat nicht mit der Pinzette herausgezogen wird, kann es mit der Skalpellspitze in der Tiefe fixiert werden, indem man das Messer zwischen die Pinzettenschenkel auf das Hautstück einführt, dann die Pinzettenschenkel spreizt und nunmehr erst die Pinzette, dann das Messer zurückzieht. Die Transplantate sollen in Abständen von etwa 1 cm gesetzt werden. Man beginnt zweckmäßig stets am unteren Wundrand, damit das später aus den Wundkanälen austretende Blut nicht die Übersicht über die noch zu behandelnde Fläche stört. Die Wundfläche wird mit Gaze bedeckt, die in physiologischer NaCl-Lösung angefeuchtet wurde, oder mit Borsalbe bestrichen. Nach Möglichkeit soll Verbandschutz erfolgen. Die ersten Epithelinseln, die nach dem Abstoßen der transplantierten Epidermislagen aus den Transplantationsstellen herauswachsen, zeigen sich als helle Epithelflecke mit einem dunkel pigmentierten Epithelpunkt im Zentrum etwa in der 2. Woche p. op. Die totale Überhäutung dauert mehrere Wochen, je nach Größe des Defektes (Tafel VII, Abb. A, B u. C, S. 27).

Die Behandlung des Caro luxurians hat *Obel* nach der *Tunnelplastik MacLenans* modifiziert. Man exstirpiert unter sterilen Bedingungen aus der rasierten Haut des Halses schmale, etwa 4–5 mm breite Hautstreifen, die etwa zwei Drittel der Hautdicke umfassen sollen. Ihre Länge richtet sich nach der Breite des Caro luxurians. Die Hautstreifen werden auf Gaze gelegt, die mit physiologischer NaCl-Lösung befeuchtet ist, bis die erforderliche Zahl von Hautstreifen entnommen ist. Dann wird jeder Hautstreifen mit der trockenen Epidermisfläche auf einen Leukoplaststreifen geklebt, der einige cm länger sein muß als der Hautstreifen, damit sich der Hautstreifen später nicht im Tunnel einrollen kann. Nunmehr wird eine geeignete Nadel (große Nähnadel, schmale Haarseilnadel) durch die an die Hautoberfläche grenzende Basis des Granuloms gestochen. Der Leukoplaststreifen wird eingefädelt, und nun wird die Nadel durchgezogen, wobei darauf zu achten ist, daß sich der Hautstreifen nicht vom Leukoplast ablöst. Die Enden der Hautstreifen werden mit einem Heft jederseits von dem Tunnel an der Haut befestigt. Nach ungefähr 8 Tagen kann das Transplantat so fest mit der Unterlage verwachsen sein, daß nun das darüber befindliche Granulationsgewebe abgetragen und der Leukoplaststreifen vorsichtig entfernt werden können. Die Transplantate liegen jetzt frei zutage, und die Epithelisierung der Granulationsfläche kann sich von den Transplantaten aus vollziehen (Tafel VII, Abb. D–K, S. 27).

Sommerwunden. Man sieht sie bei Pferden auf dem Lande. Sie treten mit Beginn der heißen Jahreszeit auf und heilen spontan in der Regel erst im Spätherbst ab. In der Haut befindliche Knötchen (entzündete Talg- und Schweißdrüsen) verändern sich geschwürig, und es bilden sich üppige, leicht blutende Granulationen, denen jede Neigung zur Epithelisierung fehlt. Die Geschwüre und Granulationen dehnen sich im Gegenteil flächenhaft aus. Es besteht Juckreiz, der die Tiere zum Reiben oder Benagen der Wundflächen veranlaßt. Dadurch wird die Heilung verhindert. Die den eigentlichen Sommerwunden mangelnde Heiltendenz kann sich auch bei kleinen Verletzungen, Kronentritten, Streichwunden, Hautabschürfungen u. a. zeigen. Ob ursächlich immer spezifische Parasiten (Habronemalarven, die aus dem Fliegenrüssel auswandern) beteiligt sind, ist noch nicht restlos geklärt. Ohne Zweifel spielen aber die Beunruhigungen der Wunde durch Fliegen sowie warmer Stall, warme Matratzenstreu eine die Heilung verzögernde Rolle. Man findet die Sommerwunden hauptsächlich an den *Extremitäten*, ferner am Kopf, Hals, Widerrist und an der Brust. *Behandlung:* Wir raten bei Gliedmaßenwunden unbedingt zur Behandlung unter *Verband*, wenn er durchführbar ist. Die Verbände werden mit feuchtwarmen adstringierenden Lösungen oder mit Salben (Ichthyol, Lebertran) angewendet. *Ätzmittel* sind nach unseren Erfahrungen kontraindiziert. Üppiges Granulationsgewebe muß unter Schonung des Epithelsaumes operativ entfernt werden, weil die pilz- oder beetartigen Granulationen eine Epithelisierung unmöglich machen. Nach dem Abtragen der Wucherungen Glüheisen und Salbenverbände oder Adstringenzien und Verband. Von *Behrens* wird empfohlen, die Sommerwunden nach ihrer chirurgischen Versorgung mit Hexachlorcyclohexan-Präparaten unter Verband zu behandeln.

9. Die Frakturen des Metatarsus

Die *Frakturen des Metatarsus* verhalten sich hinsichtlich der Ätiologie, Symptome, Prognose und Behandlung wie die Frakturen des Metakarpus (vgl. S. 334, 335).

10. Polydaktylie

In ähnlicher Weise wie an den Vordergliedmaßen (vgl. S. 357) kommt die *Polydaktylie* ein- oder sehr selten beiderseitig (Abb. 773) auch an den Hintergliedmaßen vor. Die Behandlung besteht in der Amputation der überzähligen Zehe.

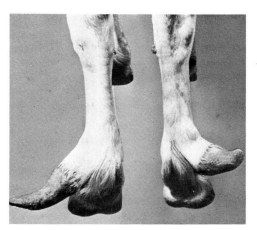

Abb. 773 *Polydaktylie* an beiden Hintergliedmaßen, Pferd.

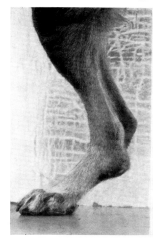

Abb. 774 *Kalkgicht* am *Tarsus*, Deutscher Schäferhund.

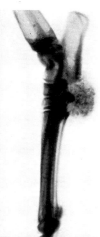

Abb. 775 *Röntgenbild* vom Fall der Abb. 774.

11. Kalkgicht und Liegebeulen am Sprunggelenk

Im Bereiche des Tarsus und Metatarsus, namentlich an ihren lateralen Flächen, an denen sich im Liegen auf hartem Lager in der Haut chron. entzündliche Verdickungen in Form der sog. „Liegeschwielen" (*Pachydermie*) bilden, kommt bei großen Hunden, vorwiegend bei Schäferhunden die *Kalkgicht* vor, vgl. S. 301. Die klinischen Symptome sind wie an der Vordergliedmaße. Differentialdiagnostisch ist die Röntgenuntersuchung ausschlaggebend (Abb. 774, 775). Die *Behandlung* besteht in Totalexstirpation der Kalkknoten, Hautnaht.

Beim *Rind* kommen ebenfalls häufig „Liegebeulen" am Sprunggelenk vor, die meistens an der lateralen Fläche beginnen und dann auf das ganze Gelenk übergreifen können. Es handelt sich zum Teil um phlegmonöse Entzündungen der Haut und Unterhaut, die von kleinen Hautverletzungen oder Dekubitusstellen ausgehen (rauhe, höckerige und zu kurze Liegeflächen mit scharfkantigem Abschluß des Kurzstandes). Öfter jedoch beruht die Liegebeule auf Quetschung des subkutanen lateralen Schleimbeutels, die akute oder chronische *Bursitis* und *Bursahygrome* zur Folge hat und bei chronischem Verlauf zu umfangreichen Verdickungen führt (Abb. 776). Dabei greift die Entzündung auch auf das umgebende Gewebe über (Parabursitis) sowie auch auf das Sprunggelenk und die hier verlaufenden Sehnenscheiden. Die Liegebeule verursacht dann auch Lahmheit. – Die *Behandlung* besteht bei phlegmonöser Peritarsitis in mehrtägiger parenteraler Verabreichung von Antibiotika und Chemotherapeutika und örtlicher Applikation von 30proz. Ichthyolsalbe o. ä. mit Verbänden. Abszesse und eitrige Bursitiden sind zu spalten und zu drainieren. Für Bursahygrome kommt die Verödung oder die Totalexstirpation in Betracht. Falls überhaupt eine Behandlung indiziert ist. Wesentlich ist die *prophylaktische* Abstellung der auslösenden Faktoren (geeigneter Standplatz, reichliche Einstreu, allmähliche Gewöhnung an streulose Aufstallung).

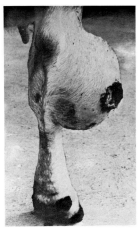

Abb. 776 *Liegebeule* am *Tarsus*, 1 Jahr bestehend, 6jährige Kuh.

Krankheiten des Hufes, der Klauen und der Zehen bei Kleintieren

I. Krankheiten des Hufes

1. Die Entzündung des Hufgelenks, Podarthritis

Einteilung und Formen. Die Entzündung des Hufgelenks tritt in 3 verschiedenen Formen auf: als *eitrig-jauchige,* als *akute aseptische* und als *chronische deformierende* Entzündung.

a) Die eitrig-jauchige Hufgelenkentzündung

Vorkommen und Ätiologie. Die *eitrig-jauchige* Hufgelenkentzündung entwickelt sich entweder *primär* im direkten Anschluß an *perforierende Verletzungen* der Gelenkkapsel im Bereich der Krone *(Kronentritt)* oder von der Sohle aus *(Nageltritt),* oder sie entsteht *sekundär* durch das Übergreifen benachbarter eitriger Entzündungen. Zu ihnen gehören zahlreiche phlegmonöse und gangränöse Prozesse in der Umgebung des Hufgelenks, insbesondere *koronäre* und *parachondrale Phlegmonen* (Abb. 777, 778), Brandmauke, *eitrige* und *nekrotisierende Pododermatitis, eitrige Podotrochlitis, Strahlpolsterphlegmone,* Nekrose der tiefen Beugesehne, Hufknorpelfistel, Hufbeinnekrose, Nekrose der Seitenbänder des Hufgelenks und offene Frakturen.

Symptome, Verlauf und Behandlung. Das Vorhandensein einer *eitrig-jauchigen Arthritis* ist immer durch eine mittel- bis hochgradige Lahmheit gekennzeichnet und in den primären, traumatischen Fällen durch *Sondieren* und durch den *Ausfluß eitriger Synovia* festzustellen. Bei der sekundären, nicht traumatischen Arthritis ist die Diagnose schwieriger. Charakteristische Symptome sind: auffallende *ringförmige Anschwellung um die Krone* (s. Abb. 777), und ausgeprägte *Schmerzhaftigkeit* bei *passiven Rotationen* des *Hufgelenks,* manchmal Temperatursteigerung. Die *Pulsation* der zuführenden Arterien ist *verstärkt.* Der Verlauf ist verschieden, je nachdem eine primäre oder sekundäre Arthritis vorliegt. Im allgemeinen ist die *Prognose zweifelhaft.* Wenn die Diagnose einwandfrei festgestellt ist,

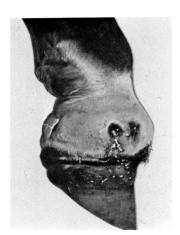

Abb. 777 *Eitrige Hufgelenkentzündung,* ringförmige Verdickung, multiple Abszedierung, typische Fußhaltung, Pferd.

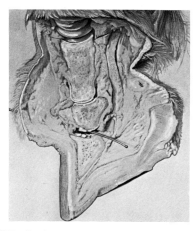

Abb. 778 Sagittalschnitt durch die Zehe aus Abb. 777 mit *subakuter eitrig-jauchiger Hufgelenkentzündung.* Eine Sonde ist von einer koronären Abszeßhöhle aus in das Hufgelenk eingeführt.

sollte man zur Tötung des Patienten raten. Bei Eröffnungen des Hufgelenks, die *sofort* nach der Verletzung zur Behandlung kommen, empfiehlt sich die Injektion von Sulfonamiden bzw. Antibiotika oder ein Gemisch beider zu gleichen Teilen – 15–220 ml – in das Gelenk mit einer Knopfkanüle. Verschluß der Wunde durch einen Verband. Die Injektion ist in Abständen von 1–2 Tagen zu wiederholen. Außerdem ist die bis zur Fieberfreiheit wiederholte tägliche parenterale Applikation von Antibiotika und antibiotischen Chemotherapeutika erforderlich. Nach Abheilung der Gelenkwunde ist eine Einreibung der Krone mit einer Scharfsalbe vorzunehmen.

b) Die akute aseptische Hufgelenkentzündung

Vorkommen und Ätiologie. Die *akute aseptische* Hufgelenkentzündung ist *serös* oder *serofibrinös*. Sie entsteht meist plötzlich nach *Distorsionen* des Hufgelenks infolge von Fehltritten, forcierten Drehungen des Gelenkes, Hängenbleiben des Hufes oder der Stollen in Erdlöchern, ausgefahrenen Gleisen oder dgl. Außerdem entwickelt sich die akute aseptische Arthritis im Anschluß an aseptische Verletzungen des Hufgelenks (nach Frakturen und *Kronentritten*).

Symptome, Verlauf und Behandlung. Die akute seröse bzw. serofibrinöse Arthritis äußert sich durch eine plötzlich auftretende Lahmheit, deutliche *Schmerzhaftigkeit bei passiven Drehbewegungen* und geringgradige *ringförmige Anschwellung* an der *Krone* bei sonst negativem Befund. Der Ausgang ist entweder Heilung (Ruhe, Loheboxe, Kataplasmen) oder es entwickeln sich die Veränderungen der chronischen deformierenden Arthritis und Periarthritis: chronisches Lahmen und Ankylosenbildung (Gelenksteifigkeit). In diesem Fall ist wegen der mechanischen Behinderung der Gelenkfunktionen selbst die *Neurektomie* meist ohne Erfolg. Sie darf nur vorgenommen werden, wenn die Pferde nach der diagnostischen Anästhesie der Palmar- bzw. Plantarnerven nicht mehr lahmen.

c) Die chronische deformierende Hufgelenkentzündung, Arthropathia deformans des Hufgelenks

Vorkommen und Ätiologie. Die *chronische deformierende* Hufgelenkentzündung entsteht entweder aus einer vorausgegangenen akuten serösen Arthritis nach *Distorsionen* und *Kronentritten*, oder sie entwickelt sich allmählich infolge *fehlerhaften Beschneidens* des Hufes und *mangelhaften Beschlags* (fortgesetzte Zerrung der Ansatzstelle der Gelenkbänder durch ungleichmäßiges Auftreten) oder durch fortgesetzte *Überanstrengung* des Gelenks (übermäßigen Belastungsdruck, Prellungen). Die Ursachen sind somit dieselben wie bei der *Krongelenkschale*. Sie ist nicht selten gleichzeitig mit ihr vorhanden und bildet eine Prädisposition für die Entstehung der Hufgelenkschale (stärkere Brechung des Belastungsstoßes im Hufgelenk bei vorhandener Ankylose des Krongelenks, Fortpflanzung des periartikulären Entzündungsprozesses vom Krongelenk distal bis zum Hufgelenk). Außerdem ist gelegentlich eine deformierende Veränderung im Bereiche des *Proc. extensorius* anzutreffen, die häufig beiderseits besteht und deshalb den Verdacht nahelegt, daß sie entweder auf einer angeborenen Disposition beruht oder als Folge von Wachstumsstörungen im Fohlenalter zustande kommt. Auch eine übergroße Zugwirkung der Strecksehne kann eine ursächliche Bedeutung haben, da Teile des Processus wie abgerissen erscheinen.

Symptome, Verlauf und Behandlung. Die chronische deformierende Hufgelenkentzündung zeigt ähnliche *pathologisch-anatomische* Veränderungen wie die *Krongelenkschale* (vgl. S. 362) und wird daher auch als *Hufgelenkschale* bezeichnet. Man kann auch hier eine artikuläre und periartikuläre Form unterscheiden. Die *artikuläre* Hufgelenkschale entwickelt sich aus einer primären subchondralen *Ostitis rarefaciens* mit späterem Übergreifen auf den Knorpel und Bildung von punkt-, strich- und flächenförmigen Knorpelusuren und innerer *Ankylosierung* (Synostosenbildung). Die *periartikuläre* Hufgelenkschale entsteht entweder aus der artikulären durch Ausbreitung der Ostitis rarefaciens nach der Peripherie oder sie beginnt außen am Periost infolge einseitiger Zerrung der Ansatzstelle der Bänder (lateral, bilateral, dorsal, volar, plantar, zirkulär); sie ist durch kamm-, trauben- oder dornförmige *Osteophyten* gekennzeichnet, die sich sehr häufig oben und unten zu einer *äußeren Ankylose* des Hufgelenks verbinden.

Die *klinischen* Erscheinungen der Hufgelenkschale sind zunächst die einer *chronischen Lahmheit*. Die Lahmheit hat sich entweder plötzlich im Anschluß an eine Distorsion oder einen Kronentritt oder allmählich ohne nachweisbare Ursache entwickelt. Gesichert wird die Diagnose durch eine nicht selten deutlich nachweisbare *Exostosenbildung* am distalen Ende des Kronbeins und

I. Krankheiten des Hufes

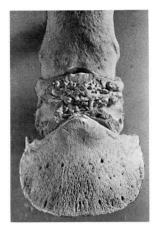

Abb. 779 Chron. deformierende *Hufgelenkentzündung.*

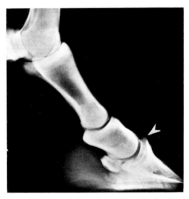

Abb. 780 Chron. deformierende *Hufgelenkentzündung* im Anfangsstadium der Entwicklung (Pfeil), 3jähr. Pferd, Röntgenbild.

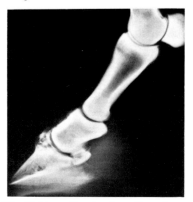

Abb. 781 *Beiderseitige* hochgradige chron. deformierende *Hufgelenkentzündung* im fortgeschrittenen Zustand *(Arthropathia deformans)* der Vordergliedmaßen, 8jähr. Pferd, linkes Röntgenbild.

an der *Hufbeinkappe* (Abb. 779) in der Mitte der Krone (sog. *tiefe Schale*), die auch in Frühstadien im *Röntgenbild* leicht zu erkennen ist. Sie ist durch *Schmerzhaftigkeit* beim passiven *Rotieren* des *Hufgelenks* (bei äußerster Dorsalflexion des Hufes und Fixierung des Kronbeins) gekennzeichnet. Zuweilen entwickelt sich auch ein arthrogener Stelzfuß ohne nachweisbare Ursache. In manchen Fällen, insbesondere bei beidseitiger Erkrankung, fußen die Pferde vorwiegend auf den Trachten wie bei Rehe. Weniger wichtig für die Diagnose ist die bei längerer Dauer eintretende Atrophie des ganzen Hufes. *Die Hufgelenkschale ist häufig nicht sicher von der ebenfalls mit chronischer Lahmheit und mit Atrophie des Hufes verlaufenden chronischen Podotrochlose zu unterscheiden.* In manchen Fällen ist die Unterscheidung möglich durch diagnostische Anästhesie der palmaren Äste des Nn. palmares bzw. plantares, nach der eine durch Podotrochlose bedingte Lahmheit verschwindet. Die Röntgenuntersuchung gibt Aufschluß über die vielfältigen und auch sekundären Gelenkveränderungen (Abb. 780, 781): Zubildung von Knochengewebe am Gelenkflächenrand, zystoide Aufhellung in der subchondralen Knochenplatte, Entrundung der Gelenkfläche, bes. am Proc. extensorius, Resorptionslakunen an der Übergangsstelle der Gelenkkapsel in das Periost, Auflockerung der Struktur des Proc. extensorius, partielle oder totale Ablösung desselben, Absprengungsfraktur (?), Corpus liberum. Die in einzelnen Fällen sehr umfangreichen, röntgenologisch nachweisbaren Veränderungen stehen oft in keinem Verhältnis zu dem Grad der Lahmheit. Trotzdem müssen sie als erheblich und prognostisch als ungünstig beurteilt werden.

Prognose und Behandlung. Die *Prognose* der chronischen deformierenden Arthritis des Hufgelenks ist *zweifelhaft* oder *ungünstig*. In nicht zu fortgeschrittenen Fällen kann durch Punktbrennen und Einreibung mit einer Scharfsalbe (Hydrarg. bijodat.) die Lahmheit beseitigt werden. Wenn die Pferde nach der diagnostischen Injektion der Palmar- bzw. Plantarnerven nicht mehr lahmgehen, so kann die Neurektomie der Palmar- oder Plantarnerven ausgeführt werden, sie bleibt erfolglos bei Ankylosenbildung. Für *Reitpferde* empfiehlt sich jedoch der Nervenschnitt nicht, da wegen der Gefühllosigkeit der ganzen Zehe die damit verbundenen Gefahren für Pferd *und* Reiter die Verwendung als Reitpferd verbieten. Wenn ein Pferd nur noch zur Zucht gehalten werden soll, unterbleibt besser die Neurektomie.

I. Krankheiten des Hufes

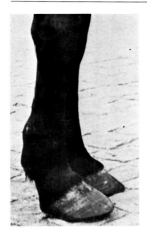

Abb. 782 *Trachtenfußung* bei *Subluxation* im *Hufgelenk* nach *Neurektomie*, Pferd.

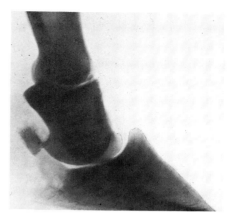

Abb. 783 *Röntgenbild* der *Subluxation* in Abb. 782.

2. Die Subluxation im Hufgelenk

Vorkommen. Eine *Luxation* im Hufgelenk ist nur möglich nach hochgradigen traumatischen Verletzungen, Überfahrenwerden mit offener Fraktur. Einzelne in der Literatur beschriebene Fälle von angeblicher Luxation waren nur Subluxationen. Die *Subluxation* in diesem Gelenk sieht man manchmal als sog. pathologische Luxation bei Pferden, die wegen Podotrochlose neurektomiert worden sind (Abb. 782, 783). Danach können der tiefe Zehenbeuger und das Strahlbein vom Hufbein abreißen unter gleichzeitiger Fraktur des Strahlbeins. Dann verläßt die distale Gelenkfläche des Kronbeins *teilweise* das entsprechende Lager des Hufbeins (Subluxation).

Symptome. Trachtenfußung, stets in der Bewegung, bisweilen auch im Stand der Ruhe (s. Abb. 782), Schleudern der Zehen (man sieht von vorn die Sohle), Verdickung in Ballengrube und Fesselbeuge, bei längerem Bestehen auch an der Krone. Viele neurektomierte Pferde enden unter diesen Erscheinungen.

Behandlung. Eine Behandlung der Erkrankung kommt nicht in Frage, da eine Wiederherstellung der betreffenden Tiere aussichtslos ist.

3. Die Hufrollenentzündung, Podotrochlitis, Podotrochlose

Begriff. Mit dem Namen *Hufrollenentzündung, Podotrochlitis, Bursitis podotrochlearis* bezeichnet man die Entzündung der Hufrolle, die von dem *Strahlbein* von der *Bursa podotrochlearis* und von der *tiefen Beugesehne* an der Gleitfläche des Strahlbeins, dem distalen Gleitkörper, gebildet wird. Man hat 2 Formen der Podotrochlitis zu unterscheiden:

a) die *akute traumatische eitrige Podotrochlitis* nach Nageltritten o. a.

Sie entsteht fast immer im Anschluß an Verletzungen (Nageltritte), und zwar dann, wenn der Fremdkörper den Hornstrahl perforiert, die tiefe Beugesehne verletzt und die Bursa selbst eröffnet hat. Bisweilen greift auch ein Eiterungsprozeß im Strahlpolster auf die Sehne und die Bursa über. Die Folge ist in beiden Fällen eine *hochgradige Stützbeinlahmheit*. Es wird nur der Zehenteil des Hufes aufgesetzt. Dabei bestehen Phlegmone des Strahlpolsters, verstärkte Pulsation der Mittelfußarterie, Schmerz bei Dorsalflexion, bisweilen auch schon Abszedierung an den Ballen und Fieber. Trotz operativer Ausräumung des phlegmonös erkrankten Strahlpolsters und trotz Freilegens und Resektion des nekrotischen Sehnenteiles läßt sich ein Einbruch der Eiterung in die tiefe gemeinsame Sehnenscheide oder in das Hufgelenk nicht immer verhüten. Wenn frühzeitig operiert wird, können jedoch viele Fälle geheilt werden. Auch die wegen eitriger Podotrochlitis operierten Pferde müssen in eine Loheboxe oder auf Matratzenstreu stehen. Die Prognose ist immer zweifelhaft, siehe auch *Nageltritt*.

b) die *chronische Podotrochlitis, Fuß-* oder *Hufrollenentzündung* im engeren Sinn, die *Podotrochlose*

Das früher als *chronische aseptische Podotrochlitis* bezeichnete Leiden der Hufrolle ist insofern nicht zutreffend benannt, als es sich bei der schleichend

468 I. Krankheiten des Hufes

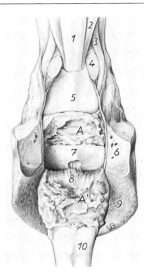

Abb. 784 *Sektionspräparat eines Hufes mit Podotrochlose.* 1 Lig. sesam. rect.; 2 Lig. sesam. obliqu.; 3 periph. vol. Fessel-Kronbeinband; 4 Endschenkel der Sehne des M. flex. dig. spf.; 5 mittlerer Gleitkörper (Kronbeinlehne); 6 Hufknorpel; *7 distaler Gleitkörper (Strahlbein);* 8 pathologisch veränderte Sehne des M. flex. dig. prof., *Verwachsung zwischen Sehne und Strahlbein;* 9 Sohlenlederhaut; 10 Sehne der M. flex. dig. prof.; A und A' *pathologisch veränderte dorsale* und *volare Wand der Bura podotrochlearis.*

verlaufenden, deformierenden Erkrankung im Bereiche der Hufrolle nicht um eine primäre Entzündung handelt, sondern als primär ein degenerativ-entzündlicher Krankheitsvorgang vorliegt, der auf verschiedenen ursächlichen Einflüssen beruht. Die Bezeichnung *Podotrochlose* entspricht deshalb mehr dem Wesen dieser Erkrankung. Das Leiden wird auch Strahlbeinlahmheit genannt. Es ist die *Berufskrankheit der Reitpferde,* insbesondere der Turnier-, Spring- und Polopferde. Bei Rennpferden scheint sie sehr selten zu sein *(Pape),* noch seltener bei schweren Zugpferden. Bei Trabern sahen wir sie ganz vereinzelt. In der Regel sind die Vorderhufe betroffen, und zwar beide in verschiedenen Graden.

Ursachen. Die *Ätiologie* und *Pathogenese* sind in allen Einzelheiten noch nicht völlig geklärt. Sicherlich liegt der Erkrankung keine einheitliche Ursache zugrunde. Als ursächliche Faktoren kommen vielmehr alle diejenigen Einwirkungen in Betracht, die eine besondere funktionelle Belastung des Strahlbeinträgeapparates bedingen, denen dieser auf die Dauer nicht gewachsen ist. Zu

ihnen gehören unregelmäßige Gliedmaßen- und Zehenstellung und Hufformen, fehlerhafter Hufbeschlag, Konditionsmangel und namentlich der Verwendungszweck des Pferdes. Auch erbbedingte Faktoren sind nicht völlig auszuschließen. Das Strahlbein bildet nicht nur den distalen Gleitkörper für die tiefe Beugesehne, sondern es hat auch wichtige funktionelle Aufgaben bei der Mechanik des Hufgelenks zu erfüllen, die sich daraus ergeben, daß die Facies articularis des Strahlbeins zusammen mit der Gelenkfläche des Hufbeins die Gelenkpfanne für den distalen Gelenkkopf des Kronbeins bildet. Dabei sind Huf- und Strahlbein gelenkig miteinander verbunden; sie bilden ein Hilfsgelenk, dessen Gelenkspalt nach den Rändern hin breiter wird, so daß dem Strahlbein eine beschränkte Beweglichkeit ermöglicht wird. Das Strahlbein wird in seiner anatomischen Lage durch Bänder gehalten und fixiert, von denen das zwischen dem Margo distalis des Strahlbeins und der Endplatte der Facies flexoria des Hufbeins gelegene unpaare straffe *Hufbeinstrahlbeinband* das wichtigste ist. Wegen seiner hohen Anteile straffer kollagener Faserbündel ist die Fixierung des Strahlbeins sehr straff und wenig elastisch. Der ständige, sich bei jedem Schritt wiederholende Wechsel der auf das Strahlbein einwirkenden horizontalen Zugkräfte und der vertikalen Druckkräfte macht es infolge der nutzungsbedingten Überbeanspruchung des Pferdes anfällig für degenerative Anpassungs- und Umbauvorgänge, die letztlich in schmerzhaften Reaktionen an den sensibel versorgten Anteilen, bes. an dem Hufbeinstrahlbeinband zum Ausdruck kommen. Nach *Wintzer* (1964) wird der zuerst auftretende Lahmheitsschmerz vermutlich durch diese sich ständig wiederholende Überbelastung des Strahlbeinträgeapparates ausgelöst, und zwar als Folge übermäßiger auf das Hufbeinstrahlbeinband einwirkender Zugspannungen, während die tiefe Beugesehne erst später in den Krankheitsprozeß einbezogen wird. Forcierte Gangarten beim Reiten (Stechtrab), das Landen nach dem Springen, scharfe Wendungen bei Polospiel überanstrengen das Hufbeinstrahlbeinband und führen zu seiner Schädigung. Prädisponierend wirken enge, trockene, hohe oder an den Trachten zu stark niedergeschnittene Hufe, ferner kurze Hufeisen, steile Fesseln, spitze Winkelung und rückständige Stellung.

Pathologische Anatomie. Die *pathologisch-anatomischen Veränderungen* betreffen, wie bereits erwähnt, Sehne, Strahlbein und Bursa. Nach

I. Krankheiten des Hufes 469

Westhues (1938) wird die erkrankte Sehne an ihrer Gleitfläche rauh (Abb. 784) und nimmt hier eine gelbliche Farbe an. In vorgeschrittenen Graden kann man deutlich Zerreißungen und Auffaserungen erkennen. Als Folge hiervon schwindet an der gegenüberliegenden Gleitfläche, am Strahlbein, der Knorpelüberzug. Er verliert seine Farbe und zeigt bisweilen mehrere nebeneinanderliegende linsengroße Defekte (Usuren; Abb. 784). In vorgeschrittenen Fällen kann der Knorpelüberzug ganz fehlen. Im Knochengewebe des Strahlbeins sieht man graurote Flecken und später linsengroße osteoporotische Herde. An diesen Stellen verwachsen in alten Fällen Sehne und Strahlbein (Abb. 784). Wir haben Fälle gesehen, in denen Strahlbein und Sehne nicht mehr voneinander zu trennen waren, weil sie völlig miteinander verwachsen waren. Die Bursa war damit verödet. Im weiteren Verlaufe des Leidens können sich auch Exostosen am Strahlbein und Verknöcherungen der Sehne einstellen. Wenn die Osteoporose im Strahlbein einen hohen Grad erreicht hat, kann eine Fraktur dieses Knochens zustande kommen, während hochgradige Sehnenveränderungen die Ruptur der Sehne begünstigen.

Nach neueren Untersuchungen von *Wintzer* (Zur Podotrochlitis chronica aseptica des Pferdes, Utrecht, 1964) und *Wintzer* und *Dämmrich* (1971) spielen sich die *primären* pathologischen Vorgänge im *Strahlbeinknochen* ab, während erst später der Knorpel des Sehnengleitkörpers und die tiefe Beugesehne in den Prozeß miteinbezogen werden. Das auslösende Moment stellen weniger die auf das Strahlbein einwirkenden Druckkräfte dar als vielmehr die am Strahlbein angreifenden *Zugspannungen*, durch die besonders das am distalen Rand des Strahlbeins ansetzende *Hufbeinstrahlbeinband* betroffen wird. Die übermäßigen, das Dehnungsvermögen des Bandes überschreitenden Zugkräfte wirken auf das Strahlbein ein, das in Form einer Veränderung seiner Spongiosastruktur im Sinne einer Knochenverstärkung und -verdichtung in den Hauptzugrichtungen reagiert, während der gleichzeitige Abbau von Knochengewebe die nächste Umgebung der Canales sesamoidales befällt. Diese erscheinen im distalen Knochenabschnitt erweitert, sind röntgenologisch relativ früh nachweisbar und können deshalb zur Diagnose herangezogen werden (Abb. 785, 786). Die über das Hufbeinstrahlbeinband auf den Knochen einwirkenden Zugkräfte verändern somit den architektonischen Aufbau des Knochens im Sinne einer Anpassung, bei der die erweiterten Canales sesamoidales von einem Saum verdichte-

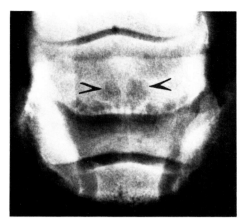

Abb. 785 Zwei große paramediane *osteoporotische* Herde (Pfeile) in der Kompakta (Knochenendplatte) des Strahlbeins und erweiterte *Canales sesamoidales* am distalen Strahlbeinrand bei *Podotrochlose (Podotrochlitis chronica)*, 9jähr. Pferd, Röntgenbild mit Aufnahmetechnik nach *Oxspring*.

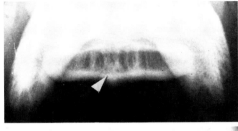
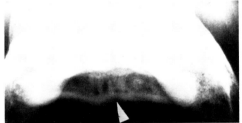

Abb. 786 Darstellung des *Strahlbeins* mit der Strahlbeintangentialaufnahmetechnik nach *Morgan* (1972) bei *Podotrochlose*.
Oben: deutlich erweiterte Canales sesamoidales mit einigen sklerotischen Spongiosabezirken und Sklerosierung im sagittalen Kammbereich der Gleitfläche an der Kompakta-Spongiosa-Grenze, so daß diese nicht mehr klar erkennbar ist (Pfeil), 8jähr. Pferd.
Unten: erheblich erweiterte Canales sesamoidales mit auffälligen sklerotischen Spongiosabezirken und paramediane Aufhellungen (Defekte) in der subchondralen Gleitflächenkompakta (Pfeil), 10jähr. Pferd.

ten Knochengewebes umgeben sind. Diese Umbauvorgänge verlaufen nur dann ungestört und sinnvoll, wenn gleichbleibende mechanisch-statische Bedingungen bestehen. Wenn diese aber über längere Zeit nicht gegeben sind, wie das unter den bei der Ätiologie angegebenen Umständen der Fall ist, entwickeln sich die Anpassungsvorgänge in eine pathologische Richtung und führen zu einer fortschreitenden Osteoporose des Strahlbeins mit allen sich daraus ergebenden Folgen an Strahlbein, Bursa und Sehne. Demnach liegt der *primäre* Sitz der Erkrankung im palmaren Abschnitt des Hufgelenks, wo infolge der ständigen starken Belastung des Strahlbeins, vor allem am Ende der Stützbeinphase, es zu einer dachförmigen Ausweitung der Sehnengleitfläche des Strahlbeins nach distal, zu bindegewebiger Verstärkung der Insertionsstellen des Hufbeinstrahlbeinbandes und des Fesselbein-Strahlbein-Hufbeinbandes, zu Verkürzung derselben, zu Formveränderungen der Hufgelenkfacette mit Verlängerung der knöchernen Endplatte der Facies flexoria nach distal und Atrophie der knöchernen Endplatte am proximalen Rand, zu Exostosenbildung an der Ansatzstelle der Bänder und schließlich zu einem Umbau der Osteonenstruktur der knöchernen Endplatte mit lakunärer Erweiterung der Canales sesamoidales kommt. Diese Veränderungen stehen miteinander im Zusammenhang und charakterisieren das pathologisch-anatomische Gesamtbild der Podotrochlose. Sie sind als das Ergebnis von pathologischen Adaptationsvorgängen des Strahlbeins an wechselnde statisch-mechanische Belastungen zu bewerten. *Wintzer* konnte in keinem Fall Anzeichen einer Knochenentzündung erkennen, so daß der Begriff einer Ostitis bei der Deutung der röntgenologisch nachweisbaren Veränderungen nicht angebracht ist. Die in der Umgebung der erweiterten Canales sesamoidales auftretenden und röntgenologisch nachweisbaren Verdichtungen des Knochengewebes sind nicht das Ergebnis einer Ostitis condensans, sondern die Folge eines vermehrten Knochenanbaues aufgrund stärkerer Zugbelastung in diesem Teil des Strahlbeins. Wie auch *Westhues* (1938) festgestellt hat, finden sich an der tiefen Beugesehne lediglich Merkmale einer Degeneration, die schließlich zu einer allmählichen Auffaserung der Sehnenfibrillen führt. Die Beteiligung der Bursa verläuft parallel mit dem Degenerationsprozeß an der Sehne. Auch hier treten keine ausgesprochenen Entzündungserscheinungen auf. Es liegt somit primär eine *Podotrochlose* vor. Die von anderen *Autoren* als ursächlicher Ausgangspunkt angenommene Thrombose oder Endarteriitis der distalen Arteriae nutriciae oder die Endarteriitis der A. digitalis lat. oder med. und die davon abgeleitete Minderdurchblutung (Ischämie) hat keine einhellige Zustimmung gefunden.

Symptome. Die *Erscheinungen* der *Podotrochlose* bestehen entsprechend dem degenerativen Charakter des Leidens in einer allmählich und schleichend auftretenden Lahmheit. Sie ist auf weichem Boden gering. Reitpferde laufen sich ein. Nach Stallruhe lahmen die Pferde jedoch deutlicher. Sie schonen im Stehen den erkrankten Fuß bzw. den am stärksten erkrankten und stellen ihn vor. Die Fesselhaltung wird steil. Der Huf wird kleiner und schmäler, an den Trachten höher, die Schultermuskulatur atrophisch, daher die häufige Verwechslung mit Schulterlahmheit. Da das Leiden häufig beiderseitig ist, zeigen die Pferde einen stumpfen, klammen Gang und kurze, schwunglose Schritte, Stützbeinlahmheit auf beiden Beinen, häufiges Stolpern. Die Pulsation der Mittelfußarterie ist bei fortgeschrittenen Fällen nicht verstärkt. Eine Schmerzempfindung im Huf ist mit der Hufzange höchstens beim Zusammendrücken der Trachten auszulösen, bisweilen auch bei verstärkter Dorsalflexion und bei Daumendruck in der Ballengrube auf das Endstück der Sehne. Nach der Keilprobe ist die Lahmheit oft deutlicher wahrnehmbar.

Diagnose. Für die *Diagnose* sind der Vorbericht, ein negativer Befund an den übrigen Teilen der Gliedmaße und das Verschwinden der Lahmheit nach der diagnostischen Anästhesie von Bedeutung.

Nach *Westhues* (1938) wird die durch Podotrochlose verursachte Lahmheit sicher durch die von *Forssell* eingeführte diagnostische Injektion in das Hufgelenk ermittelt bzw. von anderen schmerzhaften Erkrankungen im Bereiche der Zehe getrennt. Nach *Král* (1959) wird der differentialdiagnostische Aussagewert jedoch insofern eingeschränkt, als das Anästhetikum durch die Gelenkkapsel diffundieren und auch die Endäste der Zehennerven, die Rami palmares des Nervus digitalis palmaris betäuben kann, so daß die Anästhesie nicht nur das Hufgelenk und die Hufrolle betrifft, sondern auch auf die Umgebung in mehr oder weniger großer Ausdehnung ausstrahlt. Die Injektion in das *Hufgelenk* muß *unbedingt unter aseptischen Kautelen* vorgenommen werden. Sie ist trotzdem nicht ganz ungefährlich und sollte deshalb nur in besonderen Fällen angewandt werden. Nach *Zschocke* und anderen Autoren kann die Podotrochlose auch durch die diagnostische Anästhesie der palmaren Äste der Palmarnerven in der Fesselbeuge dicht über den Ballen festgestellt werden. In Anbetracht der differentialdiagnostisch abzugrenzenden Erkrankungen dürfen nicht mehr als 3 Milliliter eines Anästhetikums injiziert werden, um die Anästhesie nur auf das Innervierungsgebiet der palmaren Äste zu beschränken.

Mit Hilfe der diagnostischen Injektionen ist die differentialdiagnostisch zuweilen in Frage kommende Schulterlahmheit leicht auszuschließen, während andere im Huf in unmittelbarer Umgebung der Hufrolle lokalisierte Erkrankungen nicht sicher abzutrennen sind. Selbstredend muß die Anästhesie gut „sitzen", d. h. die Haut am Ballen muß nach 10 Minuten unempfindlich sein. Beim Vorführen nach der Injektion sieht man jedoch nicht selten, daß Pferde, die beim Vorführen vor der Injektion lediglich einen klammen Gang zeigten, nun mit der *nicht örtlich betäubten Gliedmaße deutlich lahmen,* mithin *beiderseits hufrollenkrank* sind. Dieses „Umspringen" der Lahmheit auf den anderen Huf nach der Anästhesie ist fast *pathognostisch* für Podotrochlose. Eine anschließende Röntgenuntersuchung vervollständigt die klinische Diagnose und gibt Auskunft über das Ausmaß der pathologischen Veränderungen. Auf der nach *Oxspring* angefertigten Aufnahme befinden sich einzelne oder mehrere, senkrecht zum distalen Strahlbeinrand verlaufende streifenförmige Aufhellungen (Kanäle), die in unterschiedlicher Breite (1–2 mm) und Länge (0,5–1,5 cm) im Knochen nachzuweisen sind und die nicht selten an ihrem distalen Ende in eine kolbige Erweiterung übergehen (s. Abb. 785) und deren Ränder eine Verdichtung der Knochenstruktur als Ausdruck einer ungleichmäßigen Zugwirkung des Hufbeinstrahlbeinbandes erkennen lassen; weiterhin lassen sich in einzelnen Fällen vermehrte Abbauvorgänge (Osteoporose) in der Knochenplatte der Facies flexoria als rundliche Aufhellungsherde beiderseits des Strahlbeinkamms sowie Osteophyten entlang des Margo proximalis und an den seitlichen Ansatzflächen des Aufhängebandes finden. In zweifelhaften Fällen vermag noch eine zusätzliche *Strahlbeintangentialaufnahme* nach *Morgan* (1972) über den Zustand der Sehnengleitfläche der Facies flexoria ergänzende Auskunft zu geben (s. Abb. 786). Schließlich empfiehlt es sich, noch eine weitere Aufnahme mit latero-medialem Strahlengang anzufertigen, um außer dem Strahlbein im sagittalen Schnitt auch die Zehengelenke und gegebenenfalls hier vorhandene pathologische Prozesse darzustellen. Zur Auswertung dürfen nur technisch einwandfreie Aufnahmen verwendet werden. Ein negatives Röntgenbild besagt jedoch nicht, daß das Pferd nicht hufrollenkrank ist, wie umgekehrt das alleinige Vorhandensein von osteoporotischen Veränderungen im Strahlbein die Diagnose Podotrochloselahmheit nicht erlaubt. Bei jedem Pferd aller Rassen lassen sich nämlich Veränderungen im Strahlbein, zuweilen erheblichen Grades nachweisen, ohne daß sie mit einer Lahmheit verbunden sind. In den ersten Anfängen der Erkrankung sind im allgemeinen noch keine röntgenologisch sichtbaren Veränderungen zu erwarten, während eine Übereinstimmung zwischen Lahmheit und Veränderungen in fortgeschrittenen Fällen in der Regel besteht. Trotzdem ist der Wert der Röntgenuntersuchung nicht als gering anzusehen und für die Diagnose unentbehrlich, denn ein positiver Befund bei einem vierjährigen Pferd spricht in höherem Maße für eine Hufrollenlahmheit als gleiche Veränderungen bei einem zehnjährigen Pferd. Der Wert der Röntgenuntersuchung junger Pferde ist unbestritten, besonders für eine Frühdiagnose.

Die *Prognose* ist zweifelhaft oder ungünstig, die krankhaften Veränderngen an den einzelnen Teilen der „Hufrolle" sind therapeutisch nicht zu beeinflussen. Wenn die Lahmheitserscheinungen jedoch noch nicht monatelang bestehen, kann eine Behandlung einen vorübergehenden Erfolg haben, der aber nur eine zeitliche Verzögerung der krankhaften Vorgänge in der Hufrolle bedeutet.

Differentialdiagnose. Wegen der sich ganz allmählich entwickelnden Lahmheitserscheinungen, des unbestimmten klinischen Symptomenbildes und der wenig aussagenden Ergebnisse der Adspektion, Palpation, Perkussion, Beuge- und Keilprobe stellen die diagnostischen Anästhesien und die Röntgenuntersuchungen die wichtigsten Untersuchungsmethoden dar. Mit ihrer Hilfe ist jedoch nicht in allen Fällen eine sichere Diagnose zu stellen. Als differentialdiagnostisch zu berücksichtigende Erkrankungen kommen nämlich alle die im Anästhesiegebiet der palmaren Äste des N. digitalis palmaris und gegebenenfalls im Bereich des Hufgelenks liegenden und mit Schmerzempfindung einhergehenden krankhaften Veränderungen in Frage, die entweder durch die alleinige klinische Untersuchung oder in Verbindung mit der Röntgenuntersuchung ermittelt werden. Die Diagnose Podotrochloselahmheit darf deshalb im Hinblick auf die ungünstige Prognose und die Therapie nur nach einer sehr sorgfältigen, alle Symptome berücksichtigenden und zuweilen an mehreren Tagen wiederholten Untersuchung gestellt werden, bei der alle differentialdiagnostisch in Frage kommenden Erkrankungen mit Sicherheit ausgeschlossen sein müssen. Als solche sind zu nennen die Steingallen, die Verbällung (Quetschung des Ballen- und Strahlpolsters), der Zwanghuf, die Hufknorpelverknöcherung mit Entzündung der Hufbeinäste, die chronische Arthritis und Periarthritis des Hufgelenks und die Strahlbeinfraktur.

Während eine frische *Strahlbeinfraktur* durch eine hochgradige, plötzlich auftretende Lahmheit gekennzeichnet ist, sind die Symptome der älteren Fraktur denen der Podotrochlose sehr ähnlich. Sie läßt sich aber durch eine Röntgenuntersuchung mit der Aufnahmetechnik nach *Oxspring* sicher ermitteln. Auch die chronische *Hufgelenkentzündung* läßt sich mit einer Röntgenuntersuchung in zwei Ebenen zuverlässig feststellen. Dagegen ist eine sichere Abgrenzung mit den diagnostischen Anästhesien nicht möglich. Schwieriger kann sich die Abgrenzung der *Hufknorpelverknöcherung* und *Entzündung der Hufbeinäste* gestalten, denn sie liegen im Anästhesiegebiet der palmaren Äste des N. digitalis palmaris. Wenn auch die entzündlichen Vorgänge und die metaplastische Verknöcherung der Hufknorpel röntgenologisch leicht nachzuweisen sind, so besagen sie doch nicht, daß sie auch Lahmheit auslösen, denn selbst völlig verknöcherte Hufknorpel brauchen nicht ursächlich mit einer Lahmheit verbunden zu sein. Gegebenenfalls besteht aber eine geringe Schmerzhaftigkeit bei der Perkussion und Zangenuntersuchung der Trachtenwände. Sie verursachen dann aber auch eine aseptische Entzündung der Hufederhaut der Trachtenwände, so daß die für diese nachfolgend beschriebenen Methoden anzuwenden sind.

Von größter differentialdiagnostischer Bedeutung sind die durch eine aseptische seröse oder serös-hämorrhagische Entzündung der Hufederhaut bedingten *Steingallen* und die *Verbällung,* da sie bei Reitpferden außerordentlich häufig anzutreffen sind und weder mit den klinischen Untersuchungsmethoden noch röntgenlogisch von der Podotrochlose sicher abgetrennt werden können. Das gilt auch für den *Zwanghuf,* denn die mit diesem verbundene Lahmheit beruht letztlich ebenfalls auf einer schmerzhaften aseptischen Entzündung der angrenzenden Hufederhaut.

Um in derartigen diagnostisch unklaren Fällen eine *Podotrochlose* von einer *Pododermatitis aseptica* in ihren verschiedenen Erscheinungsformen gegeneinander abzugrenzen, hat sich nach *eigenen* langjährigen Erfahrungen in der Gießener Klinik an einer großen Zahl Patienten folgendes Verfahren als sehr brauchbar erwiesen und bewährt. Das Pferd wird einer zusätzlichen *funktionellen diagnostischen Belastungsprobe* in folgender Weise unterzogen. Die beiden Vorderhufe erhalten einen orthopädischen Hufbeschlag mit glatten Hufeisen und wergunterpolsterter Ledersohle. Bei Zwanghufen, schmalen Hufen und Hufen mit ungleichen, asymmetrischen, gestauchten Ballen empfiehlt sich zusätzlich noch das Anbringen von *Lungwitz*-Rinnen an den Trachtenwänden. Anschließend muß das Pferd täglich etwa 1 Stunde lang ungeachtet der noch bestehenden meist geringgradigen Lahmheit auf weichem Boden longiert oder von einem leichten Reiter geritten werden. Diese funktionelle Belastung wird bis zum nächsten Beschlagswechsel nach 6–8 Wochen durchgehalten, u. U. über mehrere Beschlagsperioden hin, nämlich bis zum endgültigen Verschwinden der Symptome, falls eine Pododermatitis vorliegt. Die Diagnosestellung geht hierbei kontinuierlich in die Therapie über, so daß keine zeitliche Verzögerung der Behandlung und Heilung entsteht.

Die endgültige und abschließende Beurteilung ermöglicht *drei diagnostische Ergebnisse.* Wenn die Lahmheit beim Vorführen auf hartem Boden völlig verschwindet oder bis auf einen kaum merklichen Grad abklingt, und der Gang wieder ausgreifend und schwungvoll wird, so liegt ohne Zweifel eine *Pododermatitis* vor. Bleibt die Lahmheit unter der funktionellen diagnostischen Belastung bestehen oder steigert sich noch graduell, so liegt als Lahmheitsursache eine *Podotrochlose* vor, sofern Erscheinungen einer Pododermatitis nicht mehr bestehen. Läßt sich ein derartiges eindeutiges Ergebnis jedoch nicht feststellen und zeigt sich eine Lahmheit geringen Grades nur auf hartem Boden, während sie auf weichem Boden verschwindet oder noch kaum bemerkbar in Erscheinung tritt, so liegt meistens eine dispositionell bedingte *chronische* oder *rezidivierende aseptische Hufederhautentzündung* vor (habituelle Steingallen, vgl. diese).

Behandlung. Die Behandlung besteht bei wertvollen Reitpferden in 2–3monatiger Außerdienststellung, im Beschlag mit Hufeisen mit verdickten Schenkelenden, unter Umständen mit Ledersohle, und in scharfer Einreibung der ganzen Zehe oder im kutanen Punktbrennen. Ein Dauererfolg läßt sich nicht erwarten. Nach einer gewissen Zeit stellt sich wieder Lahmheit ein. Meistens kommen hufrollenkranke Pferde jedoch erst zur Behandlung, wenn sie schon monatelang den klammen Gang gezeigt haben. Dann kommt nur die Neurektomie an der kranken und gewöhnlich an beiden Gliedmaßen in Frage.

Von *Bolz*, *Westhues* und *Wittmann* ist die Neurektomie des *palmaren* Astes der *Palmarnerven* empfohlen worden. Diese Operation ist das *Mittel der Wahl*. Nach unseren langjährigen Erfahrungen wird durch die Neurektomie der palmaren Äste bei der Mehrzahl der operierten Pferde die Lahmheit behoben, jedoch kann sich nach unterschiedlich langen Zeiträumen wieder eine Lahmheit einstellen. Die Verwendung der neurektomierten Pferde ist zeitlich begrenzt, da die pathologischen Vorgänge in der Hufrolle ihren Fortgang nehmen und schließlich zum Abriß der tiefen Beugesehne vom Hufbein führen, wenn nicht schon vorher andere mit der Neurektomie verbundene Komplikationen auftreten. Alle bisherigen *medikamentösen Therapievorschläge* haben sich auf die Dauer als erfolglos und bei manchen Medikamenten auch als nicht ungefährlich erwiesen.

4. Die Frakturen des Hufbeins

Ursachen. Hufbeinfrakturen können durch Sturz, durch Gegenschlagen des Hufes gegen ein Hindernis (beim Springen), durch Sprung in unebenem Gelände, durch Fehltritt und Ausrutschen auf glatter Fahrstraße, durch Hängenbleiben in Vertiefungen, Schienen u. dgl., durch plötzliches Parieren, in der Schmiede durch Loslassen des aufgehobenen Fußes und Aufschlagen der Zehenwand auf die Beschlagbrücke, im Stall durch Gegenschlagen gegen den Krippenrand, vorzugsweise beim Hängen mit dem Vorderfuß in der Anbindekette, sodann durch Überfahrenwerden oder durch Nageltritte, Eintreten von Seitenaufzügen und nach Vernagelungen zustande kommen. Eine innere Ursache bildet die *Neurektomie* der Zehennerven. Auch die *diagnostische Anästhesie* der Zehennerven erhöht bereits die Möglichkeit einer Fraktur des Hufbeins. Vgl. Frakturen des Fesselbeins, S. 351.

Formen. Man unterscheidet *gedeckte* und *offene* (ungedeckte) *Frakturen*. Die *gedeckten* Frakturen sind die häufigsten, und von ihnen steht an erster Stelle die *Sagittalfraktur*, d. h. die Fraktur, bei der die Bruchlinie hauptsächlich in sagittaler Richtung durch das Hufbein zieht und es in 2 fast gleiche Teile teilt (Abb. 787). Liegt die Frakturlinie weit außen, so handelt es sich um eine Hufbeinastfraktur, die meistens die Gelenkfläche noch berührt (s. Abb. 794). Seltener ist die *Fissur* des Hufbeins (Abb. 788, 789). Bei dieser reißen in

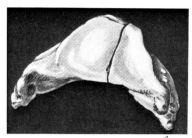

Abb. 787 *Sagittalfraktur* des Hufbeins, Gelenkfläche.

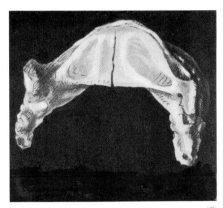

Abb. 788 *Sagittalfissur* des Hufbeins, Gelenkfläche.

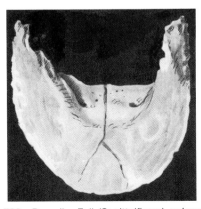

Abb. 789 Derselbe Fall *(Sagittalfissur)*, palmare Hufbeinfläche. (Die dorsale Fläche ist nicht eingerissen.)

474   I. Krankheiten des Hufes

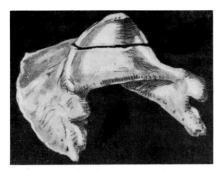

Abb. 790 *Fissur* des Proc. extensorius, Gelenkfläche.

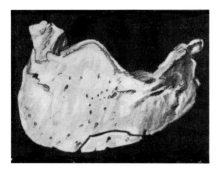

Abb. 791 *Absprengungsfraktur* am Tragerand (Verletzung durch Seitenaufzug des Hufeisens).

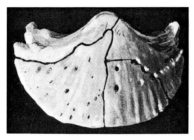

Abb. 792 *Mehrfache Fraktur* des Hufbeins, Dorsalfläche.

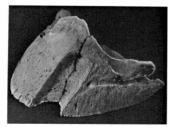

Abb. 793 *Sagittalfraktur* des *Hufbeins*. Die Bruchlinie zieht durch eine *Usur* (Druckatrophie) infolge einer *Hornsäule*.

der Regel die Facies solearis und die Gelenkfläche ein, während die dorsale Fläche des Hufbeins intakt bleibt. Die Fissur zeigt uns auch die gewöhnliche Entstehungsweise des Hufbeinbruches. Bisweilen ist der Hufbeinkörper unbeschädigt, während der Processus extensorius abgebrochen ist (Abb. 790). Diese Fraktur kommt in der Weise zustande, daß entweder eine übermäßige Schubeinwirkung der distalen Gelenkfläche des Kronbeins oder eine unphysiologische starke Zugwirkung der Strecksehne ein unterschiedlich großes Knochenstück von der Hufbeinkappe absprengt. Auch können, insbesondere nach Nagel-tritten und Eintreten von Seitenaufzügen, Absprengungsfrakturen am Sohlenrand (Abb. 791) zustande kommen. Mehrfache und Splitterbrüche des Hufbeins (Abb. 792) ereignen sich in der Regel durch Überfahren des Hufes, dies sind dann meistens offene Frakturen. Daß selbst eine Hornsäule mit Usur des Hufbeins die Causa interna abgeben kann, zeigt die Abb. 793.

Symptome. Kommt ein Patient mit Hufbeinfraktur *sofort nach dem Unfall* zur Untersuchung, so zeigt er hochgradige Stützbeinlahmheit und hüpft auf 3 Beinen. Die Zehe schleift er nach. Er belastet fast gar nicht. Im Stehen hält er den Fuß in Volarflexion. Temperamentvolle Pferde schwitzen und zittern. Die Pulsation der Mittelfußarterie ist in den ersten Tagen erheblich verstärkt, von da ab wesentlich geringer. An der Stelle, an der die Frakturlinie auf die Gelenkfläche tritt, ist der Kronenrand geschwollen (blutige Imbibition). Diese Stelle ist auf Fingerdruck auch schmerzhaft, *örtlich begrenzte Schmerzhaftigkeit*. Bei Druck mit der Hufzange zeigt der Patient hauptsächlich Schmerzen im Bereiche der Bruchstelle, vor allem aber auch beim Zusammendrücken der Trachten *(Spannen)*. Oft besteht ein Mißverhältnis zwischen Reaktion des Pferdes auf die Hammer- und Zangenuntersuchung. Beim Beklopfen des Hufes mit dem Perkussionshammer reagiert das Pferd an allen Stellen des Hufes, bei der Zangenuntersuchung dagegen nur, wie erwähnt, im Bereiche der Bruchlinie und beim *Spannen* der *Trachten*. Die Körpertemperatur ist in den ersten Tagen geringgradig erhöht. Bei passiven Rotationsbewegungen des Hufes entzieht das Pferd dem Aufhalter den Fuß. Die allgemeine Schmerzhaftigkeit im Huf läßt nach sachgemäßer Behandlung (feuchte Verbände) bereits nach 4–6 Tagen nach (Resorption des Blutergusses). Das Pferd nimmt auch bald beim Führen die Last auf und kann schon nach 8–10 Tagen belasten. Die Stützbeinphase bleibt aber noch verkürzt. Stößt jedoch der Patient beim Führen auf unebenem Boden mit dem kranken Huf gegen einen Stein, so hüpft er plötzlich wieder auf 3 Beinen.

Wenn Pferde mit Hufbeinfrakturen erst *nach 10–14 Tagen* zur Behandlung kommen, so ist die Lahmheit oft nur noch eine geringgradige Stützbeinlahmheit. Der erkrankte Vorderfuß wird nach vorn gestellt, die Pulsation ist gering, und ferner sieht man an der Stelle, wo die Fraktur durch die Gelenkfläche zieht, eine deutliche *Verdickung*. Man stellt durch Fingerpalpation auch hier *örtlich begrenzte Schmerzhaftigkeit* fest. Bei Zangenuntersuchung beider Trachten äußert der Patient deutlich Schmerz und auch örtlich an Hornwand und Sohle im Bereiche der Bruchlinie. Da bei den meisten gedeckten Frakturen die Frakturlinie durch den Streckfortsatz des Hufbeins zieht, sieht man meistens hier die Verdickung. Das gleiche bei der Absprengung des Streckfortsatzes. *Krepitation* ist *niemals* nachzuweisen, bei älteren Frakturen jedoch eine Verfärbung in der weißen Linie. Bei älteren Frakturen des Hufbeinastes sind Schmerzen durch Zangendruck nur beim Zusammendrücken der betreffenden Trachtenwand und der Eckstrebe auszulösen. Klinisch ist eine Fissur von einer Fraktur kaum zu unterscheiden.

Diagnose. Die Diagnose kann oft recht schwer sein, insbesondere längere Zeit nach dem Unfall und ohne genauen Vorbericht und Röntgenuntersuchung. Die richtige Deutung einer Röntgenaufnahme vom Huf erfordert jedoch viel Übung und Erfahrung. Die mittlere Strahlfurche kann eine Frakturlinie vortäuschen. Daher soll vor einer Röntgenaufnahme das Horn des Strahles sauber ausgeschnitten werden, damit die Furchen keine Frakturlinie vortäuschen können. Man hüte sich auch, am Tragerande des Hufes oder im Sohlenwinkel zu tief nachzuschneiden und dadurch womöglich künstlich Hufwunden zu schaffen, die nach Infektion das klinische Bild der Fraktur sehr verschleiern können. Dieser Hinweis sollte vor allen Dingen dort beachtet werden, wo nicht geröntgt werden kann. Da man bei unklarem Vorbericht stets an einen Hufabszeß denken muß, wartet man, wenn dieser nicht leicht festgestellt werden kann, mit weiterem Nachschneiden unter Anwendung feuchter Verbände 2–3 Tage ab. Nach dieser Zeit kann das Krankheitsbild ganz anders aussehen. *Diagnostische Injektion* soll man bei Verdacht auf Fraktur *nicht anwenden*. Selbst

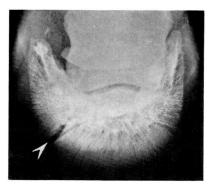

Abb. 794 *Fraktur des lateralen Hufbeinastes* (Pfeil), Pferd, Röntgenbild.

im Röntgenbild ist es nicht immer leicht, eine Sagittalfissur (nur eine zwirnfadenbreite Bruchlinie) von der Fraktur zu unterscheiden. Bei der Sagittalfraktur sieht man in der Regel 2 im spitzen Winkel zur Gelenkfläche verlaufende Linien, d. h. ein Projektionsbild der Bruchlinie der dorsalen und der palmaren Hufbeinfläche. Leicht ist im Röntgenbild die Absprengungsfraktur des Processus extensorius zu erkennen, ebenso die mehrfache Fraktur des Hufbeins. Schwierigkeiten bietet auch der Nachweis der Astfraktur, weil dessen Bruchlinie nur bei ganz bestimmter Hufhaltung zum Röntgenfilm zu erkennen ist (Abb. 794). Zur genaueren Feststellung der Fraktur sind daher in der Regel mehrere Aufnahmen in verschiedenen Projektionsebenen notwendig. Absprengungsfrakturen am Sohlenrande infolge Eindringens von Fremdkörpern in den Huf werden in der Regel erst bei der Operation der dieser Verletzung folgenden Hufeiterung gefunden. *Differentialdiagnostisch* kommen alle Hufkrankheiten in Frage, die durch eine Infektion der Huflederhaut hervorgerufen werden, sodann Strahlbein-, Kronbein-, Fesselbeinfrakturen und -fissuren sowie schwere Verstauchungen der Zehengelenke.

Prognose. Die Prognose der Hufbeinfrakturen ist im allgemeinen zweifelhaft. Sie ist *ungünstig bei allen offenen* (ungedeckten) Frakturen, nach Überfahren des Hufes. Unheilbar sind auch die mehrfachen gedeckten *Frakturen* (s. Abb. 792) und vielfach auch sogar die Sagittalfrakturen (s. Abb. 787). Für die Prognose sind in allen Fällen das Alter, die Verwendungsart, der Wert, insbesondere der Zuchtwert der einzelnen Pferde, und die Tatsache zu berücksichtigen, daß jedoch bei jüngeren und wertvollen Tieren die Heilung einer Sagittalfissur (s. Abb. 788, 789), einer Sagittal-

476 I. Krankheiten des Hufes

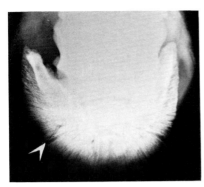

Abb. 795 Fraktur der Abb. 794 (Pfeil), nach 5 Monaten *konservativer Behandlung* in Heilung.

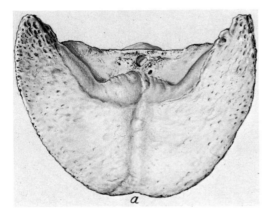

Abb. 796 Geheilte *Fraktur* des *Hufbeins,* Sohlenfläche, 7 Jahre nach der Fraktur. a. Knochennarbe

fraktur sowie der Fraktur des Hufbeinastes und die des Processus extensorius (s. Abb. 790) möglich ist. Auch die Prognose der Absprengungsfrakturen am Hufbeinrande ist nicht ungünstig, wenn die gleichzeitig bestehende Hufeiterung bald operiert und der Sequester entfernt wird. Andernfalls kann sich jedoch eine Osteomyelitis anschließen, die große Teile des benachbarten Knochengewebes zerstört.

Behandlung. Die Behandlung sollte daher bei wertvollen, jungen Tieren eingeleitet werden, wenn eine weiche Loheboxe oder eine Boxe mit hoher Matratzenstreu zur Verfügung steht. Falls nötig, wird in den ersten 8–10 Tagen ein feuchter Hufverband angelegt. Wenn die Patienten in der Loheboxe in den ersten Tagen viel liegen, das ist die Regel, dann belasten sie nach 10 Tagen in ihrer Boxe den Fuß wie zuvor. Man mache jetzt nur

nicht den Fehler, die Tiere auf hartem Boden vorzuführen, sondern belasse sie in ihrer Boxe. Man beschlägt das Pferd bald nach Eintritt der Fraktur mit einem geschlossenen Hufeisen mit Huflederkitteinlage. Zur Ausschaltung des Hufmechanismus wird über den weitesten Durchmesser des Hufes nach hinten bis in die Trachtenwände genagelt, außerdem empfiehlt sich ein dicht unterhalb der Krone rings um die Hornkapsel gelegter Verband mit 2–3 cm breitem Isolierband. Der Hufbeschlag soll jeweils nach 6 bis 7 Wochen erneuert werden. Anstatt des Hufbeschlags kann auch das Anbringen einer selbsthärtenden Kunststoffschale (Technovit-Kulzer) um den Hornschuh den Hufmechanismus ausschalten; sie muß ebenfalls nach 6 bis 7 Wochen erneuert werden. Die Heildauer beträgt etwa 6 Monate. Während dieser Zeit muß das Pferd in der Boxe verbleiben. Die Fraktur heilt in der Regel so, daß keine Lahmheit zurückbleibt (Abb. 795, 796). Die durch die Ausschaltung des Hufmechanismus während der Behandlungszeit entstehende Verengerung des Hufes gleicht sich später wieder aus. Bei der Fraktur des Proc. extensorius bietet, solange sich noch keine deformierenden, arthrotischen Veränderungen entwickelt haben, die operative Behandlung mit der Resektion des Fragments gute Aussicht auf eine funktionell befriedigende Heilung. Allerdings darf das Fragment die Größe eines Kirschkerns nicht überschreiten.

5. Die Fraktur des Strahlbeins

Vorkommen und Ursachen. Diese Fraktur entsteht durch plötzliche, übermäßige Inanspruchnahme der Hufrolle bei Spring-, Polo-, Renn- und anderen Reitpferden. *Oxspring* sah beim Polospiel bei einem Pferde Strahlbeinfrakturen an beiden Vorderhufen entstehen. Bei einem schweren Zugpferd sahen wir eine Strahlbeinfraktur durch einen Unfall beim Holzschleppen entstehen (Abb. 797). Spontanfrakturen entstehen ferner durch Fehltritte (Abb. 798). Eine *Causa interna* ist ohne Zweifel eine *Osteoporose* des *Strahlbeins* im Verlaufe der *Podotrochlose*, selten auch im Anschluß an eine Neurektomie. Äußere Ursachen sind der *Nageltritt* und die dadurch bedingte eitrige Ostitis des Strahlbeins.

Symptome. Die *Erscheinungen* der Strahlbeinfraktur nach Nageltrittverletzungen zeigen sich durch Verschlechterung der Belastung, durch Verdickung und durch Abszedierung in der Ballengrube an. Bei der Untersuchung der Operationswunde findet man die Fraktur unschwer. Strahlbeinfrakturen nach Neurektomie machen sich durch sehnenharte Verdickung in der Ballengrube und bis zum Fesselbein bemerkbar. Da die

I. Krankheiten des Hufes

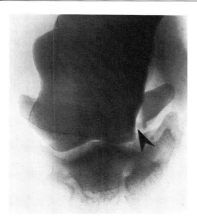

Abb. 797 *Fraktur* des *Strahlbeins* mit deutlicher Dislokation der Fragmente (Pfeil), Pferd, Röntgenbild.

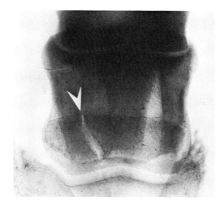

Abb. 798 *Spontane Fraktur* des *Strahlbeins* mit geringer Dislokation der Fragmente (Pfeil), Pferd, Röntgenbild.

Fraktur meistens mit einer Abreißung der tiefen Beugesehne einhergeht, können die Tiere plötzlich Trachtenfußung zeigen. In anderen Fällen lassen die plötzlich entstandene Lahmheit, die verstärkte Pulsation und die allgemeine Schmerzhaftigkeit des Hufes bei Palpation und Perkussion den Verdacht auf Fraktur erwecken. Selbständige Strahlbeinfrakturen bedingen manchmal *hochgradige Stützbeinlahmheit*, aber nicht immer, Verdickung in der Fesselbeuge und heftige Schmerzen bei Streckung des Hufgelenks.

Diagnose. Bei Pferden, die an Osteomyelitis infolge Nageltrittes leiden, ist die Fraktur durch genaue Untersuchung der Wunde zu erkennen, während *spontane* Strahlbeinbrüche mit Sicherheit in den ersten Tagen nur durch die Röntgenuntersuchung (s. Abb. 797, 798) festzustellen sind. Dabei kann sich dann die als Folge der Fraktur eingetretene Subluxation im Hufgelenk ergeben.

Prognose und Behandlung. Die *Prognose* ist in allen Fällen mit eitriger Ostitis bzw. Osteomyelitis und Osteoporose des Strahlbeines *sehr ungünstig,* eine *Behandlung* daher aussichtslos. Dagegen kann bei spontan eingetretenen Frakturen ohne erhebliche Dislokation der Fragmente ein Behandlungsversuch gemacht werden (*Schleiter* und *Dietz,* 1957). Die Pferde können wieder voll arbeitsfähig werden. Als Behandlung empfiehlt sich ein Hufbeschlag mit guter Zehenrichtung, niedrigen Stollen oder mit Lederkeilen oder mit Huflederkitteinlage, wie er bei der Hufbeinfraktur angewandt wird. Da eine unbedingte Ruhigstellung des Pferdes von mindestens 6 Monaten erforderlich ist und die Lahmheit erst nach 10 bis 12 Monaten verschwindet, sollte ein Behandlungsversuch nur bei sehr wertvollen Pferden gemacht werden *(Wintzer).* Genügt der Beschlag allein nicht zur Beseitigung der Lahmheit, so kommt die Neurektomie der palmaren resp. plantaren Äste der Zehennerven in Betracht.

6. Die Entzündung der Huflederhaut, Pododermatitis

Ursachen. Nach den Ursachen läßt sich die Entzündung der Huflederhaut in 2 Gruppen einteilen, in eine *aseptische* und eine *infektiöse*. Die *aseptischen* Entzündungen entstehen ohne die Mitbeteiligung von Bakterien durch die Einwirkung verschiedener Traumen (Druck, Quetschung, fortgesetztes Gehen auf hartem Boden, *Nageldruck),* seltener durch *thermische* (Verbrennung der Sohle beim Aufprobieren der Hufeisen oder bei Stallbränden). Die *infektiösen* Entzündungen der Huflederhaut werden durch Keime veranlaßt, die in der Regel von außen her durch Substanzverluste des Hornschuhs oder durch Wunden der Huflederhaut eindringen (Eitererreger, Nekrosebakterien); seltener gelangen die Erreger und ihre Toxine auf hämatogenem Weg in die Huflederhaut.

Formen. Man kann die Entzündungen der Huflederhaut nach den Ursachen *(aseptische, infektiöse),* nach dem Verlauf *(akute, chronische),* nach dem Grade *(oberflächliche, tiefe)* und nach der Ausdehnung *(umschriebene, diffuse)* einteilen. Klinisch wichtiger ist die Einteilung nach dem anatomischen Charakter des Entzündungsproduktes. Hiernach unterscheidet man die nachstehenden Formen:

a) Die *akute nichteitrige Pododermatitis.* Sie ist entweder eine *seröse, serofibrinöse* oder *seröshämorrhagische* Entzündung (akute Rehe, Nageldruck, leichte Quetschungen der Sohle und Wand, Verbällung, niedriger Grad der Verbrennung) oder eine mit stärkerer *Blutung* komplizierte Entzündung (Steingallen, stärkere Quetschungen der Sohle, der Wand und der Ballen).

b) Die *chronische hyperplastische Pododermatitis*. Sie entwickelt sich aus der akuten, nichteitrigen Huflederhautentzündung oder setzt direkt als chronische schleichende Entzündung ein (chronische Rehe, entzündliche Form der Hornsäule, Steingallen, Hornschwiele, chronische Entzündung der Saum- und Kronenlederhaut).

c) Die *eitrige Pododermatitis* (Nageltritt, Vernagelung, eiternde Steingalle, eiternde Hornspalte, Sohlengeschwür, Wandgeschwür).

d) Die *nekrotisierende Pododermatitis* (Nekrose der Huflederhaut, Ausschuhen, hoher Grad der Verbrennung).

Verbrennungen der Sohlenlederhaut sind seltener als allgemein angenommen wird. Nach *Bauer* und *Köhler* ist die Hornsohle bei mittleren Hufen durchschnittlich 10 mm dick. Durch Brennversuche an Hufen von ungefähr 5 mm Sohlendicke wurden nach einer 60 Sekunden langen Einwirkung eines kirschroten Eisens auch nach Ablauf von 20 Stunden *histologisch* noch keine Verbrennungsspuren an der Huflederhaut nachgewiesen. Nach *Köhler* soll eine Hornsohlendicke von 5 mm genügen, um Verbrennungen beim Hufbeschlag zu vermeiden.

7. Die Steingallen

Begriff und Ursachen. Als Steingalle bezeichnet man eine durch Quetschung und Zerrung der Huflederhaut *im Sohlenwinkel*, in der *weißen Linie der Trachtenwand* oder der *Hornwandeckstrebe* bzw. in der hinteren Hufhälfte hervorgerufene *kapillare Blutung*, an die sich eine *aseptische*, nichteitrige oder eine *eitrige Pododermatitis* im Bereiche der Sohle, der Eckstreben- und Trachtenwand anschließen kann. Die Ursachen der Steingallen sind in unzweckmäßigem Hufbeschlag, in unregelmäßiger Gliedmaßen- und Zehenstellung und in fehlerhafter Hufbeschaffenheit zu suchen. Bezüglich des *Beschlages* wirken ungünstig: zu enge, zu kurze und zu weite, schiefgerichtete und verbogene Hufeisen, Stollenhufbeschlag, zu starkes oder schiefes Beschneiden der Trachten, der Eckstreben, des Strahls und der Sohle, das Ausschneiden der Steingallen und das zu lange Liegen der Hufeisen. Von *unregelmäßigen Stellungen* prädisponieren insbesondere die zehenweite und zehenenge, die bodenweite und die bodenenge Stellung zu Quetschung und Zerrung der Huflederhaut durch die ungleiche Belastung des Hufes. Von fehlerhaften *Hufen* kommen als prädisponierend in Betracht vor allem der *Zwanghuf*, sodann der schiefe, krumme, trockene und spröde Huf, namentlich bei gleichzeitiger harter Beschaffenheit des Bodens, außerdem schwache, niedrige, untergeschobene und umgewickelte Trachten, die Verknöcherung der Hufknorpel sowie Vollhufe und Flachhufe.

Symptome. Die Steingallen treten hauptsächlich an beschlagenen Vorderhufen, meist an der *inneren* Seite, auf. Man unterscheidet nach ihrer Lage an der Sohle oder an der Wand der Trachten und Eckstreben *Sohlen-, Wand-* und *Eckstrebensteingallen*. Gewöhnlich besteht nur eine Quetschung ersten Grades mit Hyperämie und geringer Blutung an der Oberfläche der Huflederhaut und späterer blutiger Imbibition des Horns, das dadurch blutrot, blaurot und schließlich gelb gefärbt wird *(trockene Steingalle)*. Das Horn selbst ist oft weich, mürbe und bröckelig. Die verfärbten und veränderten Hornbezirke werden gewöhnlich erst deutlich sichtbar, wenn die oberflächlichen Hornschichten beim Nachschneiden abgetragen werden und die nachgewachsenen imbibierten Schichten an die Oberfläche gelangen (Tafel VIII, Abb. A, S. 28). Bei fortgesetzter Einwirkung der Ursachen entstehen außerdem Ringe, Rinnen, Wülste und säulenartige Verdickungen am Wandhorn als Produkte einer chronischen hyperplastischen Entzündung sowie Einziehung der Trachten *(habituelle, veraltete, chronische Steingalle)*. Am Hufbein entwickeln sich bisweilen Osteophyten. Hat eine stärkere Quetschung eingewirkt, so entstehen an der gequetschten Stelle eine intensivere Blutung mit Trennung zwischen Huflederhaut und Hornwand und anschließend eine aseptische, nicht eitrige (serös-hämorrhagische) Entzündung.

Die mit der Entzündung der Huflederhaut verbundene *Lahmheit* ist unterschiedlich. Einmalige Quetschungen geringen Grades verursachen gewöhnlich nur einen klammen schwunglosen Gang oder eine geringgradige Stützbeinlahmheit, die mit der Beseitigung der Ursache und dem Abklingen der Entzündung spontan wieder verschwindet. In den meisten Fällen jedoch, bei denen prädisponierende unregelmäßige Gliedmaßen- und Zehenstellungen und Hufformen mit sich ständig wiederholenden Fehlern des Hufbeschlages zusammentreffen, ist die seröse oder serös-hämorrhagische Entzündung der Huflederhaut mit einer chronischen oder rezidivierenden Stützbeinlahmheit verbunden. Sie betrifft in der Regel die beiden Vordergliedmaßen und zeigt sich in einem klammen stumpfen Gang und kurzen

I. Krankheiten des Hufes

schwunglosen wenig ausgreifenden Schritten. Dabei kann die Lahmheit einer Gliedmaße etwas deutlicher in Erscheinung treten, wie dies auch bei der aseptischen Podotrochlose der Fall ist.

Sind infolge Ausschneidens der gewöhnlichen Steingallen oder infolge von Vernagelung, Nageltritt, Eckstrebenbrüche und Hornrissen Eitererreger in die Huflederhaut eingedrungen, dann entwickelt sich eine eitrige Pododermatitis mit Lahmgehen, verstärkter Pulsation der Mittelfußarterie, Fistelbildung im Sohlenwinkel und Schmerzhaftigkeit bei Palpation mit der Hufzange *(eitrige Steingalle).* Die tiefe eitrige Huflederhautentzündung bildet eine ernste Komplikatiton der Steingalle. Sie führt u. U. zu Nekrose der Huflederhaut, zu koronärer und insbesondere parachondraler Phlegmone und Abszedierung, zu Hufknorpelfistel, zu eitriger Entzündung des Strahlpolsters oder zu Nekrose der Sehne des tiefen Zehenbeugers und des Bandapparates.

Differentialdiagnose. Die örtlichen klinischen Symptome der in Form einer serösen oder serös-hämorrhagischen Entzündung der Huflederhaut im Bereiche der Sohle und Sohlenwinkel, der weißen Linie der Trachtenwände, der Hornwandeckstreben und der hinteren Hufhälfte auftretenden Steingallen sind vielfach nicht sehr deutlich ausgeprägt, so daß ihre differentialdiagnostische Abgrenzung gegenüber der aseptischen Podotrochlose als Lahmheitsursache zuweilen schwierig ist. Da auch einige der prädisponierenden Ursachen für beide Erkrankungen zutreffen und mit den hier angezeigten diagnostischen Anästhesien eine Abgrenzung der schmerzhaften Gebiete gegeneinander nicht möglich ist, müssen noch andere diagnostische Hilfsmittel herangezogen werden, wie sie bei der aseptischen Podotrochlose dargestellt sind (vgl. S. 472).

Behandlung. Die durch eine seröse oder serös-hämorrhagische Entzündung der Huflederhaut verursachten *trockenen* Steingallen bedürfen außer *Regulierung des Hufbeschlags* keiner Behandlung. Es empfiehlt sich ein Hufbeschlag mit *glatten Hufeisen* und *wergunterpolsterter Ledersohle,* der sich für Reitpferde sehr bewährt hat und gegebenenfalls über mehrere Beschlagsperioden beibehalten werden muß. In besonderen Fällen sind orthopädische Hufeisen notwendig, die dem jeweiligen Zustand der Hufe und dem Gebrauchszweck des Pferdes anzupassen sind (halbmondförmiges Hufeisen oder Dreiviertelhufeisen auf weichem Boden, geschlossenes Hufeisen mit Lederstreifenunterlage und weicher Hufeinlage auf Pflaster, Stegeisen bei Winterbeschlag, Erweiterungshufeisen mit Ledersohle und *Lungwitz*-Rinnen bei Zwanghuf, Erweichen und Einfetten der Hufe). *Das von Schmieden vielfach geübte Nachschneiden ist fehlerhaft.*

Die eiternden Steingallen und die Fisteln im Sohlenwinkel müssen dagegen *operativ* durch Freilegen der erkrankten Huflederhaut mit nachfolgender Versorgung der Wundfläche mit Jodtinktur, 10proz. Jodoformäther oder Sulfonamid- bzw. Antibiotikapuder und Anlegen eines *trockenen* Verbandes behandelt werden. Die Nekrose der Huflederhaut wird durch Abtragen des Horns, unter Umständen der ganzen Trachtenwand und benachbarter Hornteile, behandelt. Bei lange bestehenden eitrigen Steingallen findet man nach Entfernung des Horns des Sohlenwinkels und der Hornwandeckstrebe neben Nekrose der Huflederhaut bisweilen grünlich gefärbte Sequester des straffen, strahlpolsterähnlichen Gewebes zwischen Hufbeinwand und Sehne. Habituelle Steingallen infolge fehlerhafter Stellungen mit gleichzeitig abnormen Hufen sind oft unheilbar. Die chronische Lahmheit läßt sich nur mit einer Neurektomie der palmaren resp. plantaren Äste der Nn. digitales beseitigen.

Verbällung. Man versteht unter Verbällung oder Verbällen eine manchmal mit einer Verletzung der Weichteile einhergehende *Quetschung* der *Ballen* und des *Strahlpolsters* mit nachfolgender Entzündung. Ursachen sind anstrengende und lange Märsche auf hartem Bo-

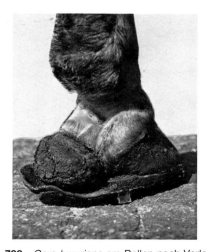

Abb. 799 *Caro luxurians* am Ballen nach Verletzung durch Einhauen. (Das Granulom wurde vom Hufschmied durch eine mit dem Hufeisen verbundene Eisenplatte gestützt!)

den, Barfußgehen auf harten, unebenen Wegen, Einhauen, zu kurze Hufeisen, geschlossene Hufeisen, fehlerhaft aufgelegte Steghufeisen, Erfrieren und Verbrennen. Die Erscheinungen bestehen in Lahmgehen, klammem, stumpfem Gang sowie Schwellung, Rötung, Schmerzhaftigkeit und vermehrter Wärme an den Ballen und am Strahl; in schweren Fällen entstehen außerdem eine eitrige Dermatitis und Pododermatitis und Abtrennung des Hornsaums. Bei der chronischen Verballung bildet sich ein Kronenzwanghuf aus (sanduhrförmige Einziehung der Wand). Im Anschluß an Verletzungen können sich, wie Abb. 799 zeigt, umfangreiche Gewebshyperplasien (Caro luxurians) entwickeln. Die *Behandlung* besteht im Abstellen der Ursachen, in Regelung des Beschlags, in Förderung der Resorption (Wärme) oder in Verbänden mit 10proz. Ichthyolsalbe. Gewebshyperplasien sind operativ zu entfernen.

8. Die Rehe oder der Hufverschlag, Pododermatitis aseptica diffusa

Begriff und Ursachen. Als *Rehe*[1] oder *Hufverschlag* bezeichnet man eine häufiger beim Pferd, seltener beim Esel vorkommende *diffuse aseptische Entzündung* der *Huflederhaut* gewöhnlich an beiden Vorderfüßen, zuweilen auch an allen 4 Füßen, die vorwiegend die Wand der Zehe, die Seitenwand und die Sohle betrifft. Nach den seit langem dem Kliniker bekannten auslösenden Anlässen kann man verschiedene Formen der Rehe unterscheiden:

a) Die *traumatische Rehe* wird durch Überanstrengung der Pferde (Quetschung, Zerrung und Prellung der Huflederhaut) auf hartem, steinigem, gefrorenem, trockenem, unebenem Boden, durch Übungsritte, Distanzritte, abnorm lange Marschleistungen, durch langes Stehen auf hartem Boden im Stall *(Stallrehe),* in Eisenbahnwagen oder in Schiffen, insbesondere auch bei langem Stehen auf 3 Beinen *(Belastungsrehe)* oder durch frischen Hufbeschlag veranlaßt. Hierbei macht man häufig die Beobachtung, daß Kaltblüter oder Pferde von schlaffer Konstitution und mit spitz gewinkelten und flachen Hufen eine individuelle Prädisposition zur Rehe haben.

---

[1] Das Wort „Rehe" kommt her von dem altdeutschen „räh" oder „räch" = *steif* und ist verwandt mit dem griechischen ῥαχίς (steifes Rückgrat). Dagegen hat es keinerlei etymologische Beziehungen zu dem Wort Rheumatismus; die Schreibweise „Rhehe" ist daher unrichtig.

[2] Nach der *Gerste* (κριθή, hordeum) hieß die Rehe im Altertum κριθίασις oder hordeatio.

b) Die *toxische* oder *Futterrehe* tritt nach Koliken oder nach dem Verfüttern von *Gerste*[2], *Roggen*, *Weizen* und *Mais* auf und wird auch nach *Melassefütterung* oder überhaupt übermäßiger Fütterung beobachtet (übermäßige Aufnahme von Hafer, wenn Pferde sich nachts losgemacht haben und über die Haferkiste geraten sind). Wahrscheinlich handelt es sich um eine *Vergiftung* (toxisches Exanthem der Hufleder haut) mit Futtergiften und Selbstgiften (Autointoxikation, Allergose [Cohrs]). Eine derartige *toxische* Rehe wird auch durch große Dosen von *Aloë*, durch die gleichzeitige Verabreichung von Aloë und *Brechweinstein*, durch das Einreiben von *Petroleum*, Rohöl, Vaselinöl bei der Räudebehandlung, durch Aufnahme von *Akazienrinde*, durch das *Wiesenschaumkraut* (Cardamine pratensis), durch *Rizinussamen* veranlaßt. Außerdem ist die Hufrehe eine gefürchtete Komplikation einer länger andauernden Applikation von bestimmten *Kortikosteroiden* in höherer Dosierung. Besondere Gefahr besteht bei der *Volon-A-Applikation*, bes. nach höherer Dosierung. Die danach auftretende Rehe entwickelt sich gewöhnlich frühestens 3 Wochen nach der Injektion und verläuft sehr therapieresistent.

c) Die *symptomatische* oder *metastatische Rehe* kommt als Folgezustand bei Brustseuche, Beschälseuche, Influenza, ansteckendem Katarrh der Luftwege und anderen Infektionskrankheiten oder nach Geburten *(Geburtsrehe)* vor. Die Geburtsrehe stellt sich fast regelmäßig ein, wenn bei Stuten die Nachgeburt nicht am ersten Tage oder spätestens am 2. Tage nach der Geburt entfernt ist.

Die eigentliche Ursache dieser einzigartigen Huflederhautentzündung ist allerdings noch nicht völlig geklärt, denn die angeführten Vorgänge und Einwirkungen stellen lediglich die auslösenden Anlässe dar. Die genaue *Ätiologie* der Hufrehe ist noch nicht bekannt. Neuere Untersuchungen (*Coffman et al.*, 1970; *Hood et al.*, 1978) führen das Entstehen der Hufrehe auf eine verminderte arterielle Durchblutung der Huflederhaut zurück, die dadurch zustande kommt, daß bei einer gleichzeitig bestehenden Lähmung der arterio-venösen Anastomosen zahlreiche arteriovenöse Kurzschlüsse (Shunts) auftreten, die einen Teil des Blutes vor dem Erreichen des kapillaren Endstromgebietes in die Venen ableiten. Die dadurch entstehende Verringerung der kapillaren Durchblutung hat eine erhöhte Durchlässigkeit (Permeabilitätserhöhung) der Kapillarwände zur Folge, wie sie auch dem angiogenen Schock eigentümlich ist. Die durchlässiger gewordenen Kapillarwände lassen Plasmawasser u. a. aus den Kapillaren austreten, was schließlich zu den klinischen Erscheinungen der entzündlichen Exsudation, des hochgradigen Schmerzes und der vermehrten Wärme im Bereiche der Zehenwand und der Sohlenlederhaut im Zehenteil des Hufes führt. Diese Exsudation löst alsbald die Verbindung zwischen den Lederhaut- und den Hornblättchen, lockert dadurch den Aufhängeapparat des Hufbeins, das sich unter dem Druck der Körperlast nach unten senkt. Die von *Coffman* vertretene Hypothese findet nicht die ungeteilte Zustimmung anderer Autoren.

Inwieweit diese Vorgänge am Huf mit den unterschiedlichen auslösenden Anlässen in einem ursächlichen Zusammenhang stehen, ist noch nicht geklärt. Sehr wahrscheinlich ist anzunehmen, daß durch die falsche oder übermäßige Fütterung sehr eiweißreicher Futtermittel bei unzureichender Verbrennung infolge mangelnder körperlicher Arbeit, nach Futter- und Arzneimittelintoxikation, im Verlauf und nach Infektionskrankheiten Stoffwechseltoxine (Eiweißabbauprodukte, Histamine u.a.) in den Kreislauf gelangen, die die Leber nicht in ausreichender Menge abbauen und ausscheiden kann. Diese sind es letztlich, die die Vorgänge im Huf auslösen.

Symptome. Man hat bei der Rehe den *akuten* Anfall *(akute Rehe)* und die *chronischen* Veränderungen des Hufes *(chronische Rehe, Rehehuf)* zu unterscheiden.

Die *akute Rehe* ist durch eine eigenartige, schnell entstandene *Lahmheit* an *beiden Vorderfüßen* oder an allen 4 Füßen ausgezeichnet. Die Vorderbeine werden weit *vorgesetzt,* während die Hintergliedmaßen unter den Leib gestellt werden. Der Gang ist *klamm* („wie auf Nadeln"), die Schritte sind kurz und schnell. Die Hufe werden nicht mit der Zehe, sondern mit den Trachten und Ballen belastet. In besonders schweren Fällen sind die Pferde gar nicht von der Stelle zu bringen; auch das Aufheben eines Vorderfußes gelingt dann nicht mehr. Die Lokaluntersuchung ergibt vermehrte *Wärme* und große *Schmerzhaftigkeit* der Hufe beim Beklopfen und beim Druck mit der Zange; die *Pulsation* der *Mittelfußarterie* und der Fesselarterien ist klopfend. Das Allgemeinbefinden ist je nach dem Grade des Leidens mehr oder weniger gestört. Während in leichten Fällen weder Fieber noch erhebliche Appetitverminderung bestehen, treten in schweren Fällen mittelhochgradiges und selbst hochgradiges Fieber, Appetit-

losigkeit und Verstopfung auf. Der *Verlauf* ist sehr verschieden. Entweder tritt nach Ablauf von 4 bis 8 bis 14 Tagen *Heilung* ein. Oder es kommt im Verlauf der akuten Rehe nach einiger Zeit zum *Einsinken der Krone* infolge von *Hufbeinsenkung* (Rotation). Dann entwickelt sich entweder ein *Rehehuf* (vgl. unten), oder es treten unter dem Druck des verlagerten Hufbeins *Drucknekrose* der *Sohlenlederhaut* und *Sohlenbruch* mit *Ausschuhen,* metastatische *Lungenentzündung* und *Septikämie* ein.

Die *chronische Rehe,* der sog. *Rehehuf,* entwickelt sich gewöhnlich aus der akuten Rehe im Anschluß an die Rotation des Hufbeins. Sie kommt infolge *Lockerung des Zusammenhanges* zwischen den *Huflederhautblättchen* und *Hornblättchen* an der *Zehenwand* durch das seröse Exsudat zustande. Das an den Huflederhautblättchen aufgehängte Hufbein kann infolgedessen durch die Körperlast nach distal und palmar gedrückt und seine Spitze durch den Zug der tiefen Beugesehne nach palmar gezogen werden (Rotation oder Dislokation des Hufbeins; Abb. 800, 801). Dadurch wird die *Sohle* vor der Strahlspitze allmählich nach unten *vorgewölbt,* während die *Krone* einsinkt. Außerdem entsteht *Ringbildung* am Huf, bei der die Ringe (Ringfurchen) nicht parallel laufen, sondern von vorn nach hinten divergieren. Die *Zehenwand* ist einige Zentimeter unter der Krone *eingeknickt* oder *eingebogen.* Die *weiße Linie* ist *verbreitert,* und zwar dadurch, daß von der Wandlederhaut Narbenhorn gebildet wird, das sich zwischen

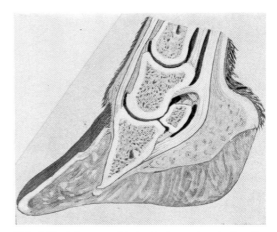

Abb. 800 Längsschnitt durch einen *chronischen Rehehuf,* Verlagerung des Hufbeins, Aufbiegung des Hufbeinrandes.

I. Krankheiten des Hufes

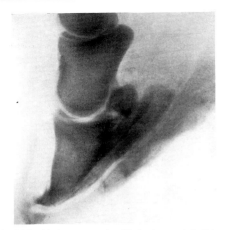

Abb. 801 Verlagerung des Hufbeins und Aufbiegung des Hufbeinrandes bei einem *chronischen Rehehuf* im Röntgenbild.

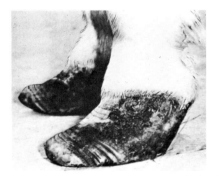

Abb. 802 *Chronische Rehe* der Vordergliedmaßen, *Knollhufe*, Pony.

Hornwand und Sohle schiebt. Das Horn in der weißen Linie ist daher gelockert und bröckelig. Die Zehenwand ist knollig verdickt *(Knollhuf)*. Die Trachten sind *hoch* und *steil* gestellt (Abb. 802). Der Gang ist eigentümlich *schleudernd*, da die Hufe zuerst mit den Trachten auf den Boden aufgesetzt werden *(Trachtenfußung;* Abb. 803, 804). Von vorn betrachtet wird beim Vorschwingen der Gliedmaße die Hufsohle sichtbar (Zeigen der Sohle). Häufig findet man außerdem die *Hornsohle* durch den Druck des verlagerten Hufbeinrandes vor der Strahlspitze quer eingebrochen *(Sohlenbruch)*. Nicht selten sind ferner *Rezidive* in Form akuter Anfälle.

Zuweilen entwickelt sich die chronische Rehe nicht aus der akuten, sondern sie tritt von vornherein schleichend, ohne auffallende Bewegungsstörungen, jedoch mit Ringbildung und Verbreiterung der weißen Linie auf *(chronische Rehe im engeren Sinn)*. Diese Form findet sich manchmal nur an einem Huf.

Pathologisch-anatomischer Befund. Im Beginn der akuten Rehe findet man Hyperämie und seröse Infiltration der Huflederhaut an der *Zehenwand*. Das weiterhin auftretende *serofibrinöse* oder *serös-hämorrhagische Exsudat* hat die Lockerung und *Trennung* der Verbindung zwischen Huflederhaut und Hornwand mit Rotation des Hufbeins zur Folge sowie die oben beschriebenen übrigen Veränderungen am Huf. Infolge Übergangs der Entzündung der Huflederhaut auf das *Hufbein* entwickelt sich in ihm eine sekundäre

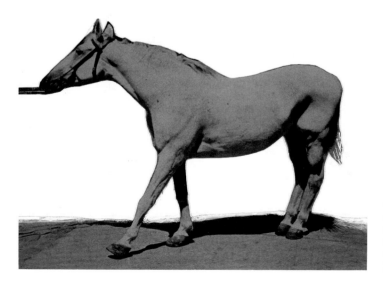

Abb. 803 Pferd mit *chronischer Rehe* vorn beiderseits im Schritt, schleudernder Gang mit *Trachtenfußung*, Hintergliedmaßen unter den Körper gestellt, typische Körperhaltung.

I. Krankheiten des Hufes

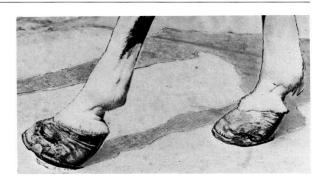

Abb. 804 *Chronische Rehe* der Vordergliedmaßen, schleudernder Gang mit *Trachtenfußung*, Pferd.

entzündliche *Osteoprose* mit späterer Osteosklerose, die unter dem Einfluß der veränderten Belastung (Rotation des Hufbeins) eine sog. hutkrempenartige *Aufbiegung* des unteren *Hufbeinrandes* (s. Abb. 800, 801, 805) bedingt. Die Deformierung kommt in der Weise zustande, daß durch den Bodendruck der untere Hufbeinrand abgebaut wird, während sich am oberen Rand neues Knochengewebe durch appositionelles Wachstum anlagert. Sie ist auch am lebenden Pferde durch das Röntgenbild nachweisbar (s. Abb. 801). In einzelnen ungünstig verlaufenden Fällen kann die *Druckatrophie* am Hufbein schließlich zum Schwund des ganzen distalen Teiles des Hufbeins führen (Abb. 806).

Behandlung. Jedes *akut* rehekranke Pferd sollte in einen Stall mit weichem Boden (Matratzenstreu, Loheboxe, Sandboxe) gebracht werden. Ihm gleich die Hufeisen abzunehmen, ist nicht richtig, oft auch nicht möglich. Es werden lediglich die beiden Zehennägel herausgezogen, der Zehenaufzug abgesägt und der Zehenwandtragerand 2 bis 3 Millimeter schweben lassen. Ein sofortiger *kräftiger Aderlaß* (4–8 Liter), den man nach mehreren Tagen mit 2–3 Litern wiederholt, sollte nicht unterlassen werden und ebenso die Verabreichung von Glukokortikoidpäparaten.

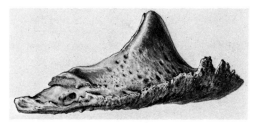

Abb. 805 Hutkrempenartige Aufbiegung des Hufbeinrandes bei *chronischer Rehe*.

Zwischendurch können speicheltreibende Mittel (Arekolin 0,02 bis 0,05 : 10,0) gegeben und diätetische Maßnahmen und feuchte Hufverbände verordnet werden. Gleichzeitig sind die die Rehe auslösenden Ursachen abzustellen: Futterumstellung auf Heu, Entzug der schädigenden Arzneimittel, Abnehmen der Nachgeburt und Behandlung des Uterus, gegebenenfalls Abführmittel und Diuretika. Mit gutem Erfolg werden ferner intravenöse Injektionen von Kalzium angewendet. Nachschneiden an der Sohle ist zu vermeiden, hingegen empfehlen sich zur Druckentlastung des entzündeten Zehenwandabschnittes u. a. eine parallel zur Krone und daumenbreit distal von ihr durch Zehen- und Seitenwand bis auf die weiße

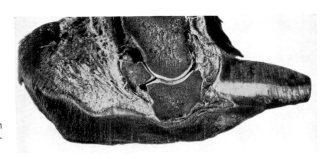

Abb. 806 *Druckatrophie* des Hufbeins beim chron. Rehehuf, Sagittalschnitt eines Präparats.

484 I. Krankheiten des Hufes

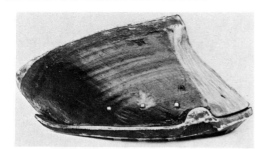

Abb. 807 *Rehehufbeschlag*, Seitenansicht, glatte Hufeisen mit Zehen- und Trachtenrichtung sowie seitlichen Zehenwandaufzügen.

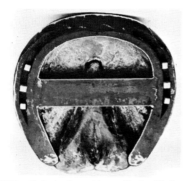

Abb. 808 *Rehehufbeschlag*, Bodenfläche, breiter Steg einen Fingerbreit hinter der Strahlspitze.

Hornschicht gezogene Rinne oder das Dünnraspeln der Zehenwand und daneben lange Zeit ein feuchter Verband über Krone und Hufwand.

Sofern angängig, sollen die Pferde zur Förderung der Resorption des entzündlichen Exsudats auf weichem Boden bewegt werden, auch wenn die Bewegung zu Anfang erzwungen werden muß. Sie wird ermöglicht und erleichtert durch vorherige Applikation von analgetisch und antiphlogistisch wirkenden Mitteln (Tomanol, Byk-Gulden; Phenylbutazon-Pulver, Hydro-Chemie o. a.). Bei rechtzeitiger, konsequenter und erfolgreicher Behandlung kann mit diesen Maßnahmen eine akute Rehe so geheilt werden, daß das entzündliche Exsudat resorbiert wird, keine Hufbeinsenkung eintritt und die Lahmheit völlig verschwindet.

Wenn sich eine akute Rehe nicht mit einer völligen Wiederherstellung heilen läßt, vielmehr Lahmheit in Form eines klammen und steifen Ganges unterschiedlichen Grades bestehen bleibt und die Hufbeinsenkung beginnt, muß das Pferd baldmöglichst mit einem orthopädischen Hufbeschlag versehen werden.

Hufbeschlag. Das glatte Hufeisen ist mit einer ausgeprägten Zehen- und Trachtenrichtung sowie seitlichen Zehenaufzügen zu versehen. Der Tragerand der Zehenwand zwischen den Aufzügen muß schweben, damit die Zehenwand dem Bodendruck entzogen und entlastet wird. Zur Stützung der Hornsohle und des Hufbeins erhält das Hufeisen einen breiten Steg, dessen vorderer Rand etwa einen Finger breit hinter der Strahlspitze verläuft (Abb. 807, 808). Zur Stützung der Hornsohle und zur Verhinderung bzw. Behebung der Hufbeinsenkung wird der Hohlraum zwischen Steg und Sohle mit Huflederkitt ausgefüllt. Dieser muß in erwärmtem weichem Zustand sorgfältig in die Strahlfurchen und alle Lücken zwischen Steg und Hornflächen eingeknetet werden, damit er erhärtet später nicht herausfällt. Gegebenenfalls empfiehlt sich zum Anlegen des Hufbeschlags die Leitungsanästhesie der Nn. palmares. Anschließend wird das Pferd täglich auf weichem Boden im Schritt geführt. Weidegang ist nicht zweckmäßig und unterbleibt besser. Unterstützend und erleichternd für die Bewegung wirkt die jeweilige vorherige Applikation der angeführten analgetisch und antiphlogistisch wirkenden Mittel. Die Bewegungsanforderungen werden nachfolgend den sich bessernden Belastungsverhältnissen angepaßt. Sobald das Pferd freier und schwungvoller geht, soll es baldmöglichst in schnellen Gangarten longiert und auch von einem leichten Reiter geritten werden.

Die früher vielfach verwendeten *Halbplatten*- und *Vollplattenhufeisen* sind nicht mehr zu empfehlen.

Der *Rehehuf* kann nur mit operativen Maßnahmen und orthopädischem Hufbeschlag behandelt werden: *Dünnraspeln der Vorderwand* oder Anlegen einer oder zweier bis an die Grenze der Schutz- und Hornblättchenschicht reichender *Querrinnen* daumenbreit distal von der Krone durch die Zehen- und Seitenwand, seicht auslaufend *(Groß)* sowie der oben beschriebene *orthopädische Hufbeschlag*.

Nach Bolz muß das Prinzip bei der Behandlung der Hufbeinsenkung und -rotation darin bestehen, das Hufbein orthopädisch wieder richtig zu lagern. Deshalb sind beim *chronischen Rehehuf (Knollhuf)* vor dem Anlegen des orthopädischen Hufbeschlags die Beseitigung der verdickten und verlängerten Zehenwand und das Kürzen der Trachtenwände erforderlich, damit eine naturgemäße Hufform erreicht und somit die Voraussetzung geschaffen wird, das dislozierte Hufbein allmählich wieder in seine frühere normalanatomische Lage zu bringen. Das von der Kronlederhaut gebildete Wandhorn kann nämlich auf diese Weise wieder in fester Verbindung mit der Wandlederhaut und dem Hufbein herunterwachsen. Die Hornsohle ist zu schonen und mit größter Vorsicht zu bearbeiten und zu glätten. Der Tragerand der Zehenwand bzw. der bodenseitige Rand des dünngeraspelten Zehenwandabschnittes ist so weit zu kürzen, daß ein 3–4 Millimeter breiter Zwischenraum zwischen ihm und dem aufzulegenden Hufeisen bleibt (Schwebenlassen der Wand), um jeglichen Bodendruck zu vermeiden und das Herunterwachsen des neuen Wandhornes nicht zu stören. Das oben beschriebene Hufeisen, das sich nach *eigenen (H. Müller)* vieljährigen Erfahrungen bewährt hat, wird sorgfältig aufgepaßt. Die Nagelung erfolgt nicht an der Zehenwand, sondern im Bereiche der Seiten- und Trachtenwände. Der Steg soll das Hufbein im Bereiche seiner Sohlenfläche, jedoch nicht die Hufbeinspitze stützen (Druckatrophie!). Durch den zwischengelagerten Huflederkitt wird der Bodendruck auf die ganze Hornfläche gleichmäßig verteilt. Diese Maßnahmen im gesamten sollen bewirken, daß mit dem Neuwachstum des Wandhornes vom Kronwulst aus der Huf wieder in seine natürliche Form allmählich hineinwächst. Die beschlagenen Pferde gehen meistens in den ersten Tagen steif und klamm, dies bessert sich aber bald. Dessen ungeachtet werden sie nach dem Beschlag täglich und regelmäßig in der oben angegebenen Weise auf weichem Boden bewegt. Nach einigen Wochen, zuweilen auch früher, verschwindet die Trachtenfußung. Der orthopädische Hufbeschlag muß entsprechend dem Hornwachstum in regelmäßigen Abständen erneuert werden, bis sich wieder ein natürliches Hornwachstum ohne Ringbildung eingestellt hat und die Zehenwand gerade herunterwächst. Der Huf wird gewöhnlich zunächst kleiner und spröder, nimmt aber später wieder seine natürliche Form und Qualität an. Beim *Rehehuf mit Sohlendurchbruch* gestattet das Hufeisen mühelos die Wundbehandlung mit Splintverbänden. Die *Prognose* dieser Fälle ist jedoch bedeutend ungünstiger, wie überhaupt die Prognose von Fall zu Fall unterschiedlich zu stellen ist. Sie ist bei den häufig betroffenen Kleinpferden im allgemeinen günstiger als bei den großen Reitpferden. Die Gesamtheildauer entspricht in der Regel einer Huferneuerungsperiode. Das bedeutet aber nicht, daß die Pferde so lange Zeit nicht uneingeschränkt genutzt werden können. In günstig verlaufenden Fällen gehen die Pferde nach 2 bis 3 Beschlagswechseln lahmheitsfrei.

9. Die eitrige Huflederhautentzündung, Pododermatitis purulenta

Ursachen. Die gewöhnliche Ursache der außerordentlich häufigen eitrigen Pododermatitis bildet eine *Wundinfektion* durch *Eitererreger*. In der Regel entwickelt sie sich im Anschluß an Vernagelungen, Nageltritte, Kronentritte, Sohlenquetschungen, Steingallen (Nachschneiden!), Hornspalten, lose und hohle Wand.

Symptome. Die Erscheinungen der eitrigen Huflederhautentzündung sind verschieden, je nachdem eine oberflächliche oder tiefe, akute oder chronische, umschriebene oder diffuse Entzündung vorliegt. Für die Praxis besonders wichtig ist die Unterscheidung einer *oberflächlichen* und einer *tiefen* eitrigen Pododermatitis.

a) Die *Pododermatitis purulenta superficialis*. Die *oberflächliche* eitrige Huflederhautentzündung betrifft nur die obersten Schichten der Huflederhaut und ist gewöhnlich umschrieben. Der eitrige Entzündungsprozeß spielt sich zwischen dem Stratum germinativum einerseits und dem Strat. corneum andererseits ab, so daß sich das eitrige Exsudat in diesem durch die Eiterung entstehenden Hohlraum ansammelt (Hufabszeß), zunächst nicht abfließen kann und deshalb unter einem hohen Druck steht. Die Entzündung hat infolgedessen die Tendenz sich weiter auszubreiten. Dies geschieht entlang der weißen Linie, nach der Eckstrebe und Sohle hin und entlang der Wandlederhautblättchen nach der Krone hin. Die Entzündung ist *pathologisch-anatomisch* durch ein *dünnflüssiges Exsudat* charakterisiert, das neben vielen Eiterkörperchen zahlreiche pigmentierte Retezellen enthält und daher *grauschwarz* gefärbt ist. Dieses Exsudat löst unter Höhlenbildung die Verbindung zwischen Stratum germinativum und Strat. corneum der Sohle und zwischen Huflederhautblättchen und Hornblättchen, steigt, wenn es unten keinen Abfluß findet, aufwärts zwischen Hornwand und Huflederhaut und *bricht oben an der Krone durch*, indem es unter Erweichung und *Loslösung des Saumbandes* das Saumhorn von der Saumlederhaut trennt. An der Entzündungsstelle selbst tritt entweder durch das vom Stratum germinativum sogleich nachwachsende Horn Wiedervereinigung von Hornwand und Lederhaut

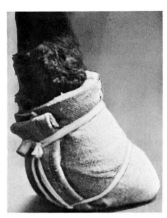

Abb. 809 Gutliegender *Hufverband*, Druckverband.

ein, oder es bleibt ein Hohlraum zurück *(Doppelsohle)*. Zuweilen wird der dünnflüssige Eiter lange im Huf abgekapselt *(Hufabszeß)*. Ähnlich sind die Veränderungen an Sohlenlederhaut und Hornsohle.

Die wichtigsten *Symptome* der oberflächlichen eitrigen Pododermatitis sind *Lahmheit, Schmerzhaftigkeit bei der Palpation* (Hufzange, Perkussion), höhere Temperatur, erheblich verstärkte Pulsation der Mittelfußarterie, umschriebene *Anschwellung* an der *Krone* und am Ballen, Erweichung und Loslösung des Saumbandes, Entleerung *dünnflüssigen schwarzgrauen* Eiters. Nach der Entleerung des Eiters treten in der Regel Verschwinden der Lahmheit und *rasche Heilung* ein. Seltener entwickelt sich die tiefe Form der eitrigen Pododermatitis. *Leuthold* fand an Röntgenaufnahmen von Hufen deutliche Schatten, die den Sitz eines Hufabszesses anzeigten.

Behandlung. Die Behandlung hat das alsbaldige *operative Freilegen* des Eiterherdes anzustreben, danach Wundpuder und trockener Hufverband. Grundsätzlich wichtig und notwendig ist dabei, daß die freigelegte Huflederhaut durch den Verband unter relativ starken Druck gebracht wird (Druckverband), denn unter diesen Umständen bildet sie sogleich wieder neues junges Horn. Fehlt wegen fehlerhafter Verbandstechnik dieser Druck, so entsteht ein sehr schmerzhafter, die Heilung und Hornbildung verzögernder *Huflederhautvorfall* (vgl. dort). In der Praxis ereignet es sich jedoch oft, daß die Infektionsstelle und der Eiterherd trotz vorsichtigen Nachschneidens nicht gleich zu finden sind (ausgebrochene Wand, rissige weiße Linie, schadhaftes Horn im Sohlenwinkel). Dann soll man *nicht unnötig nachschneiden* oder gar neue Huflederhautwunden schaffen, hingegen den Huf *1–3 Tage mit feuchter Wärme* (Kataplasmen mit Leinsamenmehl, gedämpften Kartoffeln, Heusamen, feuchtem Hufverband, Abb. 809) behandeln. Dadurch reift ein Abszeß im Huf. Bisweilen bricht er in dieser Zeit am Saumband der Krone oder des Ballens durch. *Jetzt* muß der Abszeß am Tragerand oder im Sohlenwinkel oder am Hornstrahl *geöffnet* und, je nach Lage des Falles, das unterminierte Horn abgetragen *werden;* siehe auch: Nekrose der Huflederhaut.

Differentialdiagnostisch ist u. a. die Hufbeinfraktur in Erwägung zu ziehen.

b) Die *Pododermatitis purulenta profunda.* Die *tiefe* eitrige Huflederhautentzündung betrifft die ganze Huflederhaut und ist gewöhnlich ebenfalls umschrieben. Sie greift somit über das Stratum germinativum und papillare unter Einschmelzung derselben hinaus in die Tiefe über. Sie ist, nachdem der dünnflüssige, schwarzgraue, übelriechende Eiter schon vor einigen Tagen abgeflossen oder künstlich entleert ist, durch einen *dicken, gelbweißen Eiter* gekennzeichnet, der außer zahlreichen Eiterkörperchen häufig auch *Gewebszellen* der Huflederhaut enthält. Manchmal kommt es zur *Abszeßbildung* (subkoronäre und parachondrale Phlegmone) und *Perforation* des Eiters in der Haut der *Krone* oder des Ballens (nicht bloß am Saumband!), außerdem zu ausgedehnter Unterminierung und Loslösung der Hornwand und Hornsohle. Nicht selten veranlaßt sie ferner *Nekrose* der Huflederhaut und bisweilen des Hufbeins. Bei chronischem Verlauf entstehen *Hornsäulen* und Hornschwielen mit Druckatrophie des Hufbeins, außerdem Hornklüfte.

Die *Erscheinungen* der tiefen eitrigen Huflederhautentzündung bestehen im Gegensatz zur oberflächlichen in *hochgradiger Lahmheit*, die bei der spontanen oder operativen Entfernung des Eiters nicht sofort verschwindet, klopfender Pulsation der Mittelfußarterie, in Absonderung von *dickem, gelbem, oft sehr reichlichem Eiter* und im Nachweis von tiefer *Unterminierung, Fistel-* und *Höhlenbildung* beim Sondieren. Sehr häufig sind ungünstige Komplikationen: *Nekrose* der *Huflederhaut*, des *Hufbeins*, der tiefen Beugesehne, des Strahlpolsters und Hufknorpels (*Hufknorpelfistel*), eitrige Arthritis des Hufgelenks, *Septikämie* und Pyämie, zuweilen auch *Tetanus;* siehe *Nekrose der Huflederhaut.*

Behandlung. Die Behandlung besteht in der *Entfernung* des *Horns* so weit, bis *normale Hornkapsel in fester Verbindung mit gesunder Huflederhaut* steht, in der *Exzision* der eitrigen und nekrotischen Teile, Versorgung der Wundfläche mit 10proz. Jodoformäther oder antibiotischem bzw. Sulfonamidpuder, fester Tamponade und *trockenem Verband* (Teerverband).

10. Der Nageltritt

Begriff und Vorkommen. Mit dem Namen *Nageltritt* werden sehr verschiedenartige, oberflächliche und tiefe Verletzungen der von der Hornkapsel eingeschlossenen Teile bezeichnet, die durch das Eintreten von spitzen Gegenständen, namentlich Nägeln an der Bodenfläche des Hufes, insbesondere an den *seitlichen Strahlfurchen* und an der *Strahlspitze*, veranlaßt werden. Sie treffen entweder nur auf die *Huflederhaut*, das Hufbein am Sohlenkörper oder in das *Strahlpolster*, die *tiefe Beugesehne*, die *Bursa podotrochlearis*, das *Strahlbein* und das *Hufgelenk*, in seltereren Fällen (sehr lange Fremdkörper) auch in distale gemeinsame Beugesehnenscheide. Am häufigsten kommen Nageltritte an den Hinterhufen vor.

1. *Verletzungen der Huflederhaut.* Sie haben eine umschriebene, oberflächliche oder tiefe, *eitrige Pododermatitis* zur Folge und sind durch Blutung, eitriges Exsudat, Lahmgehen, umschriebene Schmerzhaftigkeit bei der Palpation mit der Zange und Temperaturerhöhung gekennzeichnet. In der Regel verlaufen sie bei frühzeitiger und geeigneter Behandlung günstig; seltener entwickelt sich eine diffuse, eitrige oder nekrotisierende Entzündung oder vereinzelt Starrkrampf als spezifische Wundinfektionskrankheit. Die Behandlung besteht im Freilegen der Huflederhaut durch Entfernung des Horns so weit, daß alle unterminierten Hornteile abgetragen werden, bis Horn und Huflederhaut wieder feste Verbindung haben, in Versorgung der Wunde mit Antibiotikum bzw. Sulfonamidpuder oder Jodoformäther und im Anlegen eines Hufverbandes oder Splintverbandes oder eines Wundschutzes unter Deckelhufeisen.

2. *Verletzungen des Hufbeins.* Sie zeigen sich oft, wenn ein Nagel am Sohlenkörper eingedrungen ist, wie bei Abb. 810, A. Trotz anfänglicher Entleerung des Eiters kann die Lahmheit nach einigen Tagen hochgradig werden, es kann sogar Fieber auftreten. Bei der Operation findet man entweder einen Kanal, der direkt in das Hufbein zieht, oder ein abgesprengtes Knochenstück. Der Stichkanal ist vorsichtig zu erweitern, der Sequester zu entfernen. Sofern keine Absprengung oder noch keine Sequesterbildung vorliegt, empfiehlt es sich, das geschädigte Knochengewebe mit dem scharfen Löffel so weit abzuschaben, bis überall gesundes Knochengewebe freiliegt und die tiefste Stelle des Wundkanals bildet. Liegt die Verletzung nahe an der Strahlspitze, so kann auch die fächerförmige Ausbreitung der tiefen Beugesehne in Mitleidenschaft gezogen werden. Das Sohlenhorn ist dann in größerer Ausdehnung abzutragen, vorläufig ist jedoch noch kein operativer

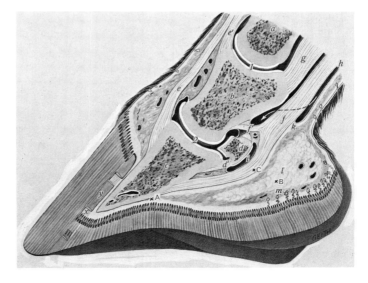

Abb. 810 Längsschnitt durch die Zehe, nach *Ackerknecht*. 1 Krongelenk; 2 Hufgelenk; a Fesselbein; b Kronbein; c Hufbein; d *Strahlbein* (distaler Gleitkörper); d' Strahlhufbeinband; e gemeinsame Strecksehne; e' Kronbeinschenkel der gemeinsamen Strecksehne; f *tiefer Zehenbeuger* (tiefe Beugesehne); f' Kronbeinschenkel des tiefen Zehenbeugers; g gerades Gleichbeinband; h distale gemeinsame Sehnenscheide; i *Bursa podotrochlearis;* k Fesselsohlenbinde; l Strahlpolster; m Schweißdrüsen; x Huflederhautblättchen (Wandblättchen); y Hornblättchen. A Verletzung des Hufbeins; B Verletzung des Strahlpolsters; C Verletzung des tiefen Zehenbeugers.

Eingriff an der Sehne vorzunehmen. Die Demarkation nekrotischer Fasern ist anfangs unter Lebertransalbe, Tamponade, Splintverband oder Deckelhufeisen abzuwarten, später Behandlung mit Jodoformäther.

3. *Verletzungen des Strahlpolsters* (Abb. 810, B) führen zur Phlegmone und Abszedierung im Strahlpolster. Klinische Erscheinungen: mittelgradige Lahmheit, Schwellung der verletzten Strahlstelle und Schmerzhaftigkeit, in schweren Fällen bereits Schwellung in der Ballengrube. Aus einem Stichkanal, dessen Umgebung geschwollen ist, entleert sich blutiger Eiter. Die Sonde führt in einen Abszeß. Baldige Operation. Abtragen des Hornstrahles, Spaltung des Abszesses, Entfernung gelbgrüner, nekrotischer Strahlpolsterteile, evtl. Gegenöffnung in der Ballengrube, Gazedrains. Bei Operationen am Strahlpolster ist die Sehne nicht freizulegen. Sie kann jedoch in veralteten Fällen durch den phlegmonösen Prozeß in Mitleidenschaft gezogen sein. Bei nachfolgender Sehnennekrose kommen Operationen wie unter 4. in Frage. Nachbehandlung: Antibiotikum- oder Sulfonamidpuder, Tamponade, trockener Hufverband, Verbandwechsel nach 3 bis 12 Tagen, je nach Belastung und Temperatur.

4. *Verletzungen der tiefen Beugesehne* und der *Bursa podotrochlearis*. Wenn der Nagel in der Tiefe einer seitlichen Strahlfurche eingedrungen ist, meistens bei schweren Nageltritten, dann verletzt er in der Regel die Sehne (Abb. 810, C) und eröffnet, wenn er die Sehnen durchsticht, zuweilen auch primär die Bursa (Abb. 810i). In solchen Fällen zeigt das Pferd in den ersten 3 Tagen nur geringe Lahmheit. Kommt es nicht in tierärztliche Behandlung oder wird es gar wieder genutzt, so lahmt es nach einigen Tagen plötzlich hoch- bis höchstgradig, *es setzt nur die Zehenspitze auf,* ein Symptom, das immer als ein sehr *bedenkliches Zeichen* zu werten ist. Befund: hoch- bis höchstgradige Lahmheit, Temperatur 39–39,5° C, Schwellung um den Stichkanal herum, blutigeitriges Exsudat, Tiefe des Stichkanals (Sonde) 3–4 cm, bisweilen noch tiefer. Das sind *fast immer Erscheinungen beginnender Sehnennekrose und eitriger Bursitis (Podotrochlitis purulenta).* Wird dann nicht rechtzeitig operiert, so bricht der Eiter am Ballen durch (Unterminierung des Strahlhornes). Es zeigen sich nach 6–8 Tagen bisweilen umfangreiche, diffuse Anschwellung des Fußes bis proximal vom Fesselgelenk und Abszedierung in der Fesselbeuge, d. h. abszedierende Phlegmone der gemeinsamen Sehnenscheide, septische Allgemeininfektion. Wenn daher nach *tiefen* Nageltrittwunden die *Belastung schlechter* und nur die Zehenspitze aufgesetzt wird, so muß *sofort operiert* werden, um den vorher erwähnten Komplikationen nach Möglichkeit noch vorzubeugen, Abtragen des Strahlhorns, Abtragen des Horns der Sohlenschenkel und -winkel, Resektion der vorderen Strahlpolsterteile, zunächst bis auf die Fesselsohlenbinde. Zieht nun aber ein Stichkanal, mit grauroten Granulationen eingefaßt, in die Sehne hinein oder durch sie hindurch (Sonde) und fließt an der Sonde eine trübe ölige Flüssigkeit ab (eitrige Bursitis), dann ist die Stichwunde zu umschneiden und bis einpfennigstückgroß zu erweitern *(partielle* Resektion der Sehne). Hierdurch wird die Bursa genügend weit eröffnet, in der Regel auf der Höhe des Strahlbeins, und kann nun mit einem Sulfonamid oder einem Antibiotikum behandelt werden, vgl. S. 490. Ist der Nageltritt hingegen schon 10–14 Tage alt, dann ist nicht nur das Strahlpolster grün verfärbt und nekrotisch, sondern auch die Sehne zeigt bereits eine grüngelbe Verfärbung bzw. Exfoliation. Die nekrotischen Teile sind dann bis ins gesunde Gewebe zu exzidieren, danach Tamponade mit Sulfonamid- bzw. Antibiotikumpräparaten. Hufverband (s. Abb. 809). Loheboxe. Außerdem empfiehlt sich die parenterale Injektion von Antibiotika und Chemotherapeutika in hohen Dosen bis zur Fieberfreiheit. *Die frühzeitige* Erweiterung der Sehnenstichwunde hat eine *Aussicht auf Erfolg*. Die *Gefahr besteht* aber in allen Fällen in fortschreitender Nekrose und im *Übergreifen* der Phlegmone *auf die distale gemeinsame Sehnenscheide* und im *Durchbruch in das Hufgelenk,* vom vorderen oder hinteren Strahlbeinrande aus. Diese Gefahr ist besonders groß und oft durch die Operation nicht mehr abzuwenden, wenn Nageltritt-Patienten erst nach 10–14 Tagen zur Operation kommen.

Nach Nageltrittoperationen lassen wir, wenn das Allgemeinbefinden der Patienten zufriedenstellend ist, den ersten Verband 4–6 Tage liegen. Danach wechseln wir ihn jeden 3. Tag oder lassen ihn nach Bedarf auch länger liegen.

5. Wird bei umfangreicher Erweiterung der Sehnenstichwunde eine *Verletzung des Strahlbeins* (Abb. 810, d u. Tafel VIII, Abb. B, S. 28) festgestellt, so lege man die Stichwunde im Strahlbein mit dem scharfen Löffel etwas frei und warte ab. In veralteten Fällen besteht häufig bereits eine ausgedehnte eitrige Osteomyelitis oder Nekrose des Strahlbeins, die nach einiger Zeit zur *Fraktur*

des kleinen Knochens führt und damit zur Vereiterung des Hufgelenks.

6. *Verletzungen des Hufgelenks* können in *frischen* Fällen nur nach operativer Behandlung der eitrigen Bursitis diagnostiziert werden. Bisweilen hat der Fremdkörper dann das Hufbeinstrahlbeinband, d. h. einen Teil der Hufgelenkkapsel, primär perforiert. Bei der Operation entleert sich dabei nach passiven Bewegungen des Hufes aus der Stichöffnung eine trübe, gelbliche und *schaumige Flüssigkeit, ein Symptom der eitrigen Arthritis,* die meist unheilbar ist. In *veralteten* Fällen zeigt sich eine Infektion des Hufgelenks erst sekundär an durch Verschlechterung der Belastung nach 10–14 Tagen und durch eine *Verdickung rings um die Hufkrone* (Abb. 811) herum. Die Perforationsstelle der Kapsel ist oft schwer nachzuweisen. Das Allgemeinbefinden des Tieres verschlechtert sich unter Hinzutreten einer Abszedierung an der Krone.

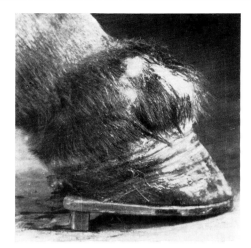

Abb. 811 *Koronäre Phlegmone* und eitrige *Arthritis* des Hufgelenks nach *Nageltritt*.

7. Eine nicht seltene *Komplikation* von Nageltrittverletzungen ist auch die *Phlegmone* und spätere Abszedierung der *distalen gemeinsamen Sehnenscheide,* vgl. bei 4. Die Symptome sind: Anschwellung bis weit proximal vom Fesselgelenk, hohes Fieber, Anheben des Fußes, höchster Grad von Lahmheit, später multiple *Abszedierung an der Beugesehnenfläche* bis zur Mittelfußmitte hinauf.

Nach geheilten Nageltrittverletzungen, insbesondere nach notwendig gewordener Resektion größerer Teile des Strahles, wird der Huf in der Trachtengegend so eng wie beim Kronen- oder Trachtenzwanghuf. Daher sind nach endgültiger Abheilung Hufeisen mit Hufeinlagen, guter Polsterung (Werg-) und Kork- oder Ledersohle, u. U. Rinnen nach *Messler* (vgl. Rinnenbildung bei Zwanghufen), anzuorden. Andererseits ist selbst nach einem tiefgehenden Nageltritt ein günstiger Ausgang möglich. So wurde in einem Fall beobachtet, daß sich im Anschluß an einen im Fohlenalter ereigneten tiefen Nageltritt mit Perforation der Sehne und Verletzung des Strahlbeins eine *totale Ankylose* entwickelt hatte, durch die das Kron-, Huf- und Strahlbein zu einem einzigen Knochen verschmolzen waren (Abb. 812). Das

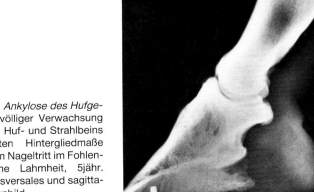
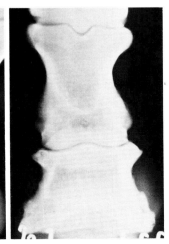

Abb. 812 *Ankylose des Hufgelenks* mit völliger Verwachsung des Kron-, Huf- und Strahlbeins der rechten Hintergliedmaße nach tiefem Nageltritt im Fohlenalter: keine Lahmheit, 5jähr. Pferd, transversales und sagittales Röntgenbild.

Pferd zeigte keine Lahmheit und Bewegungsstörung.

In den letzten Jahren haben einige Autoren *(Leuthold, Bieniek)* versucht, durch rechtzeitige, lokale Antibiotikabehandlung eine eitrige Infektion der Bursa podotrochlearis trotz perforierender Verletzung nicht aufkommen zu lassen. Der Stichkanal wird nur so weit umschnitten und freigelegt, daß es möglich ist, eine Knopfkanüle in die Bursa einzuführen und mit dem Medikament zu füllen. Es werden mehrere Tage hintereinander bis zum Fieberabfall, Besserung des Allgemeinbefindens und der Lahmheit je 200 000 bis 500 000 I.E. einer Antibiotikumlösung injiziert und die Stichöffnung mit einem Splintverband geschlossen. Obwohl die *lokale Antibiotikatherapie Nageltritte mit Perforation der Beugesehne ohne größeres operatives Eingreifen zu heilen vermag, so macht sie jedoch die Operation nicht grundsätzlich überflüssig.* Sobald Zweifel an dem Erfolg auftreten, die Wunde keine Heiltendenz zeigt und die Lahmheit sich nach einigen Tagen nicht bessert, muß *unverzüglich* in *der oben beschriebenen Weise operativ* eingegriffen werden. Die in der Tiefe des Wundgebietes und der Bursa sich abspielenden entzündlichen und nekrotisierenden Vorgänge bedürfen dann der chirurgischen Kontrolle und Behandlung *(Bieniek).*

Nekrose der Aufhängebänder im Huf. Nach Nageltritten, Stichverletzungen in der Fesselbeuge bzw. am Ballen, eitrigen Steingallen und Phlegmonen des Strahlpolsters entsteht nicht selten eine umschriebene Nekrose des Hufknorpel-Ballen-Fesselbeinbandes, des Fesselbein-Strahlbein-Hufbeinbandes oder des Hufknorpel-Hufbein-Fesselbeinbandes. Sie äußert sich durch eine Eiterfistel in der Eckstrebengegend oder in der Ballengrube; beim Sondieren des Eiterkanals stößt man auf die sehnig-derben, nekrotischen Bänder (die sich vereinzelt auch von selbst abstoßen). Die *Behandlung* besteht in möglichst frühzeitiger operativer Freilegung und Entfernung der grüngelben Bandsequester (Umschneidung) und in Verbänden mit Antibiotika.

11. Die Vernagelung

Begriff. Die beim Beschlagen der Hufe durch die *Hufnägel* zuweilen verursachten *Schädigungen* der *Hufederhaut* und des *Hufbeins* werden als *Vernagelung* bezeichnet. Man unterscheidet:

a) Den *Nagelstich,* d.h. das Eindringen des Nagels in die Hufederhaut mit sofortiger Entfernung desselben durch den Hufschmied.

b) Die *eigentliche Vernagelung,* bei welcher der in die Hufederhaut eingedrungene Nagel sitzenbleibt.

c) Die *indirekte Vernagelung* (sog. *Brennen* des Nagels, *Nageldruck),* die bloße Quetschung der Hufederhaut durch den nur in die Blättchenschicht des Hufhorns, d.h. nur in unmittelbarer Nähe der Hufederhaut eingedrungenen Nagel.

Namentlich bei der eigentlichen Vernagelung können sich infolge Eindringens von Eitererregern eine *tiefe eitrige Pododermatitis* und sogar *Nekrose* der Wandlederhaut und des Hufbeins entwickeln. Als weitere Komplikation kann vereinzelt Starrkrampf auftreten. Der Nageldruck erzeugt dagegen gewöhnlich nur eine vorübergehende oberflächliche, aseptische oder eitrige Entzündung.

Ursachen. Als Ursachen der Vernagelung sind zu erwähnen: das zu tiefe, zu schräge oder verkehrte Ansetzen der *Hufnägel,* die Verwendung zu starker oder unganzer oder schlecht gerichteter und gezwickter Nägel, Nageln im Bereiche der Seitenkappen (seltener ist eine nicht erkennbare fehlerhafte Beschaffenheit der Nägel, Spalten der Nägel nach dem Eindringen in das Hufhorn oder ein zurückgebliebener Nagelstumpf im Hufhorn die Ursache), fehlerhafte Hufeisen (verlochte, zu enge Hufeisen), zu starkes *Beschneiden* und *Beraspeln* der Hufe, dünne, ausgebrochene, steile Wände, sprödes, hartes oder mürbes, bröckliges Horn, *Unruhe* und Widersetzlichkeit der *Pferde* beim Beschlagen.

Symptome. Der *Nagelstich* ist an dem heftigen Zucken des Pferdes beim Einschlagen des Nagels zu erkennen; zuweilen quillt ferner an der Austrittsstelle des Nagels etwas Blut hervor. Wird der Nagel sofort entfernt und an derselben Stelle kein neuer Nagel eingeschlagen, so heilt der Nagelstich gewöhnlich ohne üble Folgen. Wird der Nagel belassen, so entsteht Lahmheit. Bei der eigentlichen *Vernagelung* besteht *sofortiges Lahmgehen* unmittelbar nach dem Beschlag, wenn der Nagel liegenbleibt. Wird dann der Nagel sofort herausgezogen, so kann die Lahmheit unter Umständen erst mehrere Tage nach dem Beschlagen auftreten oder auch überhaupt ausbleiben. Bei der *indirekten* Vernagelung tritt die Lahmheit oft erst mehrere Tage nach dem Beschlagen auf. In der Umgebung des Nagels sind die Erscheinungen der oberflächlichen oder tiefen *eitrigen Pododermatitis* nachweisbar: Schmerzhaftigkeit bei Zangendruck und beim Beklopfen des Nagelkopfes und der Wand, vermehrte Wärme, gesteigerte Pulsation der Mittelfußarterie. Beim Herausziehen des Nagels oder beim Entfernen des Hornes in der weißen Linie bzw. der Umgebung des Nagelkanals kommt gewöhnlich grauschwarzer Eiter oder Blut zum Vorschein. Wird die Entfernung des Nagels unterlassen, so entsteht eine diffuse eitrige Pododermatitis mit ausgedehnter Unterminierung des Sohlenhornes oder im Bereiche der Wand oder ein *Abszeß* an der *Krone* proximal von der vernagelten Stelle. In schweren Fällen ist die Vernagelung mit einer *Absprengungsfraktur* des Hufbeins, ähnlich wie in Abb. 791, und mit *Nekrose* des Hufbeins und der Huflederhaut kompliziert. Sie kann zum Ausschuhen und zu tödlicher Septikämie führen. Seltener entwickelt sich als Wundinfektionskrankheit *Starrkrampf*.

Behandlung. Beim Nagelstich sind die sofortige *Entfernung* des *Nagels* und das *Freilassen* des betreffenden Nagellochs erforderlich. Bei der *Vernagelung* sind die *Entfernung* des *Hufeisens*, trichterförmige Erweiterung der Eintrittsstelle des Nagels und die Behandlung der freigelegten Wand- und Sohlenlederhaut mit Jodtinktur, antibiotischen bzw. Sulfonamidpudern oder mit Pix liquida und nachfolgendem *trockenem* Verband notwendig. Bei Nekrose der Huflederhaut ist vor allem das Horn in der ganzen Ausdehnung der abgestorbenen Teile abzutragen (siehe auch „Eitrige Pododermatitis und Nekrose der Huflederhaut" S. 486, 491). Als Prophylaxe gegen eitrige Infektionen sind Antibiotika und Chemotherapeutika und gegen Tetanus ist Tetanus-Antitoxin zu injizieren.

12. Die Nekrose der Huflederhaut

Ursachen. Die beim Pferd vorkommende Nekrose der Huflederhaut wird durch mechanische, chemische, thermische und infektiöse Ursachen veranlaßt. Die *mechanischen* Ursachen, die eine anämische *Nekrose* der Huflederhaut infolge von Druckanämie und Zirkulationsstörungen erzeugen sind Kronentritte, Hufbeinrotation bei Rehe und einseitiger Belastung, Sohlenquetschungen, Überfahrenwerden des Hufes, Druck des Nagels bei Vernagelung. Seltener sind *chemische* (Formaldehyd, Kupfervitriol) und *thermische* Reize (Verbrennung) die Ursachen der Nekrose. Dagegen bedingen in den meisten Fällen *Infektionserreger* das Zustandekommen der Nekrose, indem sie entweder gleichzeitig mit einem Trauma oder einige Zeit nachher einwirken (Kronentritt, Nageltritte, Vernagelung, Hornspalten, eiternde Steingallen). Es handelt sich dabei namentlich um *Eitererreger* und Nekrosebakterien. Gewöhnlich dringen diese Erreger von außen in den Huf ein.

Symptome. Je nachdem, wie tief sich die Nekrose in die Huflederhaut erstreckt, unterscheidet man eine *oberflächliche* und eine *tiefe* Nekrose der Huflederhaut.

a) Die *oberflächliche* Nekrose ist durch eine graubraune, graugrüne oder schwarzgrüne *Verfärbung der Huflederhaut*, Auflagerung eines schmierigen, gelbbraunen oder schmutzig braungrünen Exsudats und durch eine umschriebene oder diffuse *Trennung* von der *Hornwand* charakterisiert, die namentlich an der Krone und am Ballen nachweisbar ist, und zur *Loslösung* des *Saumbandes* führt, so daß man mit der Sonde oder dem Finger zwischen Hornkapsel und Huflederhaut eindringen kann. Daneben bestehen die Symptome der Entzündung der Huflederhaut (Lahmheit, lokale entzündliche Symptome, gesteigerte Pulsation der Mittelfußarterie). Allgemeinstörungen, insbesondere Fieber, fehlen in der Regel, oder sie sind nur in geringem Grade vorhanden.

Prognose. Die Prognose der oberflächlichen Nekrose ist *günstig*. Erfahrungsgemäß verhornt hier die *freigelegte* Huflederhaut bald wieder durch Bildung von Narbenhorn. Diesem günstigen Verlauf stehen allerdings auch manche Fälle mit ungünstigem Ausgang gegenüber, indem sich aus der oberflächlichen Nekrose nicht selten eine tiefgehende entwickelt, insbesondere bei *ungenügendem Abtragen unterminierter Hornteile*.

b) Die *tiefe* Nekrose ist meist diffus, führt u. U. zur Hufbeinnekrose und schließlich zum *Ausschuhen* (Exungulatio). Sie ist charakterisiert durch die Umwandlung der Huflederhaut in eine *zunderartige*, weiche, schmierige oder breiige, graugrüne oder schwarzbraune, *übelriechende* Masse mit dunkelroter Demarkationslinie, durch den Übergang der Nekrose auf das *Hufbein* (Abb. 813, 814), den *Hufknorpel*, die *tiefe Beugesehne*, das *Hufgelenk*, das *Kronbein* und das Strahlpolster, durch *Unterminierung* der Hornkapsel, hoch- bis höchstgradige Lahmheit und *fieberhafte Allgemeinerscheinungen* (Septikämie).

Prognose. Die Prognose der tiefen Nekrose ist stets zweifelhaft, weil die Regeneration der zerstörten Huflederhaut lange Zeit in Anspruch nimmt und weil der nekrotische Prozeß um sich greifen (Hufbein, Hufgelenk) und zum Ausschuhen und zur Septikämie führen kann.

Behandlung. Wenn die Infektionsstelle und der Sitz des Eiterungsprozesses bzw. der Nekrose nicht einwandfrei feststehen, z.B. bei ausgebrochener Hornwand oder bei schadhafter weißer Linie, so wende man zunächst einige Tage Kataplasmen oder feuchte Hufverbände (feuchte Wär-

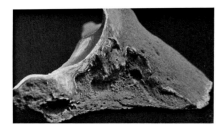

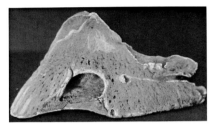

Abb. 813 und 814 *Nekrose* des *Hufbeins* (eitrige *Osteomyelitis*) verschiedener Ausdehnung im Anschluß an *Nekrose* der Huflederhaut.

me) an. Bricht danach der Eiter an der Krone oder am Ballen durch, so muß sofort operiert und alles unterminierte Horn (Sondenuntersuchung) abgetragen werden. Bei Vernagelungen oder anderen Infektionen vom Tragerande aus, bei denen in der Regel eine Eiterhöhle unter Hornwand und Hornsohle entsteht, werden die nekrotische Huflederhaut durch Abtragen der Hornwand (Abb. 815) bis zur Krone und auch die Sohlenlederhaut durch Abtragen der unterminierten Hornsohle, evtl. auch des Hornstrahles, gründlich freigelegt. Bei *oberflächlicher* Nekrose beseitigt man die schmierigen Beläge und deckt die Wundfläche mit Sulfonamid- oder Antibiotikum-Puder und Gazelagen, die an dem Defekt im Bereiche der Hornwand durch Wergtampons gehalten werden, und durch einen fest anliegenden Hufverband ab. Bei *tiefreichender* Nekrose, graubrauner Verfärbung und Loslösung der Huflederhaut sind die erkrankten Teile operativ zu entfernen, ebenso nekrotische Teile des Hufbeins und andere Gewebsnekrosen, auch hiernach nur *trockener Hufverband* (s. Abb. 809) über einem besonderen Tamponverband. *Hufbäder sind ungeeignet,* da dadurch die *Huflederhaut quillt* und ihr *Vorfall* begünstigt wird.

Nach diesen eingreifenden Hufoperationen dürfen die Pferde nicht auf Pflaster stehen, ihr Verbringen in eine Loheboxe, Sandboxe oder auf Matratzenstreu ist unerläßlich. Der Operationsverband kann bei Pferden mit *oberflächlicher* Nekrose, wenn die Körpertemperatur nicht ansteigt, die Belastung sich in einigen Tagen bessert, und wenn kein Eiter am oberen Rande des Hufverbandes zum Vorschein kommt, *8–10 Tage* liegenbleiben. Der Patient kann, wenn nur ein schmaler Streifen der Wand und selbst große Teile von Sohle bzw. Hornstrahl entfernt wurden, bei weiterem günstigen Verlauf 2–4 Wochen nach der Operation schon beschlagen werden. Nach der operativen Behandlung *tiefreichender* Nekrosen der Huflederhaut besteht jedoch immer die Gefahr, daß weitere Teile der Huflederhaut abster-

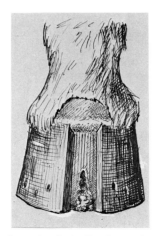

Abb. 815 Der nekrotische Herd an Huflederhaut und Hufbein ist durch Abtragen eines breiten Stückes der Hornwand freigelegt.

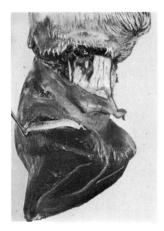

Abb. 816 Sekundäres *Ausschuhen* nach 12 Tagen infolge 2tägiger Wirkung eines Fahrradschlauches zwecks Blutstillung.

ben und daß auch Hufbein, Hufknorpel oder tiefe Beugesehne in Mitleidenschaft gezogen werden. Dies zeigt sich durch Verschlechterung der Belastung im Verlaufe der ersten 3-6 Tage, durch ansteigende Körpertemperatur und durch Eiterabfluß am oberen Verbandrande an. Wenn sich eine dieser Komplikationen bemerkbar macht, soll man den Verband jeden 3. Tag wechseln und evtl. nochmals operativ eingreifen (Abtragen weiterer Hornteile). Auf Hufbeinnekrose, Knorpelnekrose, Nekrose des tiefen Zehenbeugers, auf Sehnenscheiden- und Gelenkvereiterung ist zu achten. In einzelnen Fällen nimmt die Nekrose einen derartigen Umfang an, daß sich der Rest der Hornkapsel löst (Ausschuhen).

Ausschuhen (Exungulatio). Man unterscheidet 2 Formen des Ausschuhens: 1. Das *primäre* Ausschuhen wird durch *Abreißen* des Hornschuhs beim Überfahrenwerden, Hängenbleiben in Schienen usw. verursacht. Die vorher gesunde Huflederhaut zeigt dabei Blutungen, Zerreißungen, Schwellung und Schmerzhaftigkeit (Tafel VIII, Abb. C, S. 28). Eine Heilung ist bei sorgfältigem antiseptischem Verband und nicht zu stark gequetschter Huflederhaut nach mehreren Monaten unter Umständen möglich. 2. Das *sekundäre* Ausschuhen wird durch *Nekrose* der Huflederhaut bedingt (eitrige und nekrotisierende Pododermatitis, Rehe, Neurektomie, Hufkrebs). Die Krone zeigt hierbei Schwellung und Loslösung des Saumbandes, die Huflederhaut die Erscheinungen der Nekrose. Dieses sekundäre Ausschuhen ist unheilbar. Wir sahen in einem Falle Ausschuhen bei einem Pferde am 12. Tage, dem zwecks Blutstillung (Wunde am Hufknorpel) ein Fahrradschlauch um die Fessel gelegt war und den man hier 2 Tage lang liegen ließ (Abb. 816).

13. Die Hufknorpelfistel

Begriff und Ursachen. Die Hufknorpelfistel ist eine durch *Knorpelnekrose* unterhaltene *Eiterfistel*. Die Nekrose des Hufknorpels entwickelt sich meist aus einer *parachondralen Phlegmone*, die zum Absterben umschriebener Knorpelteile führt (Eitererreger, Nekrosebakterien). Die parachondrale Phlegmone entsteht gewöhnlich durch Fortschreiten einer eitrigen Entzündung aus der Nachbarschaft (eiternde Wunden an Krone und Ballen), nach eitriger Pododermatitis infolge Steingalle, Vernagelung, Trachtenwandhornspalten, Nageltritt.

Symptome. Die Erscheinungen der Hufknorpelfistel setzen sich zusammen aus Symptomen einer *parachondralen Phlegmone* (anfangs weiche und schmerzhafte, später derbe und schmerzlose Anschwellung und Auftreibung der Krone in der

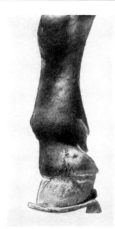

Abb. 817 *Hufknorpelfistel* mit parachondraler Phlegmone bei einem Pferd mit Stelzfuß.

Hufknorpelgegend) und aus den Merkmalen der eigentlichen *Fistel* (Abb. 817). Sie äußert sich durch geschwürartige *Fistelöffnungen* mit grauroten, schlaffen Granulationen an der Krone oder an den Ballen, aus denen sich dicker, gelbweißer Eiter mit Knorpelzellen entleert, und durch *Fistelkanäle* mit derben Wandungen und hartem Grund (dem nekrotischen Hufknorpel), die verschiedene Richtung und Tiefe haben. Zuweilen fehlt eine Fistelöffnung oben an der Krone, oder sie ist vernarbt, dagegen ist ein Fistelkanal außen an der Hornwand in der Tiefe einer Hornspalte oder unten vom Sohlenwinkel aus, seltener in der seitlichen Strahlfurche oder in der weißen Linie, nachweisbar. Die in der Nachbarschaft des Hufknorpels gelegene Seiten- und Trachtenwand zeigt häufig *Ringbildung,* Einbiegungen sowie sprödes, unebenes Horn (chronische hyperplastische Pododermatitis). *Lahmheit fehlt in vielen älteren Fällen.* Dagegen ist sie bei umfangreicher parachondraler Phlegmone und bei gleichzeitiger eitriger Pododermatitis (eiternde Steingallen und Hornspalten) gewöhnlich vorhanden.

Pathologisch-anatomische Veränderungen. Legt man den kranken Hufknorpel operativ frei, so fällt die nekrotische Partie des Knorpels sofort durch ihre *grüne* Farbe auf. Der grüne Knorpelsequester ist meist blättchenförmig und in schlaffe, graurote Granulationen eingebettet. In der Regel findet man ihn am unteren, vorderen Knorpelteil unmittelbar am Hufbeinast und Hufbein.

Prognose. Wenn auch vereinzelte Fälle von Hufknorpelfistel durch Demarkation des Knorpelsequesters und Vernarbung schließlich nach mehreren Monaten von selbst heilen können, so bleiben danach doch häufig schwere Formveränderungen des Hufes zurück, die hartnäckige Lahmheiten bedingen. In der Regel ist deshalb eine *rasche Heilung* der Hufknorpelfistel *nur durch eine Operation* mit Sicherheit herbeizuführen. Die Prognose ist im allgemeinen günstig, für manche Fälle allerdings auch vorsichtig zu stellen. *Ungünstige* Momente sind hochgradiges Lahmgehen, mehrfache Fistelbildung, gleichzeitiges Bestehen einer eitrigen oder nekrotisierenden Pododermatitis (eitrige Steingalle, Nageltritt und durchdringende Hornspalten), bereits eingetretene Nekrose des Hufbeins oder der Sehnen, Hufknorpelverknöcherung, akute parachondrale Phlegmone, Formveränderungen der Hornkapsel. *Unheilbar* ist die Hufknorpelfistel, wenn die Eiterung bereits auf das benachbarte Hufgelenk übergegriffen hat (ringförmige Schwellung um die Krone, hochgradige Lahmheit; s. Abb. 817). *Prognostisch günstig* sind dagegen das Fehlen von Lahmheit, geringgradige Schwellung, das Vorhandensein nur einer Fistelöffnung, normale Beschaffenheit des Horns unterhalb der Fistel und kräftige Körperkonstitution.

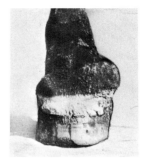

Abb. 818 *Lateraler Hufknorpel total verknöchert*, medialer im Anfangsstadium.

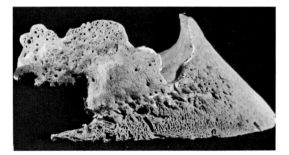

Abb. 819 Einseitige totale *Hufknorpelverknöcherung*.

Behandlung. *Am sichersten und schnellsten* wird die *Hufknorpelfistel durch die totale Resektion* des Hufknorpels am *niedergelegten Pferde* geheilt. Sie führt am schnellsten zum Ziele, wenn *vorher* die akute parachondrale Phlegmone und die profuse Eiterung durch feuchte Verbände zum Abklingen gebracht sind. Eine sich inzwischen einstellende plötzliche Verschlechterung der Lahmheit und ansteigende Temperatur zwingen jedoch zu *sofortiger* Operation, denn dann sind die Anzeichen dafür vorhanden, daß das Hufgelenk oder die tiefe Beugesehne gefährdet sind.

Die *partielle* Operation mit Umschneidung der Fistel, Anwendung des scharfen Löffels und *Weiterbehandlung mit Ätzmitteln sind zwecklos*.

14. Die Hufknorpelverknöcherung

Vorkommen. Die Verknöcherung des Hufknorpels bildet einen namentlich bei schweren Pferden an den *Vorderhufen*, insbesondere am *äußeren* Hufknorpel, sehr häufig auftretenden pathologischen Zustand (Abb. 818). Das Leiden besteht in der Ossifikation des elastischen Knorpelgewebes und beginnt meist am Hufbeinast. Es kommt in der Regel erst zum Abschluß, wenn der Hufknorpel vollständig verknöchert ist (Abb. 819). Das *Leiden ist bei Voll- und Warmblutpferden selten, bei Kaltblutpferden häufig*.

Ursachen. Sie sind in der fortgesetzten *Zerrung* (Hufknorpelfesselbeinband, Hufknorpelhufbeinband, Hufknorpelstrahlbeinband) und namentlich in der *Erschütterung* des *Hufknorpels* während des schweren Zugdienstes auf *hartem Boden* (Steinpflaster, Asphaltpflaster) zu suchen. Die Häufigkeit der Hufknorpelverknöcherung steigt mit der Dauer der Dienstleistung der Pferde auf hartem Pflaster. Prädisponierend wirken bodenenge bzw. zehenenge und zehenweite bzw. bodenweite Stellung der Vordergliedmaßen (abnorme Stoßbrechung) und fehlerhafter Hufbeschlag (einseitiges Beschneiden, zu kurze und zu enge Hufeisen). Infolge der häufigen *zehenweiten* Stellung ist bei *Reitpferden* meistens der *innere* Hufknorpel erkrankt (Mehrbelastung des inneren Knorpels). Dagegen erklärt die bei *schweren Zugpferden* häufig vorkommende bodenenge Stellung der Vordergliedmaßen bei gleichzeitig sehr breiter Brust das vorwiegende Erkranken des *äußeren* Knorpels bei diesen Pferden (Mehrbelastung des äußeren Knorpels). Häufig bestehen gleichzeitig Zwanghuf, Steingallen, Überbeine am Fessel

(Leist) und am Metakarpus, Verknöcherung der Hufknorpelbänder und Hufgelenkschale (s. Abb. 779). Zuweilen kommt der Prozeß nicht zum Abschluß, wenn auch der ganze Hufknorpel verknöchert ist, sondern führt noch zu einer spongiösen Auftreibung (s. Abb. 818, 819).

Symptome. *In den meisten Fällen bedingt die Hufknorpelverknöcherung keine Lahmheit.* 75 Prozent aller schweren Zugpferde zeigen Hufknorpelverknöcherung. Von diesen lahmen nur etwa 10–14 Prozent und diese oft nur unerheblich und vorübergehend. Ist deutliche *Lahmheit* vorhanden, die auch bei Reitpferden und edleren Wagenpferden auf hartem Boden und in schnellen Gangarten beobachtet wird, bestehen ferner gleichzeitig Zwanghuf und Neigung zu Steingallen, und liegt bei Reit- und Wagenpferden eine beiderseitige Verknöcherung der Hufknorpel vor, so ist die Prognose allerdings ungünstig. Die Lahmheit wird übrigens nicht immer durch die Hufknorpelverknöcherung, sondern durch eine *Pododermatitis an der Seiten-* und *Trachtenwand,* durch spongiöse Auftreibung des verknöcherten Hufknorpels, durch Periarthritis des Hufgelenks (sog. Hufgelenkschale), durch Quetschung des Strahlpolsters, durch eine gleichzeitig vorhandene Steingalle oder durch unzweckmäßigen Hufbeschlag bedingt. Die Hufknorpelverknöcherung an und für sich verursacht nur auf hartem oder unebenem Boden mitunter einen etwas stumpfen Gang oder leichtes Schonen des betreffenden Fußes; auf weichem Boden zieht sie überhaupt keinerlei Störungen nach sich. Die örtlichen Veränderungen bestehen in einer *harten* und schmerzlosen Auftreibung am Knorpel (s. Abb. 818), der außerdem seine *Elastizität verliert* (Palpation mit den Fingern, Perkussion). Das Röntgenbild gibt einwandfreie Aufklärung über den Grad der Verknöcherung und über evt. Komplikationen (Schale, Leist).

Behandlung. Eine Rückbildung der einmal vorhandenen Verknöcherung ist unmöglich, sie ist unheilbar. Ist *Lahmheit* vorhanden und besteht eine Entzündung der Huflederhaut (Druck des verknöcherten Knorpels auf die Seitenwand beim Auftreten), so kann sie bei Zugpferden durch Anlegen einer halbkreisförmigen Rinne nach *Eberlein* an der Seiten- und Trachtenwand unterhalb vom Hufknorpel oder durch andere Rinnen (s. Abb. 836–841), ferner durch Dünnraspeln des Hornes (Druckminderung und Erweiterung) beseitigt werden. Für Reit- und *Sportpferde* sind nur die Rinnen nach *Lungwitz* zu empfehlen, da sich bei jenen wegen der starken Belastung der Hufe leicht Hornspalten als Folge der Rinnen entwickeln und die Trageränder mit dem Herunterwachsen der Rinnen ausbrechen und einen ordnungsgemäßen Hufbeschlag erschweren. In prophylaktischer Beziehung empfiehlt sich Regulierung des Hufbeschlags (weites Hufeisen ohne Stollen mit breiter, horizontaler Tragefläche und verbreiterten Schenkeln, Ledersohle oder Sohleneinlagen aus Filz oder Kork, möglichst *kein geschlossenes Hufeisen!).* Bewährt haben sich Plattenhufeisen mit Sohlen- und Eckstrebenbelastung zur Entlastung der eingeschnürten Wand.

Auch Pferde, die an Hufknorpelverknöcherung *lahmen,* werden nach den vorher erwähnten Regeln *beschlagen.* In Einzelfällen kann die ein- oder beiderseitige Neurektomie des betr. Palmarnerven erwogen werden.

15. Der Hufkrebs

Wesen und Vorkommen. Als *Hufkrebs* bzw. *Strahlkrebs* bezeichnet man eine durch *papillomartige Wucherungen* ausgezeichnete Erkrankung der Huflederhaut des Strahles, der benachbarten Teile der Sohle, Eckstrebe und Wand, bei der namentlich der *Papillarkörper* erheblich wuchert, eine *Verhornung* der gewucherten Retezellen aber *ausbleibt.* Die *eigentliche Ursache* des Leidens ist bis heute *unbekannt.* Eine *spezifische Infektion ist unwahrscheinlich.* Übertragungsversuche mit Hufkrebsmaterial auf gesunde Pferde sind *negativ* ausgefallen. Dagegen dürfte ätiologisch eine Rassedisposition eine Rolle spielen, insofern als die Erkrankung weit häufiger beim *Kaltblut* als bei anderen Rassen beobachtet wird. Nach Statistiken der *Gießener* Klinik aus dem Jahre 1955 an 300 Pferden mit 697 hufkrebskranken Hufen ist das Verhältnis des Auftretens der Erkrankung bei *Kalt-* und *Warmblutpferden* 80:20. Gegenüber der früher geäußerten Ansicht, daß der Fuchsfarbenfaktor eine gewisse Disposition für die Hufkrebserkrankung darstelle, haben die letzten Vergleichsuntersuchungen ergeben, daß dies nicht der Fall ist.

Wenn auch endogene Faktoren bei der Entstehung des Hufkrebses mitwirken, so darf doch ein von außen kommender Reiz als auslösender Faktor nicht abgelehnt werden *(Henkels).* Mangelhafte Hufpflege, nasse Stände, Stehen in morastigem Boden (nasse Weiden) wirken prädisponierend. Mit dem Karzinom, also einem echten *Blastom,* hat der *Hufkrebs* nichts gemeinsam.

Nach *Habacher* findet sich bei der histologischen Untersuchung der kranken Huflederhaut eine lebhafte Zellproliferation im Rete Malpighii, vorwiegend in dessen Stratum spinosum, die *Akanthose*. Im Stratum germinativum wird eine *Spongiose* beobachtet, d. h. eine durch ein Zwischenzellenödem bedingte Erweiterung der interzellulären Spalten. Wesentlich ist ferner die als *Parakeratose* bezeichnete Verhornungsanomalie im Stratum corneum, bei der sich große Zellen mit Kernschrumpfung und Vakuolenbildung vorfinden. *Westhues* spricht der *Parakeratose* die ausschlaggebende Bedeutung im Wesen des Hufkrebses zu.

Symptome. Je nach der Lokalisation des Hufkrebses spricht man von einem *Strahlkrebs, Sohlenkrebs, Eckstrebenkrebs* und *Wandkrebs*. Am häufigsten ist der *Strahlkrebs*. Er bildet in der Regel den Ausgangspunkt für den *Sohlen-* und *Wandkrebs*. Im Anfang beschränken sich die krankhaften Veränderungen auf eine umschriebene, schmierige, nicht verhornende Stelle in einer Strahlfurche oder am Strahlkörper. Allmählich vergrößert sie sich unter Erweichung und Lockerung des benachbarten Horns. Gleichzeitig bilden sich auf der Oberfläche der freiliegenden, gedunsenen, blaßroten oder bleifarbenen Huflederhaut infolge Wucherung der Papillen sehr weiche, *zottenartige, hahnenkamm-, blumenkohl-* und *federbartähnliche Veränderungen*, die sehr blutreich und mit einer schmierigen übelriechenden, grauweißen, käseähnlichen Masse bedeckt sind. Diese Wucherungen verbreiten sich unter zunehmender Einschmelzung und *Unterminierung* des benachbarten Horns allmählich über den ganzen Strahl und greifen sodann auf die Sohle, die Eckstreben, die Trachten- und Seitenwand über. In vorgeschrittenen Fällen ist der Strahl in eine umfangreiche, vielfach zerklüftete, weiche Masse umgewandelt. Die Sohle ist mit zottenartigen, feuchten Wucherungen bedeckt, der Huf an den Trachten erweitert und nach außen umgebogen, die Wand bis zur Krone unterminiert, so daß man leicht mit einer Sonde zwischen Hornwand und Huflederhaut eindringen kann, die, soweit sie sichtbar ist, blätterige oder federbartähnliche Wucherungen zeigt (Tafel VIII, Abb. D, S. 28). Hochgradiger Hufkrebs übt auch einen schädlichen Einfluß auf das von der Saum- und Kronlederhaut produzierte Hufhorn aus. Das *Horn des Saumbandes und Kronrandes* wird *aufgelockert und rissig wie Eichenrinde* (Abb. 820). Infolge des chronischen Reizzustandes, in dem sich die Saumlederhaut befindet, legen sich die Haare der Hufkrone nicht mehr glatt an, sondern sie stehen oft fast horizontal zur Seite gerichtet ab (Abb. 821). Öfter sahen wir auch, daß die Haut der Fesselbeuge in Mitleidenschaft gezogen war und in Form einer *eitrigen* oder *proliferierenden Hautentzündung* nach Art der Dermatitis verrucosa verändert war. *Lahmheit* ist meist nur bei *starker Ausbreitung* des Leidens vorhanden. Die Pferde sind daher gewöhnlich, wenn nicht gleichzeitig mehrere oder alle Hufe erkranken, noch lange Zeit diensttauglich. Deshalb werden sie von den Besitzern oft erst verhältnismäßig spät einer tierärztlichen Behandlung zugeführt.

Prognose. Sie ist im allgemeinen vorsichtig, aber *nicht ungünstig* zu stellen. Mit dem in der *Gießener* Klinik nach *H. Müller* angewandten Verfahren werden 98–99 Prozent der behandelten Hufkrebspatienten geheilt. Nach 30 Behandlungstagen sind etwa 50 Prozent und nach 50 Tagen 94 Prozent der Patienten wieder voll arbeitsfähig. Chronische Saumbandentzündungen (s. Abb. 820, 821) verzögern die Heilung und begünstigen das Auftreten von Rezidiven. Mit ihnen muß man in etwa 34 Prozent der Fälle rechnen. Manche Pferde sind durch längere oder schmerzhafte Vorbehandlung so unleidlich geworden, daß man eine weitere Behandlung nicht durchführen kann. Die Heilung verzögert sich zeitlich bis zur Arbeitsfähigkeit dann, wenn gleichzeitig 3 oder 4 Hufe erkrankt sind.

Behandlung. Die *Behandlung* des Hufkrebses ist sehr mühsam, aber trotz mancher Enttäuschungen im Verlaufe der Verbandwechsel schließlich doch dankbar. *Eine medikamentöse Behandlung allein führt jedoch in vorgeschrittenen Fällen nicht zur Heilung.*

Die wichtigsten Maßnahmen bei der Hufkrebsbehandlung sind: a) die *Operation*, b) ein guter *Druckverband* und häufiger *Verbandwechsel* und c) das Verbringen des Patienten in eine *Loheboxe* bzw. in eine Boxe mit weichem Bodenbelag.

Wenn *diese* Maßnahmen *richtig* durchgeführt werden können, der Verbandwechsel nach Möglichkeit im Notstand, so *erübrigt sich jede medikamentöse* Behandlung. *Ein den Hufkrebs heilendes Arzneimittel gibt es nicht.* Die zur Zeit gebräuchlichen und als Spezialmittel empfohlenen Präparate schaden der unter a–c angegebenen Behandlung oft mehr als sie nützen. Bringt man nämlich bei jedem Verbandwechsel eines der austrocknenden, ätzenden und gerbenden Mittel auf die Wundfläche, so bildet sich hier zwar bald eine dünne, trockene Hornschicht. Man glaubt, der Hufkrebs heile. Nach weiterem Verbandwechsel ist jedoch oft festzustellen, daß das darunter neugebildete Epithelgewebe wieder zerfallen und in eine käsige, schmierige Masse umgewandelt ist, d. h. die neue Hornschicht ist unterminiert. Der Erkrankungsherd muß von neuem freigelegt werden. *Seitdem wir die zur Zeit gebräuchlichen Arzneimittel nicht mehr anwenden, kommen wir schneller zum Ziel.* Auch innerlich verabreichte Medikamente, z. B. Vigantol, Vogan, Hormonpräparate o. a., vermögen die Abheilung des Hufkrebses nicht günstig zu beeinflussen.

Seit Jahren hat sich ein in der *Gießener Klinik* von *H. Müller* zusammengestelltes Hufkrebspuder auf der Grundlage eines Sulfonamids in Verbindung mit der unten beschriebenen Operation gut bewährt. Die bakterizide Wirkung des Sulfonamids ist kombiniert mit austrocknenden und hornwachstumfördernden Bestandteilen. Der Puder besteht aus Sulfonamid-Puder, Jodoform, Zinc. oxydat. und Acid. tannic. Mit der Verwendung des Puders konnten vor allem die Heilungsdauer beachtlich verkürzt und die Wirtschaftlichkeit der Behandlung günstiger gestaltet werden. Bei der Operation und Behandlung ist nach folgenden Regeln zu verfahren.

Unter Leitungsanästhesie und *Esmarch*scher Blutleere werden zunächst alle unterminierten Hornteile mit dem Rinnmesser so weit abgetragen, bis die Grenze zur festen Verbindung des gesunden Hornes mit der Huflederhaut erreicht ist. Der Übergang muß flach auslaufen.

Von der Entfernung der erkrankten *Hornwandteile* sehe man ab und lege den *gesamten erkrankten Wandbezirk von der weißen Linie aus* mit dem Rinn- und Schleifmesser sorgfältig frei. Die Vorteile, die die Erhaltung der Hornwand bietet, rechtfertigen das mühevollere operative Freilegen des Wandbezirkes von der weißen Linie aus. Die Verbandtechnik ist wesentlich vereinfacht, da nur der Zwischenraum zwischen Horn und Huflederhaut austamponiert zu werden braucht und der Verbrauch von Verbandmaterial bedeutend geringer ist, da in jedem Fall ein Splintverband ausreicht und die schwierigen Hufverbände sich erübrigen. Die bisher mit gewissem Recht angeführten Nachteile des Belassens der Hornwand, wie Zurücklassen und Übersehen kleinster erkrankter Bezirke infolge Unübersichtlichkeit des Operationsfeldes, Huflederhautvorfälle und Weitergreifen des Hufkrebses auf die angrenzenden Wandbezirke, die schießlich doch noch die Abnahme des betreffenden Wandteiles im Laufe der Behandlung notwendig machen, entfallen unter der günstigen Heilwirkung des genannten Hufkrebspuders. Die nunmehr auf diese Weise freigelegten Hufkrebswucherungen werden vorsichtig und nur oberflächlich mit Rinn-, Schleifen-, Lorbeerblattmesser abgetragen. Keinesfalls sollen die tiefsten Schichten des Papillarkörpers (Strat. germinativum)

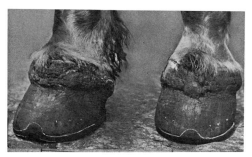

Abb. 820 *Eichenrindenartige Verdickung* des Hufhorns an der Krone bei Hufkrebs.

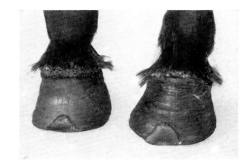

Abb. 821 *Horizontalstellung* der Haare an der Krone infolge chronischer Reizung der Saumlederhaut bei *Hufkrebs*.

mitentfernt werden, die Gewebsteile, von denen die Regeneration und Hornneubildung ausgehen müssen. Das richtige Maß ist erreicht, wenn die Operationsfläche etwa die Form der von Horn entblößten gesunden Huflederhaut hat. Es dürfen keine feine Spalten und Furchen mehr vorhanden sein. Deshalb ist besonderes Augenmerk auf die Eckstrebenwinkel und Strahlfurchen zu richten, die zu breiten übersichtlichen Mulden umgestaltet werden müssen. Man schone unbedingt das Strahlpolster, die Beugesehne, das Hufbein und die Hufknorpel. Die Heilungsdauer würde durch Freilegen dieser Teile ganz erheblich verlängert. Die Wundfläche wird nach Aufstreuen des Puders durch eine mehrfache Gazeschicht abgedeckt, und die Strahlfurchen und ausgehöhlten Wandteile werden sorgfältig und fest austamponiert.

Als abschließenden *Verband*, der aus Gaze, Zellstofflagen, Watte und Wergbauschen oder -wickel besteht, bevorzugen wir den *Splintdruckverband*, nachdem nach Beendigung des operativen Abschnitts der Behandlung ein vorbereitetes, einfaches, glattes Hufeisen angelegt wurde. Das Hufeisen soll neben dem Zehenaufzug noch mit Seiten- und Trachtenaufzügen versehen werden, und zwar an den Stellen, bei denen die Fixierung und Stützung eines Wandabschnittes besonders notwendig erscheinen.

498 I. Krankheiten des Hufes

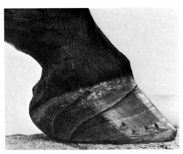

Abb. 822 *Saumbandringe* infolge *Strahlfäule*.

Das Verbringen des Patienten in eine Boxe mit Torf, Sand, Sägemehl oder dicker Matratzenstreu ist eins der wichtigsten Heilmittel nach allen schweren Hufoperationen. Der Patient legt sich hier bald und liegt sehr viel, und es tritt kein Dekubitus auf. Der erste Verband soll 5–6 Tage liegen, spätere Verbandwechsel jeden 5.–6. Tag. Werden die Wundflächen trocken, können die Zwischenzeiten länger werden.

Wenn mehrere Hufe gleichzeitig erkrankt sind, werden zunächst die diagonalen Hufpaare operiert. Die anderen folgen, sobald die Belastungsverhältnisse der operierten Gliedmaßen es gestatten.

Strahlfäule. Man bezeichnet als Strahlfäule oder faulen Strahl einen Mazerations- und Fäulnisprozeß am Hornstrahl, bei dem das Horn des Strahls aufgelöst wird und fault. Begünstigend wirken *langes Stehen im Stall, Unreinlichkeit, feuchte Streu, hohe Trachten und Stollen, zu starkes Beschneiden des Strahls,* Zwanghuf sowie eine gewisse Anlage. Die Ansichten über die *Pathogenese* und den Ausgangspunkt des sehr verbreiteten Leidens sind verschieden. Auslösend wirken außerdem mangelnde Bewegung, schlechte Hufpflege und zu häufiges Waschen der Hufe. Die Strahlfäule beginnt gewöhnlich in der mittleren Strahlfurche und ist durch eine schmierige, grauschwarze, sehr übelriechende, *faule Masse,* durch Erweichung, Zerklüftung und Schwund des Hornstrahls, Einziehung der Wände sowie in älteren Fällen durch Übergreifen auf die Hornballen und das Saumband mit Bildung schräg über die Hornwand laufender und sich bisweilen kreuzender *Ringe* (Saumbandringe; Abb. 822) gekennzeichnet. Die *Behandlung* besteht in sorgfältiger Freilegung des Mazerationsherdes am Strahl und in der Anwendung *desinfizierender,* austrocknender und deckender Mittel (Teer, Kreolin, Holzessig, Aloetinktur, Ferrum und Cuprum sulfuricum, Kalium permanganicum). Außerdem ist für *Bewegung,* zweckmäßigen *Hufbeschlag* (stollenlose Hufeisen, Halbmond- und Dreiviertelhufeisen, Erweiterungshufeisen) und richtiges Beschneiden des Hufes (Schonung des Strahls, Niederschneiden hoher Trachten) zu sorgen. Auch Hufeinlagen sind bei Gebrauch auf Pflaster empfehlenswert.

Hufgeschwür. Dieses Wort wird hauptsächlich in Laienkreisen gebraucht. Nach einer Vernagelung oder nach unsachgemäßem Nachschneiden in der weißen Linie oder im Eckstrebenwinkel bleibt, wenn eine eitrige Pododermatitis nicht richtig behandelt wurde (von Laien), eine eiternde Stelle zurück, oft mit Vorfall der Huflederhaut und Lahmheit. Bisweilen kann auch ein Hufgeschwür an schlecht gepflegten, nicht beschlagenen Hufen auftreten. Öfter entwickelt sich im Anschluß an ein Hufgeschwür in der weißen Linie eine Hornsäule. Über *Behandlung* siehe bei eitriger Pododermatitis, Nekrose der Huflederhaut, Vorfall der Huflederhaut, Hornsäule.

16. Die Hornsäule

Begriff. Mit dem Namen *Hornsäule* bezeichnet man eine umschriebene, säulenartige, zylindrische, trichterförmige, leistenartige oder kegelförmige *Zubildung* von *pathologischem Horn* an der *Innenfläche* der *Hornwand* des Hufes, die in der Regel zur Atrophie der Wandlederhaut und zu *rinnenförmiger Usur* des Hufbeins führt (Abb. 823), vereinzelt sogar zur Hufbeinfraktur (s. Abb. 793). Ähnliche Hornbildungen an der Hornsohle werden als *Hornbeulen* oder *Hornschwielen* bezeichnet. Abb. 824 zeigt eine kegelförmige Hornsäule an der Innenfläche der Zehenwand.

Ursachen. Die Hornsäulen sind gewöhnlich das Produkt einer umschriebenen, chronischen, *hyperplastischen Entzündung* der *Huflederhaut* in der Umgebung von *Hornspalten,* nach *Kronentritten,* im Anschluß an chronische Hufgeschwüre, lose und hohle Wand und nach *Vernagelungen.* Die gesunde, aus den Wandlederhautblättchen bestehende Wandlederhaut bildet kein Horn, sondern sie dient als Verbindungs- und Gleitschicht für das von der Kronlederhaut gebildete Wandhorn. Da die krankhafte Hornzubildung bei der Entstehung der Hornsäule sich auf der Grundlage einer umschriebenen Entzündung der Wandlederhautblättchen entwickelt, bestehen zuweilen gleichzeitig Schmerzhaftigkeit und Lahmgehen. Dies ist jedoch immer der Fall, wenn Eiterung und Nekrose der Huflederhaut vorliegen. In seltenen Fällen liegt der Hornsäule eine echte Neubildung von Hornsubstanz, ein *Keratom,* zugrunde. 1 Prozent aller hufkranken Pferde ist mit Hornsäulen behaftet *(Immelmann).*

Symptome. An der Sohlenfläche des Hufes findet man meist in der Zehengegend, zuweilen aber auch an den Seiten- und Trachtenteilen, an der *weißen Linie* eine bogen- oder *kreisförmige,* fünfpfennig- bis markstückgroße, umschriebene, heller gefärbte *Hornpartie,* an der die weiße Linie

I. Krankheiten des Hufes 499

nach innen ausgebuchtet ist. Hat schon eine Behandlung stattgefunden, so liegt eine ausgebohrte, *trichterförmige Höhle* vor, aus der sich ein schmutziger Eiter entleert und in die man mit der Sonde zwischen Hornwand und Huflederhaut eindringen kann (eitrige Pododermatitis, Wandgeschwür). An der entsprechenden Außenwand ist zuweilen nichts Auffälliges zu bemerken; in anderen Fällen sieht man Zusammenhangstrennungen (Hornspalte, Hornkluft) und Deformierungen. Die Palpation ergibt mitunter lineare umschriebene Schmerzhaftigkeit. Von besonderer diagnostischer Bedeutung ist die *Perkussion* der *Hornwand*. Sie ergibt im Bereiche der Hornsäule einen oft auffallend verschiedenen Ton. Bei massiven Hornsäulen lassen sich die Hornsäule und die Rinne im Hufbein unschwer feststellen. Pferde mit Hornsäule und eitriger Pododermatitis in der Zehenwand des Hinterhufes zeigen manchmal eine schleudernde Bewegung bzw. *Trachtenfußung* wie bei einer Ruptur der tiefen Beugesehne oder wie bei der Hufrehe (Schmerzen im Bereiche der Zehenwand). Durch die Röntgenuntersuchung läßt sich eine Hornsäule nur dann feststellen, wenn eine deutliche rinnenförmige Druckatrophie im Hufbein vorhanden ist.

Behandlung. Bei der Behandlung der Hornsäule muß man unterscheiden, ob gleichzeitig Lahmheit besteht oder nicht. *Hornsäulen ohne Lahmheit lasse man vorläufig unangetastet.* Dagegen müssen *alle* Hornsäulen, die mit *Lahmheit* infolge einer *eitrigen* oder nekrotisierenden *Pododermatitis* kompliziert sind, operativ behandelt werden, gleichgültig, ob sie schon bis zur Krone reichen oder nicht und ob sie von der Krone (Kronentritt) oder vom Tragerand (Vernagelung) oder von der Hornspalte ausgehen. Es empfiehlt sich als wirksamstes und am schnellsten zur Heilung führendes Verfahren das *Abtragen der Hornsäule* und der unmittelbar benachbarten Hornwand in der ganzen Ausdehnung der Wand von der Krone bis zum Tragerand wie in Abb. 815. Erst nach der Wegnahme des Horns ist es möglich, die Beschaffenheit der Huflederhaut genau zu untersuchen und festzustellen, ob nur eine oberflächliche eitrige oder eine chronische hyperplastische Entzündung der Huflederhaut oder schon Nekrose derselben vorliegt. *Ist dies der Fall, so muß der ganze krankhaft veränderte Abschnitt der Huflederhaut bis auf das Hufbein instrumentell abgetragen werden.* Wird das versäumt, so ist eine Heilung nicht zu erwarten, es treten vielmehr fortschreitende nekrotisierende Prozesse, geschwürartige Verän-

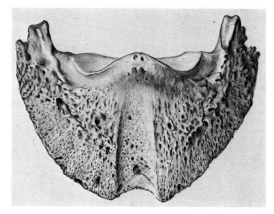

Abb. 823 *Usur* (Druckatrophie) des Hufbeins bei Hornsäule.

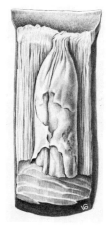

Abb. 824 *Exstirpiertes Stück der Zehenwand mit Hornsäule.*

derungen, granulomartige Wucherungen oder nach monatelanger vergeblicher Behandlung Rezidive ein. Liegt eine von der Krone ausgehende Neubildung vor, so muß außerdem an der Krone ein keilförmiges Stück Huflederhaut exzidiert werden, sonst bildet sich später ein neues Keratom. Damit nach Wegnahme der Hornwand kein Vorfall der Huflederhaut eintritt, muß die mit Jodoformgaze bedeckte Lücke der Hornwand, deren Ränder abzuschrägen bzw. auszukehlen sind, durch *Tampons oder mit Huflederkitt ausgefüllt* und ein *Druckverband* angelegt werden, der nach Bedarf gewechselt wird. Auch empfiehlt es sich, namentlich bei schweren Pferden, sobald die Verhornung der freigelegten Huflederhaut wieder beginnt (was oft schon nach dem ersten Ver-

I. Krankheiten des Hufes

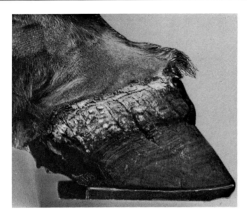

Abb. 825 Veränderung der Hornwand durch *chronische Saumbandentzündung*.

band zu beobachten ist), ein Hufeisen mit zwei seitlichen Zehenaufzügen aufschlagen zu lassen, damit der Huf an der operierten Stelle durch die Belastung nicht auseinanderweicht. Wie nach allen Hufoperationen ist endlich für einen möglichst weichen Boden Sorge zu tragen. Verbandwechsel nach etwa 2 Wochen, Heilung in 4 bis 5 Wochen.

Wenn die Hornsäule von der *Wand* ausgeht (Hufgeschwür, Wandgeschwür, lose Wand, Vernagelung) und nicht über die Hälfte der Hornwand hinaufreicht, hat es keinen Zweck, nur den Tragerandteil der Wand abzutragen, sondern stets wie in Abb. 815 von der Krone bis zum Tragerand.

Chronische Entzündung der Saumlederhaut. *Umschriebene* Entzündungen sind durch Kronentritte, Stauchungen und andere Verletzungen, *diffuse* meist durch reizende Einreibungen (ranzige Huffette, Rohvaseline) bedingt. Die Entzündung äußert sich durch Abschuppung, Verdickung des Saumbandes, Bildung feiner, paralleler *Ringe* oder rissige, *baumrindenartige* Beschaffenheit der Hornwand (*Igelhuf;* Abb. 825). Die Haut am Fessel und an der Krone ist *normal* (Gegensatz zum Igelfuß oder Straubfuß). Eine Beseitigung dieses Zustandes ist gewöhnlich nicht möglich. Teilweise Besserung erzielt man durch regelmäßiges Einreiben der Hufkrone mit 5–10proz. Salizylsalbe und Lorbeerölsalbe.

17. Die Hornspalten

Begriff und Ursachen. Als *Hornspalte* bezeichnet man eine *Trennung* der *Hornwand* in der Richtung der *Hornröhrchen*. Seltener sind Hornspalten an der Sohle und am Strahl. Die Ursachen sind *Erschütterungen* und *Prellungen* des *Hufes* auf hartem Boden, im Trab und Galopp, insbesondere bei ungleicher Belastung infolge fehlerhafter Gliedmaßen- und Zehenstellungen, bei schwachen, eingezogenen Wänden, namentlich bei Trachten-Zwanghufen und Rehehufen und bei trockenem, sprödem Hufhorn. Außerdem geben *Kronentritte* oder Zerrungen und Dehnungen des Hufes bei *fehlerhaftem Hufbeschlag* und nach falschem Beschneiden des Hufes Veranlassung zu Hornspalten (zu kurze, zu enge Hufeisen; zu hohe, zu niedrige Trachten, unebener Tragerand).

Symptome. Am häufigsten kommen Hornspalten an der *inneren* Wand der *Vorderhufe* bei bodenweiter Stellung vor. Je nach dem Sitze, der Länge und der Tiefe der Hornspalten unterscheidet man:

a) *Zehen-, Seiten-, Trachten-* und *Eckstrebenspalten;*

b) *Kronrandspalten, Tragerandspalten* und *durchgehende*, d. h. von oben nach unten durchlaufende Hornspalten;

c) *oberflächliche, tiefe* und *durchdringende*, d. h. bis auf die Huflederhaut in die Tiefe dringende Hornspalten.

Die oberflächlichen und auch die tiefen Hornspalten sind in der Regel nicht mit Lahmheit verbunden. Dagegen bedingen die durchdringenden Hornspalten häufig *Lahmheit* infolge einer eitrigen und nekrotisierenden *Huflederhautentzündung*. Nicht selten entwickelt sich ferner, namentlich bei den durchdringenden Kronrandspalten an der Innenwand der Vorderhufe, eine koronäre Phlegmone und später eine *Hufknorpelfistel*. Vielfach führen alte Hornspalten auch zur Bildung von Hornsäulen oder Hornschwielen.

Prognose. Viele Hornspalten, insbesondere die oberflächlichen (sog. Windrisse) und die Tragerandspalten, bilden ganz *unerhebliche*, die Gebrauchsfähigkeit der Pferde in keiner Weise beeinträchtigende und schließlich von selbst heilende Zusammenhangstrennungen. Ungünstig sind dagegen zu beurteilen und als *erhebliche* Fehler zu betrachten alle mit Lahmheit verbundenen, tiefen Hornspalten, die meisten Kronrandspalten und viele Spalten an der Trachtenwand und an den Eckstreben.

Behandlung. Zur Behandlung aller Hornspalten ist ein *sorgfältiger Hufbeschlag* unentbehrlich. Das Weiterreißen der Spalte verhütet man am besten durch eine Querrinne, die parallel zum

Kronrande verläuft und bis an die Hornblättchenschicht reicht. Das Vernieten der Hornspalten wird oft nicht sachgemäß durchgeführt. Als alleinige Behandlungsmethode schadet es nur, wenn sich in der Tiefe bereits eine Hornsäule entwickelt hat. Dann wird durch das Nieten dauernd ein Druck auf die Hornsäule ausgeübt, und die Lahmheit wird stärker. Man soll bestrebt sein, das Klaffen der Spaltränder durch Anregung des Nachwachsens gesunder Hornteile zu verhüten. Bei durchgehenden und durchdringenden Zehenwandhornspalten erreicht man dies mit Vorteil durch ein in der Berliner Poliklinik seit Jahren übliches Verfahren, das von *Wittman* gefördert und von *Mertgen* beschrieben ist. Die Abb. 826 und 827 erläutern dieses Verfahren. Man schneidet die Ränder der Hornspalte von der Krone bis zum Tragerand frei, schabt die Spalte aus (häufiger zu wiederholen), legt eine halbmondförmige Rinne an und verdünnt den von dieser eingeschlossenen Hornwandteil mit Raspel und Hufmesser bis zur Hornblättchenschicht papierdünn. Die Spaltränder unterhalb der halbmondförmigen Rinne stellt man durch 2 Nieten fest. Einige Tage wird ein feuchter Kronverband angelegt und dann für längere Zeit ein Salbenverband mit Isolierband und Wergtampons. Beim Beschlagen haben wir mit glatten Hufeisen, Seiten- und Eckstrebenaufzügen, Schwebenlassen des erkrankten Wandteiles gute Erfolge erzielt; auch können Tauhufeisen mit Hufeinlagen, Huflederkitt, benutzt werden. Das Ausschaben der Spaltränder selbst ist mehrmals zu wiederholen, auch das Auftragen von Salbe, Heilung nach 4–5 Monaten (Abb. 827).

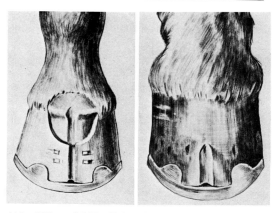

Abb. 826 und 827 Behandlung und Hufbeschlag bei tiefen *Zehenwandhornspalten*.

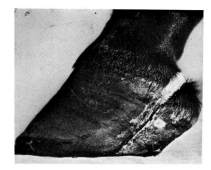

Abb. 828 *Trachtenwand-Hornspalte* nach Stacheldrahtverletzung.

Trachtenwandspalten nach Rißwunden (Stacheldraht), wie in Abb. 828, sind durch Kürzen der Trachtenwand, Ausschaben der Wandteile beiderseits der Spalte, durch Salbenverband, wie oben, und durch sachgemäßen Hufbeschlag und Schwebenlassen der Trachtenwand zu behandeln.

Hornspalten, kompliziert mit *eitriger* Pododermatitis und mit *Hornsäule,* sind zu behandeln wie diese (s. S. 499).

Hornkluft. Mit diesem Namen bezeichnet man im Gegensatz zur Hornspalte eine *quere* Trennung der *Hornwand*. Sie entsteht meist durch *Kronentritte* und ist entweder oberflächlich oder tief; im letzteren Fall bedingt sie Lahmgehen durch Zerrung, Quetschung und Infektion der Huflederhaut. Die *Behandlung* der tiefen Hornklüfte ist operativ (Freilegen der entzündeten Huflederhaut und Abtragen nekrotischer Partien, trockener Verband). Wenn die Hornkluft bis zum Tragerand heruntergewachsen ist, so kann sie abgetragen und der Wanddefekt durch künstliches Hufhorn oder Huflederkitt ausgefüllt werden.

Vorfall der Huflederhaut. Die Huflederhaut, das Stratum papillare und germinativum, steht normalerweise unter dem natürlichen Druck der darüber befindlichen Hornschicht. Sobald dieser Druck durch Entfernen oder Defekte der Hornschicht fehlt, reagiert die Huflederhaut in der Weise, daß sie zu quellen und zu wuchern beginnt. Diesen Vorgang bezeichnet man als *Vorfall der Huflederhaut*. In diesem Zustand bildet sie kein Horn und ist außerordentlich schmerzempfindlich. Bei tiefgehenden Zusammenhangstrennungen der Hornwand oder Hornsohle (Hornspalten, Hornklüfte, Kronentritte) und nach operativer Entfernung von Teilen der Hornkapsel, Operation der Hufknorpelfisteln, Hornspalten und Hornsäulen kommt es infolge des fehlenden Gegendrucks des Horns, wenn dieser nicht durch einen sorgfältig angelegten Druckverband ersetzt wird, zu einem Vorfall der freigelegten Huflederhaut, an den sich einerseits Nekrose, andererseits Granulombildung (Caro luxurians) anschließen können. Die *Behandlung* besteht im Abtragen des angrenzenden Hufhorns (Freilegen des vorgefallenen Teiles der Huflederhaut), im Abtragen des Granuloms und im Anlegen eines *guten Druckverbandes mit Wergtampons*. Tritt ein Vorfall der Huflederhaut nach einer Hufknorpelfisteloperation ein, so kann dies bedeuten, daß in der Tiefe ein Stückchen *Knorpel* oder, bei vorhanden gewesener, partieller Hufknorpelverknöcherung, ein *Knochensequester* zurückgeblieben und inzwischen nekrotisch geworden ist (Sondenuntersuchung, Nachoperation).

18. Die lose Wand

Begriff und Ursachen. Als lose oder *getrennte* Wand bezeichnet man eine *Trennung* der *Hornwand* von der *Hornsohle* in der *weißen* Linie. Die lose Wand kommt außerordentlich häufig bei den *weiten Hufen* der schweren Zugpferde infolge des Gehens auf hartem Pflaster vor. Außerdem kann fehlerhafter Hufbeschlag die Veranlassung sein. Als sekundäre Erscheinung findet man lose Wand beim Hufkrebs (Wandkrebs), bei der Nekrose der Huflederhaut und beim chronischen Rehehuf.

Symptome. Im Verlauf der *weißen Linie*, namentlich an der Innenwand der Vorderhufe, besteht eine Zusammenhangstrennung in Form einer *Furche*, die meist etwas *brökkliges Horn* enthält (Abb. 829). Die lose Wand stellt gewöhnlich einen unerheblichen Zustand ohne Lahmheit dar, der sich durch einen zweckmäßigen Hufbeschlag vielfach beseitigen läßt. Nur bei tiefen Trennungen bis auf die Huflederhaut kommt es zuweilen zum Lahmgehen infolge eitriger Pododermatitis.

Behandlung. Die lose Wand wird durch ein breites, geschlossenes Hufeisen mit breiter Tragefläche und Seitenaufzügen, nach vorausgegangener Säuberung und Ausfüllung der Furche durch mit Teer oder Terpentin imprägniertes Werg (kein Huflederkitt!) behandelt. Sind Lahmheit und eitrige Huflederhautentzündung vorhanden, so muß die Huflederhaut durch Abtragen der gelösten Wandteile freigelegt und verbunden werden (Teerverband, später geschlossene Hufeisen mit Ledersohle).

19. Die hohle Wand

Begriff und Ursachen. Unter *hohler Wand* versteht man eine *Trennung* in der Blättchenschicht der *Hornwand* (Trennung zwischen Hornblättchen und Schutzschicht). Die Ursachen sind in traumatischen, äußeren Einwirkungen (heftigen Erschütterungen bei der Arbeit auf hartem Boden, namentlich bei weiten Hufen mit schrägen Wänden, Prellungen, Stauchungen, Nageldruck) zu suchen. Sie tritt ferner auf im Gefolge der Rehe, der eitrigen Huflederhautentzündung und bei Wandkrebs.

Symptome. Die hohle Wand kann sich schnell entwickeln. Reicht sie weit nach der Hufkrone zu, so kann sie durch Perkussion (hohler Ton), zuweilen auch durch eine sichtbare äußere Hervorwölbung der Wand und umschriebene Schmerzhaftigkeit beim Palpieren mit der Zange nachgewiesen werden. Ist sie bis zum Tragerande herunter ausgedehnt, so findet man unten *zwischen* der weißen Linie und der Hornwand (bei loser Wand *in* der weißen Linie!) eine Höhlung, in die man mit der Sonde mitunter bis zur Krone eindringen kann. Bei großer Ausdehnung kann sich infolge von Pododermatitis Lahmheit einstellen.

Behandlung. Die *Behandlung* besteht in Ausfüllung des Hohlraums mit Wachs oder geteerten Wergtampons oder im Abtragen aller getrennten Hornteile oder im Anlegen der *Groß*schen Rinne am proximalen Ende der hohlen Wand, im Aufschlagen eines geschlossenen Hufeisens mit breitem Tragerand außerhalb des hohlen Wandabschnittes und in Hufeinlagen. Nagelung nur an gesunden Hufteilen.

In den letzten Jahren haben wir bei *wertvollen Turnierpferden hohe Grade von hohler Wand* zu behandeln gehabt, bei denen eine monatelange klinische Behandlung angezeigt war. In dem einen Falle war die Zehen- und Seitenwand fast bis zur Krone hohl (Abb. 830). In solchen Fällen tragen wir die unterhöhlten Wandabschnitte restlos ab, entfernen das bröckelige Horn darunter und legen, da die Pferde daran lahmen, 2–3 Monate lang ein Plattenhufeisen auf, das an den Trachten hochgerichtet ist und hier 2 Ösen trägt. Hier hindurch und durch Ösen an 3 langen Aufzügen führen wir einen Draht (Abb. 831), der an den Schenkelenden fest angezogen und verknebelt wird (nagelloser Beschlag).

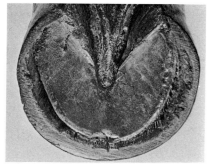

Abb. 829 *Lose Wand.*

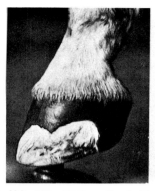 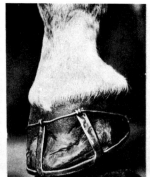 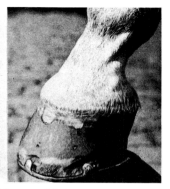

Abb. 830 Hochgradige *hohle Wand* bei einem *Springpferd*. Zehen- und Seitenwand abgetragen.
Abb. 831 Provisorisches Hufeisen ohne Nagelung.
Abb. 832 Sachgemäßer Beschlag nach Nachwachsen der Hornwand.

Das Pferd wird täglich etwas geführt. Nach 3 bis 4 Monaten ist, nachdem das bröckelige weiße Horn immer wieder mit dem Hufmesser abgetragen und geglättet ist, das neue Wandhorn in fester Verbindung mit dem Blättchenhorn heruntergewachsen, so daß das Pferd mit Plattenhufeisen und seitlichen Zehenaufzügen bei Seitenwand- und Trachtennagelung beschlagen (Abb. 832) und wieder geritten werden kann.

Eine andere Möglichkeit der Befestigung des Hufeisens zeigt die Abb. 833. Es handelt sich um ein Hufeisen mit angeschweißten, zungenförmigen Fortsätzen, die an ihrem freien Ende eine kleeblattförmige Verbreiterung haben. In ihr befinden sich je 3 Öffnungen, durch die kurze Holzschrauben in die Hornwand eingedreht sind. Der Hornwanddefekt ist mit Huflederkitt ausgefüllt. Die Pferde können mit diesem Hufbeschlag im Schritt arbeiten.

Weiterhin lassen sich auch selbsthärtende Kunststoffe, wie *Technovit*, in sehr zweckmäßiger Weise zur Ausfüllung von Hornwanddefekten und Befestigung des Hufeisens verwenden.

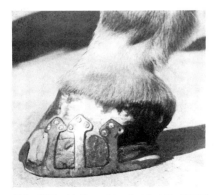

Abb. 833 *Hufbeschlag* bei hohler Wand.

20. Der Flach- oder Platthuf

Begriff und Vorkommen. Eine bei den schweren Pferderassen in der Regel *angeborene* oder durch andauernden Aufenthalt auf Weiden (Marschpferde) *erworbene (physiologischer)* Platthuf, zuweilen aber auch durch fehlerhaften Hufbeschlag (schiefer Tragerand nach außen, zu starkes Beschneiden der Sohle) und Huflederhautentzündung (*pathologischer*) Platthuf) verursachte Hufform, bei der die *Sohle* abnorm *flach*, nicht gewölbt ist, so daß sie *mit dem Tragerand in einer Ebene liegt*. Der physiologische Flachhuf prädisponiert zu loser Wand, Quetschungen der Sohle und Steingallen. Infolgedessen können dadurch ebenso wie beim pathologischen Platthuf Lahmheiten verursacht werden. Als Hufbeschlag empfiehlt sich ein breites, unter Umständen auch ein geschlossenes Hufeisen (bei schwachen Trachtenwänden, loser Wand, Hornspalten oder Steingallen) oder ein Plattenhufeisen oder Doppeltauhufeisen.

21. Der Vollhuf

Begriff. Ein *höherer Grad* des *Flachhufs*, bei dem sich die Sohle namentlich in ihrem hinteren Teil *über den Tragerand nach unten verwölbt*. Die weiße Linie ist nicht wie beim Rehehuf verbreitert. Es ist Vorsicht geboten bei der Zubereitung des Hufes zum Beschlagen. Der schwache Tragerand kann durch Huflederkitt ausgeglichen, die Trachtenwand durch Lederkeile erhöht werden. Die Lage des breiten, geschlossenen Hufeisens mit waagerechter Tragfläche, der Sohlenwöl-

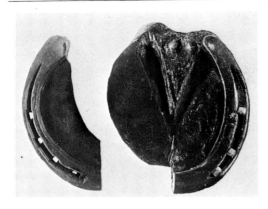

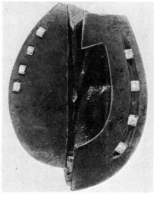

Abb. 834 und 835 *Vollhufbeschlag* für Reitpferde. Die rechte Hufhälfte zeigt den alten Beschlag, die linke die Korrektur von Sohle und Tragerand durch künstliches Hufhorn und den Beschlag mit Falzplattenhufeisen (Abb. 834) bzw. Vollplattenhufeisen (Abb. 835).

bung entsprechend nach innen geneigt, ist durch Seitenaufzug (äußere Seite) zu sichern. Bisweilen kann auch ein geschlossenes Hufeisen mit Griff und Stollen und nach unten durchgekröpftem Steg notwendig werden. Bei *Reitpferden* haben wir auch hier mit Vorteil das Falzplattenhufeisen, dessen Lage durch künstliches Hufhorn gesichert wird, angewandt (Abb. 834 und 835). Die Sohle und der Strahl sind beim Beschneiden zu schonen.

22. Der Zwanghuf

Begriff und Einteilung. Man unterscheidet *Trachtenzwang, Kronenzwang, Sohlenzwang* und *Zwang durch schwache, untergeschobene Trachten.*

a) Der *Trachtenzwang* bildet die gewöhnliche Form des Zwanghufs (sog. Zwang der engen Hufe). Er besteht in einer *Verengerung* des Hufes an den *Trachten* mit Verkümmerung oder völligem *Schwund* des *Strahls,* Umbiegen der Eckstreben und Verschiebung der Ballen. Er ist entweder *einseitig* (halber Zwanghuf, Zwang halbeng-halbweiter Hufe) oder *beiderseitig,* also beide Trachtenwände betreffend (ganzer Zwanghuf, Zwang enger Hufe) und kommt meist an den Vorderhufen, bei unregelmäßigen Gliedmaßen- und Zehenstellungen, namentlich an spitz gewinkelten Hufen, vor. Die Ursachen sind angeborene Enge, Trockenheit und Schmalheit der Hufe (Warmblutpferde), Strahlfäule, mangelhafte Hufpflege, Hufkrankheiten (Podotrochlose), zu *frühzeitiges Beschlagen, unrichtiges Beschneiden* (zu lange Zehenwände, zu starkes Ausschneiden der Eckstreben, der Trachten und des Strahls), zu enge Hufeisen, zu hohe Stollen. *Zu hohe Stollen* bewirken dann Zwanghuf infolge der Nichtbelastung und Inaktivitätsatrophie des Strahls, wenn die Pferde entweder anhaltend auf hartem Boden gehen oder umgekehrt lange untätig im Stall stehen müssen. Der Trachtenzwang prädisponiert zu Steingallen, Hufknorpelverknöcherung und Hornspalten. Die *Behandlung* besteht in erweichenden Umschlägen um den Huf und nachfolgendem Einfetten, Kürzen der Zehenwand (damit die Belastung mehr nach den vorderen Teilen des Hufes verlegt wird), Weidegang (Barfußgehen), Hufeisen ohne Stollen oder Halbmondhufeisen, Hufeisen mit verdünnten Schenkelenden, Hufeisen mit nach außen geneigter Tragfläche an den Schenkelenden, selbsttätigen Erweiterungshufeisen mit Eckstrebenaufzügen, erweiternden Hufunter- oder Einlagen (Leder-, Kork-, Gummisohlen mit Wergpolsterung). Da die zu eng gewordene Hornkapsel nur dadurch weiter werden kann, daß sie in größerem Umfange von der Saum- und Kronenlederhaut aus neu gebildet wird, kommt es vor allem darauf an, den *Kronenumfang zu erweitern.* Dies kann erreicht werden durch das Anbringen von Rinnen in der Hornwand, die bis an die Grenze von Schutz- und Hornblättchenschicht heranreichen dürfen. Es empfehlen sich die Rinnen nach *Lungwitz,* während die Rinnen nach *Smith, Collin, Habacher, Meßler* und *Bauer* (Abb. 836–841) und ebenso das Dünnraspeln der Trachtenwände für Reitpferde unzweckmäßig sind, da sich bei diesen infolge der starken Belastung leicht Hornspalten als Folge der Rinnen entwickeln und die Trageränder mit dem Herunterwachsen der Rinnen ausbrechen und einen ordnungsgemäßen Hufbeschlag erschweren.

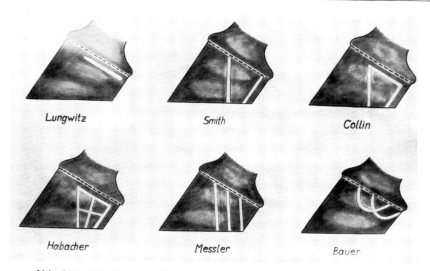

Abb. 836, 837, 838, 839, 840, 841   Rinnenform bei *Trachtenzwanghufen*.

b) Der *Kronenzwang* (Zwang weiter Hufe) besteht in einer *sanduhrförmigen Einschnürung* der Trachtenwände *distal von der Krone* und kommt namentlich bei jungen, frischbeschlagenen oder aufgestallten *Weidepferden* vor, die vom Lande in Städte mit *harten, asphaltierten Straßen* verbracht werden. Sehr häufig wird der Kronenzwang ferner durch *falsches Beschlagen* der Hufe veranlaßt (zu starkes Beschneiden des Strahls, zu starkes Ausschneiden der Sohlenschenkel, Niederschneiden der Eckstreben, Stollenhufeisen, zu enge Hufeisen). Die *Behandlung* besteht in Bewegung und geeignetem Hufbeschlag (stollenlose, breite, geschlossene Hufeisen, Hufeinlagen, Eckstrebenbelastung, Seitenaufzüge, Freiliegen der Trachten). Meist läßt sich nach ¼–½ Jahr wieder eine normale Hufform erzielen; auch die Lahmheit verschwindet in dieser Zeit, sobald die Einschnürung distal von der Krone bis in die Nähe des Tragerandes heruntergewachsen ist.

c) Der *Sohlenzwang* ist selten und besteht in einer krallenförmigen Einbiegung der Zehenwand am Tragerand mit erheblicher Aushöhlung der Sohle; er wird durch fehlerhaften Hufbeschlag veranlaßt und findet sich namentlich an den Hinterhufen. Zum Beschlag kann nach *Bauer* mit Vorteil ein halbmondförmiges Hufeisen mit geradem Zehenteil benutzt werden, das nur den Tragerand der Seitenwände bedeckt und das den Zehenteil des Hufes und seine Trachtenabschnitte zur natürlichen Abnutzung freiläßt (Abb. 842 und 843).

d) Beim *Zwang durch untergeschobene Trachten* sind die Trachtenwände zu schwach und biegen sich unter der Einwirkung der Körperlast nach einwärts (schieben sich unter oder rollen sich

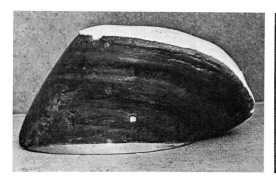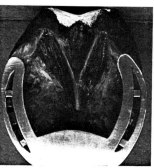

Abb. 842 und 843   Beschlag der *Sohlenzwanghufe* nach *Bauer*.

sogar um). Die Formveränderung findet sich hauptsächlich an den Vorderhufen der spitzwinkelten Stellung, vor allem dann, wenn der Beschlag zu lange gelegen hat und die Zehenwände sehr lang gewachsen sind. Zur Behandlung müssen der Huf entsprechend gekürzt und die untergeschobenen Trachtenwände so weit zurückgeschnitten werden, daß die Eckstreben möglichst eine gerade Richtung erhalten. Ferner gibt man zweckmäßig ein geschlossenes Hufeisen und erhöht die Trachtenwände durch Unterlagen oder verwendet ein Hufeisen mit verdickten Schenkelenden und ausgeprägter Zehenrichtung.

23. Der Bockhuf

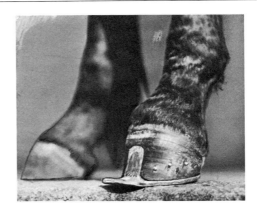

Abb. 844   *Bockhufbeschlag.*

Begriff. Es handelt sich um einen *stumpfen* Huf mit *hohen Trachten,* fast senkrechter Zehenwand, erheblich abgenutzter Zehe und tief ausgehöhlter Sohle. Er ist entweder angeboren (bärentatzige, rückständige Stellung) oder wird durch fehlerhaftes Beschneiden der Zehe, übermäßige Abnutzung der Zehe oder durch Krankheitsprozesse an den Sehnen *(Sehnenstelzfuß)* und Gelenken *(Gelenkstelzfuß* bei Schale und Spat) veranlaßt, sog. *Stelzfuß.* Am Bockhuf sind die Trachtenwand nieder zu schneiden und die Zehenwand zu schonen. Als Hufbeschlag verwendet man bei erwachsenen Pferden Hufeisen mit breiter Unterstützung der Zehenwand (bodenweit) und Zehenrichtung, ferner erhöht man die Trachtenwand so weit, bis das Pferd den Boden findet (Schnabelhufeisen mit Stollen).

Bockhuf der Fohlen. Zur Korrektur müssen die Trachtenwände soviel wie möglich gekürzt und durch entsprechenden Hufbeschlag eine zu rasche Abnutzung der Zehenwand verhütet werden. Der *Hufbeschlag* besteht in einem Plattenschnabelhufeisen (Abb. 844) *ohne Stollen* oder in besonderen Fällen mit auswechselbaren Stollen zur ständigen Regulierung der Trachtenhöhe (vgl. auch Hufbeschlag der Abb. 529 und 530).

II. Krankheiten der Klauen

A. Die Entzündung der Klauenlederhaut, Pododermatitis

Einleitung. Ähnlich wie bei der Entzündung der Huflederhaut unterteilt man die Pododermatitis der Klauentiere (Rind, Schwein, Schaf und Ziege) in 2 Hauptgruppen, nämlich in nichtinfektiöse, *aseptische* und in *infektiöse,* meist durch pyogene oder spezifische Erreger verursachte Entzündungen der Klauenlederhaut.

Dem Verlauf nach handelt es sich um *akute* oder *chronische* Entzündungen. Sie sind nach ihrer Ausdehnung umschrieben *(P. circumscripta)* oder flächenhaft ausgedehnt *(P. diffusa).* Sie können sich oberflächlich zwischen dem Klauenschuh und der Klauenlederhaut vorfinden *(P. superficialis)* oder sich tiefer in die Klauenlederhaut bzw. angrenzenden Weichteile erstrecken *(P. profunda).* Nach dem pathologisch-anatomischen Charakter des entzündlichen Exsudats unterscheidet man *seröse, serös-fibrinöse, serös-hämorrhagische* und *eitrige* bzw. *nekrotisierende* Entzündungsformen.

1. Die aseptische Klauenlederhautentzündung, Pododermatitis aseptica circumscripta

Vorkommen und Ursachen. Die aseptischen Entzündungen der Klauenlederhaut finden sich häufiger an den Hinterklauen als an den Klauen der Vordergliedmaßen und sind oft die Folge von Quetschungen im Bereiche der Sohle, des Hornballens, seltener der Hornwand. Sie treten ferner auf im Anschluß an das zu starke Beschneiden der Sohle, bei Zugtieren beim Gehen auf steinigen, frisch gekiesten Wegen, wobei sich gelegentlich Steine zwischen die Klauen klemmen und dann Quetschungen der Wandlederhaut oder der Haut im Zwischenklauenspalt bedingen. Kühe ziehen sich Quetschungen der Klauenlederhaut zu, wenn die Klauen Deformierungen infolge vernachlässigter Klauenpflege aufweisen und wenn deshalb die Klauen namentlich in ihren hinteren Partien ungleichmäßig oder übermäßig belastet werden *(Pantoffelklauen, Rollklauen, gekreuzte Klauen)* oder wenn die Klauen weit gespreizt werden. Zu den Deformierungen des Klauenschuhs gehören auch die sog. *Zwangklauen*, bei denen besonders die äußeren Wandabschnitte der äußeren Klauen betroffen sind. Die Klauenwand ist dabei in ihren hinteren distalen Teilen nach dem Tragerand zu gegen die Sohle hin medianwärts eingebogen. Bisweilen fußen die Tiere sogar auf den umgebogenen Wandteilen. Dabei treten Quetschungen der Sohlenlederhaut und der Wandlederhaut ein. Es entstehen dann wie auch an anderen Stellen der Klauenlederhaut oder in der Gegend der Hornballen Blutungen. Das Blut imbibiert das Horn, und dann zeigen sich beim Beschneiden der Sohle bzw. beim Kürzen der Wand rote, gelbrote oder blaurote Flecken im Horn, die den Beweis liefern, daß an der betr. Stelle eine Quetschung mit Zerreißung von kleinen Blutgefäßen in der Klauenlederhaut stattgefunden hat. Ist es im Verlauf der Entzündung zum Austritt von serösem oder blutig-serösem Exsudat gekommen, so kann sich an der betr. Stelle ein kleiner Hohlraum bilden. Die Hornbildung sistiert eine Zeitlang; später setzt die Hornproduktion wieder ein, so daß der Hohlraum distal und proximal von Horn begrenzt wird. Man spricht dann von einer *Doppelsohlenbildung*. In dem Hohlraum finden sich u. U. eingetrocknete Reste der Flüssigkeit in Form von bröckligen oder schmierigen Bestandteilen.

Längeres Gehen auf harten Wegen und längeres Stehen auf Transporten geben ebenfalls Anlaß zu Sohlen- bzw. Ballenquetschungen. Prädisponiert sind schwere, hochträchtige oder gut gemästete Tiere. Schließlich spielen bei Rindern die Stallverhältnisse insofern eine Rolle, als beim Stehen auf unebenem Steinpflaster, beim Ausrutschen während des Aufstehens, beim Abgleiten in die Jaucherinne in Kurzständen Quetschungen der Sohle oder auch der Ballen eintreten können. Bullen ziehen sich Quetschungen beim Ausrutschen während des Deckaktes zu.

Symptome. Je nach dem Grade der Quetschung und der Ausdehnung der sich anschließenden Entzündung lahmen die Tiere verschieden hochgradig an einer oder auch an mehreren Gliedmaßen. Dabei zeigt sich die Lahmheit deutlicher auf harter Straße als auf weichem Boden (Wiese). Der Gang ist trippelnd oder bei Erkrankung der äußeren Klaue mähend. Bei Erkrankungen der inneren Klaue setzen die Tiere die Füße eng nebeneinander und belasten die äußeren Klauen stärker. Manchmal werden schleudernde, hahnentrittähnliche Bewegungen ausgeführt, namentlich dann, wenn sich ein Stein zwischen den Klauen im Klauenspalt befindet. Man gewinnt den Eindruck, als ob die Rinder den im Klauenspalt befindlichen Gegenstand wegschleudern wollen. Ähnlich verhalten sich auch Rinder, bei denen Mist im Klauenspalt in größerer Menge festgetrocknet ist.

Bestehen stärkere Schmerzen oder sind mehrere Klauen gleichzeitig erkrankt, so ist das Allgemeinbefinden oder das allgemeine Verhalten mehr oder weniger deutlich gestört. Bei Milchkühen macht sich sofort ein Rückgang in der Milchleistung bemerkbar. Die Futteraufnahme geschieht nicht mit dem gewöhnlichen Appetit. Die Tiere liegen viel und gehen im Nährzustand zurück. Das Aufstehen erfolgt zögernd, manchmal unter Schmerzäußerungen. Bullen führen den Deckakt nur unwillig oder gar nicht aus. Zugtiere können wegen der Lahmheit nicht eingespannt werden. Gelegentlich kann eine geringe Temperatursteigerung vorhanden sein.

Diagnose. Sie ergibt sich aus den Symptomen. Bei der Untersuchung der Klauen ist in erster Linie auf etwa im Klauenspalt befindliche Fremdkörper zu achten. Sie sind ebenso zu entfernen wie die dort eingetrockneten Dungmassen, die u. U. einen Druck auf die dünnere innere Wand und auf die Haut im Zwischenklauenspalt ausüben und Schmerzen verursachen können. Die Klaue fühlt sich manchmal vermehrt warm an. Die Untersuchung der aufgehobenen Klaue erfolgt durch Perkussion und mit der Hufuntersuchungszange. Die Beurteilung der Untersuchung auf Druckempfindlichkeit an einer bestimmten Stelle ist nicht immer zuverlässig, da Rinder unruhig stehen. Bei ruhig stehenden Tieren ist dagegen die Ermittlung der schmerzhaften Stelle durch die Druckproben durchaus möglich. In Fällen mit unklarem Untersuchungsergebnis kann die diagnostische Betäubung der Fußnerven wertvoll sein. Man führt sie als zirkuläre Infiltration der Subkutis dicht proximal von den Afterklauen rings um den Metakarpus bzw. Metatarsus aus.

Prognose. Im allgemeinen lassen sich aseptische Entzündungen bald beheben. Je nach ihrer Ausdehnung ist mit einer Heilung in einigen Tagen oder im Laufe von etwa 2 Wochen zu rechnen.

Behandlung. In allen Fällen von Deformierungen der Klaue sind der zu lang gewachsene Wandabschnitt und die oft sehr dick gewordene Sohle sachgemäß zu kürzen. Dies geschieht mit Hauklinge und Rinnhufmesser oder zweckmäßiger mit den für das *Allgäuer* Klauenbeschneiden gebräuchlichen Instrumenten (Klauenzange, Stoßmesser, Hammer, Klauenraspel). Im Falle von *Doppelsohlenbildung* ist *stets* die *äußere* Hornschicht zu entfernen. Alle unterminierten Räume sind sorgfältig freizulegen, dabei darf aber die Sohle nicht unsachgemäß geschwächt werden. *Rotfleckige Hornstellen* sind *unbedingt unversehrt* zu lassen, *jegliches Nachschneiden ist zu unterlassen*. Nach dem Beschneiden der Klaue genügt manchmal Stehenlassen auf reichlicher weicher Streu, wenn möglich in einem Tiefstand mit Sägemehl oder Torf, um die Schmerzen und die Lahmheit zu beseitigen. Die Anregung der Resorption von entzündlichen Exsudaten erfolgt durch feuchtheiße Kataplasmen mit Leinsamenbreimehl, gestampften Kartoffeln oder durch Verbände mit warmer Lösung von Desinfizienzien. Die Verbände sind so oft zu erneuern bzw. die Umschläge sind so oft mit warmer Lösung anzugießen, daß die Klaue stets feucht und warm gehalten wird, bis die Lahmheit nicht mehr besteht. Da bei eitrigen Entzündungen der Klauenlederhaut ähnliche Symptome und Befunde erhoben werden können wie bei der aseptischen Entzündung, so bietet die Behandlung mit Kataplasmen insofern einen wertvollen diagnostischen Hinweis, als beim Vorliegen einer Eiterung die Lahmheit nach einigen Tagen nicht beseitigt ist, sondern im Gegenteil sogar deutlicher geworden sein kann. Durch die Behandlung kann nämlich eine Lokalisation bzw. eine Reifung eines Sohlen- oder Wandabszesses eingetreten sein. Der Druckschmerz ist dann an der erkrankten Stelle auslösbar, so daß sie sich sicherer ermitteln läßt.

2. Die Klauenrehe, Pododermatitis aseptica diffusa

Vorkommen und Ursachen. Die an mehreren Klauen gleichzeitig auftretende aseptische Klauenlederhautentzündung wird nicht so häufig wie beim Pferd beobachtet. Sie tritt jedoch seit dem Übergang zur intensiven Tierhaltung öfter auf und kann gleichzeitig einen ganzen Bestand befallen. Im Gegensatz zum Pferd werden beim Rind häufiger die hinteren Klauen, und zwar vor allem die inneren Klauen, betroffen. Während beim Pferd die traumatische Rehe nach langen Marschleistungen gehäuft auftritt, spielen beim Rinde hauptsächlich Fütterungseinflüsse eine Rolle. So wird allzu reichliche Fütterung mit Kraftfutter- und Mastfuttermitteln, namentlich Kleie, Gerstenmehl, Sesam- und Erdnußkuchen, verantwortlich gemacht. Weiterhin kann die Klauenrehe als Begleit- oder Folgeerscheinung im Zusammenhang mit anderen Erkrankungen auftreten, wie Pansenazidose, Nachgeburtsverhaltung, Euterentzündung, Allergosen, inneren Abszessen und anderen Eiterherden. Da im Wiederkäuerpansen bei bestimmten Störungen der Vormagenverdauung erhebliche Mengen von Histaminen gebildet werden, kann als sehr wahrscheinlich gelten, daß die Pathogenese der *toxischen* oder *Futter*rehe derjenigen der *allergischen* Rehe gleicht, die auf Sensibilisierungsvorgängen verschiedener Ursachen beruht. Deshalb dürfte für diese Form die Bezeichnung *toxisch-allergische* Rehe zutreffend sein. Betroffen werden vor allem schwere Tiere, bei denen eine Überbelastung der manchmal kleinen Klauen prädisponierend wirkt. Deshalb werden öfters Tiere im letzten Teil der Trächtigkeit oder vor oder nach der Geburt betroffen. Experimentelle Untersuchungen von *Hirs* ergaben nach Fütterung von Ölkuchen Trennungen zwischen Horn und Weichteilen im Zwischenklauenspalt infolge einer Lockerung der Verbindung zwischen dem Deckepithel (Hornschicht) und der Matrix sowie eine Verminderung der Hornproduktion. *Hirs* vermutet eine Anämie der Klauenlederhaut und eine Abnahme der Zellenbildung im Stratum germinativum. Infolge der Ablösung im Bereiche des Saumbandes können dann Infektionen eintreten und zu eitrigen Entzündungen der Klauenlederhaut führen. Eine in Südafrika vorkommende reheähnliche Erkrankung, die als *Stijfziekte* bezeichnet wird, soll durch Aufnahme der Leguminose *Crotalaria burheana* verursacht werden.

Symptome und Diagnose. Sie sind nicht so deutlich vorhanden wie beim Pferd. Auffällig sind Schmerzen im Gehen und beim Stehen, so daß die Tiere viel liegen. Bei Erkrankung der Vordergliedmaßen stützen sich die Tiere beim Aufstehen auf die gebeugten Karpalgelenke und verharren in dieser Stellung, während sie bei Rehe der Hintergliedmaßen eine hundesitzige Stellung einnehmen. Die Milchergiebigkeit sinkt, die Futteraufnahme ist herabgesetzt. Gewöhnlich tritt Fieber auf, Herz- und Atemtätigkeit sind beschleunigt. Die kranken Klauen sind schmerzhaft und vermehrt warm. Als örtliche Reaktion treten Schwellungen an der Krone, namentlich im Bereiche des Zwischenklauenspaltes, auf. Infolge der Lockerung der Verbindung zwischen Matrix und Klauenschuh kann es zur Senkung des Klauenbeins kommen. Es bildet sich dann eine Reheklaue aus, die durch eine Verkrümmung und Einbiegung der Zehenwand, hohe Trachtenwände und eine Durchbiegung der Hornsohle gekennzeichnet ist. Da Verwechslungen mit Sohlenquetschungen leicht möglich sind, ist die Anamnese, besonders die Art der Fütterung und der Zustand des Tieres (Trächtigkeit, Laktation), zu berücksichtigen. Schmerzhaftigkeit an mehreren Klauen kann die Diagnose erhärten. Regelmäßig ist bei der Klauenrehe das Allgemeinbefinden erheblicher beeinträchtigt als bei der einfachen Klauenlederhautentzündung.

Prognose. Sie ist vorsichtig zu stellen, da infolge der Saumbandablösung Komplikationen durch pyogene Infektionen und Exungalationen möglich sind.

Behandlung. Wichtig ist die Umstellung der Fütterung. Kraftfuttermittel dürfen nicht mehr verabreicht werden, am besten gibt man nur gutes Heu. Gegebenenfalls vorhandene auslösende Erkrankungen müssen wirksam behandelt werden (Pansenazidose, Nachgeburtsverhaltung, Euterentzündungen o. a.). Weiterhin empfehlen sich bei *akuter* Rehe ein ergiebiger Aderlaß, Applikation von milden Abführmitteln, Mittelsalze, Tartarus stibiatus und die intravneöse Infusion von Ca-Lösungen (*Kalzium-Glukonat*-Lösung, 50–100 ml) zusammen mit Antihistaminika und bzw. oder Glukokortikoidlösungen. Letztere sind jedoch bei Vorliegen einer Pansenazidose kontraindiziert. Die Injektionen sind während der folgenden drei Tage zu wiederholen. Auch Eigenblutbehandlung ist angebracht (50 ml sofort intramuskulär in der Brustmuskulatur). Die kranken Klauen werden mit feuchtwarmen Kataplasmen oder Verbänden behandelt, und den Tieren wird ein weiches Lager gegeben. Der Schmerzlinderung können auch orthopädische Maßnahmen dienen. Durch vorsichtiges Kürzen der Klauenspitzen und Aufkleben eines den vorderen Tragerand freilassenden Holzklötzchens auf die Sohle werden die hinteren Klauenabschnitte mehr belastet und die Zehenwand entlastet. Bei *chronischen* Veränderungen des Klauenschuhs müssen die Deformierungen durch Beschneiden und Beraspeln korrigiert werden.

Der *Prophylaxe* kommt in Beständen mit intensiver Haltung eine besondere Bedeutung zu. Plötzliche Futterumstellungen und übermäßige Verabreichung von leichtverdaulichen Kohlenhydraten müssen vermieden werden.

3. Die eitrig-nekrotisierende Klauenlederhautentzündung

Vorkommen und Ursachen. Die eitrig-nekrotisierende oder gangränöse Klauenlederhautentzündung ist stets die Folge von Infektionen mit den verschiedensten Erregern. Meist handelt es sich um Mischinfektionen. Vorwiegend sind pyogene Mikrokokken, anaerobe Streptokokken, Sphaerophorus necrophorus, Corynebact. pyogenes beteiligt.

Die Eintrittspforten für die Keime sind regelmäßig Zusammenhangstrennungen im Bereiche des Klauenschuhs, am Saumband – namentlich in der Gegend des Hornballens – und im Zwischenklauenspalt. Verletzungen des Klauenschuhes treten ein beim Schneiden der Klaue (Klauenputzen), beim unsachgemäßen Kürzen von Stallklauen, z. B. mit der Baumsäge, im Anschluß an das Abreißen von Klauenspitzen usw., beim Sicheintreten von spitzen Gegenständen (Nägel, scharfe Stein- und Glassplitter, Holzsplitter) und bei Verwundungen am Stacheldraht. Im Anschluß an Stacheldrahtverletzungen, die nicht sachgemäß behandelt werden, kann es am Kronenrande oder in der Ballengegend zu erheblichen Gewebswucherungen kommen (Abb. 845). Ferner kann das Klauenhorn mazeriert werden durch Stehen in schlechter, fauliger, jauchiger Streu. Dauernd erheblich mit Mist beschmutzte Klauen erleiden ebenfalls am proximalen Rande des Klauenschuhs Zusammenhangstrennungen. Bei nachlässig gepflegten Klauen treten Zerrungen bzw. Zerreißungen am distalen Klauenrande ein, da das festere Wandhorn über die Hornsohle hinauswächst und die sprödere Hornsohle abbröckelt. Die Trennungen zwischen Wand und Sohle liegen meistens im hinteren Wanddrittel, dort, wo der Tragerand am stärksten gebogen verläuft. Bei solchen Trennungen klemmen sich manchmal kleine Steinchen oder Mistteilchen ein, die dann weiter nach oben gedrückt werden und die Trennung vervollkommnen.

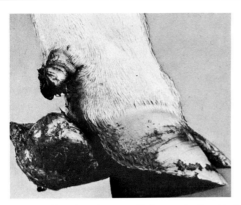

Abb. 845 *Caro luxurians* am Ballen nach einer Verletzung an Stacheldraht, Kuh.

Diese Zustände finden sich häufiger an den hinteren als an den vorderen Klauen. Die bakteriell bedingten Entzündungen der Klauenlederhaut gehen stets mit Eiterungen einher. Dabei kann die Eiteransammlung örtlich beschränkt bleiben und die sog. *Sohlen-* oder *Wandabszesse* bilden. Oder aber die Eiterung breitet sich diffus aus, und es kommt zu Unterminierungen von umfangreichen Teilen der Wand oder der Sohle. Der Eiter ist grauschwärzlich, schmierig oder dünnflüssig, wenn nur eine oberflächliche Eiterung besteht. Bei in die Tiefe der Klauenlederhaut reichenden Eiterungen ist der Eiter dickflüssiger und heller gefärbt. Bei solchen profunden Eiterungen in der Umgebung des proximalen Klauenteiles schließen sich nicht selten Phlegmonen im Bereiche der Krone an. Bei umschriebenen oberflächlichen eitrigen Klauenlederhautentzündungen bilden sich manchmal wie bei den aseptischen Klauenlederhautentzündungen kleine Hohlräume, die von Horn umschlossen werden *(Doppelsohlenbildung)*. Weiterhin besteht die Möglichkeit, daß sich der Eiter einen Weg nach außen bahnt. Es kommt dann zum Durchbruch an der Krone zwischen der Klauenlederhaut und dem Saumband, oder das Exsudat entleert sich zwischen Wand und Sohle nach distal. Oft hat der Eiter einen stinkenden Geruch, der regelmäßig auf nekrotisierende Vorgänge an der Klauenlederhaut hinweist. Der stinkende Geruch ist nicht zu verwechseln mit dem Geruch, der bei der Aufweichung und Mazeration des Klauenhorns durch Stalljauche entsteht.

Symptome und Diagnose. Bei den eitrigen Klauenlederhautentzündungen ist infolge der Schmerzen, die im Bereiche der Klauenlederhaut oder der an die Klauenkrone angrenzenden Weichteile vorliegen, eine Lahmheit vorhanden. Sie ist je nach der Ausdehnung des Krankheitsprozesses und je nach dem Temperament des betroffenen Tieres unterschiedlich auffällig. Man beobachtet rezidivierendes Lahmgehen in verschiedenen Zeitabständen, wenn sich der Eiterherd nach distal oder nach der Krone zu entleert hat. Dann verschwindet die einige Tage bestehende Lahmheit plötzlich, um nach einigen Tagen oder erst nach Wochen wieder aufzutreten. Das Lahmgehen ist bei Stallrindern oft weniger augenscheinlich; man beobachtet nur ein unruhiges Hin- und Hertreten, oder die Tiere liegen länger, fressen im Liegen oder legen sich während des Fütterns hin. Kühe stehen unruhig beim Melken. Bei starken Schmerzen ist der Appetit herabgesetzt, die Milchleistung läßt oft schnell erheblich nach, und die häufig liegenden Tiere machen im Liegen zuckende Bewegungen mit dem kranken Fuß. Sie stehen beim Aufgetriebenwerden nur unwillig auf, wobei sie die kranke Gliedmaße unvollständig belasten. Auch im Stehen führen sie schleudernde Bewegungen nach der Seite aus. Beim Führen der kranken Tiere zeigt sich die ungleichmäßige Belastung der kranken Klaue deutlicher, so daß manchmal aus der Art der Fußung ein Rückschluß auf den Sitz der schmerzempfindlichen kranken Stelle gezogen werden kann. Bei Verletzungen oder eitrigen Entzündungen an den vorderen Partien der Klaue machen die Tiere *hahnentrittähnliche* Bewegungen, indem sie den hochgehobenen Fuß weit nach vorn führen, ihn, ohne den Boden zu berühren, wieder zurückziehen, und schließlich, ohne die Klauenspitze zu belasten, zuerst auf die Trachten bzw. die Ballengegend aufsetzen. Bei eitrigen Entzündungen an der äußeren Klaue wird die Gliedmaße in Abduktionsstellung mähend nach außen geführt, die Belastung erfolgt hauptsächlich auf der inneren Klaue. Bei Eiterungen an der Sohle ist die Lahmheit auf hartem Boden deutlicher als auf weichem Untergrund. Das Auf- und Durchtreten geschieht unvollständig. In der Ruhe sieht man häufiger *Plantarflexion,* während in der Bewegung die *Dorsalflexion* bevorzugt wird. Bei Eiterungen an der inneren Klaue erfolgen die Bewegungen in Adduktionsstellung. Die Belastung geschieht mehr mit der äußeren Klaue, die innere Klaue wird geschont und nach innen gesetzt, wobei sich die Tiere an der gesunden Gliedmaße streichen können. Manchmal werden die Beine gekreuzt, d.h. die kranke Gliedmaße wird vor die

A. Die Entzündung der Klauenlederhaut, Pododermatitis 511

gesunde gestellt. Man beobachtet dies besonders bei Erkrankungen der Vorderklauen.

Sind die an den Klauenschuh angrenzenden Weichteile der Klauenkrone mit entzündet, so ist diese Gegend umschrieben oder diffus höher gerötet, angeschwollen und auf Druck schmerzhaft. Bei Eiterdurchbrüchen nach proximal sieht man partielle Ablösungen des Saumbandes oder Fistelöffnungen im Bereiche der Krone, aus denen dann eitriges Exsudat abgesondert wird, das die Umgebung mit dem Klauenschuh feucht werden läßt bzw. verschmiert. Das an der Klaue herabfließende Exsudat trocknet teilweise ein und verkrustet die Klauenwand. An der aufgehobenen Klaue oder, wenn das Aufheben nicht möglich ist, beim Besichtigen der Klauensohle am niedergelegten Tier sieht man u. U. Zusammenhangstrennungen zwischen Hornwand und Hornsohle, die durch austretendes Exsudat feucht sind. Hier weist man oft auch eingeklemmte kleine Steinchen oder Sand- und Mistpartikelchen nach, die manchmal die Träger der Infektion sind. Von den Zusammenhangstrennungen in der weißen Linie aus kann man dann mit der Sonde in eine Höhle im Bereiche der Wand gelangen (*Wandgeschwür, eitrig-hohle* oder *getrennte Wand, Wandabszesse;* Abb. 846). Andererseits können von derartigen Trennungen in der weißen Linie auch Unterminierungen der Hornsohle ausgehen, in denen sich eitriges Exsudat befindet (*Sohlenabszeß, Sohlenwandabszeß*). Bei längerem Bestehen der Erkrankung kann die durch den chronischen entzündlichen Eiterungsprozeß gereizte Klauenlederhaut gewuchert sein und zwischen den Trennungen im Horn nach außen vorfallen (*Klauengeschwür*). Sind deutliche Lokalisationen des Eiterungsprozesses nicht ohne weiteres nachweisbar, bestehen keine Fisteln oder Trennungen im Klauenhorn und kein Abfluß von eitrigem Exsudat, so wird die Klaue in üblicher Weise mit dem Hammer perkutiert und mit der Hufuntersuchungszange untersucht. Dann läßt sich bei vorsichtigem Untersuchen die schmerzhafte Stelle an ihrer höheren Druckempfindlichkeit ermitteln.

Prognose. Im allgemeinen ist bei eitrigen Entzündungen der *Klauenlederhaut* ohne weitere Komplikationen mit einem günstigen Ausgang zu rechnen.

Behandlung. An der druckempfindlichen Stelle wird mit dem Rinnhufmesser nachgeschnitten, nachdem man vorher etwa vorhandene dickere Sohlenhornmassen oder zu lang gewachsene Wandpartien mit der Klauenzange, der Hauklinge oder einem anderen Instrument abgetragen hat. Wenn sich ein schwärzlicher Eiter beim Nachschneiden entleert, so genügt oft ein trichterförmiges Nachschneiden, um dem Eiter genügenden Abfluß zu verschaffen. An der betreffenden Stelle werden ein Sulfonamid- oder Antibiotikumpuder eingestreut, die kleine Höhe tamponiert und danach ein Teerdruckverband angelegt. Danach kann die Lahmheit dauernd beseitigt sein. Sicherer geht man aber so vor, daß man das Horn an der Wand bzw. an der Sohle so weit abträgt, *bis gesunde Klauenlederhaut mit festem Horn in fester Verbindung steht.* Dann hat man die zuverlässige Gewähr, daß keine Hohlräume übersehen wer-

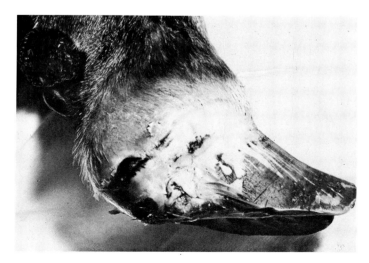

Abb. 846 *Bösartiges Wandgeschwür* mit abszedierender Phlegmone des Ballens und des Kronwulstes, eitrig-nekrotisierende Klauengelenks-, Sehnenscheiden- und Sehnenentzündung und Abriß derselben vom Klauenbein, Rind.

den, in denen Reste von eitrigem Exsudat oder Infektionserreger zurückbleiben, die dann eine Rezidivierung der Eiterung bedingen. Man kann immer wieder feststellen, wie ausgedehnt gerade Eiterungen im Bereiche der Wand und der Sohle sein können, so daß man manchmal die ganze Hornsohle entfernen muß, um an der Peripherie des Eiterungsherdes Anschluß an festes Horn zu bekommen. Bei Ablösungen des Saumbandes wird das Wandhorn distalwärts ebenfalls mit einem halbmond- oder U-förmigen Schnitt so weit entfernt, daß das Ende des Fistelkanals kontrolliert werden kann. Bei Nekrosen der Klauenlederhaut muß der erkrankte Abschnitt reseziert werden. Weiterhin ist bei Sohleneiterungen darauf zu achten, ob nicht an einer Stelle ein *Fistelkanal* auf das *Klauenbein* zu führt. Dieser Kanal muß so weit umschnitten werden, daß alles eitrig infiltrierte Gewebe entfernt werden kann. Gelegentlich findet man dabei kleine, stecknadelkopf- oder linsengroße *Knochensequester.* Ohne deren Entfernung würde eine Heilung ausgeschlossen sein. Nach der sorgfältigen Freilegung des Krankheitsherdes wird er mit einem Antibiotikum oder Sulfonamid bzw. einem anderen Wundpuder bestreut, die Wundfläche mit Gaze und Watte oder Zellstoff fest umpolstert und ein Teerverband um die ganze Klaue gelegt. Sitzt der Verband gut, dann wird man feststellen, daß die Belastung der Gliedmaße allmählich besser wird. Nach 8–10 Tagen kann man den ersten Verband entfernen und dabei sehen, daß oft auch bei ausgedehnten Horndefekten bereits eine dünne, feste Hornschicht gebildet ist. Zur Festigung dieser Horndecke und zur Vermeidung ihrer Beschädigung wird noch einmal ein zweiter Teerverband für 1–2 Wochen angelegt. Sind granulomartige Wucherungen vorhanden, so sind sie abzutragen. In der Operationswunde muß sich dann Granulationsgewebe bilden, das von der Peripherie her mit Epithel, d.h. mit Horn, überdeckt werden muß. Derselbe Heilungsvorgang vollzieht sich, wenn die Klauenlederhaut nekrotisch war oder wenn sich Sequester im Klauenbein befanden. Hierbei wird die Gesamtdauer der Heilung je nach Ausdehnung des Defektes längere Zeit beanspruchen als in den Fällen, in denen nur unterminiertes Horn entfernt werden mußte und sich die Eiterung nur zwischen Horn und Klauenlederhaut befand.

Liegt eine verhältnismäßig frische, durch eine Verletzung der Klauenlederhaut verursachte Entzündung vor, die wegen ihrer erheblichen Blutung die baldige Zuziehung eines Tierarztes veranlaßt, so beseitigt man etwa vorhandene Gewebstrümmer, bedeckt die Wunde mit Antibiotika bzw. Sulfonamiden und legt in üblicher Weise einen gutsitzenden Teerverband an. Gewöhnlich heilen dann die Klauenwunden in kurzer Zeit, indem sich neues Horn über dem Defekt in der Klauenlederhaut bildet. Auch bei tiefer gehenden frischen Wunden, bei denen das Klauenbein mitbetroffen ist, kann nach Wundtoilette am Klauenbein und etwaiger Entfernung von Knochenteilchen, die nur lose anhaften, dieselbe Behandlung stattfinden. Ist zu befürchten, daß sich Nekrosen einstellen können, so kann man eine Behandlung mit Lebertransalbe in Betracht ziehen. Damit wird die Demarkation von Gewebstrümmern angeregt. Nach Bildung von gesundem Granulationsgewebe erfolgt Weiterbehandlung mit einem Antibiotikum oder Sulfonamidpräparat. Stets ist bis zur endgültigen Verhornung ein sorgfältig gepolsterter Teerverband beizubehalten. An Stelle des Teerdruckverbandes kann auch nach entsprechender Tamponade der Sohle sofort nach Behandlung ein Klauenplatteneisen aufgeschlagen werden.

4. Pododermatitis suppurativa (purulenta) s. necroticans (Rusterholz)

Vorkommen und Ursachen. Nach den Feststellungen von *Rusterholz* findet sich dieses Leiden fast ausnahmslos an der *äußeren* Klaue der *Hinterfüße.* Es ist im wesentlichen auf prädispositionelle, statisch-mechanische Einflüsse zurückzuführen und entwickelt sich ohne äußere Beschädigungen des Klauenschuhs. Äußere Einwirkungen können höchstens sekundär eine Rolle spielen. Typisch für die Erkrankung ist ihr Vorkommen an einer *ganz bestimmten Stelle,* nämlich in der *Nähe des inneren Tragerandes der äußeren Klaue,* dort, wo die *Sohlenfläche an den Ballenteil* angrenzt (Abb. 847 u. Tafel VIII, Abb. E, S. 28). Betroffen werden vor allem grobknochige Kühe der schweren Rassen, die dauernd im Stalle gehalten und einseitig auf Milchleistung intensiv gefüttert und längere Zeit gehalten werden. Jungvieh, leichtere Kühe oder Weidevieh erkranken ganz selten, ebenso Bullen, die nur eine kürzere Lebenszeit haben. Auch die Stallverhältnisse spielen eine Rolle. In überbeschickten Ställen, in denen die Tiere zu eng stehen, auf unebenem und rauhem Pflaster und ungenügender Einstreu sowie bei mangelhafter Klauenpflege tritt das Leiden häufiger auf. Bei ungünstigen Verhältnissen der heutigen Stallhaltung mit engem, hartem und unebenem Lager, abschüssiger Standfläche mit zu wenig abgerundeter Hinterkante, Schwemmentmistung mit schmalem, unnachgiebigem Gitterrost und bei vernachlässigter Klauenpflege kann es in Verbindung mit Ernährungsfehlern (übermäßige Fütterung mit Ölkuchen und anderen Kraftfuttermitteln) gelegentlich zu gehäuftem Auftreten der Erkrankungen im ganzen Bestand kommen. Die sich ausbreitende Verunreinigung des Stalles mit virulenten Erregern begünstigt die weitere Ausbreitung ganz erheblich. Es erkranken vorzugsweise Kühe mit flacher, voller, spitzgewinkelter Klaue oder mit säbelbeiniger oder gar bärenfüßiger Stellung.

Neben den angeborenen unregelmäßigen Gliedmaßen- und Zehenstellungen sind prädisponierend die erworbenen anomalen Stellungen infolge vernachlässigter Klauenpflege, bei denen es zu einer Überstreckung des Klauengelenks und einer Überbelastung der äußeren Klaue kommt (Abb. 848). Da bei Stallklauen die Hornsohle in ihren hinteren Partien unverhältnismäßig dünner ist als gegen die Klauenspitze zu, wird die Klauenspitze bei der Aufnahme der Körperlast etwas aufgerichtet, und infolgedessen wird die Belastung in den hinteren Sohlenpartien immer stärker. Dies führt zur Aufrichtung auch des Klauenbeins an seiner Spitze und zu einer verstärkten Brechung der Zehenachse im Klauengelenk. Nunmehr wird die Sohle dort am meisten belastet, wo sich die tiefe Beugesehne an der Tuberositas flexoria des Klauenbeins insertiert. Hier entwickeln sich eine Periostitis ossificans und eine Verdickung der tiefen Beugesehne. Die Veränderungen am Klauenbein bestehen in unregelmäßig gestalteten, beulenartigen oder ungleichmäßig höckerigen Osteophyten. Da die tiefe Beugesehne mit einem Spaltast nach dem medialen Rand des Klauenbeins ausläuft, so entwickelt sich hier eine Unebenheit an der belasteten Sohlenfläche des Klauenbeins, die den Ausgangspunkt für das Klauensohlengeschwür darstellt. Die zwischen den Exostosen und der Hornsohle befindliche Sohlenlederhaut wird gequetscht, und in der Hornsohle zeigen sich an der betreffenden Stelle als Folge der blutigen Imbibition des Hornes rote Flecken. Der Druck der Exostose kann zu oberflächlichen trockenen Nekrosen an der Sohlenlederhaut führen. Infolgedessen wird das Hornwachstum an dieser Stelle vermindert oder aufgehoben. Andererseits kann es durch den Druck zu einer Verwölbung der Sohle nach distal kommen. Schließlich kommt es an Stellen mit sistierender Hornbildung zu einer Perforation der Hornsohle, und die Sohlenlederhaut wird in der Gegend des inneren hinteren Klauenbeinrandes bloßgelegt. Nunmehr können sich Infektionserreger an der freiliegenden Sohlenlederhaut ansiedeln und eine eitrig-proliferierende Entzündung verursachen. Da das Leiden schleichend verläuft, tritt eine Wucherung von Granulationsgewebe ein, die monatelang umschrieben bleiben kann. In vielen Fällen schreitet die eitrige Entzündung in die Umgebung fort und

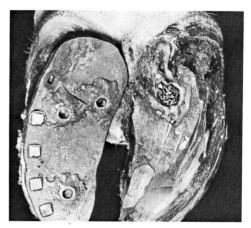

Abb. 847 Sitz des *Klauengeschwürs* nach *Rusterholz*, Kuh. (An der auf der gesunden Klaue angelegten Klauenplatte sind 3 Muttern angeschweißt zur Aufnahme des Holzklötzchens nach *F. u. W. Wiessner*).

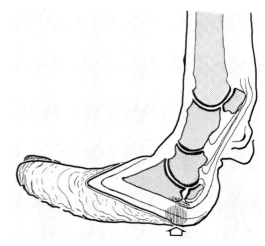

Abb. 848 *Brechung* der *Zehenachse* im Klauengelenk und *Ballen*fußung bei der Stallklaue. *Überbelastung* der Insertionsstelle der tiefen Beugesehne (Pfeil und Strichfläche), schematisierter Sagittalschnitt.

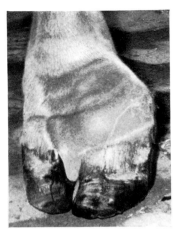

Abb. 849 Verbreiterung der äußeren Klaue, Umfangsvermehrung an der Krone und Tylom im Zwischenklauenspalt beim *Klauengeschwür* nach *Rusterholz*.

greift auch auf die Wandlederhaut, die Ballengegend und die Kron- und Saumlederhaut über. Infolge der entzündlichen Hyperämie wird eine Gewebshyperplasie angeregt, die dazu führt, daß die äußere Klaue schneller wächst und deshalb in ihrem Kronenumfang zunimmt und im ganzen länger und breiter wird (Abb. 849).

Fast regelmäßig findet sich auch eine Veränderung im Zwischenklauenspalt in Form eines bleistift- bis fingerdicken Wulstes, der sich vom Ballen bis zum vorderen Ende des Klauenspaltes hin erstreckt. Er wird als „Feigwarze" oder „Zwischenklauenwarze" bezeichnet. *Dieser tylomartige Wulst* liegt nicht in der Mitte der Klauenspalte, sondern *stets an der kranken Klaue* (Abb. 849). In der Tiefe führt die chronische Entzündung zur Proliferation von Bindegewebe und zu Verwachsungen zwischen der tiefen Beugesehne und ihrer Umgebung. Wegen der hiermit verbundenen Schmerzen verlegt das Tier die Körperlast auf die vorderen Partien der Klaue, indem es eine steile Fesselstellung einnimmt und unvollständig durchtritt. Das Kronbein erfährt dann ebenfalls eine Steilstellung und bedingt in Verbindung mit der Aufrichtung der Klauenbeinspitze einen Druck auf die dorsale Wand des Klauenbeins, so daß eine Druckatrophie am Proc. extensorius des Klauenbeins zustande kommt. Oder es stellen sich unter dem Druck des Kronbeins Knochenwucherungen am Klauenbein ein, die u. U. zu einer Ankylosierung des Klauengelenkes führen können.

Symptome und Diagnose. Im Vordergrund der Erscheinungen stehen die Störungen bei der Belastung der Gliedmaße im Stand und in der Bewegung. Die Tiere entlasten die kranke Gliedmaße, treten nur mit den Klauenspitzen auf, sind unruhig beim Füttern oder Melken, zittern beim Aufstehen, zucken mit der betreffenden Gliedmaße – ein Verhalten, das als „Krämpfigkeit" bezeichnet wird. Beim Führen im Freien gehen die Tiere behutsam oder auch deutlich lahm. Die Lahmheit wird stärker, wenn die Tiere zufällig mit der geschwürig veränderten Sohlenpartie auf einen Stein oder eine unebene Bodenfläche treten. Gelegentlich sieht man von dem Sohlengeschwür herrührende Blutspuren in der Streu oder im Freien. Die Klaue findet man in ihrer Form verändert, sie ist breiter und länger als die innere Klaue (s. Abb. 849) und in den hinteren Teilen abgeflacht. Oft ist die äußere Wand nach der Sohlenfläche zu umgebogen, die Hornsohle ist ungleichmäßig dick; sie ist dünner nach dem Hornballen und dicker nach der Klauenspitze zu. Die Hornsubstanz ist meist feuchter als normal und weniger hart. Beim Nachschneiden erscheint sie manchmal wachsartig oder speckig; in der typischen Gegend des Sohlengeschwürs ist das Horn heller, gelblich, gelblichrot oder rot gefärbt. Beim Beklopfen der Sohle entsteht manchmal ein hohler Ton, ebenso bei der Perkussion der angrenzenden Wandpartie (hohle Wand). Beim Beschneiden der Sohle läßt sich das Horn an der kranken Stelle leicht abheben; dadurch tritt die eitrig infiltrierte, geschwürig veränderte Sohlenlederhaut zutage. In den Fällen, in denen das Sohlenhorn bereits perforiert ist, findet man entweder einen Fistelkanal, der auf die nekrotisierende Sohlenlederhaut führt, oder ein eitrig nekrotisierendes oder üppig wucherndes Granulationsgewebe, das als „Sohlenwarze" bezeichnet wird. Sie hat die Hornsohle abgehoben und ist durch den Horndefekt nach außen vorgewachsen. Die Nekrose kann im *Fortschreiten* übergreifen auf die *tiefe Beugesehne*, die *Bursa podotrochlearis*, das *distale Sesambein*, die *gemeinsame Beugesehnenscheide* und schließlich auch auf das *Klauengelenk* (vgl. Abschnitt: *Panaritium*). Das Allgemeinbefinden ist meist nicht wesentlich gestört, wenn die Schmerzen nur geringgradig sind. Je stärker sie werden, desto mehr liegen die Tiere, fressen nicht recht und nehmen im Nährzustand und in der Milchleistung ab.

Prognose. In frischen *einfachen* Fällen stellt sich manchmal Selbstheilung ein, wenn die Überla-

A. Die Entzündung der Klauenlederhaut, Pododermatitis

stung der Gliedmaßen, z. B. bei schweren Kühen nach der Geburt, aufhört. Auch bei länger bestehenden Lahmheiten ohne erhebliche chronische Veränderungen ist eine völlige Ausheilung möglich. Bei Sohlengeschwüren mit *chronischen sekundären* Veränderungen an der Klaue und an den Zehenknochen bzw. am Klauengelenk ist die Wiederherstellung fraglich oder aussichtslos. Da Tiere mit fortgeschrittenen Komplikationen nicht mehr den erwünschten Ertrag bringen, ist aus wirtschaftlichen Gründen die Schlachtung vorzuziehen. In einzelnen Fällen zwingt auch die hochgradige Störung des Allgemeinbefindens infolge der ausgedehnten infektiösen Prozesse zur Schlachtung (abszedierende Phlegmone des ganzen Fußes, Nekrose der tiefen Beugesehne und des distalen Sesambeins, aufsteigende septische Sehnenscheidenentzündung, Klauengelenkentzündung, Dekubitalphlegmone, pyämische Allgemeininfektion mit Organmetastasen in Lunge, Nieren, Leber und am Endokard).

Behandlung. Zuerst muß die kranke Klaue richtig beschnitten werden. Dadurch kann sie wieder in ihre ursprüngliche Form und Größe gebracht werden, und dann werden auch die Belastungsverhältnisse normal. Insbesondere muß die Sohle sorgfältig beschnitten werden. Dabei ist auf die Schmerzhaftigkeit an dem typischen Sitz des Sohlengeschwürs zu achten. Hier muß auf kleine Zusammenhangstrennungen geachtet werden, wenn nicht bereits ein Durchbruch des Geschwürs besteht. Alles verdächtige Horn ist zu entfernen, und schließlich ist die geschwürig veränderte Sohlenlederhaut so weit freizulegen, daß keine Unterminierung zwischen Lederhaut und Sohlenhorn bestehen bleibt. Weiterhin müssen auch alle Hohlräume an der Wand so durch Wegnahme des darüber befindlichen Hornes freigelegt werden, daß überall an der Peripherie der Trennungen zwischen Lederhaut und Horn *feste Verbindung* zwischen *Lederhaut* und *Sohlen-* bzw. *Wandhorn* hergestellt wird. Nekrotische Lederhautteile sind abzutragen, ebenso alle Granulationen, die meist eitrig infiltriert sind. Die hierbei auftretenden Blutungen sind bedeutungslos. Dabei gelangt man u. U. bis auf das Klauenbein, in dem sich gelegentlich kleine Knochensequester exfoliiert haben. Sie sind zu entfernen, und die kleine Höhle im Knochen ist mit dem scharfen Löffel zu glätten.

Die resultierende Wundfläche wird *trocken* behandelt. Man verwendet Acid. boric. pulv., Tannoform, Antibiotikum- oder Sulfonamidpuder o. a. Dann wird ein sorgfältig zu polsternder Teerdruckverband angelegt, der 8 Tage liegenbleiben kann und dann in Abständen von 10–14 Tagen kontrolliert und erneuert wird, bis sich das Granulationsgewebe und die Lederhautpartien wieder mit gesundem Horn bedeckt haben. Da das Sohlenhorn manchmal nicht wieder die normale Festigkeit erlangt, sollte man die Hornsohle für einige Wochen durch einen Beschlag vor erneuter Quetschung schützen. Nach dem Vorschlag von *F. und W. Wiessner* wird die Abheilung des Sohlengeschwürs durch *Aufhebung* des *Belastungsdruckes* auf die *kranke Klaue* gefördert. Man kann dies dadurch erreichen, daß man die *gesunde Klaue höher stellt* und die *kranke Klaue schweben* läßt (Abb. 850 u. 851). Dies geschieht durch ein

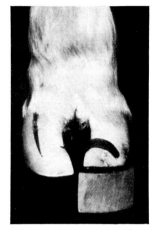

Abb. 850 Beschlag der gesunden Klaue mit Platteneisen und Höherstellung durch aufgeschraubtes Holzklötzchen nach *F. und W. Wiessner*.

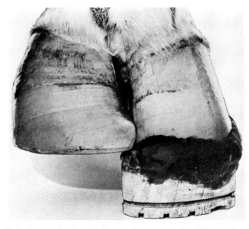

Abb. 851 *Höherstellung* der gesunden Klaue durch ein mit *Technovit*-Kulzer aufgeklebtes Holzklötzchen.

etwa 5 cm hohes Holzklötzchen aus Hartholz, das man dem Klaueneisen entsprechend formt und an die Bodenfläche des Klaueneisens aufschraubt, mit dem die *gesunde Klaue* beschlagen wird. An der Bodenfläche dieses Klaueneisens werden 3 Muttern angeschweißt, die in entsprechende Aussparungen des Holzklötzchens hineinpassen (s. Abb. 847). Das Holzklötzchen wird dann mit Schrauben in diese Muttern eingeschraubt. Für die Schraubenköpfe müssen passende Aussparungen im Holzklötzchen an der Bodenfläche angebracht werden. Mit diesem Beschlag der *gesunden Klaue* wird die *kranke Klaue* ruhiggestellt. Die betreffenden Tiere gewöhnen sich rasch an das Gehen auf der höhergestellten gesunden Klaue. Das Anbringen eines Holzklötzchens läßt sich wesentlich erleichtern und vereinfachen durch die Verwendung von selbstpolymerisierenden Kunststoffen, mit denen das Klötzchen auf die geglättete und entfettete Sohlenfläche aufgeklebt wird (Technovit-Kulzer, Akemi-Höntsch, Piacryl-Piesteritz u.a.; Abb. 851). Die im Zwischenklauenspalt befindlichen warzenähnlichen Wucherungen kann man belassen, wenn sie nicht sehr groß sind. Sind sie jedoch an ihrer Oberfläche ulzeriert oder nekrotisch, so müssen sie operativ entfernt werden. Die Wundränder kann man vernähen; dadurch wird eine Heilung p.p. ermöglicht, wenn man die Wundfläche vorher mit Antibiotika oder Sulfonamiden versorgt (Tafel VIII, Abb. H, S. 28). Die Behandlung der mit Komplikationen verbundenen Formen des *Rusterholz*schen Klauengeschwürs erfolgt nach den beim Panaritium dargestellten Richtlinien.

5. Die Ballenlederhautentzündung des Rindes

Vorkommen und Ursachen. Die Klauenballenentzündung des *Rindes* entsteht infolge vernachlässigter Klauenpflege bei Stallhaltung. Das weiche Ballenhorn quillt und mazeriert, während das widerstandsfähigere Sohlenhorn weiterwächst und immer dicker wird und auch die Klauenspitze sich unter Brechung der Zehenachse stetig mehr verlängert (s. Abb. 848). Durch die Ballenfußung und Überbelastung wölbt sich der Ballen über den Rand des dicken Sohlenhorns herab, so daß die Ballenlederhaut entlang dem harten scharfen Rand der Sohle eine dauernde erhebliche Quetschung erfährt (bei Pfeil der Abb. 848).

Symptome und Diagnose. Es besteht Lahmheit verschiedenen Grades. Die Ballen erscheinen entweder deutlich angeschwollen und sehr druckempfindlich, oder es läßt sich beiderseits des Klauenspaltes eine kleine, stark gequetschte längliche Stelle erkennen, die gegenüber dem Sohlenhorn durch je eine Linie abgegrenzt ist, die schräg von hinten außen nach vorn klauenspaltenwärts verläuft. Fingerdruck auf diesen Rand ist äußerst schmerzempfindlich.

Prognose. Sie ist günstig, denn durch die mit der Behandlung erreichbare Beseitigung der Ursache heilt die zwar an sich leichte, aber infolge ihrer großen Schmerzhaftigkeit sehr auffallende Erkrankung völlig.

Behandlung. Die Klauen sind sorgfältig zu beschneiden. Dabei muß die Zehenwand so weit gekürzt werden, daß die Klauen und Zehe eine möglichst steile Stellung erhalten. Das Sohlenhorn wird dünn geschnitten, besonders am Übergang zum Ballen hin. Hier muß das Horn in eine ganz dünne Schicht auslaufen, damit es ohne jede Stufe und Kante in das Ballenhorn übergeht (s. Abb. 848). Das zerklüftete Ballenhorn wird vorsichtig geglättet und mit Jodtinktur bestrichen. Abschließend wird ein sorgfältig gepolsterter Druckverband angelegt, der beide Klauen fest umschließt. Der Verband wird gründlich mit Holzteer bestrichen, damit er 2–3 Wochen liegenbleiben kann. Meistens hat sich während dieser Zeit bereits eine gleichmäßige, feste und belastbare Hornschicht gebildet. *Prophylaktisch* ist für reinliche und trockene Einstreu und regelmäßige Klauenpflege zu sorgen.

6. Die chronische Ballenlederhautentzündung des Schweines

Vorkommen und Ursachen. Die Erkrankung ist durch eine Vergrößerung der Hornballen mit Bildung von mangelhaft verhornten Epithelteilen gekennzeichnet. Sie kommt vorwiegend bei älteren schweren Schweinen, namentlich bei Zuchtebern, meistens an den Hintergliedmaßen, gelegentlich auch an den Vordergliedmaßen vor. Eine besondere *Ursache* ist nicht bekannt. Begünstigend wirken harter Stallboden, dauernde Berührung mit Jauche und Kot und vernachlässigte Klauenpflege.

Symptome und Diagnose. Es besteht Lahmheit verschiedenen Grades. Die Tiere bewegen sich nur zögernd, schwerfällig und vorsichtig auf hartem Boden, sie liegen viel. Das Ballenhorn ist erheblich gewuchert und ragt zum Teil über die

Hornsohle vor. Es bildet eine blumenkohlartig zerklüftete Oberfläche mit tiefen Falten und Rissen, die bis dicht an die Ballenlederhaut heranreichen. Zwischen Ballen- und Sohlenhorn bestehen tiefe Furchen, an die sich auch unterminierte Sohlenpartien anschließen. Die Palpation der Ballen ist äußerst schmerzhaft.

Prognose. Sie ist zweifelhaft, denn die Behandlung ist nicht immer erfolgreich. Vielfach läßt sich nur eine Besserung erzielen. Die Erkrankung neigt zu Rezidiven.

Behandlung. Zur Behandlung müssen die Tiere meistens sediert oder narkotisiert werden. Nach sorgfältiger Reinigung der Klauen werden die gewucherten und unterminierten Hornteile so weit wie möglich vorsichtig abgetragen, damit wieder eine glatte Sohlen- und Ballenfläche entsteht und sich eine normale Hornbildung anschließen kann. Der abschließende, die beiden Klauen umfassende, gepolsterte Druckverband ist die wirksamste therapeutische Maßnahme. Er muß gegebenenfalls in Abständen von 2–3 Wochen mehrmals wiederholt werden. Mit dem Verband wird anfangs Ichthyolsalbe, später Jodoformäther oder Holzteer aufgetragen. Die Behandlung ist mühsam und langwierig, so daß beim Zuchteber die Erkrankung Zuchtuntauglichkeit zur Folge haben kann.

B. Das Panaritium

Begriff, Vorkommen und Ursachen. Unter dem Begriff *Panaritium* werden gewöhnlich akut, seltener chronisch verlaufende Entzündungszustände im Bereiche der an das proximale Ende der Klaue angrenzenden *Weichteile* zusammengefaßt. Es handelt sich dabei ausnahmslos um infektiös bedingte entzündliche Veränderungen, die mit *Phlegmone, Eiterung, Nekrose* oder auch mit *Fistelbildung* einhergehen. Als Infektionserreger kommen pyogene Keime, Mikrokokken, Corynebakterien, anaerobe Streptokokken und Nekrosebakterien in Betracht, die durch kleine Verletzungen der Haut eindringen können oder auch von eitrigen Prozessen im Bereich der Klauenlederhaut in die Subkutis der Krone gelangen. Unterstützend wirken Gehen auf steinigen Wegen (Verletzungen im Zwischenklauenspalt oder an der Sohle), ferner Einstreu, durch die Hautverletzungen leicht möglich sind (Reisig, Schilf, Laubstreu oder Sägemehl mit Ästchen und Holzsplittern), oder Erweichung bzw. Mazeration der Haut durch Stehen in jauchiger Streu bei Rübenblattfütterung usw. Sekundär entwickelt sich das Panaritium während der Maul- und Klauenseuche. Wenn die gleichen äußeren Bedingungen für viele Tiere eines Bestandes gegeben und die Infektionserreger im Stall verbreitet sind, kann das Panaritium enzootisch in einem Rinderbestand auftreten, oder die Erkrankungsfälle häufen sich in größeren Zeiträumen.

Das Panaritium findet sich einmal im Zwischenklauenspalt als „*Zwischenklauen-Panaritium*" und zweitens rings im Verlaufe der Krone, einschließlich der Ballen, und wird dann als „*Kronenpanaritium*" oder als „*Ballenpanaritium*" bezeichnet. Am häufigsten sieht man das Panaritium im Zwischenklauenspalt oder in seiner unmittelbaren Umgebung, namentlich an den Hinterklauen.

Die eitrige nekrotisierende Entzündung kann sich verschiedenartig lokalisieren, je nach ihrer Tiefen- und Flächenausdehnung. So kann zunächst nur die eigentliche Kutis betroffen sein, vor allem die Haut des Zwischenklauenspaltes – *Panaritium cutaneum*. Bei Ausbreitung der eitrigen Infiltration in die Subkutis entsteht das *Panaritium subcutaneum* oder die *koronäre* bzw. *subkoronäre Phlegmone*, die sich dann aszendierend in die Fesselbeuge fortsetzen oder weiter proximalwärts bis in die Metatarsal- oder Metakarpalgegend ausstrahlen kann. Die Ausbreitung der Gewebsnekrose wird ferner begünstigt durch das im Zwischenklauenspalt befindliche Fettgewebe und namentlich durch die Vielzahl der Bänder, in denen infolge der geringen Blutversorgung die Demarkation eitrig infiltrierter Gewebsbereiche nur langsam, mangelhaft oder gar nicht erfolgt. An den interdigitalen Zehenbändern, den elastischen Bändern *(Martin)*, den gekreuzten Zwischenzehenbändern, den Aufhängebändern der Sesambeine und der Sehne der Afterklauen, die sich an dem Klauenbein insertieren, schreitet die Gewebszerstörung immer weiter fort. Wir finden sie schließlich sogar an der gemeinsamen Strecksehne beim Übergreifen von Eiterungen am Proc. extensorius des Klauenbeins und an den Beugesehnen und ihrer gemeinsamen Sehnenscheide bei Eiterungen in ihrer Nachbarschaft (vgl. *Rusterholzsches Klauengeschwür*), wenn es zu einer eitrigen Einschmelzung der Sehnenscheidenwand und zu einer Nekrose der Sehnen selbst kommt *(Panaritium tendineum)*. Wenn der Eiterungsprozeß das Klauenbein erfaßt, bildet sich eine Ostitis bzw. Osteomyelitis purulenta *(Panaritium osseum)*. Schließlich wird auch die Gelenkkapsel

518　II. Krankheiten der Klauen

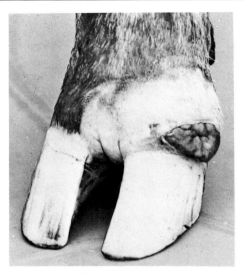

Abb. 852 *Panaritium articulare* nach perforierender Stichverletzung, Rind.

eingeschmolzen, und es entsteht eine eitrige Arthritis des 3. Zehengelenkes *(Panaritium articulare;* Abb. 852 u. Tafel VIII, Abb. F, S. 28). Am kranken Tier läßt sich sicher nur das *Panaritium cutaneum* von den anderen Formen abtrennen. Das *Panaritium subcutaneum* kann in den Anfangsstadien ebenfalls noch mit einer gewissen Zuverlässigkeit als lokalisierte Erkrankung unterschieden werden. Im fortgeschrittenen Verlauf aber läßt sich eine Abgrenzung eitriger Prozesse in der Unterhaut von denen, die auf Sehnen, Sehnenscheide, Knochen oder Klauengelenk übergegriffen haben, nicht ohne weiteres, sondern oft erst im Verlaufe der Behandlung vornehmen.

Symptome. Je nach der Ausdehnung und dem Sitz der Erkrankung zeigt sich entweder nur eine geringgradige Lahmheit, oder aber die Tiere lahmen mittel- bis hochgradig, stehen nur widerwillig und unter Schmerzäußerungen auf, haben verminderten Appetit, fressen im Liegen und gehen im Nährzustand, Kühe auch im Milchertrag zurück. In der Bewegung, zu der sich die Patienten antreiben lassen, wird die kranke Gliedmaße nur zögernd vorgeführt und vorsichtig aufgesetzt. Die Tiere machen Abduktionsbewegungen, treten nur mit den Klauenspitzen auf oder belasten die Gliedmaße gar nicht. Dann machen sie eigenartig hüpfende Bewegungen. Das Allgemeinbefinden ist in den fortgeschrittenen Stadien des Panaritiums stets beeinträchtigt. Die Temperatur ist erhöht, die Atmung beschleunigt, manchmal besteht Schweißausbruch.

Die örtlichen Erscheinungen sind verschieden. Beim *Panaritium cutaneum,* das sich vorzugsweise im Zwischenklauenspalt vorfindet und auch als *Klauenfäule* bezeichnet wird, besteht eine Rötung im Zwischenklauenspalt und in der Haut der Krone in der unmittelbaren Umgebung des Zwischenklauenspalts. Weiterhin ist eine Anschwellung vorhanden, die sich vermehrt warm anfühlt. Die oberflächlichen Hautschichten sind ekzematös verändert, sie sind schrundig, zerrissen, schmierig-blutig und druckempfindlich. Diese Hautveränderungen bilden sich nicht selten bei Bullen, bei denen sich ein als *Feigwarze, Zwischenklauenwulst* oder *Schnecke (Limax)* bezeichneter Wulst *(Tylom;* s. Abb. 849 u. Tafel VIII, Abb. G u. H, S. 28) im Klauenspalt befindet, der beim Spreizen der Klaue während des Deckaktes an seiner Oberfläche mit dem Erdboden in Berührung kommt, gequetscht und dabei an seiner Oberfläche erodiert wird. Infolge der dabei auftretenden Schmerzen decken die betreffenden Bullen nur noch unwillig oder springen überhaupt nicht mehr auf *(Impotentia coeundi).* Die oberflächlichen Kutislagen werden allmählich mazeriert und demarkiert und verwandeln sich in ein schmutziggrau, gelbgrau oder mehr schwärzlich gefärbtes, leder- oder gummiartiges, teils feuchtes, teils trockenes, totes Gewebsstück, das einem Ätzschorf ähnelt. Es läßt sich mit einer Pinzette von der Unterlage abziehen oder abtragen. Gewöhnlich wird dann die leicht blutende Papillarkörperschicht freigelegt. Diese oberflächlichen Mumifikationen oder Nekrosen beschränken sich nicht immer nur auf den Zwischenklauenspalt, sondern erstrecken sich auch auf angrenzende Teile der Krone, oder sie finden sich selbständig in der Ballengegend. Bei Zugochsen und bei Kühen kommen die Tylome seltener vor.

Außer im Verlaufe des Panaritiums kommt ein *Zwischenklauenwulst,* wie *Götze* und *Gottwald* festgestellt haben, bereits bei jungen Rindern beiderlei Geschlechts vor, ohne daß zunächst Beschwerden verursacht werden. In höherem Lebensalter wird der Zustand häufig beobachtet. *Böttger* ermittelte ihn bei über 7 Jahre alten schwarzbunten Niederungszuchtbullen in 55 Prozent der Fälle, bei rotbunten dagegen nur halb so häufig. *Eibl* weist darauf hin, daß bei älteren Bullen das Leiden auch erworben sein kann (s. Abb. 849). Es handelt sich um einen wahrscheinlich *dominant vererbten Fehler,* der gleichzeitig an

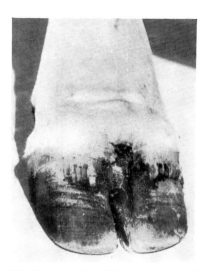 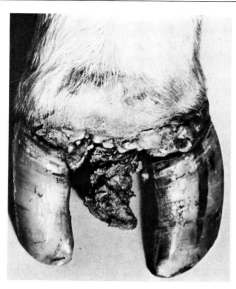

Abb. 853 *Subkoronäre Phlegmone* und *Hautgeschwür*, Kuh.

Abb. 854 *Caro luxurians* und Gewebsnekrose bei *Panaritium* im Zwischenklauenspalt, Kuh.

mehreren Klauen eines Tieres auftreten kann. Jungrinder mit diesem Mangel sollten nicht operiert, sondern von der Zucht ausgeschlossen werden.

Beim *Panaritium subcutaneum* ist regelmäßig eine vermehrt warme oder heiße, höher gerötete, schmerzhafte Anschwellung *(Phlegmone)* vorhanden, die entweder nur im Zwischenklauenspalt oder an einzelnen Stellen der Krone bzw. des Ballens vorkommt, sich ringförmig um die ganze Klauenkrone herumzieht *(subkoronäre Phlegmone;* Abb. 853 u. Tafel VIII, Abb. F, S. 28) oder sich weiter proximalwärts über die Fesselbeuge, das Fesselgelenk und die Metatarsal- bzw. Metakarpalgegend ausgebreitet hat. Die Konsistenz der Anschwellung ist meist derbhart, an der proximalen Peripherie oft teigig. Manchmal ist die Haut an einzelnen Stellen über der Krone oder im Klauenspalt besonders gespannt. Hier sickert dann eine gelblich-wäßrige, seröse Flüssigkeit durch die Haut. In anderen Stadien wölbt sich die Haut umschrieben leicht kuppelartig vor, ist hier auf Fingerdruck nachgiebig oder zeigt Fluktuation. An einer solchen Stelle, die durch ihre dunkelrote Färbung kenntlich ist, hat sich ein *Abszeß* gebildet, der vor dem Durchbruch steht. In anderen Fällen finden sich eine oder mehrere Fistelöffnungen, aus denen sich eitriges Exsudat von verschiedener Farbe und meist üblem Geruch entleert. Die Haut in der unmittelbaren Umgebung der Fistelöffnung ist dünn und steht mit einem in die Tiefe ziehenden sulzig-matschigen, mißfarbenen Gewebspfropf in Verbindung, der sich nicht immer leicht herausheben läßt und darauf hinweist, daß die demarkierende Entzündung noch nicht abgeschlossen ist. In anderen Fällen ist bereits eine ausgedehnte Nekrose der Haut mit üppig wucherndem Demarkationsgewebe vorhanden, dessen Oberfläche uneben und höckerig ist, leicht blutet und mit grauen, zerfallenen, zundrig-schmierigen, stinkenden Gewebsfetzen bedeckt ist (Abb. 854)). Diese Wucherungen zeigen sich vor allem im Zwischenklauenspalt; sie lösen den Klauenschuh an seiner Kronsaumverbindung ab und leiten eine partielle oder totale Exungulation ein. Zwischen dem zerklüfteten Granulationsgewebe kann man Fistelkanäle oder Gewebsspalten und Trennungen verfolgen, die bis auf das Klauenbein, bis in das Klauengelenk reichen oder bis in die distale gemeinsame Sehnenscheide verlaufen. Dann entleert sich mit Eiter vermischte Synovia. Mit der Sonde stößt man auf Knochen oder den Gelenkknorpel, während die Nekrose an den Bändern sich gewöhnlich nur als demarkierte Gewebsfetzen zu erkennen geben. Bei einer Totalnekrose der tiefen Beugesehne innerhalb der Fesselbeugesehnenscheide kann es zu einer Dorsalflexion der Klaue im Klauenge-

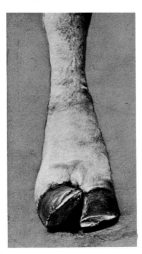

Abb. 855 *Dorsalflexion einer Klaue bei Nekrose der tiefen Beugesehne, „Kippklaue" oder „Rollklaue", Kuh.*

lenk, zu einer *Kippklaue* oder *Rollklaue* kommen (Abb. 855). Proximal vom Kronsaum befinden sich in dem phlegmonösen Gebiet eitrige Infiltrationen und multiple Abszedierungen, die sich von außen nicht sicher erkennen lassen. Sie werden in ihrem vollen Umfange erst bei der operativen Behandlung erkannt. In manchen Fällen kommt es zu umfangreichen Abszeßbildungen im proximalen Bereiche der Gliedmaße, vor allem hinten in der Oberschenkelgegend oder an der Kruppe.

Prognose. Die Aussicht auf volle Wiederherstellung ist *günstig* beim *Panaritium cutaneum* und auch bei den tiefergehenden Veränderungen, solange das Allgemeinbefinden nicht so erheblich gestört ist, daß man eine längerdauernde Behandlung nicht mehr durchführen kann. Für die Durchführung einer Behandlung, die je nach dem Umfang der Erkrankung mehrere Wochen erfordert, sind immer die wirtschaftlichen Überlegungen maßgebend. Es ist dabei zu bedenken, daß der Nährzustand stark beeinträchtigt wird, daß Milchkühe im Milchertrag erheblich rückläufig sind, daß Bullen längere Zeit nicht decken und Zugrinder nicht eingespannt werden können, bis eine Heilung so weit fortgeschritten ist, daß die Tiere die Gliedmaße wieder normal belasten. Es ist ferner daran zu denken, daß das *Panaritium articulare, osseum und tendineum* oft nur unter Opferung einer Klaue zu behandeln ist. Für Zugrinder wird eine solche Behandlung zwecklos sein. Andererseits können Bullen mit *einer Klaue* an einer Hintergliedmaße nach etwa 7–9 Wochen, Eber, Schaf- und Ziegenböcke bereits nach 4–5 Wochen wieder decken. Für Milchkühe ist die Amputation einer Klaue vielfach nicht zu umgehen.

Behandlung. Je nach dem Grade der Schmerzhaftigkeit ist die Behandlung am aufgehobenen Fuß unter Verwendung der Schenkelbremse oder besser in einem Notstand durchzuführen. Operative Eingriffe erfolgen am niedergelegten Tier unter Sedierung (Rompun-Bayer, Combelen-Bayer) und Verwendung der hohen Extraduralanästhesie oder, wenn keine Phlegmone am Fessel besteht, nach zirkulärer Anästhesierung der Gliedmaße dicht proximal von den Afterklauen oder nach der intravenösen regionalen Anästhesie an der Vena digitalis communis III, die sich als sehr wirksam und zweckmäßig erwiesen hat, da sie eine Verteilung des Anästhetikums in dem venösen Geflecht der ganzen Zehe distal von der oberhalb des Fesselgelenks am Mittelfuß angelegten Staubinde bewirkt. Zunächst versucht man, die Heilung mit eine *konservativen* Behandlung zu erreichen. In Anfangsstadien verwendet man feuchtheiße Verbände mit Desinfizienzien, Kataplasmen mit Leinsamenmehl oder gestampften Kartoffeln oder Salbenverbände mit 10proz. Ichthyolsalbe oder einem anderen Schieferölpräparat. Bei oberflächlichen Entzündungen im Zwischenklauenspalt leisten trocknende Teerverbände gute Dienste. Bei nicht tiefgehenden Nekrosen kann die Demarkation des toten Gewebes durch Verbände mit Lebertransalbe angezeigt sein. Gleichzeitig empfehlen sich *parenterale* Injektionen von Sulfonamiden und Antibiotika. Man hüte sich vor zu *frühzeitigem operativem Entfernen des nekrotischen, in der Demarkation* befindlichen Gewebes. Nach der vollständigen Demarkation sind Trokkenverbände mit Sulfonamid- oder Antibiotikumpuder zu empfehlen. Die Verbände können zunächst 5–8 Tage liegenbleiben. Wenn die Wunde sich mit Epithel einzudecken beginnt, können die Verbände, die außen immer mit Teer durchtränkt werden sollen, jeweilig 14 Tage liegenbleiben. Die bei *Bullen* im Zwischenklauenspalt vorkommenden, als Feigwarzen oder Schnecken bezeichneten Wülste (*Tylome;* s. Abb. 849 u. Tafel VIII, Abb. G, S. 28) müssen bei größerer Ausbildung, insbesondere, wenn sie Impotentia coeundi bedingen, operativ behandelt werden. Der Wulst wird in seiner ganzen Ausdehnung mit keilförmiger Schnittführung unter Belassen eines 1–1,5 cm breiten Hautrandes reseziert, der die Vereinigung der klaffenden Wunde durch mehrere Hefte gestattet (Tafel VIII, Abb. H, S. 28). Der die

Operationswunde abdeckende Klauenverband kann etwa 14 Tage bis zur Heilung liegenbleiben. Zur Ruhigstellung des Wundbezirkes bzw. zur Verhinderung des Spreizens der Klauen empfiehlt sich der Beschlag beider Klauen mit einem hufeisenförmigen (vorn geschlossenen) Klaueneisen unmittelbar nach der Operation im Zwischenklauenspalt.

Bei Mitbeteiligung des Klauenbeins oder des Klauengelenkes an der Eiterung muß die Klaue amputiert werden, wenn die Behandlungsdauer abgekürzt werden soll. Es gelingt zwar, auch eitrige Gelenkentzündungen mit feuchter Wärme und durch intraartikuläre Injektionen von Sulfonamiden und Antibiotika zur Heilung zu bringen. Allerdings muß danach mit chronischen Gewebszubildungen im Gelenk gerechnet werden, die die Beweglichkeit des Klauengelenkes einschränken. Aber die Behandlung muß lange, d. h. 6–8 Wochen, in Abständen von mehreren Tagen fortgesetzt werden, ehe der Entzündungsschmerz auf ein erträgliches Maß zurückgebracht werden kann. Auch die feuchtwarmen Verbände müssen wochenlang erneuert werden, ehe eine Heilung zu erwarten ist.

Die Amputation der Klaue oder der Zehe kürzt den Heilverlauf insofern ab, als die Tiere schon von der 3. Woche ab die operierte Gliedmaße wieder ohne wesentliche Schmerzäußerungen belasten. Infolge des Nachlassens der Schmerzen fressen die Tiere wieder normal, bessern sich im Nährzustand, und Kühe steigern ihre Milchleistung. Die Amputation ist angezeigt, wenn multiple eitrige Infiltrationen proximal vom Klauenschuh in der Fesselbeuge oder Nekrose an den Sehnen oder eine eitrige Sehnenscheidenentzündung vorliegen. Diese Veränderungen sind von außen nicht immer festzustellen. Man stößt auf sie erst bei der Operation, die man als Exartikulation im Klauengelenk oder bei weiter proximal bestehenden eitrigen Gewebsinfiltrationen und bei Sehnennekrose nach Entfernung aller eitrig infiltrierten Gewebsteile und unter Resektion der Sehnen als Amputation im Bereiche des Kronoder in selteneren Fällen im Bereiche des Fesselbeins vorzunehmen hat. Die Operationswunde ist so zu setzen, daß die Haut für eine abschließende Wundnaht möglichst geschont wird. Die Wundfläche wird mit 10proz. Jodoformäther, Sulfonamiden oder Antibiotika bedeckt. Dann wird die Haut so exakt wie möglich genäht. Dies ist aber nicht immer über die ganze Ausdehnung der Wunde möglich; aber eine partielle Überdeckung der Wunde mit Haut führt dort zu einer p. p. Heilung und verkürzt die Gesamtheilungsdauer, die bei normalem Verlauf mit 4–6 Wochen zu veranschlagen ist. Die genähte Amputationswunde wird sorgfältig umpolstert und mit einem Teerverband umschlossen. Verbandwechsel erfolgt erstmalig nach 6–8 Tagen, dann nach etwa 10 Tagen und weiterhin je nach dem Zustand der Wundheilung.

Die Amputation der Klaue oder der Zehe ist jedoch nicht die einzig mögliche operative Behandlung der *eitrig-nekrotisierenden* Formen des *Panaritium articulare, P. osseum* und *P. tendineum* (eitrig-nekrotisierende Tendinitis et Tendovaginitis der Beugesehne bei dem *komplizierten Rusterholz*schen Klauengeschwür). Die mit der Amputation verbundenen Nachteile können durch andere operative Verfahren in den Fällen vermieden werden, deren pathologisch-anatomische Veränderungen diese operativen Verfahren indiziert erscheinen lassen (Breuer, 1963). Bei Vorliegen eines Panaritiums mit *eitrig-nekrotisierender Entzündung des Klauengelenkes* ohne Mitbeteiligung der Beugesehnen und ihrer Sehnenscheide kann das Klauengelenk allein unter Erhaltung der Beugesehnen und der Klaue reseziert werden. Dazu werden das distale Gelenkende des Kronbeins mit Hilfe einer Drahtsäge reseziert und der Knorpelüberzug des Klauen- und Klauensesambeines mit der Kürette abgeschabt. Die entstehende Ankylose des Gelenkes hinterläßt keine Lahmheit. Das *komplizierte Rusterholz*sche Klauengeschwür ohne gleichzeitige Erkrankung des Klauengelenkes erfordert lediglich die Resektion der tiefen Beugesehne, wenn die Infektion nur die distalen Abschnitte der gemeinsamen Sehnenscheide ergriffen hat. Vom Geschwür ausgehend wird die Sehnenscheide bis in die Fesselbeuge gespalten und die Sehne hier quer durchtrennt und reseziert *(distale Resektion)*. Hat die Infektion die ganze gemeinsame Sehnenscheide ergriffen, so ist die Resektion der tiefen und oberflächlichen Beugesehne nach vollständiger Spaltung der gemeinsamen Sehnenscheide durch einen Schnitt erforderlich, der sich vom Grunde des Geschwürs an der Sohlenfläche der Klaue bis zum proximalen Ende der Beugesehnenscheide erstrecken und genau in der Medianlinie der plantaren bzw. palmaren Fläche der betroffenen Zehe verlaufen muß. Die Afterklaue wird dabei medial umschnitten *(proximale Resektion)*. Zeigt sich bei der Resektion der Sehne, daß das Klauengelenk bereits in den Eiterungsprozeß durch Einschmelzung der Klauenbein-Sesambein-Bänder

522 II. Krankheiten der Klauen

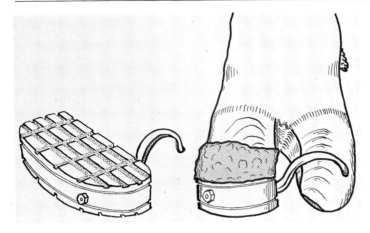

Abb. 856 (links) Holzklötzchen mit eingeschraubtem halbkreisförmigen *Eisenbügel* (Gießener Modell); (rechts) *Höherstellung* der gesunden Klaue durch aufgeklebtes Holzklötzchen und Fixierung der operierten Klaue in Beugestellung durch übergreifenden Eisenbügel zur Vermeidung einer Kippklaue, Rind.

einbezogen ist, so muß sich auch noch die Resektion des Klauengelenkes anschließen. Wenn durch die der Operation vorausgehende Untersuchung bereits eindeutig ermittelt werden kann, daß das *Klauengelenk und die Sehnen sowie ihre Sehnenscheide in eitrig-nekrotisierender Form* erkrankt sind, so empfiehlt sich ebenfalls die gleichzeitige Resektion des Gelenkes und der Sehnen in obiger Form. Um die Wundheilung, die in üblicher Weise unter Verband mit der lokalen Applikation von Antibiotika erfolgt, nicht zu stören, ist es zweckmäßig, die gesunde Klaue durch einen Beschlag mit einem aufgeschraubten Holzklötzchen nach *F.* und *W. Wiessner* (s. Abb. 850) oder durch Befestigung eines 3–4 cm hohen Holzklötzchens mittels des Kunststoffs *Technovit* höher zu stellen (s. Abb. 851). Außerdem werden die Hornkapseln der Klauenspitzen durchbohrt und mit einer Drahtschlinge aneinander befestigt, so daß die operierte Klaue an die gesunde in ihrer natürlichen Stellung fixiert ist *(Patsaama)*. Die Fixierung kann auch in der Weise geschehen, daß die Klauenspitze in das Technovit beim Befestigen des Holzklötzchens mit eingebettet wird *(Fritsche)* oder das mittels Technovit befestigte Holzklötzchen mit einem eingeschraubten halbkreisförmigen eisernen Bügel versehen wird, der über die Klaue greift und diese in Beugestellung fixiert (*Gießener* Modell; Abb. 856). Die Verwendung dieser Materialien bietet den Vorteil der einfachen Anwendung und Befestigung durch den Operateur selbst ohne die Mithilfe eines Schmiedes. Nach einer derartigen sicheren Ruhigstellung können eine feste *Ankylosierung des Klauengelenkes* und die Bildung eines straffen Narbengewebes an Stelle der resezierten Beugesehnen erwartet werden. Die Bildung einer „Rollklaue" oder „Kippklaue" wird auf diese Weise vermieden, wenn zudem die Fixierung und die Höherstellung der Klaue etwa 8 Wochen lang liegen bleiben. Die übrige Nachbehandlung und Wundheilung erfolgen in derselben Weise wie bei der Amputation.

Eine beim *Schaf* vorkommende, durch Nekrosebakterien verursachte Entzündung des Klauenspaltes wird als *Moderhinke* bezeichnet. Die Erscheinungen sind ähnlich wie beim Panaritium des Rindes. Wahrscheinlich spielt beim Schaf ätiologisch auch ein dem Maulgrinderreger verwandtes Virus eine Rolle. Die Erkrankung tritt häufig auch an den Vorderklauen auf. Die Tiere haben Schmerzen, gehen lahm, zeigen verminderten Appetit und gehen rasch im Nährzustand zurück. Wenn beide Vorderklauen ergriffen sind, stützen sich die Tiere beim Fressen auf beide Karpalgelenke. Die *Behandlung* besteht in der Entfernung des nekrotischen Gewebes und Trockenbehandlung mit Sulfonamid- oder Penizillinpuder oder nur mit Teerverbänden. Oft reicht auch eine verbandlose Teerbehandlung aus. *Habacher* empfiehlt Behandlung der erkrankten Stellen mit einer Formalin-Jodtinktur-Lösung (1 Teil 4proz. Formalinlösung und 10 Teile Jodtinktur). *Hasenkamp* hat das Panaritium bei Schafen endemisch auftreten sehen. Es wurde durch Nekrosebakterien verursacht, die ihren Eingang am *Klauensäckchen* des Zwischenklauenspaltes fanden und dort eine nekrotisierende Entzündung hervorriefen, die teilweise zum Ausschuhen führte. Todesfälle traten auf infolge nekrotischer Herde in inneren Organen, namentlich in Lunge und Leber. Als *Behandlung* kommt in Betracht: Stalldesinfektion, operative Entfernung aller nekrotischen Gewebsteile an den Klauen und Bepinselung der erkrankten Stellen mit einer Kreosot-Lebertran-Mischung (Creosot 10,0, Ol. Jecoris Aselli 50,0). *Oschmann* hat die Moderhinke mit Lotagen-Konzentrat (Byk-Gulden) erfolgreich behandelt. Nach Abtragen aller unterminierten Hornteile und nekrotischen Klauenlederhautpartien werden blutende Stellen mit Tupfern, die mit dem Mittel getränkt sind, komprimiert. Danach wird die freigelegte Klauenlederhaut kräftig mit Lotagen-Konzentrat touchiert. Die kranken Tiere werden von den gesunden getrennt und ohne Verband belassen. Die Tiere können tagsüber weiden, nachts werden sie aufgestallt. In den meisten Fällen genügt eine einmalige Behandlung, vereinzelt muß sie wiederholt werden. Heilungsdauer etwa 6 Wochen. Bei der Behandlung ist zu berücksichtigen, ob es sich um die Erkrankung einzelner Tiere oder einer ganzen Herde handelt, für die ein billiges, schnell und leicht durchzuführendes und praktikables Behandlungsverfahren erforderlich ist. *Sterk* und *Beslin* (1962) empfehlen zu diesem Zweck, das Tier nach dem operativen Abtragen aller unterminierten Hornteile für etwa 2 Minuten in ein Bad mit 30proz. Kupfersulfatlösung zu stellen oder durchzutreiben. Erste Nachbehandlung nach einer Woche. Das Verfahren muß mit einer Abtrennung der gesunden und geheilten Tiere von den erkrankten verbunden sein. – *Prophylaktisch* empfehlen sich vor der Aufstallung ein Klauenbad mit 10proz. Kupfersulfatlösung, regelmäßige Klauenpflege und saubere, trockene Stallstreu.

C. Der Nageltritt der Klaue

Begriff, Vorkommen und Ursachen. Als *Nageltritt* bezeichnet man herkömmlicherweise jede Stichverletzung der Klaue. In Gegenden, in denen Zugrinder teilweise unbeschlagen arbeiten, sind sie nicht selten. Sie kommen gelegentlich auch bei anderen Klauentieren, Ziege, Schaf und seltener beim Schwein, vor. Bei Rindern sind es meist kurze Nägel, Drahtstifte u. a. Fremdkörper, die eingetreten werden. Während beim Pferd die Nageltrittverletzungen vorwiegend im Bereiche des Hornstrahles vorkommen, weil sich die Fremdkörper in den Strahlfurchen bzw. den Eckstreben verfangen, ereignen sich beim Klauentier die Verletzungen häufiger in der Gegend der Hornballen oder auch im Zwischenklauenspalt, seltener an der Sohle, weil die Fremdkörper an dem zähen Sohlenhorn abrutschen. Sie verfangen sich im Sohlenhorn nur, wenn es schollig-rissig ist. Dann dringen die Fremdkörper auch durch das Sohlenhorn hindurch. Je nach der Tiefe und der Richtung seines Eindringens verletzt der Gegenstand zunächst nur die Klauenlederhaut oder an der Sohle die Endinsertion der tiefen Beugesehne oder die zwischen ihr und dem Sesambein der Klaue eingelagerte Bursa oder das Sesambein selbst, oder er gerät in das Klauengelenk. Im Bereiche des Ballens wird ebenfalls zunächst die Lederhaut getroffen, dann schiebt sich der Fremdkörper in das Ballenpolstergewebe. Mit dem Fremdkörper gelangen Schmutzpartikelchen, Jauche, pyogene Keime, Nekrosebakterien und Fäulniserreger in den Stichkanal, so daß stets eine *eitrig-nekrotisierende Entzündung* der betroffenen Gewebe folgt, die in der Ballengegend eine ausgedete Phlegmone verursacht. Im Gegensatz zum Pferd sind Tetanusinfektionen kaum zu befürchten.

Symptome und Diagnose. Gewöhnlich wird die Verletzung nicht sofort bemerkt, da die Tiere beim Stehen auf der Streu nichts Auffallendes äußern. Mit der Ausbreitung der eitrigen Entzündung werden Schmerzempfindungen deutlicher. Die Tiere belasten die Klaue nicht vollständig, treten unruhig hin und her, Kühe stehen unsicher beim Melken, oder sie machen schleudernde Bewegungen mit dem Fuß. Oft liegen die Tiere nicht ruhig und machen im Liegen Zuckbewegungen. Sie legen sich auch während der Fütterung nieder und fressen nicht mit gewohntem Appetit. In der Bewegung ist der Gang zuerst etwas klamm, später ist deutliche Lahmheit sichtbar. Der Fuß wird dabei tappend nach vorn oder seitwärts geführt. Manche Tiere sind nicht mehr zum Gehen zu bewegen. In der Ballengegend tritt eine Anschwellung auf, die sich wie die ganze Klaue vermehrt warm anfühlt und druckempfindlich ist. Es kommt am Hornballen zu einer Ablösung des Saumbandes, und es entleert sich spontan Eiter. Dieselben Erscheinungen zeigen sich im Zwischenklauenspalt, wenn der Fremdkörper dort eingedrungen ist. Beim Beklopfen der Klaue mit dem Hammer oder bei der Untersuchung mit der Untersuchungszange äußern die Tiere Schmerzen.

Prognose. Die Aussichten auf Wiederherstellung sind im allgemeinen günstig. Wenn bei Verletzungen des Klauengelenkes eine eitrige Podarthritis eingetreten ist, kann durch Amputation der Klaue oder Resektion des Klauengelenkes das Tier leistungsfähig erhalten werden, falls es sich nicht um ein Zugrind handelt. Je nach Schwere des Falles und der Tiefenausdehnung der Verletzung ist die Heilung auf 1 bis mehrere Wochen zu veranschlagen (bei Klauenamputation und Gelenkresektion auf 4 bis 6 Wochen).

Behandlung. Sie kann am stehenden Tier am besten im Notstand erfolgen, oder die Tiere werden nach Sedierung (Rompun-Bayer, Combelen-Bayer) in hoher Extraduralanästhesie niedergelegt. Schmerzloses Operieren gestattet ferner die örtliche Betäubung in Form der zirkulären Anästhesierung des Mittelfußes dicht proximal der Afterklauen oder die intravenöse regionale Anästhesie an der Vena digitalis communis III. Wenn keine pathognostischen Hinweise im Zwischenklauenspalt oder am Ballen vorliegen, ist zunächst am Sohlenhorn nachzuschneiden, so daß überall eine frische Hornschnittfläche entsteht. Ist der Fremdkörper hier eingedrungen, so muß stets ein *schwärzlich verfärbter Stichkanal* in Form einer rundlichen oder spaltförmigen Zusammenhangstrennung des Sohlenhornes festzustellen sein. Meist ist die Öffnung fast trocken oder nur geringgradig feucht. In anderen Fällen entleert sich nach dem Entfernen des beschmutzten Sohlenhornes sofort Eiter aus dem Stichkanal. Bei nur oberflächlichen Verletzungen der Klauenlederhaut hat sich das eitrige Exsudat zwischen Lederhaut und Sohlenhorn diffus ausgebreitet, so daß die Sohle in großer Ausdehnung oder total unterminiert ist. Dann ist immer das Sohlenhorn so weit abzutragen, bis an der Peripherie *gesunde Klauenlederhaut mit festem Horn in fester Verbindung* steht. Das oft geübte trichterförmige Umschneiden des Stichkanals für den Eiterabfluß genügt nur dann, wenn diffuse Unterminierungen fehlen. Liegt eine Nekrose der Klauenlederhaut vor, so wird die Sohle mit 10proz. Jodoformäther beträufelt oder man verwendet ein Sulfonamid- bzw. Antibiotikumpuder, umpolstert die Sohle und die Klaue sorgfältig mit Gaze und Zellstoff und legt einen Teerverband an. Nach 8 Tagen hat sich auch bei größeren Horndefekten eine trockene, gesunde Epithelschicht gebildet. Man läßt den ersten Verband auch so lange liegen. Zum Schutz für das noch wenig widerstandsfähige, neugebildete Horn legt man nochmals einen Teerverband an, der etwa 14 Tage liegenbleiben kann. Zugrinder kann man nach 8 Tagen bereits beschlagen lassen, nur sollen sie nicht sofort, sondern erst etwa nach weiteren 8 Tagen eingespannt werden. In manchen Fällen kann die Klaue nach entsprechender Tamponade anschließend mit einem Klauenplatteisen beschlagen und ohne Verband belassen werden.

Im Falle einer Nekrose der Klauenlederhaut ist diese abzutragen. Dabei soll aber möglichst schonend vorgegangen werden, damit der Substanzverlust nicht zu groß wird. Auch ist dabei darauf zu achten, ob die Hornsohle unterminiert ist. Ist dies der Fall, so ist sie so weit abzutragen, wie oben beschrieben. Jodoform, Sulfonamid- oder Antibiotikum-Trockenbehandlung und Teerverband beschließen den Eingriff. Bei tiefergehenden Verletzungen, die das Klauenbein, die tiefe Beugesehne, die Bursa oder das Sesambein betreffen, ist wiederum alles nekrotische Gewebe zu entfernen. Am Klauenbein muß auf Knochensequester geachtet werden. Die Entfernung des Sehnengewebes soll möglichst schonend geschehen, alles gesunde Gewebe ist zu erhalten. Verletzungen des Sesambeins erkennt man an punktförmigen, dunklen, mit Schmutzpartikelchen verunreinigten Stellen im Knorpelüberzug. In ihrer Umgebung ist das Sesambein selbst manchmal bereits eingeschmolzen. Der veränderte Knorpel und die nekrotischen Knochenteile sind vorsichtig mit dem scharfen Löffel zu entfernen; u. U. muß das ganze Sesambein einschließlich der Insertionsstelle der tiefen Beugesehne reseziert werden. Die Wundhöhle wird mit Antibiotika oder Sulfonamiden beschickt und austamponiert, die Klaue wird mit einem Trockenteerverband verbunden. Bei Eröffnungen des Gelenkes kann eine intraartikuläre Behandlung mit geeigneten antibiotischen Chemotherapeutika Erfolg haben. Unterstützend wirken parenterale Injektionen von Sulfonamiden oder Antibiotika. Läßt sich die Eiterung damit nicht beseitigen, so kommt schließlich nur die Amputation der Klaue oder die Resektion des Klauengelenks in Betracht. Bei Nageltrittverletzungen im Bereiche des Hornballens, die zu tiefergehenden Verletzungen im Ballenpolster, an der tiefen Beugesehne oder der Sehnenscheide geführt haben, sind zunächst feuchtwarme Verbände mit Desinfizienzien oder Kataplasmen angezeigt, um eine Demarkation des eitrig infiltrierten Gewebes zu erreichen. Später ist das nekrotische Gewebe zu entfernen. Sind Abszeßhöhlen vorhanden, so kann die Demarkation durch Lebertransalbe, die man in die Höhlen einbringt, gefördert werden. Nekrotische Sehnenteile sind zu resezieren. Bei Eröffnungen der Sehnenscheide wird die Resektion der tiefen Beugesehne vorgenommen, s. S. 521. Nach der Demarkierung des nekrotischen Gewebes wird die Granulatiton gefördert durch Jodoformäther, oder man behandelt trocken mit antibiotischen Pulvern oder Sulfonamiden. Stets ist bis zur vollständigen Epithelisierung ein Teerverband anzulegen. Die Verbände werden im Anfang etwa alle 6 bis 8 Tage, später in größeren Abständen gewechselt. Heilung ist in 4–6 Wochen zu erwarten, bei Amputation der Klaue kann die endgültige Vernarbung bzw. Epithelisierung der Amputationswunde länger dauern. Aber es ist damit zu rechnen, daß die Tiere etwa von der 3. Woche ab die Gliedmaße befriedigend belasten.

D. Die Fraktur des Klauenbeins

Vorkommen und Ursachen. Im allgemeinen sind Frakturen des Klauenbeins selten. Von *Numans* und *Wintzer* sind solche Frakturen häufiger beobachtet worden, und zwar hauptsächlich an den Vordergliedmaßen während des Weideauftriebes. Prädisponierend sind trockene und unebene Bodenverhältnisse. Die Frakturen treten vor allem bei rindernden Kühen auf, die andere Tiere bespringen. Wenn diese ausweichen, gleiten die rindernden Tiere plötzlich ab, und bei dem ruckartigen Aufsetzen der Gliedmaße auf den harten Erdboden ereignet sich die Fraktur. Die Brüche können an der medialen oder lateralen Klaue auftreten und sind ausschließlich Transversalfrakturen, deren Bruchlinien bis in das Klauengelenk oder seine unmittelbare Umgebung verlaufen.

Symptome. Typisch ist die plötzlich auf der Weide einsetzende Lahmheit. Die Tiere legen sich häufig, Freßlust und Milchergiebigkeit sind vermindert. Beim Stehen wird die kranke Gliedmaße vor die gesunde gesetzt oder mit ihr gekreuzt, wenn es sich um einen Bruch des medialen Klauenbeins handelt. Im Gehen wird die gesunde Gliedmaße in einem nach außen gerichteten Bogen vor die andere Gliedmaße geführt. Die kranke Gliedmaße stützt sich nur kurzfristig auf die gesunde Klaue. Bei Frakturen der lateralen Klaue wird die mediale Klaue vorsichtig belastet, und beim Gehen wird der Fuß mit einem nach innen gerichteten Bogen vorgeführt. Die Untersuchung mit der Hufuntersuchungszange ergibt deutliche Schmerzempfindung, ebenso wie die Perkussion der Klaue mit dem Hammer. Bei Frakturen, die bis in das Gelenk reichen, sind passive Bewegungen im Klauengelenk schmerzhaft. Differentialdiagnostisch kommen aseptische bzw. septische Entzündungen der Klauenlederhaut in Frage. Als diagnostisches Hilfsmittel kommen feuchtheiße Verbände in Betracht; danach bessert sich die Lahmheit bei septischen Erkrankungen nicht, vgl. S. 508. Die sicherste Diagnose ergibt natürlich die Röntgenuntersuchung.

Behandlung. Sie besteht in Ruhigstellung der kranken Klaue, die nach *Numans* und *Wintzer* durch einen Beschlag der *gesunden* Klaue mit dem Beschlag nach *F.* und *W. Wiessner* erreicht wird (vgl. S. 515 und Abb. 850). Der Beschlag wird u. U. nach 6 Wochen erneuert, wenn noch Lahmheit besteht. In gleicher und vereinfachter Weise kann das Befestigen eines Holzklötzchens auch mit einem Kunststoff (Technovit-Kulzer o. a.) als Behandlung angewendet werden (s. Abb. 851).

III. Krankheiten der Zehen bei Kleintieren

1. Panaritium und Tumoren an der Zehe

Vorkommen. Außer dem *Einwachsen* der *Afterkralle* und dem *abnormen Wachstum* der Krallen infolge fehlender Abnützung kommt beim Hund als wichtigste Krallenkrankheit das *Panaritium* vor. Es besteht in einer sehr schmerzhaften, durch kleine Hautwunden oder durch Risse und Spalten der Krallen veranlaßten *Phlegmone* am Krallengrunde, die sich nach der Tiefe zu fortsetzen kann und zu eitriger Entzündung und Nekrose der Gelenke, Knochen und Sehnen mit starker Verdickung der Zehe führt *(Panaritium articulare, periostale* und *tendineum).*

Behandlung. Sie ist anfangs konservativ (10proz. Ichtyholsalbe, Lebertransalbe unter Verband), später operativ. Sie besteht in möglichst frühzeitiger Inzision, Entfernung der abgestorbenen Teile und Verband mit Lebertransalbe oder antibiotischen bzw. Sulfonamidsalben. In fortgeschrittenen Fällen bleibt nur die *Amputation* der betreffenden Zehe übrig.

Zuweilen beobachtet man beim Hund Karzinome, die ihren Sitz in der Haut (Abb. 857) oder im Knochen (Abb. 858) haben können, oder anderen Tumoren (Melanosarkome, Fibrome) an und in der Umgebung der Krallen. Anfangs kann ihre differentialdiagnostische Abgrenzung gegenüber einem ulzerierenden Panaritium schwierig sein. Es empfiehlt sich deshalb eine Röntgenuntersuchung. Die *Behandlung* ist ausschließlich operativ und besteht in Exstirpation des Tumors bzw. in der Amputation der betreffenden Zehe. In manchen Fällen kann auch der Hautkrebs durch Röntgenbestrahlung geheilt werden *(Pommer).*

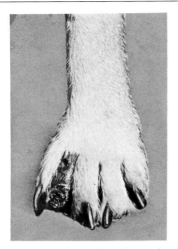

Abb. 857 *Karzinom* in der *Haut*, Deutscher Schäferhund.

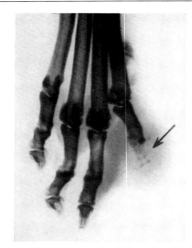

Abb. 858 *Karzinom* an den Knochen der 2. Zehe (Pfeil) einer Hintergliedmaße, 6jähriger Rottweiler-Rüde, Röntgenbild.

2. Die Fraktur der Zehenknochen beim Hund

Vorkommen und Ursachen. Die Frakturen der Phalangen kommen als gedeckte und offene Brüche vor und betreffen namentlich das 3. Zehenglied. Die Frakturen ereignen sich durch bestimmte traumatische Einwirkungen, Getreten- und Überfahrenwerden, Hängenbleiben mit den Krallen bei Sprüngen, in Tierfallen und bei anderen Gelegenheiten (Abb. 859).

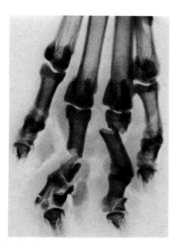

Abb. 859 *Frakturen* der *Phalangen* I und II der 3. und 4. Zehe, Deutscher Schäferhund, Röntgenbild.

Symptome. Die Tiere gehen deutlich lahm oder belasten bei gleichzeitiger Fraktur mehrerer Phalangen die Gliedmaße überhaupt nicht, sondern laufen auf 3 Beinen. Bei der Palpation äußern die Tiere an der Bruchstelle Schmerzen. Bei ungedeckten Frakturen ist die Hautwunde oft zertrümmert, stark beschmutzt, die Bruchstelle liegt frei oder einzelne Splitter sind in der Wunde sichtbar. Manchmal ist die Kralle abgerissen, und das 3. Zehenglied liegt frei zutage (Tafel VIII, Abb. I, S. 28). Bei gedeckten Frakturen ergibt die Röntgenuntersuchung die genaue Diagnose.

Prognose und Behandlung. Die Prognose ist bei der Fraktur einzelner Phalangenknochen günstig. Auch bei der gleichzeitigen Fraktur mehrerer Phalangen ist eine so weitgehende Wiederherstellung möglich, daß die Gliedmaße später wieder normal gebraucht werden kann. Dagegen ist die Prognose für die Frakturen der Phalangen, die alle vier nebeneinander liegenden Zehen betreffen, vorsichtig zu stellen. – Gedeckte Frakturen heilen unter einfachen fixierenden Schutzverbänden. Es empfiehlt sich das Anlegen eines Halskragens, um das Belecken des Verbandes zu verhindern und die Ruhigstellung der Fraktur zu sichern. Bei ungedeckten Frakturen kann man zunächst mit Lebertransalbe, Sulfonamiden oder Antibiotika und Verbänden behandeln. Die Splitter demarkieren sich dann, und nach ihrer Entfernung heilt die Wunde oft überraschend schnell. Sollte sich die Heilung infolge fortschreitender

Knocheneiterung verzögern, so bleibt nur die Amputation der betreffenden Zehe übrig, die man in Form der Exartikulation im nächsten proximal gelegenen Zehengelenk ausführt. In Einzelfällen kann auch die operative Frakturbehandlung notwendig und zweckmäßig sein. Je nach der vorliegenden Form der Fraktur sind angezeigt die Verschraubung, die Drahtcerclage, die Spickung mit Bohrdrähten oder die Plattenosteosynthese.

3. Ekzem der Zwischenzehenhaut, Intertrigo

Vorkommen. In der Haut zwischen den Zehen kommt bei Hunden nicht selten ein Ekzem infolge Reizung der Haut durch Sand, kleine Steinchen oder Berührung mit ätzenden Mitteln vor.

Symptome. Die Haut ist zwischen den Zehen, und zwar entweder nur zwischen zwei oder auch mehreren Zehen, gerötet und leicht ödematös geschwollen. Die Hunde werden durch den Schmerz zu lebhaftem Lecken veranlaßt. Je nach der individuellen Empfindlichkeit des betreffenden Tieres ist auch Lahmheit vorhanden. Besonders empfindliche kleine Hunde laufen manchmal nur auf 3 Beinen. Infolge des fortgesetzten Leckens werden die Epidermis abgerieben und der Papillarkörper freigelegt. Es ist dann ein ausgesprochenes *Eccema madidans* mit reichlichem Serumaustritt vorhanden.

Behandlung. In Anfangsstadien tritt rasche Abheilung durch verbandlose Behandlung mit trocknenden Pudern und adstringierenden wäßrigen oder spirituösen Lösungen sowie Emulsionen oder Verbänden mit milden antibiotischen und antiphlogistischen Salben ein. In fortgeschritteneren Fällen sind Verbände mit 10proz. Ichthyolsalbe ausgezeichnet. Wichtig ist das Abstellen des Beleckens oder Abbeißens der Verbände. Deswegen ist bis zur endgültigen Heilung ein Halskragen anzulegen und außerdem sind Nässe, Schmutz u. a. mechanische Schädigungen zu vermeiden.

4. Furunkulose der Zwischenzehenhaut

Vorkommen. Bei allen Hunderassen, namentlich bei Boxern, Jagdhunden, Dachshunden, kommt in der Haut zwischen den Zehen einzeln oder multipel eine Entzündung der *Talgdrüsen* und *Haarfollikel* vor, die durch mechanische Reizung der Haut und Eindringen von Eitererregern verursacht wird. Meist findet sich die Erkrankung an der dorsalen Fläche der Zehe, seltener zwischen den einzelnen Zehenballen oder zwischen den Zehen- und dem Hauptballen.

Symptome. In der höhergeröteten, leicht ödematisierten Haut zwischen zwei oder mehreren Zehen findet man entweder knötchenartige Verdickungen *(Akne follicularis)* oder umfangreichere, erbsen- bis haselnußgroße Verdickungen *(Furunkulose)*, die bei der Berührung schmerzhaft sind, mehr oder weniger deutliches Lahmgehen verursachen und die Tiere zum dauernden Belecken der entzündlichen veränderten Zehen veranlassen. Die Furunkel sind blaurot verfärbt, die Haut über dem Furunkel ist papierdünn. Manchmal befinden sich in den Furunkeln eine oder mehrere ganz kleine Fistelöffnungen, aus denen sich dann auf Druck eine wäßrig-blutigrote oder eitrig-gallertartige Flüssigkeit entleert.

Behandlung. Die Furunkel sind nur durch ausgiebige Spaltung mit Kreuzschnitt und Ausräumen der Abszeßhöhle mit dem scharfen Löffel zu heilen. Einfache Inzisionen haben keinen Erfolg. Beim Freilegen der Furunkelhöhle, in der sich nie nekrotische Pfröpfe, sondern nur schwammiges, graurötliches Granulationsgewebe befinden, stellt man oft fest, daß sich die Unterminierung der Haut erheblich flächenhaft ausdehnt. Dann müssen der ganze Herd freigelegt und das Granulationsgewebe in seinem ganzen Umfange exzidiert werden. Wenn Reste zurückgelassen werden oder Taschenbildung zurückbleibt, so entstehen rasch Rezidive. Man versäumte auch niemals nach eingedrungenen *Fremdkörpern* (Grannen, Dornen, Holz- oder Glassplittern u. a.) zu suchen, besonders wenn sich ein einzelner fistelartiger Eiterungsprozeß vorfindet. Nachbehandlung mit Jodoformäther, Antibiotika, Sulfonamiden und Verband. In der *Gießener* Klinik haben wir neben der operativen Behandlung mit subkutanen Injektionen von Eigenserum den Heilungsverlauf unterstützt. Dem Patienten wurden je nach Größe 100–250 ml Blut entnommen, das 24 Stunden kühl aufbewahrt wird. In dieser Zeit haben sich von der entnommenen Blutmenge etwa 40 Prozent Serum abgeschieden, das an verschiedenen Stellen subkutan injiziert wird. Gegen das Belecken und Abreißen der Verbände dient ein Halskragen. Die Behandlung kann sich oft sehr langwierig gestalten.

5. Kalkgicht an den Zehen

Tumorförmige Kalkknoten finden sich vorzugsweise bei Deutschen Schäferhunden an den Kar-

528   III. Krankheiten der Zehen bei Kleintieren

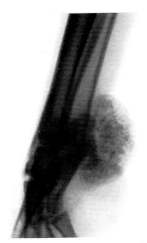

Abb. 860 *Kalkgichtknoten* am *Karpalballen,* Deutscher Schäferhund, Röntgenbild.

pal-, Sohlen- und Zehenballen, vgl. S. 301 und 463. Von anderen Tumoren sind sie durch den röntgenologisch nachweisbaren Kalkgehalt unterschieden (Abb. 860). Die Behandlung besteht in der Exstirpation des Kalkknotens, Hautnaht.

6. Fremdkörper in den Ballen der Zehe

Bei *Hunden,* seltener bei *Katzen,* kommen *Lahmheiten* vor, die durch kleine Fremdkörper verursacht werden, die sich die Tiere eingetreten haben. Es handelt sich dabei um Splitter aus Glas oder Keramikgegenständen, um Dornen oder kleine spitze Metallteile. Je nach der Tiefe des Eingedrungenseins entstehen im Ballenbindegewebe meist eitrige Entzündungen, die zur Absonderung eines blutig-wäßrig-eitrigen Exsudats aus einem kleinen Fistelkanal führen. Die Fistelöffnung ist oft so winzig klein, daß sie nur bei der Betrachtung mit einer Lupe erkennbar ist oder an einem trockenen Ballen durch eine kleine feuchte Stelle kenntlich wird. Ist der Ballen naß (Regenwetter), so muß der Ballen vor der Untersuchung abgetrocknet werden. Bei der Palpation des Ballens mit seitlichem Druck äußern die Patienten Schmerzen. Metallische Fremdkörper sind auf einem Röntgenbild sichtbar.

Behandlung: Umschneiden der Fistelöffnung in Infiltrationsanästhesie am Ballengrund und Exzision des Fremdkörpers. Antibiotisches Chemotherapeutikum, Verband.

Literatur

Ackerman, N., H. E. Garner, J. R. Coffman u. J. W. Clement (1975): Angiographic appearance of the normal equine foot and alterations in chronic laminitis. J. Amer. Vet. Med. Ass. *166*, 58–62

Adams, O. R. (1964): An Improved Methode of Diagnosis and Castration of Cryptorchid Horses. J. Amer. Vet. Med. Ass. *145*, 439–446

Adams, O. R. (1970): Surgical arthrodesis for treatment of bone spavin. J. Amer. Vet. Med. Ass. *157*, 1480–1485

Adams, O. R. (1974): Lameness in horses. 3. Aufl. Philadelphia: Lea & Febiger

Adams, O. R. (1980): Lahmheit bei Pferden. Ins Deutsche übertragen von W. Heimberger und Janice Holmes. 3. Aufl. Verlag M. & H. Schaper, Hannover

Ammann, K. (1949): Histamin und Antihistamin in der Tiermedizin. Schweiz. Arch. Tierheilk. *91*, 691–706

Ammann, K. (1970): Eignung der Beckerschen Kunststoffbrücke zur Fixation von Unterkieferfrakturen bei den großen Haustieren. Schweiz. Arch. Tierheilk. *112*, 109–112

Ammann, K., und G. Fackelmann (1971): Zur Röntgendiagnose geschwulstartiger Prozesse der Nasengänge und Nasennebenhöhlen beim Pferd. Wien. Tierärztl. Mschr. *58*, 151–153

Ammann, K. (1970): Augenkrankheiten des Pferdes. In: Handlexikon der Tierärztlichen Praxis, Kopenhagen: Medical Book Company

Ammann, K. (1982): Augenkrankheiten. In: H. J. Wintzer, Krankheiten des Pferdes. Verlag Paul Parey, Berlin und Hamburg

Ammann, K., u. G. E. Fackelmann (1972): Autologe Sehnentransplantation beim Pferd. Schweiz. Arch. Tierheilk. *114*, 3–12

Ammann, K., E. Seiferle u. G. Pelloni (1978): Atlas zur chirurgischen topographischen Anatomie des Hundes. Verlag Paul Parey, Berlin u. Hamburg

Andrews, A. H. (1970): A study of ten cases of gastric torsion. Vet. Rec. *86*, 689–693

Artalovsky, A. (1965): Technica mistni nitrožilni anestesie na distálchnich konéetin u skotu. Vet. med. (Prag) *7*, 413–420

Arcularius, K. (1974): Die Kastration des abdominal-kryptorchiden Hengstes. Mh. Vet.-Med. *29*, 188–190

Arcularius, K. (1982): Die lokale intravenöse Anästhesie zur Schmerzausschaltung im Zehenbereich beim Pferd und Rind. Mh. Vet.-Med. *37*, 872–873

Archibald, J. (1974): Canine Surgery. Am. Vet. Publ. INC Drawer KK, Santa Barbara, California

Åsheim, A. (1964): Surgical treatment of tendo injuries in the horse. J. Amer. Vet. Med. Ass. *145*, 447–451

Auer, J. A. (1983): Periost-Lifting – ein neues Operationsverfahren zur Korrektur von Fehlstellungen (X- und O-Beinigkeit) bei Fohlen. V. Tagung über Pferdekrankh. in der Equitana im März 1983

Auer, J. A. (1985): Zur Korrektur von Achsenfehlstellungen bei Fohlen mittels Durchtrennung und Lösung des Periostes. Archiv Tierärztl. Fortbildung, *8*, 232–243. Internat. Tagung f. Orthopädie bei Huf- und Klauentieren im Okt. 1982 in Wien

Ball, M. U., J. A. McGuire, S. F. Swaim u. B. F. Hoerlein (1982): Patterns of occurrence of disk disease among registered Dachshunds. J. Amer. Vet. Med. Ass. *180*, 519–522

Barneveld, A. (1981): Einzelne klinische Aspekte des Spates. IV. Tagung über Pferdekrankh. in der Equitana im März 1981

Bartels, P. (1978): Magen- und Darmerkrankungen aus der Sicht des Chirurgen. Kleintierpraxis *23*, 33–38

Baumberger, A. (1979): Die Magendrehung des Hundes. Schweiz. Arch. Tierheilk. *121*, 179–185

Becker, E. (1970): Zähne. In: *Joest*, Handbuch der spez. pathologischen Anatomie der Haustiere, Bd. V, I, 83–313, 3. Aufl. Berlin und Hamburg: Paul Parey

Becker, M. (1983): Klauenerkrankungen beim Rind. Ferdinand Enke Verlag, Stuttgart

Berge, E., u. M. Westhues (1969): Tierärztliche Operationslehre. 29. Aufl. Verlag Paul Parey, Berlin u. Hamburg

Betts, C. W. (1982): Eine Übersicht über die zervikale Spondylopathie. Kleintierpraxis *27*, 255–260

Björck, G., u. G. Nilsson (1971): Chronic progressive pododermatitis in the horse. Equine Vet. J. *3*, 65–67

Björklund, N. E., u. G. Paelsson (1970): Guttural pouch mycosis in the horse. Nord. Vet. Med. *22*, 65–74

Blobel, K. B., G. Grundmann u. Hoffmann (1982): Die perkutane intratendinale Carbonfaserimplantation beim Pferd. 8. Arbeitstagung Fachgruppe Pferdekrankh. DVG, Freiburg, Okt. 1982

Boch, J., u. R. Supperer (1983): Veterinärmedizinische Parasitologie. 3. Auflage, Verlag Paul Parey, Berlin u. Hamburg

Boening, K. J., F. Ch. v. Saldern (1983): Kohlefaserimplantation bei Sehnenschäden. V. Tagung über Pferdekrankh. in der Equitana im März 1983

Böhm, D. (1975): Zur Differentialdiagnose der cerebellaren und spinalen Ataxie des Pferdes. Berl. Münch. Tierärztl. Wschr. *88*, 81–86

Böhm, D. (1976): Blasenruptur beim Fohlen. Berl. Münch. Tierärztl. Wschr. *89*, 406

Bojrab, M. J. (1981): Praxis der Kleintierchirurgie. Ferdinand Enke Verlag, Stuttgart

Bolz, W., u. O. Dietz (1985): Lehrbuch der Allgemeinen Chirurgie für Tierärzte: 5. Aufl., Gustav Fischer Verlag, Jena. Ferdinand Enke Verlag, Stuttgart

Bolz, W., O. Dietz, H. Schleiter u. R. Teuscher (1975): Lehrbuch der speziellen Veterinärchirurgie. 2. Auflage. Gustav Fischer Verlag, Stuttgart

Botz, F., u. A. Sieger (1985): Modifizierte Technik bei Strahlbein – Tangentialaufnahmen. Der prakt. Tierarzt, colleg. veterinarium XV, *66*, Jg. 54–56

Brass, W., H. J. Ficus u. W. Jöchle (1971): Antiandrogen-Behandlung der Prostatavergrößerung beim Hund. Kleintierpraxis *16*, 95–99

Brass, W., u. J. Rahlfes (1981): Korrektur von Valgus- und Rotationsfehlstellungen im distalen Bereich von Radius und Ulna durch Osteotomie und perkutane Transfixation. Kleintierpraxis *26*, 173–178

Brass, W., u. S. Paatsama (1983): Hüftgelenkdysplasie – Internationales Zertifikat und Beurteilung von Röntgenaufnahmen. Fédération Cynologique Internationale, Helsinki

Breuer, D., E. Schüle u. R. Grassler (1975): Beitrag zur Luftsackerkrankung des Pferdes. Tierärztl. Umschau *30*, 378–384

Breuer, D., u. M. Becker (1985): Die Luxation der Fersenbeinkappe beim Pferd. Orthopädie bei Huf- und Klauentieren, Tagung im Oktober 1983 in Wien. Archiv f. Tierärztl. Fortbildung *8*, 311–315

Brinker, W. O., R. B. Hohn u. W. D. Prieur (1984): Manual of Internal Fixation in Small Animals. Springer-Verlag, Berlin, Heidelberg, New York

Brown, N. O., J. L. Parks u. R. Greene (1977): Canine urolithiasis. Retrospective analysis of 438 cases. J. Amer. Vet. Med. Ass. *177*, 414

Campbell, J. R. (1977): Bone growth in foals and epiphyseal compression. Equine Vet. J. *9*, 116–121

Campbell, J. R., A. Amis, Susan A. Kempson u. J. H. Miller (1985): Vergleich von Carbon- und Polyesterfaserimplantaten zur Sehnenwiederherstellung. Archiv Tierärztl. Fortbildung *8*, 288–296

Carb, A. V. (1963): The etiology of laminitis. The Auburn Veterinarian *20*, 23–27, 40–45

Clayton-Jones, D. G. (1980): Osteochondritis dissecans des Kniegelenks. Kleintierpraxis *25*, 441–443

Clemente, C. (1979): Operationen an der Klaue des Rindes. Tierärztl. Praxis *7*, 153–206

Coffman, J. R., J. H. Johnson, M. M. Guffy u. E. J. Finocchio (1970): Hoof circulation in equine laminitis. J. Amer. Vet. Med. Ass. *156*, 76–83

Coffman, J. R. (1985): Hufrehe beim Pferd. Archiv Tierärztl. Fortbildung *8*, 72–79; Internat. Tagung f. Orthopädie bei Huf- und Klauentieren im Okt. 1982 in Wien

Cook, W. R. (1965): Clinical observations on the equine soft palate. Proc. 1sth Ann. Congress, Brit. Equine Vet. Ass. 5–10

Cook, W. R. (1965): The diagnosis of respiratory unsoundness in the horse. Vet. Rec. *77*, 516–527

Cook, W. R. (1970): Procedure and technique for endoscopy of the equine respiratory tract and eustachian tube diverticulum. Vet. Rec. *87*, 429–437

Cook, W. R. (1973): The auditory tube diverticulum (Guttural pouch) in the horse: its radiographic examination. J. Amer. Vet. Radiol. Soc. *14*, 51–57

Cook, W. R. (1974): Some observations on diseases of the ear, nose and throat in the horse, and endoscopy using a flexible fiber endoscope. Vet. Rec. *94*, 533–541

Cook, W. R. (1974): Epistaxis in the racehorse. Equine vet. J. *6*, 45–58

Cox, J. E. (1975): Experiences with a Diagnostic Test for Equine Cryptorchidism. Equine Vet. J. *7*, 179–183

Cox, J. E., G. B. Edwards u. P. A. Neal (1975): Suprapubic paramedian Laparotomy for Equine abdominal Cryptorchidism. Vet. Rec. *97*, 428–432

Christoph, H.-J. (1973): Klinik der Hundekrankheiten. Gustav Fischer Verlag, Jena

Cross, R. S. N. (1966): Equine Periodic Ophthalmia. Vet. Rec. *78*, 8–13

Dämmrich, K. (1976): Zur Pathogenese der Arthropathia deformans bei Haustieren. Kleintierpraxis *21*, 158–166

Dämmrich, K. (1981): Zur Pathologie der degenerativen Erkrankungen der Wirbelsäule bei Hunden. Kleintierpraxis *26*, 467–476

Dämmrich, K. (1985): Pathogenese der Podotrochlose. Archiv Tierärztl. Fortbildung *8*, 1–6

Dahme, E., u. H. Schebitz (1970): Zur Pathogenese der spinalen Ataxie des Pferdes unter Zugrundelegung neuerer Befunde. Zbl. Vet. Med. A, *17*, 120–143

David, Th. (1977): Atlas der Kleintierchirurgie. Schlütersche Verlagsanstalt, Hannover

Denny, H. R. (1976): The surgical treatment of equine fractures of olecranon in the horse. Equine Vet. J. *8*, 20–25

Denny, H. R. (1978): The surgical treatment of equine fractures. Vet. Rec. *102*, 273–277

Denny, H. R. (1980): Die chirurgische Behandlung der Osteochondrosis dissecans und des losen Processus coronoideus ulnae im Ellbogengelenk des Hundes. Kleintierpraxis *25*, 343–348

Denny, H. R. (1983): Orthopädische Chirurgie am Hund. Übersetzt und bearbeitet von K. Bonath und M.-L. Nagel. Ferdinand Enke Verlag, Stuttgart

Dietz, O., J. Mill, W. Richter u. G. Wilsdorf (1971): Zur Problematik der sog. Schienbeinerkrankung des Vollblutpferdes. Mh. Vet.-Med. *26*, 703–705

Dietz, O., E. Nagel u. W. Richter (1976): Zur Problematik von intraartikulären Absprengungsfrakturen bzw. einer Osteochondrosis dissecans am Fesselgelenk des Pferdes. Mh. Vet.-Med. *4*, 141–145

Dietz, O. (1981): Ergebnisse bei der Gleichbeinfragmentextirpation. IV. Tagung über Pferdekrankh. in der Equitana im März 1981

Dietz, O., u. E. Wiesner (Herausgeber) (1982): Handbuch der Pferdekrankheiten für Wissenschaft und Praxis, Teil I, II u. III. S. Karger, Basel, München, Paris, London, New York, Tokyo

Dubs, B., u. F. Németh (1972): Therapie und Prognose der Hufbeinfrakturen. Schweiz. Arch. Tierheilk. *114*, 423–429

Eikmeier, H. (1976): Grundsätzliches zur tierärztlichen Haftpflicht – Schadensfälle nach i. m. Injektion. Arch. tierärztl. Fortbildung, Nr. 2, 174–180, Schlütersche Verlagsanstalt, Hannover

Eikmeier, H. (1978): Haftpflichtfragen bei intravenöser Injektion und rektaler Untersuchung. Berl. Münch. Tierärztl. Wschr. *91*, 68–71

Eikmeier, H. (1978): Grundsätzliches zur Haftpflicht des Tierarztes. Prakt. Tierarzt *59*, 310–313

Eikmeier, H. (1985): Haftpflichtfragen bei der i. v. Injektion. Der prakt. Tierarzt, colleg. veterinarium XV, *66* Jg., 41–42

Eikmeier, H. (1985): Haftpflichtschaden bei der Kolikbehandlung. Tierärztl. Praxis, Suppl. *1*, 79–83

Eisenmenger, E. (1959): Über die Zahnfacherkrankung des Jungpferdes, ihre Ursachen und operative Behandlung unter Erhaltung des vollständigen Gebisses. Wien. tierärztl. Mschr. *46*, 51–70

Eisenmenger, E., u. K. Zetner (1981): Tierärztliche Zahnheilkunde. Verlag Paul Parey, Berlin u. Hamburg

Fackelmann, G. E. (1973): Autologous tendon transplantation in the horse. The technic and its histologic evaluation. Schweiz. Arch. Tierheilk. *115*, 231–255

Fackelmann, G. E. (1978): Compression screw fixation of proximal sesamoid fractures. J. Equine Med. Surg. *2*, 32–39

Fehlings, K. (1980): Intravenöse regionale Anaesthesie an der V. digitalis dorsalis communis III – eine brauchbare Möglichkeit zur Schmerzausschaltung bei Eingriffen an den Vorderzehen des Rindes. Dtsch. tierärztl. Wschr. *87*, 4–7

Fessl, L., u. D. Girtler (1985): Zur Klinik der Gelenkkörper im Fesselgelenk des Pferdes. Archiv Tierärztl. Fortbildung *8*, 251–260

Finco, D. R., E. Rosin u. K. H. Johnson (1970): Canine urolithiasis. A review of 133 clinical and 23 necropsy cases. J. Amer. Vet. Med. Ass. *157*, 1225

Finco, D. R. (1980): Diseases of the prostate gland of the dog. In: D. A. Morrow: Current Therapy in Theriogenology. W. B. Saunders Company, Philadelphia, London, Toronto

Frauchiger, E., u. R. Fankhauser (1949): Die Nervenkrankheiten unserer Hunde. Verlag Hans Huber, Bern

Frauchiger, E., u. R. Fankhauser (1957): Vergleichende Neuropathologie des Menschen und der Tiere. Springer-Verlag, Berlin, Göttingen, Heidelberg

Freudenberg, F. (1935): Welche Beziehungen bestehen bei einseitig blinden oder einseitig in ihrer Sehfähigkeit herabgesetzten Pferden zwischen diesem Leiden und der Leistungsfähigkeit der davon betroffenen Pferde? Zeitschr. Vet.-Kunde *47*, 33–56

Freudenberg, Fr. (1943): Über Ulnabrüche beim Pferd und Maultier. Zeitschr. Vet.-Kunde *55*, 245–256 u. 277–286

Freudenberg, Fr. (1985): Logetronographie der Röntgenbilder, ein Hilfsmittel beim Studium der Fraktur des Os carpi accessorium beim Pferd und zur Beurteilung des Behandlungsergebnisses. Berl. Münch. Tierärztl. Wschr. *98*, 160–166 (mit einer ausführlichen Bibliographie zum Thema)

Freudiger, U., E.-G. Grünbaum u. E. Schimke (1986): Klinik der Hundekrankheiten. Gustav Fischer Verlag, Jena 1986

Garner, H. E., J. R. Coffman, A. W. Hahn, N. Ackerman u. *J. H. Johnson* (1975): Equine laminitis and associated hypertension: a review. J. Amer. Vet. Med. Ass. *166,* 56–57
Garner, H. E., J. R. Coffman, A. W. Hahn, D. P. Hutcheson u. *M. E. Tumbleson* (1975): Equine laminitis of alimentary origin: an experimental model. Amer. J. Vet. Res. *36,* 441–444
Gelatt, K. N. (1981): Veterinary Ophthalmology. Lea & Febiger, Philadelphia
Gerber H., P. Tercier u. *A. Müller* (1980): Injektionstechnik – Injektionsfolgen beim Pferd. Schweiz. Arch. Tierheilk. *122,* 205–215
Geres, V., u. *E. Köppel* (1983): Ein Beitrag zur röntgenologischen Darstellung des Strahlbeins. Berl. Münch. Tierärztl. Wschr. *96,* 226–228
Grassnickel, W. (1960): Über einen Fall von Nierenbeckenstein beim Pferde. Berl. Münch. Tierärztl. Wschr. *73,* 447–448
Grünberg, W. (1971): Karbonat-Harnsteine herbivorer Säugetiere. Zbl. Vet. Med. A. *18,* 767–796
Gudat, E. (1969): Zur Methodik und den klinischen Folgen der Nierenbiopsie bei einigen Haustierarten. Arch. exper. Vet. Med. *23,* 273–277

Hebeler, W. G. (1977): Die funktionelle Röntgenuntersuchung der Halswirbelsäule des Pferdes unter Berücksichtigung der spinalen Ataxie. Vet. Med. Diss., München
Hermans, W. A. (1969): Een heriditaire anomalie bij Shetlandponies. Tijdschr. Diergeneesk. *94,* 989–997
Hertsch, B. (1975): Möglichkeiten der operativen Kolikbehandlung. Collegium veterinarium 1975, 91–93
Hertsch, B., u. *R. Zeller* (1976): Röntgenologische Veränderungen am Strahlbein und ihre Bedeutung. Der prakt. Tierarzt, colleg. veterinarium 14–19 (1976)
Hertsch, B., u. *R. Zeller* (1977): Röntgenologische Veränderungen am Strahlbein und ihre Beurteilung. Prakt. Tierarzt *58,* 14–19
Hertsch, B., R. Zeller u. *H. Wissdorf* (1982): Strahlbeinerkrankungen. 8. Arbeitstagung Fachgruppe Pferdekrankh. DVG, Freiburg, Oktober 1982
Hertsch, B., R. Zeller u. *H. Wissdorf* (1982): Die sogenannten „Gefäßlöcher" des Strahlbeins und ihre Beziehung zum Hufgelenk. Tierärztl. Praxis *10,* 365–379
Hertsch, B. (1985): Die röntgenologische Diagnose der Podotrochlose. Archiv Tierärztl. Fortbildung, *8,* 12–17
Heusser, H. (1948): Die periodische Augenentzündung, eine Leptospirose. Schweiz. Arch. Tierheilk. *90,* 287–312
Hofmann, R., u. *M. Schönbauer* (1982): Zur Diagnose der Osteochondrosis dissecans des Pferdes. Berl. Münch. Tierärztl. Wschr. *95,* 26–30
Holschneider, A. M. (1975): Über die heutige Auffassung zum Maldescensus-testis-Problem. Tierärztl. Prax. *3,* 123–127
Hondeshell, J. W., u. *P. W. Hennessy* (1978): A sodium oleate formulation for the treatment of proximal sesamoid fractures in the horse: a clinical report. J. Equine Med. Surg. *2,* 138–142
Hood, D. M., M. S. Amoss, D. Hightower, D. R. McDonald, J. P. McGrath, W. C. McMullan u. *W. L. Scrutchfield* (1978): Equine laminitis I: Radioisotopic analysis of the hemodynamics of the foot during the acute disease. J. Equine Med. Surg. *2,* 439–444
Hood, D. M. (1981): Neue Erkenntnisse zur Pathophysiologie und Therapie der Rehe. IV. Tagung über Pferdekrankh. in der Equitana im März 1981
Hurtienne, H., u. *H. Wissdorf* (1972): Beitrag zur Behandlung von Frakturen am Kopf des Pferdes. Dtsch. Tierärztl. Wschr. *79,* 597–606
Hurtienne, H. (1972): Klinische Diagnostik bei Glaskörperveränderungen des Pferdes. Dtsch. Tierärztl. Wschr. *79,* 537–539

Huskamp, B. (1973): Zur operativen Koliktherapie beim Pferd. Vortrag in Wien, Okt. 1973, auszugsw. in: Opuscula veterinaria, Hochmoor-Nachr. *8,* 7
Huskamp, B. (1973): Ileusdiagnose beim Pferd. Tierärztl. Prax. *1,* 67–74
Huskamp, B., K. J. Boening, M. Becker u. *K. A. v. Plocki* (1980): Die Ergebnisse operativer Kolikbehandlung, dargestellt am Patientengut des Jahres 1979 der Tierklinik Hochmoor. 7. Arbeitstagung der Fachgruppe Pferdekrankheiten der DVG, Hamburg, 1980
Huskamp, B. (1976): Die mediane Laparatomie beim Pferd – Technik und Ergebnisse. Dtsch. Tierärztl. Wschr. *83,* 276
Huskamp, B. (1978): Die Koliken des Pferdes. II. Die operativ zu behandelnden Erkrankungen. In: Handlexikon der tierärztl. Praxis, S. 4711–478 a Med. Book Comp., Kopenhagen
Huskamp, B. (1982): Magen- und Darmkrankheiten. In: *Dietz* u. *Wiesner:* Handbuch der Pferdekrankheiten für Wissenschaft und Praxis, Teil II, 507–605. (Der Beitrag enthält eine ausführliche Literaturzusammenstellung zu dem Thema)
Huskamp, B. (1985): Die chirurgische Behandlung der Thrombophlebitis. Der prakt. Tierarzt. colleg. veterinarium XV, *66,* Jg., 38–40

Jeffcott, L. B. (1975): The diagnosis of diseases for the horse's back. Equine Vet. J. *7,* 69–78
Jeffcott, L. B., u. *H. Hickman* (1975): The treatment of horses with chronic back pain by resecting the summits of the impinging dorsal spinous processes. Equine Vet. J. *7,* 115–119
Jeffcott, L. B., u. *S. E. Kold* (1981): Das kranke Kniegelenk des Pferdes. IV. Tagung über Pferdekrankh. in der Equitana im März 1981 (Die Arbeit enthält eine ausführliche Literaturzusammenstellung, insbes. über die Osteochondrosis dissecans des Kniegelenks)
Jenkins, D. H. R. (1976): Filamentous carbon fibre as a tendo prothesis. 8th Annual Internat. Biomaterials Symposion, Philadelphia 1976

Kalsbeek, H. C. (1973): Colic in the horse. Indications for laparotomie in horses with colic. Tijdschr. Diergeneesk. *98,* 963
Kalsbeek, H. C. (1985): Die rektale Korrektur des am Milznierenband eingeklemmten linken Kolons. Pferdeheilkunde *1,* 229–233
Kása, G., u. *F. Kása* (1982): Korrekturosteotomie bei Varusfehlstellung an der distalen Tibia des Hundes. Kleintierpraxis *27,* 377–384
Kast, A. (1957): Die Präputialkarzinome bei den Haussäugetieren. Mh. Vet.-Med. *12,* 212–216
Keller, H. (1976): Therapie und Prognose bei der konservativen Behandlung von Fesselbeinfrakturen des Pferdes. Tierärztl. Prax. *4,* 59–76
Keller, H. (1977): Klinische Erfahrungen mit der perkutanen Anwendung von DMSO-Cortexilar in der Pferdepraxis. Prakt. Tierarzt *58,* 825–836
Kersjes, A. W., u. *G. E. Bras* (1973): The surgical treatment of ileus in the horse. Tijdschr. Diergeneesk. *98,* 968–979
Kirk, G. R., D. P. Hutcheson u. *S. Neate* (1975): Electrophoretic pattern of serum protein in clinically normal horse and ponies with laminitis. Vet. Med./SAC *70,* 337–339
Knezevic, P., u. *O. Wruhs* (1975): Möglichkeiten der Arthroskopie bei Pferd und Rind. Wien. tierärztl. Mschr. *62,* 300–304
Knezevic, P. F., u. *O. Wruhs* (1977): Die Arthroskopie bei Pferd, Rind, Schwein und Hund. Vet. Med. Nachrichten 1977, H. *1,* 53–63 mit 14 Colorbildern
Knezevic, P. F. (1985): Gelenkknorpelschäden beim Pferd. Archiv Tierärztl. Fortbildung *8,* 261–270
Knezevic, P. F. (Herausgeber) (1984): Orthopädie bei Huf- und Klauentieren. Internationale Tagung über Orthopädie bei Huf- und Klauentieren Wien, Oktober 1983. Tagungsbericht

mit nahezu allen Beiträgen in extenso. Archiv für Tierärztl. Fortbildung, Bd. 8, Schlütersche Verlagsanstalt, Hannover 1985
Kómár, G., u. L. Szutter (1968): Tierärztliche Augenheilkunde. Verlag Paul Parey, Berlin u. Hamburg
Kopf, N., (1976): Beitrag zur rektalen und intraperitonealen Diagnostik des chirurgisch behandelten Kolikpferdes. Vet. Med. Diss., Wien (ausführliche Literaturzusammenstellung)
Kopf, N. u. B. Huskamp (1978): Die rektale Untersuchung beim Kolikpferd. Prakt. Tierarzt 59, 259
Kopf, N., G. W Niebauer u. G. Rettenbacher (1979): Innere Verletzungen als Ursache oder Folge von Ileus beim Pferd. Wien. tierärztl. Mschr. 66, 233–247
Kopf, N., u. G. Rettenbacher (1981): Die Zuggurtung der Olekranonfraktur. IV. Tagung über Pferdekrankh. in der Equitana im März 1981
Kosugi, K. (1973): Beitrag zur Statistik der Geschwülste bei den Haussäugetieren. Vet. Med. Diss., Gießen
Krähenmann, A. (1976): Die rezidivierende Hornhaut-Erosion des Boxers (Erosio recidiva corneae). Schweiz. Arch. Tierhk. 118, 87–97
Kurt, J., u. L. L. Jackson (1975): Equine laminitis. Iowa State Univ. Vet. 37, 50

Lakatos, L., u. B. Ruckstuhl (1977): Hypertrophische Pylorusstenose. Schweiz. Arch. Tierheilk. 119, 155–160
Langlois, P. (1981): The use of carbon fibre in veterinary surgery. Vortrag Saumur, 18. Sept. 1981
Leemann, W., u. E. Seiferle (1970): Mykosen des Luftsackes beim Pferd. Schweiz. Arch. Tierheilk. 112, 627–632
Leitch, M. (1977): A review of treatment of tuber scapulae fractures in the horse. J. Equine Med. Surg. 1, 234–240
Lieske (1977): Klinische Beobachtungen bei Pferden mit experimentellem Verschluß der Vena jugularis externa. Vet. Med. Diss. Hannover
Littlewood, H. F. (1979): Treatment of sprained tendons in horses with carbon fibre implants. Vet. Rec. 105, 223–224
Loeffler, K. (1977): Hüftgelenksdysplasie beim Hund, Probleme bei der Röntgendiagnose. Tierärztl. Praxis 7, 229
Löffler, K., et al. (1979): Fluorose beim Hund. Kleintierpraxis 24, 167–171
Löffler, K., u. D. Mahler (1979): Röntgendiagnostik im Abdomen. Tierärztl. Praxis 7, 55–79
Lowe, J. E. (1961): Surgical removal of equine uroliths via the laparocystotomy approach. J. Amer. Vet. Med. Ass. 139, 345–348
Lysholt, B., u. H. V. Soennichsen (1969): Senestyltefod hos fol og plage. Nord. Vet.-Med. 21, 601

Mackay-Smith, M. P., L. S. Cushing u. J. A. Leslie (1972): Carpal canal syndrom in Horses. J. Amer. Vet. Med. Ass. 160, 993–997
Mackay-Smith, M. P., D. Marks, J. A. Leslie u. L. S. Cushing (1970): Mechanical defects and surgical correction of laryngeal hemiplegia in horses. J. Amer. Vet. Med. Ass. 156, 1203
Mackay-Smith, M. P. (1970): The roaring operation employing a prosthesis. Proc. 16th Ann. Conv. AAEP 245–246
Marks, D., M. P. Mackay-Smith, L. S. Cushing u. J. A. Leslie (1970): Use of a prosthetic device for surgical correction of laryngeal hemiplegia in horses. J. Amer. Vet. Med. Ass. 157, 157–163
Marks, D., M. P. Mackay-Smith, L. S. Cushing u. J. A. Leslie (1970): Observations on laryngeal hemiplegia in the horse and treatment by abductor muscle prosthesis. Equine vet. J. 2, 159–167
Marks, D., M. P. Mackay-Smith, L. S. Cushing u. J. A. Leslie (1970): Etiology and diagnosis of laryngeal hemiplegia in horses. J. Amer. Vet. Med. Ass. 157, 429–436
Marolt, J., U. Bego, E. Vukelic, F. Sankovic u. B. Zeskov (1962): Untersuchungen über Funktionsstörungen des Nervus radialis und des Kreislaufes in der Ateria axillaris beim Pferd. Dtsch. Tierärztl. Wschr. 69, 181–189
Mason, T. A. (1972): Tympany of the eustachian tube diverticulum (Guttural pouch) in a foal. Equine vet. J. 4, 153–154
Mason, B. J. E. (1973): Laryngeal hemiplegia: a further look at Haslam's anomaly of the left recurrent nerve. Equine vet. J. 5, 156–156
Mathias, D., O. Dietz u. R. Reichenberg (1965): Zur Klinik und Pathologie der spinalen Ataxie des Pferdes. Berl. Münch. Tierärztl. Wschr. 88, 81–86
Mayhew, J. G., A. de Lahunta, R. H. Whitlock u. J. C. Geary (1977): Equine degenerative myeloencephalopathy. J. Amer. Vet. Med. Ass. 170, 195–201
McKibbin, L. S., u. K. N. Armstrong (1970): Knochenschrauben zur Immobilisierung von Gleichbeinfrakturen. Proc. 16. Ann. Con. A.A.E.P., 203
Milne, D. W., u. J. F. Fessler (1972): Tympanitis of the guttural pouch in a foal. J. Amer. Vet. Med. Ass. 161, 61–64
Monin, T. (1978): Repair of physeal fractures of the tuber olecranon in the horse, using a tension band method. J. Amer. Vet. Med. Ass. 172, 287–290
Moor, A. de, F. Verschooten u. J. Hoorens (1971): Osteochondritis dissecans of the tibiotarsal joint in the horse. World Vet. Congr., 19,1, 379–381
dieselben u. P. Desmet, M. Steenhaut u. G. Wolf (1972): Osteochondritis dissecans of the tibio-tarsal joint in the horse. Equine Vet. J. 4, 139–143
Moor, A. de, F. Verschooten, P. Desmet, M. Steenhaut, G. Wolf (1972): Osteochondritis dissecans of the tibio-tarsal joint in the horse. Equine Vet. J. 4, 139–143
Morgan, J. P. (1972): Radiology in Veterinary Orthopedics. Lea & Febiger, Philadelphia
Müller, H. (1955): Anatomische Grundlagen und Klinik der stabilen Osteosynthese (Marknagelung nach Küntscher) bei Hund und Katze. Zbl. Vet. Med. II, 1–56 u. 105–164
Müller, M. E., M. Allgöwer, R. Schneider u. H. Willenegger (1977): Manual der Osteosynthese – AO-Technik. Springer Verlag, Berlin, Heidelberg, New York
Müller, L. F., u. Chr. Saar (1966): Eine Anleitung zur Röntgendiagnose der Hüftgelenksdysplasie. Kleintierpraxis 11, 33–42
Mürmann (1940): Harnsteine beim Pferd. Dtsch. Tierärztl. Wschr. 48, 494–495

Németh, F. (1974): De sesambeenskreupelheid bij het paard. Vet. Med. Diss. Utrecht
Németh, F. (1985): Gefäßversorgung von Strahl- und Gleichbein des Pferdes im Hinblick auf deren Erkrankung. Archiv Tierärztl. Fortbildung 8, 18–20
Niemand, H. G. (1984): Praktikum der Hundeklinik. 5. Aufl. Verlag Paul Parey, Berlin u. Hamburg
Nilsson, G., u. G. Björck (1969): Surgical treatment of chronic tendinitis in the horse. J. Amer. Vet. Med. Ass. 155, 920–926
Nyack, B., J. P. Morgan, R. Pool, D. Meagher (1981): Osteochondrosis of the shoulder joint of the horse. Cornell Vet. 71, 149–163

Otto (1940): Operation eines Blasensteines beim Pferd. Dtsch. Tierärztl. Wschr. 48, 281–283

Paatsama, S. (1975): Diagnostik, Therapie und Diagnose bei Kniegelenkslahmheiten beim Pferd. Tierärztl. Praxis 3, 445–454
Paatsama, S., u. M. Kärkkäinen (1981): Genu valgum, ein Beitrag zur Klinik des Kniegelenks beim Hund. Kleintierpraxis 26, 181–186
Paatsama, S., et al. (1983): Die Distraktion der Wachstumsfuge der Ulna zur Verhütung der Vorwärtsbeugung des Radius bei osteodystrophischen Deutschen Doggen. Kleintierpraxis 28, 207–212
Panndorf, S., u. R. Krahmer (1969): Beidseitige angeborene Patellaluxation bei einem Fohlen. Mh. Vet.-Med. 24, 346–348

Pearson, H., u. *B. M. Q. Weaver* (1978): Priapism after Sedation, Neuroleptanalgesie and Anaesthesia in the Horse. Equine Vet. J. *10*, 85–90

Pertsch, R. (1967): Urolithiasis beim Hund und Versuch einer Prophylaxe. Kleintierpraxis *12*, 167

Pettersson, H. (1976): Fractures of the pedal bone in the horse. Equine Vet. J. *8*, 104–109

Pettersson, H. (1981): Die konservative und chirurgische Versorgung der Ulnafraktur. IV. Tagung über Pferdekrankh. in der Equitana im März 1981

Pettersson, H. (1981): Osteosynthese der Gleichbeinfraktur. IV. Tagung über Pferdekrankh. in der Equitana im März 1981

Pezzoli, G. (1985): Kritische Betrachtungen über die Behandlung von Sesambeinfrakturen beim Pferd. Archiv Tierärztl. Fortbildung *8*, 381–386

Piermattei, D. L., u. *R. G. Greeley* (1975): Zugänge zum Skelettsystem von Hund und Katze. F. K. Schattauer Verlag, Stuttgart – New York

Plaut A., u. *A. C. Kohn-Speyer* (1947): The carcinogenic action of smegma. Science *105*, 391–392

Pobisch, R. (1962): Aseptische Nekrose des Humeruskopfes, eine Lahmheitsursache bei Junghunden. Wien. Tierärztl. Mschr. *49*, 571–587

Pobisch, R. (1980): Zur Röntgendiagnostik der Urolithiasis beim Hund. Wien. Tierärztl. Mschr. *67*, 193

Pohlens, J., *D. Schulze* u. *J. Eckert* (1965): Spinale Nematodosis beim Pferd, verursacht durch Strongylus vulgaris. Dtsch. Tierärztl. Wschr. *72*, 510–511

Pohlmeyer, K. (1985): Anatomische Grundlagen für Operationen an den Zehen des Rindes. Der prakt. Tierarzt, colleg. veterinarium XV, 66 Jg., 90–95

Prieur, W. D. (1982): 80 Jahre Osteosynthese beim Tier (1890–1970). Prakt. Tierarzt *63*, 597–601

Prieur, W. D. (1984): Neue Auffassungen in der Frakturbehandlung. Swiss Vet *1*, 36–39

Raker, C. W., u. *L. H. Evans* (1971): Volare Suprakarpalexostosen beim Vollblutpferd. Wien. Tierärztl. Mschr. *58*, 153–155

Rathor, S. S. (1968): Clinical aspects of the functional disorders of the equine and bovine femoro-patellar articulation with some remarks on its biomechanics. Vet. Med. Diss., Utrecht

Rickards, D. A. (1976): The Feline Urethral Shunt Technique. Feline Practice *6*, 48–53

Roberts, E. J. (1968): Resection of thoracic or lumbar spinous processes for the relief of pain responsible for lameness and some other locomotor disorders of horses. Proc. Amer. Ass. Equine Pract. 13–30

Rooney, J. R., u. *F. M. Delaney* (1970): An hypothesis on the causation of laryngeal hemiplegia in horses. Equine Vet. J. *2*, 35–37

Rooney, James R. (1979): Die Lahmheiten des Pferdes. Übersetzung von Karin Erbslöh-Nordmann. L. B. Ahnert-Verlag, Friedberg 3

Ruberth, u. *L. Krook* (1968): Etiology and pathogenesis of sc-called degeneration of the nasal conchae in the horse. Acta Vet. Scand. *9*, 253–267

Rubin, L. F. (1974): Atlas of Veterinary Ophthalmoscopy. Lea & Febiger, Philadelphia

Rudolph, R., *W. Küpper*, *A. Weber* (1974): Rhinitis mycotica durch Aspergillus fumigatus Fresenius beim Hund – Diagnose und Differentialdiagnose unter besonderer Berücksichtigung des Röntgenbildes. Berl. Münch. Tierärztl. Wschr. *86*, 87–91

Salis, B. v., u. *B. Huskamp* (1978): Vorläufige Erfahrungen mit der konservativen und chirurgischen Behandlung der Wirbelsäulenerkrankung der Pferde. Prakt. Tierarzt *59*, 281–284

Samy, M. T. M. M. (1977): Osteochondrosis dissecans (O. d.) bei Mensch, Hund und Pferd. Klinische, röntgenologische, angiographische, pathologisch-anatomische und histopathologische Untersuchungen bei O. d. am Talokruralgelenk des Pferdes. Vet. Med. Diss. Hannover, 1977. (Die Arbeit enthält eine umfangreiche Zusammenstellung des gesamten Schrifttums über die O.d.)

Saunders, L. Z., u. *L. F. Rubin* (1975): Ophthalmic Pathology of Animals. S. Karger

Schäfer, G. (1981): Die Luxatio patellae congenita des Hundes und ihre Behandlung mit einer neuartigen Operationsmethode. Vet. Med. Diss. Gießen, 1981. (Die Arbeit enthält eine vollständige Zusammenstellung des Schrifttums über die Luxatio patellae des Hundes)

Schäfer, G., *I. Nolte*, *F. Reinhard* u. *R. Rudolph* (1982): Die Luxatio patellae congenita des Hundes. Kleintierpraxis *27*, 121–130

Schebitz, H., u. *W. Brass* (1975): Allgemeine Chirurgie für Tierärzte und Studierende. Verlag Paul Parey, Berlin u. Hamburg

Schebitz, H. (1950): Die Ätiologie und Therapie des Prolapsus penis beim Pferd. Mh. Vet.-Med. *5*, 316–320

Schebitz, H., u. *L. Cl. Schulz* (1965): Zur Pathogenese der spinalen Ataxie beim Pferd – Spondylarthrosis, klinische Befunde. Dtsch. Tierärztl. Wschr. *72*, 496–501

Schebitz, H. (1964): Diagnosis and results of surgery in hemiplegia of the larynx. Proc. 10th Ann. Conv. AAEP, 185–197

Schebitz, H. (1965): Zur Hemiplegia laryngis beim Pferd – Untersuchungs- und Operationstechnik. Dtsch. Tierärztl. Wschr. *72*, 548–553

Schebitz, H., *K. Dämmrich* u. *H. Waibl* (1975): Intraartikuläre Absprengungsfrakturen im Articulus talocruralis beim Pferd. Berl. Münch. Tierärztl. Wschr. *88*, 309–317

Schebitz, H., u. *W. Brass* (1985): Operationen an Hund und Katze. Verlag Paul Parey, Berlin und Hamburg

Schlaaff, S. (1959): Zur Urolithiasis bei Hund und Katze. Berl. Münch. Tierärztl. Wschr. *72*, 121

Schmidt, V. (1973): Augenkrankheiten der Haustiere. Verlag Ferdinand Enke, Stuttgart

Schmidt, V. (1982): Augenkrankheiten. In: *O. Dietz* u. *E. Wiesner*, Handbuch der Pferdekrankheiten für Wissenschaft und Praxis, Teil II, 782–812

Schmidt, V. (1986): Augen. In: *U. Freudiger*, *E.-G. Grünbaum* u. *E. Schimke*, Klinik der Hundekrankheiten I., 284–330

Schönbauer, M., *I. Walde* u. *A. Schönbauer-Längle* (1982): Der Tierarzt als Gutachter. 3. Mitteilung: Die innere Augenentzündung (Mondblindheit) der Pferde. Wien. Tierärztl. Mschr. *69*, 162–168

Singelton, W. B. (1957): The Diagnosis and Surgical Treatment of some abnormal Stifle Conditions in the Dog. Vet. Rec. *69*, 1387

Singelton, W. B. (1961): Differential Diagnosis of Stifle Injuries in the Dog. J. Small Anim. Pract. *1*, 182

Singelton, W. B. (1969): The Surgical Correction of Stifle Deformities in the Dog. J. Small Anim. Pract. *10*, 59

Sönnichsen, H. V. (1969): Fraktur av hovben. Nord. Vet. Med. *15*, 37

Sönnichsen, H. V. (1975): Zur Therapie des Sehnenstelzfußes des Pferdes. Archiv für tierärztl. Fortbildung, *2*, 120–123

Sokolowsky, V. (1967): Crico-pharyngeale Achalasie. J. Amer. Vet. Med. Ass. *150*, 281

Speirs, V. C. (1972): Abductor muscle protheses in the treatment of laryngeal hemiplegia in the horse. Austr. Vet. J. *48*, 251–254

Speirs, V. C. (1977): Entrapment of the epiglottis in horses. Equine Med. Surgery *1*, 267–271

Stader, O. (1944): Reinforcement of the lateral Patellar Ligament for Correction of Recurrent Patellar Luxation in the Dog. North. Amer. Vet. *25*, 737

Stede, M., *F. Preuss* u. *G. Stede* (1977): Angewandt-anatomische Grundlagen zur Gleichbeinfraktur des Pferdes. Berl. Münch. Tierärztl. Wschr. *90*, 212–215

Stengel, E., u. *K. Reynolds* (1971): Laparocystotomy for removal of a urolith in an horse.

Stick, J. A., u. *R. E. Hoffer* (1978): Results of Cryosurgical Treatment of Equine Penile Neoplasms. J. Equine Med. and Surg. *2*, 505–507

Strafuss, A. C., u. *J. D. Murray* (1975): Neoplasms of the canine urinary bladder. J. Amer. Vet. Med. Ass. *166*, 1161

Strube, G. (1971): Literaturstudie über Ätiologie, Diagnostik und Therapie der „Periodischen Augenentzündung" der Pferde. Vet. Med. Diss. Hannover

Stünzi, H., et al. (1955): Zur Pathologie und Therapie der akuten Magendrehung beim Hund. Schweiz. Arch. Tierheilk. *97*, 312–317

Tarvin, G., *A. Patnaik* u. *R. Greene* (1978): Primary urethral tumors in dogs. J. Amer. Vet. Med. Ass. *172*, 931

Teunissen, G. H. B. (1976): Hernia hiatus oesophagi. Kleintierpraxis *22*, 85–128

Teunissen, G. H. B. (1976): Erkrankungen der harnableitenden Organe. Kleintierpraxis *21*, 253

Treacher, R. J. (1966): Urolithiasis in the dog. II. Biochemical aspects. J. small Anim. Pract. *7*, 537

Tellhelm, E. (1981): Die Keratitis superficialis chronica (Überreiter) des Deutschen Schäferhundes. Eine Studie zur Klinik, Ätiologie und Therapie. Vet. Med. Diss., Gießen. (Die Studie enthält eine vollständige Zusammenstellung der einschlägigen Literatur)

Tellhelm, B. (1985): Kritische Würdigung der Strahlbeintangentialaufnahmen. Der prakt. Tierarzt, colleg. veterinarium XV, 66 Jg., 56–60

Überreiter, O. (1955): Beitrag zur Kastration bei pathologisch veränderten Hoden. Berl. Münch. Tierärztl. Wschr. *68*, 427–430

Überreiter, O. (1961): Eine besondere Keratitisform (Keratitis superficialis chronica) beim Hund. Wien. Tierärztl. Mschr. *48*, 65–77

Überreiter, O. (1966): Klinische und anatomische Befunde bei der angeborenen Patellaluxation des Hundes: Kleintierpraxis *11*, 125

Überreiter, O. (1968): Zungengrundzysten, ausgehend von Resten des Ductus thyreoglossus beim Pferd. Wien. Tierärztl. Mschr. *55*, 175–177

Ueltschi, G. (1981): Die Bedeutung der Strahlbeintangentialaufnahme für die Beurteilung der Podotrochloseveränderungen. IV. Tagung über Pferdekrankh. Equitana Essen, März 1981

Ueltschi, G. (1982): Erfahrungen mit verschiedenen Strahlbeinprojektionen. 8. Arbeitstagung Fachgruppe Pferdekrankh. DVG. Freiburg Okt. 1982

Ueltschi, G. (1983): Podotrochlosewert und Häufigkeit röntgenologisch nachweisbarer Veränderungen am Strahlbein. Berl. Münch. Tierärztl. Wschr. *96*, 308–310

Valdez, H., *R. G. Clark* u. *D. V. Hanselka* (1980): Repair of digital flexor tendon lacerations in the horse, using carbon fibre implants. J. Amer. Vet. Med. Ass. *177*, 427–435

Valdez, H., *C. H. Coy* u. *T. Swanson* (1982): Flexible carbon fibre for repair of gastrocnemius and superficial digital flexor tendons in an heifer an gastrocnemius tendon in a foal. J. Amer. Vet. Med. Ass. *181*, 154–157

Vaughan, L. C. (1976): Growth plate defects in foals. Vet. Rec. *98*, 165–168

Vaughan, L. C., u. *G. B. Edwards* (1978): The use of carbon fibre for tendon repair in animals. Vet. Rec. *102*, 287–288

Vaughan, L. C., *G. B. Edwards* u. *E. E. L. Gerring* (1983): Tendo injuries in horses treated with carbon fibre implants. Internat. Tagung f. Orthopädie bei Huf- und Klauentieren im Okt. 1982 in Wien

Vaughan, L. C., *G. B. Edwards* u. *E. E. L. Gerring* (1985): Sehnenschäden beim Pferd, behandelt mit Carbonfaserimplantaten. Archiv Tierärztl. Fortbildung *8*, 280–287

Walde, I. (1986): Differentialdiagnostische und therapeutische Aspekte der „Mondblindheit" der Pferde. Pferdeheilkunde *2*, 66–78 (Die Veröffentlichung enthält eine Zusammenstellung des neuen internationalen Schrifttums zu dem genannten Thema)

Weaver, A. D. (1970): Canine urolithiasis; incidence, chemical composition and outcome of 100 cases. J. small Anim. Pract. *11*, 93

Wheat, J. D. (1983): Streßfrakturen des Röhrbeins des Pferdes und damit zusammenhängende Probleme. Internat. Tagung f. Orthopädie bei Huf- und Klauentieren im Okt. 1982 in Wien

Wheat, J. D. (1985): Streßfrakturen des Röhrbeines des Pferdes und damit zusammenhängende Probleme. Archiv Tierärztl. Fortbildung *8*, 387–395

White, E. G., *R. J. Treacher* u. *P. Porter* (1961): Urinary calculi in the dog. I. Incidence and chemical composition. J. comp. Path. *71*, 201

Wintzer, H.-J., (1969): Zur Differentialdiagnose des Kehlkopfpfeifens. Dtsch. vet. med. Ges. Vortragsfolge Krankheiten des Pferdes, München

Wintzer, H.-J. (1970): Zur Bewertung des Röntgenbildes vom Strahlbein des Pferdes in der Lahmheitsdiagnostik. Schweiz. Arch Tierheilk. *112*, 471–479

Wintzer, H.-J., u. *K. Dämmrich* (1971): Untersuchungen zur Pathogenese der sog. Strahlbeinlahmheit des Pferdes. Berl. Münch. Tierärztl. Wschr. *84*, 221–225

Wintzer, H.-J. (1982): Krankheiten des Pferdes. Verlag Paul Parey, Berlin u. Hamburg

Wintzer, H.-J. (1985): Zur Ätiologie und klinischen Diagnose der Podotrochlose. Archiv Tierärztl. Fortbildung, *8*, 7–11

Wirstad, H. F. (1959): Die suprapubikale Cystotomie beim Hengst und Wallach zur Entfernung von Blasensteinen. Wien. Tierärztl. Mschr. *46*, 442–447

Witzmann, P. (1975): Zur Therapie der periodischen Augenentzündung (Mondblindheit) des Pferdes. Dtsch. Tierärztl. Wschr. *82*, 1–48

Zeller, R. (1973): Kehlkopfpfeifen, Diagnose, Differentialdiagnose, forensische Beurteilung. Tierärztl. Praxis *1*, 163–168

Zeller, R., u. *B. Hertsch* (1975): Ursachen des angeborenen Sehnenstelzfußes beim Fohlen. Archiv für tierärztl. Fortbildung *2*, 111–119, mit ausführlicher Literatur zum Thema Stelzfuß beim Fohlen

Zeller, R. (1976): Die Thrombophlebitis der Vena jugularis beim Pferd. Arch. Tierärztl. Fortbildung *2*, 181–186, Schlütersche Verlagsanstalt und Druckerei, Hannover

Sachverzeichnis

Abblatten 284, 286
Abdomen, akutes 196
Abdominalhernie 219
Ablatio retinae 54
Ablösung der Hornscheide 90
– – Netzhaut 54
Abrasio corneae 17, 27
Achalasie 169
Achillessehne, Ruptur der 430
Achselarterie, Thrombose der 284
Achsendrehung des Darmes 206
Adamantinom 110
Adenofibrom der Nasenhöhle 78
Adenopapillom der Nasenschleimhaut 79
Aderhaut, Entzündung der 39
Aderlaßfistel 148
After, Mißbildung des 229
Afterpenismuskeln, Dysfunktion der 255, 257
A-Hypervitaminose der Katze 388
Akanthom am Ohr 137
Akne follicularis des Kammes 154
– – der Zwischenzehenhaut 527
Aktinobazillose 115
Aktinomykose des Euters 267
– der Kehlgangslymphknoten 73
– – Kieferknochen 115
– – Rachenhöhle 130
– – Speicheldrüsen 124
– – Zunge 123
Akropachie 299
Albinismus der Iris 36
Altersstar 44, 45
Alveolarnekrose 100
– periostitis 100
– pyorrhoe 100
Amaurosis 51
Amblyopie 51, 56
Ametropie 66
Amotio retinae 54
Amyloidosis der Nasenhöhle 79
Analbeutel,
  Entzündung der 229
–, Tumoren der 227
Analdrüsen, Entzündung der 229
Angiom der Nasenhöhle 79
Aniridie 36
Ankonäenlähmung 286
Ankyloblepharon 6

Anus praeternaturalis 188, 229
– urethralis 229
– vaginalis 229
– vesicalis 229
Aplanatio corneae 33
Apophysiolysis der Tuberositas tibiae 427
Armarterie, Thrombose der 284
Armgeflecht, Lähmung des 285
Arteria hyaloidea persistens 43
Arthritis 413
Arthropathia 413
– deformans des Fesselgelenks 349
– – – Hufgelenks 465
– – – Karpalgelenks 307
– – – Kniegelenks 413
– – – Krongelenks 362
– – – Talokruralgelenks 436, 445
Arthrorhisis des Kniegelenks 424
– – Tarsalgelenks 431
Arthrose 413
Aseptische Nekrose der Apophyse der Tuberositas tibiae 427
– – des Femurkondylus 413
– – – Femurkopfes 397
– – – Humeruskopfes 281, 283
Aspirationspneumonie 164, 165, 167, 170, 370
Asthenopenie 56
Astigmatismus der Hornhaut 51
– – Linse 51
Ataxie der Hintergliedmaßen 373
Ataxiesyndrom 374
Atherom am Auge 5
– – Naseneingang 78
Atlanto-axiale Luxation bzw. Subluxation 369
Atresia ani 229
– palpebrarum 6
– recti 229
Atresie des Tränenkanals 12
Atrophia bulbi 62
Atrophie der Papille 55
– des Sehnerven 55
Aufsetzen (Koppen) 95
Augapfelwassersucht 61
Augenentzündung, infektiöse des Rindes 30
–, periodische 39
–, rezidivierende 39

Augenfilarien 13, 38
Augenkrankheiten 1
– lidentzündung 2
– lidtumoren 5
– lidwunden 1
– prothese 65
– tuberkulose 62
– zittern 66
Ausschuhen des Pferdes 360, 481, 491, 493
– – Rindes 509, 519

Bändertrübung der Kornea (Leukom) beim Pferd 32
Ballenlederhautentzündung des Rindes 516
– – Schweines 516
Balanitis 253
Bandscheibenvorfall 374
Barrenwetzergebiß 95
Bauchbruch 219
– wunden, oberflächliche 186
– –, perforierende 187
Beckenarterie, Thrombose der 385
Beckenfraktur 379
Berlinsche Ringe 50
Beugesehnen, Entzündung der 317
–, physiologische Bedeutung der 317
–, Wunden der 333
–, Zerreißung der 331, 430, 453
Birkauge 36
Bizeps, Luxation des Musc. 274, 406
Binneneber 241
Blase s. Harnblase
Blastomyces farciminosus 453
Blastomykose der Nasenhöhle 78
Blennorrhoe 8
Blepharitis 2
Blepharophimosis 6
– plastik 2, 4, 6
– ptosis 4
– spasmus 3
Bockhuf der erwachsenen Pferde 325, 506
– – Fohlen 326, 417, 506
Botryomykose der Brust 174, 176
– des Euters 267
– am Kopf 69, 71

Botryomykose der Brust
- des Samenstranges 246, 247, 248
- - Skrotums 252
Brachialislähmung 285
Brachygnathia 93
Branchiogene Kiemenfistel 73
- Ohrfistel 138
- Zahnbalgzyste 139
Brandmauke 343
Brennen (Kauterisieren) 323, 348
Brüche der Eingeweide s. Hernien
- - Knochen s. Fraktur
Brustbeinfistel 184
- beule 174
- wirbel, Fraktur der 370
- -, Luxation der 372
Brustwunden 172
Bruzellose der Bursa cucullaris 179, 180
- - - nuchalis 153
- des Hodens 245
Bugbeule 174
Buphthalmus 61
Bursahygrom am Ellbogen 288
- - Fersenhöcker 448
- - Karpus 303
- - Manubrium sterni 175
- unter dem Nackenrücken-
  band 153, 179
- am Widerrist, 180, 181
Bursitis bicipitalis femoris 425
- cucullaris 180, 181
- der Bursa des M. ext. dig. ped. long. am Fesselgelenk 458
- infra spinam 274
- intertubercularis 273
- nuchalis 153
- olecrani 288
- podotrochlearis 467, 482, 488
- praecarpalis 303, 304
- praepatellaris 424
- subpatellaris 424
- trochanterica 393, 408

Cachexia strumipriva 156
Calculus dentalis 106
Calvé-Perthessche Erkrankung 397
Caput obstipum 369
Carbonfaser-Implantation 325
Carpitis 306, 307
Carpus curvus 313
- valgus 313
Cataracta 44
Cauda equina 389
Cavernom im Skrotum 252
Chalazion 3
Champignonbildung 247
Cheilitis 70
Cheiloplastik 70
Chemosis der Konjunktiva 10

Chipfraktur am Karpus 308, 309
Chondritis laryngealis 159
Chondrodystrophoide Konstitution beim Hund 375
Chondroide des Luftsackes 131
Chorioiditis 39
Chromoblastomykose 79
Cloaca congenita 229
Coenurus cerebralis 51, 145, 374
Collie-Ektasie-Syndrom 54
Collie-Eye-Anomaly (CEA) 54
Conjunctivitis catarrhalis 8
- follicularis 10
- parenchymatosa 9
- purulenta 8
- sicca 9
Cornea s. Kornea
Coxitis 393, 396
Cryptococcus farciminosus 453
Cryptorchismus 238
Cyclitis 38
Cyclodialyse 60

Dakinsche Lösung 181
Dakryocystitis 12
Dammbruch 222
Dammriß 224, 263
Darmbeinarterie, Thrombose der 385
- einschiebung 205
- fistel 188
- invagination 205
- tumoren 209
- verschluß 205
- vorfall 187, 221, 263
Dassellarven im Wirbelkanal 374
Dauermagnet 194, 195
Deformierungen der Wirbelsäule 386
Degeneration der Netzhaut 51
Dentalexostose 110
Depression der Linse 48
Dermatitis am Kopf 70
- - Skrotum 251
- verrucosa 343
Dermoid der Kornea 33
Dermoidzyste des Hodens 245
- der Nüstern 78
Descemetitis 28
Descemetozele 21, 30, 32
Desmotomie des Unterstützungs-
  bandes (Caput accessorium) der tiefen Beugesehne 329
Diastase des Kreuz-Darmbein-
  gelenks 383
- der Lendenwirbel 372
Diastasis dentium 94
Dilatatio abomasi 200
Dirofilaria immitis 38

Diskusfensterung 378
- vorfall 374
Dislocatio abomasi 200
Dislokation des seitlichen Zehen-
  streckers (M. ext. digit. lat.) 311
- der Sehne des oberfl. Zehen-
  beugers am Kalkaneus 447
Distalbiß (Vorbeißer) 93
Distichiasis 3, 6
Distorsion des Fesselgelenks 348
- - Hüftgelenk 396
- - Krongelenks 361
- - Schultergelenks 269
Diszission der Linse 47
Divertikel der Speiseröhre 168
Drehkrankheit 145
Druckosteosynthese 276
Druckschäden am Widerrist 179
Drusenbildung am Sehnerven-
  kopf 55
Ductus arteriosus (Botalli) persi-
  stens 169
Dysfunktion der Afterpenis-
  muskeln 255, 257
Dysplasie des Ellbogengelenks beim Hund 290
-, angeborene des Hüftgelenks beim Hund 393
Dysurie 235

Ectopia testis 242
Eichelsteine 253
Eiergalle 448
Eingeweidebrüche 210
Einhauen 454
Einhüftigkeit 380, 381
Einschuß des Pferdes 451
Eisenbahnkrankheit 376
Ektasie des Speichelganges 141
Ektropium 4
- marginis palpebrae tertiae 11
Ekzematöse Mauke 342
Ekzem der Schwanzwurzel 389
- - Zwischenzehenhaut 527
Elaeophora böhmi spec. nova 334
Elastische Einklemmung des Darmes beim Pferd 215
Elephantiasis der Gliedmaße 343, 452
- - Schwanzhaut 389
- des Skrotums 251
Ellbogenbein, Fraktur des 293
- beule 288
- gelenk, Dysplasie des beim Hund 290
- -, Entzündung des 289
- -, Luxation im 292
Elsohacke 431
Embryom des Hodens 245

Sachverzeichnis

Embryonalkatarakt 45
Emmetropie 66
Emphysema capitis 70
Empyem der Kieferhöhlen 84, 101
– des Luftsackes 131
– der Stirnhöhle 84
Endophthalmitis 14
Entropium 3
Entzündung der Analbeutel 229
– – Analdrüsen 229
– – Augenlider 2
– – Ballenlederhaut 516
– – Beugesehnen 317
– – Bindehaut 8
– – Chorioidea 39
– – des Ellbogengelenks 289
– – Fesselgelenks 349
– – – trägers 317, 321
– – der Fußrolle 467
– – Gaumenmandeln 128
– – des Gehörganges 134
– – Gleichbeinbandes 317, 321
– – der Harnblase 231, 235
– – Hoden 245
– – Hornhaut 15
– – Hornlederhaut 90
– – des Hufgelenks 464
– – Hufknorpelfesselbeinbandes 365
– – der Huflederhaut 472, 477, 478, 480, 485
– – – rolle 467
– – des Hüftgelenks 393, 396
– – der Iris 34
– – des Karpalgelenks 306, 307
– – der Kehlgangslymphknoten 73
– – des Kiefergelenks 119
– – der Klauenlederhaut 506, 508, 509, 512
– – des Kniegelenks 411
– – Kniescheibengelenks bei Fohlen 417
– – der Konjunktiva 8
– – Kornea 15
– – Kronfesselbeinbänder 365
– – des Krongelenks 362
– – der Kruppenmuskeln 384
– – Lendenmuskeln 384
– – Lidbindehaut 8
– – Lider 2
– – des Mittelohrs 138
– – der Mundschleimhaut 127
– – Pharynxwand 129
– – Prostata 261
– – Regenbogenhaut 34
– – Rückenmuskeln 384
– – Saumlederhaut 500
– – des Schultergelenks 269, 272
– – der Sehnenscheiden am Karpus 304, 305

– – – – Hinterfessel 455
– – – – Sprunggelenk 441
– – – – Vorderfessel 339
– – Speicheldrüsen 141
– – des Sprunggelenks 434, 441
– – Tränensacks 12
– – Zahnfleisches 111
– – der Zahnpulpa 100
– – des Ziliarkörpers 38
– – der Zirkumanaldrüsen 229
– – Zunge 122
Enucleatio bulbi 64
Enuresis 235
Enzootische Siebbeingeschwülste 82
Eosinophile Panostitis 280, 410
Epididymitis 245
Epiphora 4, 7, 12
Epiphysenlösung am Femurkopf beim Fohlen und Schwein (Epiphysiolysis) 404
– – an Radius und Ulna beim Hund 295, 313
Epispadie 230
Epistaxis 82
Epizootische Lymphangitis am Hals 153
– – – Kopf 69
– – an den Hintergliedmaßen 452
– – – Vordergliedmaßen 358
– – am Widerrist 179, 180
Epulis 112
– papillomatosa 127
Equine Incoordination beim Pferd 374
Erbsenbein, Fraktur des 309
Erosio corneae 13, 29
– – recidiva 18
Erratische Zähne 109
Euteraktinomykose 267
– botryomykose 267
– tumoren 265
Excavatio papillae 59
– praecox 92
– senilis 92
Exenteratio bulbi 61, 65
– orbitae 64
Exophthalmus 64
Exostosen am Metakarpus 314
– – Unterkiefer 120
Exstirpatio bulbi 61, 64
Exsuperantia dentium 92
Extraktion der Linse 47
Exungulatio beim Pferd 360, 481, 491, 493
– – Rind 509, 519
Exzision der Lefzengrube 70

Falsche Zahnfistel 104
Falscher Leistenbruch 219
Fazialislähmung 73
Fehlstellungen im Karpus beim Fohlen und Hund 311
Feiertagskrankheit 384
Feigwarze 514, 520
Femur, Fraktur des 400
–, Luxation des 398
Fersenhöcker, Fraktur des 430, 443
–, Hygrom am 448
– sehnenstrang, Ruptur des 430
Fesselbein, Fraktur des 351
– Fistel 343
– gelenk, Distorsion des 348
– –, Entzündung des 348
– –, Gallen an der Hintergliedmaße 455, 458
– –, Luxation im 350
– –, Subluxation im 350
– träger, Entzündung des 317, 321
– –, Zerreißung des 332
Fibularis, Lähmung des Nervus 407
–, Zerreißung des Musc. 429
Filaria cincinnata 334
– reticulata 334
Fistel auf dem Nasenrücken 82
– in der Brustgegend 185
– – – Flanke 380
– am Genick 153
– – Hals 147, 153
– des Hufknorpels 343, 493
– an den Kiefern 104
– am Widerrist 179
Fistula auris congenita 138
– stercoralis 188
Fixateur externe (allgemein) 277
Flachhuf 503
Flügelfell 34
Fluorose der Zähne beim Rind 99
Flußgalle 455
Fohlenstelzfuß 326
Folliculitis der Lippen 70
– des Schwanzes 388
Follikulärentzündung der Nase und der Lippen 70
Follikularzyste (Kieferhöhle) 83
Fraktur des Beckens 379
– behandlung, Allgemeines 276
– der Brustwirbel 370
– des Darmbeins 380
– – Ellbogenbeins 293
– – Femur 400
– – Fersenbeins 443
– – Fesselbeins 351
– der Fibula 426
– – Gleichbeine 345
– – Griffelbeine 335
– – Halswirbel 368
– Heilung, primäre 276

Fraktur des Beckens
- des Hinterhauptbeins 144
- - Hornzapfens 90
- - Hufbeins 473
- - Hüfthöckers 380
- - Humerus 275
- - Jochbeins 90
- - Kalkaneus 430, 443
- - Karpalknochens 308, 309
- - Keilbeins 144
- - Klauenbeins 525
- der Kniescheibe 423
Frakturkrankheit 276
- des Kreuzbeins 383
- des Kronbeins 366
- der Lendenwirbel 370
- des Metakarpus 334
- - Metatarsus 462
- der Nasenbeine 82
- - Oberkieferbeine 90
- des Olekranons 293
- - Os carpi accessorium 309
- der Patella 423
- des Penisknochens 260
- - Radius 293
- der Rippen 182
- - Rückenwirbel 370
- des Schädels 144
- - Schambeins 382
- - Schulterblattes 274
- der Schwanzwirbel 389
- - Sesambeine am Fesselgelenk 345
- des Sitzbeins 382
- der Skapula 274
- - Sprunggelenksknochen 443
- des Stirnbeins 90
- - Strahlbeins 472, 476
- - Talus 443
- - Tarsus 443
- der Tibia 426
- des Tränenbeins 90
- der Ulna 293
- des Unterkiefers 114
- der Zähne 104
- - Zehenknochen (Hund) 526
- des Zungenbeins 124
Fremdkörper im Ballen (Hund und Katze) 528
- - Darm 190, 195
- - Magen 190, 195
- - in der Maulhöhle 128
- - - Nasenhöhle 81
- - - Rachenhöhle 129
- - - Trachea 161
- - - Zunge 125
Fremdkörperoperation beim Rind 195
Funiculitis 246

Furunkulose des Kammes (Pferd) 154
- - Nasenrückens (Hund) 70
- der Zwischenzehenhaut 527
Fußrollenentzündung 467

Gallen am Karpus 303
- an den Sehnenscheiden der Hintergliedmaße 444, 455
- - - - Vordergliedmaße 304, 305
- am Sprunggelenk 444
Gaumensegellähmung 160
Gebißanomalien 91
Gehirnkrankheiten 145
Gehörgang, Entzündung des 134
Gelbe Verfärbung der Zähne 99
Gelenkstelzfuß 326, 363, 466
Genickbeule 153
- fistel 153
Gerstenkorn 3
Geschirrdruck 179
Geschlechtsorgane, Krankheiten der männlichen 238
-, - weiblichen 263
Geschwür an der Schwanzspitze 388
Giebelgebiß 91
Gingivektomie 102
Gingivitis 111
Gingivoplastik 102
Glasauge 36
Glaskörper, Trübung des 42
-, Verflüssigung des 43
Glattes Gebiß 92
Glaucoma absolutum 59
- acutum congestivum 57
- chronicum congestivum 58
- degenerativum 59
- simplex 59
Gleichbeinband, Entzündung des 317, 321
-, Zerreißung des 332
Gleichbeine, Fraktur der 345
Gleichbeinlahmheit an der Hintergliedmaße 455, 456
- - - Vordergliedmaße 344
Gliom der Retina 52
Glossitis 122
Glossoplegie 126
Glottisödem 159
Gonarthrosis deformans genus 413
Gonitis 411
- beim Rind 415
Gonotrochlitis 417
- trochlose 417
Gracilis, Zerreißung des Musc. 406
Grauer Star 44
Griffelbeine, Fraktur der 335
Grüner Star 56

Haarseile, Ziehen der 273, 274
Habronemalarven 67, 462
Halsmuskulatur, Abszeß in der nach Injektion 147
-, Spritzenabszeß in der 147
-, subfasziale Phlegmone der 147
-, Wunden, der 146
Hämangiom am Hals 151
- im Skrotum 252
- am Schwanz 390
Hämatom am Hals 146
- - Hüfthöcker 380
- in der Kniefalte 220, 408
- am Oberschenkel 408
Hämatozele 249
Hämaturie 237
Hagelkorn 3
Hahnentritt 420, 431, 432, 435
Halbblindheit 56
Halsfistel 147, 153
- wirbel, Fraktur der 368
-, Luxation der 369
- wunden 146
- zysten 142
Hamartome im Skrotum 252
- der Zunge 126
Hammelschwanz 227, 376, 389
Harnblase, Blutung in der 237
-, Entzündung der 231
-, Katarrh der 231
-, Lähmung der 235
-, Ruptur der 235
-, - - bei neugeborenen Fohlen 236
Harnblase, Tumoren der 237
-, Umstülpung der 237
-, Vorfall der 237
Harnblasensteine 230
Harnentleerungsfistel 233, 261
Harninfiltration beim Rind 235
Harnröhrenfistel 238
- steine 230
Harntröpfeln aus dem Nabel 238
Harnverhaltung 235
Hasenauge 2, 6
Hasenhacke 449
Hasenspat 449, 450
Hautkrebs beim Hund 525
Hechtgebiß 93
Hefelymphangitis 452
Hemeralopie 56
Hemianopsie 56
Hemiopie 56
Hemiplegia laryngis 157
Hernia cicatricea s. postoperativa 219
- cruralis 223
- diaphragmatica 210
- femoralis 223

Hernia cicatrica s. post-
 operativa
– inguinalis 213
– – interstitialis 219
– pericardialis 210
– perinealis 222
– recti 225
– scrotalis 213
– umbilicalis 211
– ventralis 219
Hiatusspasmus 169
Hinken, intermittierendes 284, 385
Hinterbeißer (Prognathia) 93
Hinterhauptsbein, Fraktur des 144
Histoplasma farciminosum 452
Hodenentzündung 245
Hoden, Krankheiten der 238
Hodensackbruch 213
Hodentumoren 245
– zyste 246
Hoflundsches Syndrom 200, 203
Hohle Wand 502
Holzzunge 123
Hordeolum 3
Hornzapfen, Fraktur des 90
Hornhautabschliff 30
– abszeß 28, 29
– astigmatismus 51
– entzündung 15
– erosion 13, 29
– –, rezidivierende 18
– facette 30, 33
– flecke 31
– geschwür 29
– leukom 31
– staphylom 14, 33
– wunden 13
Hörner, Krankheiten der 90
Hornlederhaut, Entzündung der 90
– kluft 501
– säule 498
– scheide, Ablösung der 90
– schwiele 498
– spalte 500
Hüftgelenk, Dysplasie des 393
–, Entzündung des 396
–, Luxation im 397
–, Verstauchung des 396
Hüfthöcker, Fraktur des 379, 380
Hüftlahmheit 392
Hufabszeß 486
– bein, Fraktur des 473
– beschlag nach Nyffenegger 438
– gelenk, Entzündung des 464
– –, Schale des 465
– –, Subluxation im 467
– geschwür 498
– knorpelfistel 359, 360, 493
– – verknöcherung 494
– krebs 343, 495

– lederhautentzündung 472, 477,
 478, 480, 485
– – nekrose 491
– – verbrennung 478
– – vorfall 501
– rehe 480
– rollenentzündung 467, 488
– verschlag 480
Humerus, Fraktur des 274
Hydronephrose 209, 231, 262
Hydrophthalmus 61
Hydrops der Kieferhöhle 83
– des Kniegelenks 411, 414
– – Kniescheibengelenks 417
– – Luftsackes 131
– der Scheidenhaut 249
– der Sehnenscheiden und Schleim-
 beutel am Sprunggelenk 446
– des Sprunggelenks 444
Hydrozele 249
Hygrome der Beugesehnenscheiden
 der Hintergliedmaße 446, 455
– – – – Vordergliedmaße 303,
 304, 305
– am Ellbogen 288
– – Fersenhöcker 448
– – Karpus 303
Hyperextension des Fessel-
 gelenks 331
Hypermetropie 66
Hyperodontie 106
Hyperopie 66
Hyperplasie der Prostata 262
– – Traubenkörner 37
Hyperthermie, lokale 260
Hypertrophie der Prostata 262
Hypoglossuslähmung 126
Hypoplasie des Penis 238
– der Schmelzeinstülpung 92
Hypopyon 30, 35
Hypospadie 238

Idiopathische Speiseröhrenerweite-
 rung 169
Igelfuß 343
– huf 500
Ileus intestini beim Hund 195, 205,
 214
– – beim Pferd 205
– – beim Rind 205
Impotentia coeundi 254, 518, 520
Incontinentia urinae 235
Injektionsschäden in der Hals-
 muskulatur 147
Inklusion, zystische 108
Innerer Bruch des Ochsen 224
Intraartikuläre Absprengungsfrak-
 tur im Talokruralgelenk beim
 Pferd 445

Intermittierendes Hinken 284, 311,
 385
Intertrigo der Zwischenzehen-
 haut 527
Intervertebrale dystrophische Ver-
 kalkung 374
Intussuszeption des Darmes 205
Invagination des Darmes 205
Inversio vesicae 237
Iridektomie 60
Irideremie 36
Irido-cyclochorioiditis 34, 39
Iridodonesis 37
Iriskolobom 36
– staphylom 32
– tumoren 36
– zyste 36
Iritis 34
ischiadicus, Lähmung des
 Nervus 407
Ischurie 235, 236

Jochbein, Fraktur des 90
Jodismus beim Rind 118
Jodstoßtherapie, intravenöse 118,
 124, 142
jugularis, Verletzung der Vena 148

Käfigbeißergebiß 99
Käfigmagnet 194, 195
Kalkgicht am Ellbogen 301
– – Schwanz 390
– – Tarsus 463
– an den Zehen 527
– in der Zunge 126
Kamm, Furunkulose des 154
Kampylorhinus 95
Kantiges Gebiß 91
Kapselstar 46
Kardiospasmus 163, 169
Kardiotonische Speiseröhrener-
 weiterung 169
Karies 96
Karotis, Verletzung der Art. 148
Karpalbeule beim Rind 303
Karpalgelenk, Entzündung eitrige
 des 306
–, – chronisch deformierende
 des 307
–, Hygrome am 303
–, Luxation im 311
Karpalkanalsyndrom 311
Karpalwunden 301
Karpfengebiß 93
– rücken 386
Kaumuskellähmung 75
Kavernom im Skrotum 252
Kehlgangslymphknoten, Entzün-
 dung der 73
–, Neubildungen der 73

Kehlkopfpfeifen 157
– polypen 159
– tuberkulose 159
– tumoren 159
Keilbein, Fraktur des 145
Keratektasie 33
Keratektomie 17
Keratitis maculosa 27
– pannosa 16
– parenchymatosa 18
– – chronica 27
– pigmentosa 27
– posterior 28
– punctata 27
– purulenta 28
– superficialis 16
– – chronica 16
– – – ulcerosa 18
Keratoconjunctivitis infectiosa des Rindes 30
Keratoglobus 33
– konus 33
– malazie 18
– skop 51
– zele 30, 32
Kernstar 46
Kieferaktinomykose 115
– fistel 104
– fraktur 90, 114
– gelenk, Entzündung des 119
– –, Luxation im 120
– höhle, Empyem der 84
– –, Hydrops der 83
– –, Krankheiten der 83
– –, Tumoren der 85
– –, Zysten der 83
Kiemenfistel, branchiogene 73
Kippklaue 520
Klauen, Krankheiten der 506
– bein, Fraktur des 525
– fäule 518
– geschwür (Rusterholz) 512
– lederhautentzündung 506, 508, 509, 512
– rehe 508
Kleiekrankheit 87
Klopphengst 238
Kniebeule beim Rind 303
Kniebogen 305
Kniegelenk, Entzündung des 411
– hängigkeit 311
– scheibe, Fraktur der 423
– –, Luxation der 418
– scheibengelenk, Entzündung des bei Fohlen 417
– schwamm beim Rind 303
Knochenbrüche s. Fraktur
Knochenfistel am Kiefer 104
Knochenhasenhacke 449
Knochenschienung 276

Knollhuf 481
Knopfgeschwulst 410
Kötenschüssigkeit 325, 351
Kolobom des Augenlides 1
– der Iris 36
Kompressionsosteosynthese 276
Kompressionsstenose der Luftröhre 161
– – Speiseröhre 163
– syndrom der Halswirbelsäule 374
Konjunktiva, Krankheiten der 8
Konkremente im Luftsack 131
Kontraktur des Schwanzes 389
Koppen beim Pferd 95
– – Rind 127
Koppergebiß 95
Korneaabschliff 30
– abszeß 28, 29
– dermoid 33
– entzündung 15
– geschwür 29
– staphylom 14, 33
– wunden 13
Koronäre Phlegmone, Pferd 358, 360, 464, 479, 489
– –, Rind 517, 519
Kotfistel 188
Krämpfigkeit 514
Krallen, Krankheiten der 525
Kreideflecke 32
Kreuzbein, Fraktur des 383
Kreuzbeingeflecht, Lähmung des 407
Kreuzgalle 444
– gebiß 95
– lähmung 373, 376
– schwäche 373, 376
Krikopharyngeale Achalasie 170
Krippensetzen 95
Kronbein, Fraktur des 366
Kronenfistel 343, 359, 360
– tritt 358
– zwang 504
Kronfesselbeinbänder, Krankheiten der 365
Krongelenk, Distorsion des 361
–, Entzündung des 362
–, Luxation im 362
–, Schale des 362
Kropf 155
Krüschkrankheit 87
Kryptorchismus bei Hund und Katze 243
– beim Pferd 238
– – Schwein 241
– bei Wiederkäuern 243
Künstlicher After 189, 229
Kugelschnapper 419
Kurbe 449
Kurbengalle 446, 449

Kurvengebiß 92
Kurvensyndrom 313
Kurzsichtigkeit 66
Kyphose 386

Labmagen, Dilatatio des 200
–, Dislocatio des 200
–, Torsio des 200
Ladendruck 113
Lageveränderungen des Darmes 198
– – Magens 198
Lagophthalmus 2, 6
Lähmung der Ankonäen 286
– des Armgeflechts 275, 285
– – Gaumensegels 160
– der Harnblase 235
– des Mastdarmes 227
– – M. serratus ventralis 174
– – – quadriceps 384, 406
– – – triceps brachii 286
– – Nervus facialis 73
– – – femoralis 393, 406
– – – fibularis 393, 407
– – – hypoglossus 126
– – – ischiadicus 393, 407
– – – obturatorius 380, 393, 407
– – – phrenicus 368, 369
– – – pudendus 257
– – – radialis 286
– – – recurrens 157
– – – staticus 139
– – – suprascapularis 284
– – – tibialis 393, 407
– – – trigeminus 75
– – – vestibularis 139
– der Netzhaut 51
– des Penis 257
– – Plexus brachialis 275, 285
– – Schlundes 171
– – Schwanzes 389
– – Stimmbandes 157
– der Zunge 126
Laryngitis 159
Lefzenekzem 70
Legg-Perthes-Disease 397
Leist 365
Leistenbruch 213
– bei der Hündin 213, 214
–, falscher 219
Lendenwirbel, Fraktur der 370
–, Diastase der 372
Leptospiren bei der periodischen Augenentzündung 40
Leukom 31
Leukoplakie im Nabelbeutel 256
Leukosis der Iris 36
Lidbindehaut, Krankheiten der 8

Lidkolobom 1
– tumoren 5
– wunden 1
Liegebeule beim Rind 303, 425, 463
Liegeschwielen (Hund) 301, 463
Ligg. decussata s. cruciata, Zerreißung der 415
Limax der Klaue 518
Linguatula rhinaria 82
Linsenastigmatismus 51
– luxation 48
Linsenreflexe 50
– sklerose 50
– star 44
Listeriose bei Keratitis 16
Lithotripsie 232
Lokale Malazie der Gleichbeine 344, 455
Lordose 386
Lose Wand 502
Lückenzahn 106
Luftröhre, Krankheiten der 157
Luftsackempyem 131
– hydrops 131
– katarrh 131
– tympanie 131
Lumbago 376, 384, 406
Luxatio antebrachii 292
– atlanto-axiale 369
Luxation des M. biceps 274, 406
– – Bulbus 64
– im Ellbogengelenk 292
– des Femurs 397
– im Fesselgelenk 350
– – Hüftgelenk 397
– des Humerus 270
– im Karpalgelenk 311
– – Kiefergelenk 120
– der Kniescheibe 418
– des Kreuzbeins 383
– im Krongelenk 362
– der Linse 48
– – Patella 418
– im Schultergelenk 270
– der Schwanzwirbel 389
– – Sehne des oberfl. Zehenbeugers am Kalkaneus 447
– des Unterkiefers 120
– der Wirbel 369, 372
Lymphangitis epizootica am Hals 153
– – – Kopf 69
– – – an der Hintergliedmaße 452
– – – Vordergliedmaße 358
– – – am Widerrist 176, 179, 182
– – haemangiosa im Skrotum 252
Lymphknoten im Kehlgang, Entzündung der 73
– – –, Neubildung in den 73

Macula 32
Madarosis 7
Magnetsonde 194, 195
Makroglossie 123
Malum deformans juvenilis coxae 397
Mammatumoren 265
Marknagelung, Allgemeines 277
Mastdarmdivertikel 226
– fistel 224, 226
– lähmung 227
–, Mißbildung des 229
– scheidenfistel 224, 229, 263
– stenose 226
– verletzungen 224
– vorfall 225
Mauke der Pferde 342
Megalophthalmus 61
Megaösophagus 169
Mehrzehigkeit an der Hintergliedmaße 462
– – – Vordergliedmaße 357
Melanosis corneae congenita 32
Meliceris 142
Membrana arteriae hyaloideae persistens 43
– pupillaris persistens 37
Meristom des Hodens 245
Mesialgebiß 93
Metakarpus, Fraktur des 334
–, Krankheiten am 314
–, Überbeine am des Pferdes 314
–, – – – Rindes 316
Metatarsus, Krankheiten am 451, 459
Mikrophthalmus 61
Miosis 37
Mittelfleischbruch 222
Mittelohrentzündung 138
Moderhinke 522
Mondblindheit 39
Monteggiafraktur 292, 293, 295
Moraxella bovis 30
Morbus Legg-Calvé-Perthes 397
– Osgood-Schlatter 427
Mortalamputation 105
Multiceps multiceps 145
Mundhöhlensanierung 102, 106
Musculus biceps brachii, Luxation des 274
– – femoris, Luxation des 406
– fibularis tertius, Ruptur des 429
– interosseus medius, Entzündung des 321
– quadriceps, Lähmung des 406
– serratus ventralis, Lähmung des 174
– – –, Zerreißung des 174
Muskelzerreißung am Oberschenkel 405

Mydriasis 38
Myelose der Zunge 123
Myoglobinämie 376, 406
Myopie 51, 66
Myositis eosinophilica der Kaumuskeln beim Hund 76
– der Kaumuskeln beim Pferd 68
– – Lendenmuskeln 384
– – Schultermuskeln 273
– – Zunge 122
Myxödem 157
Myxofibrom der Bauchwand 199
– – Nasenhöhle 79

Nabelbeutel, Entzündung des 256
– bruch 211
– geschwulst 211
– zyste 211
Nachtblindheit 54, 56
Nageldruck 490
– stich 490
– tritt beim Pferd 487
– – – Rind 523
Napfkucheniris 35, 60
Naphthalinstar 45
Narbenbruch 219
– ektasie 33
– ektropium 4
– entropium 3
– staphylom 14, 33
– stenose der Luftröhre 161, 162
– – – Speiseröhre 164
Nasenbein, Fraktur des 82
– bluten 82
Nasenhöhle, Fremdkörper in der 81
–, Krankheiten der 78
–, Neubildungen in der 78
–, Parasiten in der 82
–, Polypen in der 79
Nasenkatarrh 78
– muschelnekrose 78
– rücken, Fistel auf dem 82
Nebelflecke 32
Nekrose der Aufhängebänder im Huf 490
– – Hufiederhaut 491
– – Nasenmuscheln 78
– des Schwanzes 388
– – tiefen Zehenbeugers 488
Nephrektomie 234
Nephrolithiasis 230
Nephrotomie 234
Netzbruch des Wallachs 250
Netzhautablösung 54
– blutung 54
– entzündung 51, 53
–, Krankheiten der 51, 53
– reflex 52
– tumoren 55

Netzvorfall bei Bauchwunden 187, 221, 263
– – Kastration 187
Neubildungen s. Tumoren
Neuritis intraocularis 55
– retrobulbaris 51, 55
Neuroretinitis 55
Nickhauttumoren 11
– vorfall 12
Niederbruch (Pferd) 319, 321, 322
Niederbruchschale 362
Niereneber 242
Nierensteine 230
Nilpferdkopf 70, 370
Nokardiose 189
Normalsichtigkeit 66
Nubecula 32
Nucleus pulposus, Vorfall des 375
Nyktalopie 54, 56
Nystagmus 66

Oberfl. Zehenbeuger, Entzündung des 320
– –, Luxation des am Kalkaneus 447
– –, Zerreißung des 317, 332, 430
Oberkiefer, Aktinomykose des 115
–, Fraktur des 90
Obliteration des Tränenkanals 12
Obstructio oesophagi 163
Obturationsstenose der Luftröhre 161, 162
– – Speiseröhre 163
obturatorius, Lähmung des Nervus 380, 407
Occlusio pupillae 37
Ochsenauge 61
Odontolithiasis 106
Odontom 110
Odontoteratom 139
Oedema capitis 70
Ödem der Vaginalschleimhaut bei der Hündin 264
Ösophagus, Krankheiten des 163
Östruslarven in der Nasenhöhle 82
Ohres, Krankheiten des 132
Ohrfistel 138
Ohrräude 137
Ohrrandgeschwür 133
Ohrspeicheldrüse, Krankheiten der 140
Oldenburger Fohlenataxie 374
Olekranon, Fraktur des 293
Oligodontie 106, 110
Omarthritis 269, 272
Omentopexie beim Rind 202
Onchocerca cervicalis s. reticulata 153, 179, 334
Onchozerkose 334

Orbita, Krankheiten der 62
–, Phlegmone der 62
–, Tumoren der 63
Orchitis 245
Os carpi accessorium, Fraktur des 309
Osteoarthropathie hypertrophiante 299
Osteochondrosis deformans coxae juvenilis 397
– dissecans capitis humeri beim Hund 281
– – – – beim Fohlen 283
– – genus 413, 417
– – im Talokruralgelenk 445
Osteodystrophia fibrosa 83, 87
Osteom am Unterkiefer 121
Osteomyelitis (Nekrose) des Hufbeins 491
– – Klauenbeins 517
Osteosynthese, Allgemeines 276
Othämatom 132
Otitis externa nonparasitaria 134
– – parasitaria 137
– interna 138
– media 139
Otomykose 137
Otorrhoe 135, 136

Pachydermie am Ellbogen (Hund) 301
– – Metatarsus (Hund) 463
– – – (Pferd) 452
Panaritium beim Hund 525
– – Rind 517
– – Schaf 522
Pannus 16
Panophthalmitis, eitrige 14, 61
Panostitis eosinophilica 280, 410
Pansennaht, extraperitonäale 195
– schnitt 195
Pantoffelklaue 507
Papillenatrophie 55, 56
Papillitis 55
Papillomatose des Kopfes 72
– der Mundschleimhaut 127
Parachondrale Phlegmone 358, 359, 360, 464, 479, 493
Paralysis linguae 126
Paraphimosis 256
Paraplegie der Hintergliedmaße 373, 376
Parese der Hintergliedmaße 373, 374, 376
–, spastische beim Rind 431
Paresis veli palatini 160
Parodontose 100
Parotitis 140
Parulis aktinomykotica 116
Patella s. Kniescheibe

Penislähmung 257
– tumoren 259
– vorfall 257
– wunden 257
Perforierende Bauchwunden 187
Periarthritis des Sprunggelenks 443
Periartikuläre Schale 362
Peridentitis 100
Perilaryngitis 159
Periodische Augenentzündung 39
Periodontitis 100
Periorchitis haemorrhagica 250
Periost-Lifting 313
Periostitis am Fesselbein 356
– – Metakarpus (-tarsus) 316
Periphlebitis der V. jugularis 149
Peritarsitis 443
Peritomie 27
Perizementitis 100
Perkutane Verschraubung, Allgemeines 277
Pfanne, Frakturen der 379, 382, 383
Pharyngitis 129
Phimosis 256
Phlebektasie, angeborene 151
–, erworbene an Hals und Kopf 150
Phlegmone des Kopfes 68
–, koronäre 359, 360, 464, 479, 489
– der Orbita 62
– am Ohrgrund 138
–, parachondrale 358, 359, 360, 464, 493
–, periproktale 224, 229
– des Strahlpolsters 488
– – Unterschenkels 425
– der Zunge 122
Phthisis bulbi 62
Piephacke 448
Pink eye 30
Plaque dentale 97, 101, 106
Plaquedetektor 97
Platthuf 503
Plexus brachialis, Lähmung des 285
Podarthritis (Pferd) 465
Pododermatitis (Pferd) 472, 477, 478, 480, 485
– (Rind) 506, 508, 509, 512
Podotrochlitis 467, 488
Polydaktylie an der Hintergliedmaße 462
– – – Vordergliedmaße 357
Polyodontie 106
Polykorie 36
Porodontie 96, 105
Posthitis 253
Prämolarenverlust 110
Präputialbeutel, Entzündung des 256
– katarrh, Hund 253
Präputium, Krankheiten des 251

Primärglaukom 56
Processus anconaeus, isolierter 290
– coronoideus, isolierter 292
Progenie (Vorbeißer) 93
Prognathie (Hinterbeißer) 93
Prolapsus bulbi 64
– iridis 14, 32
– lentis 14
– nuclei pulposi 375
– penis 257
– recti 225
– vesicae 237
Prostatahyperplasie 262
– hypertrophie 262
–, Krankheiten der 261
– steine 262
Protrusio palpebrae tertiae 12
Pseudohermaphroditismus masculinus 238
Pseudoptosis 4
Pseudorotz 452
Psoasabszeß 384
Pterygium 34
Ptosis 4
Pulpitis 100, 105
Pulpaexstirpation 105
– überkappung 105
Pulsionsdivertikel des Ösophagus 168
Pupillarerweiterung 38
– membran 37
– sperre 37
– verengerung 37
– verschluß 37
Purzelkrankheit 374
Pyelonephritis 231

quadriceps, Lähmung des M. 406

Rachenaktinomykose 130
– höhle, Krankheiten der 129
Radialislähmung 286
Radius, Fraktur des 293
Radius-Ulna-Kurvensyndrom 313
Ramm, Rampf 419
Ranula 142
Rauhes Gebiß 93
Raumschlauch 254
Refraktionsanomalien 66
Regenbogenhaut, Entzündung der 34
Rehbein 440
Rehe beim Pferd 480
– – Rind 508
Rehspat 440
Reitstätigkeit 388
Reklination der Linse 48
Rekurrenslähmung 157
Resektion der Zahnwurzelspitzen 104

Retentionszyste der Lippen 128
– – Speichelgänge 142
Retentio urinae 235, 236
Retinitis 51, 52, 53
Retinoatrophie resp. -dystrophie, progressive, des Hundes 53
Retinochorioiditis maculosa disseminata des Hundes 53
Retinopathie 51, 52, 53, 54
Retrobulbäre Phlegmone 62
rezidivierende Augenentzündung 39
– Hornhaut-Erosion 18
Rhinitis atrophicans infectiosa 88
– mycotica 81
Rhinorrhagie 82
Rickettsia (Ricolesia) conjunctivae bovis 30
Rickettsiose 30
Rindenstar 46
Ringbein 362
Ringelschwanz 390
Rinnenformen bei Zwanghuf 505
Rippenfraktur 182
– fistel 183
Rippenresektion 184
Rohren 158
Rollkur 507, 520, 522
Rosaverfärbung der Zähne 99
Rückenmarkslähmung 373
Ruptur des Anulus fibrosus 374
– der Beugesehnen an der Hintergliedmaße 430, 458
– – – – Vordergliedmaße 331
– – Ligg. decussata s. cruciata 415
Rusterholzsches Klauengeschwür 512

Samenstrangfistel 246
–, Krankheiten des 246
Sarkoidose 73
Satteldruck 179
– zwang 387
Saumlederhaut, Entzündung der 500
Schädelfrakturen 144
Schale des Fesselgelenks 349
– – Hufgelenks 465
– – Krongelenks 362
Schambein, Fraktur des 382
Scheide, Tumoren der 264
–, Verletzungen der 263
Schenkelarterie, Thrombose der 385
– bruch 223
Scherengebiß 91
Schichtstar 46
Schieferzähne 91
Schiefes Schneidezahngebiß 94
Schiefhals 368, 369

Schieftragen des Schwanzes 389
Schielen 66
Schienbeinkrankheit des jungen Vollblutpferdes 316
Schilddrüse, Krankheiten der 155
–, Dysplasie der bei Stubenvögeln 157
Schlauchentzündung 253
Schleimzyste in der Kieferhöhle 83
Schlempemauke des Rindes 344
Schlunddivertikel 168
– erweiterung 168
– lähmung 171
– perforation 170
– stenose 163
– verstopfung 163
– zerreißung 170
Schmelzhypoplasie 95
Schmutzmauke 342
Schnecke 518
Schnüffelkrankheit 88
Schönblindheit 51
Schubladenphänomen (-symptom) 416
Schulterbeule 174
– blatt, Fraktur des 274
– gelenk, Distorsion des 269
– –, Entzündung, akute des 269
– –, –, deformierende des 272
– –, Subluxation im 270
Schulterlahmheit 269
Schwanz, Krankheiten des 386
–, Kontraktur des 389
–, Lähmung des 389
Schwanz, Tumoren des 390
–, Verletzungen des 386
– wirbel, Fraktur der 389
– wurzel, Ekzem der 389
Schweinsgebiß 94
Schweißekzem in der Sattellage 182
Seclusio pupillae 37
Seelenblindheit 51
Sehnenentzündung 317
Sehnenhasenhacke 450
– scheidenentzündungen an der Hintergliedmaße 441, 446, 455
– – – – Vordergliedmaße 304, 305, 339
– stelzfuß der erwachsenen Pferde 325, 345, 450, 506
– – – Fohlen 326
– wunden 333
– zerreißung 331, 458
Sehnerv, Krankheiten des 51
Seitenbrustbeule 177
Sekundärglaukom 57, 59
Seminom des Hodens 245
Seniles Gebiß 92
Serratus ventralis, Lähmung des M. 174
–, Zerreißung des M. 174

Sesamoiditis 344
Sesamoidose 344
Sichelförmige Trübung der Kornea 32
Sichgreifen des Pferdes 454
Siebbeingeschwülste, enzootische 82
Sinusitis 84
Sklerose der Linse 50
– – Zunge 123
Skoliose 386
Skrotum, Krankheiten des 251
Sohlenabszeß 510
– bruch 481
– warze 514
– zwang 504
Sommerwunden 67, 462
Spastische Parese beim Rind 431
Spat beim Pferd 434
– – Rind 440
Speicheldrüsen, Krankheiten der 140
– fistel 141
– gang, Ektasie des 141
–, Retentionszysten des 142
– steine 142
Speiseröhre, Krankheiten der 163
Sphinkterenlähmung 227, 389
Spina bifida occulta 389
Spinale Ataxie 374
Spiroptera reticulata 334
Spitzeber 242
– hengst 238
Spondylarthrosis ankylopoetica 375, 387, 388
Spondylitis ankylopoetica 375, 387, 388
Spondylolisthesis (Wirbelgleiten) 374
Spondylopathie 374
Spritzenabszeß in der Halsmuskulatur 147
Sprunggelenk, Entzündung des 441
–, Hydrops des 444
Sprunggelenksknochen, Frakturen der 443
Staphyloma pellucidum 33
Staphylom der Hornhaut 14, 33
– – Iris 33
Star, grauer 44
–, grüner 56
– Operation 47
Staupegebiß 98
Stauungspapille 56
Steelband-Effekt 201
Steinbeißergebiß 99
– spielergebiß 99
Steingalle 472, 478
Stelzfuß der erwachsenen Pferde 325, 345, 450, 466, 506

Stelzfuß der Fohlen 326, 506
– – Kälber 327
Stenose der Luftröhre 161
– – Speiseröhre 163
– des Tränenkanals 12
Sterzwurm 388
Stimmbandlähmung 157
– ritze, Erweiterung der 159
– tasche, Exzision der 158
Stirnbein, Fraktur des 90
Stirnhöhlenempyem 84
Stollbeule 288
Stomakaze 127
Stomatitis 127
– papillomatosa 127
Strabismus 66
Strabopathie 66
Strahlbeinlahmheit 467
– fraktur 472, 476
Strahlenpilzerkrankung 115
Strahlfäule 498
– krebs 495
Strangulatio ductospermatica 224
Strangulationsperiostitis 299
Strangurie 235
Straubfuß 343
Strecksehnengallen an der Hintergliedmaße 447, 458
– – – Vordergliedmaße 304
Streichballen 454
Streichen 454
Streptotrichose 189
Streukrampf 432, 435
Strongyliden im Hoden 239, 245
– – Samenstrang 249
Struma 155
Subfasziale Phlegmone beim Pferd 425, 451, 452
Subluxation im Fesselgelenk 350
– – Hufgelenk 467, 477
– der Linse 48
– im Schultergelenk 270
Supraossa am Metakarpus des Pferdes 314
– – – – Rindes 316
supracapularis, Lähmung des Nervus 284
Sykosis 388
Symblepharon 6
sympathicus, Verletzung des Nervus 151
Synechie 14, 35, 37
Synchisis 43
– scintillans 43

Tagblindheit 54, 56
Talpa 153
Tendinitis 317

Tendo accessorius, Zerreißung des 430
– calcaneus, Zerreißung des 430
– communis calcis, Zerreißung des 430
– femorotarsicus, Zerreißung des 429
– solei, Zerreißung des 430
Tendon splitting 324
Tendovaginitis am Karpus 304
–, eitrige der Beugesehnen an der Hintergliedmaße 441, 456
–, – – – an der Vordergliedmaße 302, 339
–, Gallen der Beugesehnen am Sprunggelenk 446
Teratome der Zähne 108, 139
Tetanie 156
Tetrazyklinverfärbung der Zähne 99
Thelazia alfortensis 13
– gulosa 13
– lacrimalis 13
– rhodesii 13
Thrombophlebitis der V. jugularis 148
Thrombose der Achselarterie 284
– – Armarterie 284
– – Beckenarterie 376, 385
– – Darmbeinarterie 376, 385
– – Schenkelarterie 376, 385
Thyreoiditis 157
Tibia, Fraktur der 426
tibialis, Lähmung des Nervus 407
Tiefer Zehenbeuger, Entzündung des 319
– –, Zerreißung des 332, 458
Tongue swallowing 160
Tonsillitis 128
Tonsillektomie 129
Torsio des Darmes 206
– – Labmagens 200
– ventriculi (Hund) 198
Torticollis 70, 147, 368, 369
Tracheotomie 159, 160, 161, 162
Trachtenfußung 467, 477, 482, 499
– zwang 504
Tränenkanal, Krankheiten des 12
Tränensackfistel 12
Traktionsdivertikel des Ösophagus 168
Transplantation von Epithel 462
Traubenkörner, Hyperplasie der 37
Trepanation 85
Treppengebiß 92
Trichiasis 7
Trichorrhexis nodosa am Schwanz 389
trigeminus, Lähmung des Nervus 75
Trismus 76

Sachverzeichnis

Tuberkulose des Auges 62
- bei Halsfisteln (Hund) 153
- des Hodens 245
- der Schilddrüse 157
- - Wirbel 374, 376
Tumoren der Analgegend 227
- - Augenlider 5
- in der Bauchhöhle 209
- der Bauchwand 188
- - Brust 176
- - Chorioidea 42
- des Darmes 209
- - Euters 265
- - Femur 410, 414
- der Harnblase 237
- des Hodens 245
- - Humerus 283
- der Iris 36
- - Kehlgangslymphknoten 73
- des Kehlkopfs 159
- der Kieferhöhle 85
- des Kniegelenks 414
- der Lidbindehaut 12
- - Lippen 71
- - Luftröhre 162
- - Mamma 265
- des Mastdarmes 227
- in der Mundhöhle 127
- - - Nasenhöhle 78
- der Netzhaut 55
- - Nickhaut 11
- des Oberschenkels 410
- - Ohres 137
- der Orbita 63
- in der Parotisgegend 142
- des Penis 259
- - Praeputiums 257
- der Prostata 263
- - Rachenhöhle 130
- des Radius 297
- der Scheide 264
- des Schwanzes 390
- - Siebbeins 82
- der Skapula 283
- des Skrotums 252
- der Stirnhöhle 85
- - Tibia 414, 433
- - Tonsillen 128
- - Ulna 297
- des Unterkiefers 121
- - Unterschenkels 414, 433
- der Vagina 264
- des Vestibulums 264
- der Vulva 264
- - Zähne 110
- des Zahnfleisches 112
- der Zehen 525
- - Zirkumanaldrüsen 227
- - Zunge 126
Tunnelplastik 462

Tylom der Klaue 514, 518, 520
- an der Brust 175
Tylosis 7
Tympanie des Luftsackes 131
- - Pansens 164, 166

Überbeine am Metakarpus des
  Pferdes 314
- - - - Rindes 316
Überköten 325, 351
Überlange Zähne 92
Überwurf des Ochsen 224
Überzählige Zähne 106
- Zehen (Hintergliedmaße) 462
- - (Vordergliedmaße) 357
Ulcus corneae 29
Ulna completa beim Shetland-
  pony 312
-, Fraktur der 293
Umstülpung der Harnblase 237
Unterbrustbeule 177
Unterkiefer, Aktinomykose des 115
-, Exostosen des 120
-, Frakturen des 114
-, Fisteln am 104
-, Luxation des 120
-, Tumoren des 121
Unterschenkel, Phlegmone des 425
Unterstützungsband des tiefen
  Zehenbeugers 317, 319
Urachusfistel 238
-, patens 238
- zyste 238
Urethrostomie 233, 260, 261
Urethrotomie 232, 260
Urhengst 238
Urolithiasis 230
Uveitis anterior 28, 34
Uvulektomie 161

Vagina, Ödem der 264
-, Tumoren der 264
-, Wunden der 263
Vaginalsackzyste 250
vagus, Verletzung des Nervus 151
Varikozele 250
Vaskularisation der Hornhaut 14
Vena jugularis, Ektasie der 150
- -, Thrombophlebitis der 148
Verballung 472, 479
Verbrennung der Huflederhaut 478
Verengerung der Luftröhre 161, 162
- - Speiseröhre 163
Verflüssigung des Glaskörpers 43
Verknöcherung des Hufknor-
  pels 494
Verlängerung des Gaumen-
  segels 160

Vernagelung 490
Verruköse Mauke 343
Verschlag (Hufverschlag) 480
Verschnüren 224
Verschraubung, perkutane 277
Verstauchung des Fesselgelenks 348
- - Hüftgelenks 396
- - Krongelenks 361
- - Schultergelenks 269
Verwachsung der Augenlider 6
Verweilmagnet 194
Vitalamputation 105
Vollhuf 503
Volvulus des Darmes 206
- ventriculi (Hund) 198
Vorbeißer (Progenie) 93
Vorderbrustbeule 174
Vorfall des Augapfels 64
- - Darmes 187, 221
- der Harnblase 237
- - Huflederhaut 486, 501
- - Iris 29, 30, 32
- des Mastdarmes 225
- - Netzes 187
- der Nickhaut 14
- des Nucleus pulposus 375
- - Penis 257
- - Praeputiums 252
Vorhautentzündung 253
- verengerung 256
Vulva, Tumoren der 264
-, Wunden der 263

Wade 320
Wandabszeß 510, 511
Warzenmauke 343
Wasserbruch des Hengstes 249
- - Wallachs 250
- spat 445
Weidekeratitis des Rindes 30
Weitsichtigkeit 66
Wetzergebiß 95
Widerristfistel 179
Windriß 500
Wirbel, Fraktur der 368
Wirbelgleiten (Spondylo-
  listhesis) 374
Wirbelsäule, Deformierungen
  der 386
-, Krankheiten der 368
-, Luxation der 369, 372
Wobbler-Syndrom 374
Wolfszahn 106
Wurzelspitzenresektion 104

X-Disease 31
Xerosis corneae 4, 6, 33

Zahnbalgzyste, branchiogene 110, 139
– fistel 102
– –, falsche 104
– fleisch, Krankheiten des 111
– – taschen 102
– fraktur 104
– heterotopie 106, 108, 139
– karies 96
– krankheiten 91
– neubildungen 110
– stellung, abnorm weite 94
– stein 106
– teratome 110, 139
– unterzahl 106, 110
Zähne, überzählige 106
Zehenbeuger, tiefer, Entzündung des 319
–,–, Zerreißung des 332, 458
–, oberfl., Entzündung des 320
–,–, Zerreißung des 332, 429, 458
–, Luxation des am Kalkaneus 447
Zehen, Krankheiten der 525
–, überzählige an der Hintergliedmaße 462
–, – – – Vordergliedmaße 357
Zementexostose 110
– hyperplasie 110
Zentralstar 46

Zerreißung der Achillessehne 430
– – Beugesehnen an der Hintergliedmaße 430, 458
– – – – Vordergliedmaße 331
– – des Fersensehnenstranges 430
– – Fesselträgers 332
– der Ligg. decussata s. cruciata 415
– des M. gracilis 406
– – – fibularis tertius 429
– – – interosseus medius 332
– – – serratus ventralis 174
– der Speiseröhre 170
– des Tendo accessorius 430
– – – communis calcis 430
– – – femorotarsicus 429
– – – plantaris 430
– – – solei 430
Zervikale Myelopathie (Spondylopathie) 374
Ziliarkörper, Krankheiten des 38
Zirkumanaldrüsen, Entzündung der 229
–, Tumoren der 227
Zuckfuß 432, 435
Zunge, Aktionomykose der 123
–, Entzündung der 122
–, Fremdkörper in der 125
–, Lähmung der 126

–, Tumoren der 126
–, Wunden der 124
Zungenbein, Fraktur des 124
– grundzysten 130
– rückengeschwür 126
– spielen (Rind) 127
– strecken (Pferd) 126
Zwanghuf 472, 504
– klaue 507
Zwerchfellhernie 210
Zwischenzehenhaut, Ekzem der 527
–, Furunkulose der 527
Zwischenklauengeschwür 517
– warze 514
Zwischenwirbelscheibe, Vorfall der 375
Zyklodialyse 60
Zysten des Hodens 246
– der Iris 36
– am Kehldeckel 130
– der Kieferhöhlen 83
– – Lippen 128
– des Scheidenhautfortsatzes 250
– in der Scheide 265
– der Speichelgänge 142
Zystitis 231
Zystische Inklusion 109